K. Ellinger / H. Genzwürker (Hrsg.)
Kursbuch Notfallmedizin

K. Ellinger / H. Genzwürker (Hrsg.)

Kursbuch Notfallmedizin

Orientiert am bundeseinheitlichen Curriculum Zusatzbezeichnung Notfallmedizin

2. völlig überarbeitete Auflage

Mit 138 Tabellen und 184 Abbildungen in 223 Einzeldarstellungen

Unter Mitwirkung von Luc Aniset, Hans-Richard Arntz, Jasmin Katrin Badawi, Tina Betschinger, Fred Blaschke, Bernd W. Böttiger, Michael Daffertshofer, Thomas Dengg, Fritz Fiedler, Thorsten Finteis, Mark D. Frank, Christian Gernoth, Joachim Gröschel, Tobias Grosser, Caroline Gurr, Walter Hewer, Jochen Hinkelbein, Uwe Hoppe, Armin Kalenka, Peter Lessing, Thomas Luiz, Mathias Mäurer, Klaus Mengel, Erich Miltner, Hans-Christian Mochmann, Dirk Müller, Jörg Oberkinkhaus, Georg Petroianu, Max Ragaller, Alexander Sartorius, Gangolf Sauder, Marc D. Schmittner, Ralf Schnelle, Michael Schroth, Joachim Schwalb, Patricia Siozos, Sebastian Spencker, Claudius Thomé, Tim Viergutz

Deutscher Ärzte-Verlag Köln

ISBN 978-3-7691-0613-8

aerzteverlag.de

1. Auflage 2007

Bibliografische Information Der Deutschen Nationalbibliothek
Die Deutsche Nationalbibliothek verzeichnet diese Publikation in der Deutschen Nationalbibliografie; detaillierte bibliografische Daten sind im Internet über http://dnb.d-nb.de abrufbar.
Die Wiedergabe von Gebrauchsnamen, Handelsnamen, Warenbezeichnungen usw. in diesem Werk berechtigt auch ohne besondere Kennzeichnung nicht zu der Annahme, dass solche Namen im Sinne der Warenzeichen- oder Markenschutz-Gesetzgebung als frei zu betrachten wären und daher von jedermann benutzt werden dürften.

Wichtiger Hinweis:
Die Medizin und das Gesundheitswesen unterliegen einem fortwährenden Entwicklungsprozess, sodass alle Angaben immer nur dem Wissensstand zum Zeitpunkt der Drucklegung entsprechen können. Die angegebenen Empfehlungen wurden von Verfassern und Verlag mit größtmöglicher Sorgfalt erarbeitet und geprüft. Trotz sorgfältiger Manuskripterstellung und Korrektur des Satzes können Fehler nicht ausgeschlossen werden.
Der Benutzer ist aufgefordert, zur Auswahl sowie Dosierung von Medikamenten die Beipackzettel und Fachinformationen der Hersteller zur Kontrolle heranzuziehen und im Zweifelsfall einen Spezialisten zu konsultieren.
Der Benutzer selbst bleibt verantwortlich für jede diagnostische und therapeutische Applikation, Medikation und Dosierung.
Verfasser und Verlag übernehmen infolgedessen keine Verantwortung und keine daraus folgende oder sonstige Haftung für Schäden, die auf irgendeine Art aus der Benutzung der in dem Werk enthaltenen Informationen oder Teilen davon entstehen.
Das Werk ist urheberrechtlich geschützt. Jede Verwertung in anderen als den gesetzlich zugelassenen Fällen bedarf deshalb der vorherigen schriftlichen Genehmigung des Verlages.

Copyright © 2011 by
Deutscher Ärzte-Verlag GmbH
Dieselstraße 2, 50859 Köln

Umschlagkonzeption: Hans Peter Willberg und Ursula Steinhoff
Titelgrafik: Bettina Beatrice Kulbe
Produktmanagement: Sabine Bosch
Content Management: Jürgen Bluhme-Rasmussen
Manuskriptbearbeitung: Adrian Loew
Satz: Plaumann, 47807 Krefeld
Druck/Bindung: Kösel, 87452 Altusried-Krugzell

5 4 3 2 1 0 / 619

Vorwort

Zur Versorgung von Notfallpatienten mit verschiedensten Krankheitsbildern sind fundierte Kenntnisse notwendig. Die Landesärztekammern haben in den letzten Jahren mit Einführung der „Zusatzbezeichnung Notfallmedizin" die Voraussetzungen, welche zur Teilnahme am Notarztdienst erfüllt sein müssen, deutlich erhöht. Unverändert ist der bundeseinheitliche Theoriekurs mit von der Bundesärztekammer vorgegebenen Inhalten ein elementarer Bestandteil der notärztlichen Ausbildung, schafft er doch die Grundvoraussetzungen für die praktische Ausbildung an den Notarztstandorten.

Dieses kursbegleitende Buch orientiert sich eng am Musterkursbuch Notfallmedizin, welches die Kursinhalte der Notarztkurs definiert. Namhafte Experten haben die Inhalte der einzelnen Themenbereiche in dieser zweiten Auflage dem aktuellen Stand des Wissens angepasst und dabei reichlich eigene praktische Erfahrung einfließen lassen. Den Kolleginnen und Kollegen in der Ausbildung soll dieses Kompendium zur Aufbereitung der Kursinhalte und zur Vorbereitung auf die Prüfung dienen, den notfallmedizinisch Tätigen als umfassende Quelle aktueller, praxisrelevanter Informationen.

Die Entwicklung in der Notfallmedizin schreitet ebenso rasch voran wie in allen anderen Bereichen. Zum Zeitpunkt der Drucklegung finden alle relevanten Leitlinien und Empfehlungen der Fachgesellschaften Berücksichtigung. Da ein Lehrbuch aber immer nur eine Momentaufnahme des medizinischen Wissens zum Zeitpunkt des Erscheinens darstellen kann, bitten wir die Kolleginnen und Kollegen, sich regelmäßig über entsprechende Publikationen zu informieren. Nur durch kontinuierliche Weiterbildung kann eine leitlinienkonforme, zeitgemäße Versorgung der Notfallpatienten erfolgen.

Das Gesundheitswesen befindet sich im Umbruch, und gerade im der Bereich der präklinischen Notfallmedizin ist dies deutlich spürbar: Umstrukturierung und Schließung von Krankenhäusern, (Not-)Ärztemangel, Kostendruck und andere Faktoren führen zu Problemen bei der Versorgung von Notfallpatienten. Mehr denn je sind die Notärztinnen und Notärzte nicht nur als Mediziner, sondern auch als Logistiker und Entscheider gefordert, um den Patienten den zeitkritischen Zugang zu geeigneten Versorgungsstrukturen zu ermöglichen.

Wir hoffen, dass wir mit diesem Buch die Basis für eine erfolgreiche Notarzttätigkeit im Sinne der Patienten mit akuten Erkrankungen legen können!

Ravensburg und Buchen, im August 2011

Prof. Dr. med. Klaus Ellinger
Priv.-Doz. Dr. med. Harald Genzwürker

Inhaltsverzeichnis

Block A 1 – Grundlagen der Basisversorgung

1 Organisation und Rechtsgrundlagen des Rettungsdienstes 2
Thomas Luiz
- 1.1 Organisation des Rettungsdienstes – 2
  - 1.1.1 Rettungskette – 2
  - 1.1.2 Notruf – 3
  - 1.1.3 Basic Life Support – 5
  - 1.1.4 First responder – 5
  - 1.1.5 Anfahrt des Rettungsdienstes – 6
  - 1.1.6 Aufgaben des Notarztes – 6
- 1.2 Rettungsdienst – 13
  - 1.2.1 Definitionen – 13
  - 1.2.2 Transportarten – 15
  - 1.2.3 Übersicht über Rettungsdiensteinsätze – 17
  - 1.2.4 Organisation – 18
  - 1.2.5 Qualifikation des Personals im Rettungsdienst – 23
- 1.3 Durchführung des Rettungsdienstes – 29
  - 1.3.1 Notarztdienstsysteme – 29
  - 1.3.2 Notarztindikationskatalog – 29
  - 1.3.3 Klinikauswahl – 29
  - 1.3.4 Übergabe des Patienten (s. Kapitel 46) – 34
  - 1.3.5 Zusammenarbeit mit anderen Institutionen – 36
  - 1.3.6 Kosten des Rettungsdienstes – 38

2 Medicolegale Aspekte im Rettungsdienst (inkl. Todesfeststellung/Leichenschau) . 41
Erich Miltner
- 2.1 Tod im Rettungsdienst – 41
  - 2.1.1 Feststellung des Todes – 42
  - 2.1.2 Leichenschau – 44
  - 2.1.3 Feststellung der Todesursache – 45
  - 2.1.4 Feststellung der Todesart – 49
  - 2.1.5 Feststellung der Todeszeit – 53
  - 2.1.6 Todesbescheinigung – 54
  - 2.1.7 Mängel und Fehlerquellen beim Ausfüllen der Leichenpapiere – 55
- 2.2 Selbsttötung – 56
- 2.3 Unterbringungsgesetze – 57

3 Qualitätsmanagement und Dokumentation ... 59
Joachim Gröschel

- 3.1 Qualitätsmanagement – 59
  - 3.1.1 Grundlagen und Bedeutung – 60
  - 3.1.2 Check – Messung und Überprüfung der Qualität – 63
  - 3.1.3 Scoringsysteme – 66
  - 3.1.4 Weitere Werkzeuge des Qualitätsmanagements – 67
  - 3.1.5 Verpflichtung zur Qualitätssicherung in der Medizin – 69
- 3.2 Dokumentation – 70
  - 3.2.1 Instrument für Informationsaustausch und Qualitätssicherung – 70
  - 3.2.2 Verpflichtungen zur Dokumentation – 73
  - 3.2.3 Datenschutzrechtliche Belange – 74
  - 3.2.4 Dokumentation in der präklinischen Notfallmedizin – 76
  - 3.2.5 Möglichkeiten der Datenanalyse – 80

4 Besonderheiten der Luftrettung ... 85
Thomas Luiz

- 4.1 Organisationsformen als Grundlage für die Einsatzart – 85
  - 4.1.1 Historie – 85
  - 4.1.2 Primäreinsatz – 86
  - 4.1.3 Sekundäreinsatz – 86
- 4.2 Medizinische Indikation für Luftrettungsmittel – 87
  - 4.2.1 Primäreinsatz – 87
  - 4.2.2 Sekundäreinsatz – 88
  - 4.2.3 Tertiäreinsatz – 89
- 4.3 Alarmierung und Einsatzabwicklung – 89
  - 4.3.1 Rechtsgrundlagen – 89
  - 4.3.2 Kosten – 89
  - 4.3.3 Organisation – 90
  - 4.3.4 Koordination von und mit Bodenrettungsmitteln – 92
- 4.4 Charakteristika regionaler und überregionaler Luftrettungsmittel – 96
  - 4.4.1 Personelle Voraussetzungen – 96
  - 4.4.2 Medizinisch-technische Voraussetzungen – 97
- 4.5 Flugphysiologische und luftrettungsmittelbezogene Grundüberlegungen – 103
  - 4.5.1 Flugphysiologische Besonderheiten – 103
  - 4.5.2 Beeinträchtigungen – 105
- 4.6 Flugsicherheit – 107
  - 4.6.1 Sicherheit an der Landestelle – 107
  - 4.6.2 Sicht-/Instrumentenflugkriterien – 108

5 Taktisches Vorgehen am Notfallort ... 111
Thorsten Finteis, Jörg Oberkinkhaus

- 5.1 Patientenkontakt – 111
- 5.2 Orientierende Erstuntersuchung – 112
- 5.3 Akutanamnese und -therapie – 113
- 5.4 Anamnese – 116
- 5.5 Körperliche Untersuchung – 116

	5.5.1	Bewusstlosigkeit – 117
	5.5.2	Neurologisches Defizit – 117
	5.5.3	Atemnot – 118
	5.5.4	Thoraxschmerz – 118
	5.5.5	Trauma – 118

- 5.6 Medizinisch-technische Diagnostik – 120
  - 5.6.1 Bewusstsein – 120
  - 5.6.2 Atmung – 120
  - 5.6.3 EKG – 121
  - 5.6.4 Sonographie – 121
- 5.7 Therapie – 122
- 5.8 Therapieziele – 123
  - 5.8.1 Atmung – 123
  - 5.8.2 Kreislauf – 125
  - 5.8.3 Lagerung – 127
  - 5.8.4 Kurzes präklinisches Zeitfenster einhalten – 128
- 5.9 Verdachtsdiagnose und Auswahl der Zielklinik – 129
- 5.10 Adäquater Transport – 130
- 5.11 Dokumentation – 131

6 Erstversorgung unter erschwerten Bedingungen ... 135
Thorsten Finteis, Jörg Oberkinkhaus

- 6.1 Umgebungsbedingungen am Notfallort – 135
- 6.2 Erschwerter Zugang zum Patienten – 139
- 6.3 Soziale Faktoren – 140
- 6.4 Inadäquate Erwartungen – 142
- 6.5 Inadäquate Ausstattung der Rettungsmittel, inadäquate Assistenz – 142
- 6.6 Vorgehen am Notfallort – 144
- 6.7 Konfliktlösungen, Konsensfindungen – 145
- 6.8 Transport unter sicheren Bedingungen – 146
- 6.9 Dokumentation problematischer Umstände – 148

7 Fahrzeuge im Rettungsdienst ... 150
Ralf Schnelle, Harald Genzwürker

- 7.1 Bedeutung der Normen für den Rettungsdienst (national/international) – 150
- 7.2 Notwendigkeit der Einweisung des Notarztes in med.-techn. Geräte – 152
- 7.3 Darstellung der Fahrzeuge und ihrer Aufgaben im Rettungsdienst – 153

8 Ausrüstung der Fahrzeuge im Rettungsdienst ... 162

Block A 2 – Airway-Management, Reanimation, Internistische Notfälle I

9 Airway-Management im Rettungsdienst ... 164
Harald Genzwürker

- 9.1 Spontanatmung – 164
- 9.2 Freimachen der Atemwege – 165
- 9.3 Maskenbeatmung – 165
- 9.4 Einfache Hilfsmittel – 169

9.5 Endotracheale Intubation – 170
  9.5.1 Patientenposition – 172
  9.5.2 Endotrachealtubus – 172
  9.5.3 Praktisches Vorgehen – 173
  9.5.4 Tubuslagekontrolle – 175
  9.5.5 Probleme mit Maskenbeatmung und Intubation – 176
9.6 Supraglottische Atemwege – 178
  9.6.1 Larynxmasken – 179
  9.6.2 Combitube – 181
  9.6.3 Larynxtubus – 182
9.7 Chirurgischer Atemwegszugang – 183

10 Kardiopulmonale Reanimation ... 185
Harald Genzwürker, Jochen Hinkelbein, Bernd W. Böttiger
10.1 Ätiologie des Herz-Kreislauf-Stillstands – 186
10.2 Maßnahmen beim Herz-Kreislauf-Stillstand – 187
10.3 Auffinden einer bewusstlosen Person – 187
10.4 Basismaßnahmen – 188
  10.4.1 Airway/Atemweg (BLS) – 189
  10.4.2 Breathing/Eigenatmung (BLS) – 189
  10.4.3 Circulation/Thoraxkompressionen (BLS) – 190
  10.4.4 Basic Life Support – 191
  10.4.5 Defibrillation mittels AED (BLS) – 191
10.5 Erweiterte lebensrettende Maßnahmen – 192
  10.5.1 VF/VT – 194
  10.5.2 Nicht-VF/nicht-VT – 195
  10.5.3 Circulation/Kreislauf (ALS) – 195
  10.5.4 Airway/Atemweg (ALS) – 197
  10.5.5 Differenzialdiagnosen, reversible Ursachen (ALS) – 198
  10.5.6 Lipid resuscitation – 199
10.6 Postreanimationsphase – 199
10.7 Reanimation von Säuglingen und Kindern – 201
10.8 Weiterführende Empfehlungen – 201

11 Praktikum Reanimation I (BLS) ... 203

12 Kardiale Notfälle I ... 204
Hans-Christian Mochmann, Hans-Richard Arntz
12.1 Angina pectoris – 204
  12.1.1 Pathophysiologie – 204
  12.1.2 Klinik – 204
  12.1.3 Differenzialdiagnose – 205
  12.1.4 Therapie – 206
12.2 Akutes Koronarsyndrom mit/ohne kardiogenem/n Schock – 207
  12.2.1 Symptomatik – 207
  12.2.2 Pathophysiologie des ACS – 208
  12.2.3 Klassifikation und Diagnostik – 209
  12.2.4 EKG – 209

		12.2.5	Therapie bei Patienten mit NSTEMI-ACS (UAP/NSTEMI) – 210
		12.2.6	Akuter STEMI – 213
	12.3	Kardiogener Schock – 220	
	12.4	Akute Herzinsuffizienz mit oder ohne Lungenödem – 222	
	12.5	Lungenembolie – 224	

13 Kardiale Notfälle II 228

    13.1 Herzrhythmusstörungen – 228
    Dirk Müller
        13.1.1 Vorhofflimmern (Arrhythmia absoluta) – 228
        13.1.2 Vorhofflattern – 229
        13.1.3 Störungen der Überleitung im AV-Knoten – 230
    13.2 Komplikationen bei Trägern implantierbarer Systeme – 237
    Dirk Müller
        13.2.1 Patienten mit implantiertem Herzschrittmacher – 237
        13.2.2 Patienten mit implantiertem Defibrillator – 240
        13.2.3 Patienten mit implantiertem kardialem Kontraktilitätsmodulator (CCM) – 243
    13.3 Hypertensive Krise – 245
    Sebastian Spencker
        13.3.1 Anamnese und körperliche Untersuchung – 246
        13.3.2 Medikamentöse Therapie – 247
    13.4 Hypotonie – 249
    Sebastian Spencker
        13.4.1 Klinische Symptomatik – 249
        13.4.2 Therapeutische Maßnahmen – 250
    13.5 Synkopen kardialer Ursache – 253
    Sebastian Spencker
        13.5.1 Bedeutung der präklinischen Diagnostik – 253
        13.5.2 Anamnese – 255
        13.5.3 Körperliche Untersuchung – 257
        13.5.4 EKG – 257
        13.5.5 Synkopendiagnostik in der Klinik – 257

14 EKG-Praktikum 262

Block B 1 – Internistische Notfälle II

15 Respiratorische Notfälle 264

    Armin Kalenka
    15.1 Obstruktive Atemwegserkrankungen – 264
        15.1.1 Asthma bronchiale – 265
        15.1.2 Chronisch obstruktive Lungenerkrankung – 267
    15.2 Pneumonie – 270
    15.3 Pneumothorax – 271
    15.4 Mechanische Ursachen der Atemnot – 271
    15.5 Funktionelle respiratorische Störungen – 273
    15.6 Toxisches Lungenödem – 273

16   Gastrointestinale Notfälle (inkl. akutem Abdomen) **276**
Patricia W. Siozos
- 16.1 Schmerz, Abwehrspannung und Paralyse – 276
- 16.2 Differenzialdiagnosen des akuten Abdomens – 276
    - 16.2.1 Leitsymptom Schmerz – 276
    - 16.2.2 Leitsymptom Schock – 278
- 16.3 Abdominelle Diagnostik als Notarzt – 278
    - 16.3.1 Anamneseerhebung – 278
    - 16.3.2 Klinische Untersuchung – 280
- 16.4 Therapie – 281
    - 16.4.1 Allgemeine Therapie – 281
    - 16.4.2 Analgesie beim akuten Abdomen – 281
- 16.5 Spezielle abdominelle Erkrankungen – 282
    - 16.5.1 Die akute gastrointestinale Blutung (AGIB) – 282
    - 16.5.2 Das Abdominaltrauma – 283
    - 16.5.3 Abdominelle Gefäßläsionen – 285

17   Stoffwechselstörungen (inkl. Diabetes mellitus, Dialysepatienten) **286**
Fritz Fiedler, Caroline Gurr
- 17.1 Störungen des Zuckerstoffwechsels – 286
    - 17.1.1 Diabetisches Koma – 287
    - 17.1.2 Hypoglykämie – 289
- 17.2 Störungen der Nebennierenfunktion – 291
    - 17.2.1 Akute Nebenniereninsuffizienz (Addison-Krise) – 291
    - 17.2.2 Phäochromozytom – 294
- 17.3 Störungen der Schilddrüsenfunktion – 295
    - 17.3.1 Thyreotoxische Krise – 295
    - 17.3.2 Myxödemkoma – 296
- 17.4 Störungen der Hypophysenfunktion – 296
    - 17.4.1 Hypophysäre Krise – 296
    - 17.4.2 Kritischer Diabetes insipidus – 298
- 17.5 Störungen des Calciumstoffwechsels – 298
    - 17.5.1 Hyperkalzämische Krise – 298
    - 17.5.2 Hypokalzämische Tetanie – 299
- 17.6 Andere Stoffwechselstörungen – 300
- 17.7 Notfälle bei Dialysepatienten – 301
    - 17.7.1 Urämiebedingte Notfallsituationen – 302
    - 17.7.2 Dialysebedingte Notfallsituationen – 304

18   Kasuistiken zu 15–17 .... **307**

19   Spezielle Hinweise zur Versorgung geriatrischer Patienten **308**
Armin Kalenka, Fritz Fiedler
- 19.1 Altersbedingte Veränderungen – 308
- 19.2 Altersdelir – 311
- 19.3 Stürze und Synkopen – 314
- 19.4 Pharmakotherapie und Medikamentennebenwirkungen – 315
- 19.5 Ethische Aspekte – 316
- 19.6 Zusammenfassung – 316

| 20 | **Leitsymptom Atemnot** | 318 |

Armin Kalenka

- 20.1 Parameter für den Notarzt – 318
- 20.2 Ursachen der Atemnot – 319
- 20.3 Therapie der Atemnot – 321
- 20.4 Fallbeispiel – 321

| 21 | **Leitsymptom thorakaler Schmerz** | 323 |

Armin Kalenka

- 21.1 Einleitung – 323
- 21.2 Akutes Koronarsyndrom – 324
- 21.3 Akute Aortendissektion – 326
- 21.4 Lungenembolie – 327
- 21.5 Spannungspneumothorax – 329
- 21.6 Fallbeispiel – 330

| 22 | **Kasuistiken zu 19–21** | 333 |

| 23 | **Internistische Notfälle/Reanimation** | 334 |

Block B 2 – Sonstige Notfälle I

| 24 | **Intoxikationen und Drogennotfälle** | 336 |

Georg Petroianu, Klaus Mengel

- 24.1 Grundlagen – 336
  - 24.1.1 Erkennen von Vergiftungen – 336
  - 24.1.2 Allgemeine Maßnahmen bei Vergiftungen – 336
  - 24.1.3 Detoxikationsmaßnahmen – 337
  - 24.1.4 Antidottherapie – 338
- 24.2 Intoxikationen mit Psychopharmaka – 339
  - 24.2.1 Antidepressiva – 339
  - 24.2.2 Antipsychotika – 342
- 24.3 Intoxikationen mit Analgetika – 343
  - 24.3.1 Paracetamol – 343
  - 24.3.2 Salicylate – 345
- 24.4 Sonstige Arzneistoffe – 346
  - 24.4.1 β-Adrenozeptorenblocker – 346
  - 24.4.2 Theophyllin – 347
  - 24.4.3 Digitalispräparate – 348
  - 24.4.4 Isoniazid (INH) – 349
- 24.5 Gasvergiftungen – 351
  - 24.5.1 Kohlenmonoxid – 351
  - 24.5.2 Dichlormethan (Methylenchlorid; CH_2Cl_2) – 353
  - 24.5.3 Blausäure (HCN) – 353
- 24.6 Pestizide – 355
  - 24.6.1 Organophosphate – 355
- 24.7 Volatile organische Verbindungen – 358
  - 24.7.1 Lösemittel – 358

24.7.2 Benzin – 360
24.7.3 Tetrachlormethan (CCl$_4$) – 360
24.8 Alkohole – 361
24.8.1 Methanol (CH$_3$OH) – 361
24.8.2 Ethanol – 362
24.8.3 Glykole – 363
24.9 Drogennotfälle – 363
24.9.1 Symptomatiken, Intoxikationen, Entzug, spezielle Therapien – 363
24.9.2 Maßnahmen durch den Notarzt – 364
24.9.3 Alkohol – 365
24.9.4 Opiate und Narkotika – 365
24.9.5 Benzodiazepine – 366
24.9.6 Gamma-Hydroxibutyrat (GHB) – 367
24.9.7 Stimulanzien und Amphetamine – 368
24.9.8 Cocain – 369
24.9.9 Phencyclidin – 370
24.9.10 Inhalationsdrogen – 371
24.9.11 Besondere Aspekte bei Drogenabhängigkeit – 372

25 Neurologische Notfälle 373
Mathias Mäurer, Michael Daffertshofer
25.1 Schlaganfall – 373
25.1.1 Ischämischer Hirninfarkt – 374
25.1.2 Intrazerebrale Blutungen – 386
25.1.3 Subarachnoidalblutung – 391
25.2 Epileptische Anfälle bei Erwachsenen – 396
25.3 Spinale Notfälle – 400
25.4 Andere neurologische Erkrankungen im Notarztdienst – 403

26 Psychiatrische Notfälle (inkl. Unterbringung/PsychKG) 405
Walter Hewer, Alexander Sartorius
26.1 Häufigkeit psychiatrischer Notfälle im Notarztdienst – 405
26.2 Leitsymptome des psychiatrischen Notfalls – 406
26.3 Relevante psychiatrische Notfälle im Notarztdienst – 407
26.3.1 Intoxikationen – 407
26.3.2 Entzugssyndrome – 409
26.3.3 Delir – 410
26.3.4 Erregungszustände – 414
26.3.5 Suizidalität – 417
26.3.6 Psychosen des schizophrenen Formenkreises und akute Manien – 421
26.4 Rechtliche Grundlagen – 424
26.5 Grundregeln im therapeutischen Handeln – 425

27 Psychosoziale Notfälle, Krisenintervention 429
Tina Betschinger, Tobias Grosser
27.1 Zusammenhänge zwischen Psyche und sozialer Situation – das Erleben in akuten Notfallsituationen – 430
27.2 Grundzüge der Psychotraumatologie – 431

         27.2.1   Akute Belastungsreaktion – 432
         27.2.2   Posttraumatische Belastungsstörung – 432
         27.2.3   Anpassungsstörungen – 433
  27.3   Grundlage der Krisenintervention, Information über komplementäre Dienste – 434
         27.3.1   Arbeitsweise psychosozialer Helfer – 434
         27.3.2   Unterschiede und Gemeinsamkeiten der Einrichtungen – 436
         27.3.3   Einsatzindikationen – 437
  27.4   Praktisches Vorgehen und Krisenintervention im Einsatz – 437
         27.4.1   Regeln der Psychischen Ersten Hilfe – 438
         27.4.2   Sonderfall im Rettungsdienst: Suizidalität – 440
  27.5   Medikation in psychosozialen Notfällen – 441

28 Leitsymptom Bewusstseinsstörungen 444
  Marc D. Schmittner
  28.1   Qualität – 444
  28.2   Parameter für den Notarzt – 445
  28.3   Ursachen erkennen – 446
         28.3.1   Neurologischer Notfall – 446
         28.3.2   Internistischer Notfall – 448
         28.3.3   Traumatologischer Notfall – 450
         28.3.4   Infektion – 451
         28.3.5   Psychiatrischer Notfall – 452
         28.3.6   Andere Ursachen – 452
  28.4   Therapie – 453

29 Praktikum Reanimation II (ALS) 454

Block C 1 – Traumatologie I

30 Schädel-Hirn- und Wirbelsäulentrauma 456
  Claudius Thomé
  30.1   Schädel-Hirn-Trauma – 456
         30.1.1   Pathophysiologische Grundlagen – 457
         30.1.2   Intrakranielle Verletzungsfolgen – 462
         30.1.3   Einteilung des SHT – 467
         30.1.4   Erstmaßnahmen bei der Versorgung von Patienten mit SHT – 469
         30.1.5   Auswahl des weiterversorgenden Krankenhauses – 475
         30.1.6   Spezifische Therapie zur Senkung des erhöhten ICP – 477
  30.2   Wirbelsäulentrauma – 480
         30.2.1   Pathophysiologische Grundlagen – 481
         30.2.2   Einteilung von Wirbelsäulenverletzungen – 483
         30.2.3   Präklinische Diagnostik – 484
         30.2.4   Typische Verletzungsmuster – 489
         30.2.5   Erstversorgung – 490
         30.2.6   Auswahl des weiterversorgenden Krankenhauses – 493

31 Abdominal- und Thoraxtrauma ... 496
Peter Lessing
- 31.1 Übersicht – 496
- 31.2 Abdominaltrauma – 500
  - 31.2.1 Anatomie des Abdomens – 501
  - 31.2.2 Verletzungsmechanismen – 501
  - 31.2.3 Symptome und Diagnostik – 503
  - 31.2.4 Therapie – 508
  - 31.2.5 Zusammenfassung – 511
- 31.3 Thoraxtrauma – 513
  - 31.3.1 Diagnostik – 514
  - 31.3.2 Stumpfes Thoraxtrauma – 515
  - 31.3.3 Offenes Thoraxtrauma – 521
  - 31.3.4 Therapie – 523
  - 31.3.5 Zusammenfassung – 526

32 Extremitäten- und Beckentrauma ... 530
Peter Lessing
- 31.1 Extremitätentrauma – 530
  - 32.1.1 Einführung – 530
  - 32.1.2 Extremitätenfrakturen – 531
  - 32.1.3 Gefäßverletzungen und ausgedehnte Weichteilverletzungen – 534
  - 32.1.4 Amputationsverletzungen – 535
  - 32.1.5 Diagnostik – 537
  - 32.1.6 Therapie – 538
- 32.2 Beckentrauma – 542
  - 32.2.1 Einführung – 542
  - 32.2.2 Anatomie des Beckens – 542
  - 32.2.3 Beckenfrakturen und typische Verletzungsmuster – 543
  - 32.2.4 Penetrierende Beckenverletzungen – 546
  - 32.2.5 Diagnostik – 546
  - 32.2.6 Therapie – 547

33 Polytrauma (inkl. Einsatztaktik) ... 550
Mark D. Frank, Max Ragaller
- 33.1 Pathophysiologische Veränderungen beim Polytrauma – 552
  - 33.1.1 Schock – 552
  - 33.1.2 Schock und Koagulopathie – 553
  - 33.1.3 Typische Verletzungsmuster – 555
- 33.2 Prioritätenkonzept – 556
  - 33.2.1 Diagnostik der Vitalfunktionen – 557
  - 33.2.2 Beurteilung der Verletzungen – 558
  - 33.2.3 Reevaluierung – 560
- 33.3 Organisation des Einsatzes – 560
  - 33.3.1 Ort der Erstversorgung – 561
  - 33.3.2 Kooperation mit technischen Diensten – 562
  - 33.3.3 Transport in die Zielklinik – 562

		33.3.4 Übergabe in der Klinik – 563
		33.3.5 Algorithmen der Polytraumaversorgung – 563
	33.4 Therapieprinzipien – 564
		33.4.1 Intubation und Beatmung – 565
		33.4.2 Analgesie, Anästhesie – 567
		33.4.3 Volumenersatztherapie – 568
		33.4.4 Therapeutische Ansätze in der frühen Phase der Behandlung der Koagulopathie – 571
	33.5 Zusammenfassung – 572

34 Leitsymptom Schock 577
	34.1 Einleitung – 577
	Harald Genzwürker, Jochen Hinkelbein
		34.1.1 Definition – 577
		34.1.2 Diagnosestellung – 578
		34.1.3 Schockformen – 578
		34.1.4 Physiologische Grundlagen – 580
		34.1.5 Pathophysiologische Mechanismen – 580
		34.1.6 Hypovolämer Schock – 583
		34.1.7 Hämorrhagischer Schock – 583
		34.1.8 Kardiogener Schock – 584
		34.1.9 Anaphylaktischer Schock – 585
		34.1.10 Septischer Schock – 586
		34.1.11 Neurogener Schock – 587
	34.2 Therapie des Schocks – 587
	Harald Genzwürker, Jochen Hinkelbein
		34.2.1 Therapie des hypovolämen Schocks – 589
		34.2.2 Therapie des hämorrhagischen Schocks – 589
		34.2.3 Therapie des kardiogenen Schocks – 590
		34.2.4 Therapie des anaphylaktischen Schocks – 591
		34.2.5 Therapie des septischen Schocks – 591
		34.2.6 Therapie des neurogenen Schocks – 591
		34.2.7 Prognose – 592
	34.3 Volumenersatztherapie in der Notfallmedizin – 592
	Jochen Hinkelbein, Tim Viergutz
		34.3.1 Indikationen und Ziele der präklinischen Volumentherapie – 593
		34.3.2 Applikationswege – 595
		34.3.3 Kristalline Infusionslösungen – 598
		34.3.4 Kolloide – 599
		34.3.5 Klassisches Therapiekonzept – 602
		34.3.6 Therapiekonzept SVR – 603
		34.3.7 Therapiekonzept der permissiven Hypotension („hypotensive resuscitation") – 606

35 Kasuistiken zu 30–33 609

36 Traumatologie I 610

Block C 2 – Traumatologie II

37 Thermische Schädigungen/Stromunfall **612**
Uwe Hoppe, Fred Blaschke
- 37.1 Verbrennungen – 612
  - 37.1.1 Ursachen von Verbrennungen – 612
  - 37.1.2 Diagnostik bei Verbrennungen – 614
  - 37.1.3 Pathophysiologie der Verbrennung – 616
  - 37.1.4 Präklinische Therapie bei Verbrennungen – 620
  - 37.1.5 Maßnahmen bei Inhalationstrauma – 624
  - 37.1.6 Logistik der Versorgung Schwerstverbrannter – 626
- 37.2 Hitzschlag, Hitze-Erschöpfung – 628
- 37.3 Unterkühlung – 629
  - 37.3.1 Epidemiologie und Ursachen der Unterkühlung – 629
  - 37.3.2 Pathophysiologie, Symptomatik und Stadien der Unterkühlung – 629
  - 37.3.3 Präklinische Therapie der Unterkühlung – 631
  - 37.3.4 Lokale Erfrierung – 633
- 37.4 Stromunfall – 633
  - 37.4.1 Epidemiologie des Stromunfalls – 633
  - 37.4.2 Physikalische Grundlagen des Stromunfalls – 634
  - 37.4.3 Pathophysiologie und Symptomatik des Stromunfalls – 635
  - 37.4.4 Präklinische Therapie des Stromunfalls – 639

38 (Beinahe-)Ertrinken **645**
Uwe Hoppe, Fred Blaschke
- 38.1 Epidemiologie des Ertrinkens – 645
- 38.2 Definitionen – 645
- 38.3 Ursachen des Ertrinkens – 646
- 38.4 Pathophysiologie des Ertrinkens – 646
- 38.5 Symptomatik des Ertrinkens – 650
- 38.6 Präklinische Therapie des Ertrinkens – 650
- 38.7 Tauch- und Druckluftunfälle – 652
  - 38.7.1 Definitionen, Pathophysiologie und Symptomatik – 653
  - 38.7.2 Therapie – 655

39 Analgesie, Sedierung und Narkose inkl. Beatmung im Rettungsdienst **659**
Tim Viergutz, Jochen Hinkelbein
- 39.1 Analgetika – 659
  - 39.1.1 Ideales Analgetikum – 660
  - 39.1.2 Nichtopioidanalgetika – periphere Analgetika – 660
  - 39.1.3 Opioidanalgetika – 665
  - 39.1.4 Probleme beim Einsatz – 671
  - 39.1.5 Analgetika bei Kindern – 672
- 39.2 Sedierung – 675
  - 39.2.1 Medikamente mit Indikation, Dosierung, Nebenwirkungen, Kontraindikation – 675
- 39.3 Narkose im Rettungsdienst – 676
  - 39.3.1 Narkosemedikamente – 677

39.4 Beatmung im Rettungsdienst – 683
  39.4.1 Indikation – 683
  39.4.2 Manuelle Beatmung – 683
  39.4.3 Maschinelle/automatische Beatmung – 685
  39.4.4 Beatmungsgeräte – 685

40 Traumatologie II **689**

41 Praktikum Traumatologie **690**

Block D 1 – Sonstige Notfälle II

42 Notfälle aus den Bereichen der HNO-, MKG- und Augenheilkunde **692**
  42.1 Notfälle in der HNO-Heilkunde – 692
    Joachim Schwalb
    42.1.1 Leitsymptom akute Atemnot/Stridor – 692
    42.1.2 Leitsymptom akute Blutung – 699
    42.1.3 Trauma – 701
    42.1.4 Verätzungen – 704
    42.1.5 Spezielle Maßnahmen – 706
  42.2 Notfälle in der Mund-, Kiefer- und Gesichtschirurgie – 709
    Joachim Schwalb
    42.2.1 Blutungen – 709
    42.2.2 Kiefergelenkluxation – 710
    42.2.3 Mitnahme luxierter Zähne – 711
  42.3 Notfälle in der Augenheilkunde – 711
    Gangolf Sauder
    42.3.1 Einfache notfallmäßige Untersuchungsmethoden ohne augenärztliche Spezialgeräte – 712
    42.3.2 Differenzialdiagnose des roten Auges in der notfallmedizinischen Praxis – 713
    42.3.3 Pupillenreaktion – 719

43 Urologische Notfälle **721**
Jasmin Katrin Badawi
  43.1 Leitsymptom Schmerz – 721
    43.1.1 Nieren- und Harnleitersteinkolik – 721
    43.1.2 Akuter Harnverhalt – 724
    43.1.3 Akutes Skrotum – 726
  43.2 Leitsymptom Anurie – 731
    43.2.1 Pathophysiologie – 731
    43.2.2 Symptomatik – 731
    43.2.3 Therapie – 732
  43.3 Leitsymptom urethrale Blutung – 732
    43.3.1 Trauma – 732
    43.3.2 Tumoren als Ursache von Blutungen – 736
    43.3.3 Blasentamponade – 736
  43.4 Sonstige Krankheitsbilder – 737

- 43.4.1 Nierenstielabriss – 737
- 43.4.2 Urosepsis – 737
- 43.4.3 Priapismus – 738
- 43.4.4 Paraphimose – 739
- 43.5 Präklinische Indikation zur Kathetereinlage – 739

44 Notfälle in Gynäkologie und Geburtshilfe 741
Thomas Dengg

- 44.1 Notfälle in der Gynäkologie – 741
  - 44.1.1 Akute vaginale Blutung außerhalb der Spätschwangerschaft – 742
  - 44.1.2 Akute Schmerzen – 746
- 44.2 Notfälle in der Geburtshilfe – 754
  - 44.2.1 Anatomische Voraussetzung – 757
  - 44.2.2 Die Geburt – respektive Leitung einer Notgeburt – 758
  - 44.2.3 Lagenanomalien – 763
  - 44.2.4 Nabelschnurvorfall – 764
  - 44.2.5 Blutungen in der Schwangerschaft oder unter der Geburt – 765
  - 44.2.6 Hypertensive Schwangerschaftserkrankungen – 770
  - 44.2.7 Vena-cava-Kompressionssyndrom – 772
  - 44.2.8 Schulterdystokie – 773

45 Notfälle in der Pädiatrie (inkl. Erstversorgung des Neugeborenen) 776
Michael Schroth, Christian Gernoth

- 45.1 Organisatorische Besonderheiten – 776
  - 45.1.1 Allgemeines – 776
  - 45.1.2 Spezielle Rettungsmittel – 777
  - 45.1.3 Spezielle Notarztsysteme – 779
- 45.2 Anatomische und physiologische Besonderheiten im Kindesalter – 779
  - 45.2.1 Respiratorisches System – 779
  - 45.2.2 Herz-Kreislauf-System – 781
  - 45.2.3 Wasser- und Elektrolythaushalt – 782
  - 45.2.4 Wärmehaushalt und Stoffwechsel – 783
- 45.3 Neugeborenenerstversorgung – 784
  - 45.3.1 Allgemeines – 784
  - 45.3.2 Versorgung des Neugeborenen ohne Komplikationen im Detail – 785
  - 45.3.3 Versorgung des Neugeborenen mit Komplikationen im Detail – 787
- 45.4 Reanimation von Kindern – 791
  - 45.4.1 Allgemeines – 791
  - 45.4.2 Basic Life Support – 791
  - 45.4.3 Pediatric Advanced Life Support – 795
- 45.5 Verhalten bei plötzlichem Kindstod – 799
  - 45.5.1 Ätiologie – 799
  - 45.5.2 Diagnostik – 799
  - 45.5.3 Notärztliche Erstmaßnahmen – 799
- 45.6 Leitsymptom Bewusstseinsstörung – 800
  - 45.6.1 Allgemeines – 800
  - 45.6.2 Bewusstseinsstörung – 801

45.6.3 Spezielle Krankheitsbilder – 804
45.7 Leitsymptom Atemnot – 809
  45.7.1 Allgemeines – 809
  45.7.2 Fremdkörperaspiration – 810
  45.7.3 Subglottisch stenosierende Laryngotracheobronchitis (Krupp-Syndrom oder Infektkrupp) – 811
  45.7.4 Epiglottitis – 813
  45.7.5 Asthma bronchiale – 815
45.8 Trauma – 816
  45.8.1 Allgemeines – 816
  45.8.2 Besonderheiten beim Schädel-Hirn-Trauma – 816
  45.8.3 Besonderheiten beim Torsotrauma – 819
  45.8.4 Besonderheiten beim Polytrauma – 820
45.9 Spezielle Notfallsituationen – 822
  45.9.1 Intoxikationen – 822
  45.9.2 Verbrennungen und Verbrühungen – 825
  45.9.3 Beinahe-Ertrinken – 828
  45.9.4 Spezielle Maßnahmen – 829

46 Transport und Übergabe des Patienten ... 843
Luc Aniset, Harald Genzwürker
46.1 Herstellung der Transportfähigkeit – 844
46.2 Auswahl des Transportmittels – 845
46.3 Auswahl des Zielkrankenhauses – 847
46.4 Übergabe des Patienten – 847
46.5 Dokumentation – 848

47 Sonstige Notfälle ... 850

48 Praktikum Pädiatrie ... 851

Block D 2 – Einsatztaktik

49 Koordination der medizinischen mit der technischen Rettung ... 854
Jörg Oberkinkhaus, Thorsten Finteis
49.1 Kooperation mit der Feuerwehr – 854
49.2 Rettung von Personen in Zwangslagen – 855
49.3 Durchführung der technischen Rettung und Kooperation – 855
  49.3.1 Fahrzeugaufstellung – Absicherung – Brandschutz – Lage-Erkundung – räumliche Ordnung der Einsatzstelle – 856
  49.3.2 Erstzugang – Erstdiagnostik – Basismaßnahmen – 858
  49.3.3 Dachentfernung – Patientenbefreiung – 860
49.4 Drehleitereinsatz im Rettungsdienst – 861
  49.4.1 Einsatzmöglichkeiten – 861
  49.4.2 Vorteile des Drehleitereinsatzes – 862
  49.4.3 Nachteile des Drehleitereinsatzes – 862
49.5 Einsatztaktik bei Brandeinsätzen – 863
  49.5.1 Fahrzeugaufstellung – 863

    49.5.2   Gefahren – Personenrettung – Lage-Erkundung – 863
49.6   Gefahrguteinsatz – 865
    49.6.1   Gefahrgutkennzeichnung – 866
    49.6.2   Einsatzgrundsatz – Problemfelder – 867
    49.6.3   Lage-Erkundung – Personenrettung – 868
    49.6.4   Dekontamination – 868
49.7   Zumutbarkeit der Versorgung durch den Notarzt an außergewöhnlichen Orten – 869

50   Einsatztaktik beim Massenanfall von Verletzten/Erkrankten 871
Harald Genzwürker, Klaus Ellinger
50.1   Individualversorgung – 871
    50.1.1   MANV – 872
    50.1.2   Katastrophe – 872
50.2   Ersteintreffender Notarzt beim MANV – 872
50.3   Ursachen für den Massenanfall von Verletzten/Erkrankten – 873
    50.3.1   Schadensbereich – 873
    50.3.2   Gefährdungsbereich – 874
    50.3.3   Sichtung – 874
    50.3.4   Beurteilung der vorhandenen Kapazitäten – 879
    50.3.5   Meldung an die Leitstelle – 879
    50.3.6   Ziel der Erstversorgung – 880
    50.3.7   Leitender Notarzt – 880
    50.3.8   Einsatzablauf – 882
    50.3.9   Behandlungsbereich – 882
    50.3.10   Fahrzeughaltebereiche – 883
    50.3.11   Personal und Delegation ärztlicher Maßnahmen – 883
    50.3.12   Zusätzliche Kräfte des Rettungsdienstes – 884
    50.3.13   Dokumentation – 885
    50.3.14   Transport – 885
    50.3.15   Transportziele – 886
50.4   Besonderheiten einzelner Schadensereignisse – 886
50.5   Ärztlicher Leiter Rettungsdienst – 887

51   Demonstration technischer Rettungsmöglichkeiten 890

52   Sichtungsübung „Großschadenslage" inkl. Auswertung 891

Herausgeber- und Autorenverzeichnis 893

Stichwortverzeichnis 897

Block A 1
Grundlagen der Basisversorgung

1 Organisation und Rechtsgrundlagen des Rettungsdienstes – 2
2 Medicolegale Aspekte im Rettungsdienst (inkl. Todesfeststellung/Leichenschau) – 41
3 Qualitätsmanagement und Dokumentation – 59
4 Besonderheiten der Luftrettung – 85
5 Taktisches Vorgehen am Notfallort – 111
6 Erstversorgung unter erschwerten Bedingungen – 135
7 Fahrzeuge im Rettungsdienst – 150
8 Ausrüstung der Fahrzeuge im Rettungsdienst – 162

1 Organisation und Rechtsgrundlagen des Rettungsdienstes

Thomas Luiz

> **Lernziel:**
> Kennenlernen und Einordnen der Aufgaben, Rechtsgrundlagen, Funktion und Organisation des Rettungsdienstes, insbesondere die Einbindung des Notarztdienstes.

1.1 Organisation des Rettungsdienstes

1.1.1 Rettungskette

Rettungskette

Mitte der 1960er Jahre propagierte der Ulmer Notfallmediziner F. W. Ahnefeld ein bis heute im Wesentlichen gültiges Organisationsmodell der Notfallversorgung (s. Abb. 1.1). Die von ihm „Rettungskette" genannte durchgängige Versorgung eines Verletzten oder Erkrankten von der Notfallstelle bis in die Klinik wurde viele Jahre später im angloamerikanischen Sprachraum auf die Reanimation bezogen mit dem Begriff „chain of survival" besetzt, der im Übrigen sogleich von der American Heart Association mit einer Trademark geschützt wurde.

Nicht zuletzt vor dem Hintergrund pauschalierter Entgeltsysteme in den Kliniken (Diagnoses Related Groups, DRGs) bieten durchgehende Behandlungspfade medizinische wie ökonomische Vorteile. Als Konse-

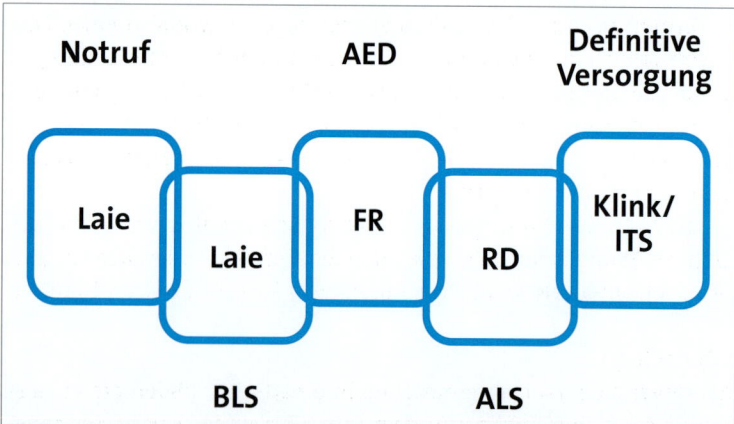

Abb. 1.1: Rettungskette am Beispiel eines Patienten mit außerklinischem Herzkreislaufstillstand. **BLS** Basic Life Support; **AED** Automated External Defibrillation; **ALS** Advanced Life Support; **FR** First Responder (kein fester Bestandteil der Rettungskette); **RD** Rettungsdienst; **ITS** Intensivtherapiestation

quenz forderte der Sachverständigenrat für die Konzertierte Aktion im Gesundheitswesen im Jahre 2003, prä- und innerklinische Notfallversorgung zukünftig einheitlich zu planen und zu administrieren – eine Forderung, die bislang unerfüllt blieb [Sachverständigenrat 2003].

Die wenigsten Notfälle ereignen sich unter den Augen medizinischen Fachpersonals. Daher kommt dem Laienhelfer entscheidende Bedeutung in der Erkennung des Notfalls, dem Absetzen des Notrufs sowie der Durchführung von Maßnahmen der Ersten Hilfe (Basic Life Support) zu [Nolan et al. 2010]. Entgegen der Meinung eines Großteils der Bevölkerung, die darin durch eine verfälschende Darstellung in den Medien bestärkt wird, beruhen die meisten vital bedrohlichen Situationen nicht auf Unfällen und treten zudem nicht in der Öffentlichkeit, sondern im häuslichen Umfeld auf.

1.1.2 Notruf

Notrufnummern

Seit einigen Jahren schreibt eine EU-Richtlinie verbindlich den einheitlichen Notruf 112 für die gesamte nichtpolizeiliche Gefahrenabwehr vor. **Im Mobilfunknetz ist der Notruf 112 immer, auch bei nicht aufgeladener SIM-Karte, gebührenfrei und ohne Vorwahl möglich.** Die lange Zeit in vielen Bereichen (z.B. Baden-Württemberg, Bayern, Rheinland-Pfalz) genutzte Nummer für den Rettungsdienst 19222 existiert teilweise weiter. Der Notruf 112 läuft je nach Region bei der Leitstelle einer Feuerwehr, einer Integrierten Leitstelle für Feuerwehr und Rettungsdienst oder sogar der Polizei auf.

Europaweite Notrufnummer 112

In weiten Teilen der Bevölkerung herrscht zudem eine tief greifende Unsicherheit über die im Krankheits- oder Notfall zu alarmierende Institution (Hausarzt? Kassenärztlicher Bereitschaftsdienst? Rettungsleitstelle? Giftnotrufzentrale? Klinik?) sowie die zugehörige Rufnummer. Dies ist von erheblicher Relevanz: So belegen zahlreiche Untersuchungen, dass bei zeitkritischen Erkrankungen erhebliche, für die Prognose relevante Zeitverzögerungen auftreten, wenn nicht direkt der Rettungsdienst alarmiert, sondern z.B. der Hausarzt oder Kassenärztliche Bereitschaftsdienst informiert wird.

Aus Sicht der Notfallmedizin sind somit sowohl intensive Aufklärungsbemühungen über die Bedeutung des Notrufs 112 als auch entsprechende organisatorische Umstrukturierungen der Leitstellen vordringlich.

Notrufabfrage

Die während des Notrufs ermittelten Informationen bilden die Voraussetzung für eine schnelle und dem Schweregrad des Ereignisses angemessene Disposition von Rettungsmitteln.

W-Schema

Obwohl in Erste-Hilfe-Kursen seit vielen Jahren das sog. W-Frageschema („**W**as ist passiert, **w**o hat sich der Notfall ereignet, **w**ie viele

Betroffene, wer meldet, warten auf Rückfragen") gelehrt wird, sind jedoch viele Anrufer nicht in der Lage, präzise und strukturierte Angaben zum Notfallgeschehen zu machen. Auch ist ein erheblicher Anteil der Bevölkerung der deutschen Sprache nicht oder nur unvollkommen mächtig. Bei Verkehrsunfällen ist zudem zunehmend zu beobachten, dass viele über Mobiltelefon abgesetzte Notrufe fehlerhafte Ortsangaben beinhalten. Technische Weiterentwicklungen (Rufnummererkennung, Standortkennung, inverse Suchtechniken etc.) und die neue Notrufverordnung vom März 2009 erlauben es den Leitstellen heute jedoch, auch bei unerwartetem Abbruch eines Gesprächs oder Unterdrückung der Rufnummer in der überwiegenden Mehrzahl der Fälle den Standort des Anrufers zu bestimmen.

Aufgrund der massiven Zunahme von böswilligen Fehlarmierungen ist kürzlich die bislang mögliche Notrufabgabe ohne SIM-Karte durch Bundesverordnung unterbunden worden.

Hausnotruf

Hausnotrufsysteme sind unter älteren und/oder behinderten, allein lebenden Mitbürgern weit verbreitet. Die Anbieter werben damit, dass der Hausnotruf Leben retten kann bzw. dass bei medizinischen Notfällen sofortige Hilfe vermittelt wird. Laut Angaben des Bundesverbandes Hausnotruf sind zum Zeitpunkt der Drucklegung ca. 350 000 solcher Systeme in der Bundesrepublik installiert (http://www.bv-hausnotruf.de).

Die Alarmierung des Rettungsdienstes erfolgt zumeist durch Weiterleitung der Meldung sog. Hausnotrufzentralen. Diese können regional unterschiedlich auch direkt den Leitstellen des Rettungsdienstes angeschlossen sein, stellen i.d.R. aber eigenständige, auf privatrechtlichen Verträgen mit den Teilnehmern beruhende Einrichtungen der großen Hilfsorganisationen oder privaten Unternehmen dar. Ein Notruf wird entweder manuell über eine Notruftaste an einem drahtlos mit dem Telefon verbundenen sog. Funkfinger ausgelöst (z.B. nach einem Sturz), oder aber, wenn sich der Teilnehmer nicht innerhalb eines bestimmten Zeitraums bei der Zentrale rückgemeldet hat, erfolgt ein automatischer Alarm (sog. 24-Stundenalarm). Der Rettungsdienst kann dann mit einem an einem definierten Ort hinterlegten Hausschlüssel verzögerungsfrei zum Notfallpatienten gelangen. Trotz der theoretischen Vorteile hat sich der Hausnotruf aus Sicht der Notfallrettung in der Praxis nicht wirklich bewährt: Zum einen ist bei veritablen medizinischen Notfällen (v.a. Bewusstlosigkeit, aber auch Paresen oder stärkste Schmerzen) eine manuelle Aktivierung häufig nicht mehr möglich. Weitere Probleme betreffen einen Ausfall der Batterie, das schlichte Vergessen, aber auch den bewussten Nichtgebrauch des Systems. Umgekehrt ist festzustellen, dass scheinbare Notfälle häufig eine Situation der Hilflosigkeit oder Vereinsamung widerspiegeln, die im Gespräch zwischen der Hausnotrufzentrale und dem Hausnotrufteilnehmer fehlinterpretiert wurde, oder aber nicht mit einer anderen Institution befriedigend gelöst werden konnte. Wenig hilfreich ist ein Hausnotrufsystem ferner bei ausgeprägter Demenz, da die Betroffenen die notwendige tägliche „Rückmeldung" oftmals vergessen und/oder den Notrufknopf unwissentlich betätigen.

In verschiedenen Projekten werden automatisierte Alarmierungssysteme entwickelt und getestet, die in Echtzeit Biosignale (z.B. Änderungen der Bioimpedanz, Puls) oder Bewegungen auswerten und dann ggf. automatisiert einen Notruf absetzen können.

Biosignal-übermittlung

http://www.emerge-project.eu
http://en.scientificcommons.org/42148030 (22.06.2010)
http://www1.smart-senior.de/index.dhtml/284c20f52a472d60460t/-/deDE/-/CS/-/Loesungen/solutions (22.06.2010)

Wann diese Systeme in die Praxis umgesetzt werden können, ist unklar, da neben technischen Fragen auch rechtliche und ethische Aspekte (z.B. Datenschutz, Vorgehen bei einwilligungsunfähigen Patienten) nicht abschließend geklärt sind. Last but not least fehlen bislang belastbare Geschäftsmodelle.

1.1.3 Basic Life Support

Studien belegen, dass durch Laienreanimation die Überlebensrate um ein Mehrfaches gesteigert werden kann und damit einen entscheidenden Faktor für das Überleben darstellt [Nolan et al. 2010].

Laienhilfe

Obwohl der größte Teil der Bevölkerung im Rahmen des Führerscheinerwerbs einmal eine Ausbildung in Lebensrettenden Sofortmaßnahmen bzw. Erster Hilfe erfahren hat und jährlich mehr als 2 Mio. Menschen einen solchen Kurs absolvieren, sind die Bereitschaft und Befähigung zur Hilfeleistung, speziell bei der kardiopulmonalen Reanimation, hierzulande dennoch gering [Bahr 2007].

Diese Defizite dürfen nicht vorschnell der Qualität der Ausbildungsgänge angelastet werden. Seit Jahrzehnten bereits weisen Notfallmediziner darauf hin, dass die Ausbildung in Erster Hilfe stattdessen viel früher beginnen und regelmäßig aufgefrischt werden muss. Von daher ist es zu begrüßen, dass bspw. im Saarland als erstem Bundesland der Erste-Hilfe-Unterricht in die Lehrpläne der Grundschulen Eingang gefunden hat. Eine Einführung auch in anderen Bundesländern ist dringend angezeigt.

1.1.4 First responder

> Speziell für den Herzkreislaufstillstand als zeitkritischste Einsatzindikation sind neuartige Strategien gefordert, um das therapiefreie Intervall deutlich zu verkürzen.

Eines der wichtigsten Ziele ist die Verkürzung des Intervalls bis zu Beginn der Basismaßnahmen sowie der Defibrillation bei Kammerflimmern. Ein sinnvoller Lösungsansatz besteht in der simultanen Alarmie-

AED

rung von Rettungsdienst und qualifizierten freiwilligen Helfern (First responder), die mit automatischen Defibrillatoren (AED) ausgestattet sind. Sie rekrutieren sich z.B. aus Mitgliedern örtlicher Hilfsorganisationen oder der Feuerwehren.

> First-responder-Einheiten unterliegen als freiwilliges Element der Hilfeleistung keiner Hilfsfrist. Sie ergänzen damit den regulären Rettungsdienst, ersetzen ihn aber nicht. Ausbildung und Ausstattung dieser Einheiten sind nicht genormt.

1.1.5 Anfahrt des Rettungsdienstes

Der Einsatzauftrag erreicht die Einsatzkräfte überwiegend drahtlos über Funkmelde-Empfänger. In Abhängigkeit von den örtlichen Gegebenheiten werden neben der Adresse zumeist Angaben zum Geschlecht und Alter des Patienten sowie ein mehr oder weniger präzises Einsatzstichwort (z.B. „internistischer Notfall" oder „Verkehrsunfall mit eingeklemmter Person") genannt. Die Anfahrt zur Einsatzstelle erfolgt i.d.R. mit Sondersignal. Hier besteht eine Weisungsbefugnis der Leitstelle. Zunehmend sind die Rettungsmittel mit Übertragungs- und Empfangseinrichtungen ausgestattet, die eine automatische Übertragung der Ortsdaten von der Leitstelle auf das Display des Navigationssystems und die nachfolgende Zielführung des Fahrzeugs ermöglichen.

Dennoch bereiten schlecht sichtbare Hausnummern und schwierige Anfahrten zu entlegenen Ortsteilen auch heute noch Probleme. Im Mittel benötigen Rettungsmittel bei Anfahrt mit Sondersignal 8,1 min, bei Einsätzen ohne Sondersignal sogar 18,4 min, bis sie die Einsatzstelle erreichen [Bundesanstalt für Straßenwesen 2007].

Nicht nur in Hochhäusern verstreichen darüber hinaus oftmals weitere wertvolle Minuten, bis das Notfallteam schließlich den Patienten erreicht hat, sog. **Patientenzugangszeit** [Burghofer et al. 2006].

1.1.6 Aufgaben des Notarztes

Organisation und Einsatztaktik

Der Notarzt leitet den medizinischen Einsatz. Dabei sind organisatorisch-einsatztaktische Aspekte für den Erfolg mitunter ebenso bedeutsam wie rein medizinische Aspekte. Leider nehmen Themen wie Menschenführung, Kommunikation, Logistik und Krisenbewältigung in der ärztlichen Aus- wie Weiterbildung nur einen untergeordneten Stellenwert ein. Viele Notärzte werden deshalb bei „schwierigen" Einsätzen de facto ihrer Führungsrolle nicht gerecht. Grundsätzlich ist der Notarzt dem anwesenden Rettungsfachpersonal in medizinischen Fragen weisungsbefugt. Er kann nichtärztliche Maßnahmen grundsätzlich und invasive Maßnahmen (venöser

Zugang, Intubation etc.) im Einzelfall delegieren, wenn er die Fähigkeiten des Personals hinreichend kennt, der Zustand des Patienten dies erlaubt, bzw. wenn dieser damit einverstanden ist.

In der Regel lässt sich der Einsatz inhaltlich und zeitlich in folgende Aufgaben gliedern:
- Lagebeurteilung
- Absetzen einer Lagemeldung
- Durchführung lebensrettender Sofortmaßnahmen
- Erhebung der Anamnese
- Körperliche Untersuchung
- Initiierung des apparativen Monitoring
- Erstellen einer (Arbeits-)Diagnose
- Durchführen geeigneter therapeutischer Maßnahmen
- Herstellen der Transportfähigkeit
- Bei Aussichtslosigkeit: Abbruch der Maßnahmen
- Auswahl einer geeigneten weiterführenden Einrichtung
- Voranmeldung in der Zielklinik
- Transportbegleitung
- Übergabe des Patienten
- Dokumentation

Lagebeurteilung

Die Lage vor Ort ist oftmals bereits in wenigen Sekunden grob zu überblicken: Ist die Unfallstelle abgesichert? Ist der Verletzte eingeklemmt? Ist der Patient wach und normal ansprechbar? Atmet der Patient normal? Bestehen starke äußere Blutungen oder massive Fehlstellungen von Extremitäten? Parallel kann mit wenigen Worten der Unfallhergang oder der Verlauf bei Erkrankungen erfragt werden, z.B. die sog. Downtime bei Kreislaufstillstand.

Lagemeldung

Sofern erforderlich, ist nun sofort eine Lage- oder Rückmeldung abzusetzen. Sie muss kurz und zugleich präzise sein, z.B. „reanimationspflichtiges Kleinkind nach Badeunfall, benötigen sofort den Notarzt" oder „Frontalzusammenstoß zweier Pkw ca. 1 km hinter X-Stadt, 2 eingeklemmte Schwerverletzte, ein Leichtverletzter, auslaufendes Benzin, Unfallstelle nicht abgesichert: Benötigen Polizei, Feuerwehr, ein weiteres arztbesetztes Rettungsmittel und einen weiteren Rettungswagen. Anfahrt der Kräfte aus Richtung X-Stadt".

Lebensrettende Sofortmaßnahmen

Diese umfassen die provisorische Stillung äußerer Blutungen (manuelle Kompression, Druckverband), einfache Lagerungsmaßnahmen (Schocklagerung, Seitenlage, Oberkörperhochlagerung), das Freimachen der Atemwege (Esmarch-Handgriff, Heimlich-Handgriff, Guedel-Tubus), die Maskenbeatmung, die Thoraxkompression und ggf. die provisorische Punktion eines Spannungspneumothorax mit einer Kanüle.

Anamnese-erhebung

> Ein Notarzteinsatz stellt stets ein plötzliches Eindringen in die Privatsphäre eines Menschen dar, der sich in einer akuten Notlage befindet. Daher ist, wann immer möglich, auf die Ängste des Patienten und auf die spezifischen Bedürfnisse bestimmter Patientengruppen zu achten.

Gerade Kinder, alte und behinderte Menschen, Patienten mit anderem kulturellen oder religiösen Hintergrund sowie der deutschen Sprache Unkundige bedürfen eines besonders rücksichtsvollen Umgangs. Heute gehört die Mehrzahl der Notfallpatienten dem Seniorenalter an. Einsätze in Alten- und Pflegeheimen gehören längst zur Einsatzroutine [Luiz und Madler 2009]. Häufig besteht eine Multimorbidität [Prückner und Madler 2009]. Anlass des Notarzteinsatzes ist immer seltener eine neu aufgetretene Erkrankung oder ein Unfall, sondern eine Exazerbation einer chronischen Erkrankung. Neben den aktuellen Beschwerden (Dauer, Lokalisation, Dynamik, bisherige Therapie) sind Angaben zu Vorerkrankungen und zur Dauermedikation zu erfragen. Hilfreich, aber längst nicht immer verfügbar, sind Entlassungsbriefe von Kliniken, Epikrisen sowie eine Auflistung früherer operativer Eingriffe. Die Polypharmakotherapie stellt heute eher die Regel als eine Ausnahme dar. Medikamentenneben- und Wechselwirkungen können sowohl Anlass der aktuellen Beschwerden sein als auch die notärztliche Therapie entscheidend beeinflussen (z.B. Antiarrhythmika, Antiepileptika). Allergien sind häufig, nicht alle Patienten verfügen jedoch über einen Allergiepass oder weisen nicht von sich aus auf die allergische Disposition hin. Zu denken ist auch an illegal oder ohne Wissen des Hausarztes und/oder Partners beschaffte Medikamente (z.B. Potenzmittel, Naturheilmittel).

Körperliche Untersuchung

Es ist oftmals sinnvoll, die körperliche Untersuchung in 2 Phasen durchzuführen: initial ein orientierender Check der Vitalfunktionen (ZNS: Bewusstseinslage anhand des Glasgow Coma Score, Pupillomotorik, grobe Überprüfung von Sensibilität und Motorik; Kardiovaskularsystem: zentrale und periphere Pulse, Kapillarperfusion; respiratorisches System: Hautkolorit, Atemfrequenz und -tiefe). Erforderlichenfalls werden dann unmittelbar lebensrettende Sofortmaßnahmen durchgeführt (s.o.), möglichst gefolgt von einer (weitgehenden) Ganzkörperuntersuchung.

Apparatives Monitoring

> Das Basismonitoring beinhaltet die nichtinvasive Blutdruckmessung, die kontinuierliche Ableitung eines 3- oder 6-Kanal-EKGs, die Pulsoximetrie sowie die Temperaturkontrolle.

Die Pulsoximetrie ist bei unruhigen oder zentralisierten Patienten allerdings nur von begrenzter Aussagekraft. Die Temperaturmessung kann insbesondere bei Patienten mit neurologischen oder psychiatrischen Erkrankungen eine Hilfe bei der Entscheidungsfindung sein. Bei vital bedrohten Traumapatienten kann die routinemäßige Kontrolle eine allfällige Hypothermie frühzeitig anzeigen.

Pulsoximetrie, EKG, nichtinvasiver RR, Temperaturkontrolle

Zur Entscheidungsfindung (z.B. Patienten mit akuter Dyspnoe, Arrhythmie oder akutem Thoraxschmerz) sowie zum Beurteilen eines Therapie-Effekts (z.B. Antiarrhythmikagabe) ist eine weiterführende EKG-Diagnostik mittels 12-Kanal-EKG unerlässlich. Bei beatmeten Patienten stellt die Kapnographie heute ein elementares Überwachungsinstrument dar. An Labordiagnostik steht derzeit routinemäßig nur die Bestimmung der Blutzuckerkonzentration zur Verfügung. Die Bestimmung von Elektrolyten, Hämoglobin bzw. Hämatokrit sowie des Säure-Basen-Haushalts ist zwar grundsätzlich wünschenswert und technisch mittels mobiler Analysatoren (Point-of-care-Diagnostik) prinzipiell realisierbar, aber für den Routine-Einsatz zu kostenintensiv.

Eine wesentliche Neuerung stellen Pulsoximeter dar, die eine Vielzahl an Wellenlängen messen können und dadurch neben der Sauerstoffsättigung auch die Bestimmung des Methämoglobins, Carboxyhämoglobins sowie des Hämoglobins erlauben [Barker und Badal 2008]. Auch diese Geräte sind allerdings aufgrund der Kosten nur an wenigen Standorten eingeführt.

Diagnosestellung

Ebenso wie die körperliche Untersuchung lässt sich auch die Diagnosefindung in 2 Phasen trennen: eine erste Arbeitsdiagnose (z.B. „akutes Lungenödem" oder „akuter Thoraxschmerz") und eine präzisere, auf einer ausführlichen Anamnese, körperlichen Untersuchung und apparativem Monitoring basierende Folgediagnose (z.B. „akute Linksherzdekompensation bei bekannter Aortenklappenstenose" oder „akuter Vorderwandinfarkt"). Nicht selten bleibt es jedoch bei einer Symptombeschreibung ohne klare Ursachenzuordnung, z.B. „Bewusstlosigkeit unklarer Genese".

Arbeitsdiagnose

Therapeutische Maßnahmen

> Grundsätzlich gilt: Der Notarzt soll nur die Maßnahmen durchführen, die er auch beherrscht. Im Umkehrschluss gilt: Diejenigen Maßnahmen, die das Repertoire der präklinischen Notfallmedizin darstellen, müssen auch gründlich erlernt und geübt werden.

Hierzu zählen:
- Lagerungs- und Immobilisationsverfahren
- Zugang zum Gefäßsystem inkl. intraossärem Zugang
- Pharmakotherapie inkl. Volumenersatztherapie

- Atemwegssicherung inkl. alternativer Luftwege
- Einleitung und Aufrechterhaltung einer Narkose
- Mechanische, pharmakologische und elektrische Reanimation
- Verbale Krisenintervention

Lagerungs- und **Immobilisationsmaßnahmen** stellen elementare Bestandteile notärztlicher Therapie dar. Insbesondere selten angewandte Techniken wie die Anlage eines Thoraxkorsetts sollten regelmäßig mit dem Rettungsfachpersonal geübt werden.

Der **Zugang zum Gefäßsystem** stellt bei Säuglingen und Kindern, bei Patienten im Schock, bei Z.n. Chemotherapie, bei besonders adipösen Patienten sowie bei eingeklemmten Patienten häufig eine besondere Herausforderung dar. Wenn eine vitale Bedrohung besteht und nicht rasch ein periphervenöser Zugang gelegt werden kann, ist, v.a. bei Säuglingen und Kleinkindern, der **intraossäre Zugang** eine rasch durchführbare und von den Fachgesellschaften empfohlene Alternative [Nolan et al. 2010]. Die Indikation zu einem zentralen Venenkatheter ist demgegenüber streng zu stellen und gegenüber dem i.o. Zugang bei der Reanimation nachrangig. Eine Alternative kann die Punktion der V. jugularis externa mit einer Venenverweilkanüle darstellen.

Pharmaka werden grundsätzlich parenteral verabreicht. Viele Notfallmedikamente weisen eine geringe therapeutische Breite und ein erhebliches Nebenwirkungspotenzial auf (z.B. Katecholamine, Antiarrhythmika). Sie sollten daher, mit Ausnahme der Reanimation, grundsätzlich titrierend i.v. verabreicht werden. Eine unkritische Polypragmasie muss vermieden werden.

Methoden der erweiterten **Atemwegssicherung** sind bei ca. 2–5% der Einsätze im bodengebundenen Rettungsdienst und bei über 10% der Einsätze im Luftrettungsdienst vonnöten. Grundsätzlich ist vom Notarzt zu fordern, auch den Algorithmus des sog. schwierigen Luftwegs zu beherrschen, da die Inzidenz einer erschwerten oder nicht möglichen Intubation im Notarztdienst deutlich höher ist als in der Klinik [Thierbach et al. 2004].

Die **Einleitung und Durchführung einer Narkose** bei kritisch Kranken unter den eingeschränkten Bedingungen der Präklinik stellt eine der schwierigsten Tätigkeiten im Notarztdienst dar. Sie erfordert profunde theoretische Kenntnisse und praktische Erfahrung in der Anwendung von Anästhetika und Relaxanzien sowie der Atemwegssicherung.

Eine **Reanimation** ist bei ca. 2–3% der Notarzteinsätze erforderlich. Der Notarzt benötigt daher Erfahrung in den mechanischen Reanimationstechniken, der differenzierten Pharmakotherapie sowie im Umgang mit manuellen und halbautomatischen Defibrillatoren und externen Schrittmachern.

Techniken der **verbalen Krisenintervention** sind häufig erforderlich bei Angehörigen von Reanimationspatienten, bei Panikattacken sowie bei (prä)suizidalen Patienten. Aber auch die immer zahlreicheren

Einsätze bei sozialen Krisen und sog. schwierigen Patienten bedingen häufig die Anwendung spezieller Gesprächstechniken [Luiz 2008].

Herstellen der Transportfähigkeit

> Grundsätzlich sollen die Vitalfunktionen des Patienten vor Beginn des Transports stabilisiert sein. Kann mit den Mitteln der Präklinik keine Besserung erzielt werden, etwa bei unstillbaren inneren oder äußeren Blutungen, muss rechtzeitig unter Fortführung lebensrettender Maßnahmen der Weg in die – vorinformierte – Klinik angetreten werden.

Oftmals stellt jedoch weniger der Transport **im** Rettungsmittel als der Weg **zum** Rettungsmittel eine Herausforderung dar. Bspw. verschlechtert sich der Zustand von Patienten mit hochgradiger kardialer oder respiratorischer Insuffizienz z.T. dramatisch, wenn sie beim Transport durch das enge und steile Treppenhaus vorübergehend flach gelagert werden. Sofern der Patient wach und kooperativ ist, sollte in dieser Situation der Transport in einem Tragestuhl (**Cave**: Patient anschnallen!) der liegenden Lagerung vorgezogen werden.

Auch die Beförderung extrem adipöser Patienten stellt mitunter eine extreme Herausforderung dar. Es kann daher in Einzelfällen geboten sein, die Hilfe der Feuerwehr in Anspruch zu nehmen (z.B. Rettung mittels Drehleiter oder Schleifkorbtrage).

Abbruch der Maßnahmen
Nicht jede Notfallsituation ist beherrschbar. Ein Einstellen der therapeutischen Bemühungen bzw. Beschränken auf palliative Maßnahmen ist indiziert, wenn:
- Trotz lege artis durchgeführter prolongierter Reanimation eine Asystolie persistiert (Ausnahme: Hypothermie).
- Mit dem Leben nicht vereinbare Verletzungen erkannt werden.
- Eine inkurable Erkrankung im Endstadium vorliegt (Sterbeprozess).
- Konkrete Aussagen (direkte Äußerung des zurechnungsfähigen Patienten oder eindeutige, auf den konkreten Fall anwendbare, schriftliche Willensbezeugung in einer sog. Patientenverfügung) bestehen, dass der Patient lebensrettende Maßnahmen ablehnt. Dies gilt **nicht** für suizidale Patienten.

> Das Treffen und Vermitteln dieser Entscheidung sind emotional belastende Aufgaben. Manche, besonders jüngere Notärzte versuchen, sie dadurch zu vermeiden, indem sie Patienten auch in aussichtslosen Situationen in die Klinik transportieren. Die seit kurzem gegebene Verfügbarkeit automatischer Reanimationsgeräte begünstigt diese Entscheidung. Gerade der junge Notarzt bedarf daher der strikten Supervision.

Transportbegleitung
In der Regel begleitet der Notarzt diejenigen Patienten, die einer klinischen Weiterbehandlung bedürfen. Sie ist zwingend erforderlich in allen Situationen, die mit einer vitalen Gefährdung einhergehen können, z.B. akutes Koronarsyndrom (ACS) oder Bewusstlosigkeit.

> Da Fahrten unter Sondersignal mit einer erhöhten Stressbelastung für den Patienten und erhöhter Unfallgefahr einhergehen, ist die Nutzung auf diejenigen Patienten zu beschränken, bei denen der Zeitgewinn von wenigen Minuten wirklich zählt (z.B. unstillbare Blutungen, massiver Schockzustand).

Vor Beginn des Transports sind alle Geräte auf die Bordversorgung umzustellen, venöse Zugänge und Luftwege sind auf korrekte Lage und sichere Konnektion zu überprüfen. Während des Transports ist die Überwachung lückenlos fortzuführen. Vor der Übergabe in der Zielklinik wird das Equipment wieder vom Bordnetz genommen.

Dokumentation

> Der Notarzt ist gesetzlich zur sorgfältigen Dokumentation aller Befunde und Maßnahmen verpflichtet. Gleichzeitig stellt die Einsatzdokumentation die unabdingbare Voraussetzung für ein Qualitätsmanagement dar.

Es existiert eine Vielzahl an Notarzteinsatzprotokollen. Am weitesten verbreitet ist das DIVI-Protokoll, von dem allerdings zahlreiche Varianten existieren. Zunehmende Verbreitung finden kombinierte Protokolle für RTW und arztbesetzte Systeme. Vorteil ist die nahtlose Fortführung der durch den RTW begonnenen Dokumentation bei Nachforderung oder spätem Eintreffen des Notarztes.

Für Zwecke des QM können die Daten aus Papierprotokollen mittels Belegleser oder sog. elektronischer Stifte sekundär in eine Datenbank exportiert und dort weiter bearbeitet werden (z.B. NADOK, Fa. Datapec). Die meisten Protokolle enthalten auch die notwendigen Angaben für das Reanimationsregister der DGAI oder andere QM-Systeme der Fachgesellschaften.

Seit einigen Jahren werden an einzelnen Standorten auch vollelektronische Dokumentationssysteme mittels mobiler Computer verwendet. Vorteile sind die bessere Kontrolle der Daten auf Plausibilität und Vollständigkeit schon vor Abschluss des Einsatzes sowie die einfache Datenübernahme in ein QM-System. Zudem können die PCs auch mit zusätzlichen Funktionalitäten wie Arzneimitteldatenbanken, Anbindung an den Leitstellenrechner, Übernahme von Daten aus Medizingeräten etc. ausgestattet werden.

Nicht immer ist es möglich, die Dokumentation zeitnah vorzunehmen (z.B. bei einer Reanimation oder einem instabilen polytraumatisierten Patienten). In diesen Fällen muss das Einsatzprotokoll bei der Übergabe in der Zielklinik vervollständigt werden. Auch bei Sekundärtransporten ist eine genaue Dokumentation unabdingbar. Bei nicht intensivpflichtigen Patienten genügt ggf. das Standardnotarztprotokoll, im Fall von Intensivtransporten ist ein spezielles Intensivtransportprotokoll zu führen.

1.2 Rettungsdienst

1.2.1 Definitionen

Notfallpatienten

> Notfallpatienten sind Kranke oder Verletzte, die sich in Lebensgefahr befinden bzw. bei denen zu erwarten ist, dass sie bei nicht unverzüglicher Hilfeleistung schwere gesundheitliche Schäden davontragen (z.B. akuter Myokardinfarkt, Polytrauma, Apoplex).

Notfallrettung

> Gegenstand der Notfallrettung ist es, Notfallpatienten am Notfallort medizinisch zu versorgen sowie sie unter fachgerechter Betreuung in eine für die weitere Versorgung geeignete Einrichtung zu befördern.

Diese Definitionen eines Notfalls zielen also auf besonders schwere und/oder zeitkritische Erkrankungen ab.

Krankentransport

Demgegenüber steht der Krankentransport von kranken, verletzten oder sonstigen hilfsbedürftigen Personen, die keine Notfallpatienten sind. Der sog. **disponible Krankentransport** umfasst Patienten, bei denen der Transport zeitlich planbar ist, z.B. Patienten, die von der und zur Dialyse gefahren werden, oder Heimtransporte nach einer stationären Behandlung. Der sog. nichtdisponible oder **dringliche Krankentransport** beinhaltet Patienten mit akuten Erkrankungen oder Verletzungen, bei denen keine akute vitale Gefährdung besteht, z.B. bei akuter Cholezystitis oder Unterarmfraktur.

Trennung, Krankentransport, Notfallrettung

Trennung von Notfallrettung und Krankentransport

Mit dem Ziel der Kostensenkung werden Notfallrettung und Krankentransport immer häufiger getrennt organisiert. Zwar ist im Krankentransport oftmals keine höherwertige medizinische Ausbildung oder

Ausrüstung vonnöten. Allerdings kann sich in seltenen Fällen der Zustand des Patienten während des Einsatzes deutlich verschlechtern. Mitarbeitern, die nur im Krankentransport tätig sind, fällt es sicherlich schwer, dann sachgerecht Hilfe zu leisten. Ferner erschwert die strikte Trennung von Krankentransport und Notfallrettung die koordinierte Hilfeleistung bei Großschadenslagen.

Hilfsfrist

> Die in Landesrettungsdienstgesetzen oder -plänen niedergelegte Hilfsfrist gibt an, innerhalb welchen Zeitfensters nach Alarmierung ein Rettungsmittel an einer Einsatzstelle eintreffen muss.

Die gesetzliche Hilfsfrist bei Feuerwehren (8 min) ist wissenschaftlich begründet und so ausgelegt, dass bei Bränden der Schadensort vor dem Stadium eines Vollbrandes erreicht wird. Außerhalb der Großstädte wird dies durch ein flächendeckendes System freiwilliger Feuerwehren erreicht. Eine derartige Betrachtungsweise in Bezug auf die Hilfsfrist fehlt im – hauptamtlich organisierten – Rettungsdienst. Dies würde nämlich erfordern, dass das erste Rettungsmittel binnen ca. 3–5 min eintreffen müsste, da dieses in etwa die Wiederbelebungszeit von Neuronen im Fall eines Kreislaufstillstands darstellt. Zu beachten ist außerdem, dass das sog. therapiefreie Intervall in der Praxis die reine Fahrzeit und die Hilfsfrist weit übersteigt (s. Tab. 1.1). Dennoch bestehen zwischen den einzelnen Bundesländern nicht nachvollziehbare große Differenzen in der Hilfsfrist (minimal 8 min, maximal 15 min). Zwei Bundesländer verzichten sogar auf die Festlegung einer Hilfsfrist bei der Notfallrettung. Überdies wird die Hilfsfrist in den einzelnen Ländern unterschiedlich definiert (Intervall vom Eingang der Notfallmeldung in der Leitstelle bis zur Ankunft an der Einsatzstelle vs. reine Fahrzeit).

Tab. 1.1: Zeitraster der Notfallversorgung am Beispiel eines Patienten mit präklinischem Kreislaufstillstand

Minute	Ereignis
0	Patient verliert das Bewusstsein
2	Notruf
3	Alarmierung des Notarztes
4	Ausrücken der Rettungsmittel
4–10	Anfahrt zur Einsatzstelle
12	Kontakt mit Patient
13	EKG-Ableitung: Asystolie

Hilfsfrist somit je nach Definition 8 bzw. 9 Minuten, Fahrzeit 7 Minuten, therapiefreies Intervall jedoch 13 Minuten!

> Die Hilfsfrist im Rettungsdienst stellt einen Kompromiss zwischen dem wirtschaftlich Machbaren und dem medizinisch Wünschenswerten dar. Sie sollte jedoch zumindest bundeseinheitlich definiert sein.

1.2.2 Transportarten

Der Begriff Rettungsdienst umschreibt ein breites Feld an Dienstleistungen:
- Krankentransport von Nichtnotfallpatienten
- Notfalltransporte bei vital bedrohten Patienten
- Interhospitaltransporte zwischen Kliniken
- Intensivtransporte als Spezialform des Interhospitaltransports

Während der Bereich des Krankentransports und der Notfalltransporte relativ einfachen Regelungen unterliegen, stellt sich die Situation bei Interhospital- und besonders bei Intensivtransporten wesentlich komplexer dar. Technische Ausstattung, personelle Qualifikation des nichtärztlichen und ärztlichen Personals, zeitliche und örtliche Verfügbarkeit der Rettungsmittel sowie last but not least die Finanzierung weisen mehr Unterschiede denn Gemeinsamkeiten zur sog. Primärrettung auf. Für Details wird auf Kapitel 4 (Besonderheiten der Luftrettung) verwiesen.

Primäreinsatz, Primärtransport
Ca. 95% aller Einsätze des Rettungsdienstes sind sog. Primäreinsätze, d.h., sie beinhalten die präklinische Erstversorgung und, soweit erforderlich, den Transport in eine weiterführende Einrichtung, i.d.R. ein Krankenhaus.

Sekundärtransport
Unter einem Sekundärtransport subsumiert man Verlegungstransporte von Patienten, die sich bereits in stationärer Versorgung befinden. In der Regel erfolgen die Transporte von Quellkliniken niedriger Versorgungsstufe in Zielkliniken höherer Versorgungsstufe (Schwerpunkt-, Spezial- oder Maximalversorgung), zunehmend aber auch von großen Kliniken in Einrichtungen zur Intensiv- bzw. Frührehabilitation. Aufgrund der Umstrukturierungsvorgänge im Kliniksektor gehen Experten davon aus, dass der Bedarf an Sekundärtransporten mittelfristig steigen wird. Eine wirtschaftlich wie medizinisch sinnvolle Alternative zur Vorhaltung spezifischer Intensivtransportfahrzeuge stellen sog. Dual-use-Systeme dar. Dabei wird ein im Regelrettungsdienst eingesetzter Rettungswagen im Bedarfsfall mit einer Spezialtrage versehen, die sämtliche für die Abwicklung eines Intensivtransports notwendigen Geräte beinhaltet (s. Abb. 1.2).

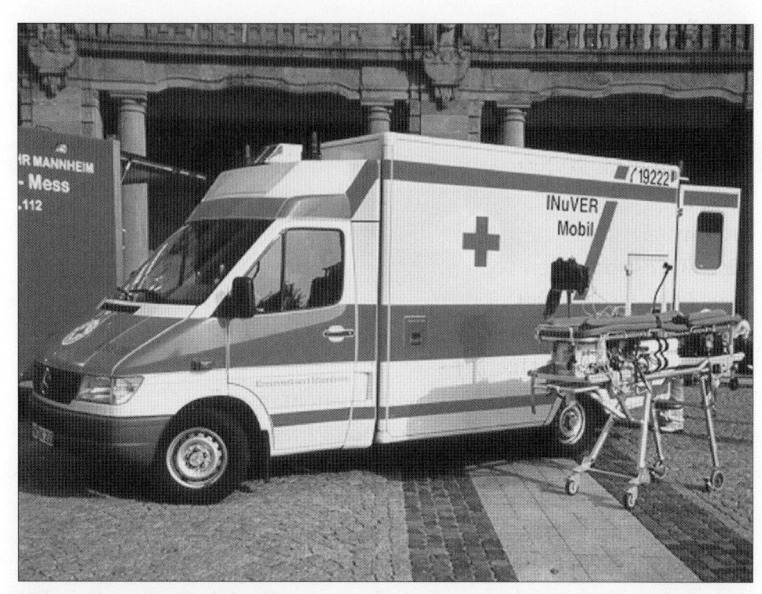

Abb. 1.2: INuVER-Mobil des DRK Mannheim. Dual use, d.h. sowohl als Rettungswagen wie als Intensivtransportwagen einsetzbares Rettungsmittel. Im Vordergrund die voll ausgerüstete Intensivtrage.

Über die Zahl solcher Sekundärtransporte gibt es leider keine genauen Angaben. Zunehmend wird hierfür jedoch der Regelnotarzt in Anspruch genommen, da die personellen Ressourcen der Kliniken keine Reserven für solche Transporte vorsehen. Dies wiederum schränkt die Verfügbarkeit des Notarztes für Primäreinsätze ein. Andererseits würde bei besonders zeitkritischen Krankheitsbildern, wie drohender zerebraler Einklemmung, jede andere Alternative schon aus Zeitgründen kaum realisierbar sein.

Lufttransport
Ergänzend zum bodengebundenen Rettungsdienst wird in Deutschland ein dichtes Netz von luftgestützten Transportmitteln vorgehalten. Mit dem Begriff **Luftrettung** werden Einsätze mittels Hubschrauber innerhalb des öffentlich-rechtlichen Rettungsdienstes umschrieben (Rettungs- und Intensivtransporthubschrauber). **Ambulanzflüge** umfassen den Einsatz von Hubschraubern und Flächenflugzeugen zur Sekundärverlegung von Patienten zwischen medizinischen Einrichtungen außerhalb des öffentlich-rechtlichen Rettungsdienstes oder im Rahmen von sog. Auslandsrückholungen. Die dabei anfallenden Kosten müssen von den Patienten selbst getragen oder über spezielle private Versicherungen oder Mitgliedschaften abgesichert werden (s. Kap. 4).

1.2.3 Übersicht über Rettungsdiensteinsätze

Gegenwärtig umfasst der öffentlich-rechtliche Rettungsdienst ca. 250 Rettungsleitstellen, mehr als 1500 Rettungswachen sowie mehr als 1000 boden- und ca. 70 luftgestützte Notarztstandorte mit geschätzt knapp 10 000 Fahrzeugen (Krankenwagen, Rettungswagen, Notarztwagen, Intensivtransportwagen, Notarzteinsatzfahrzeug, Rettungshubschrauber sowie Intensivtransporthubschrauber). Damit verfügen wir zweifelsohne über das weltweit dichteste „Rettungsnetz".

Dringlichkeit der Einsätze
Rettungsdienst hat „Konjunktur": Die Einsatzzahlen sind über die Jahre auf zuletzt jährlich mehr als 12 Mio. Einsätze gestiegen [Bundesanstalt für Straßenwesen 2007]. Umgerechnet sind dies 123 Einsätze/1000 Einwohner/Jahr. Von diesen entfällt der größte Teil (5,9 Mio.) auf Krankentransporte. Unter den ca. 5,3 Mio. Notfalleinsätzen sind ca. 2,7 Mio. Notarzteinsätze, d.h. nur etwa jeder 2. Notfalleinsatz erfolgt unter Beteiligung eines Notarztes (s. Abb. 1.3). Hubschraubereinsätze umfassen insgesamt unter 1% der Gesamteinsätze. Der Anteil der Fehleinsätze liegt insgesamt bei 8% oder ca. 1 Mio. Einsätze, bei den Notfalleinsätzen bei 13,6%.

Die mittlere Einsatzdauer liegt bei ca. 50 min. Davon entfallen auf die Verweildauer vor Ort ca. 15–18 min und ca. 12 min auf die Transportzeit bei Notfalleinsätzen.

Einsatzanlass
In den letzten Jahren hat sich das Einsatzspektrum deutlich gewandelt (s. Abb. 1.4): Internistische Notfälle stellen heute den mit Abstand größ-

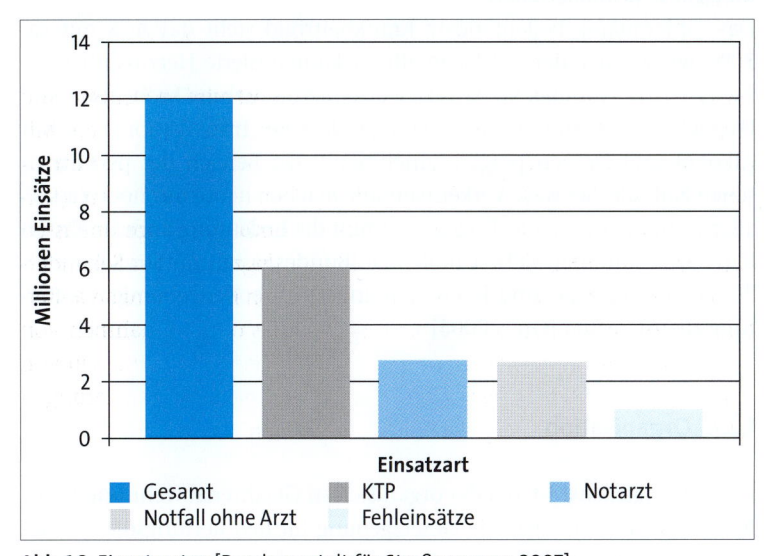

Abb. 1.3: Einsatzarten [Bundesanstalt für Straßenwesen 2007]

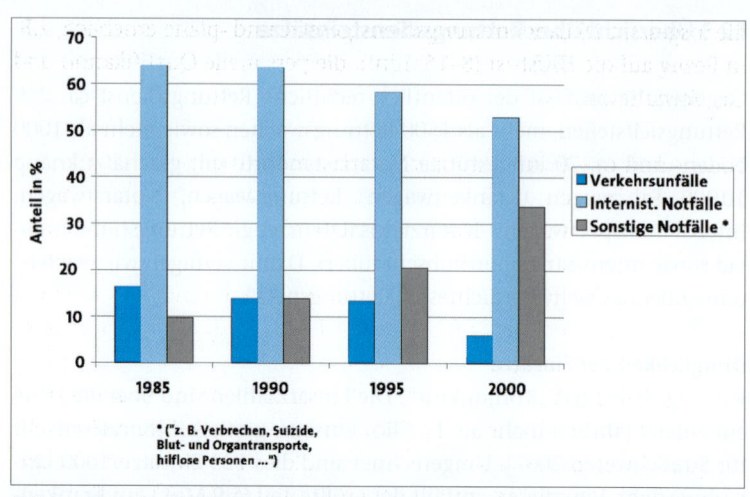

Abb. 1.4: Geändertes Einsatzspektrum im Notarztdienst im Zeitraum von 1985 bis 2000 (modifiziert nach [BASt 2002])

ten Anteil der Einsätze (ca. 50–60%). Verkehrsunfälle nehmen mittlerweile einen untergeordneten Anteil ein. Dramatisch im Steigen begriffen sind „sonstige Notfälle". Hierunter sind in erster Linie psychiatrische Notfälle und Einsätze in sozialen Krisenlagen zu nennen. Sie stellen speziell in Großstädten inzwischen die zweit- bis dritthäufigste Einsatzkategorie dar [Luiz et al. 2000]. Diese Einsätze sind oftmals sehr belastend und zeitaufwändig. Ein zentrales Problem ist die ungenügende Vernetzung des Rettungsdienstes mit den psychosozialen Diensten [Luiz 2008]. Dies führt bei allen Beteiligten – Betroffenen wie Helfern – nicht selten zu Frustration.

Medizinische Indikationen

20% aller Einsätze ACS

Das zahlenmäßig bedeutendste Krankheitsbild stellt das ACS mit ca. 20% der Einsätze dar. Schlaganfälle, dekompensierte Herzinsuffizienz, hypertensive Notfälle, Synkopen, exazerbiertes Asthma bronchiale und Hypoglykämien sind weitere häufige Notfälle. Intoxikationen durch Alkohol und Drogen prägen zunehmend den Bereich der psychiatrischen Notfälle. Schwere Verkehrsunfälle machen heute nur noch ca. 5% aller Notfalleinsätze aus. Dagegen nimmt die Bedeutung anderer Unfälle (Freizeit- und häusliche Unfälle) zu [Bundesanstalt für Straßenwesen 2007]. Polytraumen sind heute, zumindest im bodengebundenen Rettungsdienst, selten [Gries 2005].

1.2.4 Organisation

Der Rettungsdienst ist Teil der organisierten Gefahrenabwehr und staatlichen Daseinsvorsorge. Die Gesetzgebung für den Rettungsdienst wiederum obliegt der Hoheit der Bundesländer. Entsprechend divergieren die insgesamt 16 Länderrettungsdienstgesetze und -pläne erheblich, z.B. in Bezug auf die Hilfsfrist (8–15 min!), die personelle Qualifikation und das Vorhaltesoll.

Trägerschaft und Durchführung des Rettungsdienstes
Träger des Rettungsdienstes ist i.d.R. die Gebietskörperschaft (Stadt- oder Kreisverwaltung), örtlich auch ein sog. Rettungszweckverband (z.B. Saarland, Bayern).

Subsidiaritätsprinzip

Die Durchführung ist entweder den Berufsfeuerwehren als kommunale Selbstaufgabe (bes. Nordrhein-Westfalen, sog. **Submissionsmodell**) oder, entsprechend dem Subsidiaritätsprinzip, den Hilfsorganisationen (ASB, DRK, JUH, MHD) übertragen (z.B. Baden-Württemberg, Rheinland-Pfalz, Bayern, sog. **Konzessionsmodell**). Führender Leistungserbringer ist das DRK mit einem bundesweiten Anteil am Einsatzaufkommen von ca. 57% im Jahr 2003 [Behrendt 2008]. Die Beauftragung oder vorrangige Zuweisung der Durchführung an die Hilfsorganisationen ist vielfach in landesrechtlichen Vorschriften festgeschrieben. Diese Art der Aufgabenzuweisung, die zu einer quasi monopolistischen Position großer Hilfsorganisationen geführt hat, ist seit kurzem Gegenstand mehrer gerichtlicher Auseinandersetzungen bis auf Ebene des Europäischen Gerichtshofs (EuGH). In einem ersten Urteil vom Mai 2010 wurde vom EuGH das Konzessionsmodell und die dabei geübte Praxis der Vergabe ohne öffentliche Ausschreibung grundsätzlich zugelassen, jedoch eine Offenlegung der Auftragsvergabe gefordert. Weitere Verfahren sind derzeit vor dem EuGH anhängig. Inwieweit hier – u.U. weitreichende – Auswirkungen auf die zukünftige Gestaltung des Rettungsdienstes in Deutschland zu erwarten sind, ist gegenwärtig noch nicht abzusehen.

Rettungsdienstbereiche

> Das von einer Leitstelle rettungsdienstlich abgedeckte Gebiet wird als Rettungsdienstbereich bezeichnet.

Rein technisch gesehen sind Leitstellen, ggf. unter Nutzung einer Netzwerkstruktur, heute in der Lage, Gebiete in der Größenordnung von mehreren zehntausend Quadratkilometern Fläche und mehreren Millionen Einwohnern abzudecken. Dies ist bislang jedoch nur im kleinsten Bundesland Saarland sowie in wenigen Metropolen realisiert. Stattdessen sind vielerorts Rettungsdienstbereiche aus politischen Erwägungen noch deckungsgleich mit den Ausdehnungen der Landkreise und kreisfreien Städte. Neben hohen Kosten resultieren hieraus Koordinationsprobleme an den Grenzen zu benachbarten Bereichen. Jeder Rettungswache innerhalb eines Rettungsdienstbereichs werden bestimmte Ausrückbereiche zugewiesen. Grundlage für die Festlegung der Standorte ist einerseits die Einhaltung der in Rechtsverordnungen festgelegten

Leitstelle
Nächste Fahrzeugstrategie

Hilfsfrist, unter Berücksichtigung des sog. Sicherheitsniveaus. Vielfach beruhen Wachenstandorte jedoch auch noch auf jahrzehntealten Festlegungen, ohne Berücksichtigung zwischenzeitlicher Veränderungen der Bevölkerungsstruktur, des Straßenwesens, des Einsatzaufkommens etc.

Mittlerweile ist ein gewisses Umdenken erkennbar: Die Standortplanung erfolgt zunehmend auf der Basis wissenschaftlicher Gutachten, und die statische Disposition wird schrittweise zugunsten einer **dynamischen Dispositionsstrategie** abgelöst, d.h. das nächststehende freie Rettungsmittel wird an den Notfallort entsandt.

Leitstelle

> Die Leitstelle stellt die zentrale Führungseinrichtung in der Gefahrenabwehr dar. Struktur- und Prozessqualität in der Leitstelle tragen entscheidend zur Effizienz des Rettungsdienstes bei.

Aufgaben:
- Entgegennahme, Abfrage und Bearbeitung von Hilfe-Ersuchen
- Koordination der Einsätze des Rettungsdienstes im eigenen Zuständigkeitsbereich
- Alarmierung und Führen der Rettungsmittel
- Überwachen der Einsatzabläufe und des Funkverkehrs
- Führen von Behandlungskapazitäts- und Bettennachweisen der Kliniken
- Vorinformation der Kliniken
- Vermitteln von Spezialbehandlungskapazitäten (z.B. für Schwerverbrannte)
- Zusammenarbeit mit Bereitschaftsdienst der Kassenärztlichen Vereinigung, Polizei, Feuerwehr, Hilfsorganisationen sowie Katastrophenschutz
- Erforderlichenfalls Unterstützung benachbarter Leitstellen
- Dokumentation und Datenpflege
- Qualitätssicherung

Regional bestehen fakultativ weitere Aufgaben, wie die Alarmierung sog. First responder, Bearbeitung von Hausnotrufen und die Vermittlung weiterer Servicedienste.

Trägerschaft
Die Trägerschaft der Leitstellen variiert. Integrierte Leitstellen unterstehen zumeist der Feuerwehr oder der Gebietskörperschaft. Reine Rettungsleitstellen, deren Zahl zugunsten Integrierter Leitstellen stetig zurückgeht, werden oftmals durch das DRK betrieben bzw. getragen.

Einsatzdisposition
Eine sinnvolle Einsatzmitteldisposition erfordert zum einen qualifizierte Mitarbeiter (Rettungsleitstelle: mindestens Rettungsassistent mit Berufserfahrung und Zusatzausbildung Leitstelle; bei integrierten Leitstellen zusätzlich eine feuerwehrtechnische Grundausbildung), zum anderen zeitgemäße Technik (digitale Telefonanlage, rechnergestützte Disposition, auch für Großschadensfälle, Geoinformationssystem, umfangreiche Datenbanken, Rückfallebenen bei Server- oder Netzausfall).

In den angloamerikanischen Ländern wird die Leitstellenarbeit seit vielen Jahren mittels ausgefeilter Software (z.B. Advanced Medical Priority Dispatch System, AMPDS) unterstützt, die beinahe jede erdenkliche Notfallsituation abdeckt. Diese Systeme führen den Disponenten strukturiert und standardisiert durch die Notrufabfrage. Sie beinhalten auch die Anleitung von Anrufern zur Durchführung von Erste-Hilfe-Maßnahmen, z.B. die „Telefon-CPR". Weiterhin stellen sie umfangreiche Tools zum Qualitätsmanagement bereit. Im deutschen Sprachraum arbeiten bislang nur die Leitstelle der Berliner Feuerwehr und der Feuerwehr Hamburg sowie einige österreichische Leitstellen mit einem derartigen System. Die Erfahrungen sind uneinheitlich. So berichtet eine österreichische Arbeitsgruppe von einer massiven Zunahme an Fehleinsätzen im Bereich der Luftrettung [Trimmel, Wodak und Voelkel 2006]. Insgesamt liegen bislang für Deutschland kaum Daten zur Abfrage- und Dispositionsqualität in Leitstellen vor. Sehr sinnvoll ist das vom Ärztlichen Leiter Rettungsdienst im Main-Kinzig-Kreis entwickelte und bislang nur in Hessen sowie in modifizierter Form in Bayern angewandte „Rückmeldesystem" [Lenz et al. 2000]. Es korreliert die von Fahrzeugbesatzungen rückgemeldete Art und Schwere des Notfalls mit den vom Disponenten eingegebenen Angaben.

Integrierte Leitstellen
Vielerorts bestehen noch getrennte Leitstellen für die in der nichtpolizeilichen Gefahrenabwehr tätigen Institutionen. Ihre Zukunftsfähigkeit ist nicht nur unter dem Aspekt der geringeren Effizienz, sondern gerade auch unter finanziellen Aspekten kaum mehr gegeben.

> Demgegenüber stellen Integrierte Leitstellen für Rettungsdienst, Katastrophenschutz, Brandschutz und technische Hilfeleistung sowohl aus praktischen Erwägungen als auch ökonomischen Gesichtspunkten die wesentlich attraktivere Lösung dar.

Vorreiter waren die großen Berufsfeuerwehren der Stadtstaaten und Ballungsräume, speziell in Nordrhein-Westfalen. Mittlerweile sehen die Rechtsverordnungen von 14 der 16 Bundesländer Integrierte Leitstellen vor. Die Realisierung wird jedoch erst in einigen Jahren flächendeckend umgesetzt sein.

Die Vorteile derartiger Einrichtungen werden speziell bei Unglücksfällen mit gemeinsamem Einsatz von Rettungsdienst und Feuerwehr sowie bei Großschadenslagen deutlich.

Anbindung weiterer Institutionen
Leider ist der Vertragsärztliche Bereitschaftsdienst (ÄBD) der Kassenärztlichen Vereinigung (KV) nur an wenigen Standorten an diese Leitstellen angebunden, wodurch in der Praxis viele Einsätze suboptimal koordiniert werden. Da der Patient vielfach nicht in der Lage ist, die für seine Beschwerden bestgeeignete Anlaufstelle zu bestimmen, ist eine Integration des ÄBD unter dem Dach einer Integrierten Leitstelle die logische Forderung. Eine neue Entwicklung stellen sog. kombinierte Leitstellen dar, bei der die polizeiliche und nichtpolizeiliche Gefahrenabwehr unter einem Dach, aber rechtlich getrennt, arbeiten. Noch weitergehend ist die Integration der unterschiedlichen Institutionen in sog. bunten Leitstellen, in denen die Polizei mit den anderen Diensten in einem gemeinsamen Betriebsraum disponiert wird (z.B. in Niedersachsen). Da in manchen Regionen (z.B. Berlin, Hamburg) Krankentransport und Rettungsdienst organisatorisch getrennt sind, bestehen örtlich eventuell zusätzlich Leitstellen bzw. Dispositionszentralen der Hilfsorganisationen für Krankentransporte. Auch private Krankentransportunternehmer verfügen in Ballungsräumen über große Wagenflotten, die über eigene Zentralen disponiert werden. Diese Trennung stellt bei größeren Schadensfällen eine erhebliche Erschwernis dar, kann aber im Routinebetrieb ggf. wirtschaftliche Vorteile bieten.

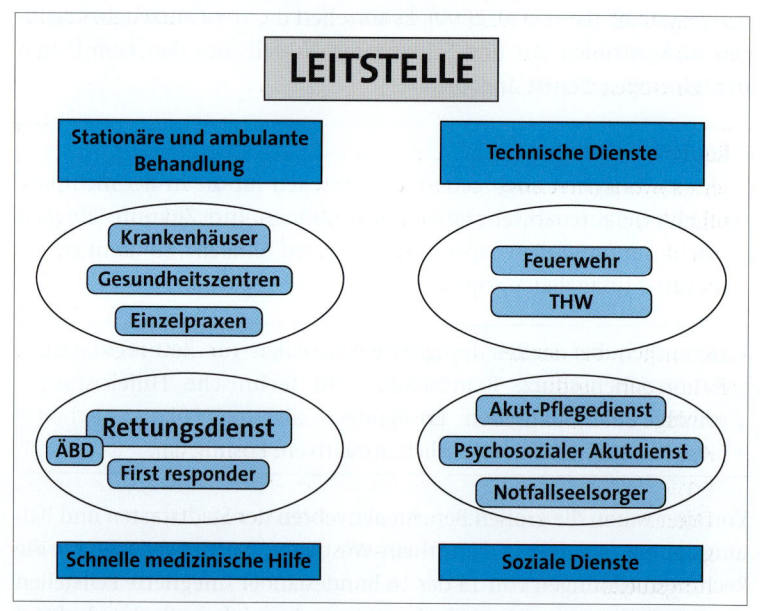

Abb. 1.5: Modell einer Integrierten Leitstelle mit gegenüber heute wesentlich erweitertem Aufgabenspektrum

Ein großes Problem stellt die unzureichende Vernetzung von Rettungsleitstellen mit anderen Einrichtungen des Gesundheits- und Sozialwesens dar. Angesichts wachsender sozialer Not und der Auflösung traditioneller gesellschaftlicher Strukturen wäre eine engere Anbindung der sozialen Dienste an die Leitstelle, etwa über eine gesonderte „Servicenummer", von erheblicher Bedeutung (s. Abb. 1.5 und [Luiz 2008]).

1.2.5 Qualifikation des Personals im Rettungsdienst

Insbesondere im angloamerikanischen Raum beruht das Rettungswesen fast ausschließlich auf der Tätigkeit nichtärztlichen Fachpersonals (Emergency Medical Technicians und Paramedics). Demgegenüber wurde hierzulande mehrfach, zuletzt 2003, der Anspruch des Bürgers auf notärztliche Versorgung höchstrichterlich bekräftigt (BGH-Entscheidung vom 09.01.2003, III ZR 217/01).

> Die Rolle des nichtärztlichen Personals ist damit hierzulande primär eine assistierende, mit Ausnahme von Situationen, in denen ein Arzt nicht rechtzeitig erreichbar ist.

Rettungsassistent
Der Rettungsassistent (RA) ist der am höchsten qualifizierte nichtärztliche Mitarbeiter im Rettungsdienst. Zusammen mit einem Rettungssanitäter bildet er die Besatzung des Rettungswagens. Die 2-jährige Ausbildung umfasst derzeit 2800 Stunden (Theorie, Klinikpraktikum, Rettungswachenpraktikum). Seine Aufgabenstellung beinhaltet primär Assistenzaufgaben im Rahmen des Notarzteinsatzes. Gleichzeitig soll er jedoch bis zum Eintreffen des Notarztes lebensrettende Maßnahmen einleiten.

> Reichen hierfür Basismaßnahmen nicht aus, ist der Rettungsassistent sowohl berechtigt als auch im Sinne der Garantenstellung verpflichtet, im Einzelfall auch Maßnahmen durchzuführen, die primär dem Arzt vorbehalten sind. Die Grundlage hierfür bildet die sog. Notkompetenzregelung der Bundesärztekammer.

Maßnahmen, die der Rettungsassistent im Rahmen der **Notkompetenz** ergreifen darf, sind:
- Anlage eines periphervenösen Zugangs
- Applikation ausgewählter Notfallmedikamente: kristalloide Infusionslösungen, Glukose, Adrenalin, Nitro-Spray, Betamimetika als Dosieraerosol, Diazepam als Rektiole, Nichtopioidanalgetika
- Ggf. weitere Medikamente nach Vorgabe des Ärztlichen Leiters Rettungsdienst
- Defibrillation
- Intubation ohne Anwendung von Anästhetika oder Relaxanzien

> Die im Rahmen der Notkompetenz durchzuführenden Maßnahmen bedürfen des regelmäßigen und intensiven Trainings. Im Einsatz vollzogene Notkompetenzmaßnahmen sind adäquat zu dokumentieren und zeitnah vom Ärztlichen Leiter Rettungsdienst zu prüfen.

Die derzeitige Regelung ist jedoch in vielerlei Hinsicht unbefriedigend. Problematisch ist zum einen das Fehlen eines einheitlichen Ausbildungscurriculums. Zum anderen verfügen viele Rettungsassistenten nur über unzureichende praktische Erfahrungen in invasiven Notfalltechniken. Außerdem wurde vielen Rettungsassistenten die Berufsbezeichnung im Rahmen einer Übergangsregelung vom Rettungssanitäter zuerkannt, mit entsprechend geringeren theoretischen Kenntnissen. Ebenso wie im ärztlichen Bereich bestehen deshalb seit längerem Bemühungen, die fachliche Qualifikation anzuheben. Derzeit wird das Modell einer 3-jährigen Ausbildung mit einem anderen Berufen im Gesundheitswesen vergleichbaren Abschluss (Diplom) favorisiert. Viel diskutiert wird, ob einem derart qualifizierten Rettungsassistenten zusätzliche Maßnahmen im Rahmen der Notkompetenz (z.B. intraossärer Zugang, Thoraxpunktion) oder Regelkompetenz (z.B. venöser Zugang) zugesprochen werden sollen. Dies setzt jedoch zwingend eine strikte Supervision durch den bislang noch nicht flächendeckend institutionalisierten Ärztlichen Leiter Rettungsdienst voraus. Davon unabhängig wird die rechtlich bindende Wirkung der Notkompetenzregelung von Teilen der Rettungsassistenten wie der Juristen zunehmend infrage gestellt. Ob die angestrebte Reform des Rettungsassistentengesetzes noch in der laufenden Legislaturperiode realisiert werden kann, ist fraglich – entsprechende Forderungen wurden bereits vor mehr als 10 Jahren erhoben!

Rettungssanitäter

Aufgrund der kürzlich beschlossenen Verkürzung des Zivildienstes auf 6 Monate wird die 520 h umfassende Ausbildung zum Rettungssanitäter (RS) bzw. der nachfolgende Einsatz im Rettungsdienst und Krankentransport zukünftig kaum mehr realisierbar sein. Dies wird zu erheblichen Kostensteigerungen führen, da nun eine große Zahl hauptamtlicher Mitarbeiter eingesetzt werden muss. Da die Tätigkeit als Zivildienstleistender im Rettungsdienst früher häufig den Einstieg in die Ausbildung zum RA und die Motivation für eine hauptamtliche Tätigkeit im Rettungsdienst darstellte, besteht mittelfristig die Gefahr eines Personalmangels sowohl im Rettungsdienst als auch im Katastrophenschutz, dessen ehrenamtliche Helfer sich zu einem erheblichen Teil aus ehemaligen Zivildienstleistenden rekrutieren.

Rettungssanitäter können selbständig nur im Krankentransport eingesetzt werden, da sie außer der Defibrillation mit Halbautomaten grundsätzlich keine invasiven Maßnahmen ausüben dürfen. Sieben

Bundesländer (Bayern, Berlin, Brandenburg, Hessen, Niedersachsen, Rheinland-Pfalz, Sachsen-Anhalt) erlauben auch den Einsatz als Fahrer auf dem Notarzteinsatzfahrzeug.

Notarzt

> Der Notarzt ist „ein im Rettungsdienst tätiger Arzt, der für seinen Einsatz über eine besondere Qualifikation verfügen muss" (DIN 13050).

Fachkunde Rettungsdienst. Basis der notärztlichen Qualifikation stellt in den meisten Bundesländern nach wie vor die Fachkunde Rettungsdienst dar. Allerdings variieren die Anforderungen zum Erwerb dieser Fachkunde in den einzelnen Ländern erheblich. Der Mindeststandard umfasst jedoch in allen Ländern:

- Mindestens 18-monatige ärztliche Tätigkeit, davon 3 Monate in der Anästhesie, Intensivmedizin oder einer entsprechenden Notaufnahme-Einheit
- Nachweis ausreichender Kenntnisse und Fertigkeiten in der Erkennung und Behandlung lebensbedrohlicher Zustände (Einzelnachweis)
- Teilnahme an einem 80-stündigen Seminar
- Praktikum auf arztbesetzten Rettungsmitteln (10 lebensrettende Einsätze)

Fachkunde

Zusatzbezeichnung Notfallmedizin. Seit längerem ist evident, dass der durch die Fachkunde vorgegebene fachliche Standard z.T. weit unter den heutigen Anforderungen im Einsatz zurückbleibt. Mittlerweile wurde die Zusatzbezeichnung Notfallmedizin in die Musterweiterbildungsordnung der Bundesärztekammer (BÄK) aufgenommen, sodass in näherer Zukunft eine Vereinheitlichung zu erhoffen ist.

Zusatzbezeichnung Notfall-Rettungsmedizin

In der **Zusatzbezeichnung** werden gefordert:
- Weiterbildungszeit:
  - 24 Monate Weiterbildung in einem Gebiet der stationären Patientenversorgung bei einem Weiterbildungsbefugten an einer Weiterbildungsstätte
  - 6 Monate Weiterbildung in Intensivmedizin, Anästhesiologie oder in der Notfallaufnahme unter Anleitung eines Weiterbildungsbefugten
- 80 Stunden Kurs-Weiterbildung in allgemeiner und spezieller Notfallbehandlung
- anschließend unter Anleitung eines verantwortlichen Notarztes 50 Einsätze im Notarztwagen oder Rettungshubschrauber

Weiterbildungsinhalt. Erwerb von Kenntnissen, Erfahrungen und Fertigkeiten in:
- Rechtlichen und organisatorischen Grundlagen des Rettungsdienstes
- Erkennung und Behandlung akuter Störungen der Vitalfunktionen einschließlich der dazu erforderlichen instrumentellen und apparativen Techniken wie:
  - Endotracheale Intubation
  - Manuelle und maschinelle Beatmung
  - Kardiopulmonale Wiederbelebung
  - Punktions- und Katheterisierungstechniken einschließlich Anlage zentralvenöser Zugänge und Thoraxdrainage
- Notfallmedikation einschließlich Analgesierungs- und Sedierungsverfahren
- Sachgerechter Lagerung von Notfallpatienten
- Herstellung der Transportfähigkeit
- Besonderheiten beim Massenanfall Verletzter und Erkrankter einschließlich Sichtung

[Bundesärztekammer 2003].

Mehrere Länder (Baden-Württemberg, Berlin, Brandenburg, Hessen, Rheinland-Pfalz, Saarland, Sachsen-Anhalt, Thüringen) haben auf dieser Basis eine Zusatzbezeichnung „Notfallmedizin" bzw. „Rettungsmedizin" eingeführt. Die Weiterbildungsinhalte der Zusatzbezeichnung sind derzeit nicht einheitlich geregelt. Sie reichen jedoch weit über die Fachkunde hinaus. In Baden-Württemberg ist die Zusatzbezeichnung seit dem 01.01.2004 für die neu in den Notarztdienst tretenden Ärzte verpflichtend. In Rheinland-Pfalz besteht eine Übergangsregelung mit Gültigkeit der Fachkunde Rettungsdienst bis Ende 2013.

Notarztmangel. In der Bundesrepublik sind ca. 17 000 Kolleginnen und Kollegen notärztlich tätig. Den größten Anteil stellen Anästhesisten, gefolgt von Internisten und Chirurgen. Andere Disziplinen, z.B. Allgemeinärzte oder Pädiater, nehmen nur sehr beschränkt am Notarztdienst teil. Mittelfristig wird der Anteil an Anästhesisten und Internisten weiter steigen.

Obwohl prinzipiell ausreichend qualifizierte Notärzte zur Verfügung stehen, treten mittlerweile gerade im ländlichen Raum und im Osten der Republik Probleme zutage, die Notarztdienste zu besetzen („Notarztmangel"). Die Ursachen hierfür sind komplex. Keineswegs besteht ein absoluter Mangel an potenziell geeigneten Ärzten [Schäfer und Molger 2010]. Vielmehr liegt ein ausgeprägtes Distributionsproblem vor, mit einer immer noch ausreichenden personellen Besetzung im Ballungsraum und zunehmenden Rekrutierungsproblemen in dünn besiedelten Regionen. Neuesten Untersuchungen zufolge scheint der ländliche Raum grundsätzlich für angehende Ärzte keine attraktive Option für die

Wahl ihres zukünftigen Arbeitsplatzes mehr darzustellen [Kassenärztliche Vereinigung Trier 2010]. Als Begründung dieser Disparität werden vielfach Fragen der Vergütung genannt, wie auch die wachsenden Anforderungen in Bezug auf die Weiterbildungsinhalte, wodurch kleinere Kliniken als Weiterbildungsstelle an Attraktivität verlieren. Die Schließung kleiner Kliniken im ländlichen Raum trägt zusätzlich zu der Verschärfung der Problematik bei.

Damit ist die Politik gefordert, spezielle Fördermaßnahmen für strukturschwache Regionen zu ergreifen, damit diese Regionen mittel- und langfristig nicht generell an einem gravierenden Arztmangel leiden.

Leitender Notarzt (s. Kap. 50)
Schadensereignisse, bei denen sich der Rettungsdienst einer größeren Anzahl von Verletzten oder akut Erkrankten gegenüber sah, ließ die Forderung nach einem Arzt laut werden, der den medizinischen Hilfseinsatz unterhalb der Katastrophenschwelle koordiniert und leitet.

Hierzu übernimmt der leitende Notarzt (LNA) Leitungsaufgaben im medizinischen Bereich beim Massenanfall Verletzter und Erkrankter bei außergewöhnlichen Notfällen und Gefahrenlagen. Er hat alle medizinischen Maßnahmen am Schadensort zu leiten, zu koordinieren und zu überwachen.

Als Voraussetzung für den Einsatz muss der leitende Notarzt umfassende Kenntnisse in der Notfallmedizin besitzen und regelmäßig im Rettungsdienst tätig sein. Er muss die 40-stündige Fortbildung „Leitender Notarzt" absolviert haben und über Detailkenntnisse der regionalen Infrastruktur des Rettungs- und Gesundheitswesens verfügen. Bis auf Rheinland-Pfalz gilt der LNA als Teil des Rettungsdienstes, in diesem Bundesland wird er dem Katastrophenschutz zugerechnet.

Ärztlicher Leiter Rettungsdienst

> Die wachsenden Anforderungen an die fachliche Qualifikation des im Rettungsdienst eingesetzten Personals bedürfen eines wirksamen Qualitätsmanagements unter Leitung erfahrener Notfallmediziner.

Bereits 1994 hat die BÄK empfohlen, flächendeckend den Ärztlichen Leiter Rettungsdienst zu institutionalisieren [Bundesärztekammer 1994]. Dieser soll auf regionaler Ebene die medizinische Kontrolle über den Rettungsdienst wahrnehmen und die Effizienz der präklinischen Patientenversorgung sicherstellen. Hierzu legt er in enger Zusammenarbeit mit den anderen beteiligten Institutionen regionale Behandlungsrichtlinien, die medizinische Ausrüstung der Rettungsmittel sowie Strategien für die Bearbeitung von Hilfe-Ersuchen durch die Leitstelle fest. Zusätzlich erarbeitet er einsatztaktische Konzepte für die Bewältigung von besonderen Schadenslagen, etwa den Massenanfall von Verletzten. Weitere Aufgaben beinhalten die Aus- und Fortbildung des Personals, Arbeitsmedizin und Hygiene, Gremienarbeit und notfallmedizinische Forschung.

Eine der wichtigsten Aufgaben des ÄLRD besteht in der Erstellung von sog. **SOP, Standard Operating Procedures** für wichtige Krankheitsbilder und Szenarien. Ziel ist nicht nur eine verbesserte medizinische Versorgung, sondern auch eine Reduktion juristischer Risiken. Ein wesentliches Element im QM-Zyklus stellen die Erhebung und Analyse von **rettungsdienstlichen Kennzahlen** dar, z.B. Hilfsfristen, Versorgungszeiten, Auswahl von Zielkliniken sowie Komplikationsraten bei der Intubation. Diese Daten können mit vertretbarem Aufwand und validen Ergebnissen letztlich nur mittels eines einheitlichen, vorzugsweise elektronischen Dokumentationssystems und einer geeigneten Auswertesoftware gewonnen und analysiert werden. Entscheidend ist, dass die Ergebnisse des Benchmarking zeitnah mit den Betroffenen durchgesprochen und ggf. entsprechende Korrekturmaßnahmen eingeleitet werden.

Die Position des Ärztlichen Leiters Rettungsdienst setzt ein hohes Maß an fachlicher Qualifikation, Durchsetzungsfähigkeit, aber auch Verhandlungsgeschick voraus. Von der BÄK werden deshalb gefordert:

▲ Abgeschlossene Weiterbildung in einem Gebiet mit Bezug zur Notfall- und Intensivmedizin
▲ Zusatzbezeichnung Notfallmedizin
▲ Qualifikation zum Leitenden Notarzt
▲ Langjährige und anhaltende Tätigkeit in der prä- und innerklinischen Notfallmedizin
▲ Kenntnisse in der Systemanalyse, Konzeptentwicklung und Problemlösung im Rettungsdienst
▲ Detailkenntnisse der Infrastruktur des Rettungsdienstes und Gesundheitswesens
▲ Teilnahme an einem 20-stündigen Spezialseminar

Mittlerweile ist der Ärztliche Leiter Rettungsdienst in den Rettungsdienstgesetzen bzw. -plänen der meisten Bundesländer institutionalisiert.

Die bisherigen Erfahrungen mit einer Vielzahl unterschiedlicher Organisationsmodelle des ÄLRD zeigen, dass eine rein ehrenamtliche Durchführung dieser Tätigkeit oder eine Ansiedlung bei einer Hilfsorganisation den Anforderungen im Alltag nicht gerecht werden kann. Notwendig ist sowohl die Bestellung von der für den Rettungsdienst zuständigen Behörde als auch eine entsprechende **Entscheidungs-** und **Weisungsbefugnis** in medizinischen Belangen. Nur eine solche Stellung erlaubt es, auch in schwierigen Konfliktsituationen, z.B. bei der Schnittstellenoptimierung mit Kliniken oder dem Vertragsärztlichen Bereitschaftsdienst, mit der nötigen Durchsetzungsfähigkeit zu handeln.

1.3 Durchführung des Rettungsdienstes

1.3.1 Notarztdienstsysteme

Es sind 2 Organisationsmodelle zu unterscheiden:

Stations- oder Kompaktmodell
Hier ist ein RTW ständig mit einem Arzt besetzt (= Notarztwagen, NAW). Die Fahrzeuge werden zumeist in der Klinik stationiert. Der NAW ist also sowohl Notarztzubringer als auch Transportmittel.

Rendezvous-System
Der RTW und ein als Notarztzubringer dienendes Fahrzeug (Notarzteinsatzfahrzeug, NEF) rücken getrennt zur Einsatzstelle aus. Die Vorteile des Rendezvous-Systems bestehen in erster Linie in der deutlich höheren Flexibilität im Einsatz. Stellt sich am Notfallort heraus, dass der Patient nicht vital bedroht ist, kann der Transport in die Klinik durch den RTW erfolgen, während der Notarzt dann bereits für einen neuen Einsatz zur Verfügung steht. Daher ist der Anteil des Rendezvous-Systems seit Anfang der 1990er Jahre von ca. 70% auf ca. 85% im Jahr 2004/2005 gestiegen [Bundesanstalt für Straßenwesen 2007].

1.3.2 Notarztindikationskatalog

Eine der wichtigsten, zugleich schwierigsten Aufgaben besteht in der Disposition des geeigneten Rettungsmittels. Eine „Übertriage", d.h. Entsendung eines unnötig hochwertigen Rettungsmittels, führt zu unnötigen Kosten, eine „Untertriage" kann lebensrettende Maßnahmen um entscheidende Minuten verzögern. Zur Unterstützung von Disponenten in Rettungsleitstellen hat das Innenministerium Rheinland-Pfalz im Jahre 2000 einen einheitlichen Notarztindikationskatalog veröffentlicht. Dieser wurde 2001 von der Bundesärztekammer übernommen [Bundesärztekammer 2001]. Er sieht sowohl notfallbezogene Indikationen als auch Indikationen mit Bezug auf den Patientenzustand vor. Er soll nicht als unabänderliches Element angesehen werden, sondern ist ggf. in Abhängigkeit von regionalen Besonderheiten zu modifizieren und regelmäßig zu aktualisieren.

Bestehen Unklarheiten über den Zustand des Patienten, ist stets das höherwertige Rettungsmittel zu disponieren (s. Tab. 1.2). Stellt sich beim Einsatz eines KTW oder RTW heraus, dass der Zustand des Patienten entgegen ersten Vermutungen noch am Notfallort ärztliche Maßnahmen erfordert, ist der Notarzt unverzüglich nachzualarmieren. Gleiches gilt für niedergelassene Ärzte, wenn deren apparative oder fachliche Möglichkeiten überschritten sind.

1.3.3 Klinikauswahl

Die Rettungsdienstgesetze fordern, dass Notfallpatienten in eine „geeignete" Einrichtung zu transportieren sind. Allerdings weist längst nicht

Tab. 1.2: Indikationen zum Einsatz des Notarztes (mod. n. [Bundesärztekammer 2001])

a. Zustandsbezogene Indikation	
Zustand	**Beispiel**
Bewusstlosigkeit	SHT, intrakranielle Blutung, Intoxikation, Coma diabeticum
Ausgeprägte oder zunehmende Atemnot	Lungenödem, Asthmaanfall, Aspiration, Apnoe
Akuter Brustschmerz	Herzinfarkt, Aortenaneurysma
Ausgeprägte oder zunehmende Kreislaufinsuffizienz	Hypertone Krise, Schock, Rhythmusstörungen, Kreislaufstillstand
Schwere Verletzung	SHT, Thorax- oder Abdominaltrauma, Pfählungsverletzung
Schwere Blutung	Größere Amputation, Gefäßverletzung
Starke akute Schmerzen	Verbrennung, dislozierte Fraktur, akutes Abdomen
Plötzliche Lähmung	Apoplex
Intoxikation	

b. Notfallbezogene Indikation

- Schwerer Verkehrsunfall mit Hinweis auf Personenbeteiligung
- Unfall, Beteiligung von Kindern
- Brände, Explosionen oder chemische Unfälle mit Hinweis auf Personenbeteiligung
- Stromunfall mit Personenschaden
- Eis- oder Wasserrettung
- Eingeklemmte oder verschüttete Personen
- Höhenrettung
- Drohender Suizid
- Sturz aus großer Höhe (> ca. 3 m)
- Schuss oder Stichverletzung (Kopf, Hals, Rumpf)
- Verbrechen mit akuter Gefährdung von Personen
- Geburt
- Schwere Intoxikation

jeder Patient, zu dem der Notarzt alarmiert wird, auch tatsächlich eine vitale Bedrohung auf. Da der Notarzt beim „Hausbesuch" über eine umfangreiche Ausrüstung verfügt, erübrigt sich bei diesen Patienten nach Erstbehandlung oftmals eine Klinikeinweisung. Auch bei einigen vital bedrohlichen Krankheitsbildern (z.B. Hypoglykämie, Asthma-Anfall, Krampfanfall, Synkope) sind im Einzelfall eine definitive Behandlung und der Verbleib am Notfallort möglich. Voraussetzung sind u.a. eine eindeutig erkennbare Ursache, eine rasche Normalisierung der Vitalparameter, das Fehlen gravierender Begleiterkrankungen, eine gesicherte Betreuung durch Angehörige und ggf. eine zeitnahe Visite des Hausarztes. Die meisten Patienten müssen jedoch aufgrund der Schwere ihrer Erkrankung oder Verletzung zur Diagnostik und/oder Therapie in eine Klinik transportiert werden.

> Die Auswahl der Zielklinik stellt eine der verantwortungsvollsten Entscheidungen des Notarztes dar.

Sie beruht auf der Abwägung einer Vielzahl von Einzelfaktoren:
- Diagnose
- Zustand des Patienten (initial und im Verlauf)
- Präklinische diagnostische und therapeutische Möglichkeiten
- Örtliche und überörtliche stationäre Behandlungskapazitäten
- Tageszeit und Witterungsbedingungen
- Straßen- und Verkehrsbedingungen

> Bei zahlreichen Krankheitsbildern (u.a. Apoplex, Polytrauma) ist es von entscheidender prognostischer Bedeutung, dass der Patient direkt in ein hierfür ausgerüstetes Zentrum eingewiesen wird.
> Es ist daher unabdingbar, dass sich der Notarzt gründlich mit den regionalen Versorgungsstrukturen und entsprechenden Zuweisungsmodellen [Luiz et al. 2001] vertraut macht. Wenn möglich, sollte die Suche nach einer geeigneten Zielklinik nicht unreflektiert der Leitstelle übertragen werden, sondern mittels Mobiltelefon ein direktes Arzt-Arzt-Gespräch geführt werden.

Nachfolgend sollen für einige wichtige Tracerdiagnosen grundsätzliche Anforderungen bez. der Zielklinik genannt werden:
- Akutes Koronarsyndrom: **Akutes Koronarsyndrom**
  - Immer: 24-stündig besetzte Notaufnahme, Intensivstation mit Lyseoption
  - Risikopatienten mit Nicht-ST-Hebungsinfarkt sowie generell bei ST-Hebungsinfarkt: Katheterzentrum
- Apoplex: **Apoplex**
  - Immer: 24-stündig besetztes CT
  - Symptomdauer < 12–24 h.: Stroke Unit
  - Bei begleitendem Koma oder V.a. Blutung: Neurochirurgie, Intensivstation
- Isoliertes Abdominaltrauma:
  - 24-stündig besetzte Notaufnahme und OP-Bereitschaft; ggf. Traumazentrum
- Polytrauma: **Polytrauma**
  - Traumazentrum
- Isoliertes schweres SHT:
  –24-stündig besetztes CT, Neurochirurgie

Die Abfrage nach einem „freien Intensivbett" darf nicht dazu führen, dass der Notarzt mit einem sich hämodynamisch, respiratorisch oder vom Bewusstseinszustand stetig verschlechternden Patienten viele Minuten an der Einsatzstelle verweilt. Ist der Zustand des Patienten kritisch und fehlen Alternativen, so muss der Notarzt den Patienten mit dem Hinweis auf eine Aufnahmeverpflichtung dahin transportieren, wo ad hoc geeignete Erstbehandlungskapazitäten (Schockraum, CT, OP- und Anästhesieteam) verfügbar sind. Bei Polytrauma ist zu bedenken, dass die Sterblichkeit bei primärer Verbringung in ein Zentrum gegenüber einem Haus niedrigerer Versorgungsstufe um die Hälfte gesenkt werden kann [Biewener et al. 2005].

Die Deutsche Gesellschaft für Unfallchirurgie fordert für an der Traumaversorgung teilnehmende Kliniken die Vorhaltung folgender Ressourcen:

Tab. 1.3: Vorzuhaltende klinische Ressourcen bei der Traumaversorgung. Modifiziert nach [Kühne, Zettl, Ruchholtz 2008]

Fachrichtung	Überregionales Traumazentrum	Regionales Traumazentrum	Basisversorgung
Facharzt Chirurgie/Unfallchirurgie/Orthopädie/spezielle Unfallchirurgie	X	X	X
Weiterbildungsassistent für Orthopädie/Unfallchirurgie/Allgemeine oder Viszeralchirurgie	X	X	X
Facharzt für Anästhesiologie	X	X	X
Weiterbildungsassistent für Anästhesiologie	X	X	X
Facharzt für Radiologie	X	Rufdienst	Rufdienst
Neurochirurgie	X	X	
Facharzt für Viszeralchirurgie	X	X	(Chirurgie)
Pflegekraft Zentrale Notaufnahme	2	2	1
Pflegekraft Anästhesie	1	1	1
Medizin-techn. Radiologieassistent/in	X	X	X
Transportdienst	X	X	
Zentrale Rufnummer für Voranmeldung	X	X	X

Voranmeldung des Patienten
Die derzeitige Situation bei der Voranmeldung von Notfallpatienten ist dadurch gekennzeichnet, dass der Anfragende (Notarzt, Rettungsassistent, Leitstelle) häufig aus einer Vielzahl an potenziellen Anlaufstellen die geeignete Einrichtung selbst bestimmen muss, bzw. von einer Stelle zur nächsten „weitergereicht" wird. Dies ist zum einen zeitaufwändig, zum anderen gelingt in vielen Fällen präklinisch keine eindeutige Zuordnung von Symptomen zu einem bestimmten Krankheitsbild oder einem bestimmtem Fachgebiet (z.B. unklare Bewusstseinsstörung, akutes Abdomen). Neben präklinischen Zeitverlusten resultieren hierbei auch im weiteren innerklinischen Ablauf u.U. entscheidende Verzögerungen. Ziel muss es deshalb sein, die genannten Vorgänge wesentlich zu straffen und klaren Regeln zu unterwerfen. Diesen Grundsätzen folgt die im Westpfalz-Klinikum Kaiserslautern, einem Haus der Maximalversorgung mit ca. 25 Fachabteilungen und Instituten, im Jahre 2007 implementierte Funktion des **Zentralen Innerklinischen Notfallkoordinators (ZINK)**. Dieser erfahrene Notfallmediziner stellt den primären und singulären Ansprechpartner für Rettungsmittel und Leitstellen bez. der Voranmeldung von zeitkritischen Notfällen aller Fachgebiete dar. Er verfügt über die Entscheidungsbefugnis zur Annahme oder Ablehnung eines Patienten, unter der Prämisse der optimalen Nutzung der aktuell verfügbaren Ressourcen, er alarmiert über interdisziplinär abgestimmte Alarmierungswege die betroffenen innerklinischen Ressourcen und legt den Übergabeort fest (s. Abb. 1.6). Bevorzugter Kommunikationsweg ist dabei das direkte Telefonat zwischen Rettungsmittel und ZINK.

Die hohe Effektivität dieses Modells zeigt sich sowohl in einer deutlichen Abnahme abgelehnter Notfallpatienten [Laux, Luiz, Madler 2009] als auch in der Optimierung innerklinischer Prozesse, z.B. bei akutem Schlaganfall [Luiz et al. 2010]. Notwendige Voraussetzung für diesen Erfolg ist sowohl die uneingeschränkte Unterstützung durch die Geschäftsführung als auch das Vertrauen der beteiligten Fachdisziplinen in die fachliche Kompetenz des ZINK und seine Rolle als von Fachinteressen einzelner Abteilungen unabhängiger „Makler der Interessen des Notfallpatienten".

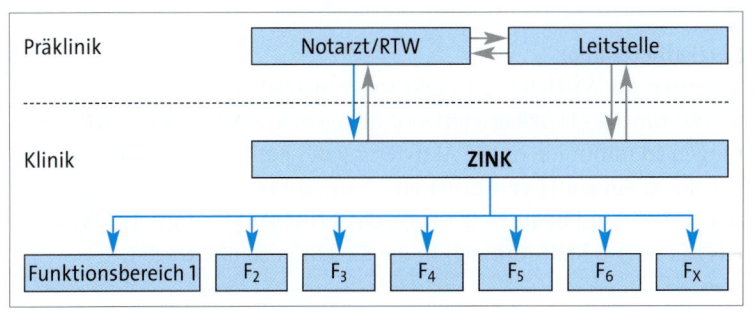

Abb. 1.6: ZINK als singulärer innerklinischer Ansprechpartner zur Anmeldung zeitkritischer Notfälle durch den Rettungsdienst

1.3.4 Übergabe des Patienten (s. Kapitel 46)

In Abhängigkeit von den regionalen Verhältnissen empfiehlt sich eine Voranmeldung per Funk oder Mobiltelefon. Sie ist zwingend erforderlich bei allen unmittelbar vital bedrohten Patienten.

Der Ort der Übergabe variiert in Abhängigkeit vom Krankheitsbild und den regionalen Voraussetzungen erheblich. Jeder Notarzt ist verpflichtet, sich über die regionalen Gegebenheiten der Kliniken seines Einzugsbereiches zu informieren, um zeitraubende Umwege oder Fehlzuweisungen möglichst auszuschließen.

Zentrale Notaufnahme

Interdisziplinäre Notaufnahme

Stabile Patienten werden i.d.R. in der Notaufnahme übergeben, bei instabilen bzw. vital gefährdeten Patienten variieren die Übergabestellen.

Leider verfügen derzeit nur wenige Kliniken über eine in unmittelbarer Nähe der Notfalleinfahrt gelegene Zentrale Notaufnahme (ZNA), obwohl vielfach ein interdisziplinäres Vorgehen erforderlich ist (z.B. akutes Abdomen). Eine ZNA erspart dem Rettungsdienst weite Wege und Wartezeiten und bietet die Möglichkeit einer raschen interdisziplinären Abklärung unklarer Krankheitsbilder.

Schockraum

Der Schockraum stellt die zentrale Anlauf- und Übergabestelle für instabile und/oder beatmete Traumapatienten dar. Von den Fachgesellschaften wird bei folgenden Konstellationen die Übergabe im Schockraum empfohlen (s. Tab. 1.4).

Der Ablauf ist so zu organisieren, dass alle Disziplinen beim Eintreffen des Notarztes bereits versammelt sind und eine mehrfache Übergabe vermieden wird. Nach den Erfordernissen der Deutschen Gesellschaft für Unfallchirurgie sind je nach Versorgungsstufe die in Tabelle 1.3 genannten Ressourcen vorzuhalten.

Abhängig von den regionalen Gegebenheiten können – immer mit Voranmeldung – im Schockraum auch instabile nicht traumatologische Notfälle, z.B. Intoxikationen oder Hirnblutungen, erstversorgt werden.

Herzkatheterlabor

Patienten mit ST-Hebungsinfarkt sollen nach Möglichkeit direkt in ein vorinformiertes Herzkatheterlabor übergeben werden, um Zeitverzögerungen zu minimieren. Die Aktivierung des Katheterteams beruht i.d.R. auf einem eindeutig verwertbaren 12-Kanal-EKG. Die meisten gängigen EKG-Geräte sind heute in der Lage, das 12-Kanal-EKG mittels Telemetrie (als Fax oder E-Mail-Anhang) in die Zielklinik zu übertragen.

Tab. 1.4: Kriterien zur Übergabe eines Traumapatienten in einem Schockraum. Modifiziert nach [Kühne, Zettl, Ruchholtz 2008]

Unfallmechanismus	Verletzungsmuster	Vitalwerte
Explosionsverletzung	Offenes Thoraxtrauma, instabiler Thorax	GCS < 14 bei Trauma
Kollision Fußgänger-/Fahrradfahrer mit Pkw/Lkw (≥ 30 km/h)	Proximal gelegene Amputationsverletzung	Systolischer Blutdruck ≤ 90 mmHg
Motorrad/Pkw/Lkw-Unfall mit hoher Geschwindigkeit	Instabile Beckenfraktur	Atemfrequenz < 10 oder > 29/min; und/oder saO_2 < 90%
Sturz aus > 3 m Höhe	Erkennbar schweres Abdominaltrauma	
Herausschleudern oder Tod eines Insassen	Mindestens 2 Frakturen großer Röhrenknochen der unteren Extremität	
Karosserieverformung über 50 cm	Stammnahe Gefäßverletzung	
Verschüttung oder Einklemmung	Schweres SHT	

Intensivstation

Eine direkte Aufnahme in eine Intensivstation erfordert stets eine vorherige Anfrage. Eine Indikation können beatmete Patienten mit Lungenödem oder COPD sein. Intoxikationen oder gastrointestinale Blutungen werden in manchen Kliniken im Schockraum übergeben, in anderen dagegen direkt auf eine Intensivstation aufgenommen. Auch bei temporärer Überfüllung einer Intensivstation muss der Patient häufig im Schockraum erstversorgt werden.

Chest Pain Unit

Stabile Patienten mit unklarem Thoraxschmerz werden an einer steigenden Zahl von Kliniken in speziellen Wacheinheiten, sog. Chest Pain Units (CPU) aufgenommen. Diese haben zum Ziel, so rasch wie möglich die Ursache des Thoraxschmerzes zu ergründen und den Patienten danach entweder zu entlassen oder in eine weiterführende Behandlung zu übergeben.

Kreißsaal

Patientinnen mit schwangerschaftsbezogenen Notfällen im fortgeschrittenen Stadium einer Schwangerschaft sollen möglichst im Kreißsaal übergeben werden. Bei erforderlicher Notsectio ist nach Absprache ggf. direkt der Sectio-OP anzufahren.

Formale Durchführung

Übergabe von Arzt zu Arzt

Die Übergabe erfolgt i.d.R. von Arzt zu Arzt, in einigen Kliniken aber auch an eine in der Erstbeurteilung von Notfallpatienten besonders geschulte Pflegekraft, sog. Triage nurse. Diese Institution hat im angloamerikanischen Raum eine lange Tradition und kommt nun auch hierzulande zunehmend zum Einsatz [Mackway-Jones 2006]. Bei vital bedrohten Patienten ist die direkte Übergabe an einen Arzt obligat. Sie sollte kurz, aber präzise die Anamnese, die aktuellen Befunde und die bisherige Therapie nachvollziehen. Immer häufiger wird dabei das sog. ABCDE-Schema (Airway, Breathing, Circulation, Disability, Exposure) befolgt, wie es u.a. im ATLS (Advanced Trauma Life Support)-Konzept festgelegt ist. Wichtige Unterlagen, z.B. Arztbriefe, Blutproben und EKG-Ausdrucke etc., sind gemeinsam mit dem Einsatzprotokoll zu übergeben. Nicht vergessen werden dürfen persönliche Gegenstände wie Wertgegenstände, Zahnprothese und Ausweise. Beim Umlagern ist darauf zu achten, dass es nicht zu einer Dislokation bzw. Diskonnektion von Gefäßzugängen oder künstlichen Luftwegen kommt. Mit der Übergabe des Patienten an den nachfolgenden Arzt endet die Zuständigkeit des Notarztes.

1.3.5 Zusammenarbeit mit anderen Institutionen

Bereitschaftsdienst der KV

Abgrenzung der Zuständigkeiten

Prinzipiell ist die Zuständigkeit von Notarztdienst und niedergelassenen Ärzten klar geregelt: Vital bedrohliche Notfälle obliegen dem Notarzt des öffentlich-rechtlichen Rettungsdienstes, sog. Akutfälle ohne Vitalbedrohung dem Verantwortungsbereich der niedergelassenen Ärzte (s. Abb. 1.7). Während der Praxisöffnungszeiten versorgt der niedergelassene Arzt die Akutfälle in der eigenen Praxis, ggf. auch mittels eines dringlichen Hausbesuchs. Die Bereitschaft, außerhalb der Sprechzeiten Hausbesuche durchzuführen, hat insbesondere in Großstädten abgenommen. Die niedergelassenen Ärzte sind jedoch verpflichtet, am ÄBD der örtlichen KV teilzunehmen. Zu diesem Zweck werden vielerorts sog. Bereitschaftsdienstzentralen betrieben. Organisationsform und Öffnungszeiten dieser Zentralen variieren jedoch beträchtlich. Zunehmend sind sie an die Notaufnahmen von Kliniken angegliedert. Dies hat den Vorteil, dass erforderlichenfalls problemlos eine bildgebende Diagnostik oder Laboruntersuchung erfolgen kann und im Fall einer Einweisung keine zusätzlichen Wege anfallen. Viele Bereitschaftsdienstzentralen sind nur am Wochenende und Feiertagen geöffnet, einige jedoch während der gesamten sprechstundenfreien Zeit.

In der Praxis bereitet die beabsichtigte strikte Abgrenzung von Notarztdienst und ÄBD erhebliche Probleme: So verständigen nicht wenige Notfallpatienten bei vital bedrohlichen Krankheitsbildern, z.B. einem Myokardinfarkt, anstelle des Notarztes den ÄBD oder suchen diesen in

1.3 Durchführung des Rettungsdienstes

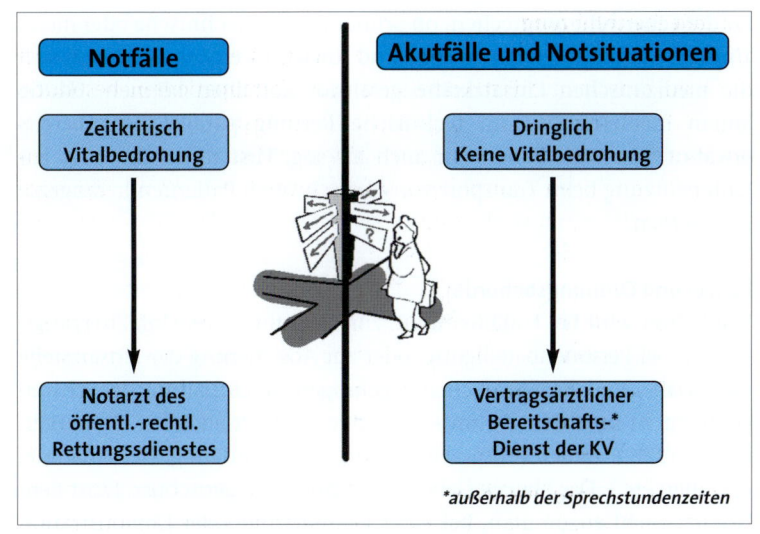

Abb. 1.7: Modell der präklinischen ärztlichen Versorgung durch Notarztdienst und Bereitschaftsdienst der Kassenärztlichen Vereinigung

seiner Zentrale auf. Der niedergelassene Arzt ist i.d.R. jedoch auf vital bedrohliche Notfälle technisch und/oder personell nur unzureichend vorbereitet. Auf diese Weise geht wertvolle Zeit verloren, von einer etwaigen Gefährdung durch z.B. plötzliches Kammerflimmern ganz zu schweigen. Umgekehrt alarmieren heute Patienten immer häufiger die Rettungsleitstelle und provozieren unter Nennung bekannter Einsatzstichworte wie „massive Luftnot" oder „akuter Brustschmerz" den Einsatz des Notarztes, obwohl sie nicht an einer vital bedrohlichen Erkrankung leiden.

Soziale Dienste

Gerade in Großstädten wird eine beinahe unübersehbare Zahl sozialer Dienste vorgehalten. Eine geregelte Zusammenarbeit mit dem Rettungsdienst besteht jedoch nur selten. Hauptprobleme sind neben der fehlenden zentralen Koordination der Dienste die Beschränkung der Dienstleistung auf die Regelarbeitszeiten, das zu lange Reaktionsintervall sowie vielfach das Fehlen „aufsuchender" Hilfen. Daher ist der Notarzt in vielen Fällen gezwungen, Patienten ohne eigentliche medizinische Indikation in die Notaufnahmen von Akutkliniken einzuweisen. Aus nachvollziehbaren Gründen – u.a. Personalmangel, unzureichende Ausbildung, Kostenaspekte – stellt die Inanspruchnahme der Notaufnahme jedoch eine unzulängliche Notlösung dar. Überdies ist auf diese Weise keinerlei Nachhaltigkeit der Betreuung gewährleistet [Luiz 2008; Luiz et al. 2000].

Kaum geregelte Zusammenarbeit

Feuerwehr

Schwere Unfälle, Schadstoffexposition etc. bedingen eine enge Zusammenarbeit mit der Feuerwehr. Der Notarzt muss sich mit dem Einsatzleiter der Feuerwehr absprechen, ob primär rettungstechnische oder medizinische Maßnahmen einzuleiten sind sowie in welchen Bereichen sich die medizinischen Einsatzkräfte gefahrlos aufhalten können. Häufig laufen medizinische und technische Rettung parallel. Wie bereits erwähnt, kann die Feuerwehr auch als sog. First responder oder zur Unterstützung beim Transport von überschweren Patienten herangezogen werden.

Polizei und Ordnungsbehörde
Die Polizei wird bei Unfällen i.d.R. zur Ermittlung des Unfallhergangs, speziell bei Personenbeteiligung, oder zur Absicherung der Einsatzstelle tätig. Dabei sind die gesetzlichen Regelungen zur Einhaltung der Schweigepflicht zu beachten. Mitunter muss der Notarzt auch bei Gewaltverbrechen tätig werden (Körperverletzung, Vergewaltigung, Geiselnahme, Unruhen etc.). Das oberste Gebot lautet hierbei: Eigenschutz. Es ist dem Notarzt nicht zuzumuten, bei einer Geiselnahme oder Demonstration mit gewaltsamen Zusammenstößen von Polizei und Demonstranten im unmittelbaren Gefahrenbereich zu arbeiten. Ferner stehen lebensrettende Maßnahmen des Notarztes über eventuellen polizeilichen Forderungen nach Ermittlung des Täters oder Sicherung von Spuren.

In vielen Bundesländern ist die Ordnungsbehörde Ansprechpartner bei der Zwangseinweisung psychisch Kranker. Besteht eine akute Eigen- oder Fremdgefährdung, so ist die Polizei anzufordern, da dem Rettungsdienst die Anwendung von Zwangsmaßnahmen grundsätzlich untersagt ist. Im Zweifel ist ein temporärer Rückzug aus dem Gefahrenbereich anzutreten.

1.3.6 Kosten des Rettungsdienstes

Unverständlicherweise werden die Kosten des Rettungsdienstes im Leistungskatalog der Krankenkassen im Sozialgesetzbuch V auch heute noch unter dem Begriff Fahrtkosten subsumiert. Dies betont zu sehr den Transportaspekt, wohingegen speziell im Notarztdienst der Behandlung vor Ort immer höhere Bedeutung beikommt. Überdies findet hier eine Vermengung verschiedener Dienstleistungen statt, da die Fahrtkosten neben Notfalleinsätzen auch Krankentransporte und sog. Taxifahrten beinhalten. Insgesamt betrugen die Ausgaben der Gesetzlichen Krankenversicherung für Fahrtkosten im Jahre 2004 ca. 2,6 Mrd. €, entsprechend 1,66% des Gesamtbudgets. Infolge des Gesundheitsstrukturgesetzes konnte zwar 2004 erstmals seit vielen Jahren ein Rückgang der Kosten beobachtet werden. Bis zum Jahre 2008 sind sie jedoch bereits wieder deutlich auf ca. 3,3 Mrd. €, entsprechend ca. 2% des Gesamtbudgets, gestiegen. Auch im ersten Halbjahr 2009 war eine erneute Steigerung um 7,5% zu beobachten. Die Kosten für einen Notarzteinsatz betragen je nach Bundesland, Wochentag und Tageszeit ca. 300 bis über

1000 €, wobei die Klinik, die den Notarzt stellt, nur einen länderabhängigen variablen Anteil erhält.

Kostenerstattung
Grundsätzlich werden den Leistungserbringern im Rettungsdienst (Hilfsorganisationen, ggf. Berufsfeuerwehren) ihre geltend gemachten Kosten erstattet. Mancherorts, z.B. in Rheinland-Pfalz, erfolgt zusätzlich ein landesweiter Strukturausgleich. Die Forderung nach vollständiger Transparenz der Kosten bleibt damit vielfach unrealisiert. Bedeutende, bislang nur teilweise realisierte Einsparpotenziale resultieren z.B. aus einheitlichen Beschaffungen von Fahrzeugen und Medizingeräten, Reduktion der individuellen Ausrüstungsoptionen sowie der Beschaffung von Medikamenten und Verbrauchsmaterialien über große Klinikapotheken.

Vorhaltekosten
Der größte Teil der Kosten im Rettungsdienst entfällt auf einsatzunabhängige sog. Vorhaltekosten. Neben Investitionen in Gebäude, Leitstellentechnik und Fahrzeuge sind dies im Wesentlichen die stetig steigenden Personalkosten. Demgegenüber nehmen die einsatzabhängigen Kosten für Medikamente, Sauerstoff, Verbrauchsmaterialien und Betriebsstoffe der Fahrzeuge einen untergeordneten Anteil ein. Die jährlichen Gesamtkosten erreichen für einen RTW oder ein NEF ca. 500 000 € (s. Tab. 1.5).

Vorhaltekosten größter Kostenblock

Tab. 1.5: Nettokosten für Rettungsmittel im Rendezvous-System am Beispiel der Berufsfeuerwehr Hannover. Angaben in EUR (nach [Pape et al. 2003])

	RTW	NEF
Wartung, Reparatur, Betriebsstoffe, Versicherung	9 354,08	7 278,24
Abschreibungen für Fahrzeug	18 917,80	8 691,96
Abschreibungen für medizinische Ausstattung	2 645,94	2 645,94
Medizinischer Sachbedarf	18 406,51	10 737,13
Personalkosten	421 330,07	487 493,59
Gesamt	**470 654,40**	**516 846,86**

Literatur

Bahr J, Laienreanimation im bundesdeutschen Rettungssystem. Notfall Rettungsmed (2007), 10, 197–200

Barker SJ, Badal JJ, The measurement of dyshemoglobins and total haemoglobin by pulse oximetry. Curr Opin Anaesthesiol (2008), 21, 805–10

Behrendt H (2008) Zahlenspiegel Rettungsdienst. Mendel, Witten

Biewener HW et al., Einfluss von Rettungsmittel und Zielklinik auf die Letalität nach Polytrauma; eine Standortbestimmung. Unfallchirurg (2005), 108, 370–77

Bundesanstalt für Straßenwesen (2007) Leistungen des Rettungsdienstes 2004/2005. Heft 188 der Reihe: Mensch und Sicherheit. Bergisch-Gladbach

Bundesärztekammer (2007) Musterweiterbildungsordnung 2003
Bundesärztekammer, Indikationskatalog für den Notarzteinsatz. Dtsch Arztebl (2001), 98, A3467
Bundesärztekammer, Empfehlungen zum Ärztlichen Leiter Rettungsdienst vom 09.12.1994
Burghofer H et al., Hidden Intervals – verdeckte Zeitintervalle in der Luftrettung. Prospektive Analyse des Zeitverlaufs bei Primäreinsätzen. Notarzt (2006), 22, 175–185
Ellinger K, Luiz T, Gröschel J, Medizinische Kompetenz im Rettungsdienst – Brauchen wir neue Strukturen? Anasth Intensivmed (2000), 41, 726–734
Gries A, Einsatzrealität im Notarztdienst. Notfall Rettungsmed (2005), 8, 391–398
Kassenärztliche Vereinigung Trier (2010) Versorgungsatlas Rheinland-Pfalz. Trier
Kühne CA, Zettl RP, Ruchholtz S, Auswahl des Zielkrankenhauses bei Trauma. Notfall Rettungsmed (2008), 11, 381–385
Laux T, Luiz T, Madler C, Zentraler innerklinischer Notfallkoordinator. Konzept zur Optimierung der Schnittstelle zwischen Rettungsdienst und Klinik. Anästhesist (2009), 58, 905–913
Lenz W et al., Die Dispositionsqualität einer Rettungsleitstelle. Qualitätsmanagement mit der „Rückmeldezahl". Notfall Rettungsmed (2000), 3, 72–80
Luiz T, Der psychosoziale Notfall. Notfall Rettungsmed (2008), 11, 547–551
Luiz T, Madler C, Notfälle in Altenheimen. Notfallmedizin up2date (2009), 4, 313–328
Luiz Th et al., Optimierung der frühen innerklinischen Prozessabläufe bei Patienten mit akutem Schlaganfall. Effekte der Implementierung eines zentralen innerklinischen Notfallkoordinators. Nervenheilkunde (2010), 29, 305–308
Luiz T et al., Optimierte Zuweisungsstrategie bei akutem Schlaganfall. Anasthesiol Intensivmed Notfallmed (2001), 36, 735–741
Luiz T et al., Einsatzrealität eines städtischen Notarztdienstes – Medizinisches Spektrum und lokale Einsatzverteilung. Anasthesiol Intensivmed (2000), 41, 765–773
Mackway-Jones K (2006) Ersteinschätzung in der Notaufnahme: Das Manchester-Triage-System. Huber, Bern
Nolan JP et al., On behalf of the ERC Guidelines Writing Group. European Resuscitation Council Guidelines for Resuscitation 2010 Section 1. Executive summary. Resuscitation (2010), 81, 1219–1276
Pape HC et al., Entwicklung eines Modells zur Berechnung der Kosten der Versorgung schwer Verletzter – eine Initiative des Traumaregisters der DGU. Unfallchirurg (2003), 106, 348–357
Prückner S, Madler C, Der demographische Wandel – Notfallmedizin für eine alternde Gesellschaft. Notfall Rettungsmed (2009), 12, 13–18
Sachverständigenrat für die Konzertierte Aktion im Gesundheitswesen (2003), Finanzierung, Nutzerorientierung und Qualität
Schäfer M, Molger S, Steigende Kosten, Fehlalarm, Opt-out-Regelung: Wie viel Notarzt können wir uns leisten? Rettungsdienst (2010), 33, 26–33
Thierbach A et al., Präklinische Sicherung der Atemwege. Erfolgsrate und Komplikationen. Anaesthesist (2004), 53, 543–550
Trimmel H, Wodak A, Voelkel W, Hubschrauberdisposition mit dem Advanced-Medical-Priority-Dispatch-System – Erwartungen erfüllt? Notfall Rettungsmed (2006), 9, 437–445

2 Medicolegale Aspekte im Rettungsdienst (inkl. Todesfeststellung/Leichenschau)

Erich Miltner

> **Lernziel:**
> Erlernen der Kriterien für die Todesfeststellung sowie die Bedeutung und die Durchführung einer korrekten Leichenschau für die Todesbescheinigung sowie Kenntnis über Verpflichtungen im Notarztdienst bzw. Sonderregelungen ebenso wie über das adäquate Verhalten bei Suizid und die Anwendung der Unterbringungsgesetze.

2.1 Tod im Rettungsdienst

In allen Bundesländern gibt es landesrechtliche Regelungen, welche Maßnahmen beim Tod eines Menschen von Angehörigen und Ärzten zu ergreifen sind. In den sog. Bestattungsgesetzen finden sich Bestimmungen über Meldepflichten, Verwaltungsverfahren, Leichentransport und Friedhofsbetrieb, aber auch über die ärztliche Leichenschau. Diese Bestattungsgesetze werden durch Rechtsverordnungen, Erlasse und Verwaltungsvorschriften präzisiert. Verstöße gegen manche Vorschriften – wie z.B. Ablehnung einer Leichenschau trotz Verpflichtung oder nicht ordnungsgemäße Durchführung einer Leichenschau – stellen Ordnungswidrigkeiten dar und können mit einem Bußgeld belegt werden.

In ganz Deutschland muss jede verstorbene Person unverzüglich, d.h. ohne schuldhaftes Zögern, von einem Arzt zur Feststellung des Todes, der Todesart, der Todesursache und der Todeszeit untersucht werden. Die Dringlichkeit der Leichenschau ergibt sich daraus, dass die Meldung regelmäßig durch einen medizinischen Laien erfolgt und zunächst festgestellt werden muss, ob die betreffende Person sicher tot ist oder evtl. noch reanimiert werden kann. Die ärztliche Leichenschau liefert Daten für die amtliche Todesursachenstatistik, für Erbschaft und Versorgungsleistungen. Daneben stellt sie die Weichen für eine weitere Aufklärung des Todesfalls und leistet damit einen fundamentalen Beitrag zur Rechtssicherheit. Durch die Aufdeckung von Gefahrenquellen, z.B. bei Gas- oder Stromunfällen, liefert sie darüber hinaus einen nicht zu unterschätzenden Beitrag zum Schutz Lebender.

In keinem Bundesland ist der Notarzt verpflichtet, die Leichenschau durchzuführen. Es ist letztlich eine Frage der lokalen Regelungen, ob ein Notarzt die Leichenschau übernimmt, im Einzelfall vielleicht auch eine Frage der Kollegialität. Dies dann, wenn z.B. eine Leichenschau zur Nachtzeit in einem einfach gelagerten Fall problemlos möglich ist und

Leichenschau keine gesetzliche Pflicht für den Notarzt

dem entfernt wohnenden nächstgelegenen niedergelassenen Arzt die Anfahrt erspart bleibt.

Die Leichenschau muss wie jede ärztliche Verrichtung mit der im (Geschäfts-)Verkehr üblichen Sorgfalt vorgenommen werden. Bei Beurteilung eines Fehlverhaltens wird als objektiv-abstrakter Sorgfaltsmaßstab das Verhalten eines sorgfältig arbeitenden Durchschnittsarztes angelegt. Ein Arzt kann bei der Leichenschau nichts falsch machen, wenn er die gleiche gebotene Sorgfalt walten lässt wie beim lebenden Patienten.

2.1.1 Feststellung des Todes

Beim Tod eines Menschen treten zunächst die sog. **klinischen Todeszeichen** auf:
- Tiefe Bewusstlosigkeit
- Herz-Kreislauf-Stillstand
- Atemstillstand
- Areflexie
- Muskelerschlaffung
- Abkühlung

Klinische Todeszeichen Diese klinischen Todeszeichen sind unsicher und prinzipiell reversibel. Das alleinige Vorliegen klinischer Todeszeichen zwingt zur Reanimation, wenn nicht ethische Ausschlussgründe – wie natürlicher Sterbeprozess im Endstadium einer Erkrankung – vorliegen.

Unter einer suffizienten Reanimation entstehen regelmäßig keine sicheren Todeszeichen. Eine erfolglose Reanimation darf erst dann abgebrochen werden, wenn der Arzt von der Pathophysiologie her und nach seiner Erfahrung überzeugt ist, dass der endgültige Tod des Patienten unumkehrbar eingetreten ist.

Hirntodkonzept In Deutschland gilt für die Feststellung des Todes das Hirntodkonzept. Eine Reanimation sollte abgebrochen werden, wenn der Notarzt mit großer Sicherheit davon ausgehen muss, dass der Hirntod des Patienten irreversibel eingetreten ist.

Der Hirntod wird definiert als Zustand der irreversibel erloschenen Gesamtfunktion des Großhirns, des Kleinhirns und des Hirnstamms. Ggf. wird dabei durch kontrollierte Beatmung die Herz- und Kreislauf-Funktion noch künstlich aufrechterhalten. Die **Diagnose des Hirntodes** erfordert:
- Erfüllung der Voraussetzungen
- Feststellung der klinischen Symptome Bewusstlosigkeit (Koma), Hirnstammareflexie und Atemstillstand (Apnoe)
- Nachweis der Irreversibilität der klinischen Ausfallsymptome

Die Hirntoddiagnostik wird jedoch nur in bestimmten Fällen durchgeführt und ist im Notarztwagen grundsätzlich nicht möglich. Für detaillierte Abbruchkriterien wird auf das Kapitel Reanimation verwiesen (s. Kap. 10).

Es kommt jedoch immer auf den Einzelfall an. Höchste Vorsicht ist geboten bei Säuglingen und Kleinkindern, Unterkühlungen und Intoxikationen. Bei Kindern sind erfolgreiche Reanimationen nach bis zu 40-minütiger Liegezeit im kalten Wasser beschrieben worden. In diesen Sonderfällen sollte der Tod nicht vor Ort, sondern nach Transport unter Reanimationsbedingungen im Krankenhaus festgestellt werden. Bei sog. Scheintodesfällen handelt es sich meistens um Unterkühlungen oder Intoxikationen.

Intoxikation, Unterkühlung – an Scheintod denken

Nicht selten wird ein Notarzt zur Todesfeststellung gerufen, obwohl beim Patienten schon sichere Todeszeichen vorliegen. **Sichere Todeszeichen** gibt es nur 3:
- Totenflecke
- Totenstarre
- Fäulnis

Zeigt der Patient auch nur ein sicheres Todeszeichen, ist der Tod irreversibel eingetreten. Eine Reanimation ist dann nicht mehr indiziert.

Totenflecke sind das zuerst auftretende sichere Todeszeichen. Sie entstehen durch das postmortale Absinken des Bluts in den Gefäßen entsprechend der Schwerkraft schon nach etwa 20–30 min, durchschnittlich nach 45 min. Sie sind zunächst fleckförmig und fließen dann zusammen. Innerhalb der ersten Stunden sind sie leicht wegdrückbar und fixieren dann zunehmend.

Die **Totenstarre** ist ein muskulärer Effekt. Die Muskulatur verhärtet sich postmortal, ohne dass hierdurch Leichenbewegungen stattfinden. Eine voll ausgeprägte Totenstarre ist so schwer zu überwinden wie eine volle Muskelanspannung. Die Bildung und Lösung der Totenstarre ist v.a. temperaturabhängig: Wärme beschleunigt, Kälte verzögert. Bei Zimmertemperatur zeigt sich die Totenstarre i.d.R. nach 2–4 h, häufig zuerst an Kiefer und Nacken. Sie bildet sich dann innerhalb von 6–8 h voll aus, um sich dann nach 1–2 Tagen wieder zu lösen.

Sichere - Todeszeichen

Frühe **Fäulniszeichen** sind Grünverfärbungen am Unterbauch und dürfen nicht mit älteren Hämatomen verwechselt werden.

Ein weiteres sicheres Todeszeichen sind **nicht überlebbare Verletzungen** (z.B. Dekapitation, Körperzerstückelung bei Schienenunfall).

In den Leichenpapieren sind regelmäßig Rubriken anzukreuzen, aufgrund welches oder welcher sicherer Todeszeichen der Arzt den Tod festgestellt hat. Auch wenn der Notarzt keine Leichenschau durchführen muss, ist er in jedem Fall zur Todesfeststellung verpflichtet. Hierzu benutzt er je nach Bundesland das Leichenschauformular oder eine offizielle oder inoffizielle, aber tolerierte, vorläufige Todesbescheinigung, die er dem eigentlichen Leichenschauarzt hinterlässt.

2.1.2 Leichenschau

Die äußere Leichenschau erfordert die komplette Untersuchung der entkleideten Leiche. Bei nicht natürlichen Todesursachen dürfen aber weder die Lage der Leiche noch die Leiche selbst verändert werden. Besteht von vornherein der konkrete Verdacht oder handelt es sich bei dem Todesfall offensichtlich um einen Unfall, ein Tötungsdelikt, einen Suizid, eine Vergiftung oder einen Behandlungsfehler, ist zunächst die Polizei hinzuzuziehen und in Absprache mit den Beamten die Leichenschau vorzunehmen. Immer muss sich der Arzt jedoch sofort vergewissern, ob der Patient schon sicher tot ist, und ggf. reanimieren.

Die Leichenschau sollte nach einem Algorithmus vorgenommen werden, indem die Leiche zunächst in der ursprünglichen Lage, dann in Rückenlage und schließlich in Bauchlage untersucht wird:

- Herstellen von ausreichenden Lichtverhältnissen
- Achten auf die Umgebung der Leiche (Stromkabel, Tablettenbehältnisse etc.)
- Auffälliger Geruch an der Leiche oder der Umgebung (Alkohol, Pflanzenschutzmittel mit häufig stechendem Geruch und blauer Warnfarbe, Bittermandelgeruch bei Zyanidvergiftung)
- Besichtigung der bekleideten Leiche von allen Seiten
- Achten auf Auffälligkeiten an der Kleidung
- Entkleiden der Leiche, möglichst ohne die Kleidung zu beschädigen
- Inspektion der Totenflecke (hellrot bei Kälte oder Kohlenmonoxidvergiftung, braun bei Methämoglobinbildung, spärlich bei Anämie oder Blutverlust)
- Untersuchung des Kopfs von allen Seiten einschließlich des behaarten Kopfs, Blick in Mund, Nase, Ohren; auf Stauungen im Kopfbereich sowie petechiale Blutungen insbesondere an Konjunktiven, Lidhäuten, hinter den Ohren und in der Mundschleimhaut achten
- Untersuchung des Halses von allen Seiten; auf Verletzungen und abnorme Beweglichkeiten achten
- Untersuchung des Rumpfs von allen Seiten; auf Verletzungen, Narben und abnorme Beweglichkeiten achten
- Untersuchung der Beine von allen Seiten; auf Verletzungen, Punktionsstellen, Narben, Strommarken und abnorme Beweglichkeiten achten
- Untersuchung der Arme von allen Seiten; auf Verletzungen, Narben, Strommarken, Punktionsstellen und abnorme Beweglichkeiten achten

> **Cave:** Unter der intakten Haut können sich schwerste, sogar tödliche Verletzungen verbergen. Es gibt tödliche Schädel-Hirn-Traumata mit einer nur kleinen Kopfplatzwunde oder sogar ohne äußere Kopfhautverletzungen!

Ergeben sich während der Leichenschau Anhaltspunkte für einen nicht natürlichen Tod, ist die Leichenschau zu diesem Zeitpunkt abzubrechen und die Polizei hinzuzurufen, mit der dann das weitere Procedere abgesprochen wird.

Liegt die Leiche im Freien oder an einem schwer zugänglichen Ort, kann die Leichenschau vor Ort faktisch oder ethisch (Zuschauer am Unfallort) unmöglich oder unzumutbar sein. Dann muss die Leiche mit Tüchern abgeschirmt oder besser an einen anderen Ort, wie eine Leichenhalle, transportiert werden. Wenn die Polizei nicht ohnehin schon vor Ort ist, sollte sie vor dem Verbringen der Leiche zumindest verständigt werden.

2.1.3 Feststellung der Todesursache

Die Feststellung der Todesursache ist schon unter klinischen Bedingungen mit Unsicherheiten behaftet (s. Tab. 2.1). Umso mehr gilt dies für die Leichenschau unter häuslichen Bedingungen oder am Unfallort. Die Diagnose der Todesursache erfordert eindeutige Daten aus der Vorgeschichte und klare medizinische Befunde an der Leiche. Die Angaben zur Todesursache in den Leichenpapieren sind die Basisdaten für die amtliche Todesursachenstatistik.

Der Leichenschauarzt kann zur weiteren Abklärung Auskünfte beim zuletzt behandelnden niedergelassenen Arzt oder Krankenhausarzt einholen. Dieser ist gegenüber dem Leichenschauarzt zur Auskunft verpflichtet.

Der behandelnde Arzt ist zur Auskunft zur Klärung der Todesart gegenüber dem Notarzt verpflichtet.

Beispiel 1: Ein 79 Jahre alter Mann kollabiert in einem Kaufhaus. Nach Angaben seiner Frau ist er ein langjähriger Gefäßpatient mit Hinterwandinfarkt ein Jahr zuvor. Das vor Ort abgeleitete EKG zeigt einen ausgedehnten akuten Reinfarkt, als der Patient plötzlich in ein therapierefraktäres Kammerflimmern und schließlich in die Asystolie gerät. Die Reanimation wird nach 30 min erfolglos abgebrochen. In diesem Fall kann berechtigterweise ein Tod als Folge eines Reinfarkts angenommen werden.

Beispiel 2: Ein 79 Jahre alter Mann kollabiert in einem Kaufhaus. Nach Angaben seiner Frau ist er ein langjähriger Gefäßpatient mit Hinterwandinfarkt ein Jahr zuvor. Der Patient ist primär reanimations-

Tab. 2.1: Übereinstimmung zwischen Leichenschau- und Obduktionsdiagnose (in %) [Modelmoog 1993]

	Keine		Völlige		Teilweise	
	Frauen	Männer	Frauen	Männer	Frauen	Männer
Gesamt	45,0	48,8	32,8	33,7	22,2	17,5
Klinik	42,9	44,0	32,7	41,5	24,4	14,5
Heim	63,2	57,8	15,8	16,3	21,0	25,9
Stadt	41,3	50,7	39,3	32,9	19,4	16,4

pflichtig, im EKG sind eindeutige Infarktzeichen nicht zu erkennen. Die Reanimation wird nach 30 min erfolglos abgebrochen. In diesem Fall war keine Diagnostik mehr möglich. Ein Reinfarkt ist zwar möglich oder wahrscheinlich, eine Hirnmassenblutung käme aber bspw. ebenso in Betracht. Es fehlen die Befunde an der Leiche. Zwar gibt es eine Anamnese, es fehlen jedoch die Brückensymptome zum Tod. Der Arzt sollte deshalb die Todesursache „unbekannt" angeben.

Der Arzt sollte bei der Angabe der Todesursache in den Leichenpapieren die subjektive Sicherheit haben, die ihm ausreichen würde, um einen lebenden Patienten auf diese Diagnose hin zu behandeln. In allen anderen Fällen ist die Todesursache „unbekannt".

Kann eine Todesursache angegeben werden, ist nach den Richtlinien der WHO ein dreistufiger Aufbau mit Angabe des zeitlichen Verlaufs vorgesehen. Unterste Stufe ist das Grundleiden oder der Unfall, oberste Stufe der unmittelbar zum Tod führende Krankheitszustand. Nicht immer sind 3 Stufen erforderlich, z.B. bei Erhängen oder Ertrinken.

Einige besonders problematische Befunde und Todesursachen werden im Folgenden beschrieben.

Vergiftungen
Siehe auch Kap. 24.

Sei es als Unfall, Suizid oder vorsätzliches Tötungsdelikt – Vergiftungen sind bei der äußeren Leichenschau am schlechtesten zu erkennen. Man denke nur an Insulin (Einstichstellen meist nicht sichtbar) und Medikamente aller Art. Anhaltspunkte für eine Vergiftung kann zunächst die Gesamtsituation geben: plötzlicher, unerwarteter Todeseintritt ohne Krankheitsanamnese, Drogenanamnese, Einstichstellen, Drogenutensilien, Tablettenpackungen, Geruch nach Alkohol (aromatisch), Pflanzenschutzmittel (stechend), Zyanid (Bittermandel), bläuliche Anhaftungen an Mundwinkeln oder Fingern (Pflanzenschutzmittel).

Hellrote Totenflecke und leuchtend rot-violette Nagelbetten können auf eine Kohlenmonoxidvergiftung deuten, leider bilden sich diese häufig erst Stunden nach eingetretenem Tod sichtbar aus. Bei hellroten Kältetotenflecken sind die Nagelbetten und Akren häufig, aber nicht immer livide; dann kann eine Unterscheidung von außen unmöglich sein. Kohlenmonoxid ist ein farb- und geruchloses Gas und mit den Sinnesorganen nicht wahrzunehmen. Deshalb muss man gezielt auf die Umgebung achten: Kohleofen, offener Kamin, Gasboiler im Bad, Leiche im Badezimmer, Heizungskeller oder in der Garage, mehrere Tote in der Wohnung, ein (auch erloschener) Holzkohlegrill in geschlossenen Räumen, unerklärlicher Auto- und Flugunfall, Standheizungsbetrieb in Pkw, Lkw, Wohnmobil, Campingeinrichtung, Sportboot etc. Wird die Diagnose bei der Leichenschau nicht gestellt und die Gefahrenquelle nicht beseitigt, können weitere Personen vergiftet werden, mit allen rechtlichen Konsequenzen für den Leichenschauarzt. Auch eine Eigengefährdung ist nicht auszuschließen. Daran zu denken ist das Wichtigste!

Ersticken

Ein Tod durch Ersticken braucht außen an der Leiche kaum oder keine Spuren zu hinterlassen (s. Abb. 2.1). Man denke an eine Plastiktüte über dem Kopf einer Leiche, die vom Täter oder den Angehörigen zwischenzeitlich wieder entfernt worden sein kann; oder an einen Tod durch weiche Bedeckung. Hinweise auf Ersticken können am ehesten petechiale Blutungen an Lid- und Bindehäuten geben, die allerdings im Einzelfall sehr diskret ausfallen können (s. Abb. 2.2). Wichtig ist der Eindruck des Arztes von der Gesamtsituation.

Abb. 2.1: Schwer erkennbare Strangmarke in Form von bandartigen Abblassungszonen innerhalb der Totenflecke ohne Hautverletzungen

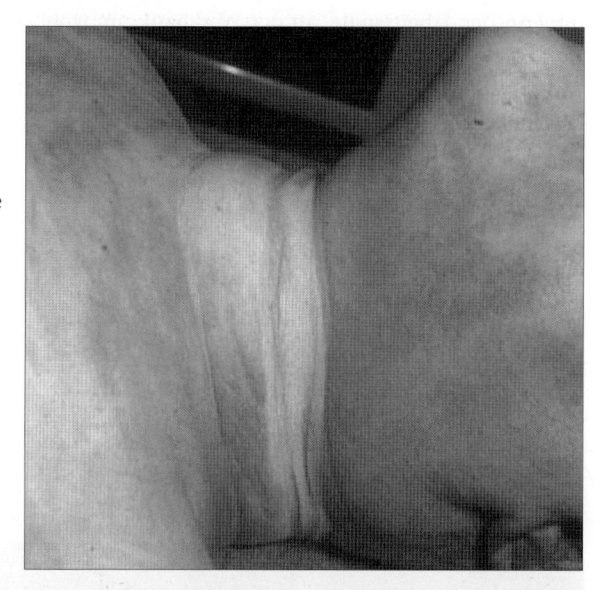

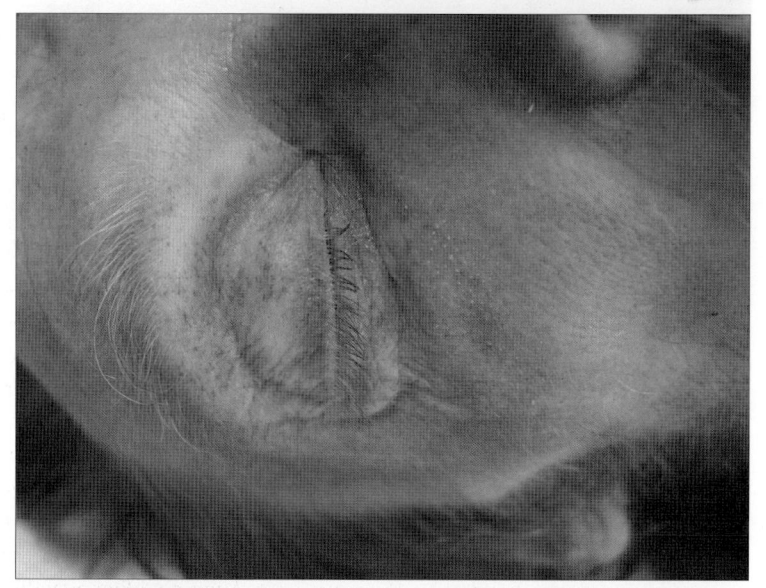

Abb. 2.2: Zahlreiche punktförmige Stauungsblutungen in der Haut des rechten Oberlids

Stromeinwirkung

Strommarken entstehen im direkten Kontakt mit einem Stromleiter. Strommarken können sehr klein und auch bspw. zwischen den Fingern verborgen sein. Strommarken sind meist rundlich, weiß, derb, aufgeworfen und mit einem zentralen Krater, dort evtl. mit Metallisation (s. Abb. 2.3). Strommarken können aber auch wie Verbrennungen aussehen (s. Abb. 2.4). Ist die Hand durch maximal ausgeprägte Totenstarre fest geschlossen, ist es außerordentlich schwierig, dort Strommarken zu finden. An Stromeinwirkung sollte man denken bei einem Leichenfund an der Arbeitsstelle, an der Werkbank, im Hobbyraum, bei Heimwerkarbeiten, in der Nähe von Steckdosen oder Elektrogeräten, im Badezimmer oder in der Badewanne. Auch hier ist neben der weiter bestehenden Gefahr für Dritte an die Eigengefährdung zu denken.

Säuglingstod

Beim plötzlichen Kindstod immer Obduktion anstreben

Die Diagnose plötzlicher Säuglingstod kann nur im Rahmen einer Obduktion gestellt werden. Gerade auch beim Säuglingstodesfall ist zu bedenken, dass sich unter der intakten Haut schwerste Verletzungen verbergen können. Gewaltsame Erstickungen können sich insbesondere beim Säugling extrem spurenarm darstellen. Beim Tod durch ein sog. Schütteltrauma infolge intrakranieller Blutung finden sich äußerlich regelmäßig keine Verletzungen.

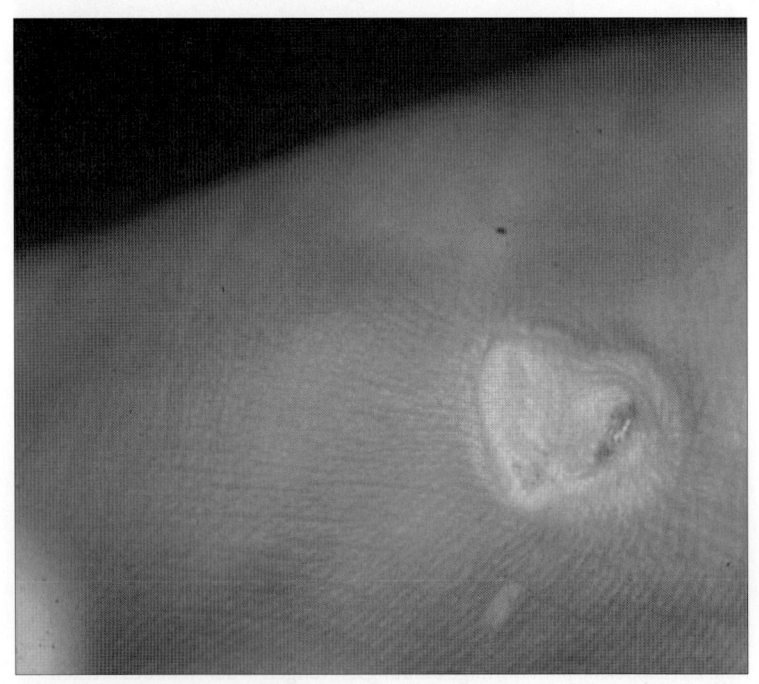

Abb. 2.3: Weißliche derbe Strommarke in der Hohlhand

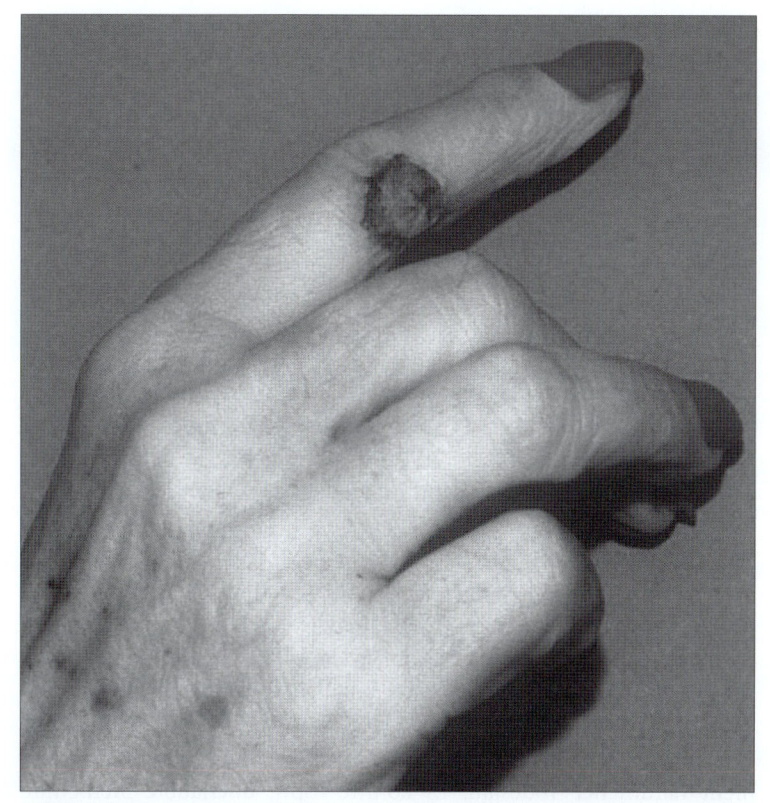

Abb. 2.4: Strommarke am rechten Zeigefinger, wie eine Verbrennung aussehend

2.1.4 Feststellung der Todesart

Die Feststellung der Todesart zerfällt in fast allen Bundesländern im Prinzip in 3 Kategorien:
- Natürlicher Tod
- Nicht natürlicher Tod
- Ungeklärte Todesart

Natürlicher Tod
Natürlich ist ein Tod aus krankhafter Ursache, der völlig unabhängig von rechtlich bedeutsamen äußeren Faktoren nach dem Krankheitsverlauf in etwa zum erwarteten Zeitpunkt eingetreten ist. Der Tod muss sich aus dem Krankheitsverlauf heraus schlüssig erklären lassen. Mit die größten Probleme macht in der Praxis der natürlichste aller Tode: der Alterstod.
  Beispiel 3: In einem Pflegeheim verschlechtert sich der Gesundheitszustand eines multimorbiden 89-jährigen Patienten. Der Sterbeprozess setzt erkennbar ein. Der Patient trübt immer mehr ein und stirbt schließlich.
  In solchen Fällen ist eine abgrenzbare Todesursache in den meisten Fällen nicht zu diagnostizieren. Von der Logik her ist es dann ebenfalls

Todesarten:
- natürlich
- nicht natürlich
- ungeklärt

nicht möglich, eine natürliche Todesart sicher zu diagnostizieren. Starke Stimmen in der Literatur und auch ein Entwurf der Bundesärztekammer für eine bundeseinheitliche Leichenschauregelung aus dem Jahr 2003 halten es für unzulässig, einen natürlichen Tod zu attestieren, wenn die Todesursache nicht zweifelsfrei bekannt ist.

Andererseits weist die Landesärztekammer Baden-Württemberg im Rundschreiben Nr. 2/2002 darauf hin, es sei z.B. bei einem finalen Krebsleiden durchaus möglich, dass der Arzt die letztendliche Todesursache nicht feststellen könne, er aber trotzdem sicher sei, dass eine natürliche Todesart vorliege.

Der Streit kann an dieser Stelle nicht entschieden werden. Nach Sachlage kann sich der Leichenschauarzt im Einzelfall auf beide Positionen berufen. Klar ist aber, dass bei der Diagnose natürlicher Tod ohne sichere Todesursache höchste Anforderungen an die Zuverlässigkeit der Anamnese und die sonstige Befundsicherheit zu stellen sind.

Nicht natürlicher Tod
In folgenden Fällen handelt es sich um nicht natürliche Todesfälle:

Die Kategorie **Unfälle** meint unabhängig von Eigen- oder Fremdverschulden Unfälle jeder Art, also nicht nur Verkehrsunfälle, sondern bspw. auch häusliche Stürze, Arbeitsunfälle oder Unfälle im Freizeitbereich.

Obwohl die **Selbsttötung** keinen Straftatbestand erfüllt, ist sie ein nicht natürlicher Todesfall. Es könnte bspw. unerlaubte Sterbehilfe geleistet worden sein, oder ein schwer depressiver Patient wurde nicht genügend beaufsichtigt.

Todesfälle im Zusammenhang mit **strafbaren Handlungen** sind ebenfalls nicht natürliche Todesfälle. Ein durchschnittlicher Arzt kennt wahrscheinlich nicht das Strafgesetzbuch, aber er kann sein natürliches Rechtsgefühl auf den konkreten Fall anwenden. Der Zusammenhang des Todesfalls mit einer Straftat muss bei der Leichenschau nicht bewiesen werden; es reicht, Verdachtsfälle zu erfassen.

Sonstige Gewalteinwirkungen sind Präzisierungen bzw. Erweiterungen der eben genannten Kategorien.

Vergiftungen aller Art sind nicht natürliche Todesfälle.

Todesfälle im Zusammenhang mit **Behandlungsfehlern** sind nicht natürliche Todesfälle. Um die absehbaren und immanenten Konflikte zwischen Selbstanzeige, Selbstbegünstigung und Kollegenanzeige insbesondere bei bloßen Verdachtsfällen zu mindern, hat man bspw. in Baden-Württemberg die Rubrik „unerwarteter Tod während oder kurz nach ärztlicher Behandlung" eingeführt. Objektive Kriterien sollten dem Leichenschauarzt die Einstufung als nicht natürlicher Tod erleichtern, ohne Kriterien wie Verschulden oder Falschbehandlung bemühen zu müssen. In der Praxis erwies sich die Definition jedoch als uferlos. Bspw. wären viele Todesfälle nach Reanimation nicht natürliche Todesfälle. Deshalb wurde die Definition durch das baden-württembergische

Sozialministerium sekundär wieder eingeengt, indem für den nicht natürlichen Todesfall nach ärztlichem Eingriff mindestens ein entfernter Anhaltspunkt für einen ärztlichen Kunstfehler oder ein sonstiges Verschulden des behandelnden Personals vorliegen muss, obwohl das Merkmal Verschulden eine rein juristische Kategorie ist.

Problematisch ist manchmal die Kategorisierung des Todes durch Aspiration. Hier kommt es auf den konkreten Einzelfall an. Kommt es z.B. im Pflegeheim beim Füttern des Patienten zu einem akuten Aspirationstod, handelt es sich sicher um einen nicht natürlichen Tod – wie immer unabhängig von einem möglichen Verschulden. Kommt es in einem anderen Fall bei einem Pflegepatienten aufgrund von neurologischen Störungen immer wieder unvermeidbar zu kleineren Aspirationen und irgendwann zum Tod durch Pneumonie, kann es gerechtfertigt sein, den Tod als natürlichen Tod als Folge der Grunderkrankung zu klassifizieren.

In allen **Verdachtsfällen der vorgenannten Kategorien** muss der Arzt das Vorliegen eines der genannten Kriterien nicht positiv beweisen. Es genügt der entfernte Verdacht.

Verdacht genügt

Auch in der Vorgeschichte des Patienten ist auf nicht natürliche Ereignisse zu achten. Bei einem Tod bspw. 10 Tage nach einem Sturz wäre ein Zusammenhang nicht völlig fern liegend. Es ist immer zu prüfen, ob ein nicht natürliches Ereignis in der Vergangenheit über eine Kausalkette den jetzigen Tod des Patienten verursacht oder mit verursacht haben kann.

Alle ärztlichen und nicht ärztlichen Personen mögen bedenken, dass sie Teil einer juristischen Kausalkette sein können. Verursacht bspw. ein Autofahrer einen Verkehrsunfall und stirbt der Patient an einem Behandlungsfehler in der Rettungskette oder im Krankenhaus, wird dem Autofahrer der Tod des Patienten zugerechnet, unabhängig davon, ob weitere Ermittlungsverfahren gegen die betroffenen Behandler eingeleitet werden.

Ungeklärte Todesart
Kann sich der Arzt nicht entscheiden, ob ein natürlicher oder ein nicht natürlicher Tod vorliegt, bescheinigt er eine ungeklärte Todesart. Beispielhaft sei die Definition in Baden-Württemberg genannt, die in den anderen Bundesländern ähnlich lautet: Eine ungeklärte Todesart wird dann angenommen, wenn:
- Keine Anhaltspunkte für einen nicht natürlichen Tod erkennbar sind
- Die Todesursache nicht bekannt ist
- Trotz sorgfältiger Untersuchung unter Einbeziehung der Vorgeschichte keine konkreten Befunde einer lebensbedrohlichen Krankheit vorliegen, die einen Tod aus krankhafter natürlicher Ursache und völlig unabhängig von rechtlich bedeutsamen Faktoren (z.B. Unfall) plausibel erklären

In der Praxis sind es meist die Fälle, in denen kein vernünftiger Zweifel an einem natürlichen Tod besteht, aber unklar ist, um welche natürliche Todesursache es sich handelt.

In Fällen von möglichem plötzlichem Säuglingstod sollte der Arzt grundsätzlich eine ungeklärte Todesart annehmen, da die Diagnose ohne Obduktion nicht mit der notwendigen Sicherheit gestellt werden kann.

Schlüsselposition Leichenschauarzt

Der Leichenschauarzt hat die Schlüsselposition inne, ob bei nicht natürlichen oder unklaren Todesfällen polizeiliche Ermittlungen in Gang kommen. Andererseits wird der Arzt nach Meldung eines Falls gelegentlich von der Polizei bedrängt, einen natürlichen Tod zu bescheinigen, obwohl für den Arzt die Todesart unklar ist. Einem solchen Ansinnen sollte der Arzt niemals nachgeben, es sei denn, die Polizei liefert neue Erkenntnisse, die den Arzt von der Diagnose natürlicher Tod überzeugen.

In den meisten Bundesländern besteht eine Meldepflicht bei nicht natürlichem Tod, ungeklärter Todesart und beim Tod einer nicht identifizierten Person an die nächste Polizeidienststelle. Es empfiehlt sich für den Arzt, sich zu Beginn der Berufsaufnahme mit den Regelungen im jeweiligen Bundesland vertraut zu machen.

Nach einer Meldung erscheint i.d.R. ein Streifenwagen der Schutzpolizei am Leichenfundort. Nach Einweisung in den Sachverhalt beschlagnahmen die Beamten die Leiche und klären intern ab, ob die Schutzpolizei den Fall weiter bearbeitet oder die Sache an die Kriminalpolizei abgegeben wird. Wie an jedem beschlagnahmten Gegenstand dürfen auch an einer beschlagnahmten Leiche keine Veränderungen ohne Zustimmung von Polizei, Staatsanwaltschaft oder Gericht vorgenommen werden. Gleichzeitig ist die Polizei nach § 59 StPO (Strafprozessordnung) verpflichtet, den Todesfall sofort an die zuständige Staatsanwaltschaft weiterzumelden und übersendet das vorläufige Ermittlungsergebnis. Die Staatsanwaltschaft ist Herrin des Verfahrens und trifft je nach Sachlage weitere Entscheidungen: Weiterführung des Todesermittlungsverfahrens zur weiteren Abklärung, Einleitung eines förmlichen Ermittlungsverfahrens gegen unbekannt oder gegen eine bestimmte Person, Einstellung des Verfahrens. Nur in einer geringen Zahl der Fälle kommt es zu einer gerichtlichen Obduktion. Vor der Bestattung des Leichnams, ob mit oder ohne Obduktion, ist es erforderlich, die Beschlagnahme mittels einer Leichenfreigabe durch die Staatsanwaltschaft aufzuheben.

2.1.5 Feststellung der Todeszeit

In den Leichenpapieren ist auch möglichst genau die Todeszeit anzugeben. Ist der Arzt beim Eintritt des endgültigen Kreislauf- und Atemstillstands anwesend, kann er den Todeszeitpunkt direkt festlegen. Beim Abbruch einer erfolglosen Reanimation ist dieser Zeitpunkt zu vermerken. Ist die Zeit des Todes nur aus Zeugenangaben oder den Leichenerscheinungen zu erschließen, sollte man auf die meist vorhandenen Rubriken „zuletzt lebend gesehen" und „tot aufgefunden" zurückgreifen.

Kommt es entscheidend auf die möglichst genaue Todeszeitschätzung aus den Leichenerscheinungen an, sollte ein Rechtsmediziner hinzugezogen werden. Ist dies nicht möglich, sollte der Arzt sich zunächst auf Feststellungen beschränken: Messung der Umgebungstemperatur in Umgebung der Leiche, Leichentemperatur tief rektal, Beschreibung von Totenflecken und Totenstarre.

Die Tabelle 2.2 gibt einen groben Anhaltspunkt für die zeitliche Entwicklung von Totenflecken und Totenstarre.

Die in der Praxis wichtigste Methode zur Todeszeitschätzung ist nach wie vor die Temperaturmessmethode. Die tief rektal gemessene Leichentemperatur wird in Beziehung gesetzt zur Umgebungstemperatur und zur Körpermasse der Leiche. Für Bekleidung, Luftbewegung und Feuchtigkeit werden Korrekturfaktoren eingesetzt. Die Auswertung erfolgt über Nomogramme oder Rechenprogramme. Hat sich die Temperatur während der Leichenliegezeit geändert, muss mit Mittelwertabschätzungen gearbeitet werden. In einer Wohnung, in der zwischen Leichenauffindung und Temperaturmessung bspw. die Fenster geöffnet oder geschlossen wurden, kann man versuchen, die vorher bestehende Raumtemperatur durch Lufttemperaturmessung in der Tiefe eines Schranks oder einer Schublade zu erfassen.

Die möglichst exakte Todeszeitbestimmung kann rechtlich von hoher Bedeutung sein. Strafrechtlich geht es darum, Ermittlungszeiträu-

Zur Ermittlung der Todeszeit sollte ein Rechtsmediziner hinzugezogen werden

Tab. 2.2: Zeitlicher Ablauf der Entwicklung von Totenflecken und Totenstarre [Peschel et al. 1997; zit. n. Schneider 2002]

		Stunden (Mittelwert)
Totenflecke	Beginn	0,75
	Konfluieren	2,5
	Wegdrückbarkeit vollständig (mit Finger)	5,5
	Wegdrückbarkeit unvollständig (mit harter Kante)	17
Totenstarre	Auftreten	3
	Wiederbildung nach vorherigem Brechen	5
	Volle Ausprägung	8
	Vollständige Lösung	76

me einzugrenzen und bei Alibiüberprüfungen Tatverdächtige zu identifizieren, oder, was genauso wichtig ist, Unschuldige von einem Tatverdacht zu entlasten. Dies betrifft nicht nur Kapitalverbrechen, sondern bspw. auch Verkehrsunfälle mit Unfallflucht, wenn das getötete Unfallopfer erst Stunden später gefunden wird.

Zivilrechtlich hat die Todeszeit Auswirkungen auf Rentenansprüche, Weiterzahlung von Rentenleistungen, Versicherungsleistungen und Erbansprüche. Insbesondere der Notarzt wird gelegentlich zu Verkehrsunfällen oder Großunglücksfällen wie Bränden mit mehreren Toten gerufen. Sind mehrere Familienmitglieder ums Leben gekommen, ist es erbrechtlich von erheblicher Bedeutung, in welcher Reihenfolge die Familienmitglieder gestorben sind. Sind bspw. bei einem Verkehrsunfall mehrere Personen durch ein schwerstes Polytrauma augenblicklich getötet worden, ist bei allen Personen die Unfallzeit (nicht die Todesfeststellungszeit!) einzutragen. Bei verschiedenen Sterbezeitpunkten sind eben diese anzugeben. Sind einzelne Zeitpunkte nicht festlegbar, muss auf die Rubriken „zuletzt lebend gesehen", „tot aufgefunden" zurückgegriffen werden. Es kann auch angegeben werden: „Todeszeitpunkt nach Angaben von Rettungsassistent X am TT.MM.JJ um HH:MM Uhr."

2.1.6 Todesbescheinigung

Jedes Bundesland hat eigene, unterschiedlich umfangreiche Leichenschauformulare, deren Blätter in unterschiedliche Kuverts verteilt werden müssen. Meist ist den Formularen eine Gebrauchsanweisung beigegeben.

Normalerweise zerfällt das Formular in 2 Hauptteile: einen öffentlichen Teil, um die Verwaltungsformalitäten im Zusammenhang mit dem Sterbefall abzuwickeln, und einen vertraulichen medizinischen Teil, der Diagnosen enthält.

Todesbescheinigung: öffentlicher und vertraulicher Teil

Der öffentliche Teil des Formulars enthält im Wesentlichen die Personalien des Verstorbenen, Todesort und Todeszeit, die Todesart und Angaben zur Ansteckungsgefahr. Dieses Formular wird v.a. vom Standesamt benötigt, um den Sterbefall zu beurkunden. Die Ansteckungsgefahr ist nur in „ja" und „nein" kategorisiert, eine Diagnose wie Hepatitis oder HIV darf an dieser Stelle nicht genannt werden. Die Angabe soll die Bestatter und das Friedhofspersonal auf eine potenzielle Gefährdung beim Umgang mit der Leiche hinweisen.

Daneben hat der Leichenschauarzt gemäß § 9 Abs. 3 IfSG (Infektionsschutzgesetz) unverzüglich, spätestens jedoch innerhalb von 24 h, Meldung an das für den Aufenthalts- bzw. Sterbeort zuständige Gesundheitsamt zu erstatten, wenn die Todesursache eine übertragbare Krankheit ist oder der Verstorbene an einer übertragbaren Krankheit gelitten hat bzw. ein entsprechender Verdacht besteht.

In den vertraulichen Teil des Formulars gehen neben den Personalien des Toten u.a. Angaben zur Todesursache ein. Dieser Teil des Formulars ist wie ein Arztbrief zu behandeln und in ein verschlossenes Kuvert zu geben. Meistens geht dieses Kuvert zusammen mit dem öffentlichen Teil des Formulars zum Standesamt, von wo das nach wie vor verschlossene Kuvert an das Gesundheitsamt weitergeleitet und dort geöffnet wird. Die ICD-Verschlüsselung wird in Hamburg in den Gesundheitsämtern, ansonsten in den Statistischen Landesämtern vorgenommen. Das Gesundheitsamt leitet die Daten weiter an das Statistische Landesamt zur Erstellung der amtlichen Todesursachenstatistik.

Bei den Formularen finden sich je nach Bundesland noch Durchschläge für den Leichenschauarzt, für den Obduzenten, für die zusätzliche Feuerbestattungsleichenschau, soweit sie noch durchgeführt wird, und ein Obduktionsschein, der im Fall der Obduktion vom Obduzenten ausgefüllt und an das Gesundheitsamt übersandt wird.

Bei nicht natürlichen und ungeklärten Todesfällen ist es häufig zweckmäßig, die gesamten Papiere an die Polizei auszuhändigen, die dann das Weitere übernimmt. Hier muss man sich nach den regionalen Gepflogenheiten erkundigen, da die vorgeschriebenen Wege gelegentlich vom Arbeitsablauf her nicht zweckmäßig sind.

Selbstverständlich müssen die Leichenpapiere wahrheitsgemäß ausgefüllt werden. Die Leichenpapiere sind rechtlich eine Urkunde. Vorsätzlich falsche Angaben bspw. zur Todeszeit, um den Angehörigen noch zu einer weiteren monatlichen Rentenzahlung zu verhelfen, sind nicht nur eine Falschbeurkundung, sondern im Beispielsfall auch Beihilfe zum Betrug.

2.1.7 Mängel und Fehlerquellen beim Ausfüllen der Leichenpapiere

In den meisten Bundesländern ist vor einer Feuerbestattung eine zweite Leichenschau vorgeschrieben. Diese darf von Ärzten eines Gesundheitsamts, Rechtsmedizinern und besonders ausgebildeten und zugelassenen Ärzten durchgeführt werden. Aus den Erfahrungen bei der Feuerbestattungsleichenschau ergibt sich folgende Mängelliste:

▲ Schrift unleserlich
  Ist banal, aber ein unleserlich ausgefülltes Formular nützt niemandem. Bitte immer überprüfen, ob die Eintragungen auch noch auf dem letzten Durchschlagblatt lesbar sind.
▲ Unleserlicher Name des Leichenschauarztes, keine Telefonnummer oder nur von der Praxis, Unerreichbarkeit des Arztes (Urlaub, Notfallpraxen unter der Woche!).
  Der Leichenschauarzt muss für telefonische Rückfragen auch außerhalb der Praxis oder des Dienstes erreichbar sein. Die Feuerbestattungsleichenschau wird i.d.R. am Tag vor der Einäscherung oder am

Zweite Leichenschau

selben Tag durchgeführt, die Termine für Trauerfeier oder Bestattung sind oft schon für den übernächsten Tag festgelegt. Nicht selten muss die Polizei eingeschaltet werden, nur um schnellst möglich den Leichenschauarzt ausfindig zu machen.

▲ Manchmal Probleme mit der telefonischen Auskunft
Grundsätzliches Misstrauen bei telefonischen Auskünften ist berechtigt, der um Auskunft gebetene Arzt sollte sich dann aber die Mühe machen zurückzurufen, um Verzögerungen zu vermeiden.

▲ Offensichtliche Verletzungen und Operationswunden nicht kommentiert
Solche Befunde sollten, auch wenn sie nicht in Zusammenhang mit dem Tod stehen, an irgendeiner Stelle angesprochen und der fehlende Zusammenhang mit dem Tod bestätigt werden.

▲ Stürze als natürlicher Tod
Stürze sind mit der häufigste Grund, eine Leiche vor der Feuerbestattung anzuhalten und die Kriminalpolizei einzuschalten. Die Frage des Fremdverschuldens ist unerheblich. Auch ein häuslicher Sturz ohne Fremdverschulden mit Schenkelhalsfraktur und späterem Tod ist ein nicht natürlicher Tod. Neben dem strafrechtlichen gibt es auch noch einen zivilrechtlichen Aspekt: Eine Unfallversicherung könnte evtl. die Leistung verweigern, wenn nach einem Sturz ein natürlicher Tod bescheinigt wird und damit definitionsgemäß ein Unfalltod ausgeschlossen ist.

▲ Diagnose Herz-Kreislauf-Versagen ohne Angaben der möglichen Ursache
Endzustände wie Atemstillstand oder Herzversagen sollen bei den Todesursachen nicht angegeben werden.

▲ Kürzel oder Abkürzungen bei den Diagnosen
Nicht jeder Arzt kennt alle Abkürzungen aus sämtlichen Facharztgebieten. Bitte nur wirklich allgemein bekannte Abkürzungen benutzen.

▲ War Polizei vor Ort?
Manchmal ist die Polizei primär vor Ort, z.B., weil die Wohnungstür gewaltsam geöffnet wurde oder Leichengeruch aus der Wohnung kam, und es wurde die Leichenschau in Anwesenheit der Polizeibeamten durchgeführt. Dies bitte irgendwo auf dem Leichenpapier möglichst mit Telefonnummer des Polizeireviers vermerken.

2.2 Selbsttötung

Suizid und Suizidversuche sind Unglücksfälle im Sinne des Straftatbestands der „unterlassenen Hilfeleistung". Die BGH-Rechtsprechung unterscheidet bei der Hilfspflicht nicht zwischen unfreiwilligem (z.B. bei endogener Depression) und freiwilligem Suizid (Bilanzsuizid). Spätestens, wenn der Patient bewusstlos wird, muss der Arzt helfen. Anderes könnte nur gelten, wenn der Patient und dessen freiwilliger Sterbewille dem Arzt aus länger dauernder Behandlung persönlich bekannt sind.

Es gibt bisher keine BGH-Entscheidung für den Fall, dass der bewusstseinsklare Suizidpatient (z.B. nach möglicher Tabletteneinnahme) Hilfe ablehnt. Der Notarzt begibt sich auf die sichere Seite, wenn er hilft. Bei akuter Suizidgefahr muss, wenn nötig mit der Hilfe der Polizei, der Patient eingewiesen und eine psychiatrische Erkrankung fachärztlich ausgeschlossen werden.

2.3 Unterbringungsgesetze

Das Unterbringungsrecht ist in den einzelnen Bundesländern unterschiedlich geregelt. Für die präklinische Versorgung akuter psychiatrischer Notfälle ergeben sich jedoch keine nennenswerten Unterschiede. Für eine Unterbringung sind erforderlich: Die Person leidet an einer Psychose oder gleichwertigen psychischen Störung, an einer Suchtkrankheit oder Schwachsinn, das krankhafte Verhalten ist eine gegenwärtige Gefahr für die öffentliche Sicherheit oder Ordnung, und die Gefahr ist nicht anders als durch eine Unterbringung abzuwenden.

Bei akuter Gefahr für das Leben des Patienten, erheblicher Selbstgefährdung (z.B. Selbstverstümmelung) oder erheblicher Fremdgefährdung ist der Patient notfalls unter Zuziehung der Polizei in eine psychiatrische Klinik oder zur Versorgung bereits vorhandener Verletzungen in die jeweilige Fachklinik einzuliefern. In der Klinik muss eine sofortige psychiatrische Untersuchung stattfinden und ggf. eine Unterbringung erwirkt werden.

Besteht bei dem Patienten zwar eine behandlungsbedürftige psychische Erkrankung, aber keine akute Gefahr für Leib oder Leben oder eine entsprechende Fremdgefährdung, ist eine Einweisung nur über das Ordnungsamt möglich, wenn die sonstigen, o.g. Voraussetzungen vorliegen. Der Notarzt kann hierfür ein entsprechendes ärztliches Zeugnis ausstellen.

Literatur

Arbeitsgemeinschaft der Wissenschaftlichen Medizinischen Fachgesellschaften, Leitlinie der Deutschen Gesellschaft für Rechtsmedizin. http://www.uni-duesseldorf.de/AWMF/ll/index.html [mittels Stichwortsuche „Leichenschau"]
Brinkmann B (Hrsg) (2007) Leichenschau Leitlinien zur Qualitätssicherung. Deutsche Krankenhaus Verlagsgesellschaft mbH, Düsseldorf
Brinkmann B, Fehlleistungen bei der ärztlichen Leichenschau in der Bundesrepublik Deutschland. Ergebnisse einer multizentrischen Studie (I) und (II). Arch Kriminologie (1997), 199, 2–12 (I) und 65–74 (II)

Bundesärztekammer. http://www.bundesaerztekammer.de [Zugriff auf die Homepages der Landesärztekammern; unter dem Stichwort „Leichenschau" findet man medizinische und rechtliche Informationen, z.T. wie in Baden-Württemberg auch Merkblätter von Polizei und Staatsanwaltschaft zum Thema Leichenschau und Todesart]

Madea B, Dettmeyer R, Ärztliche Leichenschau und Todesbescheinigung. Kompetente Durchführung trotz unterschiedlicher Gesetzgebung der Länder. Dtsch Arztebl (2003), 100, A3161–3179

Modelmog D (1993) Todesursachen sowie Häufigkeit pathologisch-anatomischer Befundkomplexe und Diagnosen einer mittelgroßen Stadt bei fast 100-prozentiger Obduktionsquote. Dtsch Hochschulschriften 491. Hänsel-Hohenhausen, Egelsbach

Schneider V, Leichenschau. Rechtsmedizin (2002), 12, 339–352

Wissenschaftlicher Beirat der Bundesärztekammer, Richtlinien zur Feststellung des Hirntodes, 3. Fortschreibung 1997 mit Ergänzungen gemäß Transplantationsgesetz (TPG). Stand: 24.07.1998. Dtsch Arztebl (1998), 95, A1861–1868

3 Qualitätsmanagement und Dokumentation

Joachim Gröschel

> **Lernziel:**
> Erlernen der Bedeutung und der Instrumente des Qualitätsmanagements in der präklinischen Notfallmedizin und die Befähigung, die hierzu erforderliche ärztliche Dokumentation führen zu können.

3.1 Qualitätsmanagement

Der Qualitätsgedanke war schon immer tief verwurzelt im ärztlichen Selbstverständnis und Handeln. Doch erst im letzten Jahrhundert, bedingt durch die zunehmende Arbeitsteilung der Gesellschaft, die auch vor der Arzt-Patienten-Beziehung nicht Halt machte, begann man sich mit Qualität systematisch auseinanderzusetzen. Wesentliche Impulse kamen dazu aus der Wirtschaft. William Edwards Deming (1900–1993) formulierte in den 1950er Jahren seine Qualitätsthesen, denen die Japaner einen Teil ihres wirtschaftlichen Erfolgs nach dem Zweiten Weltkrieg verdankten. Heute noch immer hochaktuell ist seine Formulierung der kontinuierlichen Qualitätsverbesserung mithilfe eines Zyklus aus Planung, Umsetzung, Überprüfung und Veränderung oder auch Plan, Do, Check, Act (PDCA). Avedis Donabedian entwickelte den Qualitätsgedanken in der Medizin weiter [Donabedian 1966]. Von ihm stammt die Einteilung von Qualität in Struktur-, Prozess- und Ergebnisqualität.

Zyklus von Planung, Umsetzung, Überprüfung, Veränderung

Damit entwickelten sich in den letzten Jahrzehnten ein zunehmendes Verständnis von Qualität und damit einhergehend Methoden zur Sicherung und v.a. der **aktiven Weiterentwicklung von Qualität – das Qualitätsmanagement.**

Die International Organization for Standardization (ISO) definiert Qualität als „die Gesamtheit von Merkmalen und Merkmalswerten einer Einheit bezüglich ihrer Eignung, festgelegte und vorausgesetzte Erfordernisse zu erfüllen". Diese auf den ersten Blick schwierig zu verstehende Definition bedeutet im Grunde nichts anderes, als dass zunächst Erfordernisse (z.B. medizinische Leitlinien) festgelegt werden, die erreicht werden sollen. Danach werden Maßnahmen geplant und durchgeführt, mit dem Ziel, diese Erfordernisse zu erfüllen. Je besser dies gelingt, desto höher ist die Qualität – natürlich nur bezogen auf dieses Kriterium (z.B. Leitlinie). Die Anforderung an die Einhaltung der Hilfsfrist ist ein weiteres Beispiel: 95% aller Notfälle sollen innerhalb einer

Zeit von 15 min nach Alarmierung der Rettungsmittel erreicht werden. Ist dies erfüllt, ist die Qualität in Ordnung, falls nicht, muss nachgebessert werden.

Qualität bedeutet auch die ständige Anpassung der Erfordernisse an den wissenschaftlichen Fortschritt und die Ausrichtung von Produkten und Dienstleistungen an den sich ändernden Bedürfnissen und Wünschen der Kunden. Sie unterliegt damit einem permanenten Veränderungs- und Verbesserungsprozess. Dabei sind Kunden des Rettungsdienstes zunächst einmal die Notfallpatienten. Der Begriff Kunde geht jedoch weit darüber hinaus. Als Kunde zählen in diesem Sinne nämlich auch Angehörige oder die aufnehmenden Krankenhäuser und deren Mitarbeiter. Alle Partner, mit denen während eines Einsatzes zusammengearbeitet wird, wie Feuerwehren, Polizei oder andere Rettungsdienste, Kostenträger und Kommunen, ja sogar die Öffentlichkeit. Gerne als Kunden vergessen werden die eigenen Mitarbeiter, diejenigen, die die Qualität erbringen. Insofern bedeutet die Ausrichtung am Kunden eine Orientierung an zahlreichen Aspekten, was zum Begriff des Total Quality Managements (TQM) geführt hat.

Aufgrund wirtschaftlicher Zwänge wird zunehmend auch das notärztliche und rettungsdienstliche System infrage gestellt und ihm Ineffektivität und Ineffizienz vorgeworfen [Dick 1996; Sefrin 1996]. Mit den Methoden des Qualitätsmanagements wird versucht, den Nachweis über den Grad der Effizienz im Rettungsdienst zu führen und darüber hinaus diesen Grad kontinuierlich zu verbessern. Fragenstellen ist ein wesentliches Prinzip jeder Veränderung und auch des Qualitätsmanagements. Wichtig ist jedoch, dass diese Fragen von den Prozessbeteiligten beantwortet werden und nicht von einseitigen Interessen der Politik oder der Kostenträger abhängen. Dazu gehört, dass die Ärzteschaft sich selbst kritisch mit Fragen der Qualität und damit auch der Effektivität und v.a. Effizienz des Systems auseinandersetzt.

Die Ärzteschaft hat dies zunehmend erkannt. Die steigende Zahl von Publikationen mit Qualitätsuntersuchungen auch im rettungsdienstlichen Bereich ist ein Beweis dafür. Vergleichende Auswertungen von Notarztstandorten werden zunehmend durchgeführt [Messelken 2009], und auch international wurden Untersuchungen durchgeführt, um das deutsche System mit nicht notarztbesetzten Systemen zu vergleichen [Fischer et al. 2003]. Trotz allem kann dies nur der Anfang einer Entwicklung sein, die Qualitätsmanagement zu einer selbstverständlichen, in die Routine integrierten Aufgabe macht.

3.1.1 Grundlagen und Bedeutung

Von Donabedian wurden die Qualitätsdimensionen Struktur-, Prozess- und Ergebnisqualität geprägt.

Strukturqualität

Unter Strukturqualität fasst man alle Voraussetzungen zusammen, die für die Erbringung guter Qualität notwendig sind. Im Rettungsdienst bedeutet dies, dass zunächst bauliche Voraussetzungen wie Rettungsleitstellen und Rettungswachen vorhanden sein müssen. Es werden Fahrzeuge benötigt, die mit passender Technik ausgestattet sein müssen. Auch der rechtliche Rahmen, in dem sich das Rettungswesen abspielt (Rettungsdienstgesetz, Landesgesetze), und die Finanzierungsgrundlagen gehören zur Strukturqualität. Darin werden u.a. die Führungs- und Managementstrukturen als Teil der Strukturqualität vorgegeben.

Die wichtigste Voraussetzung zur Gewährleistung der Strukturqualität sind jedoch qualifizierte Mitarbeiter, die optimal eingearbeitet und ständig weitergebildet werden und motiviert sind. Von den Voraussetzungen, die sie mitbringen, hängt es ganz wesentlich ab, ob gute Qualität geleistet werden kann und geleistet wird.

Führungskräfte haben direkten Einfluss auf die Strukturqualität. Durch Veränderung dieser Dimension kann mittelbar Einfluss auf die Prozess- und damit auf die Ergebnisqualität genommen werden.

In einem QM-System werden alle diese Strukturen beschrieben und in einem QM-Handbuch hinterlegt.

Strukturqualität: alle Voraussetzungen, die für die Erbringung guter Qualität notwendig sind

Prozessqualität

Typische Prozesse im Rettungsdienst sind der Ablauf einer Einsatzdisposition, also das Entgegennehmen des Notrufs bis hin zur Entscheidung über die einzusetzenden Rettungsmittel und deren Disposition, die Anfahrt sowie die Versorgung und der Transport und die Übergabe des Patienten. Die Erstellung der Einsatzdokumentation mit der entsprechenden Weiterverarbeitung der Daten bis hin zur Archivierung ist ein weiteres Beispiel für die Vielzahl von Prozessen. Dabei unterscheidet man zwischen Kernprozessen und Hilfsprozessen. Kernprozesse dienen dem eigentlichen Zweck der Organisation, wohingegen Hilfsprozesse die Kernprozesse unterstützen (z.B. Verwaltung, Materialversorgung).

Um die Qualität der Prozesse zu optimieren, werden Handlungsleitlinien formuliert, die bei bestimmten Umständen zur Anwendung kommen und sich an neuesten wissenschaftlichen Erkenntnissen orientieren. Diese Aufgabe haben z.T. Fachgesellschaften übernommen, die auf Grundlage von wissenschaftlichen Studien mit Fachexperten in abgestuften Genehmigungsverfahren allgemeine Leitlinien entwickeln. Mit für den Rettungsdienst relevanten Fragestellungen beschäftigen sich medizinische Fachgesellschaften, wie die International Liaison Commission on Resuscitation (ILCOR), das European Resuscitation Council (ERC), oder medizinische Fachgesellschaften, wie die Deutsche Interdisziplinäre Vereinigung für Intensivmedizin (DIVI), die Deutsche Gesellschaft für Anästhesiologie und Intensivmedizin (DGAI) oder die Deutsche Gesellschaft für Unfallchirurgie (DGU).

Prozessqualität wird durch Handlungsleitlinien erreicht

Diese Leitlinien können nicht immer problemlos auf den Arbeitsalltag im Rettungsdienst angewendet werden. Sie dienen aber zur Erstellung sog. Standard Operating Procedures (SOP), die die allgemein formulierten Leitlinien auf die speziellen Situationen in den einzelnen Rettungsdienstbereichen konfektionieren. Sie machen lange Leitlinientexte quasi operabel. Es ist die Aufgabe jeder Rettungsorganisation und jedes Notarztstandorts, entsprechende SOPs zu erarbeiten und sie ihren Mitarbeitern zu vermitteln. Eine Hilfe hierzu bieten SOP-Tauschbörsen. Um nicht jedes Mal das Rad neu zu erfinden, stellen die Fachgesellschaften (z.B. DGAI) im Internet SOPs ihrer Mitglieder zur Verfügung [Martin et al. 2005]. So kann man sich praktische Beispiele anderer Standorte ansehen und daraus eigene SOPs leichter erstellen.

Ergebnisqualität

Entscheidend ist, was am Ende herauskommt

Die Ergebnisqualität ist das, was die Patienten und Kunden vorrangig interessiert – oder kurz gesagt: „Entscheidend ist, was hinten rauskommt!" Im Rettungsdienst geht es dabei zunächst einmal um den kurzen Abschnitt der rettungsdienstlichen Intervention, also die Verbesserung des aktuellen Patientenzustands: Ist z.B. der Kreislauf nach Reanimation wiederhergestellt, ist die Atemnot nach akutem Asthma-Anfall beseitigt, oder sind die Schmerzen nach einem Unfall gelindert?

Darüber hinaus ist aber auch die Frage entscheidend, ob die Patienten durch diese Intervention langfristig profitieren. Relativ einfach messbar ist die Rate der Überlebenden nach einer bestimmten Frist (z.B. Krankenhausaufnahme, 30 Tage, Krankenhausentlassung, 1 Jahr) oder der Vergleich von Einlieferungsdiagnosen mit den Entlassdiagnosen der Patienten. Leider liegt die systematische Erfassung des weiteren Krankheitsverlaufs in der Klinik häufig nicht mehr im Einflussbereich des Notarztes. Die Beurteilung der notärztlichen Ergebnisqualität nach diesen Kriterien wäre zwar wünschenswert, ist aber nicht unproblematisch, da sie einer großen Störung durch die Qualität der Krankenhausbehandlung unterliegt.

Mit der zunehmenden Verbreitung von EDV und Vernetzung besteht die Hoffnung, dass künftig Daten der Krankenhausbehandlung mit denen der notärztlichen Behandlung zusammengeführt werden können. Wenn dann auch die datenschutzrechtliche Problematik gelöst wird, vielleicht mithilfe der „elektronischen Gesundheitskarte", werden völlig neue Einblicke in die Ergebnisqualität auch des Rettungsdienstes möglich sein.

Präsentations-/Erlebnisqualität

Image

Ein 4. Qualitätsaspekt gewinnt neben den von Donabedian formulierten 3 Bereichen an Bedeutung: Es ist die Präsentations- oder auch Erlebnisqualität. Das bedeutet, dass nicht nur Struktur-, Prozess- und Ergebnisqualität ständig verbessert werden müssen, sondern dass gute Qualität auch entsprechend präsentiert werden muss. Nur wenn den „Kunden" die Qualität der erbrachten Leistungen kontinuierlich und aktiv vorgeführt wird, können sie diese auch wahrnehmen. Hier kommt das Prinzip „Tue Gutes und rede darüber!" zum Tragen. Es nützt nichts, gut zu sein, wenn andere dies nicht glauben. Im wirtschaftlichen Bereich hat sich diese Überzeugung schon länger durchgesetzt, man spricht dort auch gern vom „Image". Man hat dort verstanden, dass der wirtschaftliche Erfolg eines Unternehmens in hohem Maße von einem guten Image abhängt.

Eine gute Präsentationsqualität ist v.a. deshalb so wichtig, weil sie die Voraussetzung dafür bildet, dass sich die eigenen Mitarbeiter aktiv mit der vorhandenen Qualität auseinandersetzen können. Qualitätsergebnisse müssen den Mitarbeitern als Feedback präsentiert werden, um sie in die Lage zu versetzen, ihr eigenes Handeln kritisch zu hinterfragen. Damit wird eine intensive Diskussion über die weitere Qualitätsverbesserung angestoßen, und die Mitarbeiter werden motiviert, sich aktiv in die kontinuierliche Qualitätsverbesserung einzubringen. Instrumente können die Einsatznachbesprechung oder systematisch vorbereitete Fallkonferenzen sein. Dabei ist eine vertrauensvolle Atmosphäre, in der Diskussionen geführt werden, von fundamentaler Bedeutung.

PDCA-Zyklus: Plan, Do, Check und Act
Um das Streben nach Qualität und den Prozess der kontinuierlichen Verbesserung besser fassen zu können, hat Deming das Arbeitsmodell des PDCA-Zyklus geprägt. Dieses Modell beschreibt das prinzipielle Vorgehen beim Projektmanagement und ist inzwischen fester Bestandteil auch jeden Qualitätsmanagements. Die 4 Buchstaben PDCA stehen für Plan, Do, Check und Act. Gemeint ist ein permanenter Kreislauf, der mit der Erarbeitung von Qualitätszielen und der Planung von Verbesserungs- oder Veränderungsmaßnahmen (PLAN) beginnt. Darauf werden diese in die Praxis umgesetzt (DO). Es folgt die Überprüfung, inwieweit Plan und Realität übereinstimmen (CHECK). Auf Grundlage der systematisch erhobenen Daten (CHECK) wird weiter agiert (ACT). Damit beginnt der Kreislauf wieder von vorn, sodass ein permanenter Prozess von Weiterentwicklung und Qualitätsverbesserung entsteht.

PDCA-Zyklus

Oft scheitert Qualitätsmanagement in der Phase des CHECK. Viel zu wenig und v.a. unsystematisch wird der Erfolg von Maßnahmen überprüft und evaluiert, damit fehlt jede Grundlage für planvolle Weiterentwicklung. Selbst wenn systematische Überprüfungen stattfinden, werden die Ergebnisse selten professionell präsentiert. Die Chance zur Kommunikation mit den Prozessbeteiligten wird damit vertan, und das folgende ACT bleibt aus oder wird in die falsche Richtung gelenkt.

3.1.2 Check – Messung und Überprüfung der Qualität

Noch viel zu oft wird behauptet, Qualität sei nicht messbar und damit auch nicht objektivierbar und nicht vergleichbar. Dabei handelt es sich um ein weit verbreitetes Vorurteil! Wäre Qualität nicht messbar, wäre sie auch nur schwer zu beeinflussen. Zumindest wenn naturwissenschaftliche Grundprinzipien als wahr anerkannt werden.

Zufriedenheit kann man messen

Jeder Mediziner und Naturwissenschaftler versteht, dass der Blutdruck zunächst gemessen werden muss, um ihn verändern zu können, ohne dem Patienten zu schaden, dass die Körpertemperatur gemessen werden muss, um sie zu beeinflussen. Aber wie sollen so diffuse Faktoren wie Motivation oder Kundenzufriedenheit gemessen werden? Die Wissenschaft hat hierfür Messmethoden entwickelt, die auf der Selbsteinschätzung der Betroffenen beruhen. Verknüpft mit entsprechenden statistischen Auswertungen lassen sich valide Aussagen treffen.

Umfragen zur Kundenzufriedenheit und zur Mitarbeiterzufriedenheit sind inzwischen anerkannte Instrumente zur Evaluation der Qualität. Nicht nur bei Meinungsumfragen wird diese Methode angewandt. Auch in der Medizin etablieren sich derartige Messmethoden langsam. Deutlich wird dies am Beispiel der Schmerzmessung. So wird der gleiche Schmerzreiz individuell sehr unterschiedlich empfunden. Die Betroffenen schätzen die Schmerzstärke auf einer Skala von 0–10 ein (0 entspricht keinem Schmerz und 10 dem größten vorstellbaren Schmerz), und damit entsteht eine Messgröße. Diese Schmerzmessmethode ist inzwischen wissenschaftlich so anerkannt, dass sie Eingang auf dem Notarztprotokoll der DIVI gefunden hat und auch Teil des minimalen Notarztdatensatzes (MIND) in der Version 2.0 ist [Messelken und Schlechtriemen 2003].

Ziel kann nicht sein, Datenfriedhöfe zu bauen

Jedes Qualitätsmanagement bedarf deshalb entsprechender Messgrößen, Kennzahlen bzw. Indikatoren, die die Qualitätsziele möglichst gut abbilden. An diesem Punkt tut sich allerdings ein Abgrund auf. Qualitätsmanagement ist nicht zuletzt wegen dieser Indikatoren in Verruf geraten. Im Namen der Qualität werden zahllose Formulare entwickelt, die haufenweise Indikatoren erheben sollen. In Wirklichkeit werden diese Formulare dann nur halbherzig ausgefüllt und die Ergebnisse selten an die Erhebenden zurückgemeldet (schlechte Präsentationsqualität!). So sagen sich viele Mediziner, „Wer für Datenfriedhöfe dokumentiert, ist Leichenbestatter und kein Arzt", und füllen die Formulare entsprechend schlecht aus.

Da trotz allem auf Kennzahlen zur Qualitätsmessung nicht verzichtet werden kann, sollten möglichst wenige, aber aussagekräftige Indikatoren ausgewählt werden. Weniger ist hier mehr! Dabei sind einige grundlegende Dinge zu berücksichtigen, die in der **RUMBA-Regel** zusammengefasst sind.

> R – Relevant – Relevant für die Fragestellung
> U – Understandable – Verständlich für den Anwender
> M – Measurable – in der Praxis tatsächlich messbar
> B – Behaviourable – Abbildung einer Verhaltensänderung
> A – Achievable – Praktisch anzuwenden

Der Indikator sollte **relevant** für das Qualitätsziel sein. Am Beispiel eines Patienten mit akutem Koronarsyndrom (ACS) sei dies erläutert. Die Durchführung oder Nichtdurchführung eines 12-Kanal-EKGs ist ein relevanter Indikator für die Prozessqualität, die Dokumentation des Anlegens einer Zervikalstütze ist im Hinblick auf das ACS hingegen kein relevanter Indikator.

Den erhebenden Notärzten muss **verständlich** sein, dass dieser Wert im Zusammenhang mit dem Krankheitsbild erhoben wird. Im Fall des 12-Kanal-EKGs ist dies klar und wird durch die Leitlinien zum Vorgehen beim ACS belegt. Weniger verständlich wäre die Erhebung der Körpertemperatur, da hier ein Zusammenhang zum Myokardinfarkt nicht unmittelbar besteht.

Der Indikator muss mit den vorhandenen Mitteln auch tatsächlich **messbar** sein. Es nützt bspw. nichts, das Ergebnis eines 12-Kanal-EKGs, wie die ST-Hebung, kodieren zu lassen, wenn ein solches Gerät beim Rettungsdienst nicht vorgehalten wird. Auch die Messung von Laborparametern wie Troponin oder Hämoglobin ist unter den Bedingungen des Rettungsdienstes bisher nicht routinemäßig vorgesehen.

Behaviourable bedeutet, dass eine Verhaltensänderung im System damit **beschreibbar** sein muss. Wird in unserem Beispiel bei der Diagnose ACS nach Schulungen der Notärzte zunehmend ein 12-Kanal-EKG geschrieben, wie die Leitlinien es fordern, muss der Indikator dies anzeigen.

Erreichbarkeit bedeutet, dass der Indikator auch vernünftig **praktisch anzuwenden** ist und der Notarzt es schaffen kann, ihn zu erheben. Das einfache Ankreuzen der Aussage „12-Kanal-EKG erhoben oder nicht" ist schnell durchführbar und damit erreichbar (achievable). Anders wäre es, von ihm zu verlangen, einen komplizierten Score zu erheben, bei dem eine Vielzahl von Messungen notwendig wäre und der nur mit einem zusätzlichen Formular sicher zu erheben ist.

Audits

Neben der Erhebung von Indikatoren steht ein weiteres Checkinstrument zur Verfügung. Es sind Audits, die zunehmend Verbreitung finden. Dabei wird von ausgebildeten Qualitätsprüfern, sog. Auditoren, ein Bereich besucht. Diese nehmen dort die Strukturen in Augenschein und befragen die Prozessbeteiligten. Sie überprüfen so, inwieweit die schriftlich formulierten Anforderungen und Ziele in der Praxis erfüllt sind. Auf dieser Grundlage erstellen sie einen Bericht, der konkrete Hinweise für Qualitätsverbesserungen gibt. Trotz aller Subjektivität der Ergebnisse und des Problems der kleinen Stichproben sind Audits ein wertvolles Instrument des Qualitätsmanagements, da sie ein viel umfassenderes Bild der Qualität liefern, als dies Kennzahlen vermögen. Außerdem werden Audits von den Mitarbeitern viel unmittelbarer erlebt als Indikatoren oder Kennzahlen.

Audits als Checkinstrument

3.1.3 Scoringsysteme

Um komplexe klinische Situationen einfach abbilden zu können, sind Scoringsysteme entwickelt worden. Sie sind ein Versuch, Klassen ähnlicher Fälle zu bilden und durch Beschränkung auf das Wesentliche vergleichende Aussagen vornehmen zu können. Insofern ist auch eine Diagnose ein Score, da sie klinisch sehr komplexe und unterschiedliche Zustände zu einem Begriff zusammenfasst. Auch in der Notfallmedizin werden Scores verwendet, wie z.B. die Glasgow Coma Scale (GCS).

National Committee on Aeronautics (NACA) Score
Im MIND integriert ist der NACA-Score. Der Notarzt stuft den Zustand des Patienten entsprechend diesem Score in verschiedene Schweregrade ein. Trotz aller Subjektivität, die damit verbunden ist, erlaubt er u.a. Rückschlüsse auf die Qualität der Einsatzdisposition. Ein arztbesetztes Rettungsmittel sollte möglichst häufig zu schwereren Fällen gerufen werden, die Rettungsassistenten nicht mehr alleine bewältigen können.

Mainz Emergency Evaluation Score (MEES)

MEES-Score misst Verbesserung oder Verschlechterung des Patienten über Behandlungszyklus

Wesentlich weniger von der persönlichen Einschätzung des Untersuchers abhängig ist der MEES [Schlechtriemen et al. 2005]. Bei ihm werden 7 Vitalparameter zu Beginn jeder Behandlung erfasst: Herzfrequenz, Herzrhythmus, Blutdruck, Atemfrequenz, Sauerstoffsättigung, Glasgow Coma Skala und Schmerzen. Jeder dieser Parameter erhält einen Code von 1 (2 beim Schmerz) bis 4. Damit ergibt sich in der Summe ein Wert zwischen 8 und 28. Er erlaubt die direkte Einschätzung der vitalen Gefährdung eines Patienten.

Auch dieser Wert kann Aufschluss über die Qualität der Einsatzdisposition geben. Erfasst man den MEES ein zweites Mal am Ende des Einsatzes, lassen sich Schlüsse zur Ergebnisqualität ziehen. Die Differenz der MEES-Werte zu Beginn und am Ende des Einsatzes zeigen an, ob der Patientenzustand gleich geblieben, besser oder schlechter geworden ist.

Tab. 3.1: MEES-Score

Vitalparameter	Punkte
1. Herzfrequenz	1–4
2. Systolischer Blutdruck	1–4
3. Sauerstoffsättigung	1–4
4. Atemfrequenz	1–4
5. Glasgow Coma Scale	1–4
6. Schmerz	2–4
7. Herzrhythmus	1–4
	Minimal: 8 Maximal: 28

Bei einer Abweichung des Werts von mehr als 1 Punkt nach oben kann von einer Verbesserung des Patienten ausgegangen werden, bei Abweichungen von mehr als 1 Punkt nach unten von einer Verschlechterung des Patientenzustands.

Auch finden sich Hinweise auf die Qualität der Dokumentation. Fehlt einer der 7 Werte des MEES, kann der Summenscore nicht gebildet werden. Dies kann zwar passieren, sollte aber bei einem Schweregrad von NACA 3–6 und einem Alter von mehr als 7 Jahren nicht regelhaft vorkommen.

3.1.4 Weitere Werkzeuge des Qualitätsmanagements

Ein wichtiger Teilaspekt des Qualitätsmanagements ist das Risikomanagement oder auch Riskmanagement. Dabei geht es um das Erkennen von Fehlern und Risiken und deren Vermeidung. Nicht zuletzt seit der Ölkatastrophe im Golf von Mexiko wird deutlich, wie sehr ein Unternehmen von einem guten Risikomanagement profitieren kann. Fatales Ereignis in der Medizin ist bspw. die Operation oder Amputation eines falschen Körperteils. Um solche Gefahren im Vorfeld zu erkennen, stehen im Qualitätsmanagement entsprechende Werkzeuge zur Verfügung. Eines ist die sog. Fehler-Möglichkeits- und Einflussanalyse (FMEA), bei der Prozessbeteiligte strukturierte Analysen vornehmen und Maßnahmen zur Fehlervermeidung erarbeiten. In der Medizin etablieren sich auch langsam Critical Incident Reporting Systems (CIRS). Dabei geben alle Mitarbeiter eines Unternehmens kritische Ereignissen und „Beinahe-Unfälle" in eine Datenbank ein. So erhält das Unternehmen ständig Berichte über auftretende Probleme und kann hieraus Maßnahmen zur Verbesserung der Sicherheit ableiten. Voraussetzung für die Akzeptanz ist die strikte Anonymität der Meldenden. So kann jeder Fehler ohne Angst vor persönlichen Konsequenzen gemeldet werden.

Riskmanagement – Fehlervermeidung vor der Katastrophe

Projekt- oder Arbeitsgruppen sind ein weiteres Instrument des Qualitätsmanagements. Sie bearbeiten Themen, die sich an den Qualitätszielen des Notarztstandorts orientieren. Dabei ist die abteilungsübergreifende Besetzung von entscheidender Bedeutung. Dadurch kann einerseits ein breiter Erfahrungsschatz genutzt werden, andererseits ist die spätere Akzeptanz bei der Umsetzung der Ergebnisse größer. Aus dem Arbeitskreis sollten Mentoren kommen, die die Ergebnisse im Kollegenkreis bekannt machen, um Unterstützung vor Ort werben, sich um die Auswertung entsprechender Indikatoren und Kennzahlen kümmern und diese den Kollegen wiederum als Feedback präsentieren. Von der Unterstützung der Leitung hängt es ganz wesentlich ab, ob Projekt- und Arbeitsgruppen erfolgreich sind.

Ergebnisse müssen präsentiert werden und dienen der Information und dem Dialog

Nichts ist schlimmer für die Motivation der Teilnehmer als Arbeitsergebnisse, die in der Schublade des Vergessens verschwinden. Deshalb muss es ein Forum für die Präsentation der Ergebnisse geben. Ein weiteres wichtiges Instrument des Qualitätsmanagements sind deshalb regelmäßige, strukturierte Fortbildungen, deren Themen an den aktuellen Qualitätszielen ausgerichtet sind. Sie ermöglichen neben der Information auch den Dialog mit den Anwendern.

Um ein umfassendes, nicht auf Einzelaspekte zielendes Qualitätsmanagement zu etablieren, bieten sich QM-Systeme wie die Normenreihe ISO 9000 oder der Quality Award der European Foundation on Quality Management (EFQM) an. Sie können als eine Art Checkliste verstanden werden, die alle für ein Unternehmen wichtigen Bereiche systematisch abdecken. Von der Führung über Mitarbeiter und Prozesse bis hin zu den Kunden und Geschäftsergebnissen werden alle Aspekte einer Organisation bearbeitet.

Qualitätsmanagementsysteme ISO 9000, EFQM

Wird in allen Bereichen ein permanenter PDCA-Zyklus umgesetzt und gelebt, kann sich ein Unternehmen zertifizieren lassen oder sich um den Quality Award bemühen. Dabei überprüfen externe Gutachter (Auditoren) den Grad der Übereinstimmung zwischen Anforderungen und Realität, weisen evtl. auf Verbesserungsmöglichkeiten hin und vergeben schließlich ein zeitlich begrenztes Zertifikat. Das Zertifikat ist ein Beleg für das Vorhandensein eines aktiven QM-Systems und dient als Aushängeschild für das Unternehmen.

Untersuchungen von großen Wirtschaftsunternehmen in den USA haben gezeigt, dass Unternehmen, die ein Qualitätsmodell einsetzen und leben, höhere Umsätze und Gewinne, eine höhere Produktivität, eine bessere Aktienperformance und eine schneller wachsende Zahl von Arbeitsplätzen ausweisen als ihre Konkurrenten.

Einen beeindruckenden Beleg lieferte eine Langzeitstudie aus den USA aus dem Jahre 2000. Die Leistungen von knapp 600 Unternehmen, die Gewinner von Qualitätspreisen wurden, wurden 5 Jahre beobachtet. Im Ergebnis lag der Aktienpreis der Gewinner 44%, der Betriebsertrag 48% und der Umsatz um 37% höher als in der Vergleichsgruppe [Singhal, Hendricks, Schnauber 2000].

Es ist sehr wahrscheinlich, dass Rettungsdienste, Notarztstandorte oder Krankenhäuser bei der Anwendung eines Qualitätsmanagements entsprechende Wettbewerbsvorteile haben werden. In Deutschland sind bereits einige Rettungsorganisationen oder Teilbereiche von ihnen nach der ISO-Norm zertifiziert [Falk und Runggaldier 2000].

3.1.5 Verpflichtung zur Qualitätssicherung in der Medizin

Seit 1988 ist die Verpflichtung der Ärzte zur Teilnahme an qualitätssichernden Maßnahmen in der Musterberufsordnung der Bundesärztekammer geregelt. So heißt es in § 5 zur Qualitätssicherung: „Ärztinnen und Ärzte sind verpflichtet, an den von der Ärztekammer eingeführten Maßnahmen zur Sicherung der Qualität der ärztlichen Tätigkeit teilzunehmen und der Ärztekammer die hierzu erforderlichen Auskünfte zu erteilen."

Die Mitwirkung am Qualitätsmanagement ist für Ärzte gesetzlich vorgeschrieben

Noch strenger sind die Regelungen im Sozialgesetzbuch (SGB V). Dort wird die Verpflichtung der Ärzte zur Qualitätssicherung bei der ambulanten und stationären Leistungserbringung seit 1989 festgelegt. In § 135a steht: „Die Leistungserbringer sind zur Sicherung und Weiterentwicklung der Qualität der von ihnen erbrachten Leistungen verpflichtet. Die Leistungen müssen dem jeweiligen Stand der wissenschaftlichen Erkenntnisse entsprechen und in der fachlich gebotenen Qualität erbracht werden."

Der Rettungsdienst fällt nicht in den Bereich des SGB V. Rettungsdienst ist Ländersache, deshalb müssen Maßnahmen zur Qualitätssicherung von diesen per Gesetz geregelt werden. In den Landesrettungsdienstgesetzen wird zurzeit überwiegend die Verpflichtung zu einer ordnungsgemäßen Dokumentation aller Einsätze gefordert, eine Verpflichtung zu qualitätssichernden Maßnahmen setzt sich erst langsam durch.

Lange beschränkte sich die Rolle des Arztes im Rettungsdienst im Wesentlichen auf die unmittelbare Versorgung des Notfallpatienten. Da die Aufgaben der Notfall- und Rettungsmedizin ständig wachsen, die Anforderungen an Effektivität und Effizienz steigen und die Forderung nach schneller Umsetzung neuer wissenschaftlicher Erkenntnisse besteht, wurde die Einbindung ärztlicher Kompetenz in die Planung und Steuerung der Notfallmedizin an verantwortlicher Position vonseiten der Ärzteschaft gefordert [Genzwürker, Gröschel, Ellinger 2001a].

Mit der Einführung der Funktion „Leitender Notarzt" war zunächst nur daran gedacht worden, einen im Rettungsdienst erfahrenen Arzt zu gewinnen, der bei Großschadensereignissen die Koordination der medizinischen Leistungen übernimmt. Für die Wahrnehmung dieser Aufgaben ist eine Mitsprache bei der Planung jedoch unumgänglich. Dieser Erkenntnis Rechnung tragend wurde in verschiedenen Bundesländern in den Rettungsdienstgesetzen verankert, dass der leitende Notarzt bei der Qualitätssicherung mitwirken soll. Sozusagen in beratender Funktion.

Eine beratende Funktion allein reicht jedoch bei weitem nicht aus, um medizinische Qualität zu verbessern. So etabliert sich zunehmend in den Bundesländern die Funktion des Ärztlichen Leiters Rettungsdienst (ÄLRD). Hauptaufgabe des ÄLRD ist die Verantwortung für das medizinische Qualitätsmanagement. Außerdem legt er Therapieschemata nach geltenden Leitlinien für das nichtmedizinische Personal fest und wirkt bei der Ausstattung der Rettungsmittel mit. Er gibt ferner die Inhalte der Fortbildungen für das nichtärztliche Personal vor und überwacht die Einhaltung der Hygienevorschriften [Wirtz et al. 2010].

In Frankreich, wo wie in Deutschland ein notärztliches Rettungssystem etabliert ist, ist der Einfluss der Ärzte auf den Rettungsdienst ungleich größer. Für medizinische Probleme vom grippalen Infekt bis zum Herz-Kreislauf-Stillstand gilt die landesweit einheitliche Notrufnummer „15". Der Anruf erreicht die Rettungsleitstelle, die als notfallmedizinische Abteilung direkt ins Krankenhaus integriert ist. Dort nehmen Arzthelferinnen mit Zusatzqualifikation den Anruf entgegen und leiten ihn entsprechend dem medizinischen Problem entweder an einen Notfallmediziner oder einen Allgemeinmediziner weiter. Diese disponieren nach erneuter Prüfung die notwendigen Rettungsmittel vom Hausarztbesuch bis zum Notarzteinsatz. So muss sich der Patient nicht, wie in Deutschland üblich, Gedanken machen, an welche Institution er sich mit seinem medizinischen Problem wendet [Genzwürker, Gröschel, Ellinger 2001b]. Die Leitung der Leitstelle und des Notarztstandorts obliegt dort einem Arzt. Somit bestehen allein durch diese organisatorische Struktur mehr Möglichkeiten, ärztliche Kompetenz in die Fortentwicklung der notfallmedizinischen Leistungen und die Sicherung der Qualität einfließen zu lassen.

3.2 Dokumentation

3.2.1 Instrument für Informationsaustausch und Qualitätssicherung

Das vollständige und leserliche Übergabeprotokoll ist die Visitenkarte des Notarztes. Die Einsatzdokumentation ist die Grundlage für viele Entscheidungen in der weiteren Versorgung des Patienten. Von einer genauen Beschreibung des Ausgangsbefunds und einer exakten Anamnese-Erhebung hängt es häufig ab, wie schnell und welche weiteren Maßnahmen in der Klinik ergriffen werden. Dokumentation kann Leben retten!

Der Notfallpatient muss vom Notarzt persönlich an den weiterbehandelnden Arzt übergeben werden, hiervon kann nur in Ausnahmefällen abgewichen werden. So besteht die Möglichkeit, Missverständnissen an dieser Schnittstelle vorzubeugen. Allerdings gilt es zu berücksichtigen, dass gerade in den ersten Minuten der Übergabe und Aufnahme des Patienten eine Flut von Informationen auf die aufnehmenden Kollegen einströmt. Es ist fast unvermeidlich, dass dabei Informationen verloren gehen. Die Beschränkung wichtiger Informationen auf die mündliche Übergabe ist deshalb grob fahrlässig.

Jede notfallmedizinische Dokumentation dient mehreren Zwecken gleichzeitig. Zunächst soll sie ein genaues Abbild des Notfalleinsatzes geben, sodass fachkundige Dritte den medizinischen Ablauf nachvollziehen können. Damit ist sie ein wichtiges Dokument für die kontinuierliche Weiterversorgung des Patienten im Krankenhaus. Sie dient daneben einer Reihe von sekundären Zwecken. Sie ist wichtig für die Abrechnung der Einsätze und als Beleg für die erbrachten Leistungen, und sie dient der juristischen Absicherung des Notarztes sowie des Rettungsdienstpersonals. Außerdem ermöglicht sie die Gewinnung von Daten und Indikatoren für ein Qualitätsmanagement. Idealerweise soll sie klinische Forschung im Routineeinsatz unterstützen.

Die Aufzeichnung sollte grundsätzlich vom Arzt durchgeführt werden. Einzelne Bereiche können jedoch an das Rettungsdienstpersonal delegiert werden. Dazu gehören die Erhebung der Patientenstammdaten, die technischen Einsatzdaten und Einsatzzeiten und ggf. auch die initialen Vitalparameter. Der Arzt trägt jedoch die abschließende Verantwortung für die gesamte Dokumentation mit seiner Unterschrift.

Ärztliche Verantwortung

Häufig wird aus angeblichem Zeitmangel, aber auch aus anderen Gründen (Übelkeit des Notarztes beim Schreiben im fahrenden Fahrzeug) die Dokumentation stark vernachlässigt. Folge-Einsätze verhindern die zeitgerechte Fertigstellung und gründliche Überprüfung der Daten. Dabei sind diese Argumente für fehlende Personalien des Patienten nur in den seltensten Fällen gerechtfertigt. Bei der überwiegenden Zahl der Notfälle ist es bei guter Organisation und Aufgabenverteilung des Rettungsteams möglich, diese Informationen noch am Notfallort zu erheben und zu dokumentieren.

So können verletzte Patienten bis zur Einleitung einer Narkose häufig noch nach ihren Personalien, wichtigen Vorerkrankungen oder Telefonnummern von Angehörigen befragt werden. Da die meisten Rettungseinsätze in häuslicher Umgebung stattfinden, stehen oft auch Angehörige für diese Auskünfte zur Verfügung.

Gerade fehlende Personalien stellen ein nicht zu unterschätzendes Problem für die aufnehmende Klinik dar. Dadurch werden die Patienten zunächst als „unbekannt" geführt und erst später die Formulare einem Namen zugeordnet. Da gerade in den ersten Minuten der Aufnahme zahllose Dokumente erstellt und mit Personaldaten versehen werden, kann es hier im Verlauf leicht zu Verwechslungen kommen.

Auch das Fehlen von Einsatzdatum und Einsatzzeiten kann zu erheblichen Zuordnungsproblemen führen und erschwert die Arbeit der ärztlichen Kollegen bei der Unfallberichterstellung. Ganz zu schweigen von den Problemen der Krankenhausverwaltung, bei unbekanntem Kostenträger Anschlussheilbehandlungen zeitgerecht zu organisieren. Aber auch die fehlende Dokumentation von Maßnahmen, wie das Anlegen von Immobilisationen (Stifneck), kann juristische Schwierigkeiten bereiten.

Um unter den schwierigen Bedingungen eines Einsatzes dem Dokumentierenden die Arbeit zu erleichtern, ist eine strukturierte Vorgabe notwendig, an der er sich orientieren kann, sodass kein wichtiger

Notarztprotokolle

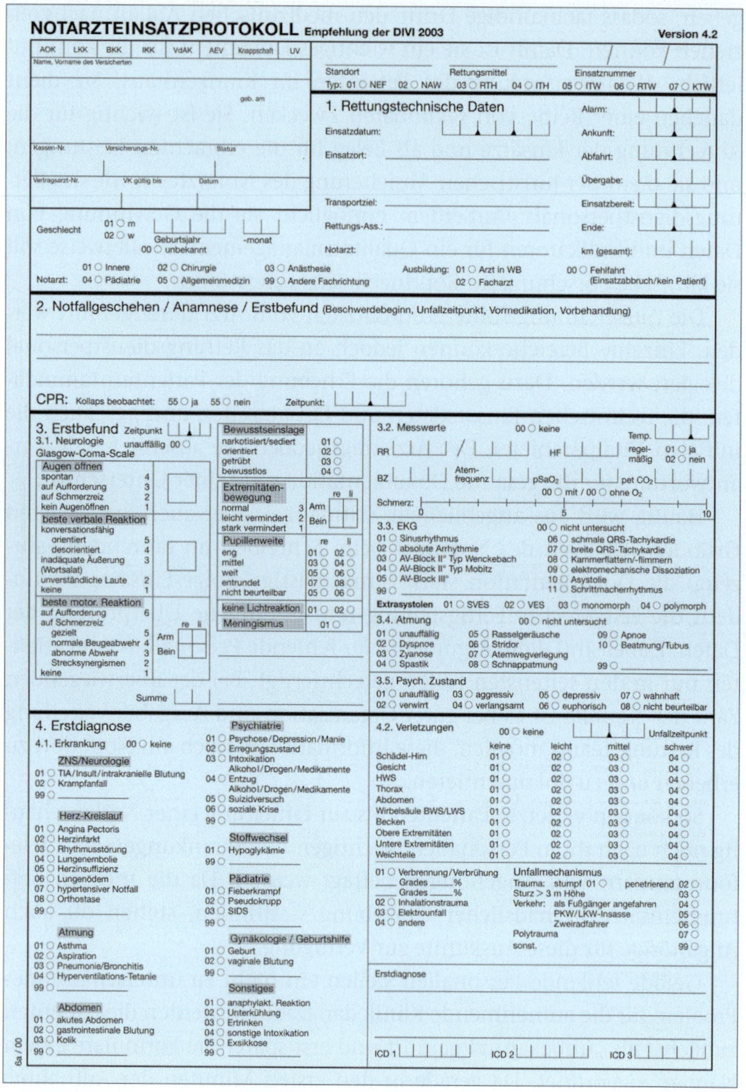

NOTARZTEINSATZPROTOKOLL Empfehlung der DIVI 2003 Version 4.2

AOK | LKK | BKK | IKK | VdAK | AEV | Knappschaft | UV

Name, Vorname des Versicherten

geb. am

Kassen-Nr. Versicherungs-Nr. Status

Vertragsarzt-Nr. VK gültig bis Datum

Geschlecht 01 ○ m 02 ○ w Geburtsjahr -monat 00 ○ unbekannt

Notarzt: 01 ○ Innere 02 ○ Chirurgie 03 ○ Anästhesie 04 ○ Pädiatrie 05 ○ Allgemeinmedizin 99 ○ Andere Fachrichtung

Standort Rettungsmittel Einsatznummer

Typ: 01 ○ NEF 02 ○ NAW 03 ○ RTH 04 ○ ITH 05 ○ ITW 06 ○ RTW 07 ○ KTW

1. Rettungstechnische Daten

Einsatzdatum: Einsatzort: Transportziel: Rettungs-Ass.: Notarzt:

Alarm: Ankunft: Abfahrt: Übergabe: Einsatzbereit: Ende: km (gesamt):

Ausbildung: 01 ○ Arzt in WB 02 ○ Facharzt 00 ○ Fehlfahrt (Einsatzabbruch/kein Patient)

2. Notfallgeschehen / Anamnese / Erstbefund (Beschwerdebeginn, Unfallzeitpunkt, Vormedikation, Vorbehandlung)

CPR: Kollaps beobachtet: 55 ○ ja 55 ○ nein Zeitpunkt:

3. Erstbefund Zeitpunkt

3.1. Neurologie unauffällig 00 ○

Glasgow-Coma-Scale

Augen öffnen: spontan 4, auf Aufforderung 3, auf Schmerzreiz 2, kein Augenöffnen 1

beste verbale Reaktion: konversationsfähig orientiert 5, desorientiert 4, inadäquate Äußerung (Wortsalat) 3, unverständliche Laute 2, keine 1

beste motor. Reaktion: auf Aufforderung 6, auf Schmerzreiz gezielt 5, normale Beugeabwehr 4, abnorme Abwehr 3, Strecksynergismen 2, keine 1 (re li, Arm, Bein)

Summe

Bewusstseinslage: narkotisiert/sediert 01 ○, orientiert 02 ○, getrübt 03 ○, bewusstlos 04 ○

Extremitätenbewegung (re li): normal 3, leicht vermindert 2, stark vermindert 1 (Arm, Bein)

Pupillenweite (re li): eng 01 ○ 02 ○, mittel 03 ○ 04 ○, weit 05 ○ 06 ○, entrundet 07 ○ 08 ○, nicht beurteilbar 05 ○ 06 ○

keine Lichtreaktion 01 ○ 02 ○

Meningismus 01 ○

3.2. Messwerte 00 ○ keine

RR / HF Temp. regelmäßig 01 ○ ja 02 ○ nein

BZ Atemfrequenz $pSaO_2$ pet CO_2 00 ○ mit / 00 ○ ohne O_2

Schmerz: 0 5 10

3.3. EKG 00 ○ nicht untersucht

01 ○ Sinusrhythmus, 02 ○ absolute Arrhythmie, 03 ○ AV-Block II° Typ Wenckebach, 04 ○ AV-Block II° Typ Mobitz, 05 ○ AV-Block III°, 99 ○, 06 ○ schmale QRS-Tachykardie, 07 ○ breite QRS-Tachykardie, 08 ○ Kammerflattern/-flimmern, 09 ○ elektromechanische Dissoziation, 10 ○ Asystolie, 11 ○ Schrittmacherrhythmus

Extrasystolen 01 ○ SVES 02 ○ VES 03 ○ monomorph 04 ○ polymorph

3.4. Atmung 00 ○ nicht untersucht

01 ○ unauffällig, 02 ○ Dyspnoe, 03 ○ Zyanose, 04 ○ Spastik, 05 ○ Rasselgeräusche, 06 ○ Stridor, 07 ○ Atemwegverlegung, 08 ○ Schnappatmung, 09 ○ Apnoe, 10 ○ Beatmung/Tubus, 99 ○

3.5. Psych. Zustand

01 ○ unauffällig, 02 ○ verwirrt, 03 ○ aggressiv, 04 ○ verlangsamt, 05 ○ depressiv, 06 ○ euphorisch, 07 ○ wahnhaft, 08 ○ nicht beurteilbar

4. Erstdiagnose

4.1. Erkrankung 00 ○ keine

ZNS/Neurologie: 01 ○ TIA/Insult/intrakranielle Blutung, 02 ○ Krampfanfall, 99 ○

Herz-Kreislauf: 01 ○ Angina Pectoris, 02 ○ Herzinfarkt, 03 ○ Rhythmusstörung, 04 ○ Lungenembolie, 05 ○ Herzinsuffizienz, 06 ○ Lungenödem, 07 ○ hypertensiver Notfall, 08 ○ Orthostase, 99 ○

Atmung: 01 ○ Asthma, 02 ○ Aspiration, 03 ○ Pneumonie/Bronchitis, 04 ○ Hyperventilations-Tetanie, 99 ○

Abdomen: 01 ○ akutes Abdomen, 02 ○ gastrointestinale Blutung, 03 ○ Kolik, 99 ○

Psychiatrie: 01 ○ Psychose/Depression/Manie, 02 ○ Erregungszustand, 03 ○ Intoxikation Alkohol/Drogen/Medikamente, 04 ○ Entzug Alkohol/Drogen/Medikamente, 05 ○ Suizidversuch, 06 ○ soziale Krise, 99 ○

Stoffwechsel: 01 ○ Hypoglykämie, 99 ○

Pädiatrie: 01 ○ Fieberkrampf, 02 ○ Pseudokrupp, 03 ○ SIDS, 99 ○

Gynäkologie / Geburtshilfe: 01 ○ Geburt, 02 ○ vaginale Blutung, 99 ○

Sonstiges: 01 ○ anaphylakt. Reaktion, 02 ○ Unterkühlung, 03 ○ Ertrinken, 04 ○ sonstige Intoxikation, 05 ○ Exsikkose, 99 ○

4.2. Verletzungen 00 ○ keine Unfallzeitpunkt

	keine	leicht	mittel	schwer
Schädel-Hirn	01 ○	02 ○	03 ○	04 ○
Gesicht	01 ○	02 ○	03 ○	04 ○
HWS	01 ○	02 ○	03 ○	04 ○
Thorax	01 ○	02 ○	03 ○	04 ○
Abdomen	01 ○	02 ○	03 ○	04 ○
Wirbelsäule BWS/LWS	01 ○	02 ○	03 ○	04 ○
Becken	01 ○	02 ○	03 ○	04 ○
Obere Extremitäten	01 ○	02 ○	03 ○	04 ○
Untere Extremitäten	01 ○	02 ○	03 ○	04 ○
Weichteile	01 ○	02 ○	03 ○	04 ○

01 ○ Verbrennung/Verbrühung ___ Grades ___% ___ Grades ___%, 02 ○ Inhalationstrauma, 03 ○ Elektrounfall, 04 ○ andere

Unfallmechanismus: Trauma: stumpf 01 ○ penetrierend 02 ○; Sturz > 3 m Höhe 03 ○; Verkehr: als Fußgänger angefahren 04 ○, PKW/LKW-Insasse 05 ○, Zweiradfahrer 06 ○; Polytrauma 07 ○; sonst. 99 ○

Erstdiagnose

ICD 1 ICD 2 ICD 3

6a / 00

Abb. 3.1a: Notarzteinsatzprotokoll, Empfehlung der DIVI 2003

Bereich vergessen wird. Hierfür ist von der DIVI ein Protokoll auf 2 DIN-A4-Seiten entwickelt worden. Das DIVI-Notarztprotokoll hat sich in der notärztlichen Praxis inzwischen durchgesetzt. Es wurde mehrfach angepasst und ist aktuell in der Version 4.2 erhältlich (s. Abb. 3.1).

Eine adäquate Dokumentation bildet die Grundlage für den weiteren Informationsaustausch in der Versorgungskette und ist unverzichtbar, um ein systematisches Qualitätsmanagement betreiben zu können.

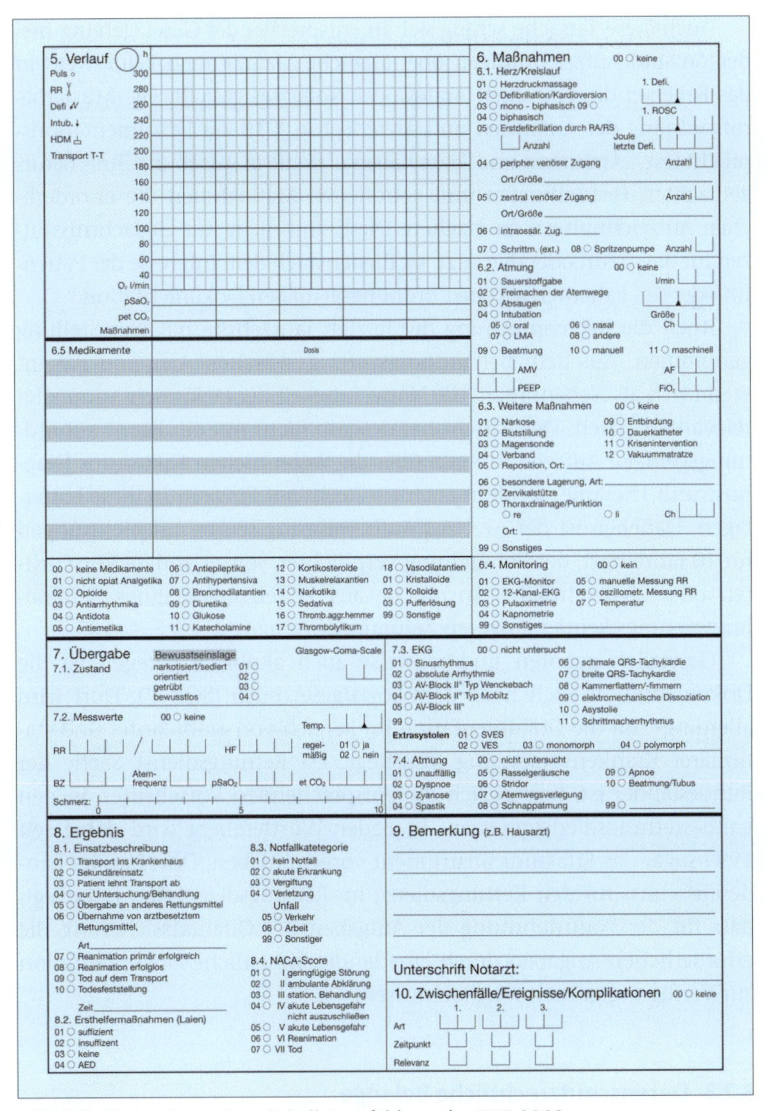

Abb. 3.1b: Notarzteinsatzprotokoll, Empfehlung der DIVI 2003

3.2.2 Verpflichtungen zur Dokumentation

In den Zeiten, als Patienten außer ihrem Hausarzt keinen weiteren Arzt aufsuchten und ganze Familien und Ortschaften nur von einem Arzt versorgt wurden, war die Notwendigkeit einer detaillierten medizinischen Dokumentation gering. Die Informationen blieben bei einem Arzt, der die Aufzeichnungen lediglich als eigene Gedächtnisstütze benötigte. Die zunehmende Spezialisierung der Medizin hat die Zahl der Schnittstellen rasant anwachsen lassen. Damit einhergehend ist die Notwendigkeit eines strukturierten Informations- und Datenaustauschs immer dringender geworden.

Auch diese Tatsache schlug sich in entsprechender Gesetzgebung nieder. So sind Aufzeichnungen über ärztliche Maßnahmen keineswegs in das Belieben des einzelnen Arztes oder Notarztes gestellt. Die Musterberufsordnung der Ärztinnen und Ärzte legt in § 10 zur Dokumentationspflicht fest: „Ärztinnen und Ärzte haben über die in Ausübung ihres Berufs gemachten Feststellungen und getroffenen Maßnahmen die erforderlichen Aufzeichnungen zu machen. Diese sind nicht nur Gedächtnisstützen für die Ärztin oder den Arzt, sie dienen auch dem Interesse der Patientin oder des Patienten an einer ordnungsgemäßen Dokumentation."

Auch die Rechtsprechung der letzten Jahrzehnte hat klar Stellung genommen. Aus dem Behandlungsvertrag zwischen Arzt und Patient ergibt sich als Nebenpflicht die Notwendigkeit der Dokumentation aller relevanten Daten. Der Patient hat deshalb nicht nur ein Recht auf ordnungsgemäße Aufzeichnungen über die wesentlichen Fakten für Diagnose und Therapie, sondern auch ein Recht auf Einsicht in diese Unterlagen. Daneben ist der Arzt zur Aufbewahrung seiner Aufzeichnungen für 10 Jahre nach der Behandlung verpflichtet, soweit andere Vorschriften oder zivilrechtliche Ansprüche aus Verletzungen eines Behandlungsvertrags keinen längeren Zeitraum vorsehen.

Gesetzlich geboten und teilweise auch akribisch geregelt ist die Dokumentation auch nach dem Sozialgesetzbuch (SGB V). Dort wird allerdings nur die Dokumentation im Bereich von ambulanter und stationärer Krankenversorgung festgelegt. Da Rettungsdienst Sache der Bundesländer ist, finden sich die entsprechenden Vorschriften in den Landesrettungsdienstgesetzen. In Baden-Württemberg wird dabei seit 1999 sogar das Erfassungsinstrument vorgeschrieben. Dort hat der Landesausschuss für den Rettungsdienst im Rettungsdienstplan festgelegt, dass für die Wahrnehmung der Aufgaben der Qualitätssicherung die erforderlichen Angaben durch eine landeseinheitliche Dokumentation zur Verfügung gestellt werden müssen.

3.2.3 Datenschutzrechtliche Belange

Die ärztliche Schweigepflicht soll das Vertrauensverhältnis zwischen Arzt und Patienten fördern und damit den Behandlungserfolg unterstützen. Dabei gilt es in erster Linie, die Intimsphäre und das Persönlichkeitsrecht des Patienten zu schützen.

Die Verpflichtung zum Schutz personenbezogener Daten leitet sich aus dem Bundesdatenschutzgesetz und den Datenschutzgesetzen der Länder ab. Regelungen zum Datenschutz finden sich auch in den verschiedenen Landeskrankenhausgesetzen und den Rettungsdienstgesetzen. Verallgemeinernde Aussagen sind aufgrund unterschiedlicher Gesetzgebung in den Ländern daher nicht ohne weiteres möglich.

Allgemein lässt sich jedoch sagen, dass die Verwendung von Daten zu qualitätssichernden Zwecken nicht mehr dem unmittelbaren Interesse des Patienten dient. Sie ist daher nur in anonymisierter Form möglich. Neben der reinen Anonymisierung ist darüber hinaus zu gewährleisten, dass eine Rückführung des Datensatzes auf den einzelnen Patienten nicht mehr möglich ist. Denkbar wäre die Identifikation eines Patienten anhand des Geburtsdatums, verbunden mit dem Einsatzdatum und der Einsatzzeit. Um solche Rückschlüsse zu verhindern, werden Daten häufig klassifiziert. Beim Geburtsdatum wird lediglich das Alter in Jahren zur qualitätssichernden Auswertung weitergegeben.

Die Übersendung eines Arztbriefs oder einer Epikrise an den vorbehandelnden Notarzt oder die Rettungsorganisation ist aus datenschutzrechtlichen Gründen nur dann statthaft, wenn der Patient im Einzelfall dazu seine Genehmigung erteilt hat [Lippert 1994].

Auch die in der Praxis übliche Vorgehensweise, dass der Notarzt in den Folgetagen im Krankenhaus anruft, um sich über den weiteren Verlauf zu erkundigen, bedarf der Zustimmung des Patienten. Diese sog. Rückwärtsinformation ist nach Auffassung des Landesbeauftragten für den Datenschutz in Bayern innerhalb eines eng begrenzten Zeitraums (max. 48 h) möglich, wenn sie ausschließlich der individuellen Qualitätssicherung des einzelnen Notarztes dient. Eine Speicherung dieser Daten ist damit allerdings ausgeschlossen [Bayerischer Landesbeauftragter für den Datenschutz 1999].

Rückwärtsinformation

Dabei hat der Auskunft gebende Arzt in jedem Fall zumindest den vermutlichen Willen des Patienten zu berücksichtigen. Bestehen Zweifel daran, dass der Patient seine Einwilligung hierzu erteilen würde, ist er zuvor um Erlaubnis zu fragen, oder die Auskunft muss verweigert werden.

Da ein berechtigtes Interesse an der Übermittlung auch elektronisch auswertbarer Daten von vielen Seiten zum Zwecke von Forschung und Qualitätssicherung besteht, ist auf absehbare Zeit eine normenklare gesetzliche Regelung für diese Fälle zu fordern.

Werden Daten elektronisch gespeichert, werden erhöhte Anforderungen an die Datensicherheit gestellt. Vorschriften hierzu finden sich u.a. in den Datenschutzgesetzen des Bundes und der Länder. Zu beachten sind die 10 Gebote des Datenschutzes.

> **Die 10 Gebote des Datenschutzes**
> 1. Unbefugten ist der Zugang zu Datenverarbeitungsanlagen zu verwehren (Zugangskontrolle).
> 2. Es muss verhindert werden, dass Datenträger unbefugt gelesen, kopiert, verändert oder entfernt werden können (Datenträgerkontrolle).
> 3. Die unbefugte Eingabe, Kenntnisnahme, Veränderung oder Löschung gespeicherter Daten ist zu verhindern (Speicherkontrolle).
> 4. Es muss eine Benutzerkontrolle existieren, z.B. durch Passwörter und Rechtevergabe (Benutzerkontrolle).

5. Berechtigte Nutzer dürfen ausschließlich auf die ihrer Zugriffsberechtigung unterliegenden Daten zugreifen können (Zugriffskontrolle).
6. Es muss nachvollziehbar und überprüfbar sein, an welche Stellen Daten übermittelt werden können (Übermittlungskontrolle).
7. Es muss nachprüfbar sein, wer zu welcher Zeit welche Daten eingegeben hat (Eingabekontrolle).
8. Es muss sichergestellt sein, dass Daten, die im Auftrag verarbeitet werden, nur entsprechend den Weisungen des Auftraggebers verarbeitet werden können (Auftragskontrolle).
9. Es muss verhindert werden, dass bei der Datenübertragung oder beim Transport von Datenträgern die Daten unbefugt gelesen, kopiert, verändert oder gelöscht werden können (Transportkontrolle).
10. Die Organisation von Einrichtungen ist so zu gestalten, dass sie den Anforderungen des Datenschutzes gerecht wird (Organisationskontrolle).

3.2.4 Dokumentation in der präklinischen Notfallmedizin

Notärztliche Dokumentation

1991 wurde von der Sektion Rettungswesen der DIVI ein Protokoll entwickelt und empfohlen, das die Erhebung von bundesweit vergleichbaren Daten zur Qualitätssicherung ermöglichen sollte [Herden und Moecke 1991]. Das Protokoll teilt sich in die Bereiche Personalien und Rettungstechnische Daten, Notfallsituation, Erstbefunde und Diagnosen, gefolgt von einer Verlaufsbeschreibung, Maßnahmen und dem Ergebnis. Der Notarzt zeichnet mit seiner Unterschrift für die Richtigkeit des Protokolls.

MIND Das DIVI-Notarztprotokoll wurde in der Folge jedoch nur sehr zögerlich an den Notarztstandorten in Deutschland angenommen – zu unterschiedlich waren die Wünsche an Layout und Dateninhalte. Um individuellen Wünschen besser gerecht zu werden und dennoch einen einheitlichen Datensatz zu erhalten, wurde 1996 von Friedrich und Messelken der MIND vorgestellt [Friedrich und Messelken 1996] und von der DIVI konsentiert. Dieser Datensatz fand breite Akzeptanz. Das DIVI-Notarztprotokoll beinhaltete diesen Datensatz. Auch Beleglesesysteme, wie das System NADOK, bilden ihn ab, und er war eine ideale Grundlage für die Entwicklung elektronischer Notarztprotokolle. So wurde eine gemeinsame Grundlage für ein Qualitätsmanagement unabhängig vom Eingabemedium geschaffen.

Utstein Style In der Abtei von Utstein bei Stavanger/Norwegen wurde 1990 eine Konferenz abgehalten, mit dem Ziel, einen internationalen Standard zur einheitlichen Dokumentation von außerklinischen Reanimationen zu entwickeln. Dieser ist inzwischen als Utstein Style weltweit anerkannt [Cummins und Chamberlain 1991]. Kaum eine Studie zu Reanimationen wird mehr ohne diesen Standard durchgeführt. Die ursprüngliche Version des MIND berücksichtigte diesen Standard noch nicht.

Da Reanimationen eindeutig eine Domäne präklinischer Notfallmedizin sind, wurden Teile des Utstein-Kerndatensatzes in die neue Version 2.0 des MIND eingearbeitet. Inzwischen ist der MIND auch dem medizinischen Wandel und den veränderten Ansprüchen an das Qualitätsmanagement angepasst worden. Die neuste Version nennt sich MIND2. Die Datengrundlage umfasst den Primär- und Sekundäreinsatz in der Notfallrettung sowie Daten zum Reanimationsregister und zum Utstein Style. Auch das DIVI-Notarztprotokoll in der Version 4.2 beinhaltet bereits den MIND2 [Messelken und Schlechtriemen 2003].

Papierprotokoll

Um die erfassten Daten für eine Auswertung zur Verfügung zu stellen, ist die Übertragung des Papierprotokolls in ein EDV-System erforderlich. Mit dem DIVI-Notarztprotokoll muss jeder Einsatz per Hand eingegeben werden. Um diesen Arbeitsaufwand gering zu halten, wurden Beleglesesysteme entwickelt, bei denen an bestimmten Stellen des Protokolls Markierungen gemacht werden, die anschließend von einem Belegleser erkannt und verarbeitet werden. Das System NADOK ist hierfür ein Beispiel. Diese Systeme konnten inzwischen so weiterentwickelt werden, dass sogar Handschriften (z.B. Einsatzdatum und Uhrzeiten) automatisiert erfasst werden können. Ein neueres Hilfsmittel zur Übertragung der Informationen in die EDV ist ein digitaler Kugelschreiber, der mit einer Kamera ausgestattet ist, die die Schreibbewegungen anhand eines Punktrasters auf dem Notarztprotokoll erkennt und in digitale Informationen umwandelt.

Die papiergebundene Erfassung der Einsatzdaten ist zwar praktikabel, sie ist jedoch mit einer Reihe von Defiziten verbunden. Die Handschriften auf den Protokollen sind häufig nicht leserlich, eine Überprüfung auf Vollständigkeit und Plausibilität der Daten findet nicht oder erst beim späteren Eingeben der Daten in die EDV statt, die Genauigkeit der Zeiterfassung hängt vom Erfasser ab und ist extrem variabel und unzuverlässig, bereits mit anderen Geräten wie EKG oder Beatmungsgerät erfasste Daten müssen übertragen werden.

Elektronisches Protokoll

Viele dieser Probleme ließen sich mit direkter Eingabe in mobile Computer lösen. Schon lange ist deshalb über den Einsatz von tragbaren Rechnern zur zeitnahen Erfassung des Notfalleinsatzes nachgedacht worden [Messelken, Martin, Milewski 1997]. Dabei gab es eine Reihe von interessanten Entwicklungen, die sich allerdings bisher nicht flächendeckend durchsetzen konnten. Beispielhaft sind zu nennen: das „EDV-NAW-Einsatzprotokoll", das am Notarztstandort der Universitätsklinik Innsbruck entwickelt und erprobt wurde [Nogler und Baubin 1996]. Die Entwicklung von „MoPaDs" an der Universitätsklinik Würzburg [Englert et al. 1997], das Projekt NOAH (Notfall Organisations- und Arbeitshilfe) der Unfallchirurgischen Abteilung der Universität Regensburg [Herrmann 1997], die Entwicklung von „Naprot" der Fachhoch-

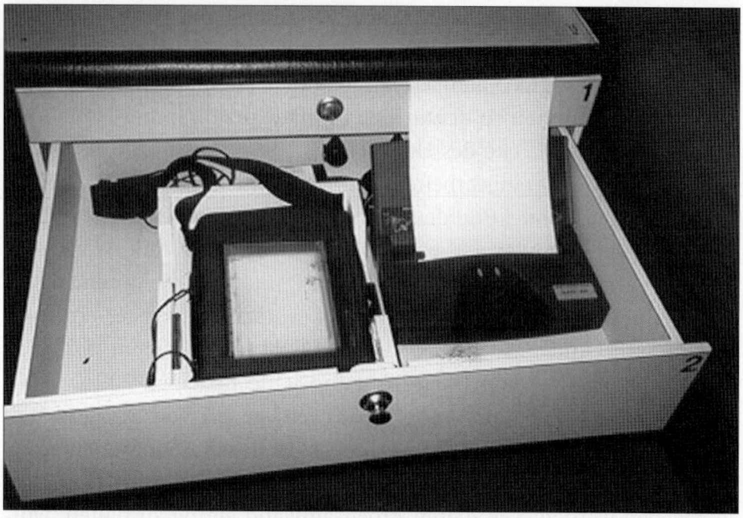

Abb. 3.2: Das Elektronische Notfallprotokoll mit mobilem Drucker zur drahtlosen Datenübertragung

schule Ulm gemeinsam mit dem Bundeswehrkrankenhaus Ulm [Helm et al. 1996] und das Elektronische Notfallprotokoll ENP, das gemeinsam mit Maquette-Hellige am Universitätsklinikum Mannheim entwickelt und erprobt wurde [Gröschel et al. 2000] (s. Abb. 3.2).

Nichtärztliche Dokumentation

Auch im Rettungsdienst ohne Beteiligung eines Notarztes gilt die Verpflichtung zur Dokumentation. Im Landesrettungsdienstgesetz Bayern heißt es in Artikel 27: „Die in der Notfallrettung in der Leitstelle oder zur Versorgung und Betreuung von Notfallpatienten eingesetzten Personen haben die Pflicht, jeden Einsatz und die dabei getroffenen aufgabenbezogenen Feststellungen und Maßnahmen ausreichend zu dokumentieren." Eine gute Dokumentation des Rettungsdienstpersonals ist wichtig für die weitere Versorgung der Patienten und dient nicht zuletzt der juristischen Absicherung.

1994 wurde deshalb von der DIVI ein Rettungsdienstprotokoll auf einer DIN-A4-Seite vorgestellt [Moecke et al. 1994]. Ein Rettungsdienstprotokoll, wenn es sich überhaupt von dem des Notarztprotokolls unterscheiden muss, sollte sich eng an die Vorgaben des MIND halten, um eine gemeinsame Auswertung sowohl der Notarzt- als auch der Rettungsdienstdaten zu ermöglichen. Der MIND2 enthält die Daten des DIVI-Rettungsdienstprotokolls als Teilmenge und ist damit offen für viele Protokollformen.

Nachdem die Qualitätssicherung im Bereich der Notarzteinsätze große Fortschritte gemacht hat, der weit größere Teil der Einsätze jedoch vom Rettungsdienst allein bewältigt wird, müssen hier in der Zukunft noch größere Anstrengungen gemacht werden, um vergleichbare Datenauswertungen zu bekommen. Hier sind die ÄLRD gefordert.

3.2 Dokumentation

Über- und Weitergabe der Dokumentation
Die ideale Notarztdokumentation erfasst alle Ereignisse, Befunde und Maßnahmen in dem Moment ihrer Entstehung und gibt damit ein möglichst genaues und detailliertes Bild des Rettungsverlaufs. Sie sollte sich den Umständen des Falles anpassen, sodass je nach Behandlungsfall passende Abfragefelder zur Verfügung stehen. Sie sollte in dem Moment abgeschlossen sein, in dem die Behandlung beendet wird. Sie sollte so strukturiert sein, dass alle damit gewonnenen Daten problemlos ausgewertet und mit vergleichbaren Einsätzen national und international verglichen werden können. Nebenbei sollte auch die Abrechnung mit den Kostenträgern erfolgen, und die Anforderungen an Datenschutz, Langzeitarchivierung und klinische Studien sollten erfüllt sein.

Die Vielfalt der Anforderungen wird bisher von keinem System erfüllt. Es ist jedoch absehbar, dass mobile Computer diese Aufgaben künftig übernehmen werden.

Das Szenarium der Zukunft könnte so aussehen: In Patienten, Patientenkleidung oder in Fahrzeugen integrierte Sensoren signalisieren nach einem Unfall oder einem Herzinfarkt automatisch Ort und Schwere des Ereignisses an die nächste Rettungsleitstelle. Dort werden die Rettungsmittel alarmiert. Diese erhalten alle wichtigen Einsatzdaten und Informationen auf dem Display ihrer mobilen Rechner. Einsatzzeiten werden per Knopfdruck oder per Spracherkennung erfasst. Das Navigationssystem leitet Retter auf dem kürzesten Weg zum Einsatzort. Da die mobilen Computer in die Kleidung integriert sind, können sich die Helfer vor Ort frei bewegen. Wichtige Maßnahmen werden zeitgenau per Spracherkennung dokumentiert. Alle biometrischen Signale vom EKG oder vom Beatmungsgerät werden per Kurzstreckenfunk (Bluetooth) in die mobile Dokumentation übertragen. Mit der elektronischen Gesundheitskarte werden die Personalien des Patienten eingelesen, und der Notarzt erhält über Mobilfunk Zugriff auf wichtige Notfalldaten wie Allergien oder Vorerkrankungen des Patienten. Der Notarzt kann sich jederzeit Expertenrat in Online-Datenbanken oder per Videokonferenz holen. Zur Auswahl geeigneter aufnahmebereiter Krankenhäuser stehen ihm aktuelle Datenbanken und Behandlungsleitlinien zur Verfügung. Die Zielklinik erhält mit der Ankündigung des Patienten bereits erste Informationen über den Patientenzustand. Das Protokoll bei Übergabe wird drahtlos ins Krankenhausinformationssystem überspielt. Nach Abschluss des Einsatzes werden die gesamten Daten an den Leitstellenrechner übermittelt, sodass keine Daten auf dem mobilen Rechner verbleiben. Sie stehen dort gemeinsam mit den Leitstellendaten und Verlaufsparametern aus dem Krankenhaus zur Abrechnung, zum Qualitätsmanagement und zur Forschung zur Verfügung.

Blick in die Zukunft

Technisch ist diese Vision problemlos zu realisieren. Bisher haben jedoch fehlende Standards und v.a. finanzielle Probleme diese Lösungen verhindert. Mit dem Siegeszug mobiler Computer, schnellen Mobilfunknetzen, dem Internet, der wachsenden Verbreitung von Krankenhausinformationssystemen sowie der Einführung der elektronischen Gesundheitskarte werden sich allerdings neue Möglichkeiten zur Realisierung dieser Vision bieten.

3.2.5 Möglichkeiten der Datenanalyse

Seit 2001 ist das einheitliche Erfassungsinstrument NADOK in Baden-Württemberg verpflichtend vorgeschrieben. Dabei handelt es sich um ein Papierprotokoll auf Grundlage des MIND. Um die erhobenen Daten elektronisch weiterverarbeiten zu können, wird das Protokoll mittels Belegleser nach dem Einsatz erfasst. Bei diesem Vorgang werden die Eingaben auf Plausibilität überprüft. Den Mitarbeitern des Notarztstandorts steht somit jederzeit eine statistische Auswertung ihrer Einsätze zum internen Qualitätsmanagement zur Verfügung.

Die erfassten Daten können darüber hinaus im Format des MIND exportiert werden, um sie bez. Struktur-, Prozess- und Ergebnisqualität standortübergreifend auszuwerten. Seit 2003 werden in Baden-Württemberg Daten flächendeckend gesammelt und bez. Struktur-, Prozess- und Ergebnisqualität analysiert [Messelken et al. 2005]. Dazu wurde bei der Landesärztekammer Baden-Württemberg eine Projektgeschäftsstelle eingerichtet, die die Datensätze zweimal jährlich sammelt, anonymisiert und zur Auswertung an ein unabhängiges Institut schickt. Über die Landesärztekammer werden die Ergebnisse für die einzelnen Teilnehmer wieder entanonymisiert, sodass jeder Standort seine Auswertung mit den landesweit erhobenen Referenzdaten vergleichen kann.

Benchmarking

Zur Interpretation der Auswertungen bedarf es einiger grundsätzlicher Überlegungen. Zunächst ist es möglich, die Mittelwerte oder Mediane aller Standorte heranzuziehen und die eigenen Daten damit zu vergleichen. Das Resultat ist, dass man weiß, ob man besser oder schlechter als der Durchschnitt ist. Alle Standorte, die besser sind, könnten sich dann beruhigt auf die Schulter klopfen und weitermachen wie bisher. Allerdings spricht die Orientierung am Durchschnitt nicht automatisch für gute Qualität.

In einem zweiten Schritt kann nach Analyse des Istzustands und Berücksichtigung der wissenschaftlichen Literatur ein Expertengremium eine Referenzgröße festlegen. Diese Referenzgröße gilt dann als Maßstab für das Erreichen oder Nichterreichen guter Qualität. So wurde z.B. für das Kriterium guter Dispositionsqualität gefordert, dass mindestens 50% aller Notarzteinsätze einen NACA-Score von 3–6 haben sollten [Messelken et al. 2005]. Die Erfüllung des Kriteriums steht dann für gute Qualität.

Qualitätsmanagement zielt jedoch darauf ab, ständig zu verbessern. Damit erscheint es in vielen Fällen sinnvoller, sich an den „Besten" zu orientieren. Die Orientierung kann durch vergleichende Auswertungen erfolgen, dem sog. Benchmarking. Dabei werden alle Einzelergebnisse

3.2 Dokumentation

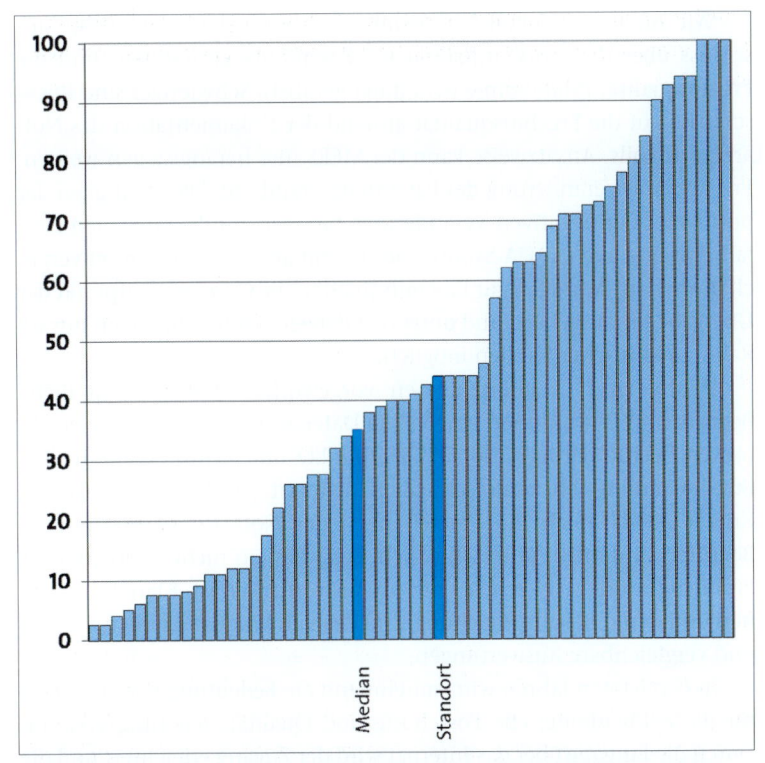

Abb. 3.3: Benchmarking: relative Häufigkeit des Einsatzes des 12-Kanal-EKGs bei Myokardinfarkt (Abb. mit freundlicher Genehmigung von M. Messelken, Göppingen)

der Größe nach geordnet (Ranking). Lediglich der eigene Standort ist als solcher kenntlich gemacht. So kann man sehen, an welcher Stelle man sich befindet und wie weit man vom Ergebnis der „Besten" entfernt ist (s. Abb. 3.3).

Aus Gründen der Praktikabilität ist zunächst versucht worden, Qualität an häufigen Diagnosen festzumachen, die hohe Relevanz beim Notarzteinsatz haben: die sog. Tracerdiagnosen. Es sind dies die Reanimation, das ACS [Hamm 2004], der Schlaganfall und das Polytrauma. Für alle Bereiche existieren wissenschaftlich fundierte Leitlinien, die einem ständigen Verbesserungsprozess unterliegen. Insofern bilden diese das Ideal guter Prozessqualität.

Nimmt man die Tracerdiagnose ACS, fordern die einschlägigen Leitlinien zur Diagnosestellung die Durchführung eines 12-Kanal-EKGs. Das bedeutet 100% Durchführung bei dieser Diagnose. Aus den Daten der NADOK-Auswertung in Baden-Württemberg im Jahre 2004, zu der 86 Standorte beitrugen, ging jedoch hervor, dass die durchschnittliche Durchführungsquote nur bei 42% lag. Auch hier wäre es ein Fehler, sich mit einer Durchführungsquote von 50% am eigenen Standort zufrieden zu geben. Erst das Benchmarking (s. Abb. 3.3) verdeutlicht, wo man im Vergleich wirklich steht und wohin man kommen muss.

Wie oft ein 12-Kanal-EKG beim ACS geschrieben wird, gibt Aufschluss über die Strukturqualität (12-Kanal-EKG vorhanden) und die Prozessqualität (Maßnahme wird durchgeführt). Schwieriger sind Rückschlüsse auf die Ergebnisqualität anhand der Dokumentation des Notarztprotokolls. Ansatzweise kann der MEES hier herangezogen werden. Er zeigt eine Veränderung des Patientenzustands an. Die Häufigkeit der positiven oder negativen Veränderung, bezogen auf die einzelnen Notfallschweregrade (NACA-Score), können mit anderen Standorten verglichen werden. Aussagen zur Ergebnisqualität, die über den Zeitpunkt der Übergabe hinausgehen, sind unter den derzeitigen Bedingungen nur im Rahmen klinischer Studien möglich.

Häufig wird Qualitätsanalysen vorgeworfen, dass uneinheitliche Begriffe und Definitionen eine valide Datenauswertung und Vergleichbarkeit beeinträchtigen. So sind Zeitpunkte und Zeitintervalle in den Bundesländern sehr unterschiedlich definiert [Hinkelbein, Gröschel, Krieter 2004]. Auch die Vorstellungen der Notärzte zu bestimmten Begriffen sind oft so unterschiedlich, dass dies ein nicht unerhebliches Problem für die Vergleichbarkeit von Auswertungen ist. Klare Definitionen und deren Bekanntmachung sind deshalb Voraussetzung für valide und vergleichbare Auswertungen.

Register

In den letzten Jahren wird zunehmend die Bedeutung von Registern für die epidemiologische Forschung und Qualitätssicherung erkannt. Durch die Eingabe über das Internet wird der Zugang erleichtert und die Datenerfassung deutlich verbessert. Die eingegebenen Daten werden umso interessanter, je mehr Teilnehmer sich am Register beteiligen. Die DGAI hat 2007 für die Notfallmedizin ein Reanimationsregister (http://www.reanimationsregister.de) entwickelt, das von allen Notärzten nach einer Reanimation genutzt werden sollte [Reanimationsregister 2007].

Es ist immer wieder erstaunlich, wie langsam sich eindeutige, wissenschaftlich fundierte Erkenntnisse im medizinischen Alltag etablieren. Um diese Erkenntnisse rasch und wirkungsvoll in die medizinische Routine einfließen zu lassen, ist ein aktives Qualitätsmanagement mit den aufgeführten Methoden unabdingbar. Systeme reagieren träge auf Veränderungen. Qualitätsmanagement stößt die notwendigen Veränderungsprozesse an, treibt sie voran, überprüft sie und passt sie immer wieder neu an. Dabei darf bei allen Techniken und Methoden nicht vergessen werden, dass Menschen Qualität machen! Deshalb müssen sie im Mittelpunkt jeder Qualitätsoffensive stehen!

Literatur

Bayerischer Landesbeauftragter für den Datenschutz, Der Bayerische Landesbeauftragte für den Datenschutz informiert: Patienten-Verlaufsinformation vom aufnehmenden Krankenhausarzt an den patientenüberbringenden Notarzt. Bayerisches Ärzteblatt (1999), 10, 525

Cummins RO, Chamberlain DA, Recommended guidelines for Uniform Reporting of Data from Out-of-Hospital Cardiac Arrest: The Utstein Style. Prepared by a Task Force of Representatives from the European Resuscitation Council, American Heart Association, Heart and Stroke Foundation of Canada, Australian Resuscitation Council. Resuscitation (1991), 22, 1–26

Dick W, Effektivität präklinischer Notfallversorgung – Fiktion oder Fakt? Anaesthesist (1996), 45, 75–87

Donabedian A, Evaluating the quality of medical care. Milbank Memorial Fund Q (1966), 44, 166–200

Englert S et al., Das Bundeseinheitliche Notarzt-Einsatzprotokoll – Dokumentation über Notepad. Notarzt (1997), 13, 150–154

Falk B, Runggaldier K, Bundesweite Implementierung eines Qualitätsmanagementsystems in einer Rettungsorganisation. Notfall Rettungsmed (2000), 3, 93–100

Fischer M et al., Effektivitäts- und Effizienzvergleich der Rettungsdienstsysteme in Birmingham (UK) und Bonn (D). Anasthesiol Intensivmed Notfallmed Schmerzther (2003), 38, 630–642

Friedrich HJ, Messelken M, Der minimale Notarztdatensatz (MIND). Notarzt (1996), 12, 186–190

Genzwürker H, Gröschel J, Ellinger K, Ärztliche Mitwirkung: Schlüssel zur Qualität in der Notfallmedizin? Anasthesiol Intensivmed (2001a), 42, 597–603

Genzwürker H, Gröschel J, Ellinger K, Notfall Aktuell: Notfallmedizin in Frankreich: SAMU 78. Erfahrungsaustausch mit französischen Notärzten. Notfall Rettungsmed (2001b), 4, 271–272

Gröschel J et al., Das Elektronische Notfallprotokoll – Datenerfassung und Datenfunk im Rettungsdienst als Beitrag zum Qualitätsmanagement. Der Notarzt (2000), 16, 177–184

Hamm CW, Leitlinien: Akutes Koronarsyndrom (ACS). Z Kardiol (2004), 93, 72–90

Helm M et al., Neue Konzepte der Einsatzdokumentation im Luftrettungsdienst. Notarzt (1996), 12, 158–162

Herden HN, Moecke HP, Bundeseinheitliches Notarzteinsatzprotokoll. Anästh Intensivmed (1991), 33, 166–169

Herrmann P, Hightech im Notfall. Notfall Rettungsmed (1997), 0, 55–58

Hinkelbein J, Gröschel J, Krieter H, Zeitpunkte und Zeitabschnitte zur Beschreibung der Struktur- und Prozessqualität im organisatorischen Rettungsablauf. Notarzt (2004), 20, 125–132

Lippert HD, Schweigepflicht unter Ärzten. Notfallmedizin (1994), 20, 322–323

Martin J et al., Die Standard-operating-procedures-Tauschbörse Anästhesiologie, Intensivmedizin, Schmerztherapie und Notfallmedizin. Anaesthesist (2005), 54, 495–496

Messelken M, Qualität in der Notfallrettung – Der Notarztstandort Baden-Württemberg. Notfall Rettungsmed (2009), Suppl 1, 10–11

Messelken M, Schlechtriemen T, Der minimale Notarztdatensatz MIND2. Weiterentwicklung der Datengrundlage für die Notfallmedizin. Notfall Rettungsmed (2003), 6, 189–192

Messelken M, Martin J, Milewski P, Notärztliche Dokumentation und Datenerfassung – Stand 1996. Anasthesiol Intensivmed (1997), 38, 022–029

Messelken M et al., Externe Qualitätssicherung im Rettungsdienst. Notfall Rettungsmed (2005), 7, 476–483

Moecke HP et al., Das Bundeseinheitliche Rettungsdienstprotokoll. Empfehlung der DIVI. Rettungsdienst (1994), 17, 177–178

Nogler M, Baubin M, Einsatz der Notepad-Technologie zur Dokumentation in der prähospitalen Notfallmedizin. Notarzt (1996), 12, 181–185

Reanimationsregister: Notarztstandorte und Organisationen können teilnehmen. Der Notarzt (2007), 23, 147

Schlechtriemen T et al., Validierung des NACA-Score anhand objektivierbarer Parameter – Untersuchung an 104 962 Primäreinsätzen der Jahre 1999–2003 aus der Luftrettung. Notfall Rettungsmed (2005), 8, 96–108

Sefrin P, Rettungsdienst in der finanziellen Zwangsjacke. Notarzt (1996), 12, 39–42

Singhal V, Hendricks K, Schnauber H, Mit Geduld zum Erfolg: US-Studie untersucht wirtschaftliche Entwicklung TQM-geführter Unternehmen. QM-Systeme (2000), 45, 1537–1540

Wirtz S et al., Stellungnahme der AGNN zur bundesweiten Etablierung des ÄLRD. Der Notarzt (2010), 26, 85–88

4 Besonderheiten der Luftrettung

Thomas Luiz

> **Lernziel:**
> Kenntnisse über die Einsatzindikationen und die -möglichkeiten von verschiedenen Luftrettungsmitteln unter spezieller Berücksichtigung des Patientenstatus. Darüber hinaus Darstellung von flugphysiologischem Basiswissen und von Aspekten der Flugsicherheit sowie der Kosten.

4.1 Organisationsformen als Grundlage für die Einsatzart

4.1.1 Historie

Ende der 1960er Jahre war im Rahmen der zunehmenden Massenmotorisierung die Zahl der Unfallopfer sprunghaft angestiegen. So waren in Deutschland (West) im Jahre 1970 ca. 21 000 Verkehrsunfalltote zu beklagen. Nachdem auf Initiative einzelner engagierter Ärzte und Privatpersonen erste Rettungseinsätze mit umgerüsteten Helikoptern prinzipiell positive Ergebnisse erbracht hatten, wurde am 01.11.1970 vom ADAC am Städtischen Krankenhaus München-Harlaching der erste Rettungshubschrauber mit dem Funkrufnahmen Christoph 1 – benannt nach dem Schutzpatron der Reisenden – in Dienst gestellt. Diese Entwicklung wurde begünstigt durch das Aufkommen extrem wendiger, zweimotoriger Leichthubschrauber, in erster Linie der von MBB (heute Eurocopter) konzipierten Bo 105. Binnen 4 Jahrzehnten hat sich die Standortanzahl der Rettungs- und Intensivtransporthubschrauber (RTH bzw. ITH) in der Bundesrepublik bis auf ca. 75 erweitert. Die Luftrettung stellt heute einen unerlässlichen Bestandteil des öffentlich-rechtlichen Rettungsdienstes dar. Allein im Zeitraum von 2002–2009 stieg die Zahl der Einsätze von jährlich knapp 83 000 auf mehr als 97 000 an. Von Beginn an wurden RTH bevorzugt an leistungsfähigen Kliniken (Luftrettungszentren) stationiert, die sowohl in der Lage sind, hoch qualifizierte Ärzte zu stellen als auch die vom RTH transportierten schwer verletzten bzw. schwer kranken Patienten zu versorgen.

4.1.2 Primäreinsatz

Beim Primäreinsatz ergänzt der RTH die bodengebundenen Systeme

> Primäreinsätze des RTH erfolgen bei lebensbedrohlichen Erkrankungen oder Verletzungen, vergleichbar dem Einsatz des bodengebundenen Notarztes. Luft- und bodengebundener Rettungsdienst stehen jedoch nicht in Konkurrenz zueinander. Die Aufgabe der Luftrettung besteht vielmehr darin, den bodengebundenen Rettungsdienst sinnvoll zu ergänzen.

Kriterium zum Einsatz der Luftrettung ist zum einen ein schnelleres Eintreffen gegenüber dem bodengebundenen Rettungsdienst. So kann ein RTH innerhalb von nur 15 Flugminuten ein Gebiet von 8000 km² abdecken, entsprechend einem Radius von 50 km. Auch die Nachforderung des RTH durch ein vor Ort befindliches bodengebundenes Rettungsmittel zählt zu den Primäreinsätzen (sog. kommissionärer Primäreinsatz).

Zunehmend wird der RTH jedoch nicht nur zur schnellen Heranführung des Notarztes genutzt. Besonders in ländlichen Gebieten mit langen Transportstrecken stellt der RTH häufig die einzige Option dar, dass Patienten mit besonders zeitkritischen Notfällen (z.B. Polytrauma, schweres Schädel-Hirn-Trauma, ST-Hebungsinfarkt, Aortenaneurysma, Schlaganfall) innerhalb der von den Fachgesellschaften geforderten Zeitintervalle [agswn 2008] die hierfür geeigneten Zentren erreichen (*„golden hour diseases"*).

4.1.3 Sekundäreinsatz

Der Transport von Patienten zwischen medizinischen Einrichtungen wird als Sekundäreinsatz bezeichnet. Vielfach werden dafür auch die Bezeichnungen Interhospitaltransfer oder Verlegungstransport gebraucht.

Heute steht eine umfangreiche Palette an Transportmitteln zum luftgestützten Sekundäreinsatz zur Verfügung: RTH, ITH, Ambulanzpropjet, Ambulanzjet und Linienjet. Auf die Eigenheiten der jeweiligen Transportmittel und die Differenzialindikation wird weiter unten eingegangen.

Dringlichkeit

Zeitlich nicht disponible Sekundärtransporte sind mit Primäreinsätzen gleichzusetzen

> Zu differenzieren sind dringliche Sekundäreinsätze, die in Bezug auf die Geschwindigkeit der Einsatzabwicklung prinzipiell Primäreinsätzen gleichzusetzen sind (z.B. drohende Einklemmung bei SHT, Patient im kardiogenen Schock), von nicht dringlichen Sekundäreinsätzen (z.B. die Verlegung eines stabilen Koronarpatienten zur oder von der Katheterintervention).

Dringliche Sekundäreinsätze sind i.d.R. Transporte aus peripheren Kliniken in Zentren. Einen Sonderfall stellen frühe Verlegungen noch aus der Notaufnahme von kleinen Kliniken heraus dar (sog. Postprimärtransporte). Rücktransporte von Zentren in kleinere Kliniken oder spezielle Rehabilitationseinrichtungen sind dagegen planbar. Sie dienen der Entlastung der Intensivstationen der Zentren oder der besseren, da heimatnahen, familiären Betreuung der Patienten. Aufgrund der Umstrukturierungen im Krankenhaussektor ist damit zu rechnen, dass zukünftig vermehrt frühe Rückverlegungen zwar stabiler, jedoch z.T. noch intensivpflichtiger Patienten erfolgen (z.B. beatmete Patienten zur neurologischen Frührehabilitation).

4.2 Medizinische Indikation für Luftrettungsmittel

4.2.1 Primäreinsatz

In den Anfangsjahren der Luftrettung wurde der RTH fast ausschließlich bei traumatologischen Notfällen eingesetzt. Obwohl das schwere Trauma aufgrund der hohen Flexibilität bei der Auswahl der Zielklinik sicherlich weiterhin eine wichtige Indikation zum Einsatz des RTH darstellt, überwiegen heute, vergleichbar den Erfahrungen im bodengebundenen Notarztdienst, vielerorts nicht traumatologische Indikationen (insbesondere zeitkritische kardiale und neurologische Notfälle). In Hamburg und Berlin, den mit mehr als 2500 jährlichen Einsätzen mit Abstand aufkommensstärksten Standorten, fungiert der RTH quasi als hochfrequentiertes „fliegendes NEF", mit bevorzugtem Einsatz im innerstädtischen Bereich bei internistischen und neurologischen Notfällen.

Aufgrund der Vielzahl möglicher beeinflussender Variablen ist schwer zu belegen, dass der Einsatz von Luftrettungsmitteln bei bestimmten Krankheitsbildern **per se** ein besseres Outcome bewirkt. Speziell für die Indikation „Schwere Wirbelsäulenverletzung" gibt es keine gesicherten Vorteile (z.B. in Bezug auf den neurologischen Status). Der Transport mittels RTH ist bei dieser Verletzung dennoch breit konsentiert [Beck et al. 2005], bzw. wird sogar von der Rechtsprechung gefordert [Scholl 2002]. Vielfach wird der RTH auch als das überlegene Rettungsmittel bei polytraumatisierten Patienten angesehen. So wurde in einer Literaturübersicht in 11 von 17 Studien eine niedrigere Letalität bei Einsatz von Luftrettungsmitteln nachgewiesen. Allerdings war dieser Vorteil in Regionen mit hoher Qualität des bodengebundenen Rettungsdienstes nicht nachweisbar [Biewener, Aschenbrenner, Sauerland 2005; Biewener et al. 2004]. Darüber hinaus war in 6 von 6 Studien die Therapie in einem Traumazentrum im Vergleich zu einem regionalen Krankenhaus mit einer geringeren Letalität assoziiert [Biewener, Aschenbrenner, Sauerland 2005]. Eine Untersuchung aus Wien zeigt, dass polytraumatisierte Patienten, die mit dem RTH in ein Traumazen-

Es gibt nicht die Indikation für den RTH-Primäreinsatz

trum transportiert wurden, vor Ort i.d.R. rascher und suffizienter therapiert wurden, als Patienten, die von einem bodengebundenen System versorgt wurden. RTH-Patienten wiesen in dieser Studie auch eine kürzere Krankenhausverweil- und Beatmungsdauer auf [Weninger, Trimmel, Herzer 2005]. Fasst man diese Ergebnisse zusammen, so ist weniger eine generelle Überlegenheit des RTH zu erkennen: Der Nutzen des RTH wird vielmehr umso höher sein, je größer der Zeitvorteil bis zur Ankunft am Notfallort ist, je überlegener sich das Notfallmanagement im Vergleich zum bodengebundenen Rettungsdienst gestaltet und je eher der Patient direkt in ein entsprechendes medizinisches Zentrum transportiert wird. In einem ländlichen Gebiet mit hoher Inzidenz schwerer Traumen und/oder unzureichender Klinikinfrastruktur wird der RTH demnach viel effizienter einsetzbar sein, als in einem Ballungsraum mit einer niedrigen Inzidenz an schweren Traumen, kurzen Eintreffzeiten und hoher Qualität der bodengebundenen Rettungssysteme und einer größeren Dichte an leistungsfähigen Kliniken.

4.2.2 Sekundäreinsatz

Lufttransport kann entscheidende Zeitvorteile haben

Im Gegensatz zu Primäreinsätzen erfolgt die Anforderung von Sekundärluftrettungsmitteln ausschließlich durch Ärzte. Sie ist immer dann indiziert, wenn diese gegenüber einer bodengebundenen Verlegung einen entscheidenden Zeitvorteil aufweist und/oder der Lufttransport wesentlich schonender erfolgt. Zugleich dürfen dem Lufttransport keine medizinischen Gründe entgegenstehen. Zu beachten ist, dass die Intention eines „raschen und schonenden" luftgestützten Sekundärtransports u.U. ad absurdum geführt wird, wenn abgebende und aufnehmende Klinik nicht über einen eigenen Landeplatz verfügen, sodass zusätzlich ein Zwischentransport mit einem bodengebundenen Rettungsmittel und mehrfachen Umlagerungen erforderlich ist.

Die wichtigsten medizinischen Indikationen zum Sekundärtransport sind:

▲ In der Quellklinik nicht beherrschbares Verletzungsmuster (z.B. Polytrauma, SHT, schweres Thoraxtrauma, Wirbelsäulenverletzung)
▲ Notfalleingriffe bei intrakranieller Blutung
▲ Notfallmäßige koronare Revaskularisation (Ballondilatation, Bypass-OP)
▲ Multiorganversagen
▲ Notwendigkeit differenzierter Organersatztherapie (z.B. Hämofiltration, Leberersatz, extrakorporale Oxygenierung)
▲ Dringliche digitale Bildgebung wie CT oder MRT
▲ Radiologische interventionelle Verfahren (z.B. sog. Coiling von zerebralen Aneurysmen)

4.2.3 Tertiäreinsatz

Ausgesprochen seltene Indikationen zum RTH-Einsatz sind Blut- und Organtransporte sowie die Heranführung von Transplantationsteams.

4.3 Alarmierung und Einsatzabwicklung

4.3.1 Rechtsgrundlagen

Die Luftrettung wird allgemein als Aufgabe der Bundesländer angesehen. Rechtsgrundlage des Einsatzes eines Luftrettungsmittels sind demnach die Rettungsdienstgesetze und -pläne der Länder. Aufgabe der Länder ist u.a. die Standortwahl, die Regulierung des Intensivtransports und die Fachaufsicht. Zahlreiche Bundesländer übernehmen auch die Trägerschaft, z.B. Rheinland-Pfalz. Die Alarmierung des RTH erfolgt grundsätzlich über die Leitstelle am Standort des jeweiligen Luftrettungsmittels. Aufgrund der wesentlich komplexeren Abläufe und deutlich höheren Kosten bedürfen Sekundäreinsätze einer getrennten Betrachtung. Nachdem seit Ende der 1980er Jahre ein mehr oder weniger ungeregelter Anstieg der ITH-Standorte und -Einsätze zu verzeichnen war, haben mittlerweile zahlreiche Bundesländer die Notwendigkeit erkannt, regulierend einzugreifen. Heute ist der ITH-Einsatz daher in den meisten Flächenbundesländern durch zentrale Vermittlungsstellen und/oder standardisierte Dispositionsalgorithmen gekennzeichnet (Baden-Württemberg, Bayern, Brandenburg, Hessen, Niedersachsen, Rheinland-Pfalz, Sachsen, Thüringen) [Scherer 2005; Anding 2000].

4.3.2 Kosten

Hubschrauber sind kostenintensive Rettungsmittel. Dies betrifft nicht nur die Anschaffung – eine Maschine vom Typ EC 145 kostet ca. 5,5 Mio. €, sondern auch den laufenden Betrieb, z.B. die Wartungskosten.

Infolgedessen liegen die Kosten je Einsatz für die Luftrettung deutlich über denjenigen des bodengebundenen Rettungsdienstes. Die Kosten für Primäreinsätze des RTH trägt wie im bodengebundenen Rettungsdienst die Krankenversicherung der Patienten. Sie werden i.d.R. auf Basis der Flugminuten abgerechnet. Bspw. beträgt nach Angaben der AOK Sachsen die Kostenerstattung für einen RTH in 2010 zwischen 36,82 € (günstigster Standort, Primäreinsätze) bis zu 62,34 €/Flugminute (teuerster Standort, Sekundäreinsätze), inkl. sog. Triebwerksnachlaufzeiten. Eventuelle Defizite, etwa bei Fehleinsätzen, werden gemeinsam von den Trägern und den Betreibern getragen. Für dringlich indizierte Sekundäreinsätze kommen i.d.R. ebenfalls die Kassen auf. Im Falle eines disponiblen Sekundäreinsatzes ist die Kostenübernahme zuvor abzuklä-

Bei disponiblen Sekundäreinsätzen ist die Kostenübernahme vorher abzuklären

ren, will der verlegende Arzt nicht Gefahr laufen, für die Kosten in Höhe von bis zu einigen Tausend Euro in Regress genommen zu werden. Insgesamt betrugen im Jahre 2002 die Ausgaben der Gesetzlichen Krankenversicherungen (GKV) für den Bereich der Luftrettung ca. 126 Mio. € [Ausschuss Rettungswesen 2004]. Die Kosten für sog. Repatriierungsflüge aus dem Ausland fallen dagegen generell nicht unter die Leistungspflicht der GKV.

4.3.3 Organisation

Die organisatorischen Strukturen der Luftrettung sind im Vergleich zum bodengebundenen Rettungsdienst wesentlich komplexer. So sind an einem Rettungseinsatz viele unterschiedliche Organisationen bzw. Institutionen beteiligt, wie das Beispiel des RTH Christoph 17 in Kempten zeigt:
- Träger: Zweckverband für Rettungsdienst und Feuerwehralarmierung Allgäu
- Betreiber: Bundesministerium des Innern sowie BRK
- Leitstelle: Integrierte Leitstelle Allgäu
- Luftfrachtführer: Bundesministerium des Inneren
- Pilot: Bundespolizeifliegerstaffel Oberschleißheim
- Notärzte: Klinikum Kempten-Oberallgäu GmbH
- Rettungsassistent: Kreisverband Ostallgäu des Bayerischen Roten Kreuzes

Träger der Luftrettung sind entweder die Bundesländer, die Gebietskörperschaften bzw. Rettungszweckverbände oder die Luftrettungsorganisationen selbst.

Bis Mitte der 1990er Jahre beteiligte sich der Bund sowohl mit den RTH der Bundeswehr als auch mit den sog. Zivilschutzhubschraubern des Bundesinnenministeriums sehr engagiert an der öffentlich-rechtlichen Luftrettung. Seit dieser Zeit zieht sich der Bund – vornehmlich aus finanziellen Gründen – zusehends zurück, sodass heute als **Betreiber** gemeinnützige Organisationen (Allgemeiner Deutscher Automobil Club, ADAC und Deutsche Rettungsflugwacht, DRF) dominieren (vgl. Abb. 4.1): Die wichtigsten Betreiber sind:
- ADAC-Luftrettung (32 Standorte)
- DRF (28 Standorte)
- Bundesministerium des Inneren, BMI (11 Standorte)

Eine Besonderheit stellen die Standorte Hamburg, Koblenz und Ulm dar. Hier fungieren seit einigen Jahren die ADAC-Luftrettung bzw. das BMI als Betreiber (d.h. Stellung von Maschine und fliegerisch-technischem Personal), während sich das medizinische Personal weiterhin aus

4.3 Alarmierung und Einsatzabwicklung

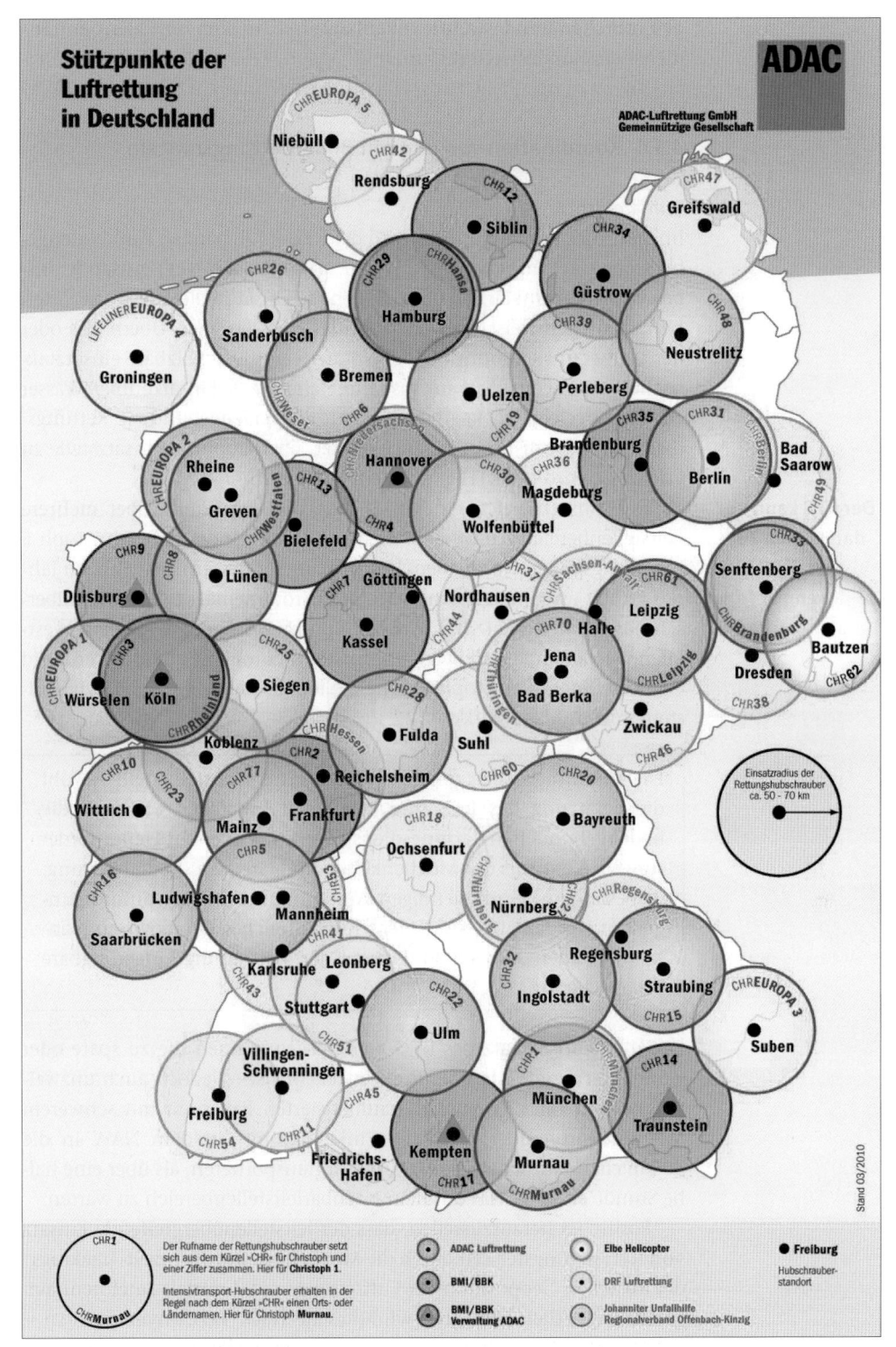

Abb. 4.1: Standorte von Rettungs- und Intensivtransporthubschraubern [ADAC-Luftrettung GmbH; freundlicherweise überlassen von Frau Alka Celíc, ADAC-Luftrettung GmbH]

den örtlichen Bundeswehrkrankenhäusern bzw. dem zentralen Sanitätsdienst der Bundeswehr rekrutiert.

4.3.4 Koordination von und mit Bodenrettungsmitteln

Primäreinsatz

Im Fall eines Primäreinsatzes wird der RTH i.d.R. parallel zum bodengebundenen Rettungsdienst (RTW, ggf. parallel auch NEF) entsandt. Insbesondere bei Unklarheit über die genaue Einsatzstelle oder verstopften Verkehrswegen weist der RTH aufgrund eines besseren Überblicks oder der rascheren Heranführung des Notarztteams unschätzbare einsatztaktische Vorteile auf. Nur in Ausnahmefällen (z.B. Einsätze über Wasser oder in abgelegenen Regionen), wenn der bodengebundene Rettungsdienst keine realistische Chance besitzt, überhaupt die Einsatzstelle zu erreichen, wird der RTH auch allein eingesetzt.

> **Der RTH kann nur dann einen Zeitvorteil bieten, wenn er früh alarmiert wird**

Der Einsatzbereich eines RTH erstreckt sich häufig über mehrere Leitstellenbereiche, u.U. auch mehrere Bundesländer (z.B. Christoph 5 in Ludwigshafen: Nordbaden, Vorderpfalz, Südhessen). Seit einigen Jahren erfolgt an einigen Standorten sogar routinemäßig eine grenzüberschreitende Rettung (z.B. Christoph Europa 1 Aachen: Nordrhein-Westfalen, Niederlande und Belgien, Christoph Europa 3 Suben: Bayern und Oberösterreich, Christoph Europa 5 Niebüll: westliches Schleswig-Holstein und Süddänemark).

> Die Zusammenarbeit mit „fremden" Rettungsmitteln stellt sowohl die Besatzung des RTH, die beteiligten Leitstellen als auch die bodengebundenen Rettungsdienste immer wieder vor Herausforderungen. Kenntnis der Möglichkeiten und Grenzen der Luftrettung, insbesondere der notwendigen Wetterminima und der Anforderungen an Landeplätze, sind nicht nur hilfreiches Zusatzwissen, sondern für den effizienten Einsatz der Luftrettung unabdingbare Voraussetzung.

Defizite beim Einsatz des RTH betreffen zum einen die zu späte oder ganz unterlassene Alarmierung. Umgekehrt ist es jedoch auch unzweifelhaft sinnvoller, einen polytraumatisierten Patienten mit schwerem SHT und drohender zerebraler Einklemmung mit dem NAW in die 20 km entfernte Schwerpunktklinik zu transportieren, als über eine halbe Stunde auf den RTH aus dem Nachbarleitstellenbereich zu warten.

Positiv ist herauszustellen, dass der leitstellenübergreifende Einsatz von RTH in jüngster Zeit durch die Möglichkeit des „Echtzeit-Trackings" der aktuellen Geoposition der Luftrettungsmittel mittels Satellitennavigation wesentlich erleichtert wird (Rescue-Track, Fa. Convexis).

Eine enge Zusammenarbeit von Luftrettung und bodengebundenem Rettungsdienst ist auch deshalb vonnöten, da längst nicht jeder Patient auch mit dem RTH in die Klinik transportiert wird. Während bei stetig zunehmenden internistischen und neurologischen Notfällen der RTH-Arzt häufig auch einen bodengebundenen Transport wählt, kommt dem RTH beim raschen Transport Schwerstverletzter (bes. Polytrauma, schweres SHT) in Traumazentren große Bedeutung zu. Der Nutzen des RTH kommt auch bei größeren Schadenslagen zum Ausdruck, wo er einen guten Überblick über die Einsatzstelle und eine rasche großräumige Dislozierung der Verletzten erlaubt. So waren beim ICE-Unglück von Eschede 1998 in kürzester Zeit über 20 RTH und ITH im Einsatz. Zwar besteht in RTH theoretisch die Möglichkeit, 2 Patienten simultan zu transportieren; in der Praxis wird hiervon jedoch nur sehr selten Gebrauch gemacht.

Sekundäreinsatz
Ein Sekundärtransport stellt für alle Beteiligten (abgebende Klinik, Leitstelle, aufnehmende Klinik, beauftragtes Rettungsmittel) ein erhebliches organisatorisch-logistisches Unterfangen dar. Speziell die Frage, welcher Arzt den Patienten bei dringlichen Sekundäreinsätzen begleitet, ist vielfach nicht gelöst. Hier treffen die Forderungen der Rettungsleitstelle, „ihren" Notarzt für Primäreinsätze freizuhalten, auf das berechtigte Anliegen des Patienten, so rasch wie möglich unter fachkundiger Begleitung weiterverlegt zu werden. Schließlich sind die immer engeren Stellenpläne der Kliniken zu berücksichtigen, die kaum noch Spielraum für das Stellen eines „Transportarztes" lassen. Es ist jedoch unstrittig, dass eine vital indizierte Notfallverlegung nicht daran scheitern darf, dass sich die Beteiligten nicht über die Modalitäten des Transports einigen können! Umgekehrt neigen viele Ärzte dazu, generell der luftgebundenen Verlegung den Vorzug vor dem bodengebundenen Sekundärtransport zu geben. Dieses ist zum einen wirtschaftlich nicht vertretbar, zum anderen weist der Lufttransport nur bei größeren Entfernungen (je nach Standort ab ca. 30–50 km) einen reellen Zeitvorteil auf. Zudem zeigt sich bei „dringlichen" nächtlichen Anforderungen nach einer luftgebundenen Sekundärverlegung im nachfolgenden Arzt-Arzt-Gespräch, dass vielfach Alternativen bestehen, z.B. die Verlegung in den Morgenstunden oder der Transport mittels NAW oder ITW.

Aufgrund der genannten Probleme wird der Bereich der Sekundärtransporte zusehends durch spezielle Vermittlungsstellen organisatorisch geführt.

> Jede Klinik und jeder Notarzt muss für den eigenen Bereich diese Einrichtungen und die speziellen Dispositionsalgorithmen für Sekundärtransporte genau kennen.

In Rheinland-Pfalz stehen seit einigen Jahren rund um die Uhr „Beratende Ärzte für Notfall- und Intensivtransporte, B.A.N.I." zur Verfügung. Diese erfahrenen Notfall- und Intensivmediziner beraten Kliniken, Notärzte und Leitstellen bei der Entscheidungsfindung.

Vorbereitung

Ein Interhospitaltransfer ist immer zeitaufwändig. Dies umso mehr, je ungenügender der Patient in der Quellklinik auf den Transport vorbereitet wird. Oftmals umfasst die eigentliche Transportzeit weniger als die Hälfte der Gesamteinsatzzeit. Eine sichere und reibungslose Verlegung ist nur möglich, wenn zuvor in Arzt-Arzt-Gesprächen (abgebender Arzt – aufnehmender Arzt; abgebender Arzt – Transportarzt; ggf. Transportarzt – aufnehmender Arzt) die wesentlichen Informationen ausgetauscht wurden. Diese beinhalten:

- Grunderkrankung und wesentliche Nebendiagnosen
- Verlegungsindikation
- Kürzlich erfolgte operative Eingriffe, Drainagen
- Aktuelle apparative Diagnostik (Labor, Bildgebung)
- Laufende Therapieverfahren (besonders Analgosedierung, Beatmungsparameter, Volumenbedarf, Unterstützung durch Katecholamine oder Vasodilatatoren, ggf. Organersatzverfahren)
- Infektionsstatus
- Besonderheiten, z.B. Allergien
- Zielklinik (Abteilung, Ansprechpartner, Informationsstand)

Unter Umständen ergibt sich in diesen Gesprächen, dass vor dem Transport noch diagnostische (z.B. aktuelles CT) oder therapeutische Maßnahmen (z.B. Intubation) durchgeführt werden müssen. Mitunter kann über diese Maßnahmen jedoch erst vom Arzt des Transportmittels vor Ort entschieden werden.

Transportmittel

ITW Die Frage, welches Transportmittel im konkreten Fall das „richtige" ist, hängt von mehreren Faktoren ab: Neben dem Zustand des Patienten gilt es, die Dringlichkeit des Transports, die Entfernung der Quell- zur Zielklinik, Tageszeit und Witterung sowie last but not least die Verfügbarkeit eines qualifizierten Arztes für den Transport in die Entscheidung einzubeziehen. Die Komplexität des Entscheidungsalgorithmus spiegelt Abbildung 4.2 wider. Vielfach sind intensivpflichtige Patienten mit dem RTH nicht sicher zu transportieren (z.B. differenziertes Beatmungsverfahren, hoch dosierte Katecholamintherapie). Sofern kein geeignetes bodengebundenes Transportsystem (ITW) infrage kommt, sind in diesen Fällen ITH oder Dual-use-Maschinen einzusetzen, die sowohl über zusätzliche Ausrüstung als auch besonders geschultes Personal verfügen.

4.3 Alarmierung und Einsatzabwicklung

Die Ausstattung der bodengebundenen Intensivtransportsysteme ist bisher nicht standardisiert (s. Kap. 7). Während einige ITW-Systeme eine Ausstattung nur wenig über dem Standard eines Notarztwagens aufweisen, ermöglichen andere Fahrzeuge sogar einen Transport des Patienten im Intensivbett oder unter laufendem Organersatz, sodass heute auch schwerstkranke Patienten sicher sekundär verlegt werden können. Allerdings sind ITW-Systeme weitgehend an medizinische Zentren gebunden. Überdies ist eine 24-stündige Dienstbereitschaft aus Kostengründen nur an wenigen Standorten gewährleistet.

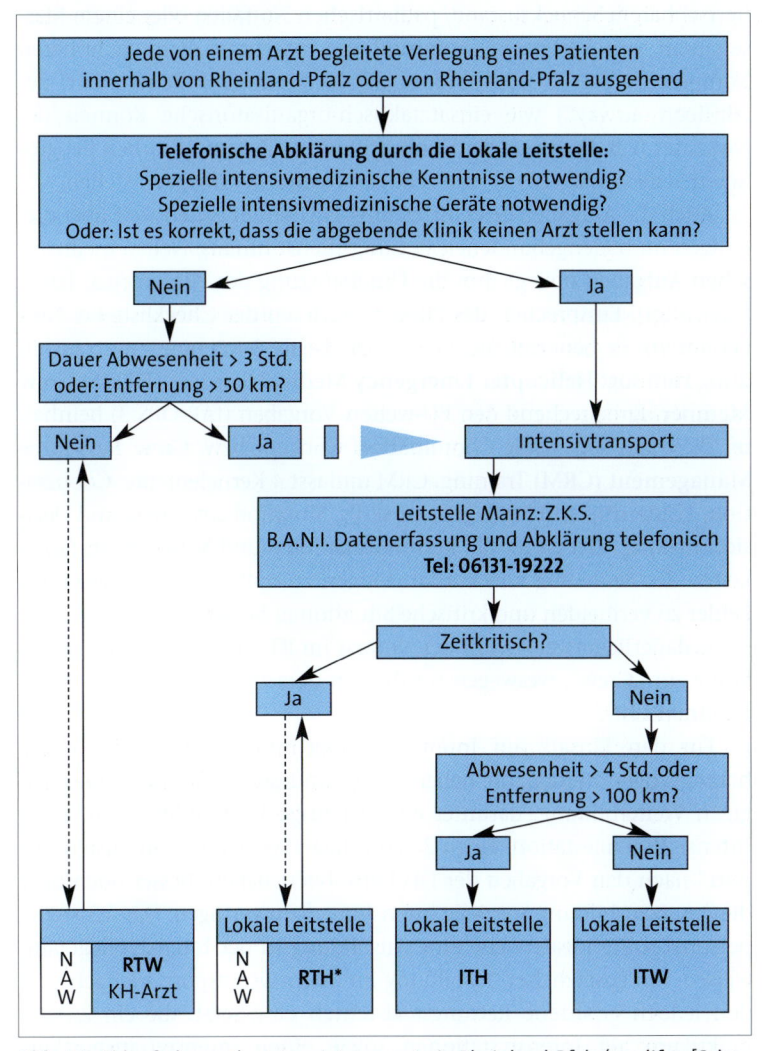

Abb. 4.2: Ablaufschema der Intensivtransporte in Rheinland-Pfalz (modif. n. [Scherer 2005]). **B.A.N.I.** beratender Arzt für Notfall- und Intensivtransporte; **Z.K.S.** zentrale Koordinierungsstelle Rheinland-Pfalz; **ITW** Intensivtransportwagen; **ITH** Intensivtransporthubschrauber; **RTH** Rettungshubschrauber; * Intensiv-Verlegung in lokalem RTH ist dann sinnvoll, wenn die Quellklinik innerhalb eines 70 km-Radius des RTH liegt und die Distanz Quell–Zielklinik weniger als 100 km beträgt.

4.4 Charakteristika regionaler und überregionaler Luftrettungsmittel

4.4.1 Personelle Voraussetzungen

Im Vergleich zum bodengebundenen Rettungsdienst hat das in der Luftrettung eingesetzte Personal wesentlich häufiger schwerstverletzte sowie pädiatrische Patienten zu versorgen. Nicht selten wird der RTH vom bodengebundenen Notarzt nachalarmiert, wenn dieser sich fachlich überfordert sieht, besonders bei Intubationsproblemen, unbeherrschbarem Schockzustand, pädiatrischen Notfällen oder einem Massenanfall von Verletzten. Aufgrund der insgesamt deutlich höheren Komplexität der Einsätze sind an das fachliche (z.B. Beherrschen des „difficult airway") wie einsatztaktisch-organisatorische Können des Notarztes (z.B. Kenntnis der Klinikstrukturen, Zusammenarbeit bei größeren Schadenslagen) deshalb sehr hohe Anforderungen zu stellen.

Auch die Aufgaben des Luftrettungsassistenten gehen weit über diejenigen im bodengebundenen Rettungsdienst hinaus: Neben medizinischen Aufgaben obliegt ihm die Unterstützung des Piloten (u.a. Funk, Navigation, Einsprechen des Piloten, Vorlesen der Checkliste bei Notverfahren). Er benötigt hierzu eine ca. 1- bis 2-wöchige Zusatzausbildung zum sog. **Helicopter Emergency Medical Services (HEMS) Crew Member**. Entsprechend den EU-weiten Vorgaben (JAR-OPS 3) beinhaltet diese ein sog. Crew Coordination Concept bzw. **Crew Ressource Management (CRM)** Training. CRM umfasst 4 Kernelemente: Cooperation, Leadership and Management skills, Situation awareness und Decision making. Ziel ist es, die Kommunikations- und Managementfähigkeiten der Besatzung von Luftfahrzeugen zu optimieren, insbesondere Fehler zu vermeiden und kritische Situationen besser zu meistern.

Bedauerlicherweise zählt der Notarzt im RTH nicht im fliegerischen Sinne zur „Crew", weswegen für ihn ein derartiges Training nicht verpflichtend ist.

> **Spezialkurs „Intensivtransport" nach Vorgaben der DIVI**

Für den Einsatz auf Intensivtransportmitteln sollten nur Ärzte herangezogen werden, die neben einer mindestens 3-jährigen einschlägigen Weiterbildung, darunter eine 1-jährige Weiterbildung auf einer Intensivtherapiestation, einen 26-stündigen Spezialkurs „Intensivtransport" nach den Vorgaben der DIVI absolviert haben, besser noch über die Zusatzausbildung Spezielle Intensivmedizin verfügen. Das Assistenzpersonal sollte idealerweise eine Ausbildung in der Intensivpflege aufweisen, mit zusätzlicher Ausbildung im Intensivtransport. Vielfach werden jedoch erfahrene Rettungsassistenten eingesetzt, die ein Zusatzpraktikum auf Intensivstationen sowie einen Intensivtransportkurs vorweisen.

4.4.2 Medizinisch-technische Voraussetzungen

RTH

> Der Rettungshubschrauber (RTH) dient zum schnellen Heranführen des Notarztes, zum Herstellen und Aufrechterhalten der Transportfähigkeit und zum schonenden Transport von Notfallpatienten.

Die medizintechnische Ausrüstung des RTH entspricht prinzipiell der eines NAW, wobei die mitgeführten Geräte den Luftsicherheitsbestimmungen genügen müssen, z.B. die Avionik der Maschine nicht beeinträchtigen dürfen. Zusätzlich werden eine zweite Spritzenpumpe und ein Gerät zur oszillometrischen Blutdruckmessung mitgeführt. Die funktechnische Ausrüstung umfasst neben dem BOS-Funk eine Flugfunkanlage. Alle Besatzungsmitglieder sind über Sprechfunk miteinander verbunden. In der Regel verfügen die Maschinen über Satellitennavigationssysteme und sog. Moving maps zur Geländedarstellung. Einzelne RTH sind für den Einsatz im Gebirge oder zur Wasserrettung mit einer Rettungswinde ausgestattet. Der Windeneinsatz zählt zu den anspruchsvollsten Aufgaben im Luftrettungsdienst und bedarf ständiger Übung. Eine Rettung mittels Winde war z.B. beim RTH/ITH Murnau im Jahre 2000 bei über 8% aller Einsätze vonnöten. Eine Alternative zum Windeneinsatz stellt das sog. Tau-Bergeverfahren dar, das insbesondere in den alpinen Regionen Österreichs und der Schweiz häufig zur Anwendung kommt.

Ausstattung

Aufgrund geänderter luftfahrtrechtlicher Vorschriften (u.a. JAR-OPS 3 HEMS) kommen inzwischen nur noch zweimotorige RTH mit höherer Triebwerkleistung und erhöhtem Sicherheitsstandard (sog. Class-I-Maschinen) zum Einsatz. Dies erhöht insbesondere die Sicherheit bei einem Triebwerksausfall bei Start oder Landung.

Da RTH grundsätzlich nur unter Sichtflugregeln eingesetzt werden, ist die Verfügbarkeit des RTH in den meisten Fällen auf die Zeit von Sonnenaufgang bis ca. 30 Minuten nach Sonnenuntergang („Sunrise to sunset") sowie ausreichende Wetterminima (s. Tab. 4.2) beschränkt. In den Sommermonaten bedeutet dies dennoch Dienstzeiten von bis zu 15 h. Zu nächtlichen Einsätzen siehe Abschnitt 4.6.

ITH

> Der Intensivtransporthubschrauber (ITH) ist ein speziell ausgestatteter Hubschrauber zur Herstellung und Aufrechterhaltung der Transportfähigkeit und zum schonenden Transport von schwer Kranken oder schwer Verletzten im Rahmen des überregionalen Interhospitaltransfers. Die Ausstattung übertrifft die eines Ambulanzhubschraubers.

Gängige Muster sind z.B. Eurocopter EC 145, BK 117, Bell 412, Bell 222 sowie die MD 900 Baureihe. Sie weisen eine gegenüber reinen RTH deutlich größere Kabine auf, ohne allerdings Stehhöhe zu garantieren.

Die Mehrausstattung gegenüber dem RTH beinhaltet u.a.:
- Erhöhter stationärer Sauerstoffvorrat (3000 l gegenüber 2000 l)
- Mehrkanal-Monitoring inkl. invasiver Druckmessung und Temperaturmessung
- Interner Pacer
- Intensivbeatmungsgerät zur differenzierten Beatmung Erwachsener und Kinder
- 4 anstelle 2 Spritzenpumpen
- Volumetrisch arbeitende Infusionspumpe

Mittlerweile führen sowohl viele bodengebundene Intensivtransportsysteme wie auch ITH tragbare Blutgasanalysegeräte mit sich. Der Nutzen dieser Geräte bei hochgradiger respiratorischer Insuffizienz steht außer Zweifel [Kill, Barwing, Lennartz 1999].

> Sowohl aus Kostengründen, medizinischen Erwägungen wie aufgrund technischer Weiterentwicklungen (Miniaturisierung medizintechnischer Geräte) ist die vormals strikte Trennung von Primär- und Sekundärluftrettung in den letzten Jahren mehr und mehr zugunsten eines integrierten Luftrettungssystems aufgegeben worden [Ausschuss Rettungswesen 2004].

So hat die ADAC-Luftrettung GmbH die Maschinen so ausgerüstet, dass sie auch Aufgaben im Intensivtransport wahrnehmen können. Die

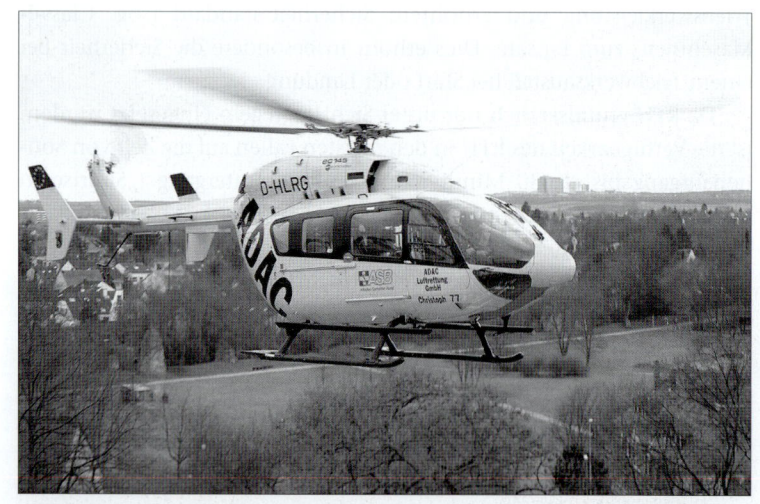

Abb. 4.3: Dual-use-Maschine (RTH/ITH) vom Typ Eurocopter EC 145; hier Christoph 77, Träger Land Rheinland-Pfalz, Stationierungsort Universitätsklinikum Mainz (Foto: H. Rieger, Hamburg)

4.4 Charakteristika regionaler und überregionaler Luftrettungsmittel

Maschine in Mainz (Christoph 77) war der erste sog. Dual-use-Hubschrauber.

Die Abbildungen 4.3–4.5 zeigen häufig verwendete RTH- und ITH-Muster. Die Unterschiede hinsichtlich Kabinengröße und Ausstattung sind offensichtlich.

Ein Teil der ITH ist prinzipiell rund um die Uhr einsatzbereit, sofern bestimmte Wetterminima erfüllt sind (s. Abschn. 4.6). Aus Kostengrün-

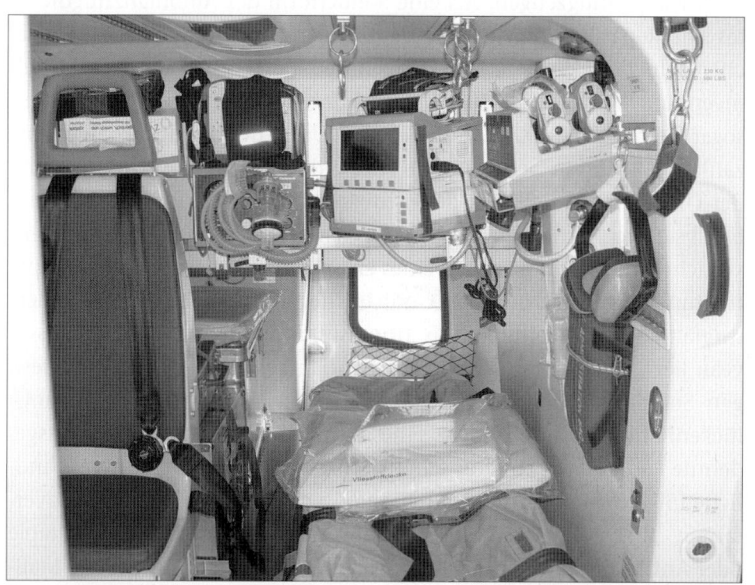

Abb. 4.4: Innenansicht des RTH vom Typ EC 135, DRF. Gegenüber der Bo 105 besserer räumlicher Zugang zum Patienten (Foto freundlicherweise überlassen von Dr. Jörg Braun und Elke Seppelt, DRF).

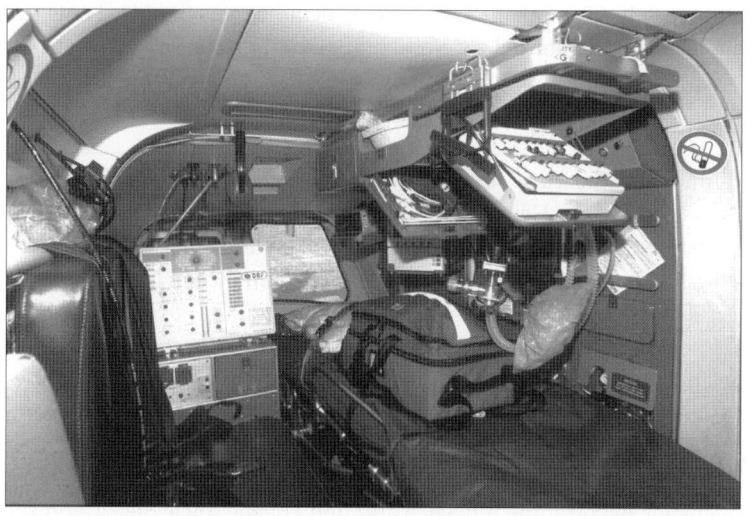

Abb. 4.5: Innenansicht des ITH vom Typ BK 117, DRF. Gute räumliche Zugänglichkeit. Der Intensivrespirator erlaubt den Transport von beatmeten Patienten aller Altersstufen (Foto freundlicherweise überlassen von Dr. Jörg Braun und Elke Seppelt, DRF).

den sowie insbesondere infolge der aufwändigeren Flugplanung ist die Vorlaufzeit nachts allerdings deutlich länger (Minimum ca. 15–30 min).

Ambulanzflugdienst
Von der öffentlich-rechtlichen Luftrettung zu trennen ist der sog. Ambulanzflugdienst privater Anbieter. Dieser qualifizierte Krankentransport mittels Luftfahrzeugen erfolgt sowohl mit Drehflüglern als auch Flächenflugzeugen. Als eine Sonderform des Ambulanzflugdienstes sind Repatriierungsflüge aus dem Ausland anzusehen; diese verursachen sehr hohe Kosten. Sie betragen bei Transporten aus dem Mittelmeerraum bereits über 10 000 €, bei interkontinentalen Transporten sogar weit über 50 000 €. Gemäß einem Urteil des Bundessozialgerichts zählt der Rücktransport aus dem Ausland nicht zum Leistungsumfang der GKV, unabhängig von der medizinischen Indikation. Daher empfiehlt sich vor Fernreisen der Abschluss einer privaten Auslandskrankenversicherung oder der Erwerb eines entsprechenden Schutzbriefs. Repatriierungsflüge bedürfen nicht nur in fliegerischer Hinsicht besonders sorgfältiger Vorbereitung. Das (intensiv)medizinische Versorgungsniveau liegt in vielen außereuropäischen Ländern weit unter dem hiesigen Standard. Informationen zum Zustand des Patienten sind u.U. lückenhaft, da insbesondere eine Schnittbilddiagnostik oder ausgedehnte Labordiagnostik nur selten verfügbar ist. Für uns selbstverständliche intensivmedizinische Behandlungsverfahren wie Nierenersatzverfahren, aber auch „Basismaßnahmen" wie Blutkomponententherapie oder Antibiose sind vor Ort oftmals nicht verfügbar, sodass diese Maßnahmen erforderlichenfalls durch das Transportteam initiiert werden müssen. Neben dem eigentlichen Flug im Ambulanzflugzeug ist auch der An- und Abtransport zum Start- und Zielflughafen zu organisieren. Hierfür stehen in vielen Ländern keine dem hiesigen Standard entsprechenden Rettungsmittel zur Verfügung.

Ambulanzflugzeug

> Ambulanzflugzeuge sind Flugzeuge, die aufgrund einer speziellen Ausstattung der Herstellung und Aufrechterhaltung der Transportfähigkeit, der Pflege und dem schonenden Transport von schwer Kranken oder Verletzten und Notfallpatienten dienen.

Laboranalysen

Da bei einem Notfall während des Flugs mitunter erst nach Stunden gelandet werden kann, müssen Ambulanzflugzeuge prinzipiell so ausgerüstet sein, dass für diesen Zeitraum eine völlig autonome Versorgung möglich ist. Dies beinhaltet bei intensivpflichtigen Patienten über den Ausrüstungsstandard eines ITW oder ITH hinaus in erster Linie eine ausreichende Bevorratung mit Sauerstoff und Energie sowie die Option zur Point-of-care-Laboranalyse (zumindest Blutgase, Hämoglobin, Elektrolyte). Energieversorgung und Sauerstoffvorrat sind in den heute genutzten Flächenflugzeugen derart großzügig bemessen, dass selbst mehrstündige Verlegungsflüge kein Problem mehr darstellen. Alternativ erlauben neueste Muster die Erzeugung von Sauerstoff und Druckluft durch bordeigene Kompressoren, wodurch auch während Langstreckenflügen eine autonome und obendrein weitaus ökonomischere Versorgung gesichert ist. Das Patient Transport Compartment (PTC) der Deutschen Lufthansa, eine vom übrigen Fluggastraum getrennte Intensiveinheit, schließlich macht Intensivverlegungen auch an Bord von Großraumflugzeugen vom Typ Boeing 747 möglich.

Normen
DIN EN 13718-1 Norm 2008-11: Medizinische Fahrzeuge und ihre Ausrüstung – Anforderungen an medizinische Geräte, die in Luftfahrzeugen zum Patiententransport verwendet werden
   DIN EN 13718-2 Norm 2010-06: Medizinische Fahrzeuge und ihre Ausrüstung – Luftfahrzeuge zum Patiententransport – Teil 2: Operationelle und technische Anforderungen an Luftfahrzeuge zum Patiententransport
   DIN EN 13718-6 Norm 2005-7: Luftfahrzeuge zum Patiententransport – Teil 6: Patiententransport mit Linienflugzeugen

„Search and Rescue"-Dienst der Bundeswehr
Eine Sonderrolle innerhalb der Luftrettung nimmt der Search-and-Rescue-Dienst (SAR) der Bundeswehr ein. Er kommt im Rahmen von Such- und Rettungsmaßnahmen bei Abstürzen militärischer wie ziviler Luftfahrzeuge zum Einsatz. Außerdem können SAR-Maschinen über die SAR-Leitstellen der Bundeswehr in Glücksburg (Telefon: 04631 6013, Bereiche Nord- und Ostsee sowie Schleswig-Holstein und Hamburg) bzw. Münster (Telefon: 0251 135757, übrige Gebiete der Bundesrepublik Deutschland) im Rahmen der dringlichen Nothilfe, bei Naturkatastrophen und schweren Unglücksfällen angefordert werden, wenn zivile Ressourcen nicht in ausreichender Menge oder schnell genug zum Einsatz gelangen können. Die Vorlaufzeit beträgt tagsüber ca. 15 min, nachts ca. 60 min. Zum Einsatz kommen als sog. SAR-Mittel 1. Grades Hubschrauber des Typs Bell UH 1-D bzw. Westland Sea King. Die Zahl der Stützpunkte ist in den letzten Jahren deutlich reduziert worden.

In Laupheim, Süddeutschland, ist ferner ein Großraumhubschrauber vom Typ Sikorsky CH-53 stationiert (SAR-Mittel 2. Grades). Dieser ist für die Aufnahme von 6–12 liegenden (Schwer)Verletzten ausgerüstet, stellt aber aufgrund seiner Größe hohe Anforderungen an die Landefläche (s. Abb. 4.6 und 4.7). Zudem beträgt die Vorlaufzeit mindestens 60 min.

MedEvac-Einsätze
Die MedEvac-Airbus A 310 der Bundesluftwaffe stellen ein weltweit einzigartiges Lufttransportmittel dar. Sie verfügen über die Möglichkeit, 6

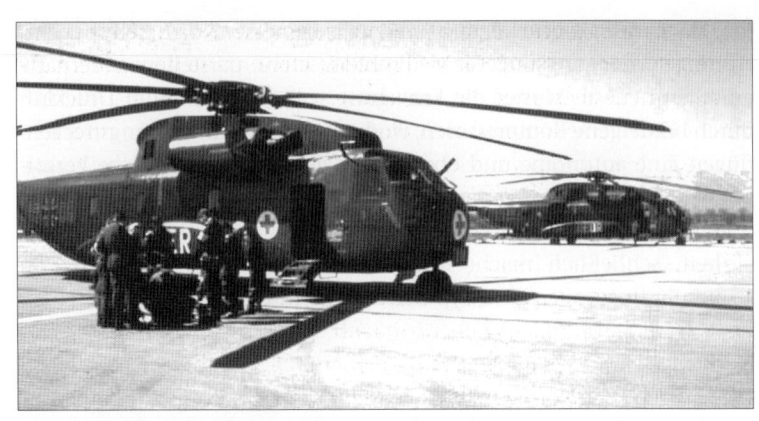

Abb. 4.6: Großraumrettungshubschrauber (GRH) vom Typ Ch 53 der Bundeswehr. Er benötigt eine Landefläche von mind. 80 x 80 m (Abb. freundlicherweise überlassen von Oberfeldarzt Stefan Schäfer, Bundeswehrzentralkrankenhaus Koblenz).

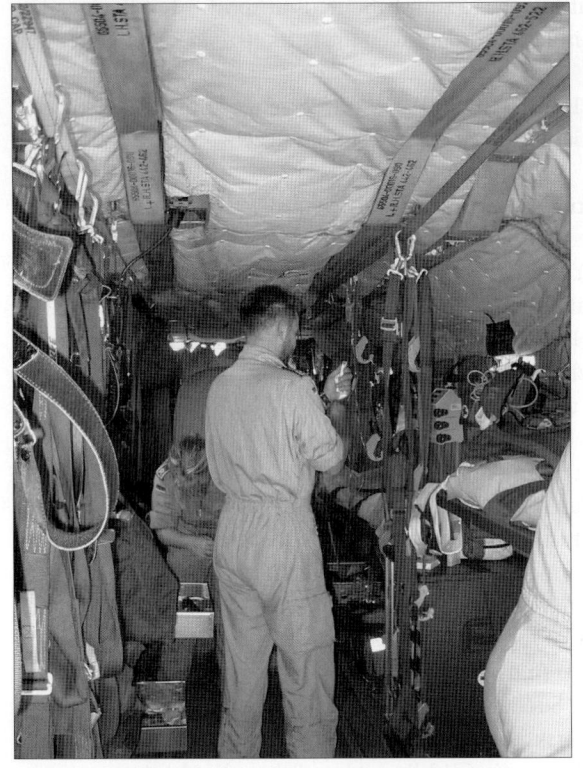

Abb. 4.7: Innenansicht des GRH. Die Transportkapazität von bis zu 12 liegenden Verletzten wird von keinem anderen Modell erreicht (Abb. freundlicherweise überlassen von Oberfeldarzt Stefan Schäfer, Bundeswehrzentralkrankenhaus Koblenz).

Intensivpatienten und bis zu 38 weitere Liegendkranke interkontinental zu transportieren. „Herz" der MedEvac-Maschinen sind die mit der Lufthansa entwickelten modular aufgebauten Patienten-Transport-Einheiten (PTE), die eine Intensivbehandlung auf dem Niveau einer gut ausgestatteten Intensivstation erlauben. Die MedEvac-Maschinen trugen nach dem Attentat von Djerba in Tunesien sowie der Tsunami-Katastrophe in Südostasien entscheidend zur raschen und sicheren Repatriierung verletzter Bundesbürger bei. Auch die Transportmaschinen vom Typ C-160 Transall verfügen mit bis zu 3 Intensivplätzen und 10–14 Plätzen für Liegendkranke über beträchtliche MedEvac-Fähigkeiten.

Derzeit beschafft die Flugbereitschaft der Bundeswehr neue Maschinen vom Typ A 319 und A 340, die im Bedarfsfall – mit allerdings langer Vorlaufzeit – ebenfalls für MedEVac-Zwecke umgerüstet werden können.

4.5 Flugphysiologische und luftrettungsmittelbezogene Grundüberlegungen

4.5.1 Flugphysiologische Besonderheiten

Bei Lufttransporten sind bestimmte physikalische Gegebenheiten zu berücksichtigen, die auf Schwankungen des Umgebungsdrucks beruhen. RTH fliegen gewöhnlich in einer Höhe von ca. 300–600 m über dem Grund („Low level – high speed"). Schwankungen des Barometerdrucks sind daher wesentlich geringer ausgeprägt als bei ITH und bei Flächenflugzeugen. Eine Ausnahme stellt die Gebirgsrettung mit großen Höhendifferenzen dar.

Dalton-Gesetz
Entsprechend dem Dalton-Gesetz (Partialdruck von Gasen ist proportional dem Gesamtdruck) verringert sich mit zunehmender Höhe nicht nur der Luftdruck, sondern auch der Sauerstoffpartialdruck des menschlichen Bluts (s. Tab. 4.1). Bis zu einer Höhe von ca. 3000 m erfolgt diese Abnahme linear, danach exponentiell. In einer Höhe von 3000 m beträgt der arterielle Sauerstoffpartialdruck auch beim Lungengesunden bereits nur noch 60 mmHg, entsprechend einer Sauerstoffsättigung von ca. 90%. Obwohl Ambulanzflugzeuge i.d.R. über sog. Druckkabinen verfügen, treten während des An- und Abstiegs deutliche Schwankungen des Kabineninnendrucks auf, und auch während des Reiseflugs erreicht der Kabineninnendruck vielfach nur ein Niveau, das einer Außenhöhe von ca. 1500–2000 m entspricht. Der Gesunde kompensiert dies durch Hyperventilation und Erhöhung des Herzminutenvolumens, während respiratorisch oder kardial insuffiziente Patienten zusätzlichen Sauerstoff benötigen. Bei beatmeten Patienten muss der inspiratorische Sauerstoffgehalt erhöht werden (Faustregel: je 1000 m Druckdifferenz Erhö-

> **Kabinendruck auf Reiseflughöhe entspricht 1500–2000 m**

Tab. 4.1: Zusammenhang zwischen Höhe, Luftdruck, Sauerstoffpartialdruck und Gasvolumen

Höhe (ft)	Höhe (m)	Luftdruck (hPa)	pO$_2$	Gasvolumen (Körpergase)
0	0	1 013	213	1,0
2 000	610	946	199	1,12
4 000	1 220	880	185	1,2
6 000	1 830	813	171	1,3
8 000	2 440	747	157	1,42
10 000	3 050	680	143	1,49

hung um ca. 15 Volumenprozent). Dies kann bei hohem Shunt-Anteil ein Problem darstellen. Aus diesem Grund erlauben die modernsten Flächenflugzeuge (z.B. Learjet 55, Dornier 328) mittlerweile die Anpassung der Druckniveaus auf sog. Low-level (ca. 600 m) bzw. Sea-level (Meereshöhe). Schwankungen im Kabinendruck nehmen auch Einfluss auf die Messgenauigkeit von Kapnometern, die nach dem Prinzip der Seitenstromtechnik arbeiten [Böbel 1996]. Erst nach Erreichen einer konstanten Flughöhe und somit konstanter Barometerdruckhöhe liegen wieder reliable Werte an.

Boyle-Mariotte-Gesetz

Das Boyle-Mariotte-Gesetz (P × V = konstant) besagt, dass sich bei einer Abnahme des Kabineninnendrucks in Körperhöhlen gefangene Gase ausdehnen (s. Tab. 4.1).

Spannungspneu, Darmperforation

Dies ist insbesondere bei Transporten in Flächenflugzeugen oder bei in größeren Höhen fliegenden ITH von Relevanz. Nicht drainierte Luftansammlungen (z.B. Pneumothorax, Ileus) können daher u.U. während des Flugs zu lebensbedrohenden Komplikationen (Spannungspneumothorax, Darmperforation) führen. Wann immer möglich, ist daher vor Antritt des Flugs eine Entlastung vorzunehmen. Liegende Thoraxdrainagen sind auf ihre Effektivität hin zu überprüfen und abgeklemmte Drainagen während des Flugs unter Sog zu setzen. Bei Patienten mit gastrointestinaler Passagestörung und beatmeten Patienten sollte zudem eine Entlastung mittels Magensonde und ggf. Darmrohr vorgenommen werden. Der Cuffdruck intubierter Patienten muss engmaschig kontrolliert und ggf. angepasst werden (Steigflug: Reduktion des Cuffdrucks, Sinkflug: Erhöhung des Cuffdrucks). Die genannten Druck- und Volumenschwankungen können sich auch auf die Funktion des Mittelohrs, der Tuben und der Nasennebenhöhlen auswirken (Unterdruck im Mittelohr bei Tubenkatarrh bzw. Rhinitis/Sinusitis).

4.5.2 Beeinträchtigungen

> Trotz aller technischen Fortschritte sind die direkte Überwachung und Zugänglichkeit des Patienten in Luftrettungsmitteln im Vergleich zu bodengebundenen Rettungsmitteln deutlich beeinträchtigt. Die Überlegung, inwieweit ein Transport boden- oder luftgebunden erfolgen sollte, muss daher neben der höheren Geschwindigkeit des RTH auch die systemimmanenten akustischen, räumlichen und optischen Einschränkungen dieses Transportmittels einbeziehen.

Während des Flugs ist darauf zu achten, dass ständiger Sichtkontakt zum Patienten und zum gesamten Monitoring besteht, da aufgrund der hohen Lärmbelästigung z.B. keine akustischen Warnsignale wahrgenommen werden können. Auch eine Diskonnektion, z.B. eines venösen Zugangs oder des Beatmungsschlauchs, wird nur erschwert wahrgenommen. Eine Auskultation ist aufgrund der hohen Lärm- und Vibrationsbelastung während des Flugs nicht möglich. Dies impliziert bei beatmeten Patienten, dass obligat eine kontinuierliche kapnometrische Überwachung erfolgen muss.

Lärm
Fortschritte in der Rotor- und Triebwerkstechnik haben die Lärmemissionen von Hubschraubern wesentlich gesenkt. Der Lärmpegel in der Kabine liegt dennoch über den in bodengebundenen Rettungsmitteln beobachteten Werten, insbesondere während des Starts und der Landung (z.T. > 85 dB). Dies erschwert die Verständigung zwischen den Besatzungsmitgliedern, aber auch zwischen medizinischer Crew und Patient. Alle Besatzungsmitglieder tragen daher Helme mit integriertem Bordsprechfunk. Außerdem stellt der Lärm einen beträchtlichen Stressfaktor für den Patienten dar. Daher ist nicht nur bei wachen, sondern auch bei analgosedierten Patienten auf einen ausreichenden Lärmschutz (Ohrstöpsel, falls möglich Kopfhörer) zu achten. Erforderlichenfalls muss die Sedierung vertieft werden.

Vibrationen
Ältere RTH, speziell solche mit Zweiblattrotor (Bell UH 1-D, Bell 212) weisen konstruktionsbedingt ein vergleichsweise hohes Vibrationsniveau auf. Hier sind neuere Muster wie EC 135, EC 145 oder MD 900-Series mit Vierblattrotor und z.T. aktiver Schwingungsdämpfung eindeutig überlegen. Besonders belastend sind niedrigfrequente Vibrationen im Bereich bis ca. 50 Hz. Die höchsten Belastungen werden bei Start und Landung bzw. im Schwebeflug erreicht. Vibrationen und Turbulenzen können sowohl den Zustand des Patienten als auch die Performance der medizinischen Crew (z.B. Ablesen von Monitoren, Applikation von Medikamenten, Durchführung invasiver Maßnahmen) beeinträchtigen.

Beschleunigungskräfte

Verschiebungen des Blutvolumens

Die RTH der neuesten Generation weisen aufgrund der hohen Motorleistung ein spürbar höheres Beschleunigungs- und Steigvermögen auf. Hohe lineare Beschleunigungskräfte während Start und Landung bewirken eine temporäre Umverteilung des Blutvolumens. Dies kann besonders bei hypovolämen oder kardial insuffizienten Patienten erhebliche Schwankungen des Blutdrucks und/oder Herzzeitvolumens nach sich ziehen. Hingegen belegen Untersuchungen, dass der sog. Reiseflug im RTH gegenüber einem mit hoher Geschwindigkeit und Sondersignal durchgeführten bodengebundenen Transport wesentlich schonender ist. Ein großer Vorteil des RTH ist z.B. darin zu sehen, dass – mit hohen vertikalen Beschleunigungskräften einhergehende – heftige Stöße (z.B. beim Überfahren von Schlaglöchern) ausbleiben. Dies ist besonders bei Wirbelsäulen- oder Beckenverletzungen von Vorteil.

Räumliche Enge

Moderne RTH und insbesondere ITH weisen gegenüber früheren Mustern zwar deutlich größere ergonomische Freiräume und Fensterflächen auf. Dies reduziert die psychische Beeinträchtigung des Patienten beträchtlich. Dennoch liegen die Freimaße weit unter denjenigen im RTW bzw. NAW. So beträgt die „lichte Höhe" selbst in relativ geräumigen RTH wie der BK 117 oder der Bell 212 nur 1,20 m. Der räumlich beengte Zugang zum Patienten wirft einige Probleme auf: So ist die Frage einer möglichen Intubation (z.B. bei Patienten mit respiratorischer Insuffizienz oder pathologischer Bewusstseinslage) möglichst vor dem Transport zu beantworten. Wird bei einem Patienten ein Pneumothorax diagnostiziert oder vermutet, muss dieser daher vor Flugantritt drainiert werden.

Eine besonders kritische Situation stellt ein während des Flugs auftretender Kreislaufstillstand dar. Da auch in modernen RTH und ITH eine mechanische Reanimation aufgrund der räumlichen Enge zumeist nicht möglich ist, wird im Falle eines Kreislaufstillstands zumeist eine notfallmäßige Landung nicht zu umgehen sein. Ggf. können bei instabilen Patienten entsprechende Vorrichtungen (Schrittmacher- bzw. Defibrillationsklebeelektroden oder ein automatisches Thoraxkompressionssystem) bereits vor dem Start angelegt werden.

Störungen der Bordelektronik

Defibrillation möglich

Aus Sorge vor einer Beeinträchtigung der Bordelektronik wurde eine Defibrillation während des Flugs früher als sehr problematisch angesehen. Einzelfallberichte belegen jedoch, dass de facto in RTH defibrilliert wurde, ohne dass es zu Schädigungen der Bordsysteme kam [Suberviola Gonzalez et al. 2009]. Ferner wurde vor einigen Jahren experimentell nachgewiesen, dass eine Defibrillation mit modernen Geräten die Bordelektronik prinzipiell nicht negativ beeinflusst [Lackner et al. 1998]. Als erste Luftrettungsorganisation hat der ÖAMTC inzwischen die Defibrillation während des Flugs mit EC 135 offiziell freigegeben, andere Unternehmen sind diesem Schritt bislang nicht gefolgt. In jedem Fall ist eine vorherige Absprache mit dem Piloten erforderlich. An Bord von Flächenflugzeugen stellt zumindest der Einsatz halbautomatischer Defibrillatoren mit Klebepaddles i.d.R. kein Problem mehr dar. Im Gegenteil: Viele Fluggesellschaften haben mittlerweile ihre Linienmaschinen mit derartigen Geräten ausgerüstet, um im Fall eines Kreislaufstillstands eine wirksame Soforthilfe verfügbar zu haben.

4.6 Flugsicherheit

> Immer wieder kommt es zu schweren Unfällen mit Luftrettungsmitteln. Die Kenntnis spezifischer Risiken sowie ein darauf abgestimmtes Verhalten aller Beteiligten sind unabdingbare Voraussetzungen für den sicheren Einsatz der Luftrettung.

4.6.1 Sicherheit an der Landestelle

Start und Landung stellen auch in der Luftrettung die gefährlichsten Flugphasen dar. Von 20 Unfällen mit RTH in den Jahren 1990–1999 beruhte die Hälfte auf Hindernisberührungen während der Start- und Landephase [Scholl 2002]. Während Landeplätze (Kennzeichnung mit weißem H) und Anflugskorridore an Kliniken aufgrund von EU-Bestimmungen künftig weitreichende, genau festgelegte Sicherheitsstandards erfüllen müssen, sind die Bedingungen für eine Außenlandung des RTH bei einem Primäreinsatz bzw. an sog. Behelfslandeplätzen wesentlich unschärfer definiert. Generell gilt: Die Einsatzstelle ist so genau wie möglich zu benennen. Dies erfolgt optimal durch die Angabe von GPS-Koordinaten. Wenn diese nicht zur Verfügung stehen, helfen UTM- oder Gauß-Krüger-Koordinaten, Kilometerangaben oder andere eindeutige, in einschlägigem Kartenmaterial dargestellte Markierungen. Eine mögliche Landestelle muss so beschaffen sein, dass weder das Luftfahrzeug und seine Besatzung noch die an der Einsatzstelle Anwesenden gefährdet werden. Sofern möglich, sollte sie zuvor durch Polizei und/oder Feuerwehr abgesichert werden. Unerlässlich ist der enge Funkkontakt zwischen den bereits vor Ort befindlichen Einheiten und der Crew des anfliegenden Helikopters. Einweisende Personen sollen sich am Ende der Landefläche in Blickrichtung zur anfliegenden Maschine aufstellen. Eine Kennzeichnung der Landefläche durch lose Gegenstände wie Planen, Wimpel etc. ist von fraglichem Signalwert und infolge der Gefahr des Aufwirbelns strikt abzulehnen! Unter Umständen kann jedoch eine Markierung mittels Rauchkörper sinnvoll sein, z.B. bei unübersichtlicher Einsatzstelle und/oder starkem Wind. Die Landefläche sollte folgende Eigenschaften aufweisen:

Start und Landung am gefährlichsten

- Größe: mindestens 25 × 25 m
- Hindernisfreiheit der unmittelbaren Umgebung (z.B. Freileitungen, Bäume)
- Möglichst ebenes Gelände (max. 8° Neigung)
- Feste Oberfläche, frei von losen Gegenständen (**Cave**: Rotorabwind bis 200 km/h!)

Letzten Endes trifft jedoch allein der Pilot die Entscheidung, wo er seine Maschine zur Landung bringt. In der Regel überfliegt er deshalb vor der Landung die Einsatzstelle (sog. Clearing turn), um eventuelle Hindernisse zu identifizieren. Unter Umständen entscheidet er sich dann aus Sicherheitsgründen gegen eine von den Einsatzkräften vor Ort ausgesuchte Örtlichkeit und fliegt stattdessen eine etwas entferntere Stelle an. Bei Einsätzen im Verkehrsraum muss die Straße vor der Landung gesperrt und der fließende Verkehr zum Stillstand gebracht werden. Dies ist dem Piloten zuvor per Funk mitzuteilen. Auch Fahrzeuge (z.B. Rettungswagen) sollten mindestens 20 m Abstand von der vorgesehenen Landestelle einhalten. Medizinisches Equipment ist erst nach der Landung des RTH aus dem Fahrzeug zu entnehmen. Während des Flugbetriebs herrscht Rauchverbot.

Annäherung an das Luftfahrzeug

Nach der Landung laufen die Triebwerke bei vielen RTH-Mustern aus technischen Gründen noch ca. 1–2 min nach. Eine Annäherung an den RTH während dieser Zeitspanne hat möglichst zu unterbleiben. Drehende Rotoren oder Propeller bergen immer Gefahr, sowohl durch direkten Kontakt als auch durch aufgewirbelte Gegenstände. Bei geneigtem Grund ist auf den unterschiedlichen Abstand des Rotors zum Boden zu achten. Heckrotoren sind bei hoher Drehzahl kaum zu identifizieren. Deshalb ist bei laufenden Rotoren eine Annäherung vom Heck her zu unterlassen. Außerdem gilt der Grundsatz: Das Heckleitwerk begrenzt den Arbeitsbereich. Einige neuere RTH- und ITH-Muster verfügen anstelle eines konventionellen Heckrotors über konstruktive Neuerungen, die das Unfallrisiko senken. So ist bei den Maschinen vom Typ EC 135 und EC 145 der Heckrotor ummantelt („Fenestron"). Die 900er Baureihe von MD Helicopters weist anstelle eines Heckrotors ein Heckgebläse auf („NOTAR-Konzept").

> Die Annäherung an den Helikopter nach der Landung bzw. vor dem Start darf nur bei stehenden Rotoren und von vorn, in Sichtrichtung und nach Autorisierung durch den Piloten erfolgen.

4.6.2 Sicht-/Instrumentenflugkriterien

Prinzipiell sind RTH von Sonnenaufgang bis Sonnenuntergang einsatzfähig. Die tatsächliche Verfügbarkeit hängt jedoch von den Witterungs-

4.6 Flugsicherheit

bedingungen ab (s. Tab. 4.2). Dies erklärt, weshalb ein RTH u.U. nicht starten kann oder sogar umkehren muss, obwohl an der Einsatzstelle selbst gute Sichtbedingungen herrschen.

> Die Entscheidung, ob der Einsatz durchgeführt wird, liegt ausschließlich beim Luftfahrzeugführer. Die Dringlichkeit aus medizinischer Sicht darf nicht dazu führen, dass konkrete Sicherheitsbedenken des Piloten hintangestellt werden.

Generell sind auch Nachtflüge nach Sichtflugregeln durchzuführen. Sie erfordern einen zweiten Piloten. Instrumentenflug ist nur in Grenzfällen erlaubt (z.B. unbeabsichtigtes Eindringen in Schlechtwetterzonen).

Nächtliche Primärrettung

„Echte" Primärrettung bei Nacht ist in der Bundesrepublik sowohl aus technischen wie finanziellen Gründen derzeit und auf absehbare Zeit nicht möglich. An einzelnen Standorten werden bei Nacht zwar Rettungseinsätze geflogen (u.a. Regensburg, sog. LUNA-Projekt), aber nur unter Sichtflugbedingungen und an ausgeleuchteten Landeplätzen, z.B. an Fußballplätzen, mit paralleler Alarmierung des bodengebundenen Rettungsdienstes. Diese Einsätze werden deshalb auch Postprimäreinsätze genannt. Der Zeitvorteil ist im Vergleich zu Einsätzen bei Tag deutlich geringer, der Aufwand deutlich höher. Auch Überlegungen, die Einsatzbereitschaft der RTH zumindest bis in die späten Abendstunden hinein auszudehnen, harren derzeit der Realisierung.

Seit kurzem wird am Standort München der Einsatz von Nachtsichtgeräten (Night vision goggles) erprobt, die hierzulande, anders als in der Schweiz, bislang militärischen Betreibern vorbehalten waren. Auch sind die neuen Maschinen des BMI mit einem Hinderniswarnradar (HELLAS, Helicopter Laser Radar) ausgerüstet. Sie dienen jedoch lediglich der Erhöhung der Sicherheit bei Flügen unter Sichtflugbedingungen.

Nächtliche Sekundärtransporte

Aufgrund des hohen finanziellen und organisatorischen Aufwands sowie des immanenten Risikos sind an nächtliche luftgebundene Sekundär-

Strenge Anforderungen

Tab. 4.2: Wetterminima, die während des gesamten Einsatzes gemäß der LuftVO bzw. JAR-OPS 3.005, Annex 1, eingehalten werden müssen

	Wolkenuntergrenze	Flugsicht	Anzahl Piloten
Tagflug	500 ft	1500 m	1 oder 2
	400–499 ft	2000 m	1
	400–499 ft	1000 m	2
	300–399 ft	3000 m	1
	300–399 ft	2000 m	2
Nachtflug	1500 ft	2500–3000 m	2

transporte strenge Anforderungen zu stellen: Ein derartiger Transport ist nur dann indiziert, wenn **jede** der folgenden Bedingungen erfüllt ist:
- Sichere Flugbedingungen (i.d.R. Sichtflugbedingungen)
- Verlegung nicht aufschiebbar
- Entscheidender Zeitvorteil gegenüber bodengebundenem Transport

Literatur

Altemeyer K-H et al., Notfallmedizinische Versorgung der Bevölkerung. Einführung zum Eckpunktepapier aus akutmedizinischer Sicht. Notfall Rettungsmed (2008), 11, 419–420

Anding K, Die Neuordnung des Intensivtransports in Bayern. Notfall Rettungsmed (2000), 3, 396–400

Arbeitsgemeinschaft Südwestdeutscher Notärzte (agswn), Eckpunktepapier zur notfallmedizinischen Versorgung der Bevölkerung in Klinik und Präklinik. Notfall Rettungsmed (2008), 11, 421–422

Ausschuss Rettungswesen (2004) Konsensusgruppe Luftrettung. Weiterentwicklung der Luftrettung in Deutschland. Abschlussbericht zur Phase II. Werner Wolfsfellner Medizin, München

Beck A et al., Wirbelsäulenverletzung in der Präklinik. Systematischer Überblick. Notfall Rettungsmed (2005), 8, 162–170

Biewener A, Aschenbrenner U, Sauerland S, Einfluss von Rettungsmittel und Zielklinik auf die Letalität nach Polytrauma. Eine Standortbestimmung. Unfallchirurg (2005), 108, 370–377

Biewener A et al., Impact of helicopter transport and hospital level on mortality of polytrauma patients. J Trauma (2004), 56, 94–98

Böbel M (1996) Endexspiratorische CO_2-Messung in der Luftrettung. Kongressbericht ADAC Luftrettung GmbH. AIRMED 1996, 488–490. Werner Wolfsfellner Medizin, München

Braun J, Stellenwert der Luftrettung in der präklinischen Notfallversorgung in Deutschland. Notfall Rettungsmed (2008), 11, 234–239

Gries A et al., Versorgungszeiten bei Traumapatienten im Luftrettungsdienst. Implikationen für die Disposition? Anästhesist (2008), 57, 562–570

Kill C, Barwing J, Lennartz H, Blutgasanalyse im Interhospitaltransfer – eine sinnvolle Ergänzung des respiratorischen Monitorings? Anasthesiol Intensivmed Notfallmed Schmerzther (1999), 34, 10–16

Kühne CA, Zettl RP, Ruchholtz S, Auswahl des Zielkrankenhauses bei Trauma. Notfall Rettungsmed (2008), 11, 381–385

Lackner C et al., Defibrillation an Bord fliegender Rettungshubschrauber. Experimentelle Studie zur prähospitalen Systemkompatibilität im Rahmen des Qualitätsmanagements. Notfall Rettungsmed (1998), 1, 75–85

SAR Koordinierungsausschuss (2006) SAR-Handbuch. Such- und Rettungsdienst für Luftfahrzeuge

Scherer G (2005) Notfall- und Intensivtransportsystem in Rheinland-Pfalz (N.I.T.S.). Ministerium des Inneren und für Sport, Mainz

Scholl H (2002) Luftrettung. Stumpf & Kossendey, Edewecht

Suberviola Gonzalez JF et al., In-flight electrical therapy. Emergencias (2009), 21, 471–473

Weninger P, Trimmel H, Herzer G, Prähospitale Traumaversorgung. Luftgestützter vs. bodengebundener Notarztdienst. Notfall Rettungsmed (2005), 8, 171–181

5 Taktisches Vorgehen am Notfallort

Thorsten Finteis, Jörg Oberkinkhaus

> **Lernziel:**
> Erwerb von Kenntnissen – bei der Vielzahl denkbarer Notfallsituationen – über die Grundsätze einer prioritätengerechten, zielgerichteten Diagnostik und Therapie bei Notfallpatienten am Einsatzort, um diese zeitadäquat zu versorgen und in geeignete Weiterbehandlung zu transportieren.

5.1 Patientenkontakt

Die Alarmierung des Rettungsdienstes und Notarztes durch Angehörige, Zeugen oder durch den Patienten selbst stellt eine Ausnahmesituation für den Betroffenen dar. Die eigene Wahrnehmung des Patienten wird durch innere Faktoren wie Schmerzen, Luftnot oder „Herzstolpern" beeinflusst. Neben der Beeinträchtigung durch die akut aufgetretene Erkrankung beeinflussen Angst und Ungewissheit mit Freisetzung von Stressmediatoren das Notfallbild.

Auch äußere Faktoren, z.B. die psychische Erstbetreuung und Erste Hilfe durch Laienhelfer, aber besonders das darauf folgende Auftreten des Notarztes und des Rettungsdienstpersonals am Einsatzort beeinflussen die subjektive Selbsteinschätzung des Patienten und können ihn mental sowohl positiv als auch negativ beeinflussen.

Kontaktaufnahme mit Patienten

Nach dem Eintreffen des Notarztes am Einsatzort steht zwar eine schnelle Erfassung der Notfallsituation im Vordergrund, um effizient helfen zu können. Höfliche Umgangsformen und die Schaffung eines Vertrauensverhältnisses zwischen Notarzt und Patient sind jedoch wichtiger Bestandteil einer suffizienten Hilfeleistung. Der Notfallpatient muss nicht nur medizinisch versorgt, sondern auch psychisch betreut und durch den Notarzt geführt werden.

Leitsymptome erfragen

Der Notarzt stellt sich dem Patienten mit Namen vor und nennt seine Funktion an der Einsatzstelle. Dies gibt dem Patienten die Zuversicht auf qualifizierte Hilfe und ist die Grundlage für eine patientengerechte medizinische Versorgung.

Die verbale Kommunikation mit dem Patienten sollte durch einen respektvollen Umgangston geprägt sein. Bei der Befragung mit direkter Ansprache sollte man den Patienten mit seinem Namen ansprechen, dies vermittelt Wertschätzung und Wichtigkeit des Patienten. Zur Stressreduktion ist der Patient vor jeder medizinischen Maßnahme kurz über den geplanten Vorgang und ggf. über zu erwartende Folgen (z.B. Schmerzen beim Anlegen eines periphervenösen Zugangs) zu informieren.

5.2 Orientierende Erstuntersuchung

Die Erstuntersuchung am Patienten dient der groben Orientierung über die Vitalparameter (Bewusstsein, Atmung, Kreislauf) sowie der Ersteinschätzung des Verletzungsmusters und der Schwere der Erkrankung.

Zur Ersteinschätzung der Vitalparameter dient primär die verbale Kontaktaufnahme zum Patienten mit Blickprüfung auf das Vorhandensein von Lebenszeichen. Ist der Patient bewusstlos, erfolgt die Prüfung der Atmung – nach kurzem Blick auf den Thorax zur Einschätzung der Atemmechanik (z.B. paradoxe/inverse Atmung) – durch Mundinspektion, Kopf überstrecken, Atemkontrolle mit Blick auf den Brustkorb mit parallelem Handauflegen auf den Thorax und Hören der Luftströmung am Mund des Patienten. Eine Auskultation kann sich direkt anschließen und liefert weitere Informationen.

Die Pulstastung am Hals (A. carotis) sollte nacheinander auf beiden Seiten erfolgen und hinsichtlich Quantität (Herzfrequenz) und Qualität (Tastbarkeit, Rhythmus) geprüft werden. Alternativ ist eine periphere Pulskontrolle möglich (z.B. A. radialis), eine Blutdruckmessung nach Riva-Rocci kann direkt angeschlossen werden.

Erste Akutanamnese führt zur Arbeitsdiagnose

Bewusstseinsstörungen können sich auf unterschiedliche Art darstellen: Unruhe, Sprachstörungen, Desorientiertheit, Aggressivität, aber auch Schläfrigkeit bis hin zum tiefen Koma sind möglich.

Neben Trauma, Vergiftung und neurologischen Erkrankungen (z.B. Schlaganfall, Krampfanfall, Hirnblutung) können auch internistische Erkrankungen unterschiedlicher Ätiologie (z.B. Hypoglykämie, Coma hepaticum) zu einer Bewusstseinstrübung führen.

Anhand der Eigenanamnese kann man den Bewusstseinszustand des primär ansprechbaren Patienten genauer bestimmen: Gezielte Fragen zu Person, Ort, Zeit und dem bisherigen erlebten Notfallgeschehen geben Hinweise auf Einschränkungen des Bewusstseins, die beim Erstkontakt noch nicht aufgefallen sind, weil der Patient scheinbar adäquat reagiert hat (z.B. retrograde Amnesie beim Anamnesegespräch). Hierzu ist auch die Fremdanamnese von Dritten hilfreich.

Auch beim zuvor bereits erwähnten „Body-Check" können sich Hinweise auf die Ursache einer Bewusstlosigkeit ergeben (z.B. Vigilanzstörung nach Schädel-Hirn-Trauma).

Präklinisch häufigste Ursache für eine endokrinologisch bedingte Bewusstseinsstörung ist die Hypoglykämie. Sie ist durch das klinische Bild und eine Blutzuckerbestimmung noch vor Ort erkennbar und therapierbar. Bei einer Vigilanzstörung ist daher eine Blutzuckermessung immer durchzuführen.

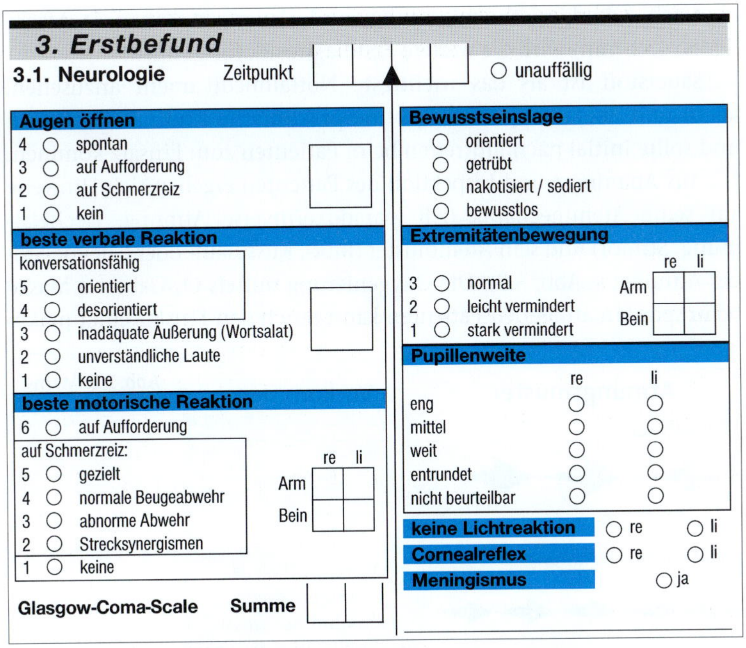

3. Erstbefund

3.1. Neurologie   Zeitpunkt   ○ unauffällig

Augen öffnen
- 4 ○ spontan
- 3 ○ auf Aufforderung
- 2 ○ auf Schmerzreiz
- 1 ○ kein

beste verbale Reaktion
- konversationsfähig
- 5 ○ orientiert
- 4 ○ desorientiert
- 3 ○ inadäquate Äußerung (Wortsalat)
- 2 ○ unverständliche Laute
- 1 ○ keine

beste motorische Reaktion
- 6 ○ auf Aufforderung
- auf Schmerzreiz:
- 5 ○ gezielt
- 4 ○ normale Beugeabwehr
- 3 ○ abnorme Abwehr
- 2 ○ Strecksynergismen
- 1 ○ keine

Arm re/li   Bein re/li

Glasgow-Coma-Scale   Summe

Bewusstseinslage
- ○ orientiert
- ○ getrübt
- ○ nakotisiert / sediert
- ○ bewusstlos

Extremitätenbewegung   re li
- 3 ○ normal — Arm
- 2 ○ leicht vermindert — Bein
- 1 ○ stark vermindert

Pupillenweite   re li
- eng ○ ○
- mittel ○ ○
- weit ○ ○
- entrundet ○ ○
- nicht beurteilbar ○ ○

keine Lichtreaktion   ○ re   ○ li
Cornealreflex   ○ re   ○ li
Meningismus   ○ ja

Abb. 5.1: Glasgow Coma Scale

Die Ersteinschätzung und Verlaufsbeobachtung des Schweregrads einer Bewusstlosigkeit erfolgen anhand der Beurteilungskriterien der Glasgow Coma Scale (GCS, s. Abb. 5.1) mit einer Punktezahl von 3–15. Die GCS-Dokumentation ist fester Bestandteil des Notarzteinsatzprotokolls nach den Empfehlungen der Deutschen interdisziplinären Vereinigung für Intensiv- und Notfallmedizin (DIVI) [Moecke et al. 2004].

5.3 Akutanamnese und -therapie

Der noch ansprechbare Notfallpatient mit Atemstörung imponiert beim Eintreffen des Rettungsdienstes/Notarztes durch seine typische Haltung mit erhöhtem Oberkörper unter Einsatz der Atemhilfsmuskulatur und starker Dyspnoe.

Das Kolorit von Haut und Schleimhäuten (Zyanose) gibt erste Informationen zum Grad der Oxygenierung. Die Aussagekraft der Hautfarbe ist jedoch bei einem Hb-Abfall infolge einer starken Blutung (Hb-Wert < 5 mg/dl = keine Zyanose), bei Kohlenmonoxidvergiftung (rosa Haut) oder bei Farbigen stark limitiert.

Aufgrund der Atemnot des Patienten ist häufig nur die Fremdanamnese von anwesenden Angehörigen möglich. Ist eine Eigenanamnese durchführbar, so sollte sie so kurz wie möglich gehalten werden, denn primäres Ziel ist die suffiziente Oxygenierung des noch spontan atmenden Patienten.

Nach Oberkörperhochlagerung und Aufsetzen einer O₂-Maske (Flow: 15 l/min) wird die weitere Erstdiagnostik fortgeführt.

Sauerstoff ist als das wichtigste Notfallmedikament anzusehen, leicht und überall applizierbar, ohne präklinische Kontraindikationen und sollte initial nach Eintreffen beim Patienten zum Einsatz kommen.

Aus Anamnese und Inspektion des Patienten ergeben sich Hinweise auf seine Atemmechanik (z.B. paradoxe/inverse Atmung, Hechelatmung, Stridor) und sein Atemmuster (Biot-, Kussmaul- oder Cheyne-Stokes-Atmung; s. Abb. 5.2). Die Oxygenierung mittels O₂-Gabe via Maske beim spontan atmenden Patienten kann durch den Einsatz einer präkli-

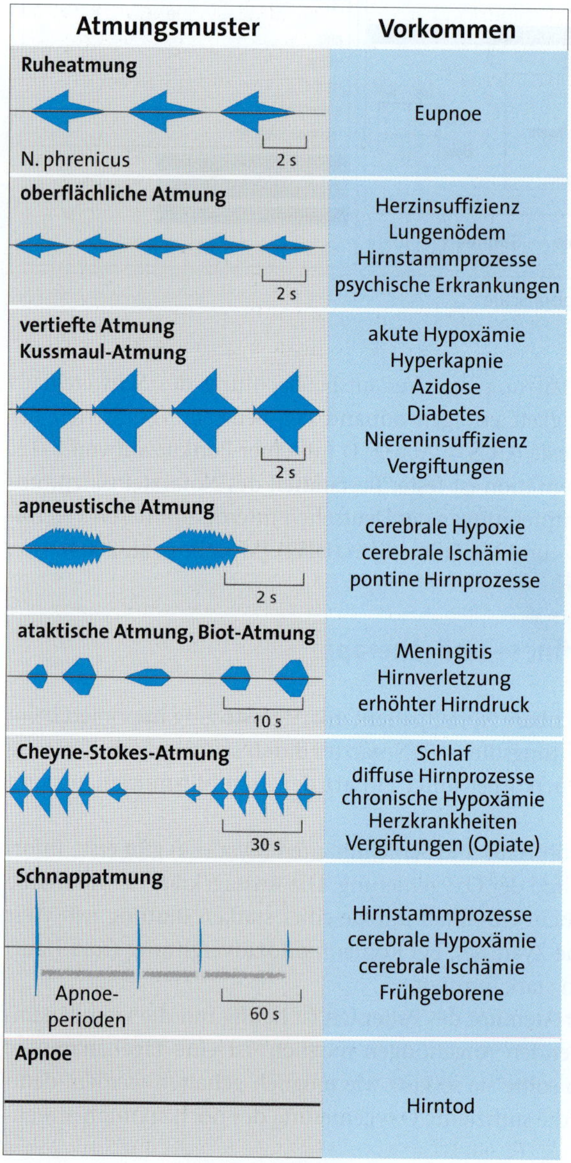

Atmungsmuster	Vorkommen
Ruheatmung N. phrenicus — 2 s	Eupnoe
oberflächliche Atmung 2 s	Herzinsuffizienz Lungenödem Hirnstammprozesse psychische Erkrankungen
vertiefte Atmung Kussmaul-Atmung 2 s	akute Hypoxämie Hyperkapnie Azidose Diabetes Niereninsuffizienz Vergiftungen
apneustische Atmung 2 s	cerebrale Hypoxie cerebrale Ischämie pontine Hirnprozesse
ataktische Atmung, Biot-Atmung 10 s	Meningitis Hirnverletzung erhöhter Hirndruck
Cheyne-Stokes-Atmung 30 s	Schlaf diffuse Hirnprozesse chronische Hypoxämie Herzkrankheiten Vergiftungen (Opiate)
Schnappatmung Apnoe- perioden 60 s	Hirnstammprozesse cerebrale Hypoxämie cerebrale Ischämie Frühgeborene
Apnoe	Hirntod

Abb. 5.2: Atemformen

nischen noninvasiven Beatmung (NIV) mittels CPAP-Maske noch weiter verbessert werden und steht dem Notarzt seit Einführung der NIV im Rettungsdienst regelhaft zur Verfügung [DIN 75079:2009-11 NEF 2009].

Neben anderen klinischen Parametern (z.B. SpO_2 < 90%, Schock, Herz-Kreislauf-Stillstand) besteht bei einer GCS-Punktzahl < 9 oder einer Verschlechterung des Score von 3 oder mehr Punkten innerhalb eines kurzen Zeitintervalls mit Verlust von Schutzreflexen die Indikation zur Atemwegssicherung.

Eine erste Atemwegsicherung ohne Hilfsmittel kann beim noch suffizient spontan atmenden, bewusstlosen Patienten durch Anwendung der stabilen Seitenlage erreicht werden. Zu beachten ist hierbei die Sicherstellung der Überstreckung des Kopfs nach der Lagerung auf die Seite. Dabei ist bei V.a. Vorliegen einer Wirbelsäulenverletzung auf eine achsengerechte Umlagerung zu achten (Vermeidung von Torsionsbewegungen der Wirbelsäule).

Atemwegs-sicherung

Die optimale Atemwegssicherung beim bewusstlosen Patienten erfolgt mittels endotrachealer Intubation oder durch alternative supraglottische Beatmungshilfen (z.B. Larynxtubus), sofern eine eindeutige Laryngoskopie technisch nicht möglich ist und die Intubation nicht gelingt. Als weitere Rückfallebene hat man die Beutel-Masken-Beatmung, die bei schwieriger Maskenbeatmung durch Einlage von Wendl- und Guedel-Tubus sowie durch die bimanuelle Beatmung mit 2 Helfern optimiert werden kann.

Die Beurteilung der Kreislaufsituation erfolgt durch das Tasten peripherer oder zentraler Pulse und durch Inspektion der Halsvenen (z.B. obere Einflussstauung als Zeichen der Rechtsherzbelastung).

Eine erste Einschätzung der Kreislaufsituation des Patienten erfolgt durch Palpation der A. radialis, A. carotis oder A. femoralis (beim Kleinkind: A. brachialis). Darüber hinaus ergibt sich aus der Beurteilung des Hautkolorits und der Temperatur an den Gliedmaßen ein Hinweis auf die periphere Durchblutung (Zentralisation).

Zusätzliche weitere Informationen liefern systolischer Blutdruck und Auskultation des Herzens.

Normotone systolische Blutdruckwerte sind jedoch kein sicherer hämodynamischer Indikator. Gerade bei jungen Traumapatienten kann durch einen normotonen systolischen Blutdruck nicht auf einen ausreichenden Volumenstatus geschlossen werden. Ein progredienter Schock durch Volumenverlust (Verbrennung, Blutung) führt erst spät zum klinischen Bild eines Schockzustands in dieser Altersgruppe. Volumenverluste können durch Kompensationsmechanismen lange verschleiert bleiben.

Akute Blutungen sind durch geeignete Maßnahmen (Hochhalten von Extremitäten, Abdrücken, Verband/Druckverband) zu stillen, um einen weiteren Volumenverlust zu verhindern.

Als Erstmaßnahme beim Volumenmangelschock ist entweder eine Lagerung mit erhöhten Beinen oder beim Traumapatienten nach Ganz-

Lagerungs-maßnahmen

körperimmobilisation auf dem Spineboard oder der Vakuummatratze eine Kopftieflage durchzuführen. Eine geeignete Infusionstherapie nach Schaffung eines periphervenösen oder intraossären Zugangs (z.B. EZ-IO, Druckinfusion) schließt an die Lagerungsmaßnahme an.

5.4 Anamnese

Richtungsweisende Informationen zu aktuellen Verletzungen oder erkrankten Organsystemen erhält der Notarzt durch gezielte Befragung des Patienten. Im Rahmen der Anamnese-Erhebung kann auch schon nach dem aktuellen neurologischen Befinden des Patienten gefragt werden (z.B. kurzfristige Bewusstlosigkeit, Erinnerungslücke, Schmerzen, Übelkeit, Schwindel, Motorik, Sensibilitätsstörungen).

Eigen- und Fremdanamnese einholen

Die Eigenanamnese bietet hierbei ein Optimum an Informationen, sofern der Patient hinsichtlich seiner Vigilanz zur Mitarbeit in der Lage ist. Oftmals ist in der präklinischen Notfallsituation eine Eigenanamnese nicht oder nur in begrenztem Umfang durchführbar, der Wert der gewonnenen Informationen ist dabei anhand der vorliegenden Notfallsituation kritisch zu prüfen.

Wichtig sind ferner die Erfassung relevanter Vorerkrankungen durch Erhebung der medizinischen Vorgeschichte (z.B. Allergien, Diabetes mellitus, Hypertonie, Epilepsie) sowie die Frage nach einer bestehenden Dauermedikation oder nach kürzlich zurückliegenden Klinikaufenthalten. Häufig sind speziell älteren Patienten Umfang und Art der eigenen Vorerkrankungen nicht ganz geläufig. Hilfreich ist hier dann meist die genaue Medikamentenanamnese. Anhand der Verpackungen kann leicht auf die zugrunde liegenden Krankheiten geschlossen werden (z.B. Antikoagulanzien, Betablocker, Insulin, Antikonvulsiva).

Beim bewusstseinsgetrübten, geriatrischen oder psychiatrischen Patienten, beim Kleinkind sowie bei Vorliegen einer stressbedingten, psychischen Ausnahmesituation ist die Erhebung einer Eigenanamnese nicht möglich. In diesem Fall ist der Notarzt gezwungen, alle wesentlichen Informationen durch gezielte Fragen an anwesende Dritte (Verwandte, Zeugen) einzuholen oder den Hausarzt anzurufen.

Zur Optimierung zeitlicher Abläufe hat es sich beim Traumapatienten bewährt, einen Helfer (z.B. RettAss/RettSan des NEF) zu beauftragen, den genauen Unfallmechanismus und dessen Rasanz herauszufinden, während man selbst unterdessen den Verletzten versorgt und seine Vitalfunktionen sichert.

5.5 Körperliche Untersuchung

Nach Kontrolle der Vitalparameter und Durchführung lebensrettender Sofortmaßnahmen erfolgt die ausführliche körperliche Untersuchung unter Berücksichtigung zielführender Leitsymptome. Zusammen mit der Eigen- oder Fremdanamnese dient sie der Verifizierung und Objektivierung der Beschwerden des Patienten und kann wertvolle Informationen zu Differenzialdiagnosen geben.

5.5.1 Bewusstlosigkeit

Beim bewusstlosen Patienten ergeben sich durch Inspektion, Abtasten des Kopfs und Pupillenkontrolle Hinweise auf die Ursache der Bewusstseinstrübung (z.B. Trauma, intrakranielle Blutung, Schlaganfall).

Auch die Ausatemluft des Patienten (z.B. Alkohol, Azeton, Bittermandelgeruch) kann Hinweise auf die Ursache der vorliegenden Bewusstseinstrübung geben (Intoxikation, metabolische Entgleisung). Richtungsweisend für die Diagnosefindung ist häufig auch schon die Auffindesituation und das soziale Umfeld des Patienten (s. Abb. 5.3).

Gezielte körperliche Untersuchung führt zusammen mit der Arbeitsdiagnose zur endgültigen Diagnose

5.5.2 Neurologisches Defizit

Zur neurologischen Einschätzung dient eine kurze orientierende Untersuchung der Hirnnerven mit Pupillenkontrolle und Überprüfung auf Vorhandensein von Meningismuszeichen, seitendifferenter oder pathologischer Reflexe der Gliedmaßen sowie motorischer Defizite (z.B. Absinktendenz beim Armvorhalteversuch, Schwäche beim „Kreuzgriff", grober Kraftverlust, Paresen der Extremitäten).

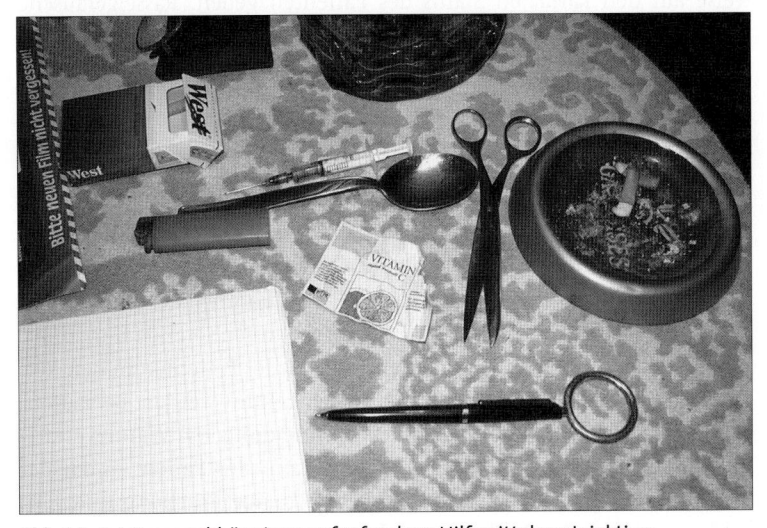

Abb. 5.3: Bei Drogenabhängigen aufgefundene Hilfsmittel zur Injektion

5.5.3 Atemnot

Inspektion, Auskultation und Palpation des Thorax beim Patienten mit Dyspnoe dienen der Differenzialdiagnose (z.B. Asthma, Lungenödem, Pneumonie, Trauma), damit nach Einordnung der Störung eine zielgerichtete Therapie begonnen werden kann.

Fällt dem Notarzt bei der manuellen Rippenpalpation ein instabiler Thorax auf, so ist dies wegweisend für eine Rippenserienfraktur. Bei auskultatorisch einseitig abgeschwächtem Atemgeräusch muss von einem Pneumothorax/Hämatothorax ausgegangen werden. Bei der Inspektion geben Prellmarken, Schonatmung oder eine paradoxe Atmung wertvolle Hinweise auf ein Thoraxtrauma.

Entwickelt sich beim Traumapatienten nach erfolgreicher Intubation und Beatmung im Verlauf der präklinischen Phase ein Hautemphysem, so ist dies als sicherer Hinweis auf einen Pneumothorax zu werten. Steigt bei korrekt liegendem Endotrachealtubus unter kontrollierter Beatmung der Beatmungsspitzendruck, muss bei Vorliegen eines einseitig abgeschwächten Atemgeräuschs von einem Spannungspneumothorax ausgegangen werden, der eine Entlastung mittels Thoraxdrainage noch am Unfallort erfordert. Eine Kreislaufdepression (Tachykardie, RR-Abfall) durch erhöhten intrathorakalen Druck kann ebenfalls Hinweis auf einen Ventilmechanismus mit Spannungspneumothorax sein.

5.5.4 Thoraxschmerz

Beim Thoraxschmerz kann bereits die Inspektion der Halsvenen (Hervortreten als Zeichen der oberen Einflussstauung) und der Unterschenkel (Ödembildung bei chronischer Rechtsherzbelastung) klinische Hinweise auf den kardialen Status des Patienten geben. Rasselgeräusche über dem Lungenareal sind richtungsweisend für eine kardiale Dekompensation.

5.5.5 Trauma

Ziel der Untersuchung des Notfallpatienten ist die möglichst umfassende Erfassung aller Verletzungen. Bewährt hat sich dabei das systematische Vorgehen von kranial nach kaudal. Ist im Rahmen der technischen Rettung aus einer Zwangslage nur eine grobe, orientierende Kurzuntersuchung möglich, so kann nach Verbringung des Patienten in den Rettungswagen eine genauere Diagnostik durchgeführt werden. Bei laufender Standheizung des Rettungswagens (Vermeidung von Wärmeverlust) und unter optimalen Lichtverhältnissen kann der Patient entkleidet und untersucht werden. Wichtig sind die zügige Erhebung und Einschätzung der potenziell gefährlichen Verletzungen. Die detaillierte

5.5 Körperliche Untersuchung

Untersuchung und Dokumentation von nicht vital bedrohlichen Verletzungen (z.B. Hautabschürfungen) dürfen nicht zum Zeitverlust am Notfallort führen.

Beginnend mit der Schädelregion wird der Patient – unter Berücksichtigung der Eigen- und Fremdanamnese – nach Verletzungen untersucht. Danach wird durch Prüfung der Extremitätenbeweglichkeit, der groben motorischen Kraft und Sensibilität nach Läsionen der Wirbelsäule gesucht. Besondere Aufmerksamkeit, schon zu Beginn der Rettungsmaßnahmen, muss der Halswirbelsäule gewidmet werden. Da ein Dezelerationstrauma der Halswirbelsäule präklinisch nicht ausgeschlossen werden kann, wird jedem Unfallverletzten eine Zervikalstütze (z.B. Stifneck) angelegt.

Ganzkörperuntersuchung bei Traumapatienten

Thoraxverletzungen können sich durch eine pathologische Atemmechanik äußern und durch Auskultation eingeschätzt werden. Durch Palpation und mittels gleichzeitiger, bimanueller Kompression der Rippen kann die Stabilität des Thorax überprüft werden. Prellmarken, abdominelle Schmerzen mit Schonhaltung und Abwehrspannung sind richtungsweisend für Verletzungen innerer Organe. Die Stabilität des Beckenrings kann präklinisch nicht sicher überprüft werden.

Bei der Untersuchung von Extremitätenverletzungen sind die Erhebung der arteriellen, peripheren Pulse sowie die Prüfung der Motorik und Sensibilität erforderlich, um neben knöchernen Verletzungen mögliche Gefäß- oder Nervenverletzungen nicht zu übersehen.

Das Vorliegen von Mehrfachverletzungen (Schädel-, Thorax-, Abdominal-, Extremitätentrauma) erfordert die Beurteilung der Schwere durch den Notarzt mit Durchführung der richtigen Erstmaßnahmen in der richtigen Reihenfolge, abhängig vom Verletzungsmuster. Stichpunkte zur Epidemiologie traumatischer Verletzungen [Bardenheuer et al. 2000; Böddecker et al. 1993; Lauterjung, Hofmann, Mittelmeier 1987] sind:

Unfallanamnese und Rasanz erheben

- Häufigste Ursachen sind Straßenverkehr (Kfz-Insasse, Zweiradfahrer, Fußgänger) und Sturz aus großer Höhe (Unfall, Suizid).
- Meist liegen stumpfe Verletzungen vor.
- Männer sind doppelt so häufig betroffen wie Frauen.
- Verletzungsmuster:
  - Thoraxverletzungen sind bei Fahrzeuginsassen führend,
  - Extremitätenverletzungen und Schädel-Hirn-Trauma bei Fußgängern und Zweiradfahrern.
  - Häufigste Kombination ist das Schädel-Hirn-Trauma kombiniert mit Thorax- und Extremitätentrauma.

5.6 Medizinisch-technische Diagnostik

5.6.1 Bewusstsein

Blutzuckermessung

Jede unklare Bewusstlosigkeit sollte bereits in der präklinischen Phase hinsichtlich einer Störung des Glukosehaushalts untersucht werden. Eine Blutzuckerbestimmung gehört daher zu den ersten technischen Diagnosemaßnahmen und kann problemlos während der Etablierung eines venösen Zugangs durchgeführt werden. Im Stahlmandrin der Venenverweilkanüle findet sich nach der erfolgreichen Punktion einer Vene ausreichend Blut zur Diagnostik im Blutzuckermessgerät. Eine Hypoglykämie kann so bereits vor Erreichen der Klinik therapiert werden.

5.6.2 Atmung

Pulsoximetrie

Die kontinuierliche Pulsoximetrie gehört zu den etablierten Standardverfahren zur Beurteilung der Oxygenierung des Notfallpatienten. Sie gehört zum präklinischen Standardmonitoring und zur Normausstattung von Krankenkraftwagen Typ C (Rettungswagen) nach DIN EN 1789.

Die pulsoximetrisch erhobenen O_2-Werte geben den prozentualen Anteil des O_2-tragenden Hämoglobins am Gesamthämoglobin an. Es ist jedoch keine Aussage über die Perfusion und Sauerstoffversorgung innerer Organe möglich, die neben der Oxygenierung auch vom Hb-Gehalt der Erythrozyten und vom Herzzeitvolumen abhängt.

Fehlerbehaftet ist die Pulsoximetrie bei Zentralisation infolge eines Schocks oder unter Katecholamintherapie bei laufender Reanimation. Ein systolischer Blutdruck von mindestens 80 mmHg ist für die Anzeige verlässlicher Werte ausreichend, das Vorhandensein von Nagellack während der Pulsoximetrie hat keinen negativen Einfluss auf die Güte der Messung [Hinkelbein, Genzwuerker, Fiedler 2005; Hinkelbein et al. 2004].

Falsch hohe Messwerte liefert die Anwesenheit von Carboxy-Hämoglobin. Met-Hämoglobin führt hingegen zu falsch niedrigen Werten bei normaler O_2-Sättigung (95–100%) und zu falsch hohen Messwerten bei schlechter O_2-Sättigung (< 85%) [Zander 1988].

Die endexspiratorische CO_2-Messung (Kapnometrie) nach endotrachealer Intubation ist ebenfalls ein Standardverfahren. Sie dient der Lagekontrolle des Tubus und kann zur kontinuierlichen Beurteilung der Beatmungstherapie am Notfallrespirator herangezogen werden.

5.6.3 EKG

Das präklinische Monitoring mittels 3-Kanal-EKG-Ableitung dient der kontinuierlichen Rhythmuskontrolle der elektrischen Herzaktionen, wird jedoch durch die begrenzte Zahl der Ableitungen, Bewegungsartefakte (Muskelzittern), elektrische Interferenzen sowie durch Erschütterungen beim Transport limitiert.

EKG

Moderne EKG-Monitore mit Defibrillator bieten eine 12-Kanal-EKG-Ableitung und verfügen häufig über eingebaute Zusatzfunktionen (z.B. externer Schrittmacher, Pulsoximeter, Kapnometer). Die Möglichkeit zur Ableitung eines 12-Kanal-EKGs ermöglicht dem Notarzt noch am Notfallort eine differenzierte Herzinfarktdiagnostik bei Patienten mit Thoraxschmerzen und ist wegweisend bei der Entscheidung zur Akutintervention (PCI) oder Einleitung einer präklinischen Lysetherapie [Silber et al. 2010; Hamm 2009; van de Werf et al. 2008]. Die Übermittlung des EKGs via Mobilfunknetz ist möglich [Karagounis et al. 1990] und kann vorab zur Voranmeldung des Patienten auf der Intensivstation oder im Herzkatheterlabor zur Koronarangiographie genutzt werden.

Passen klinischer Aspekt des Patienten und EKG-Bild nicht zusammen, so müssen technische Fehler ausgeschlossen werden. Neben der Dislokation von EKG-Elektroden kann auch eine zu niedrig eingestellte Amplitudenhöhe eine Nulllinie im EKG vortäuschen. Außerdem kann bei modernen drahtlosen Monitoring-Systemen die Unterbrechung der Funkverbindung im Display Artefakte (z.B. isoelektrische Linie im EKG) zeigen.

Vor der Einleitung von Maßnahmen ist daher eine Verifizierung des EKG-Bildes durch Kontrolle des Patienten und Pulstastung zwingend notwendig.

Regelmäßige Blutdruckmessung, Pulsoximetrie und EKG-Monitoring sind als etablierte Standardverfahren zum Monitoring des Notfallpatienten anzusehen.

5.6.4 Sonographie

Die präklinische Sonographie mittels handlicher, tragbarer Geräte erweitert das Spektrum der medizinisch-technischen Diagnostik. Neben der orientierenden Untersuchung des Abdomens beim Traumapatienten (Suche nach freier Flüssigkeit) können auch orientierend Organstrukturen (Lunge, Herz, Darm, Harnwege, Gefäße) zur Darstellung gebracht werden. Diese Zusatzinformationen können an der Einsatzstelle zu einer Optimierung einsatztaktischer Entscheidungen führen (Zielklinik, Transportwege, Prioritätensetzung). Es kommt zu einer Verbesserung des zeitlichen präklinischen Managements durch P-FAST (prehospital focused abdominal sonographie for trauma) [Walcher et al. 2006; Walcher 2003; Walcher et al. 2002] und der Prognose beim Polytraumapatienten [Lapostolle et al. 2006]. Bei einer prospektiven Untersuchung von 122 Patienten (Trauma- und Nicht-Traumapatienten) waren die Befunde in über 90% hilfreich, jedoch nur in 12 Fällen entscheidungsrelevant [Lechleuthner 2002].

Während kardiopulmonaler Reanimation kann die Sonographie hilfreich sein. Mittels standardisierten Vorgehens (FEER, Fokussierte Echokardiographie Evaluation in der Reanimation) kann eine eigenständige Herzaktion oder eine elektromechanische Dissoziation (PEA) erkannt werden [Breitkreutz, Walcher, Seeger 2007]. Es bedarf eines gut ausgebildeten Untersuchers mit standardisiertem Untersuchungsgang, um optimale Ergebnisse zu erzielen und Zeitverzögerungen an der Einsatzstelle zu vermeiden. Die Sonographie im präklinischen Setting stellt aufgrund dieser Einschränkungen und der Gerätepreise kein flächendeckendes präklinisches Standardverfahren dar.

5.7 Therapie

Nach Ankunft beim Patienten und erfolgter orientierender Diagnostik muss der Notarzt entscheiden, ob er den Patienten noch am Notfallort außerhalb des Rettungswagens erstversorgt oder ihn zuerst rasch in den Rettungswagen verbringt, um dort weitere Maßnahmen durchzuführen.

Versorgung im RTW anstreben

Die Entscheidung muss im Einzelfall von der Art der Notfallsituation, der Notwendigkeit sofortigen Handelns (z.B. Beatmung) und von den äußeren Umgebungsbedingungen (Witterung, Tageszeit, Ort) abhängig gemacht werden. So ist z.B. ein beim Verkehrsunfall verletzter Fußgänger mit Femurfraktur im strömenden Regen sofort in den Rettungswagen mit Heizung zu verbringen. Eine ältere Dame mit Femurfraktur, die in ihrer Wohnung gestürzt ist, kann dagegen im heimischen Wohnzimmer komplett erstversorgt und transportfähig gemacht werden, bevor Sie in den Rettungswagen verbracht wird.

Ein logistisches Problem kann in Hochhaussiedlungen entstehen, wenn lange Wege zum Notfallort über lange Treppenhäuser oder weit entfernte Aufzüge führen. Verzögerungen in der Versorgung sind vorprogrammiert, wenn man einzelne Komponenten im Rettungswagen vergessen hat und diese zum Notfallort nachholen muss. Es empfiehlt sich daher, bei großen Entfernungen zwischen Rettungsmitteln und Einsatzstelle (z.B. Hochhaus, Wald, Bahngleis, Fabrikhalle), primär möglichst die komplette Ausrüstung mitzuführen.

Ist der Notfallort weit von den Rettungsmitteln entfernt, sollte dort nur so viel Erstversorgung stattfinden, wie unbedingt erforderlich erscheint; die Weiterversorgung kann dann im Rettungswagen unter besseren Arbeitsbedingungen erfolgen. Für eine Versorgung im Rettungswagen sprechen in jedem Fall die besseren Umgebungs- (Licht, Wärme, optimierte Lagerung), Material- und Logistikbedingungen (großer Sauerstoffvorrat, Medikamente, stationäre Absaugung, chirurgisches Besteck).

5.8 Therapieziele

Nach Erhebung der Eigen- oder Fremdanamnese mit Leitsymptomen sowie durch die Kenntnis der Begleitumstände (z.B. Unfallhergang) ergeben sich wertvolle Hinweise für die präklinische Erstversorgung mit dem primären Ziel der Sicherung der Vitalparameter. Sie bilden die Grundlage für eine suffiziente Übergabe an den weiterbehandelnden Kollegen in der aufnehmenden Klinik.

Bei einem Traumapatienten können neben der mündlichen Übergabe auch Informationen zur Unfall- und Auffindesituation oder zum Verletzungsmuster anhand von Digitalfotos des Unfallorts weitergegeben werden. Die fotografische Dokumentation von Fahrzeugdeformierungen und der Unfallstellenumgebung können zur Einschätzung der Verletzungsschwere des Traumapatienten im Schockraum hilfreich sein [Steinbrenner, Hinkelbein, Genzwürker 2006].

Art und Umfang der präklinischen Therapie richten sich nach den Erfordernissen der Notfallsituation. Sie ist an den Gefährdungszustand des Patienten angepasst und darauf ausgerichtet, weiteren Schaden abzuwenden.

Der Gesundheitszustand des Patienten kann sich während der präklinischen Phase schnell verändern. So ist es denkbar, dass ein internistischer Patient mit tachykarder Herzrhythmusstörung, primär stabilisiert, völlig problemlos das nächste Krankenhaus erreicht oder im Transportverlauf reanimationspflichtig wird: Die notärztlichen Maßnahmen werden sich bei gleicher primärer Arbeitsdiagnose im Verlauf deutlich unterscheiden. Die Maßnahmen sollten so aufwändig wie nötig und so einfach und sicher wie möglich gehalten werden („Keep it as simple as possible").

Oberstes Ziel bei der Erstversorgung ist die Herstellung der Transportfähigkeit durch die Stabilisierung der Vitalparameter. Dabei steht die Oxygenierung/Ventilation des Patienten an erster Stelle der Prioritäten, gefolgt von der Sicherstellung der Kreislauffunktion mit ausreichender Perfusion.

5.8.1 Atmung

Vorrangiges Ziel ist die suffiziente Oxygenierung des Notfallpatienten noch vor allen anderen Maßnahmen.

Oxygenierung primäres Ziel

Bei einer Fremdkörperaspiration kann versucht werden, den Fremdkörper bei nach vorn gebeugtem Oberkörper durch Schläge mit der Hohlhand auf den Rücken des Patienten zu mobilisieren.

Möglich ist auch die Anwendung des Heimlich-Handgriffs, bei dem durch eine ruckartig durchgeführte Komprimierung des Thorax der Fremdkörper aus den Atemwegen entfernt werden soll. Das Heimlich-Manöver birgt jedoch die Gefahr von intraabdominellen Verletzungen und wird deswegen als Ultima Ratio verstanden (ILCOR 2010).

Bei Vorliegen eines Bolusgeschehens mit bereits eingetretener Bewusstseinstrübung erfolgen die Inspektion der Mundhöhle und des Nasen-Rachen-Raums des auf dem Rücken liegenden Patienten und die Entfernung von Fremdkörpern mittels Absaugpumpe oder Magill-Zange unter laryngoskopischer Sicht.

Nach Fremdkörperentfernung, Reklination des Kopfs (Esmarch-Handgriff) und einsetzender Spontanatmung können die oberen Atemwege mittels oro-/nasopharyngealer Tuben (Guedel-Tubus, Wendl-Tubus) offen gehalten und als Basismaßnahme mittels stabiler Seitenlage gesichert werden.

Bei vorübergehender, unzureichender Spontanatmung muss der Patient mittels Beutel-Masken-Beatmung mit O_2-Reservoir (Flow mindestens 15 l/min) assistiert beatmet werden.

Alternativen der Intubation sind supraglottische Atemhilfen

Beim Notfallpatienten mit Bewusstseinstrübung und progredienter Ateminsuffizienz ist die Indikation zur Atemwegsicherung mit Beatmung mittels endotrachealer Intubation zu stellen. Bei Unmöglichkeit der Laryngoskopie (z.B. eingeklemmte Person, Morbus Bechterew) können alternative supraglottische Beatmungshilfsmittel (z.B. Larynxmaske, Larynxtubus) Verwendung finden [Finteis et al. 2004; ASA Task Force 2003; Genzwuerker, Dhonau, Ellinger 2002]. Häufig ist dazu die Einleitung einer Narkose mit den Komponenten Analgesie, Sedierung und ggf. Relaxierung notwendig. Durch Vorhaltung einer O_2-Maske wird der Patient bei erhaltener Spontanatmung primär oxygeniert und nach Narkose-Einleitung zur Aspirationsvermeidung ohne Maskenbeatmung (Rapid Sequence Induction; RSI). Es gibt keine Evidenz über den Nutzen des Krikoiddrucks [Sellick 1961] bei der RSI [Steinmann und Priebe 2009].

Bei unzureichender Spontanatmung wird der Patient jedoch mittels Beutel-Masken-Beatmung mit O_2-Reservoirbeutel/Demand-Ventil mit Sauerstoff versorgt, bis das Rettungsdienstpersonal die endotracheale Intubation vorbereitet hat und alle Hilfsmittel zur Intubation gerichtet sind.

Intubation

Bei Unmöglichkeit der endotrachealen Intubation sollte eine Atemwegsicherung mittels einer supraglottischen Alternative durchgeführt oder eine Maskenbeatmung angewendet werden. Erst als Ultima Ratio ist der chirurgische Atemwegszugang (Koniotomie) anzusehen [ASA Task Force 2003].

Im Rettungsdienst stehen zur maschinellen, kontrollierten Beatmung Notfallrespiratoren zur Verfügung. Richtwerte (70 kg KG) für die Einstellung der Geräte sind ein Atemzugvolumen von 6–8 ml/kg KG, eine Atemfrequenz von 10–16 min und die Beatmung mit 100% Sauerstoff (FiO$_2$ 1,0).

Standardeinstellung AZV 6–8 ml/kg KG AF 10–16/min PEEP +5 cmH$_2$O

Die Einstellung eines positiven endexspiratorischen Drucks (PEEP) von mindestens 5 cmH$_2$O sollte beim intubierten Patienten erfolgen. Der PEEP kann bei Bedarf erhöht werden, sofern dies zur Optimierung der Oxygenierung notwendig ist. Bei Patienten mit subarachnoidaler Blutung konnte gezeigt werden, dass ein PEEP bis 20 cmH$_2$O zu keinem Anstieg des intrakraniellen Drucks (ICP) führt. Eine Verminderung der

Hirnperfusion ist jedoch möglich, sobald eine erhöhte PEEP-Einstellung zum Abfall des systolischen Blutdrucks führt (= Abfall des mittleren arteriellen Drucks; MAD/MAP) [Münch et al. 2005].

Beim intubierten, beatmeten Traumapatienten ist bei Verschlechterung der zirkulatorischen Verhältnisse und progredienter Einschränkung der Beatmung an das Vorliegen eines Spannungspneumothorax zu denken, der das sofortige präklinische Anlegen einer Thoraxdrainage erfordert.

5.8.2 Kreislauf

Störungen des Kreislaufs sind – neben Störungen von Bewusstsein und Atmung – immer eine vitale Bedrohung des Patienten und erfordern rasches Handeln des Notarztes. Eine hypertone Entgleisung oder hypotone Blutdruckwerte können ebenso Grund für eine Intervention sein wie das Auftreten von tachy- oder bradykarden Herzrhythmusstörungen.

In allen Fällen ist neben ausreichender Oxygenierung und angemessener Lagerung die Schaffung eines sicheren periphervenösen Zugangs zur Infusionstherapie und Medikamentenapplikation notwendig.

Zum Einsatz kommen Venenverweilkanülen zur Punktion peripherer Venen als einfaches und komplikationsarmes Verfahren. Nach erfolgreicher Punktion sind die sorgfältige Fixierung mittels Pflaster sowie das Anlegen einer Zugentlastung am Infusionsschlauch notwendig, um bei Umlagerung und Transport ein Herausrutschen des Zugangs zu verhindern. Mit einer Mullbinde kann der venöse Zugang zusätzlich fixiert werden.

Es stehen verschiedene Kanülendurchmesser zur Verfügung. Die Kanülenauswahl richtet sich nach dem Volumenbedarf des Patienten und nach der vorgefundenen Venensituation. Grundsätzlich sollte ein möglichst großes Kanülenlumen gewählt werden. Ist die Punktion von peripheren Armvenen aufgrund einer Zentralisation oder z.B. infolge von langjährigem Heroinabusus nicht möglich, so können Beinvenen oder die V. jugularis externa als Alternativen in Betracht gezogen werden.

Bei Kleinkindern ist es häufig schwierig, innerhalb eines tolerablen Zeitintervalls, einen periphervenösen Zugang zu etablieren. Gelingt dies z.B. bei der Reanimation nicht, so ist der intraossäre Zugang zu erwägen [Nolan et al. 2010]. Das gleiche Vorgehen gilt bei der Reanimation Erwachsener und anderen Situationen, in denen ein Gefäßzugang umgehend ermöglicht werden muss. Nach erfolgter Hautdesinfektion wird unter sterilen Bedingungen eine spezielle Knochenpunktionskanüle (z.B. EZ-IO, B.I.G.) auf der anterior medialen Fläche der proximalen Tibia (1–2 cm unterhalb der Tuberositas tibiae) bis in den Markraum des Röhrenknochens vorgeschoben. Nach sicherer Fixierung der Nadel kann die Infusionsleitung angeschlossen werden. Die Gabe aller not-

Periphere Venenverweilkanüle Methode der Wahl

Intraossärer Gefäßzugang

wendigen Notfallmedikamente ist möglich. Die Flussrate ist vergleichbar mit einem venösen Zugangsweg (weitere Punktionsorte: Schulter – Humerus, Fuß – Malleolus lateralis).

Zentralvenöse Schock-/Dialysekatheter als Ultima Ratio

Das Legen zentralvenöser Zugänge im Notarztdienst birgt im Vergleich zur periphervenösen Punktion eine Vielzahl von Gefahren für den Patienten – nicht nur aufgrund der häufig unvermeidlich unsterilen Gegebenheiten oder möglichen Fehlpunktionen in Arterien oder Pleura, sondern auch durch die Möglichkeit der Luftembolie beim hypovolämen Patienten. Außerdem kann der Zeitaufwand beträchtlich sein, was die Relation zum Nutzen infrage stellt. Entschließt man sich trotz der Risiken zur Behandlung eines hypovolämen, zentralisierten Patienten mittels zentralen Wegs, so müssen großlumige, zentralvenöse Katheter eingesetzt werden (Schock-Katheter/Dialyse-Katheter). Primäre Punktionsorte können alle klinisch üblichen sein, doch sollte in dieser seltenen Ausnahmesituation bevorzugt die V. femoralis punktiert werden. Auch präklinisch muss die Anlage eines zentralvenösen Katheters unter EKG-Monitoring erfolgen, um eine mögliche kardiale Störung durch den Katheter erkennen zu können.

Gelingt es dem Notarzt, beim Schockpatienten zur Volumentherapie nur einen kleinlumigen, periphervenösen Zugang zu legen, so kann initial durch den Einsatz von hypertoner-isoonkotischer Infusionslösung (z.B. HyperHAES) trotzdem ein deutlicher Volumeneffekt bewirkt werden (ca. 4-facher Volumenzuwachs).

Kardiale Störungen beim Erwachsenen mit Einschränkung der Pumpfunktion führen zu zirkulatorischer und respiratorischer Insuffizienz mit Störungen des Gasaustauschs und der Perfusion. Häufige Ursachen sind das akute Koronarsyndrom (ACS) sowie pulmonale Störungen (z.B. Lungenembolie).

Patienten mit ACS sollten direkt und umgehend in ein Zentrum zur Koronarangiographie verbracht werden. Eine präklinische Lysetherapie ist nach Indikationsstellung und Prüfung des Zeitfaktors möglich und im Einzelfall bei langen Transportwegen zu erwägen.

Ein akuter Herz-Kreislauf-Stillstand erfordert die sofortige kardiopulmonale Reanimation. Richtungsweisend für die Durchführung sind die zurzeit gültigen Empfehlungen des International Liaison Committee on Resuscitation, der American Heart Association und dem European Resuscitation Council (ILCOR 2010). Sie beinhalten die lebensrettenden Basismaßnahmen „Basic Life Support" (BLS) mit Freihaltung der Atemwege und Beatmung, die Durchführung von Thoraxkompressionen sowie die schnellstmögliche Defibrillation. Im weiteren Verlauf der Reanimation werden durch Rettungsdienst und Notarzt die Basismaßnahmen fortgeführt und die Behandlung durch endotracheale Intubation, venösen Zugang und Medikamentengabe erweitert „Advanced Life Support" (ALS). Durch das Konzept der Frühdefibrillation mittels öffentlich zugänglicher automatisierter externer Defibrillatoren (AED) und der Einführung von First Responder (Helfer vor Ort) trifft der Notarzt bei Reanimationen immer häufiger auf ausgebildete Feuerwehrangehörige/Sanitäter mit AED-Geräten und guten Grundfertigkeiten im BLS.

Neben der Sicherstellung von Atmung und Kreislauf ist die suffiziente Analgesie des Traumapatienten zur Stressreduktion vor und während des Transports in die Klinik mit Optimierung der Lagerung von großer Bedeutung.

5.8.3 Lagerung

Nach erfolgreicher Patientenrettung erfolgt die Lagerung des Notfallpatienten entsprechend seinen Verletzungen und Leitsymptomen.

Ziel der Lagerung sind in jedem Fall die Verbesserung und Aufrechterhaltung der Vitalfunktionen mit Sicherstellung der Atmung, der Kreislaufsituation und Verhinderung sekundärer Schäden (z.B. Schmerz, Aspiration):

- Traumapatienten ohne Vigilanzminderung werden bei möglicher Verletzung der Wirbelsäule in waagerechter Lage mit Zervikalstütze und Vakuummatratze oder auf dem Spineboard transportiert (s. Abb. 5.4).
- Bei Patienten mit Schädel-Hirn-Trauma erfolgt die Lagerung bei stabilen Kreislaufverhältnissen zur Verbesserung des venösen Rückstroms und Hirndrucksenkung mit 30°-Oberkörperhochlage.
- Extremitätenverletzungen mit Frakturen werden zur Vermeidung von Sekundärschäden achsengerecht reponiert und ruhig gestellt. Zur Immobilisation können Vakuummatratze, Spineboard oder gepolsterte Aluminiumschienen verwendet werden.
- Bewusstseinsgetrübte Patienten, die noch über eine suffiziente Spontanatmung verfügen und nicht sofort durch den Notarzt intubiert werden können, werden nach Freimachen und Freihalten der Atemwege in die stabile Seitenlage gebracht, wobei nach erfolgter Seitenlage die Reklination des Kopfs durchzuführen ist.
- Zustände mit akuter Atemnot (Asthma, Lungenödem) erfordern die Lagerung mit erhöhtem Oberkörper zur Verbesserung der Atemmechanik durch Einsatz der Atemhilfsmuskulatur.
- Beim akuten Lungenödem kann der Patient die Beine von der Trage herabhängen lassen, um so eine Verminderung des venösen Rückstroms (Rechtsherzentlastung) zu versuchen.
- Thoraxverletzungen werden durch Oberkörperhochlagerung und Lagerung auf die verletzte Seite ruhiggestellt.
- Zur Vermeidung eines Vena-cava-Kompressionssyndroms bei Schwangeren (Blutflussbehinderung in den großen Gefäßen durch den Uterus mit uteroplazentaren Durchblutungsstörung und fetaler Asphyxie) erfolgt der Transport in 15°-Linksseitenlage.
- Patienten mit abdominellen Schmerzen werden mit leicht erhöhtem Oberkörper und Knierolle oder mit angewinkelten Beinen auf der Seite gelagert.

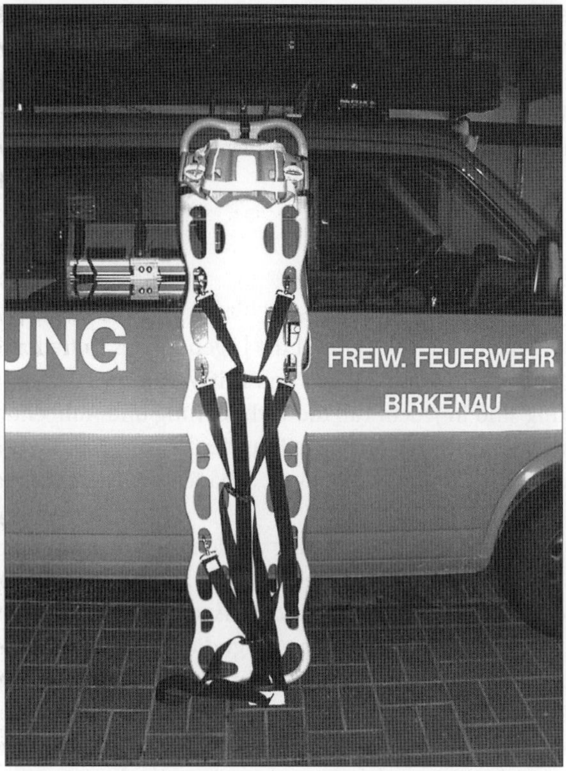

Abb. 5.4: Spineboard zur Immobilisation

5.8.4 Kurzes präklinisches Zeitfenster einhalten

Die Prähospitalphase muss so kurz wie möglich gehalten werden

Die Sicherstellung der Vitalfunktionen und Herstellung der Transportfähigkeit dürfen nicht durch Maßnahmen verzögert werden, die keine zwingende präklinische Notwendigkeit aufweisen. Hat ein Traumapatient bereits einen periphervenösen Zugang erhalten, so ist ein weiterer Zeitverlust zur Anlage eines zweiten Zugangs bei schlechten Venenpunktionsbedingungen häufig nicht vertretbar. Je nach Situation am Notfallort muss der Notarzt abwägen, ob ein sofortiger zügiger Transport in die Klinik („Load and Go") oder aber die Durchführung einer weiteren, invasiven Maßnahme sinnvoller ist. Ziel ist es, die prähospitale Phase möglichst kurz zu halten.

Bei einer Blutung in das Abdomen mit operativer Versorgung als einziger Option ist die Einlieferung ebenso zeitkritisch wie bei einer Hirndrucksymptomatik eines Patienten mit SHT und drohender zerebraler Einklemmung. Aber auch neurologische und kardiologische Krankheitsbilder stellen zeitkritische Notfalleinsätze dar. So steht dem Patienten mit zerebraler Ischämie nur ein kleines Zeitfenster zur Reperfusionstherapie mittels Lyse offen. Auch dem Patienten mit Myokardinfarkt steht zur Koronarangiographie/Ballondilatation nur ein begrenzter Zeitraum offen (STEMI-Empfehlung: 90 bzw. 120 min), in dem eine derartige Intervention medizinisch sinnvoll ist [Silber et al. 2010; van de Werf et al. 2008].

5.9 Verdachtsdiagnose und Auswahl der Zielklinik

Nachdem die Verdachtsdiagnose gestellt und die Erstversorgung des Notfallpatienten begonnen hat, muss sich der Notarzt spätestens jetzt für eine geeignete Zielklinik und ein passendes Transportmittel (RTW, RTH) entscheiden.

Optimal ist jedoch, bereits mit der Überlegung zur Auswahl der Zielklinik direkt nach Eintreffen an der Einsatzstelle zu beginnen. Denn möglichst frühzeitig muss eine Nachbestellung eines Rettungshubschraubers erfolgen, wenn absehbar ist, dass ein Patient über eine größere Strecke in ein für seine Verletzung geeignetes Zentrum verbracht werden muss. Dies gilt z.B. für einen Patienten im ländlichen Bereich mit Schädel-Hirn-Trauma, der vor Ort am örtlichen Krankenhaus der Grund- und Regelversorgung keine adäquate neurochirurgische Therapie erhalten kann und daher möglichst zügig in ein weiter entferntes Zentrum gebracht werden muss.

Nachalarmierung RTH so früh wie möglich

Ziel ist es, den Patienten zügig in die für ihn geeignete Klinik zu bringen, dabei ist es für die Prognose unerheblich, ob dies bodengebunden oder in der Luft geschieht. Aus einem Lufttransport ergibt sich nicht zwingend eine bessere präklinische Versorgung, einzig der Faktor Zeit spielt eine Rolle.

Somit kommt der präklinischen Diagnosefindung durch den Notarzt als Grundlage für die Auswahl des Transportmittels eine große Bedeutung zu. Unabdingbar ist daher die konsequente Suche nach Details, die eine erste Verdachtsdiagnose erhärten können. Dazu gehören neben der gezielten Befragung des Patienten oder der Zeugen der standardisierte Untersuchungsgang am Patienten nach Leitsymptomen und der Einsatz der vorhandenen medizinisch-technischen Geräte zur Diagnostik (z.B. 12-Kanal-EKG beim Thoraxschmerz oder Notfallsonographie beim Traumapatienten).

Unabhängig, für welches Transportmittel sich der Notarzt entscheidet – eine Anmeldung in der geeigneten Zielklinik muss immer erfolgen. Optimal ist die telefonische Kontaktaufnahme zwischen Notarzt und dem ärztlichen Kollegen der Zentralen Notaufnahme (ZNA) – heute bereits in vielen Bereichen via Mobiltelefon realisiert. Die Ausnutzung der technischen Möglichkeiten zur optimierten Kommunikation zwischen Präklinik und Notaufnahme (Telemetrie, Mobilfunk, elektronische Dokumentation) sind inhomogen und unterliegen aufgrund des technischen Fortschritts einem dauernden Wandel. Ein Informationsfluss über Funk an die Leitstelle und die Weiterleitung an die aufnehmende Klinik per Telefon führen häufig zu einem Informationsverlust („Stille-Post-Prinzip") und ist dem Arzt-Arzt-Gespräch unterlegen.

Anmeldung in der Zielklinik möglichst persönlich

5.10 Adäquater Transport

Der zügige Transport in die Klinik sollte für den Patienten und die Mitarbeiter des Rettungsdienstes möglichst stressfrei erfolgen. Nach problemloser, präklinischer Erstversorgung mit Stabilisierung der Vitalparameter vor Beginn des Transports ist dieser auch in den meisten Fällen ohne Einsatz von Sondersignal möglich.

Schonender vs. zügiger Transport

Liegt eine akute vitale Bedrohung vor (z.B. intraabdominelle Blutung), die präklinisch nicht beherrscht und nur durch einen raschen operativen Eingriff therapiert werden kann, muss der Patient unter Einsatz von Sondersignal in die Klinik verbracht werden.

Auch eine während des Transports auftretende drastische Verschlechterung des Gesundheitszustands des Patienten kann die Fortsetzung der Fahrt mit Sondersignal rechtfertigen. Ob durch einen schnellen, jedoch belastenden Transport, z.B. beim ACS oder Schlaganfall mit Lysemöglichkeit die Prognose des Patienten verbessert wird, ist momentan wissenschaftlich nicht gesichert. Bei ACS gibt es Hinweise, dass der schonende Transport ohne Sondersignal für den Notfallpatienten der bessere sein könnte [Witzel und Raschka 2006].

Die Anweisung zur Fahrt mit Sondersignal erteilt der Notarzt. Die Durchführungsverantwortung hat der Fahrzeuglenker, der für die Sicherheit der Menschen an Bord und für die Sicherheit der anderen Verkehrsteilnehmer verantwortlich ist.

Die Fahrt mit Sondersignal stellt für das gesamte Team und den Patienten eine höchst belastende Situation dar. Sowohl akustische und optische Reize (Presslufthorn, Rundumkennleuchten) als auch die spürbaren positiven und negativen Beschleunigungen führen zu körperlichem und psychischem Stress.

Wache Patienten sind vor Beginn der Fahrt mit Sondersignal über die bevorstehenden Stressoren im Rettungswagen zu informieren, Luken und Fenster sind zu schließen. Auch der intubierte Patient in Narkose nimmt über das Gehör weiterhin akustische Reize war, was ebenfalls zur körperlichen Stressreaktion führt.

Sowohl Patient als auch Rettungsteam müssen während der Fahrt vorschriftsmäßig mittels Sicherheitsgurten gesichert sein – die tägliche Praxis zeigt jedoch auch, dass diese Forderung im Rahmen von notwendigen medizinischen Maßnahmen am Patienten während der Fahrt nicht immer erfüllt werden kann.

Neben der angemessenen Sicherung des Patienten mittels geeigneten Rückhaltesystemen an Trage/Tragetisch muss eine sekundäre Schädigung des Patienten durch den Transport (Transporttrauma) vermieden werden. Besonders gefährdet ist der bewusstlose, intubierte Patient, der eine Lagerung aufgrund der Vigilanzstörung und des gestörten Muskeltonus nicht selbst aktiv ändern kann.

Prädilektionsstellen eines Transporttraumas sind z.B. die Ellenbogen im Bereich des N. ulnaris. Liegen die Ellenbogen ungepolstert auf den seitlichen Metallbügeln der Trage auf, so kann ein peripherer Nervenschaden die Folge sein, der sich erst nach dem Aufwachen des Patienten zeigen wird.

Zur Verhinderung eines Transporttraumas der Halswirbelsäule und des Kopfs ist der Schädel des intubierten Patienten während der Fahrt mittels einer starren Halskrause oder durch geeignete Polster und Riemen der Tragenauflage zu sichern. Als Nebeneffekt dieser Maßnahme minimiert sich durch die Fixierung des Kopfs die Gefahr der akzidentiellen Extubation während des Transports, verursacht durch unkontrollierte Kopfbewegungen des Patienten aufgrund von Seitenkräften. Zusätzlich kann der am Endotrachealtubus konnektierte Beatmungsschlauch des Notfallrespirators mittels einer Klemme an der Kleidung des Patienten oder an der Tragenauflage gegen Zugkräfte gesichert werden.

Neben dem bodengebundenen Transport besteht die Möglichkeit, Patienten im Rettungshubschrauber (RTH) zu transportieren. Die Entscheidung über den Boden- oder Lufttransport trifft der ersteintreffende Notarzt an der Einsatzstelle. Eine Indikationsstellung zur Nachalarmierung eines RTH muss möglichst frühzeitig erfolgen, damit der Vorteil des RTH (kurze Transportzeit in weiter entfernte Zentren) nicht durch eine Zeitverzögerung bis zur Ankunft des RTH an der Einsatzstelle zunichte gemacht wird und der erstversorgte Patient auf den Lufttransport warten muss. Bringt der Transport mit dem RTH in ein Zentrum hinsichtlich der Zeitbilanz (Ankunftszeit, Transportdauer) für den Patienten keinen Vorteil, ist der Einsatz kritisch abzuwägen.

Während des Transports ausreichend Aufmerksamkeit der Sicherung des Tubus und des Venenzugangs

5.11 Dokumentation

Während des Notarzteinsatzes besteht für den Notarzt eine Dokumentationspflicht [LÄK/KV Baden-Württemberg 2005], siehe auch Kapitel 3. Dokumentiert werden die Patientendaten, Informationen zur Krankengeschichte, Leitsymptome und Diagnosen, festgestellte Messparameter, die durchgeführten Maßnahmen mit zeitlichem Ablauf sowie Angaben über das Rettungsteam und das Zielkrankenhaus.

Der dokumentierte präklinische Zustand des Patienten und die ergriffenen Maßnahmen dienen den weiterbehandelnden Kollegen im aufnehmenden Krankenhaus als Arbeitsgrundlage. Das Protokoll dient damit der ersten Einschätzung der aktuellen Situation des Patienten bei Aufnahme in der Klinik und gibt bereits Hinweise über mögliche, unmittelbar bevorstehende Komplikationen oder weist den Weg zur weiteren notwendigen Diagnostik.

Zeigt ein Patient nach dem Eintreffen in der Notaufnahme eine Vigilanzminderung, so lässt sich diese Veränderung anhand des dokumentierten präklinischen Werts der GCS einschätzen. Eine präklinische Dokumentation der GCS hat daher immer zu erfolgen.

Neben der Notwendigkeit zur vollständigen Dokumentation des Notarzteinsatzes sollte das Protokoll unbedingt auch Informationen darüber enthalten, wie der Notarzt bei Rückfragen durch den Klinikarzt telefonisch erreicht werden kann. Zeigen sich im Verlauf Unklarheiten, so kann die fehlende Information ohne großen Aufwand telefonisch beschafft werden.

Grundlage für die inhaltliche Konzeption der in Deutschland verwendeten Notarztprotokolle sind Empfehlungen der DIVI und des Bund-Länder-Ausschusses Rettungswesen [Burchardi und Karimi 2004]. Im Land Baden-Württemberg gibt es seit 2001 ein landesweit einheitliches, computerlesbares Notarztprotokoll aus Papier (NADOK). Es erlaubt die Auswertung und Qualitätssicherung der Notarzteinsätze an den einzelnen Standorten, die gewonnenen Daten können auch zur landesweiten Auswertung herangezogen werden [Messelken und Dirks 2001].

Ein einheitliches System zur Dokumentation ist in Deutschland bisher nicht flächendeckend etabliert. Zum Einsatz kommen meist DIVI-Formulare aus Papier, teils computerlesbar. Berichtet wurde bereits über papiergestützte digitale Dokumentationssysteme [Helm et al. 2007] und papierlose elektronische Einsatzprotokolle (ENP; NOAH; NIDA-PAD; MEDICAL-PAD) mit der Möglichkeit des Datenfunks auf Basis von tragbaren Pen-PCs [Schaechinger et al. 2003; Gröschel et al. 2000; Müller 2005].

Literatur

[ASA Task Force] American Society of Anaesthesiologists Task Force on Management of the Difficult Airway, Practice guidelines for management of the difficult airway: an updated report by the American Society of Anaesthesiologists Task Force on Management of the Difficult Airway. Anesthesiology (2003), 98, 1269–1277

Bardenheuer M et al., Epidemiologie des Schwerverletzten. Unfallchirurg (2000), 103, 355–363

Breitkreutz R, Walcher F, Seeger FH, Focused echocardiographic evaluation in resuscitation management: Concept of an advanced life support–conformed algorithm. Crit Care Med (2007), 35, S151–161

Böddecker W et al. (1993) Analyse der polytraumatisierten Patienten von 1981–1991. In: Kozuschek W, Reith AB (Hrsg), Das Polytrauma, Diagnostik – Therapie, 296–276. Karer, Freiburg

Burchardi H, Karimi A (2004) Stellungnahmen und Empfehlungen zur Intensiv- und Notfallmedizin (DIVI), 56ff. Asmuth, Köln

Deutsches Institut für Normung, DIN 75079: 2009-11 Notarzt-Einsatzfahrzeuge (NEF) (2009)

Finteis T et al., Prehospital Airway Management with the Laryngeal Tube Suction (LTS®) during CPR in a patient with known difficult airway. Eur J Anaesthesiology (2004), 21, 183

Genzwuerker HV, Dhonau S, Ellinger K, Use of the laryngeal tube for out-of-hospital resuscitation. Resuscitation (2002), 52, 221–224

Gröschel J et al., Das Elektronische Notfallprotokoll Datenerfassung und Datenfunk im Rettungsdienst als Beitrag zum Qualitätsmanagement. Notarzt (2000), 16(6), 177–184

Hamm CW, Kommentar zu den Leitlinien der European Society of Cardiology (ESC) zur Diagnose und Therapie des akuten Koronarsyndroms ohne ST-Strecken-Hebung (NSTE-ACS). Kardiologe (2009), 2, 81–100

Helm M et al., Papiergestützte digitale Einsatzdokumentation im Luftrettungsdienst. Anaesthesist (2007), 56, 877–885

Hinkelbein J, Genzwuerker HV, Fiedler F, Detection of a systolic threshold for reliable readings in pulse oximetry. Resuscitation (2005), 64, 313–317

Hinkelbein J et al., Nail polish bias evaluation and accuracy validation for the measurement of oxygen saturation determined by pulse oximetry. Emerg Med (2004), 26, 377

[ILCOR] Nolan JP et al., On behalf of the ERC Guidelines Writing Group. European Resuscitation Council Guidelines for Resuscitation 2010 Section 1. Executive summary. Resuscitation (2010), 81, 1219–1276

Karagounis L et al., Impact of field-transmitted electrocardiography on time to in hospital thrombolytic therapy in acute myocardial infarction. Am J Cardiol (1990), 66, 786–791

[LÄK/KV] Landesärztekammer und Kassenärztliche Vereinigung Baden-Württemberg, Bekanntmachung der Neufassung der Berufsordnung für Ärzte vom 09.02.2005. Ärzteblatt Baden-Württemberg (2005), 2, Beilage

Lapostolle F et al., Usefulness of hand-held ultrasound devices in out-of-hospital diagnosis performed by emergency physicians. Am J Emerg Med (2006), 24, 237–242

Lauterjung KL, Hofmann GO, Mittelmeier T, Thorax- und Abdominalverletzungen beim Polytrauma. Chirurg (1987), 58, 641ff.

Lechleuthner A, Mobile Sonographie in der ambulanten Versorgung – eine neue Technologie. Medizin im Dialog (2002), 3, 20–23

Messelken M, Dirks B, Zentrale Auswertung von Notarzteinsätzen im Rahmen externer Qualitätssicherung. Notfall & Rettungsmedizin (2001), 4, 408–415

Moecke H et al., DIVI-Notarzteinsatzprotokolle Version 4.2. Notarzt (2004), 20, 139–141

Müller C, Mobile Einsatzdokumentation. Notfall- und Intensivmedizin (2005), 1, 16–17

Münch E et al., Effects of positive end-expiratory pressure on regional cerebral blood flow, intracranial pressure and brain tissue oxygenation. Crit Care Med (2005), 33, 2367–2372

Schaechinger U et al., NOAH – a mobile emergency care system. Stud Health Technol Inform (2003), 97, 147–158

Sellick BA, Cricoid pressure to control regurgitation of stomach contents during induction of anaesthesia. Lancet (1961), 2, 404–406

Silber S et al., Kommentare zu den Leitlinien der Europäischen Gesellschaft für Kardiologie (ESC) zur Diagnostik und Therapie von Patienten mit ST-Streckenhebungsinfarkt (STEMI). Kardiologe (2010), 4, 84–92

Steinbrenner T, Hinkelbein J, Genzwürker H, Digitale Bilddokumentation in der präklinischen Notfallmedizin als Ergänzung zum Notfallprotokoll. Intensivmed (2006), 43, 628–635

Steinmann D, Priebe HJ, Krikoiddruck. Anaesthesist (2009), 58, 695–707

Van de Werf F et al., Management of acute myocardial infarction in patients presenting with persistent ST-segment elevation: the Task Force on the Management of ST-Segment Elevation Acute Myocardial

Infarction of the European Society of Cardiology. Eur Heart J (2008), 29, 2909–2945

Walcher F, Präklinische Sonographie. Notfall- und Rettungsmedizin (2003), 6, 476–488

Walcher F et al., Pre-hospital ultrasound imaging improves management of abdominal trauma. Br J Surg (2006), 93, 238–242

Walcher F et al., Optimized management of polytraumatized patients by prehospital ultrasound. Unfallchirurg (2002), 105, 986–994

Witzel K, Raschka C, Der präklinische Notfalltransport als Prognosefaktor – Schnell oder schonend? Der Notarzt (2006), 22, 109

Zander R (1988) Bestimmung der Hb-Konzentration sowie der Derivate COHb und MetHb mit Oxymetern. In: Zander R, Merzlufft FO (Hrsg), Der Sauerstoffstatus des arteriellen Blutes, 149–153. Karger, Basel

6 Erstversorgung unter erschwerten Bedingungen

Thorsten Finteis, Jörg Oberkinkhaus

> **Lernziel:**
> Kennenlernen einer Vielzahl denkbarer Gefährdungen und Erschwernisse in der Versorgung von Notfallpatienten und Hinweise auf adäquate Mittel zu deren Minderung/Beseitigung.

6.1 Umgebungsbedingungen am Notfallort

Am Notfallort hat der Notarzt medizinische und logistische Aufgaben zu bewältigen. Primär muss er im Rahmen des Eigenschutzes die allgemeine Gefahrenlage des Einsatzortes für sich und das Rettungsdienstpersonal sowie das Gefährdungspotenzial für den Patienten einschätzen. Je nach Einsatzlage sind mögliche Gefährdungspotenziale vorhersehbar, sofern sich Notarzt und Rettungsdienstpersonal beim Eintreffen an der Einsatzstelle einen Überblick verschaffen und die Lage kritisch beurteilen.

Stressbedingter Aktionismus oder die alleinige Fokussierung (Tunnelblick) auf den Patienten ohne kritische Reflexion können zur Gefahr für alle Einsatzkräfte werden und den Einsatzerfolg gefährden.

Gefahrenpotenzial abschätzen

Einsätze in besonderer Umgebung erfordern eine kritische Betrachtungsweise der Lage. Dazu gehören Einsätze auf dem Wasser/Eisrettung und im unwegsamen Gelände (Gebirge, Steilhang, Feuchtgebiet, Wald, Gleisanlagen). Dies gilt auch für Einsätze, bei denen mit technischen Gefahren zu rechnen ist (Verkehrsunfall, Industrieanlagen, chemische Industrie, Umgang mit Gefahrstoffen).

Bei der Rettung aus unwegsamem Gelände muss häufig auf die Mithilfe anderer Fachdienste (z.B. Feuerwehr, Technisches Hilfswerk, Wasserwacht) zurückgegriffen werden, um Patienten von der Schadenstelle zum Rettungswagen zu transportieren. Eine große Distanz zwischen Patient und Rettungsfahrzeugen (RTW, NEF) führt hierbei häufig zu logistischen Problemen hinsichtlich Personal und Material.

Ist eine direkte Anfahrt an die Schadenstelle und ein Patiententransport mit dem Rettungswagen aufgrund der Umgebungsbedingungen nicht möglich (Wald, feuchte Wiese, Geröllfeld im Steinbruch), muss auf andere Fahrzeuge ausgewichen werden. Dies können geländegängige Fahrzeuge der Feuerwehr, aber auch der Traktor eines Landwirts sein. Beim Umladen der Notfallausrüstung auf ein geländegängiges Fahrzeug sollte möglichst die komplette Rettungsausrüstung mitgenommen werden, da eine nachträgliche Bereitstellung an der Einsatzstelle häufig nur unter sehr großem Aufwand mit Verzögerung möglich ist. Beim Transport ist auf eine gute Fixierung der Ausrüstung zu achten, um eine Gefährdung des Personals (Unfallgefahr durch herumfliegendes Material) oder Schaden an der Ausrüstung zu vermeiden.

Sperrung der Unfallstelle anstreben

Beim Notfalleinsatz im Straßenverkehr (Landstraße, Autobahn) ergibt sich ein erhebliches Gefahrenpotenzial durch den fließenden Verkehr (s. Abb. 6.1). Ohne Sperrung der Unfallstelle gefährdet der vorbeifahrende Verkehr die Einsatzkräfte des Rettungsdienstes während des Einsatzes auf der Straße.

Gefahren gehen auch von ausgelaufenen Betriebsmitteln (Kraftstoff, Öl, Kühlflüssigkeit), nicht ausgelösten Airbag-Systemen in Unfallfahrzeugen sowie von geborstenem Glas und scharfkantigen Wrackteilen aus (s. Abb. 6.2).

Persönliche Schutzausrüstung benutzen

Aus Sicht der Unfallverhütung ist es von großer Wichtigkeit, dass alle Einsatzkräfte – insbesondere Notärzte – vorschriftsmäßig gekleidet im Notfalleinsatz sind. Weißer Arztkittel und „Stationsschlappen" sind unzulässig und haben im Notarztdienst keinen Platz.

Maßgebend sind die Unfallverhütungsvorschriften „Benutzung von persönlicher Schutzausrüstung im Rettungsdienst" (GUV-R 2106) des Bundesverbands der Unfallversicherungsträger, die u.a. beim Einsatz in fließendem Verkehr das Tragen von Warnschutzkleidung vorschreiben [Bundesverband Unfallkassen 2005]. In Gefahrensituationen bei der technischen Rettung (z.B. Rettung einer eingeklemmten Person) besteht die Pflicht zum Tragen eines Schutzhelms mit Nackenschutz und Visier. Sicherheitsschuhwerk mit hohem Schaft, Stahlkappen und durchtrittsicherer Sohle ist zwingend vorgeschrieben. Zusätzliche Sicherungen sind

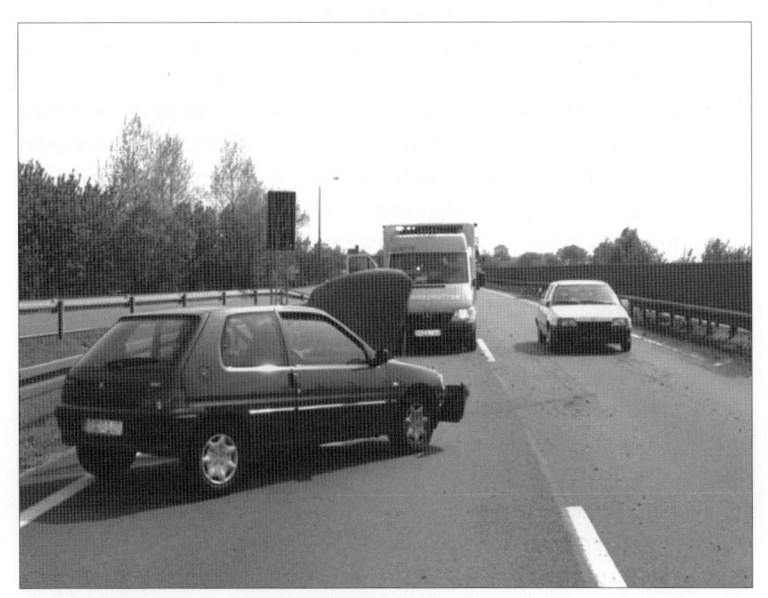

Abb. 6.1: Gefahr durch rollenden Verkehr

6.1 Umgebungsbedingungen am Notfallort

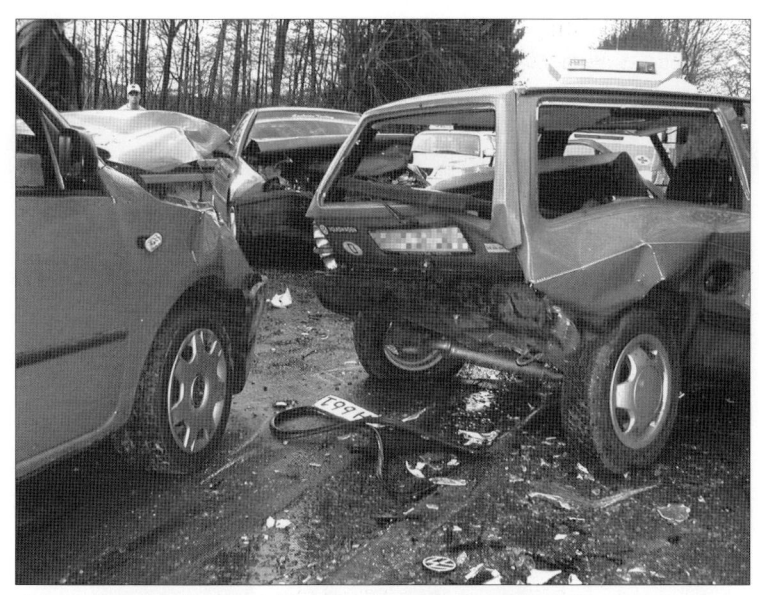

Abb. 6.2: Ausgelaufene Betriebsstoffe, Glas und Wrackteile an der Einsatzstelle

bei der Zusammenarbeit mit der Feuerwehr nach den Erfordernissen der Einsatzstelle, entsprechend der Unfallverhütungsvorschriften (UVV) der Feuerwehren, zu ergreifen.

Eine weitere Gefährdung kann von gefährlichen Stoffen in nicht gekennzeichneten Pkw oder Lkw ausgehen. Eine Kennzeichnung ist bei Kleinmengen bestimmter Stoffe (z.B. Kleingebinde mit Brennspiritus) nicht vorgeschrieben, sodass bei jedem Verkehrsunfall mit einer Gefährdung durch gefährliche Stoffe gerechnet werden muss. Erleichtert wird die Einschätzung der Lage bei kennzeichnungspflichtigen Gefahrguttransporten, erkennbar an einer quadratischen, orangen Warntafel, die Hinweise auf die Gefahren und die Art des Stoffs gibt.

Bei V.a. Austritt von gefährlichen Gütern hat der Rettungsdienst in jedem Fall abzuwarten, bis die Unbedenklichkeit der Einsatzstelle durch die Feuerwehr erklärt worden ist. Erst danach kann eine Versorgung des Patienten erfolgen. Eine Gefährdung des Rettungsdienstpersonals muss ausgeschlossen werden.

Bei Haus- und Wohnungsbränden mit potenzieller Explosionsgefahr ist der Aufenthalt im Gefahrenbereich des Gebäudes lebensgefährlich. Umherfliegende Gebäudeteile von Dach oder Fassade (z.B. geborstene Fensterscheiben, s. Abb. 6.3) gefährden Personen, die sich im Bereich des Trümmerschattens am Gebäude aufhalten, daher verbietet sich der Aufenthalt in diesem Bereich.

Nach Ankunft an der Einsatzstelle ist das Tragen der persönlichen Schutzausrüstung zwingend erforderlich.

Von einer prinzipiellen Gefährdung für den Helfer ist ebenfalls bei Hilfeleistungen in Schächten, Gärkellern und Siloanlagen auszugehen. Neben der Verletzungs- und Absturzgefahr stellt das Vorhandensein von

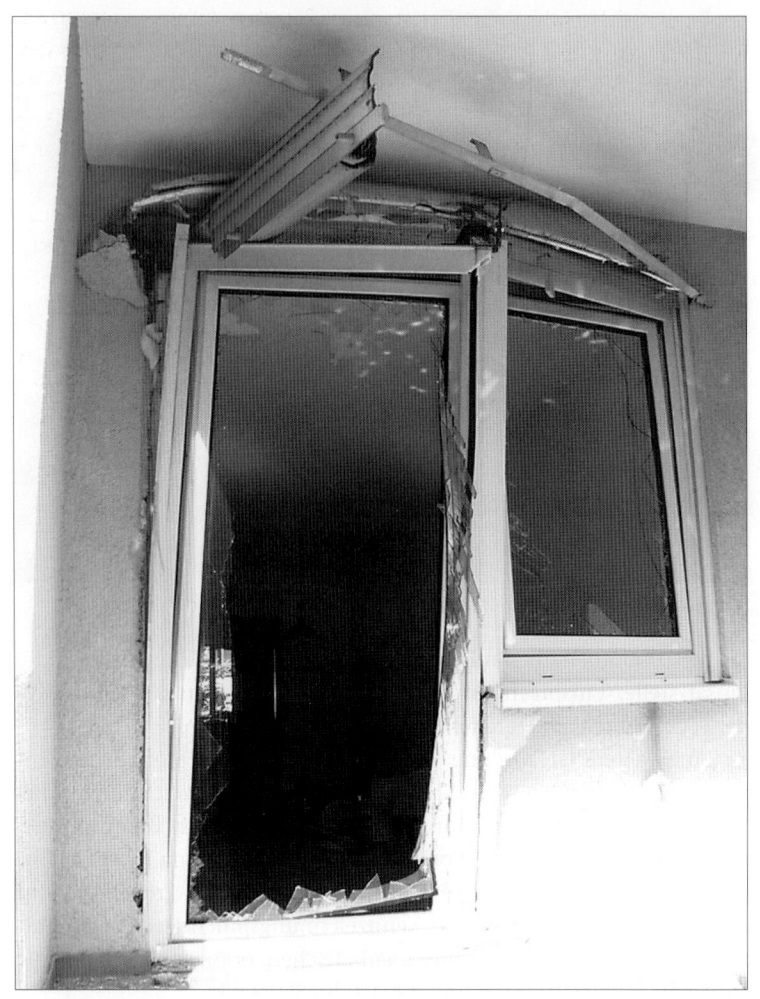

Abb. 6.3: Umherfliegende Trümmerteile nach Explosion

Atemgiften (z.B. CO_2) eine potenzielle Gefahr für das Rettungsdienstpersonal dar.

Dies gilt auch für Rettungsmaßnahmen in einsturzgefährdeten Gebäuden (z.B. nach Gasexplosion). In jedem Fall muss erst die Feuerwehr den Einsatzort für den Rettungsdienst freigeben, bevor dieser den Patienten versorgen kann. Besser ist jedoch die primäre Rettung durch die Feuerwehr aus dem Gefahrenbereich mit Transport an einen Ort, an dem der Notarzt den Patienten in sicherer Umgebung versorgen kann.

Auch der Einsatz in einer Justizvollzugsanstalt (JVA) kann für Notarzt und Rettungsdienstpersonal Gefahren bergen, wenn z.B. bei einem Gebäudebrand eine Evakuierung innerhalb der Gefängnismauern notwendig wird. Grundlage für die notärztliche Tätigkeit in diesem sensiblen Bereich (JVA) ist die enge Kooperation mit den Justizvollzugsangestellten, die für die notwendige Sicherheit sorgen.

Eine Unfallgefahr droht bereits beim Betreten eines Gefängnishofs auf dem Weg zu einem Patienten in einer Gefängniszelle. Auf dem Weg zu Fuß durch den Hof kann der Notarzt durch herabgeworfene Gegenstände aus dem Zellentrakt gefährdet sein.

Bei Einsätzen in häuslicher Umgebung mit vermeintlich geringem Gefährdungspotenzial steckt der Fehler häufig im Detail. Je nach Umgebung sind hier spezifische Gefährdungen denkbar: Dazu gehören die Infektionsgefahr durch gebrauchtes „Fixerbesteck" von Heroinabhängigen, die Explosionsgefahr durch austretendes Gas (Suizidversuch), der Stromunfall durch defekte Elektrogeräte oder die Vergiftung durch Dämpfe und Gase (z.B. Mischung chlorhaltiger Haushaltsreiniger beim Putzen, Kohlenmonoxid durch unvollkommene Verbrennung in Öfen in Altbauwohnungen).

6.2 Erschwerter Zugang zum Patienten

Eine besondere Belastung für das Rettungsdienstpersonal und insbesondere den Notarzt ist der Notfalleinsatz bei Patienten in Zwangslagen. Dazu zählen beispielhaft folgende Einsätze:

- Verkehrsunfall – eingeklemmter Fahrer im Pkw nach Verkehrsunfall
- Industrieanlage – Druckereiarbeiter überrollt und eingeklemmt von einer tonnenschweren Papierrolle
- Tiefbau – Bauarbeiter, begraben in einer Baugrube nach Erdrutsch
- Gruben und Schächte – Absturztrauma, erschwerte Schachtrettung (s. Abb. 6.4)
- Rock-Konzert – große Menschenansammlung ohne direkten Zugangsweg zu kollabierten Verletzten mitten in der Menge.

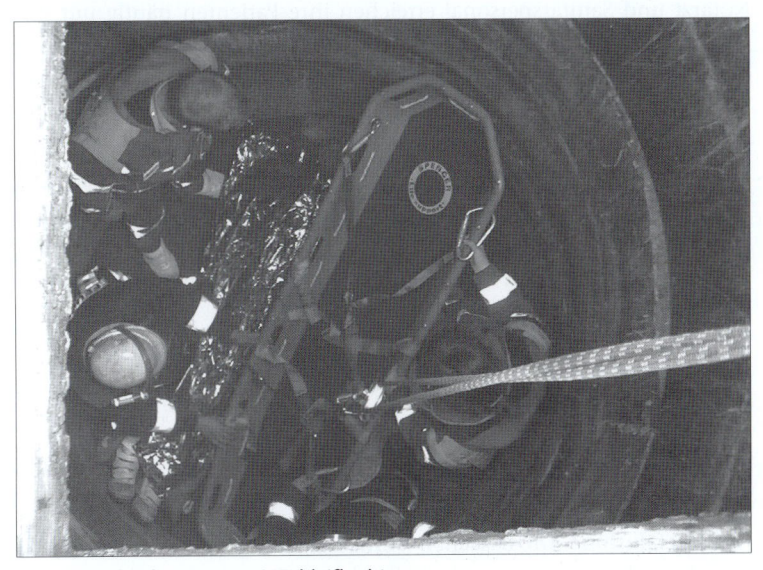

Abb. 6.4: Schachtrettung mit Schleifkorbtrage

**Stress-
abschirmung**

Die Möglichkeiten, in eine Zwangslage zu geraten, sind sehr vielfältig. Allen Zwangslagen ist gemeinsam, dass eine Kontaktaufnahme zwischen Notarzt und Patient in den meisten Fällen zwar möglich ist, eine adäquate Behandlungsmöglichkeit an der Unfallstelle aufgrund der räumlichen Situation aber häufig nicht gegeben ist. Oft kann eine angemessene Erstversorgung erst nach großem technischem Aufwand oder erst nach erfolgreicher Rettung aus der Zwangslage erfolgen.

Die Unmöglichkeit, angemessene medizinische Hilfe in der Zwangslage zu leisten, verursacht bei Notarzt und Rettungsdienstpersonal Stress. Trotz der vorhandenen kompletten medizinischen Ausrüstung muss sich das Notfallteam je nach Lage auf eine geringe Anzahl von Maßnahmen zur Patientenversorgung beschränken, die in der vorgefundenen Zwangslage technisch möglich sind. Bis man den Patienten komplett erreichen und versorgen kann, bleiben ggf. lebenswichtige Vitalfunktionen nur unzureichend oder gar nicht versorgt (z.B. Atemwegssicherung, Beatmung).

Aber auch der sich in der Zwangslage befindende, ansprechbare Patient spürt die aktuelle Hilflosigkeit und muss nicht nur medizinisch versorgt, sondern v.a. auch psychisch betreut und geführt werden. Neben der Zwangslage besteht zusätzlich die Gefahr für den Patienten und das Rettungsdienstpersonal, im Rahmen der technischen Rettungsmaßnahmen der Feuerwehr verletzt zu werden. So können z.B. bei modernen Pkw durch die Rettungsmaßnahmen bisher noch nicht ausgelöste Airbags aktiviert werden. Bei der Vielzahl von Autoherstellern und unüberschaubarer technischer Innovationen ist der Verkehrsunfall mit eingeklemmter Person eine Einsatzstelle mit hohem Gefahrenpotenzial.

Bei Großveranstaltungen kann sich aufgrund der großen Ansammlung von Menschen auf sehr engem Raum eine Zwangslage ergeben. Notarzt und Sanitätspersonal erreichen ihre Patienten häufig nur mit großer Verzögerung oder überhaupt nicht, wenn die Zuschauermenge den Zugang zum Patienten versperrt. Oft ergeben sich zusätzlich Probleme aufgrund der schlechten Beleuchtung, der räumlichen Enge durch die Menschenmenge und durch den hohen Geräuschpegel. Nach Ankunft am Patienten sind bei schlechtem Licht und extremer Lautstärke eine Diagnostik und angemessene Erstversorgung nicht möglich. Eine Versorgung kann häufig erst nach dem Transport aus dem Veranstaltungsbereich in eine medizinische Versorgungseinheit (RTW, Sanitätsstation, Behandlungsraum) erfolgen.

6.3 Soziale Faktoren

Erschwerte Bedingungen bei der Erstversorgung ergeben sich beim Antreffen eines unkooperativen Patienten mit akuter Eigen- oder Fremdgefährdung. Die Ursachen können vielfältig sein (z.B. Hypoglykämie, Intoxikation, Suizid, akute Psychose). Primäres Ziel ist es, dem potenziell gefährdeten Patienten – ohne äußeren Zwang und ohne Einsatz von körperlicher Gewalt – Hilfe zu leisten. Dabei hat der Eigenschutz des Rettungsdienstpersonals in jedem Fall Vorrang vor der Erfüllung des Hilfeleistungsauftrags.

Optimal sind die Kontaktaufnahme und Schaffung eines Vertrauensverhältnisses zwischen Patient und Notarzt. Dies erfordert vom Notarzt mentale Stärke und Empathie in Verbindung mit der klaren Zielsetzung zur patientengerechten Versorgung, die im jeweiligen Einzelfall unterschiedlich ausfallen kann. Ist ein verbaler Zugang zum Patienten durch den Notarzt oder das Rettungsdienstpersonal nicht möglich, bleibt noch die Möglichkeit, den Patienten durch anwesende Familienmitglieder oder Bezugspersonen zu beeinflussen.

Sind Kontaktaufnahme und Patientenversorgung bei offensichtlicher Fremd- oder Eigengefährdung nicht möglich, muss eine Ordnungsbehörde (z.B. Polizei) zur Hilfeleistung angefordert werden. Diese wird primär versuchen, den Patienten verbal zu überzeugen, darf jedoch auch als Ultima Ratio körperliche Gewalt anwenden, um Schaden von dem Patienten oder von Dritten abzuwenden. Hilfreich kann auch die Alarmierung eines Krisenangebotsdienstes sein (Notfallseelsorger). In den letzten Jahren wurden in vielen Rettungsdienstbereichen Notfallseelsorgeteams etabliert, die bei psychischen Ausnahmesituationen vom Notarzt über die Leitstelle alarmiert und in die Patientenversorgung und die Betreuung von Angehörigen eingebunden werden können.

Ein ähnliches Vorgehen kann beim nicht kooperationswilligen Patienten angewendet werden, wenn für den Notarzt erkennbar ist, dass der Patient sich in einer Ausnahmesituation befindet und nicht einsichtsfähig ist. Verweigert der nicht einsichtsfähige Patient die Behandlung, macht er keine Angaben zu einer offensichtlichen Erkrankung und verweigert die Mitfahrt in die Klinik, kann auch in diesem Fall durch die Polizei Gewalt angewendet werden. Dies gilt besonders bei Einsätzen mit Patienten in schwierigem sozialem Milieu mit vorhersehbarem, hohem Aggressionspotenzial (z.B. Kriminalität, Drogen, chronischer Alkoholismus).

Behandlungsverweigerung

Davon muss in diesem Zusammenhang jedoch der bewusstseinsklare, orientierte Patient unterschieden werden, der sich ganz bewusst gegen eine ärztliche Behandlung in der Klinik ausspricht und gegen ärztlichen Rat keinerlei Hilfeleistung wünscht. Eine derartige Verweigerung erfordert die exakte Aufklärung des Patienten über alle gesundheitlichen Folgen, ggf. bis hin zum Eintritt des Todes bei Nichtbehandlung. Die detaillierte Dokumentation des Einsatzgeschehens durch den Notarzt und das Rettungsdienstpersonal (Zeugen) ist unbedingt notwendig. Mit der Unterschrift des Patienten über das Verständnis der Aufklärung und die freie Willensäußerung wird die Dokumentation vervollständigt. Die Aufzeichnungen können bei späteren juristischen Auseinandersetzungen als Nachweis der Aufklärung und zur Entlastung des Notarztes herangezogen werden.

6.4 Inadäquate Erwartungen

Der Notfalleinsatz stellt für den Notarzt und das Rettungsdienstpersonal eine Stresssituation dar. Nach dem Eintreffen am Notfallort muss das Rettungsteam nicht nur medizinisch professionell arbeiten, sondern auch hinsichtlich seiner Außenwirkung gegenüber dem Patienten und dessen Angehörige den Eindruck von qualifizierter Arbeit vermitteln.

Dies gilt insbesondere bei der Zusammenarbeit mit ärztlichen Kollegen (z.B. Hausarzt, zweiter Notarzt, Leitender Notarzt), mit fremden, nicht persönlich bekannten Rettungsdienstmitarbeitern und Funktionsträgern (Rettungsassistent, Organisatorischer Leiter Rettungsdienst), mit Behörden (Gesundheitsamt) oder anderen Fachdiensten (z.B. Polizei, Feuerwehr, Technisches Hilfswerk).

Die Erwartungshaltung gegenüber dem Notarzt ist geprägt von dem jeweiligen Ausbildungsstand, den Einsatzerfahrungen und Vorurteilen der anwesenden Personen an der Einsatzstelle.

Bei medizinischen Laien ist die Erwartungshaltung gegenüber dem Notarzt durch die Darstellung ärztlichen Handelns in den Medien geprägt und von den bisherigen persönlichen Erfahrungen abhängig. Insbesondere die multimediale „Fortbildung" durch Krankenhausserien im Fernsehen und durch das Internet spielen hier eine gewichtige Rolle [Diem, Lantos, Tulsky 1996].

Auch die Mitarbeiter anderer Fachdienste (Feuerwehr, Polizei) können häufig die Möglichkeiten und Grenzen der präklinischen Notfallmedizin nicht beurteilen. Fehleinschätzungen bei mangelnder Kommunikation, Missverständnisse und Konflikte durch falsche Erwartungen können die Folge sein.

Wichtigstes Instrument, um Missverständnissen und falschen Erwartungen an der Einsatzstelle zu begegnen, ist die Etablierung einer Kommunikationsstruktur, die von Transparenz medizinischer Maßnahmen, von wahrnehmbarer Kompetenz des Personals und respektvollem Umgang geprägt sein muss. Auf dieser Grundlage können Informationen zwischen den Beteiligten transportiert werden, die für ein gegenseitiges Verstehen und eine enge Kooperation zur erfolgreichen Einsatzbewältigung unabdingbar sind.

Der Notarzt übernimmt für den medizinischen Bereich die Führung, während der Einsatzleiter der Feuerwehr für die technische Rettung beim Verkehrsunfall verantwortlich ist. Die Gesamteinsatzleitung obliegt jedoch immer dem Einsatzleiter der Feuerwehr.

6.5 Inadäquate Ausstattung der Rettungsmittel, inadäquate Assistenz

Grundlagen einer optimalen Patientenversorgung im Notarztdienst sind – neben Ausbildungsstand und praktischen Fähigkeiten des Notarztes – die Vorhaltung und Instandhaltung des rettungsdienstlich-medizinischen Materials sowie gut ausgebildetes und erfahrenes Rettungsdienstpersonal auf NEF und RTW.

Sind technische Teilkomponenten dieses Systems fehlerhaft, defekt, nicht vorhanden oder sind vorhanden und werden nicht zum Einsatz gebracht, so kann dies der erste Schritt zu einer Verkettung von Umständen sein, die schlimmstenfalls mit dem Tod des Patienten enden (z.B. Notfallintubation durch den Notarzt mit unerkannter Fehllage des Endotrachealtubus) [Timmermann et al. 2007].

Die präklinische Notfallmedizin erfordert ein sehr hohes Maß an Professionalität. Hierzu zählt insbesondere der tägliche Materialcheck auf den Fahrzeugen durch die Fahrzeugbesatzungen bei Dienstbeginn – auch wenn dabei das Gefühl entsteht, das Fahrzeug und dessen Inhalt bereits auswendig zu kennen. Dabei ist zu fordern, dass nicht nur der Fahrer des NEF über Kenntnisse des medizinisch-technischen Materials (Lagerungsort, Funktionsprüfung, Anwendung) verfügt, sondern auch der auf dem Fahrzeug diensthabende Notarzt. Vor Anwendung medizinischer Geräte nach dem Medizinproduktegesetz (MPG) ist eine Geräte-Einweisung zwingend vorgeschrieben.

Zur Förderung der Zusammenarbeit der Fahrzeugbesatzung und zur Überprüfung des Materials ist es daher praktikabel, bei Schichtbeginn gemeinsam am Fahrzeug einen Check durchzuführen. Dabei lassen sich Materialmängel beseitigen. Die eigenhändige Kontrolle des Materials gibt dem Notarzt die Sicherheit, sich auf das Material verlassen zu können, wenn es später im Einsatz darauf ankommt.

Aufgrund des schnellen technischen Fortschritts und neuer Erkenntnisse in der Notfallmedizin muss die Ausstattung von NEF und RTW immer wieder kritisch hinterfragt werden und ggf. altes Material entfernt oder zusätzliches neues mitgeführt werden [Genzwürker et al. 2007, 2002]. Als eine Innovation der letzten Jahre könnte man beispielhaft die Etablierung von präklinischem 12-Kanal-EKG oder Kapnometrie nennen. Durch die Novellierung der NEF-Norm (2009) wird die Vorhaltung eines Beatmungsgeräts zur NIV gefordert. Dies erweitert dem Notarzt die Möglichkeiten der Beatmungstherapie bei Patienten mit akuter respiratorischer Insuffizienz.

Von besonderer Wichtigkeit ist in diesem Zusammenhang das Material, das der Redundanz und als Rückfallebene dient, falls medizinische Maßnahmen primär nicht gelingen und daher schnellstens durch alternative Wege ersetzt werden müssen, um vom Patienten Schaden abzuwenden. Dazu zählen z.B. der Einsatz von supraglottischen Hilfsmitteln zur Atemwegsicherung, falls die endotracheale Intubation nicht gelingt, oder das Anlegen eines intraossären Zugangs, falls die Schaffung eines Venenzugangs nicht möglich ist.

Eine schlechte Zusammenarbeit von Notarzt und Rettungsdienstpersonal, aber auch Defizite bei der Zusammenarbeit mit anderen Fachdiensten (Polizei, Feuerwehr, THW) können zu erschwerten Bedingungen bei der Erstversorgung führen. Dabei spielt die Kommunikation am

Flache Hierarchien, professionelles Fehlermanagement

Notfallort eine wesentliche Rolle, um gefährliche Situationen zu erkennen und angemessen zu reagieren. Die Fähigkeit zur Kommunikation ist als wichtige Kernkompetenz des Arztes anzusehen. Es gibt eine Beziehung zwischen der Güte der Kommunikation und der Qualität des medizinischen Managements von Narkoseärzten [St. Pierre et al. 2004].

Auch im Rettungsdienst sind Kommunikation mit klaren Anweisungen und Rückmeldungen im Rettungsteam die Grundlage einer sicheren und patientenorientierten Versorgung. Kommunikation hat mehrere Funktionen: Informationsaustausch, Ablaufkoordination und Herstellung einer guten Arbeitsatmosphäre im Team [St. Pierre, Hofinger, Buerschaper 2005].

Ein negatives Arbeitsklima mit schlechter Kommunikation kann aus einer kritischen Situation einen lebensgefährlichen Zwischenfall machen. Aus der Luftfahrt ist bekannt, dass 80% der sicherheitskritischen Fehler durch eine gute Atmosphäre und gute Kommunikation erkannt und behoben werden können. Bei Zwischenfallsanalysen konnte gezeigt werden, dass in 50% der Unfälle im Team keine Bedenken geäußert oder keine Hinweise gegeben wurden. Weiterhin waren Aussagen unvollständig oder wurden überhört [Müller 2003].

Übertragen auf den Notarztdienst heißt das: Hierarchien sind möglichst flach zu halten, damit alle Beteiligten im Einsatz in die Lage versetzt werden, bemerkte Unklarheiten, unlogische Zustände oder situatives Unwohlsein (Intuition) sofort offen anzusprechen. Für den Notarzt besteht so die Gelegenheit, Fehler, die ihm bisher nicht erkennbar waren, sofort zu korrigieren. Diese Kompetenz wird in der Fliegerei bereits seit Jahren trainiert, Piloten lernen es im Crew-Ressource-Management-Training [Helmreich, Merrit, Wilhelm 1999] – eine mögliche Zusatzausbildung auch für Ärzte [Zander 2009].

Der Intuition des Notarztes kommt ein besonderer Stellenwert zu, wenn aufgrund einer hochkomplexen Notfallsituation (z.B. Massenanfall von Verletzten) die Ratio überfordert ist, Entscheidungen zu treffen. Was die Ratio allein, besonders in unerwarteten Momenten, nicht mehr bewältigen kann, kann durch Training der intuitiven Fähigkeiten einen Ausgleich finden. Dieser Umgang mit dem „Nichtwissen" wird als ergänzende Ressource zum rationalen Handeln gesehen [Reuter-Lehr 2010].

6.6 Vorgehen am Notfallort

Taktisches Vorgehen muss dem Rettungsdienstpersonal kommuniziert werden

Nach Eintreffen am Notfallort und Einschätzung der Lage durch den Notarzt muss das weitere taktische Vorgehen im Rettungsteam abgesprochen werden.

Grundlage aller Maßnahmen an Einsatzstellen unter erschwerten Bedingungen (z.B. Feuer und Rauch, hohe Verletztenzahl, eingeklemmte Person, Schneefall/Kälte) sind die Wahrung des Eigenschutzes und

Minderung des Verletzungsrisikos für die Einsatzkräfte und Abwendungen von sekundären Schäden am Patienten.

In schwieriger Umgebung muss sich der Notarzt auf wesentliche Dinge beschränken (Abwendung vitaler Bedrohungen), um nach möglichst kurzer Zeitspanne der Rettungsmaßnahmen den Patienten zu einem späteren Zeitpunkt im optimierten Umfeld des Rettungswagens weiterzubehandeln.

Frühzeitige Alarmierung weiterer Fachdienste

Neben der Absicherung der Unfallstelle ist das frühzeitige Alarmieren von anderen Fachdiensten notwendig, wenn es Anhaltspunkte für die Notwendigkeit einer derartigen Alarmierung gibt (Unfall auf Gleisanlagen, Massenanfall von Verletzten, technische Rettung durch Feuerwehr, Einsturzgefahr, Gebäudesicherung durch THW, Bergwacht, Wasserwacht, Deutsche Lebensrettungsgesellschaft).

„Chaos organisiert sich nicht selbst" – wird die Lage zu spät erkannt, ist der optimale Zeitpunkt zur Nachalarmierung von weiteren Einsatzkräften bereits verstrichen. Der Erfolg des Einsatzes ist gefährdet und im schlimmsten Fall auch die Gesundheit des Patienten und des Rettungsdienstpersonals.

So ist z.B. bei Unfällen im Bereich der Schienenanlagen der Deutschen Bahn frühzeitig der zuständige Notfallmanager der Deutschen Bahn AG zu alarmieren, der für die Sicherheit während der Rettungsarbeiten im Bereich von Gleisanlagen und Oberleitungen sorgt [Deutsche Bahn AG 2009]. Bei Großschadenslagen ist die frühzeitige Alarmierung von dem Organisatorischen Leiter Rettungsdienst (OrgLRD) und Leitenden Notarzt (LNA) notwendig, um eine geeignete Führungsstruktur und Einsatzorganisation zu installieren.

6.7 Konfliktlösungen, Konsensfindungen

Konflikte zwischen Notarzt und desorientiertem, uneinsichtigem Patienten hinsichtlich der Versorgung und Klinikeinweisung bei Eigen- oder Fremdgefährdung erfordern den Einsatz von Zwangsmaßnahmen. Den Ablauf und die Zuständigkeiten bei der Anwendung von Zwangsmaßnahmen regeln die jeweiligen Gesetze der Bundesländer. Zwangsmaßnahmen dürfen grundsätzlich nur von Ordnungsbehörden, z.B. Polizeibeamten, durchgeführt werden. Ein Transport eines akut psychotischen Patienten gegen seinen Willen muss daher in Begleitung von Vertretern einer Ordnungsbehörde erfolgen. Der Einsatz von Gewalt sollte jedoch in jedem Fall als letzte Möglichkeit angesehen werden. Primär uneinsichtige Patienten lassen sich häufig durch eine konstruktive Gesprächsführung positiv beeinflussen, sodass eine Zwangsmaßnahme nicht notwendig wird.

Konstruktive Fehleraufarbeitung

Konflikte innerhalb des Rettungsteams zwischen Notarzt und Rettungsdienstpersonal sowie kritische Situationen, die während des Einsatzgeschehens auftreten, sollten nach dem Einsatzende im Rahmen eine Nachbesprechung (Debriefing) aufgearbeitet werden. Ziel ist dabei nicht, einen Schuldigen für einen Fehler zu suchen, sondern gemeinsam zu erkennen, was man aus der Situation lernen kann, um die Tätigkeiten des gesamten Teams in Zukunft zu verbessern und Konflikte und Fehler zu minimieren.

Eine Eskalation eines Konflikts innerhalb der Einsatzmannschaft während der Patientenversorgung sollte unbedingt vermieden werden, da die Qualität der Arbeit darunter leidet. Hier ist besonders der Notarzt gefordert, der bei drohender Eskalation ein hohes Maß an sozialer Kompetenz und Führungsqualität zeigen muss. Eine spätere Nachbereitung sollte im optimalen Fall unter Anwesenheit eines unabhängigen Moderators erfolgen. Ist dieser nicht verfügbar, ist der Notarzt gefordert, flexibel in verschiedene Rollen zu schlüpfen. Er ist als Debriefer dann Fragensteller und Kritiker (McDonnell, Kimberly, Dismukes 1997), zeigt aber auch Respekt und Wertschätzung [St. Pierre, Hofinger, Buerschaper 2005] und fordert nicht zuletzt auch Feedback vom Team zu seiner Person.

Waleczek und Hofinger (2005) sehen in der Nachbesprechung nach belastenden Situationen im OP-Bereich eine emotionale und teamstützende Funktion. In zukünftigen Situationen wird das Team dadurch hinsichtlich Teamatmosphäre und Informationsaustausch besser gerüstet sein.

Eine emotionale Beziehungspflege im Team in der akuten Notfallsituation ist nicht möglich, eigene Emotionalität muss zurückstehen vor der Kommunikation zur Koordination des Notfalls. Doch das ist leichter gesagt als getan – dieser Anspruch ist nicht immer umsetzbar.

Sowohl der Umgang mit der eigenen Emotion als auch mit den unterschiedlichen Reaktionsverhalten aller Teammitglieder stellt eine Herausforderung an sich selbst dar. Je mehr der Verantwortliche sich bisher mit seinen eigenen persönlichen Verhaltensmustern beschäftigt hat und je mehr Bewusstsein er in seinen ganz normalen Alltag zu integrieren versteht, um so fähiger wird er sein, seine Emotionen im Moment der Krise nicht nur zu unterdrücken, sondern tatsächlich zu relativieren. Damit schafft er in Folge den Überblick für den zielorientierten Umgang mit seinem Team [Reuter-Leahr 2008]. Für den Notarzt im emotional belastenden Einsatz bedeutet diese Fähigkeit den Erhalt der Funktionsfähigkeit seiner Person und seiner Einsatzmannschaft.

6.8 Transport unter sicheren Bedingungen

Nach erfolgter Erstversorgung an der Notfallstelle erfolgt der Patiententransport auf der Trage. Moderne Tragen sind zweiteilig und verfügen über ein fahrbares Untergestell, die in unwegsamem Gelände zur Gewichtsersparnis und zum leichteren Umgang voneinander getrennt werden können. Auf feuchtem Untergrund können die Räder des Unter-

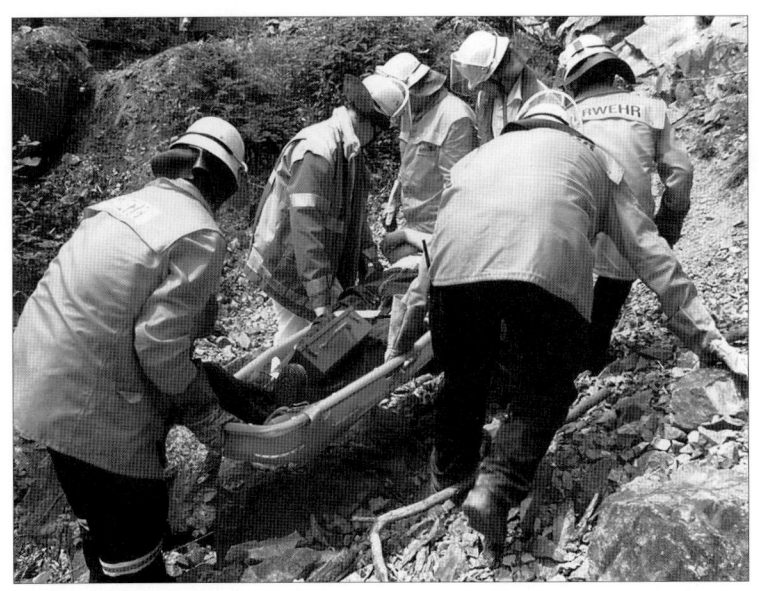

Abb. 6.5: Schleifkorbtrage

gestells einsinken, daher ist es sinnvoll, auf unbefestigtem Untergrund nur das Tragenoberteil zu verwenden. Alternativ kann in unwegsamem Gelände (Steilhang) eine wannenförmige Schleifkorbtrage der Feuerwehr zum Einsatz kommen (s. Abb. 6.5).

Die Tragenhersteller halten für Kinder und Erwachsene die passenden Gurt-Rückhalte-Systeme bereit, die vor Transportbeginn angelegt werden müssen. Ist bei einem Einsatz in einem Gebäude aufgrund eines engen Treppenhauses der Transport auf der Trage nicht möglich, so kann der Patient primär auf einem Tragetuch oder auf der Schaufeltrage bis vor die Haustür transportiert werden. Bei Anwendung der Schaufeltrage ist eine Sicherung durch Gurte an der Trage notwendig, um ein Herunterfallen des Patienten zu verhindern. Bei Verwendung des Tragetuchs muss ein Herausrutschen des Patienten beim Transport durch ein Treppenhaus vermieden werden. Am Fußende gegen ein Durchrutschen gesichert, wird der Patient mit den Füßen voran die Treppe heruntergetragen. In der kalten Jahreszeit ist auf einen ausreichenden Wärme-Erhalt zu achten.

Ist der liegende Patiententransport durch das Treppenhaus eines Gebäudes nicht möglich, so kann alternativ der Transport mittels Drehleiter durch die Feuerwehr erfolgen (s. Abb. 6.6). Die Sicherung gegen einen Absturz aus großer Höhe erfolgt hierbei auch durch Gurte und einen Betreuer, der den Patienten begleitet.

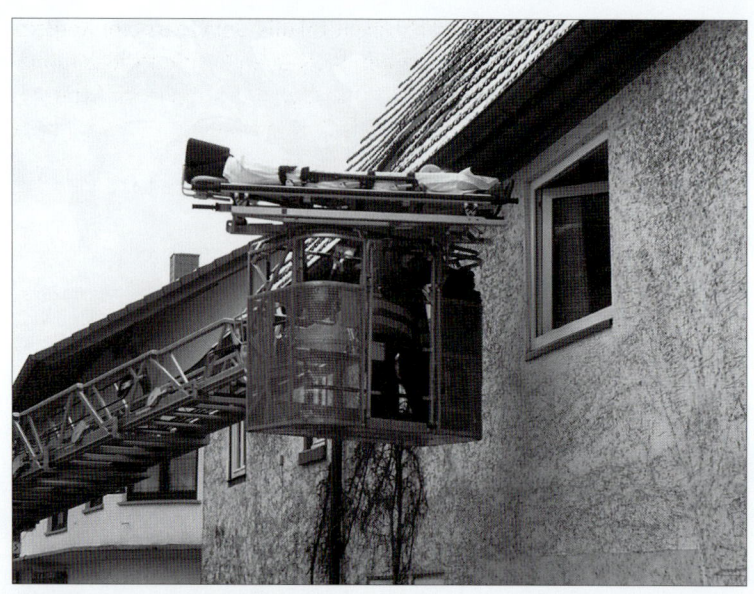

Abb. 6.6: Transport mit Drehleiter

6.9 Dokumentation problematischer Umstände

Gedächtnis-protokoll

Kommt es beim Notarzteinsatz zu einer Situation, die dem Notarzt problematisch erscheint, so sollte er direkt nach dem Einsatzende ein Gedächtnisprotokoll mit Zeitangaben und Einsatzverlauf anfertigen.

Probleme können bei der Versorgung des Patienten, im Kontakt mit Angehörigen oder Dritten entstehen, aber auch bei der Zusammenarbeit mit Rettungsdienstmitarbeitern, niedergelassenen Kollegen und der aufnehmenden Klinik.

Um gegenüber dem Dienstvorgesetzten oder bei einer juristischen Auseinandersetzung optimal vorbereitet zu sein, ist eine lückenlose und detaillierte Aufzeichnung des Einsatzgeschehens zwingend notwendig. Wichtig ist insbesondere die Dokumentation von Ansprechpartnern anderer Fachdienste vor Ort (z.B. Einsatzleiter Feuerwehr, Polizei) mit Namen und Funktion, damit im Fall einer Nachverfolgung des Einsatzgeschehens ein Bezug zu den beteiligten Personen hergestellt werden kann.

Sollten Vorwürfe gegenüber dem Notarzt erhoben werden, so geschieht dies meist mit einer Latenzzeit, sodass eine adäquate Stellungnahme ohne Aufzeichnung zu einem späteren Zeitpunkt nicht mehr möglich ist. Liegt dann nur noch das Patientennotfallprotokoll in Kopie vor, fehlen häufig Details.

Debriefing

Problematische Einsätze abseits der Routine (z.B. Massenanfall von Verletzten, Amokläufer, Geiselnahme, Bedrohung von Rettungsdienstpersonal durch Waffengewalt, Vorwürfe durch Angehörige gegenüber dem Notarzt) sollten möglichst kurz nach dem Einsatz zusätzlich in

Form eines persönlichen Gedächtnisprotokolls dokumentiert werden. Eine Einsatznachbesprechung mit den beteiligten Rettungsdienstmitarbeitern sollte durchgeführt werden. Diese dient zum einen der Verarbeitung der akut stattgehabten, belastenden Einsatzsituation (Stressabbau) und kann zur Verbesserung der Zusammenarbeit des Teams in der Zukunft dienlich sein.

Literatur

Bundesverband der Unfallkassen (Hrsg) (2005) GUV-R 2106, Regeln für Sicherheit und Gesundheitsschutz, Benutzung von persönlichen Schutzausrüstungen im Rettungsdienst. München

Deutsche Bahn AG (2009) Hilfeleistungseinsätze im Gleisbereich der DBAG. Frankfurt

Diem SJ, Lantos JD, Tulsky JA, Cardiopulmonary Resuscitation on Television, Miracles and Misinformation. N Engl J Med (1996), 334, 1578–1582

Deutsches Institut für Normung (2009) DIN 75079: 2009-11 Notarzt-Einsatzfahrzeuge (NEF)

Genzwürker H et al., Strukturqualität im Notarztdienst. Der Anaesthesist (2007), 56, 665–672

Genzwürker H et al., Ausstattung von Notarzt-besetzten Rettungsmitteln in Baden-Württemberg. Anaesthesist (2002), 51, 367–373

Helmreich R, Merrit A, Wilhelm J, The Evolution of Crew Resource Management Training in Commercial Aviation. International Journal of Aviation Psychology (1999), 9(1), 19–32

McDonnell LK, Kimberly KJ, Dismukes RK (1997) Facilitating LOS Debriefings: A Training Manual, NASA Technical Memorandum 112192. http://humansystems.arc.nasa.gov/flightcognition/Publications/Final_Training_TM.pdf (20.07.2010)

Müller M, Soziale Intelligenz und Kompetenz: Ein Werkzeug für Risikomanagement und Fehlervermeidung. Z Allg Med (2003), 79, 345–350

Reuter-Leahr D (2010) Entscheidungsfindung. In: Scheiderer J, Ebermann HJ (Hrsg), Human Factors im Cockpit – Praxis sicheren Handelns, 1. Aufl. Springer, Berlin

Reuter-Leahr D (2008) VC-Training, Sicherheitsrelevantes Führungsverhalten in Krisen. Neu-Isenburg, persönliche Mitteilung

St. Pierre M, Hofinger G, Buerschaper C (2005) Notfallmanagement. Human Factors in der Akutmedizin. Springer, Berlin

St. Pierre M et al., Simulatorgestütztes, modulares Human Factors Training in der Anästhesie. Konzept und Ergebnisse des Trainingsmoduls „Kommunikation und Kooperation im Team". Anaesthesist (2004), 53, 144–152

Timmermann A et al., The out-of-hospital esophageal and endobronchial intubations performed by emergency physicians. Anesth Analg (2007), 104(3), 619–623

Waleczek H, Hofinger G (2005) Kommunikation über kritische Situationen im OP – Schwierigkeiten, Besonderheiten, Anforderungen. In: Hofinger G (Hrsg), Kommunikation in kritischen Situationen. Verlag für Polizeiwissenschaft, Frankfurt

Zander R, Sicherheitsrelevantes Führungsverhalten für Cockpit-Besatzungen. VC-INFO (2009), 01/02. http://www.vcockpit.de

7 Fahrzeuge im Rettungsdienst

Ralf Schnelle, Harald Genzwürker

> **Lernziel:**
> Kennenlernen der im Rettungsdienst eingesetzten Fahrzeuge und deren unterschiedliche Nutzungsmöglichkeiten im Hinblick auf ihre jeweilige Ausrüstung und Ausstattung, insbesondere für die Notfallrettung.

7.1 Bedeutung der Normen für den Rettungsdienst (national/international)

Nationale (DIN) und europäische Normen für Rettungsmittel

Auch die präklinische Notfallmedizin ist wie viele Bereiche im Gesundheitswesen an die Erfüllung von nationalen und internationalen Normen gebunden. Diese werden vom Deutschen Institut für Normung e.V. (DIN) in Berlin und zunehmend auch vom Europäischen Komitee für Normung (CEN) verfasst und definieren Mindeststandards für die jeweiligen Bereiche. Der Normenausschuss Rettungsdienst und Krankenhaus (NARK) ist für die Er- und Überarbeitung entsprechender Vorgaben zuständig und kann damit Einfluss auf die deutsche, aber auch europäische Ausgestaltung der Normen über das technische Komitee „Rettungssysteme" nehmen.

Die Erstellung einer DIN- oder EN-Norm ist ein langwieriger, aufwändiger Prozess unter Einbeziehung zahlreicher Institutionen, sodass zum Zeitpunkt der Veröffentlichung i.d.R. die Entwicklung im betreffenden Bereich durchaus mehrere Jahre vorangeschritten sein kann. Die Normen definieren entsprechend Mindeststandards für die Ausstattung der Einsatzfahrzeuge, die über-, aber nicht unterschritten werden dürfen. Die Betreiber sollten auf die zeitnahe Umsetzung der Normen hinarbeiten, um den gesetzlich verankerten Anspruch der Bürger auf eine Ausstattung gemäß dem Stand des Wissens und der Technik zu gewährleisten. Zudem kann dies den Vorwurf des Organisationsverschuldens vermeiden, denn in Streitfällen können Normen den Maßstab für die Bewertung durch Gutachter bilden. Hintergrund sind bspw. Forderungen des Sozialgesetzbuchs, das für die Bürger „Leistungen, deren Qualität und Wirksamkeit ... dem allgemein anerkannten Stand der medizinischen Erkenntnisse zu entsprechen und den medizinischen Fortschritt zu berücksichtigen hat" fordert [Sozialgesetzbuch (SGB) V § 2]. Entsprechend findet sich bspw. im Rettungsdienstgesetz Baden-Württemberg in der Fassung vom 10.11.2009 in § 8 Abs. 1 folgende Formulierung für Notarzteinsatzfahrzeuge: „Sie müssen in ihrer Ausstattung, Ausrüstung und Wartung den allgemein anerkannten Regeln der Technik und dem Stand der Notfallmedizin entsprechen." [Rettungsdienstgesetz Baden-Württemberg 2009]. Auch das rheinland-pfälzische Rettungsdienstgesetz vom 23.12.2010 regelt in § 21 Abs. 3 die Ausstattung der Fahrzeuge: „Krankenkraftwagen und Notarzt-Einsatzfahrzeuge müssen in ihrer Ausstattung, Ausrüstung und Wartung den allgemein anerkannten Regeln der Technik und dem Stand der medizinischen Wissenschaft entsprechen. Hierzu zählt auch die Ausstattung mit zeitgemäßen Kommunikations- und Navigationseinrichtungen ..." [Rettungsdienstgesetz Rheinland-Pfalz 2010]. Entscheidend ist also vorrangig das Wissen um die medizinische Sinnhaftigkeit von Ausrüstungsgegenständen und die Verfügbarkeit von technisch den Anforderungen der Präklinik entsprechenden Lösungen. Maßstab sind dabei die Empfehlungen der Fachgesellschaften, wie bspw. Leitlinien des ERC zur kardiopulmonalen Reanimation [Nolan et al. 2010]. Einzelne technische Aspekte sind definitiv an die Neubeschaffung von Fahrzeugen gekoppelt, doch die Anpassung der medizinischen Ausstattung an die Vorgaben muss bei Erscheinen neuer Normen umgehend in Angriff genommen werden, um den o.g. Anspruch der Bürger zu erfüllen.

Sollte während der Notarzttätigkeit auffallen, dass vorgeschriebenes Material auf Rettungsmitteln nicht vorgehalten wird, dann darf es als wesentliche Aufgabe eines funktionierenden Qualitätsmanagement-Systems verstanden werden, wenn eine entsprechende Fehlermeldung an die zuständigen Stellen erfolgt. Die Bedeutung des ärztlichen Sachverstands bei der Klärung von Ausrüstungsfragen ist nicht zu unterschätzen.

Deutsche bzw. europäische Normen mit notfallmedizinischer Relevanz sind u.a.:

- DIN 13500:2009-02: Rettungswesen – Begriffe
- DIN EN 1789:2007-06 + A1:2010-11: Rettungsdienstfahrzeuge und deren Ausrüstung – Krankenkraftwagen
- DIN 75079:2009-11: Notarzt-Einsatzfahrzeuge (NEF) – Begriffe, Anforderungen, Prüfung
- DIN EN 13718-1:2008-11 und 13718-2:2008-11: Medizinische Fahrzeuge und ihre Ausrüstung – Luftfahrzeuge zum Patiententransport – Teil 1 und 2
- DIN 13232:2010-03: Notfallausrüstung

In Normen werden Mindestanforderungen definiert

Durch die Normierung soll u.a. auch eine Kompatibilität der Ausstattung verschiedener Rettungsmittel erreicht werden, um so die Zusammenarbeit bei bereichsübergreifenden Schadensereignissen zu gewährleisten. Die personelle Besetzung der Rettungsmittel variiert in Deutschland von Bundesland zu Bundesland, da einerseits die einzelnen Rettungsdienstgesetze unterschiedliche Vorgaben zur Qualifikation des Assistenzpersonals machen, andererseits aber auch die Regelungen der für die Notarztqualifikation zuständigen Ärztekammern variieren.

7.2 Notwendigkeit der Einweisung des Notarztes in med.-techn. Geräte

Medizin-produktegesetz

Das Medizinproduktegesetz (MPG) regelt den Umgang mit Medizinprodukten und soll für „die Sicherheit, Eignung und Leistung der Medizinprodukte sowie die Gesundheit und den erforderlichen Schutz der Patienten, Anwender und Dritter" sorgen [Medizinproduktegesetz 2002]. Der Schwerpunkt liegt dabei auf Regelungen für die Herstellung, das Inverkehrbringen und die Inbetriebnahme von entsprechenden Geräten für die Anwendung an Patienten. Allerdings geht das Gesetz in § 14 auch auf das Betreiben, Anwenden und Instandhalten von Medizinprodukten ein, die nicht betrieben und angewendet werden dürfen, wenn sie Mängel aufweisen, durch die Patienten, Beschäftige oder Dritte gefährdet werden können. In § 37 wird das Bundesministerium für Gesundheit ermächtigt, u.a. Regelungen zu treffen für die Einweisung der Betreiber und Anwender, sicherheitstechnische Kontrollen und Funktionsprüfungen.

Die Verordnung über das Errichten, Betreiben und Anwenden von Medizinprodukten (Medizinprodukte-Betreiberverordnung – MPBetreibV) regelt entsprechend den Umgang mit Geräten und legt fest, dass Medizinprodukte nur entsprechend ihrer Zweckbestimmung und nach den Vorschriften dieser Verordnung, den allgemein anerkannten Regeln der Technik sowie den Arbeitsschutz- und Unfallverhütungsvorschriften errichtet, betrieben, angewendet und in Stand gehalten werden dürfen [Verordnung 2002]. Für Notärzte und Rettungsdienstpersonal von besonderer Bedeutung sind § 2 Abs. 2 und 5, in denen einerseits gefordert wird, dass nur Personen mit erforderlicher Ausbildung oder Kenntnis und Erfahrung Medizinprodukte anwenden dürfen und dass der Anwender sich vor der Anwendung von der Funktionsfähigkeit und dem ordnungsgemäßen Zustand überzeugen sowie die Gebrauchsanweisung beachten muss. In § 5 MPBetreibV wird festgelegt, dass Medizinprodukte nur nach vorangegangener Einweisung angewendet werden dürfen.

Entsprechend müssen Notärzte darauf achten, dass sie von den Betreibern des Rettungsdienstes durch entsprechend befähigte, durch den Hersteller eingewiesene Personen in die Handhabung der jeweiligen medizintechnischen Geräte, wie EKG-Defibrillator-Einheiten, Beatmungsgeräte, aber auch Pulsoxi- und Kapnometer, Perfusoren und Absaugpumpen, eingewiesen werden und diese Einweisungen in einem persönlichen Gerätepass dokumentiert werden.

7.3 Darstellung der Fahrzeuge und ihrer Aufgaben im Rettungsdienst

Die DIN EN 1789 regelt die Vorgaben für die technische Ausstattung von Fahrzeugen für den Patiententransport, legt aber auch Mindeststandards für deren medizinische Ausrüstung fest [DIN EN 1789]. Die europäische Klassifikation und deren Vorgaben sind in Tabelle 7.1 dargestellt.

Für die Notarzttätigkeit relevant ist in erster Linie die Ambulance Type C, die als Rettungswagen (RTW) oder – in Anwesenheit eines Notarztes – als Notarztwagen (NAW) zum Einsatz kommt. Krankenwagen mit medizinischer Ausstattung (KTW) spielen für die notärztliche Versorgung i.d.R. erst bei größeren Schadensereignissen eine Rolle, wenn zusätzliche Rettungsmittel alarmiert werden, um Lücken in der medizinischen Versorgung vorübergehend zu schließen bzw. die Betreuung und den Transport nicht vital gefährdeter Patienten sicherzustellen (s. auch Kap. 50).

Die Ausstattung der Rettungswagen als „Mobile Intensive Care Unit" sieht u.a. Personal und Material zum Wiederherstellen und Aufrechterhalten von Vitalfunktionen vor. Die Ausstattung von NAW in Bereichen, die für die notärztliche Versorgung das sog. Kompaktsystem bevorzugen, bei dem der Notarzt direkt mit einem auch für den Transport des Patienten ausgestatteten Fahrzeug ausrückt, entspricht der DIN EN 1789, da in der DIN 75079 für Notarzteinsatzfahrzeuge explizit festgelegt wird, dass diese nur die Ausstattung und Ausrüstung von Fahrzeugen für das „Rendezvous-System" regelt (s.u.) [DIN 75079].

Tab. 7.1: Krankenkraftwagen nach [DIN EN 1789]

EN 1789	Einsatzbereich	Definition
Ambulance Type A • Type A1 • Type A2	Krankentransport ohne medizinische Versorgung • Einzelner Patient • Einzelner Patient oder mehrere Patienten auf Krankentrage(n) oder -sessel(n)	Krankenkraftwagen, der für den Transport von Patienten, die vorhersehbar Nichtnotfallpatienten sind, konstruiert und ausgerüstet ist
Ambulance Type B Emergency Ambulance	Krankentransport mit medizinischer Versorgung (KTW)	Notfallkrankenwagen, der für den Transport, die Erstversorgung und die Überwachung von Patienten konstruiert und ausgerüstet ist
Ambulance Type C Mobile Intensive Care Unit	Notfallversorgung (RTW/NAW)	Rettungswagen, der für den Transport, die erweiterte Behandlung von Patienten konstruiert und ausgerüstet ist

Ausrüstungsgegenstände

Zahlreiche technische Merkmale, wie die maximalen Außenabmessungen und Maße für den Krankenraum und Behandlungsbereich, Beschleunigung, Bremsanlagen, elektrische und Gasinstallationen, die Mindestbeladung, Türen und Fenster, visuelle und akustische Warnsysteme, Heizung, Kühlung und Beleuchtung sowie zulässige Geräuschpegel im Innenraum, sind detailliert in der EN 1789 geregelt. Eine Übersicht über die wichtigsten Ausrüstungsgegenstände, die nach Vorgaben der Norm mitzuführen sind, findet sich in Tabelle 7.2 (s. auch Abb. 7.1), wobei teilweise Kombinationsgeräte mehrere der genannten Funktionen erfüllen können (z.B. EKG-Gerät mit Defibrillator, Herzschrittmacher, Pulsoximetrie und Kapnographie). Darüber hinaus müssen auch

Tab. 7.2: Vorgeschriebene medizinische Ausstattung RTW gemäß EN 1789 (Auszüge – optionale Ausstattung ist nicht aufgeführt) [DIN EN 1789]

Schaufeltrage, Vakuummatratze
Satz zur Ruhigstellung von Knochenbrüchen
Ausrüstung zur Ruhigstellung der Halswirbelsäule (Satz)
Ausrüstung zur Ruhigstellung des oberen Wirbelsäulenbereichs (Fixationssatz oder Wirbelsäulenbrett kurz)
Stationäre Sauerstoffanlage (mindestens 2000 l), tragbares Sauerstoffgerät (mindestens 400 l)
Beatmungsbeutel
Stationäre Absauganlage, tragbares Absauggerät
Blutdruckmessgerät, Stethoskop, Diagnostikleuchte
Pulsoximeter
Kapnometer
Thermometer (Messbereich mindestens 28–42 °C)
Blutzuckermessgerät
Infusionslösung (4 l), Infusionssysteme und -halterungen, Ausrüstung zur Druckinfusion
Defibrillator mit Aufzeichnung des Herzrhythmus des Patienten
EKG-Überwachungsgerät, Herzschrittmacher (extern)
Erweiterte tragbare Wiederbelebungseinheit (Sicherung der Atmung, Infusionen und Spritzen)
Inhalator
Thoraxdrainage-Satz
Volumenbezogene Spritzen-Infusionspumpe
Zentrale Venenkatheter
Notfall- und Transportbeatmungsgerät
Regulierbares PEEP-Ventil
Notgeburt-Satz

Abb. 7.1: Behandlungsraum in einem RTW: rundum zugängliche Krankentrage und medizinische Ausstattung

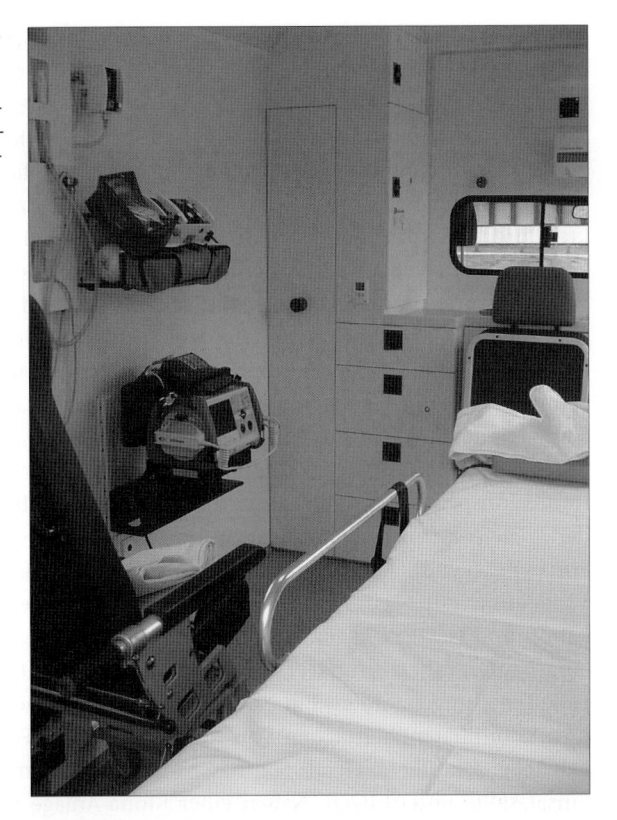

persönliche Schutzausrüstung wie Sicherheitsschuhe, Helme und Infektionsschutzkleidung sowie entsprechende Kommunikationseinrichtungen verfügbar sein.

Während Rettungswagen (Ambulance Type C) mit Personal unterschiedlicher Qualifikation europaweit zum Einsatz kommen, ist der präklinische Einsatz von Ärzten mit entsprechender Qualifikation kein flächendeckender europäischer Standard. Dementsprechend ist die Ausstattung der Notarzteinsatzfahrzeuge (NEF) durch die deutsche Norm DIN 75079 geregelt, eine länderübergreifende Vorgabe existiert nicht [DIN 75079]. Zum Einsatz kommen i.d.R. SUV oder Vans mit entsprechendem einsatzspezifischem Ausbau, die im Rendezvous-System den Notarzt an die Einsatzstelle bringen, wo die Versorgung des Patienten dann gemeinsam mit der Besatzung eines RTW erfolgt. Begleitet der Notarzt den Patienten in die Klinik, wird der Rettungswagen durch Zustieg des Notfallmediziners zum NAW. Kann der Patient nach Erstversorgung an der Einsatzstelle während des Transports in die nächste geeignete Klinik durch den Rettungsassistenten des RTW erfolgen, steht der Notarzt mit dem NEF für weitere Einsätze zur Verfügung – ein erheblicher Vorteil gegenüber dem Kompaktsystem, weshalb das Rendezvous-System in einem hohen Prozentsatz der Notarztsysteme bevorzugt wird.

Gültig ist die DIN 75079 für „geschlossene Personenkraftwagen (Pkw), die aufgrund ihrer Ausstattung und Ausrüstung geeignet sind, den Notarzt (im Rendezvous-System) an den Notfallort zu bringen", nicht aber für Krankenkraftwagen nach DIN EN 1789 (KTW, RTW und NAW).

Technische Eigenschaften

Bezüglich der technischen Eigenschaften finden sich bspw. Festlegungen zur vorgesehenen Beschleunigung: Das Serienfahrzeug muss in 15 s von 80 auf 120 km/h beschleunigen können. Der zulässige Wendekreisdurchmesser beträgt 13 m, der Laderaum ist durch ein Trenngitter abzutrennen. Die Fahrzeuglackierung kann in Weiß, Rot oder Gelb mit entsprechenden zusätzlichen Leuchtflächen und Beschriftungen erfolgen. Auch ein Rückfahrwarnsystem bzw. eine Rückfahrkamera, 2 Blaulichter sowie eine blaue Frontblitzeinrichtung sind vorgesehen. Zum Schutz der Mitarbeiter sind die maximalen Geräuschbelastungen im Einklang mit der EG-Richtlinie 2003/10/EG „Physikalische Agenzien, Lärm" festgelegt: „Bei im Betrieb befindlicher akustischer Warnanlage darf ein Immissionspegel von 80 db (A) im Innenraum nicht überschritten werden." Die persönliche Schutzausrüstung gemäß UVV gehört ebenso zur vorgeschriebenen Ausstattung wie 3 Schutzhelme, die zusätzlich mit Visier ausgestattet sein müssen. Auch die Anforderungen an Kommunikation und Navigation finden sich in der DIN 75079: Neben dem fest eingebauten Fahrzeugfunkgerät wird ein BOS-Handfunksprechgerät mit Lade-Erhaltung gefordert. Ein Navigationssystem (optional mit Adress- und Koordinatenübertragung von der Leitstelle per Funk auf das im Fahrzeug befindliche Gerät) soll das Notarztteam beim Auffinden der Einsatzstelle unterstützen. Neben einer Klima-Anlage wird ein 230-V-Heizlüfter gefordert. Zwei nicht näher spezifizierte Sets zur Dokumentation beim MANV (s. Kap. 50) sind ebenfalls vorgesehen.

Eine Übersicht über die wichtigsten Ausrüstungsgegenstände, die nach Vorgaben der Norm mitzuführen sind, findet sich in Tabelle 7.3, wobei auch hier Kombinationsgeräte mehrere der genannten Funktionen erfüllen können (s. auch Abb. 7.2).

„Dual use"-Konzept

Rettungshubschrauber als arztbesetzte Luftrettungsmittel sind speziell ausgestattete Hubschrauber (s. Abb. 7.3), die in der Luftrettung zum schnellen Heranführen eines Rettungsteams und zum Transport von Notfallpatienten über größere Distanzen zum Einsatz kommen. Sie dienen ebenfalls als Notarztzubringer im Rahmen des Rendezvous-Systems sowie als Verlegungsmittel für Klinikpatienten. Entsprechend spricht man von einem „Dual use"-Konzept (s. auch Kap. 4). Luftrettung und bodengebundener Rettungsdienst stellen ergänzende Systeme dar. Die technischen Anforderungen und die Mindestausstattung an Rettungs- oder Intensivtransporthubschrauber (RTH/ITH) sind u.a. durch die europäischen Normen EN 13718-1 und 13718-2 geregelt [DIN EN 13718-1; DIN EN 13718-2]. In der Regel kann davon ausgegangen werden, dass die Ausstattung den Standards der Notarzteinsatzfahrzeuge entspricht, doch findet sich bei den meisten in Deutschland für die Notfallrettung und den Intensivtransport eingesetzten Hubschraubern eine Ergänzung um eine gerade für längere Transporte vital bedrohter Patien-

7.3 Darstellung der Fahrzeuge und ihrer Aufgaben im Rettungsdienst

Tab. 7.3: Vorgeschriebene medizinische Ausstattung NEF gemäß DIN 75079 (Auszüge – optionale Ausstattung ist nicht aufgeführt) [DIN 75079]

Notfall-Arztkoffer/Rucksack
Notfall-Arztkoffer/Rucksack für Säuglinge und Kleinkinder
Sauerstoffgerät, tragbar mit Sauerstoffflasche 2 l
Reserve-Sauerstoffflasche 2 l
Defibrillator mit Aufzeichnung des Herzrhythmus des Patienten
EKG-Überwachungsgerät mit einer 12-Kanal-Ableitung
Herzschrittmacher (extern)
Pulsoximeter, tragbar, netzunabhängig
Kapnometer mit Kapnographie
Automatisches Beatmungsgerät mit volumen- und druckgesteuerten Beatmungsmodi und Möglichkeit der NIV-Beatmung
Thoraxdrainage-Set
Ausrüstung zur Ruhigstellung der Halswirbelsäule, ein komplettes Set
Digitalkamera zur medizinischen Dokumentation
Thermometer (Messbereich mindestens 28–42 °C)
Elektrisches tragbares Absauggerät
Medizinische Einmalhandschuhe in verschiedenen Größen
Blutzuckermessgerät
Spritzenpumpe
Abfallbehältnis aus Kunststoff, Volumen etwa 1 l, für scharfkantiges oder infektionsgefährdetes Material
Notgeburt-Satz
Behältnis für Replantate, das eine Temperatur von 4 ± 2 °C für mindestens 2 h hält
Behältnis zur Aufbewahrung von Medikamenten, abschließbar (kann auch in einem anderen Arzneimittelbehältnis integriert sein)
Behältnis zur Aufbewahrung von Betäubungsmitteln, fest mit dem Fahrzeug verbunden
Kompressorkühlfach zur Lagerung von Infusionslösungen und Medikamentenampullen mit einem Gesamtinhalt von mindestens 5 l und einem fest eingestellten Temperaturbereich von 5–7 °C
Wärmefach zur Lagerung von Infusionslösungen und Medikamentenampullen mit einem Gesamtinhalt von mindestens 5 l und einem fest eingestellten Temperaturbereich von 37 ± 2 °C

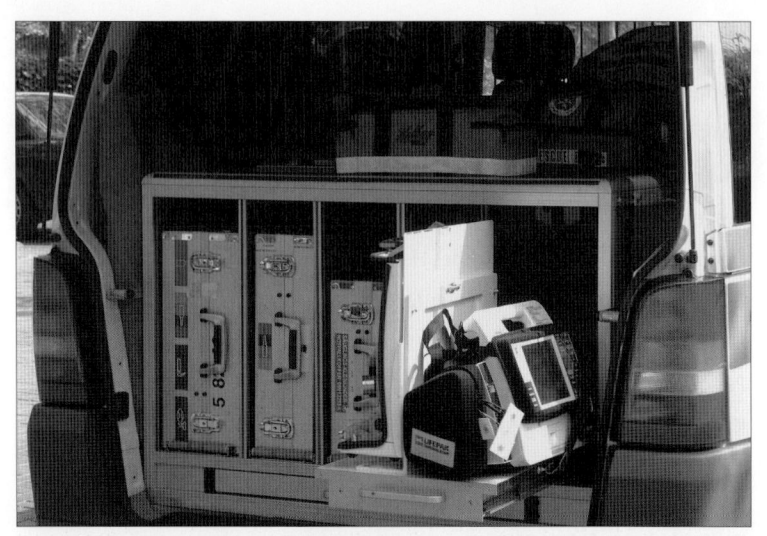

Abb. 7.2: Medizinische Ausstattung eines Notarzteinsatzfahrzeugs (NEF)

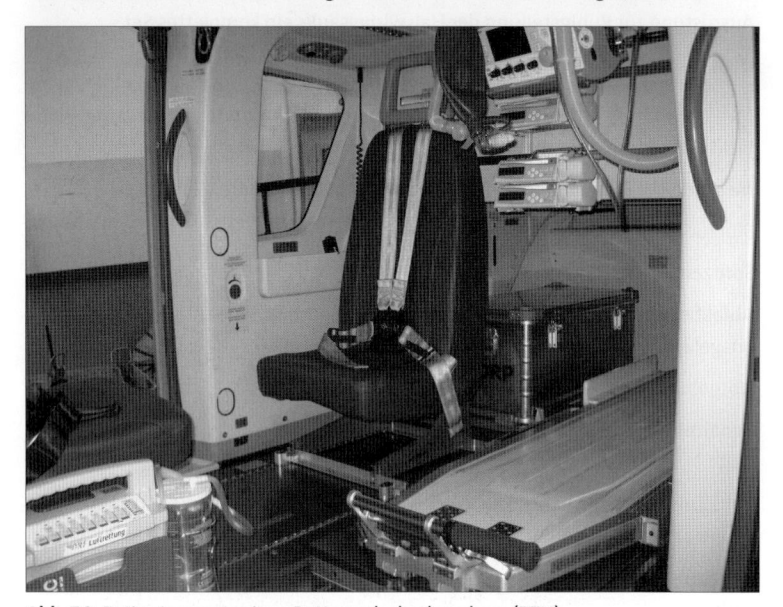

Abb. 7.3: Patientenraum eines Rettungshubschraubers (RTH)

ten notwendige Ausrüstung. Für spezielle Anforderungen am Meer oder im Gebirge erfolgt i.d.R. eine Zusatzausstattung mit Seilwinden, um auch Patienten an schwer zugänglichen Unglücksorten erreichen und retten zu können.

Zunehmend müssen Patienten unter Nutzung intensivmedizinischen Monitorings und entsprechender Therapiemöglichkeiten zwischen Kliniken transportiert werden. Während bei der Akutversorgung von Patienten mit Erkrankungen, die in einem Krankenhaus niedriger Versorgungsstufe nicht adäquat versorgt werden können und aus vitaler Indikation unmittelbar in ein geeignetes Krankenhaus transportiert werden müssen, der Notarzt zum Einsatz kommen muss und gewisse Einschränkungen für die Überwachung des Transports akzeptiert werden müssen, empfiehlt sich bei allen planbaren Verlegungen von Intensivpatienten der Einsatz geeigneter Transportmittel. Hier stehen entweder die vorgenannten RTH/ITH oder Intensivtransportwagen (ITW, s. Abb. 7.4) zur Verfügung, wobei die regionale Verfügbarkeit stark variiert. Der Begriff Mobile Intensiv Care Unit für den Rettungswagen gemäß EN 1789 ist in diesem Zusammenhang eher irreführend. Sowohl an die Ausstattung als auch an die Qualifikation des transportbegleitenden Arztes werden höhere Anforderungen gestellt, wenn ein Patient zwischen 2 Intensivstationen transportiert werden und auf dem Transport prinzipiell die gleiche Qualität der Versorgung erhalten soll wie während der stationären Therapie. Hierzu sind bspw. ein invasives Blutdruckmonitoring, ein geeignetes Beatmungsgerät und mehrere Perfusoren notwendig. Die DIVI empfiehlt neben der Notarztqualifikation und mindestens einjähriger Einsatzerfahrung, einer 3-jährigen klinischen Weiterbildung in einem Fachgebiet mit intensivmedizinischen Versorgungsaufgaben und einer nachgewiesenen 6-monatigen Vollzeittätigkeit auf einer Intensivstation eine zusätzliche Qualifikation in Form eines Kurses „Intensivtransport" [Ellinger et al. 2010].

Zum Zeitpunkt der Drucklegung ist ein Normentwurf DIN 75076 für ITW in Bearbeitung, der für den bodengebundenen Intensivtransport all-

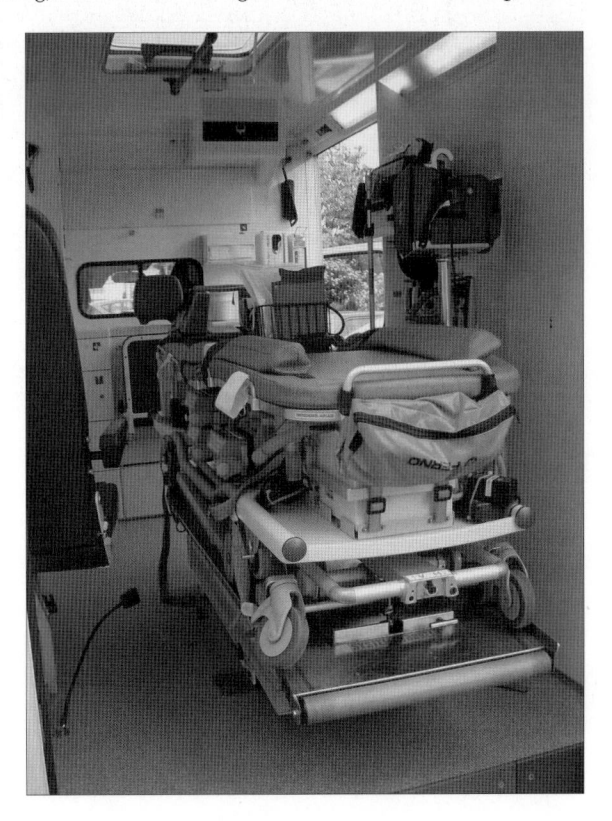

Abb. 7.4: Trage eines ITW mit Monitoring, Perfusoren und Intensivrespirator

gemeine Anforderungen und Prüfungen ergänzend zur EN 1789 festlegen soll [DIN 75076]. Hier soll den oben erwähnten besonderen Anforderungen für Fahrzeuge zum Transport von Intensivpatienten sowohl hinsichtlich der technischen wie auch der medizinischen Ausstattung Rechnung getragen werden. Bereits 2004 wurde ein entsprechender Entwurf vorgelegt, der allerdings nach Diskussion im NARK zurückgezogen wurde.

In vielen Rettungsdienstbereichen gibt es über die vorgenannten Fahrzeuge hinaus weitere Sonderfahrzeuge für spezielle Einsatzindikationen. Dazu zählen bspw. Fahrzeuge zum Transport von Neugeborenen und Säuglingen („Baby-NAW") sowie Rettungswagen zum Transport von infektiösen oder adipösen Patienten. Für Großschadensfälle gibt es teilweise Einsatzleitwagen (ELW), Großraum-Rettungswagen (G-RTW, s. Abb. 7.5) und Fahrzeuge mit Ausstattung zur Bewältigung für den MANV, wie bspw. spezielle Abrollbehälter (s. Abb. 7.6), die einen Behandlungsplatz zur Versorgung von 25–50 Patienten enthalten.

Ansprechpartner hinsichtlich Informationen zur regionalen Verfügbarkeit von Sonderfahrzeugen und deren Alarmierung sind der jeweilige Notarztstandortleiter, die LNA-Gruppe und die zuständige Integrierte Leitstelle. Entsprechende Kenntnisse gehören ebenso wie das Wissen über die Infrastruktur des eigenen Rettungsdienstbereichs und angrenzender Rettungsdienstbereiche bez. der verfügbaren Kliniken und deren Behandlungsmöglichkeiten zur Vorbereitung auf die Tätigkeit als Notarzt.

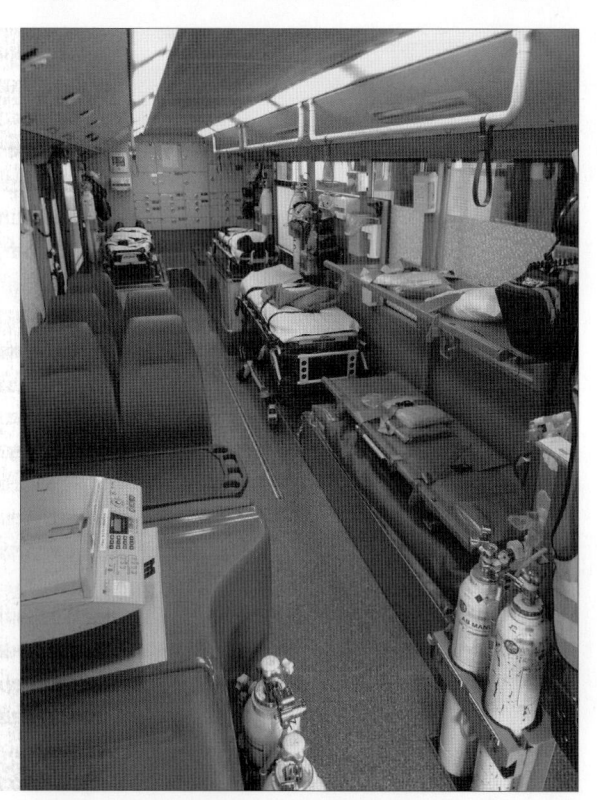

Abb. 7.5: Großraum-Rettungswagen (G-RTW) [Quelle: Dr. Ralf Schnelle, Stuttgart]

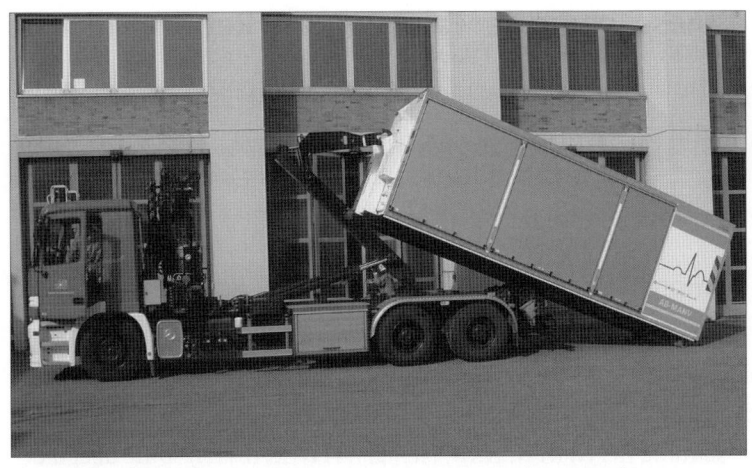

Abb. 7.6: Abrollbehälter zur Versorgung von 50 Verletzten (AB-MANV)

Literatur

DIN 13232:2010-03: Notfallausrüstung
DIN 13500:2002-09: Rettungswesen – Begriffe
DIN 75076:2010-12 (Entwurf): Rescue Systems – Intensive care vehicle – Definitions, requirements, testing
DIN 75079:2009-11: Notarzt-Einsatzfahrzeuge (NEF) – Begriffe, Anforderungen, Prüfung
DIN EN 1789:2007-06 + A1:2010-11: Rettungsdienstfahrzeuge und deren Ausrüstung – Krankenkraftwagen
DIN EN 13718-1:2008-11: Medizinische Fahrzeuge und ihre Ausrüstung – Luftfahrzeuge zum Patiententransport – Teil 1. Anforderungen an medizinische Geräte, die in Luftfahrzeugen zum Patiententransport verwendet werden
DIN EN 13718-2:2008-11: Medizinische Fahrzeuge und ihre Ausrüstung – Luftfahrzeuge zum Patiententransport – Teil 2. Operationelle und technische Anforderungen an Luftfahrzeuge zum Patiententransport
Ellinger K et al. (Hrsg) (2010) Intensivtransport: Orientiert am Curriculum der DIVI. 2. überarbeitete und erweiterte Aufl. Deutscher Ärzte-Verlag, Köln
Medizinproduktegesetz in der Fassung der Bekanntmachung vom 07.08.2002 (BGBl. I S. 3146), das zuletzt durch Artikel 12 des Gesetzes vom 24.07.2010 (BGBl. I S. 983) geändert worden ist
Nolan JP et al., On behalf of the ERC Guidelines Writing Group. European Resuscitation Council Guidelines for Resuscitation 2010 Section 1. Executive summary. Resuscitation (2010), 81, 1219–1276
Rettungsdienstgesetz Baden-Württemberg in der Fassung vom 10.11.2009
Rettungsdienstgesetz Rheinland-Pfalz in der Fassung vom 23.12.2010
Sozialgesetzbuch (SGB) V § 2: Leistungen
Verordnung über das Errichten, Betreiben und Anwenden von Medizinprodukten (Medizinprodukte-Betreiberverordnung – MPBetreibV). Neugefasst durch Bek. v. 21.8.2002 I 3396; zuletzt geändert durch Art. 4 G v. 29.07.2009 I 2326

8 Ausrüstung der Fahrzeuge im Rettungsdienst

Demonstration

Lernziel:
Im Rahmen dieser Demonstration werden praktische Kenntnisse erworben über die Fahrzeuge und die jeweilige Ausrüstung und Ausstattung (KTW, RTW, NAW, NEF, ggf. ITW/RTH/ITH) sowie über die Mittel zum Schutz/zur Warnung sowie zur Kommunikation (Funk) und deren Nutzung.

Block A 2
Airway-Management, Reanimation, Internistische Notfälle I

9 Airway-Management im Rettungsdienst – 164
10 Kardiopulmonale Reanimation – 185
11 Praktikum Reanimation I (BLS) – 203
12 Kardiale Notfälle I – 204
13 Kardiale Notfälle II – 228
14 EKG-Praktikum – 262

9 Airway-Management im Rettungsdienst

Harald Genzwürker

> **Lernziel:**
> Erlernen der Probleme der Atemwegssicherung/Beatmung im Notarztdienst mit den dort gegebenen Möglichkeiten und eine zielgerichtete Versorgung inkl. Transport in geeignete Weiterbehandlung.

Eine adäquate Oxygenierung des Patienten ist vorrangiges Ziel in praktisch allen Notfallsituationen. Dabei stehen verschiedene Techniken zur Verfügung (s. Tab. 9.1). Airway-Management steht nicht für die Anwendung einzelner Hilfsmittel, sondern vielmehr für ein Konzept, das alle Möglichkeiten berücksichtigt, um den Patienten mit Sauerstoff zu versorgen. Dabei muss neben dem aktuellen Sauerstoffbedarf ebenso berücksichtigt werden, welche Optionen zur Verfügung stehen und welche in der gegebenen Situation und mit der Qualifikation des verfügbaren Personals durchführbar sind.

9.1 Spontanatmung

Der Zustand von Notfallpatienten, die spontan atmen, kann durch die Zufuhr von zusätzlichem Sauerstoff regelhaft günstig beeinflusst werden. Dabei stehen verschiedene Möglichkeiten zur Verfügung, die den Sauerstoffanteil in der Luft, die der Patient einatmet, unterschiedlich stark erhöhen:

Tab. 9.1: Möglichkeiten zur Oxygenierung des Notfallpatienten, angeordnet nach steigender Invasivität

Oxygenierung des Notfallpatienten
Spontanatmung: • Ohne Sauerstoffzufuhr   • Mit Sauerstoffzufuhr
Maskenbeatmung: • Assistiert   • Kontrolliert
Sicherung des Atemwegs: • Supraglottische Atemwege   • Endotrachealtubus
Chirurgische Atemwegssicherung

- Nasensonde (Flow 1–6 l/min): FiO_2 bis 0,30
- Sauerstoffmaske ohne Reservoir (Flow 6–10 l/min): FiO_2 bis 0,60
- Sauerstoffmaske mit Reservoir (Flow 10 l/min): FiO_2 bis 0,80

Sauerstoffmasken werden von vielen Patienten als unangenehm empfunden. Die Information, dass der zusätzliche Sauerstoff beim Atmen hilft und die verwendeten Inhalationsmasken nicht dicht abschließen, erhöht die Akzeptanz. Eine Hochlagerung des Oberkörpers trägt häufig subjektiv und objektiv zur Verbesserung der Atmungssituation bei.

Bei allen weiteren Überlegungen zur Sicherung des Atemwegs spielt die Möglichkeit der Rückkehr zur Spontanatmung des Patienten eine wichtige Rolle, insbesondere, wenn andere, invasive Verfahren zur Oxygenierung des Patienten scheitern. Der Ausfall der Spontanatmung bedingt bei einigen Patienten die Alarmierung des Notfallteams, sodass dieser Weg der Oxygenierung von vorneherein nicht zur Verfügung steht.

9.2 Freimachen der Atemwege

Basismaßnahmen zur Optimierung der Beatmungssituation müssen auch von jedem professionellen Helfer beachtet werden. Das Freimachen des Atemwegs durch Überstrecken des Kopfs und Anheben des Unterkiefers versteht sich eigentlich von selbst, dennoch entstehen hier häufig Probleme bei der Oxygenierung von Notfallpatienten. Alle invasiven Techniken zur Sicherung des Atemwegs zielen letztlich darauf ab, die Freihaltung des Atemwegs und die Versorgung mit Sauerstoff sicherer zu gewährleisten.

Extensives Überstrecken des Kopfes sollte bei Traumapatienten vermieden werden. Bei Kindern kann übermäßiges Überstrecken aufgrund der anatomischen Verhältnisse eine Verlegung des Atemwegs verursachen. Hier sollte nur ein leichtes Überstrecken bis zum Erreichen einer „Schnüffelposition" erfolgen.

9.3 Maskenbeatmung

Ausreichendes Training am Modell und am Patienten ist notwendig, um eine sichere Maskenbeatmung auch in der schwierigen Akutsituation zu gewährleisten. Mit einer suffizienten, korrekt durchgeführten Maskenbeatmung lässt sich eine Oxygenierung des Patienten erzielen, die der über einen Endotrachealtubus vergleichbar ist. Ohne wesentliche Vorbereitungsmaßnahmen kann die Beatmung mit der Maske rasch erfolgen.

Große Bedeutung kommt der Auswahl einer Maske in einer passenden Größe zu. Neben dem sicheren Sitz spielt die Maskengröße auch

Richtige Technik elementar

bez. des zusätzlichen Totraumvolumens eine Rolle, sodass die kleinstmögliche Maske zu bevorzugen ist. Die Auswahl des Maskentyps ist sekundär – durchsichtige Beatmungsmasken erlauben allerdings ein rascheres Erkennen einer übermäßigen Sekretion oder einer Regurgitation, was sich im Notfall als vorteilhaft erweisen kann.

Zur Durchführung der Beatmung empfiehlt sich die Position am Kopfende des Patienten. Dies erlaubt neben der einfachen Durchführung der nachfolgend beschriebenen Technik zur Abdichtung der Gesichtsmaske auch das Beobachten von Thoraxexkursionen während der Beatmung. Zusätzlich werden weitere Maßnahmen am Patienten nicht behindert.

Um eine sichere Abdichtung der Gesichtsmaske zu erreichen, wird der Ansatz der Maske zwischen Daumen und Zeigefinger einer Hand gehalten (sog. C-Griff, s. Abb. 9.1). Mit diesen beiden Fingern soll ein Druck senkrecht zum Gesicht des Patienten ausgeübt werden, um ringsum eine Abdichtung des Maskenrandes zu erzielen. Der C-Griff wird häufig mit übertrieben weit gespreizten Fingern durchgeführt. Dies führt in erster Linie dazu, dass trotz hohen Kraftaufwands die Abdichtung der Gesichtsmaske nicht oder nur unzureichend gelingt. Mit den verbleibenden 3 Fingern der Hand, die die Maske hält, wird der Unterkiefer angehoben und die Überstreckung des Kopfs zum Freihalten des Atemwegs gewährleistet. Dabei sollten knöcherne Strukturen als Widerlager dienen, eine Kompression der Weichteile am Zungengrund ist zu vermeiden. Der korrekte Sitz der Gesichtsmaske mit dem Nasenrücken des Patienten als wichtigem Fixpunkt ist elementare Voraussetzung für den Erfolg der Maskenbeatmung.

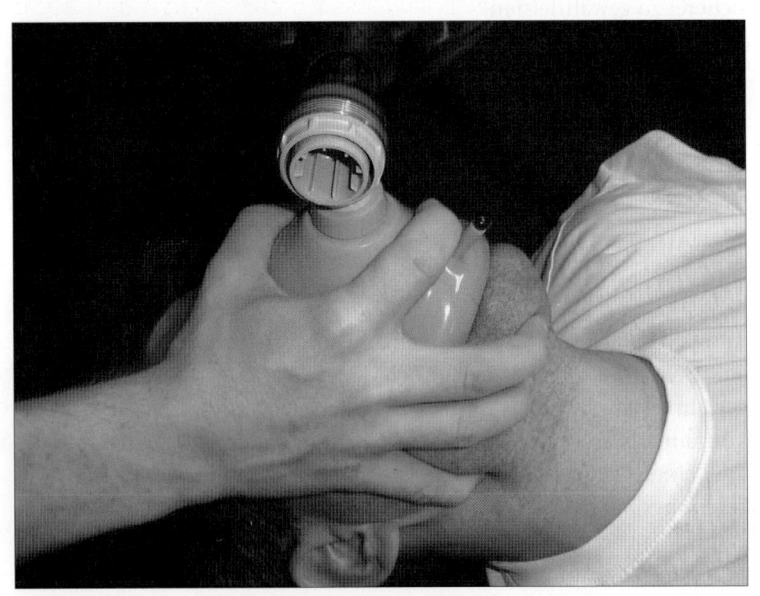

Abb. 9.1: C-Griff zur Abdichtung der Gesichtsmaske

9.3 Maskenbeatmung

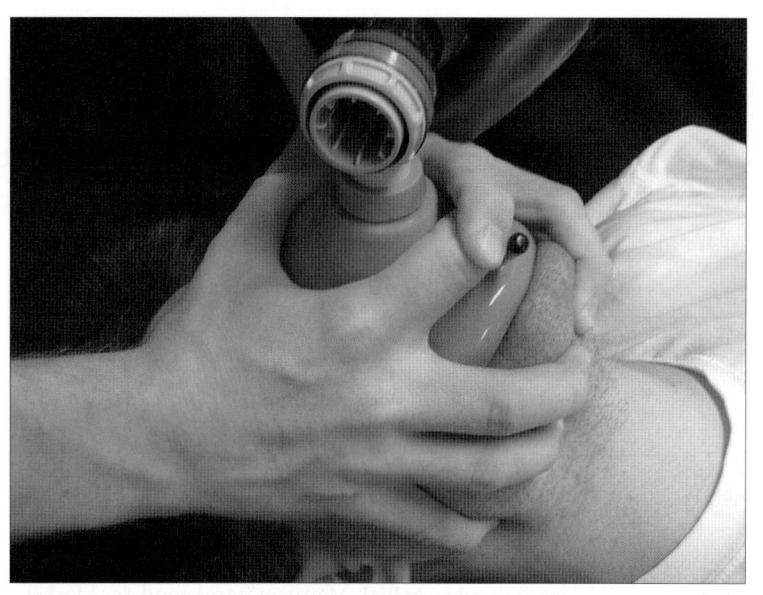

Abb. 9.2: Doppelter C-Griff zur Abdichtung der Gesichtsmaske

Bei pädiatrischen Patienten kommt der Auswahl der korrekten Maskengröße und einer korrekten Technik eine noch größere Bedeutung zu. Wie oben erwähnt, gilt es, übermäßiges Überstrecken zu vermeiden. Das Vermeiden einer Weichteilkompression spielt ebenfalls eine größere Rolle als beim Erwachsenen.

Eine mögliche Technik bei Schwierigkeiten mit der Abdichtung der Gesichtsmaske ist die Durchführung des doppelten C-Griffs (s. Abb. 9.2): Während ein Helfer die Maske mit beiden Händen in der beschriebenen Weise auf das Gesicht des Patienten drückt und den Atemweg durch Reklination und Zug am Unterkiefer freihält, beatmet ein zweiter Helfer mit dem angeschlossenen Beatmungsbeutel.

Gelingt die Abdichtung der Maske, stellt sich häufig ein zweites Problem: Im Bemühen, den Patienten möglichst schnell mit großen Mengen Sauerstoff zu versorgen, wird bei ungeschütztem Atemweg mit zu hohen Tidalvolumina und zu schnell beatmet. Daraus resultiert ein Spitzendruck, der den Verschlussdruck des Ösophagussphinkters überschreitet, sodass es zur Magenbeatmung kommt. Unter physiologischen Bedingungen beträgt der Spinkterdruck 15–20 cm H_2O, bei bewusstlosen Patienten muss allerdings mit deutlich niedrigeren Werten durch abnehmenden Tonus des Ösophagussphinkters gerechnet werden. Mit steigender Luftmenge im Magen verschlechtert sich durch den resultierenden Zwerchfellhochstand die Compliance der Lunge, wodurch wiederum eine erneute Magenbeatmung begünstigt wird. Ein Circulus vitiosus kommt in Gang, der unmittelbar bedrohliche Probleme bei der Oxygenierung des Patienten aufwirft (s. Abb. 9.3). Diese Problematik wird vielfach vernachlässigt, während die Sorge um die Regurgitation von Mageninhalt mit nachfolgender Aspiration häufig im Vordergrund der Überlegungen steht.

Cave!
Magenbeatmung: Hypoventilation, Aspirationsgefahr

Magenbeatmung

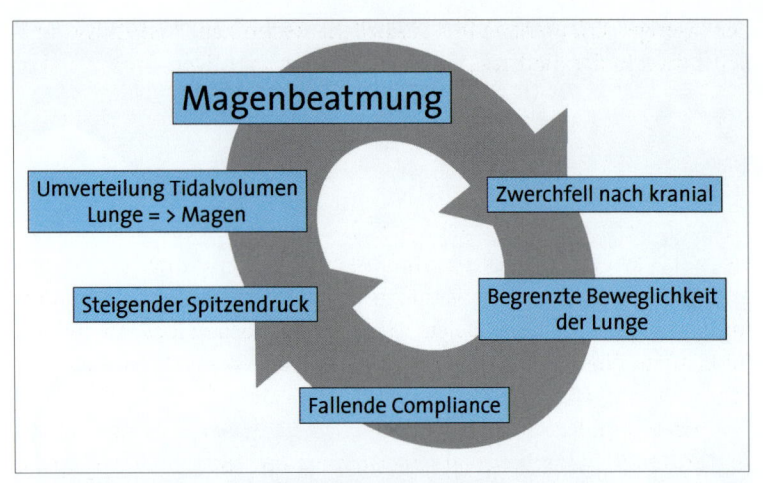

- Umverteilung Tidalvolumen Lunge = > Magen
- Zwerchfell nach kranial
- Steigender Spitzendruck
- Begrenzte Beweglichkeit der Lunge
- Fallende Compliance

Abb. 9.3: Problematik der Magenbeatmung

Durch Druck mit Daumen und Zeigefinger auf den Kehlkopf in Richtung der Halswirbelsäule („Sellick-Manöver") während der Maskenbeatmung durch einen zusätzlichen Helfer kann der Ösophagus verschlossen und somit das Risiko von Luftinsufflation in den Magen und konsekutiver Regurgitation und Aspiration vermindert werden, wobei eindeutige Daten zum Effekt dieser Maßnahme nicht vorliegen, da durch übermäßigen Druck auch die Maskenbeatmung erschwert werden kann.

Maskenbeatmung immer mit Sauerstoff

Bei der Maskenbeatmung sollte stets ein geeigneter Beatmungsbeutel mit Sauerstoffanschluss und Sauerstoffreservoir verwendet werden, der Sauerstoff-Flow sollte maximal sein. Die Atemzugvolumina sollten, wie oben erwähnt, nicht übermäßig schnell, sondern über 1–1,5 s appliziert werden. Zusätzlich sollte das Tidalvolumen unter gleichzeitiger Sauerstoffinsufflation nur maximal 6–7 ml/kg KG betragen, um einen übermäßigen Spitzendruck zu vermeiden. Dies entspricht i.d.R. einem gerade wahrnehmbaren Heben und Senken des Thorax. Ohne Sauerstoff gelten 10 ml/kg KG (deutliche Thoraxexkursionen) als Richtgröße. Bei der Durchführung des doppelten C-Griffs zur Überwindung von Problemen bei der Abdichtung der Gesichtsmaske ist darauf zu achten, dass der beatmende Helfer sich ebenfalls an diesen Richtwerten orientiert.

Bei älteren Menschen ohne Zähne, bei Patienten mit anatomischen Anomalien, bei Bartträgern, bei Unfallopfern mit Verletzungen im Gesichtsbereich und anderen Notfallpatienten kann es – unabhängig von den Fertigkeiten des Beatmenden – zu Schwierigkeiten bei der Maskenbeatmung kommen. Bereits unter elektiven Bedingungen im OP-Bereich gelingt es erfahrenen Anästhesisten nicht immer, eine ausreichende Oxygenierung nur durch eine Maskenbeatmung aufrechtzuerhalten, und es müssen zusätzliche Hilfsmittel wie Guedel-Tubus oder supraglottische Atemwegshilfen zum Einsatz gebracht werden (s.u.). Für

9.4 Einfache Hilfsmittel

den weniger Erfahrenen sind zusätzliche Techniken, Kenntnisse und Hilfsmittel in der Akutsituation deshalb umso wichtiger.

9.4 Einfache Hilfsmittel

Ein Oropharyngealtubus nach Guedel kann das Freihalten des Atemwegs und somit die Maskenbeatmung erheblich erleichtern. Der Zungengrund wird nach vorne gedrängt und somit das durch Reklination und Anheben des Unterkiefers ereichte Freimachen des Atemweges unterstützt. Ein Aspirationsschutz besteht nicht. Bei nicht erloschenen Schutzreflexen können Würgen und Erbrechen ausgelöst werden.

In den Mund eingeführt wird der Guedel-Tubus mit der Krümmung zur Zunge hin, danach erfolgt eine Drehung um 180°, sodass die Spitze beim weiteren Einführen am Zungengrund entlang in den Hypopharynx gleitet.

Als Anhalt für die Größenauswahl dient der Abstand vom Mundwinkel bis zum Ohrläppchen des Patienten (s. Abb. 9.4). Ein zu kleiner Guedel-Tubus kann den Zungengrund nach kaudal drängen und so eine Verlegung des Atemwegs verursachen, ein zu großer Guedel-Tubus drängt möglicherweise die Epiglottis nach unten und verschließt so den Kehlkopfeingang.

Der Einsatz eines Guedel-Tubus sollte bei der Beatmung bewusstloser Patienten generell erfolgen, soweit das Einlegen toleriert wird. Nach erfolgter endotrachealer Intubation kann ein Guedel-Tubus als Beißschutz eingesetzt werden.

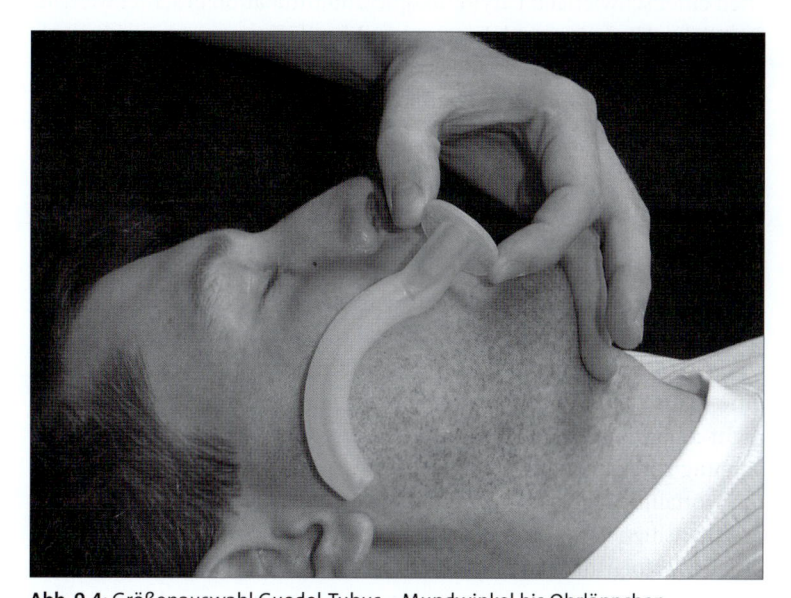

Abb. 9.4: Größenauswahl Guedel-Tubus – Mundwinkel bis Ohrläppchen

9.5 Endotracheale Intubation

Zwar bietet die endotracheale Intubation die beste Sicherung des Atemwegs unter Notfallbedingungen und wird deshalb vielfach als „Goldstandard" bezeichnet, doch sollte hierbei nicht vergessen werden, dass auch der Endotrachealtubus nur ein weiteres Hilfsmittel ist, um den Patienten mit Sauerstoff zu versorgen. Aktuelle Empfehlungen betonen vor diesem Hintergrund die notwendige Ausbildung und Erfahrung, die die Voraussetzung zur erfolgreichen Durchführung der endotrachealen Intubation im Notfall darstellen.

Mehrere grundsätzliche Überlegungen spielen bei der Durchführung einer Intubation unter Notfallbedingungen eine wichtige Rolle: Generell bedarf es einiger vorbereitender Maßnahmen bez. der Ausrüstung, bis ein Intubationsversuch sinnvollerweise angestrebt werden sollte. Die Oxygenierung muss überbrückend und im Fall eines gescheiterten Intubationsversuchs sichergestellt werden. Der Patient sollte adäquat präoxygeniert und gelagert werden, um die Ausgangsvoraussetzungen zu optimieren. Der Notfallpatient muss generell als „nichtnüchtern", d.h. hochgradig aspirationsgefährdet, betrachtet werden. Die Intubation an sich, das Platzieren des Beatmungsschlauchs, stellt i.d.R. das geringere Problem dar – schwierig gestaltet sich meist die Laryngoskopie zum sicheren Erkennen der Glottis, sodass hier große Sorgfalt angewendet werden muss.

Auf Zeichen schwieriger Laryngoskopie und Intubation achten

Bei wachen, ansprechbaren Patienten sollte auf jeden Fall vor einer Narkose-Einleitung kurz der Zeitpunkt der letzten Mahlzeit sowie die Frage möglicher Intubationsschwierigkeiten bzw. Narkosezwischenfälle in der Vergangenheit erörtert werden. Bei allen Patienten sollte auf Zeichen einer schwierigen Laryngoskopie und Intubation geachtet werden. Deutliche Hinweise sind bspw. eine Mundöffnung von weniger als 2 cm, eine stark vergrößerte Zunge, eine aufgehobene Beweglichkeit der Halswirbelsäule (z.B. durch Trauma oder M. Bechterew), ausgeprägte Vernarbung oder Missbildungen im Gesichts- und Halsbereich sowie direkte Traumata mit Beteiligung des Gesichts- und Larynxbereichs. Weniger spezifische Hinweise sind eine ausgeprägte Adipositas, ein massiger, kurzer Hals, ein fliehendes Kinn, ein kurzer Unterkiefer, Schwellungen im Hals- und Gesichtsbereich, ein Überbiss und prominente obere Schneidezähne, aber auch ein lückenhaftes Gebiss.

Vorbereitungsmaßnahmen für die endotracheale Intubation in einer Akutsituation sollten mit allen Beteiligten abgestimmt werden. Eine klare Kommunikation bez. des geplanten Vorgehens erleichtert nicht nur die Zusammenarbeit, sondern trägt auch in erheblichem Umfang zum Erfolg bei der Atemwegssicherung wie auch beim gesamten Notfallmanagement bei. Wichtig ist ein kurzer Check der benötigten Utensilien vor Beginn eines Intubationsversuchs, sinnvollerweise in der Reihenfolge des Einsatzes (s. Tab. 9.2).

9.5 Endotracheale Intubation

Tab. 9.2: Vorbereitung einer Notfallintubation

Checkliste Notfallintubation
Gesichtsmaske in passender Größe?
Passender Guedel-Tubus?
Beatmungsbeutel mit Sauerstoffreservoir? • Maximaler Sauerstoff-Flow? • Sauerstoffvorrat?
Funktionsfähige Absaugpumpe mit großem Absaugkatheter?
Sicherer venöser Zugang? • Ggf. Medikamente aufgezogen?
Monitoring? • Pulsoximeter? • EKG? • Blutdruck? • Kapnographie (nach Intubation)? • Stethoskop (nach Intubation)?
Funktionsfähiges Laryngoskop? • Spatel in passender Größe?
Endotrachealtubus in passender Größe? • Cuff geprüft? • Ersatztubus in gleicher oder kleinerer Größe? • Führungsstab im Endotrachealtubus? • Blockerspritze?
Fixiermaterial?

Alle Maßnahmen zur Reduktion des Aspirationsrisikos müssen ergriffen werden. Dazu gehört neben der Maskenbeatmung – wie oben beschrieben – auch die Verfügbarkeit einer funktions- und leistungsfähigen Absaugeinheit, die vor Beginn eines Intubationsversuchs eingeschaltet werden muss.

Bei jeder Intubation, ob geplant oder als Notfallmaßnahme, muss darauf geachtet werden, dass der Patient im Vorfeld ausreichend präoxygeniert wird. Dies bedeutet beim bewusstlosen Patienten eine Beatmung mit maximalem Sauerstoff-Flow mit der entsprechend gebotenen, oben beschriebenen Vorsicht. Beim Patienten mit Ateminsuffizienz, aber noch erhaltener Spontanatmung und bei jeder Narkose-Einleitung wird mit einer Sauerstoffmaske mit Reservoir oder über den Beatmungsbeutel bis zum Abschluss der Vorbereitungsmaßnahmen die maximal mögliche Sauerstoffmenge appliziert. Ziel ist das Erhöhen des Sauerstoffanteils in der Lunge, sodass die nachfolgende Apnoephase während der endotrachealen Intubation nicht zur Hypoxämie führt.

Präoxygenierung

9.5.1 Patientenposition

Optimale Lagerung Die korrekte Lagerung des Patienten, insbesondere des Kopfs, begünstigt die erfolgreiche Laryngoskopie und die konsekutive Intubation. In der Anästhesie wird regelhaft die optimierte Jackson-Position angewendet. Durch leicht erhöhte, achsengerechte Lagerung des Patientenkopfs werden laryngeale und pharyngeale Achse angenähert, um die nachfolgende Intubation zu erleichtern. Am Notfallort ist der Zugang zum Patienten häufig erschwert, sodass eine Lagerung des Patienten nicht oder nur unzureichend erfolgen kann und Intubationsversuche scheitern. Dementsprechend müssen alle erdenklichen Möglichkeiten ausgeschöpft werden, auch in der Akutsituation eine bestmögliche Lagerung des Patienten vor dem Beginn der Laryngoskopie zu erzielen. Als Unterlage für den Hinterkopf des Patienten kann bspw. auch eine umgedrehte Nierenschale dienen.

Bei pädiatrischen Patienten, insbesondere bei Neugeborenen und Säuglingen, muss beachtet werden, dass aufgrund des verhältnismäßig großen Kopfs ein Unterpolstern eher im Bereich der Schultern erfolgen sollte, um eine optimale Position zu erzielen.

Ist die Lagerung des Patienten nicht optimierbar und/oder der Zugang zum Patienten eingeschränkt (bspw. beim eingeklemmten Fahrzeuginsassen), sollte bei noch erhaltener Spontanatmung die Entscheidung zur Narkose-Einleitung entsprechend sorgfältig abgewogen werden. Wurde bei einem Patienten aufgrund des Verdachts einer Schädigung im Bereich der Halswirbelsäule eine Zervikalstütze angebracht, so kann sich diese bei nachfolgenden Intubationsversuchen als hinderlich erweisen. Wird sie zur Intubation gelockert, muss durch einen Helfer der achsengerechte Zug übernommen und aufrechterhalten werden.

9.5.2 Endotrachealtubus

Ein Endotrachealtubus kann i.d.R. mit einem Innendurchmesser von 7,0 oder 7,5 mm bei Frauen und mit einem Innendurchmesser von 7,5 oder 8,0 mm bei Männern verwendet werden. Auch wenn zur problemlosen Beatmung ein möglichst großes Lumen wünschenswert ist, kann ein zu großer Tubus zu mechanischen Problemen bei der Passage der Stimmbandebene führen. Dies gilt insbesondere bei pädiatrischen Patienten – hier liegt allerdings die engste Stelle unterhalb der Glottis. Ein grober Anhalt für die Größenauswahl kann das Nagelbett des kleinen Fingers des Patienten sein, zusätzlich lässt sich der Innendurchmesser des Tubus mit der einfachen Formel 4 + (Patientenalter / 4) berechnen.

Wenn sich der Tubus nicht vorschieben lässt, muss im Zweifelsfall immer ein Tubus mit geringerem Innendurchmesser gewählt werden, soweit nicht eine unzureichende Narkosetiefe Grund der mechanischen

Probleme ist. Extensive Manipulationen und oder gar gewaltsames Vorschieben des Endotrachealtubus sind zu vermeiden.

9.5.3 Praktisches Vorgehen

Intubationsversuche scheitern meist daran, dass der Kehlkopfeingang nicht eingesehen werden kann. Einer sorgfältigen Laryngoskopie kommt dementsprechend große Bedeutung zu. Der Laryngoskopspatel muss ausreichend groß sein, um das Anheben des Zungengrunds sicher zu erlauben. Die Funktionsfähigkeit der Lichtquelle und eine ausreichende Lichtstärke müssen vor Beginn der Laryngoskopie überprüft werden.

Die Zeit, die für die Laryngoskopie zur Verfügung steht, ist begrenzt durch den Sauerstoffbedarf des Patienten. Da während dieser Maßnahme keine Oxygenierung des Patienten stattfindet, wird die Bedeutung der Präoxygenierung unterstrichen. Mehr als 30 s sollte ein Intubationsversuch nicht dauern, danach muss der Patient Sauerstoff erhalten. Als einfache Orientierungshilfe kann beim Einführen des Laryngoskops die Luft angehalten werden – muss der gesunde Helfer atmen, braucht auch der schwer kranke Patient wieder Luft.

Nach dem Öffnen des Munds wird das Laryngoskop von der rechten Mundseite her eingeführt und die Zunge mit dem Steg an der linken Seite des Spatels nach links abgedrängt. Viele Intubationsversuche scheitern am Unterlassen dieser einfachen Maßnahme – durch die nicht ausreichend verdrängte Zunge wird die Sicht auf den Kehlkopfeingang behindert. Der Steg am Spatel dient ausschließlich dem Abdrängen der Zunge, er ist keine Führungsschiene für den Tubus.

Liegt die Zunge sicher neben dem Laryngoskopspatel, wird die Spatelspitze vorsichtig ohne Kraftaufwand vorgeschoben, bis die Epiglottis identifiziert werden kann. Diese dient als wichtige Orientierungshilfe für das weitere Vorgehen und erlaubt die sichere Differenzierung von Glottis und Ösophaguseingang. Wird der Laryngoskopspatel initial zu tief eingeführt, wird häufig die Epiglottis bereits passiert und kann dann nicht mehr visualisiert werden. Bei langsamem Zurückziehen des Laryngoskops taucht sie dann wieder im Blickfeld des Intubierenden auf.

Ist die Epiglottis sicher identifiziert, wird die Spitze des Laryngoskopspatels weiter ohne Kraftaufwand vorgeschoben und am Übergang von Zungengrund und Kehldeckel platziert. Durch Zug am Laryngoskopgriff kann nun die Epiglottis aufgerichtet werden, und der Blick auf den darunter liegenden Kehlkopfeingang wird frei. Der Zug sollte in Richtung des Laryngoskopgriffs, weg vom Intubierenden erfolgen, um den Zungengrund maximal anzuheben und so die Sichtverhältnisse zu optimieren. Durch Hebeln mit Bewegung des Laryngoskopgriffs in – in Bezug auf den Patienten – kranialer Richtung gelingt dies nicht, es entsteht aber ein zusätzliches Risiko der Traumatisierung im Bereich der Schneidezähne und der Oberlippe mit möglicher Blutung.

Technik der Intubation

Gelingt die Darstellung des Kehlkopfeingangs, so sollte der Blick nicht mehr abgewendet werden. Der Endotrachealtubus muss von einer Assistenzperson so in die rechte Hand des Intubierenden gelegt werden, dass er problemlos übernommen werden kann. Durch Abwenden des Blicks kann der zuvor erzielte Laryngoskopie-Erfolg gefährdet werden, sodass erneut laryngoskopiert werden muss.

Gelingt die Laryngoskopie nicht, muss zunächst die Oxygenierung des Patienten sichergestellt und dann geklärt werden, auf welcher Ebene das Problem liegt: Ist die Mundöffnung unzureichend? Wurde die Zunge nicht ausreichend abgedrängt? Wurde die Epiglottis sicher identifiziert? Lässt sich die Epiglottis nicht ausreichend aufrichten? So besteht die Möglichkeit, durch gezielte Optimierung der Laryngoskopiebedingungen die Erfolgsaussichten zu erhöhen.

Maßnahmen zur Optimierung der Sicht auf den Kehlkopf schließen neben den oben erwähnten Lagerungsmaßnahmen gezielte Manipulationen mit dem Ziel, die Stimmbandebene in das Blickfeld des Intubierenden zu rücken, ein. Durch einen zweiten Helfer kann durch gezielten Druck auf den Kehlkopf nach hinten, oben und rechts (BURP-Manöver: backward, upward, rightward pressure) die Glottis gezielt auf die Blickrichtung des Intubierenden hin verlagert werden. Die Manipulationen am Kehlkopf sollten aber stets in Absprache mit dem Intubierenden erfolgen. Übermäßiger Druck kann den Atemweg verlegen und die Laryngoskopie erschweren. Eine weitere Variante ist die Platzierung der Hand, mit der ein Helfer den Druck auf den Kehlkopf ausübt, durch den Intubierenden (OELM – optimized external laryngeal manipulation).

Nachdem der Kehlkopfeingang durch Laryngoskopie sicher identifiziert wurde, sollte der mit einem Führungsstab versehene, vorgebogene Endotrachealtubus vom rechten Mundwinkel her eingeführt werden. Die Sicht auf die Glottis muss dabei stets erhalten bleiben, um eine sichere endotracheale Intubation zu gewährleisten. Unter Sicht wird der Endotrachealtubus nun soweit zwischen den Stimmlippen durchgeschoben, bis der Cuff gerade verschwunden ist. Ein Führungsstab sollte bei jeder Notfallintubation verwendet werden. Er verleiht dem Endotrachealtubus eine gewisse Starrheit, sodass dieser besser in Richtung der Stimmritze dirigiert werden kann. Gleichzeitig kann durch gezieltes Vorbiegen die Form des Tubus an die anatomischen Gegebenheiten angepasst werden. Die Spitze des Führungsstabs sollte nicht über das distale Ende des Endotrachealtubus hinausragen.

„Blinde" Intubationsversuche ohne sichere Visualisierung des Kehlkopfeingangs sollten unterbleiben. Neben der Erhöhung des Regurgitations- und Aspirationsrisikos durch Magenbeatmung bei Tubusfehllage besteht auch das Risiko von Traumen im Bereich des Kehlkopfs und der Epiglottis, die durch konsekutive Schwellung und Blutung zu einer Verlegung des Atemwegs führen können. Aus diesem Grund muss generell bei allen Intubationsversuchen mit der gebotenen Vorsicht und ohne übermäßigen Kraftaufwand vorgegangen werden.

9.5.4 Tubuslagekontrolle

Die sichere Sicht auf die Stimmbandebene und das Beobachten der Tubuspassage sowie die Messung des endtidalen CO_2 gelten als verlässliche Zeichen zur Überprüfung der korrekten Tubuslage. Auskultation und ein Beschlagen des Tubus geben nicht immer verlässlich Auskunft über eine richtige Position. Die Auskultation des Magens sollte dennoch immer erfolgen. Wenn ein Geräusch über dem Magen zu hören ist, muss die Beatmung sofort abgebrochen werden, um bei einer Fehllage nicht weitere Luft zu insufflieren, und der Tubus muss unter Absaugen entfernt werden. Die Oxygenierung des Patienten mit Maske und Beatmungsbeutel muss vor erneuten Intubationsversuchen sichergestellt werden.

Mittels Auskultation soll überprüft werden, ob über den Endotrachealtubus beide Lungen belüftet werden. Während ein Helfer beatmet, auskultiert der Verantwortliche über dem Epigastrium sowie seitenvergleichend rechts und links thorakal über der oberen und unteren Thoraxhälfte. Gleichzeitig sollte auf seitengleiche Thoraxexkursionen geachtet werden. Sind die Auskultationsbefunde der beiden Seiten unterschiedlich, muss bei Ausschluss eines Pneumothorax von der Lage des Endotrachealtubus in einem der beiden Hauptbronchen ausgegangen werden. Nach Entblocken wird der Tubus soweit zurückgezogen, dass ein seitengleiches Atemgeräusch auskultiert werden kann.

Auskultation und Kapnometrie zur Tubuslagekontrolle unabdingbar

Im weiteren Verlauf muss nach jeder Umlagerung des Patienten die korrekte Tubuslage erneut überprüft und ggf. korrigiert werden. Eine kontinuierliche Kapnographie erlaubt auch hier eine andauernde, zuverlässige Kontrolle der Tubuslage und muss in der Akutsituation als unabdingbares Hilfsmittel betrachtet werden. Beschriebene Schwierigkeiten bei der Interpretation der Werte in einem geringen Prozentsatz der Fälle durch fehlende CO_2-Detektion trotz korrekter Tubuslage bei Patienten mit Herzkreislaufstillstand oder durch positive Werte trotz Fehlintubation nach unmittelbar vorher erfolgtem Genuss von Getränken mit hohem Kohlensäuregehalt stehen in keinem Verhältnis zum Sicherheitsgewinn durch den regelhaften Einsatz der Kapnographie. Bis zur Übergabe des Patienten sollte die Tubuslage kontinuierlich durch Einsatz dieses Verfahrens überwacht werden.

Bei Zweifeln bez. der Tubuslage kann auch stets eine erneute Laryngoskopie durchgeführt werden, um die korrekte Position des Endotrachealtubus zwischen den Stimmbändern zu verifizieren.

Liegt der Tubus sicher korrekt, kann dieser mit Pflaster, einer nichtelastischen Mullbinde oder entsprechenden Fixiersystemen (oder Kombinationen dieser Techniken) fixiert werden. Dabei sollte die Lage der Tubusmarkierung am Mundwinkel dokumentiert werden, um Lageveränderungen erkennen zu können. Nach erfolgter sicherer Fixierung muss die Tubuslage wegen der hierfür notwendigen Manipulationen erneut überprüft werden.

Eine weitere Maßnahme zur Sicherung der Tubuslage im weiteren Verlauf stellen Zervikalstützen dar. Die Immobilisation der Halswirbelsäule bietet – auch ohne Hinweis auf ein vorliegendes Trauma – einen wichtigen Ansatz zur Aufrechterhaltung der korrekten Position des Endotrachealtubus, der am Mundwinkel des Patienten fixiert ist. Wird der Patient gelagert oder transportiert, kann es durch Bewegungen im Kopf-Hals-Bereich zur Annäherung der Tubusspitze an die Carina bis hin zur einseitigen Lage in einem Hauptbronchus oder zur sekundären Dislokation des Tubus in den Ösophagus kommen, falls die Tubusspitze relativ nah an der Glottis lag. Intubierte und beatmete Notfallpatienten sollten aus diesem Grund zur Sicherung des Endotrachealtubus idealerweise mit einer Zervikalstütze versorgt werden.

9.5.5 Probleme mit Maskenbeatmung und Intubation

Gerade in Notfallsituation führt die endotracheale Intubation nicht immer zum Erfolg, und auch die Maskenbeatmung kann erhebliche Schwierigkeiten bereiten. Schwierigkeiten bei der Oxygenierung und Atemwegssicherung können dabei ihre Ursache in patientenspezifischen Faktoren, aber auch in der Qualifikation der beteiligten Helfer haben.

Alternativen bei schwieriger Intubation

Alternativen zur endotrachealen Intubation und zur Maskenbeatmung spielen seit vielen Jahren eine wichtige Rolle bei den Überlegungen zur Sicherstellung der Oxygenierung von Patienten im OP-Bereich und haben zunehmend auch Einzug in die Notfallversorgung gehalten. Sog. supraglottische Atemwegshilfen wie Larynxmaske, Combitube und Larynxtubus dienen in vielen Notarztsystemen als Alternativen zur Sicherung des Atemwegs bei schwieriger Intubation und/oder Maskenbeatmung und finden sich auch in aktuellen internationalen Empfehlungen bspw. zur kardiopulmonalen Reanimation. Die Bezeichnung „supraglottisch" rührt von der Lage des Austrittspunkts der Beatmungsluft aus dem Hilfsmittel i.d.R. im Hypopharynx gegenüber der Glottis. Eine Passage der Stimmbandebene ist bei diesen Beatmungshilfen nicht regelhaft vorgesehen.

Mit supraglottischen Hilfsmitteln wird im Vergleich mit der Gesichtsmaske i.d.R. eine bessere Abdichtung des Atemwegs und somit eine Reduktion des Risikos der Magenbeatmung erreicht. Im Vergleich zur endotrachealen Intubation kann die Platzierung schneller und einfacher sein und auch bei schwieriger Laryngoskopie gelingen, die Güte der Atemwegssicherung und der Schutz vor Aspiration sind aber – abhängig von der gewählten Alternative – wenig bis deutlich niedriger. Allerdings bedarf auch der Umgang mit diesen Beatmungshilfen, ebenso wie die Maskenbeatmung und endotracheale Intubation, einer sorgfältigen Ausbildung, um im Notfall eine hohe Wahrscheinlichkeit der erfolgreichen Anwendung zu erreichen. Ein Gesamtkonzept zur Atemwegssicherung, das allen Beteiligten bekannt ist, orientiert an einem einfachen Algorithmus, muss die Grundlage der Ausbildung für die Akutsituation darstellen.

Sehr umfangreiche Empfehlungen wurden zuletzt 2002 in überarbeiteter Form von einer Arbeitsgruppe der American Society of Anesthesiologists (ASA) vorgestellt. Viele der o.g. Empfehlungen basieren auf diesen Vorgaben: die sorgfältige Abwägung der Notwendigkeit einer invasiven Atemwegssicherung, die Sicherstellung der Oxygenierung des Patienten und die sorgfältige Vorbereitung aller Maßnahmen. Auch die Verfügbarkeit von Alternativen zur Intubation ist Teil dieser Überlegungen. Basierend auf dem Notfallarm des sehr umfangreichen ASA-Algorithmus kann ein einfaches Ablaufschema als Grundlage für die Ausbildung der Mitarbeiter und das Vorgehen in Notfallsituationen dienen (s. Abb. 9.5).

Scheitert ein Intubationsversuch, so soll – wie im betreffenden Abschnitt erläutert – zunächst die Oxygenierung des Patienten sichergestellt werden. Treten hier Probleme mit der Maskenbeatmung auf, so sollte der Einsatz eines der nachfolgend beschriebenen supraglottischen Hilfsmittel erfolgen. Bei problemloser Maskenbeatmung können erneute Intubationsversuche nach Optimierung der Lagerung und der Laryngoskopiebedingungen unternommen werden. Wegen möglicher Traumatisierung des Atemwegs mit Schwellung und Blutung sowie der

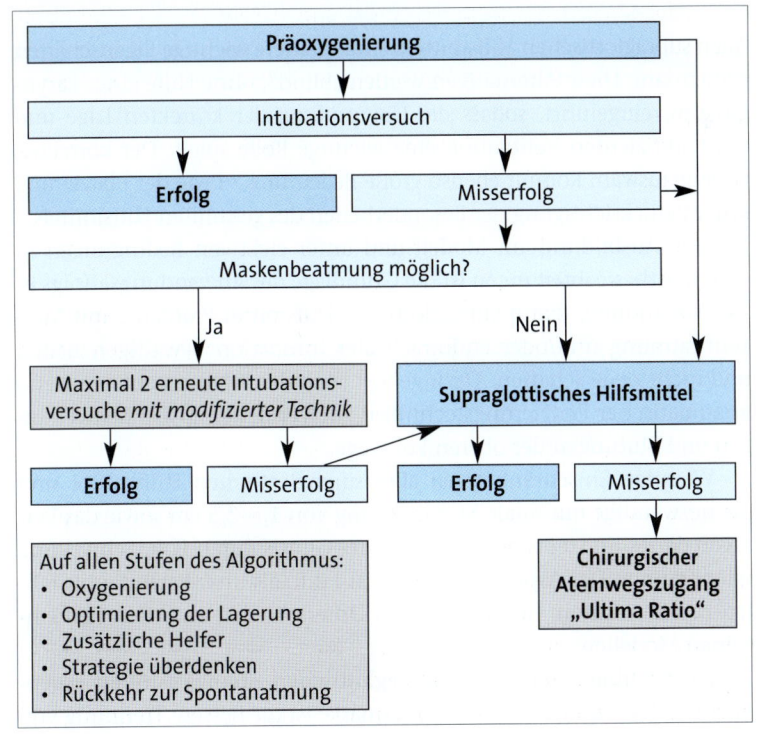

Abb. 9.5: Algorithmus Airway-Management

zunehmenden Gefahr hypoxischer Phasen für den Patienten durch wiederholte Laryngoskopie sollte eine Gesamtzahl von 3 Intubationsversuchen nicht überschritten werden. In der Regel können die meisten Patienten aber in diesem Rahmen erfolgreich intubiert werden. Gelingt die Intubation trotz Optimierung der Bedingungen dann nicht, ist auch bei weiteren Versuchen nicht mit einem Erfolg zu rechnen. Auch in diesen Fällen sollte der Einsatz supraglottischer Atemwegshilfen erfolgen. Nur wenn auch mit diesen Hilfsmitteln keine Oxygenierung möglich ist, sollte ein chirurgischer Atemwegszugang erwogen werden. Die Rückkehr zur Spontanatmung sollte gerade bei elektiv eingeleiteten Narkosen als mögliche Lösung der Oxygenierungsprobleme in Betracht gezogen werden, scheidet bei der Mehrzahl der Notfallpatienten aber aus, da fehlende oder insuffiziente Atmung und fehlende Schutzreflexe häufig die Indikation zur Sicherung des Atemweges darstellen.

Grundlage für eine erfolgreiche Umsetzung des beschriebenen Konzepts für das Atemwegsmanagement sind neben der Vorhaltung von Alternativen zu Maskenbeatmung und endotrachealer Intubation selbstverständlich die sorgfältige Ausbildung des ärztlichen wie des nichtärztlichen Personals und die Sensibilisierung für mögliche Probleme bei der Atemwegssicherung und Strategien zu deren Bewältigung.

9.6 Supraglottische Atemwege

Allen supraglottischen Hilfsmitteln sind mehrere wichtige Eigenschaften gemeinsam: Diese Alternativen werden „blind", ohne Hilfe eines Laryngoskops, eingeführt, sodass die Überprüfung der korrekten Lage und einer suffizienten Ventilation eine wichtige Rolle spielt. Der korrekten Größenauswahl kommt ebenso große Bedeutung zu wie der Platzierung unter Berücksichtigung der Besonderheiten des gewählten Hilfsmittels.

Eine Ausbildung am Modell und unter elektiven Bedingungen in den Anästhesieabteilungen ist die Grundlage des Anwendungserfolgs in Akutsituationen, damit supraglottische Hilfsmittel Probleme mit Maskenbeatmung und/oder endotrachealer Intubation bewältigen helfen und nicht neue schaffen. Dazu gehört auch das Erlernen entsprechend atraumatischer Platzierungstechniken zur Vermeidung von Schwellungen und Blutungen der oberen Luftwege.

Wichtige Einschränkungen aller supraglottischen Hilfsmittel sind die notwendige minimale Mundöffnung von 1,5–2,5 cm sowie das Versagen dieses Konzepts bei Verlegung der Glottis durch Boli, Schwellung oder Trauma. Der Aspirationsschutz ist i.d.R. als unvollständig bis fehlend zu betrachten, mit erheblichen Unterschieden zwischen den einzelnen Modellen.

Keine Laryngoskopie notwendig

Ein wichtiger Vorteil der supraglottischen Atemwegshilfen gegenüber der Beatmung mit der Gesichtsmaske ist die bessere Trennung von Atmungs- und Verdauungstrakt durch Abdichtung im Bereich des Kehlkopfeingangs. Das „blinde" Einführen erlaubt eine erfolgreiche Platzierung auch in Fällen einer schwierigen Intubation, gleichzeitig kann der Zeitaufwand bis zur ersten erfolgreichen Beatmung deutlich geringer sein. Ein Überstrecken des Kopfs kann das Platzieren von Larynxmaske, Combitube und Larynxtubus erleichtern, da der Übergang vom Mund in den Rachen einfacher wird. Allerdings gelingt das Einführen dem Geübten i.d.R. auch in Neutralposition problemlos, was sich besonders bei V.a. eine Schädigung der Halswirbelsäule als vorteilhaft erweist.

Ein wichtiger Unterschied im Vergleich zur endotrachealen Intubation gilt für alle supraglottischen Hilfsmittel: Sie müssen nach dem Einführen unbedingt losgelassen werden, damit sie sich durch Füllen der Cuffs korrekt positionieren. Der Endotrachealtubus wird nach Platzierung festgehalten und fixiert, dies geschieht bei Larynxmaske, Combitube und Larynxtubus erst nach Blockung.

Die Vorhaltung entsprechender Alternativen mindestens auf arztbesetzten Rettungsmitteln muss ebenso wie die Kapnographie als unabdingbarer Standard angesehen werden.

9.6.1 Larynxmasken

Seit Einführung der ersten Larynxmaske 1985 konnten in der Anästhesie und nachfolgend in der Notfallmedizin Konzepte für das Airway-Management etabliert werden. Zwar ist die Larynxmaske eigentlich zur Atemwegssicherung während Vollnarkosen für elektive Eingriffe entwickelt worden, doch kam es bald zur Anwendung im Rahmen des Atemwegsmanagements auch in Notfallsituationen, sodass die Larynxmaske in den internationalen Empfehlungen zur kardiopulmonalen Reanimation eine wichtige Rolle als Alternative zu Maskenbeatmung und endotrachealer Intubation spielt. Verfügbar sind Größen für alle Altersstufen.

Neben der ursprünglichen Larynxmaske aus Silikon sind inzwischen auch Einmalvarianten aus PVC erhältlich, die ähnliche oder sogar bessere Eigenschaften bez. der Platzierung und der Abdichtung des Atemwegs bieten (s. Abb. 9.6).

Eine Variante der ursprünglichen Larynxmaske stellt die Intubationslarynxmaske (LMA-Fastrach) dar. Sie ist in Größen ab dem Schulkindalter verfügbar und demonstriert einen wichtigen Grundgedanken des Atemwegsmanagements: Zunächst wird durch Platzieren der Larynxmaske die Oxygenierung des Patienten sichergestellt. Das Einführen soll durch einen anatomisch geformten Schaft erleichtert werden (s. Abb. 9.7). Danach kann mit einem speziellen, atraumatischen Endotrachealtubus der Versuch einer – allerdings blinden – Intubation über die liegende Larynxmaske erfolgen. Die Angaben zu den Erfolgsraten sind dabei schwankend, korrelieren aber sicher mit der Erfahrung des Anwenders, sodass dieses Hilfsmittel in erster Linie in der Hand des Erfahrenen eine sinnvolle Ergänzung darstellt.

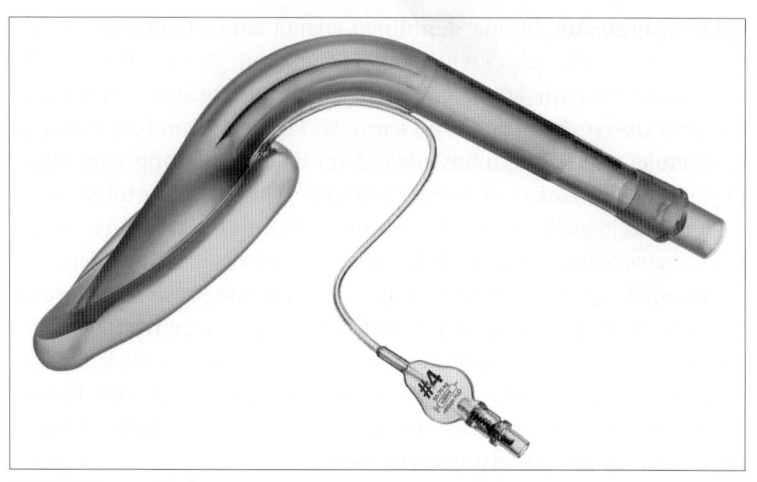

Abb. 9.6: Larynxmaske

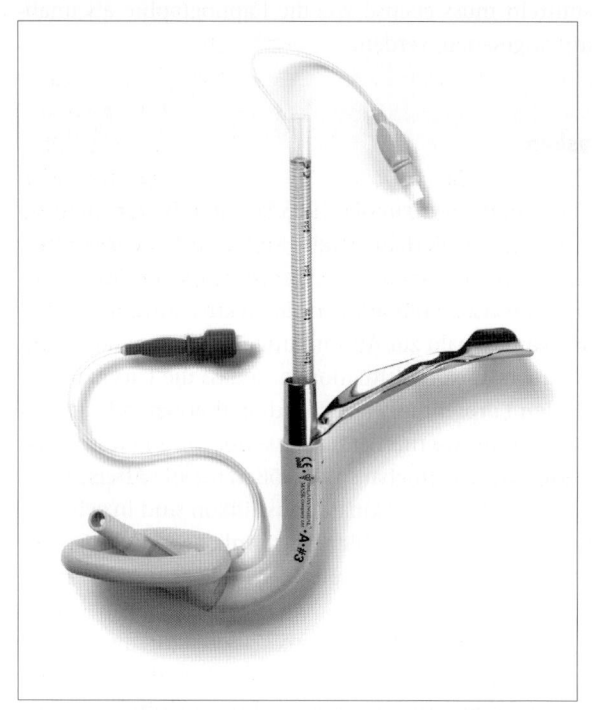

Abb. 9.7: Intubationslarynxmaske

Eine sorgfältige Lagekontrolle sowohl der Larynxmaske als auch des Endotrachealtubus mittels Auskultation und Kapnometrie ist unabdingbar. Die Abdichtung des Atemwegs ist – vermutlich durch die etwas andere Form dieser Larynxmaske – besser als mit dem Standardmodell, ein Aspirationsschutz ist aber auch hier nicht vorhanden.

9.6.2 Combitube

Der Combitube wurde etwa zeitgleich zur Larynxmaske eingeführt, war aber von vorneherein auf die Atemwegssicherung unter Notfallbedingungen ausgerichtet. Im Prinzip handelt es sich um einen Endotrachealtubus, der mit einem zweiten, distal verschlossenen Tubus mit seitlichen Öffnungen im Bereich des Kehlkopfeingangs kombiniert wurde. Der Grundgedanke war, die Beatmung unabhängig von der Lage des Hilfsmittels nach blinder Platzierung zu ermöglichen. Inzwischen hat dieses Hilfsmittel aufgrund des hohen Risikos von Verletzungen der Atemwege, des Latexgehalts und des Fehlens von Größen für Kinder an Bedeutung verloren, ist aber noch in manchen Rettungsdienstbereichen im Einsatz.

Ein großer, proximaler Ballon dient der Abdichtung des Rachenraums zum Mund und zur Nase hin, ein kleiner distaler Ballon blockt – abhängig von der Lage des ösophago-trachealen Kombitubus – die Luft- oder Speiseröhre. Verfügbar sind 2 Größen für Erwachsene.

Der Combitube wird entweder blind oder zur Vermeidung einer Traumatisierung unter laryngoskopischer Sicht eingeführt. Die ösophageale Lage ist aber erheblich wahrscheinlicher (> 95%) als die zufällige tracheale Platzierung. Nach Blockade der Cuffs über 2 unterschiedliche Zuleitungen entsprechend den Herstellerangaben wird zunächst über das blaue Lumen 1 beatmet, die Luft strömt dann über die seitlichen Öffnungen zwischen den Ballons in die Luftröhre und über das andere Lumen kann abgesaugt und eine Magensonde platziert werden. In den selteneren Fällen einer trachealen Lage funktioniert das Lumen 2 wie ein konventioneller Endotrachealtubus.

Außer der Notwendigkeit einer sorgfältigen Identifikation der Position zur korrekten Ventilation sind wesentliche Probleme des Combitube die Rigidität des Hilfsmittels und der Latexgehalt des pharyngealen Cuffs.

Eine neueres, sehr ähnliches Produkt, der Easytube, adressiert mehrere der genannten Probleme: Dieses Einmalprodukt zur Sicherung des Atemwegs ist latexfrei. Verfügbar sind eine Größe für Erwachsene und eine Größe für Kinder. Das zweite Lumen neben dem Trachealtubusanteil endet auf Höhe der Glottis, sodass die Spitze des Tubus in ihrem Umfang einem regulären Endotrachealtubus entspricht. Allerdings ist auch dieses Hilfsmittel relativ rigide, sodass eine Traumatisierung des Atemwegs gerade bei blinder Platzierung nicht ausgeschlossen werden kann.

Empfohlen wird bei der Anwendung des Easytube allerdings, eine tracheale Platzierung unter laryngoskopischer Sicht anzustreben und das Hilfsmittel gezielt ösophageal zu platzieren, falls dies nicht gelingt.

9.6.3 Larynxtubus

Vermutlich eine der wichtigsten Neuentwicklungen für das Atemwegsmanagement im Notfall ist der 1999 erstmals vorgestellte Larynxtubus. Wie die Larynxmaske ursprünglich für die Atemwegssicherung bei elektiven Eingriffen entwickelt, fand diese supraglottische Alternative aufgrund ihrer günstigen Eigenschaften rasch Verbreitung in der Notfallmedizin und wurde bereits 2005 in die Empfehlungen des ERC aufgenommen und wie alle supraglottischen Hilfsmittel im Rahmen der Leitlinien 2010 bez. des Stellenwerts als wichtige Alternative zur Maskenbeatmung und Intubation hervorgehoben.

Der einfache Larynxtubus LT ist ein einlumiger, am unteren Ende verschlossener Tubus aus Silikon oder PVC, dessen Spitze im Eingang des Ösophagus zu liegen kommen soll. Ein kleinerer distaler Cuff verschließt den Eingang der Speiseröhre, während ein größerer zweiter Cuff den Rachenraum zu Mund und Nase hin abdichtet, sodass über die zwischen den Ballons gelegene Öffnung ventiliert werden kann. Beide Cuffs werden über eine gemeinsame Zuleitung mithilfe einer farbkodierten Spritze geblockt, wodurch eine schnelle und einfache Handhabung ermöglicht wird. Der LT ist als Einweg- und als Mehrwegartikel in verschiedenen Größen für alle Altersstufen verfügbar. Der Larynxtubus ist latexfrei und atraumatisch.

Für die Anwendung in der Notfallmedizin besonders geeignet ist eine Weiterentwicklung des Larynxtubus, die zusätzlich einen Zugang zum Magen bietet: der LTS II (Laryngeal Tube Suction, s. Abb. 9.8) ist von der Grundkonzeption und der Handhabung dem LT vergleichbar, verfügt aber über ein zweites Lumen, das bei korrekter Position die Platzierung einer Magensonde erlaubt und so die einfache Platzierung und die gute Abdichtung des Atemwegs, die beiden Larynxtubusmodellen gemeinsam ist, um eine zusätzliche Reduktion des Aspirationsrisikos ergänzt. Auch dieses Hilfsmittel ist als Einweg- und als Mehrwegartikel für Patienten aller Altersstufen verfügbar.

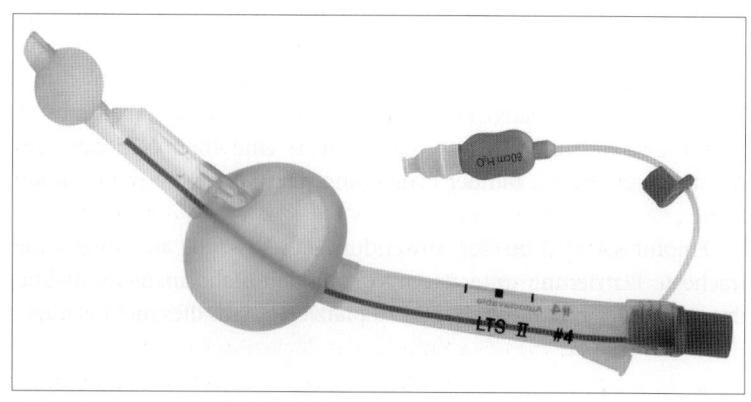

Abb. 9.8: LTS – Laryngeal Tube Suction

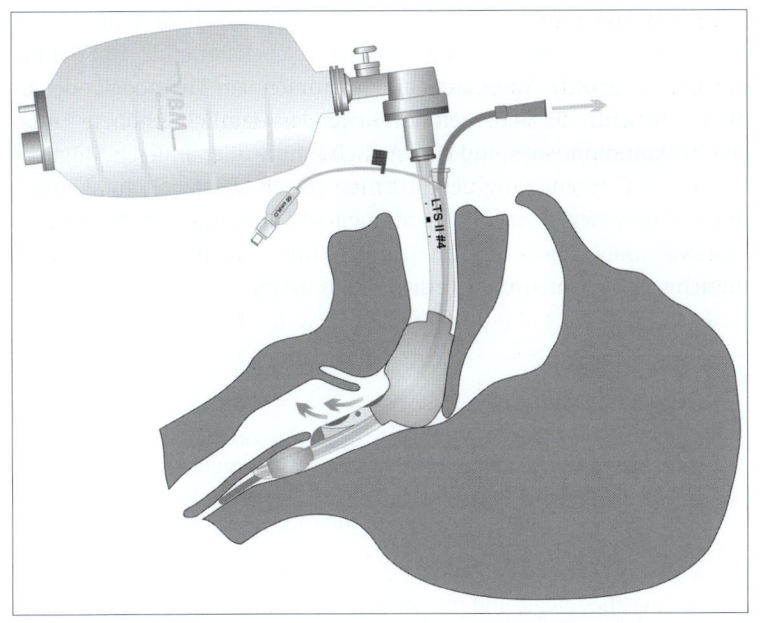

Abb. 9.9: LTS (Larynxtubus mit Absaugkanal) in korrekter Position

Das zusätzliche Lumen des LTS dient einerseits der Dekompression eines möglicherweise durch vorangegangene Maskenbeatmung geblähten Magens, kann aber nach Einlage einer Magensonde auch ganz gezielt zur Entleerung von Mageninhalt genutzt werden (s. Abb. 9.9).

9.7 Chirurgischer Atemwegszugang

Bei kompletter Verlegung des Luftwegs durch Boli, Schwellung oder Trauma oder einem Scheitern von Alternativen wie Larynxmaske, Combitube und Larynxtubus bspw. aufgrund einer zu geringen Mundöffnung kann in seltenen Fällen ein chirurgischer Atemwegszugang notwendig werden. Standard bei dieser Ultima-Ratio-Maßnahme ist die Notkoniotomie, die entweder mithilfe einfacher Notkoniotomiesets als Punktionsverfahren oder in Ermangelung entsprechender Systeme als Präparationstechnik durchgeführt wird.

Die geringe Häufigkeit der Koniotomie im klinischen wie außerklinischen Bereich führt zu einer außerordentlich niedrigen Erfahrung der Notärzte. Zusätzlich wird die Qualität des auf diese Weise zu erzielenden Atemwegs häufig überschätzt, denn eine Koniotomie erlaubt häufig lediglich eine vorübergehende Oxygenierung des Patienten bis zur definitiven Versorgung. Ist keine Verlegung der Glottis vorhanden, kann durch Entweichen großer Luftmengen in Richtung Rachen die Tamponade des Hypopharynx notwendig werden, um überhaupt eine angemessene Oxygenierung erzielen zu können.

In wenigen, für den Einzelnen außerordentlich seltenen Ausnahmesituationen stellt die Notkoniotomie eine lebensrettende Maßnahme dar. Eine sorgfältige Ausbildung an Phantomen, am Tiermodell oder an der Leiche kann die Sicherheit des Anwenders deutlich erhöhen. Einfache Notkoniotomiesets und eine Ausschöpfung aller anderen Möglichkeiten zur Oxygenierung des Patienten tragen zusätzlich zur Vermeidung schwerwiegender Komplikationen wie Blutungen im Bereich der Luftwege oder tracheale Verletzungen durch nicht indizierte oder unsachgemäße Durchführung dieser Maßnahme bei.

Literatur

American Society of Anaesthesiologists Task Force on Management of the Difficult Airway. Practice guidelines for management of the difficult airway: an updated report by the American Society of Anaesthesiologists Task Force on Management of the Difficult Airway. Anesthesiology (2003), 98, 1269–1277

Braun U et al., Airway management – Leitlinie der Deutschen Gesellschaft für Anästhesiologie und Intensivmedizin. Anästh Intensivmed (2004), 45, 302–306

Nolan JP et al., On behalf of the ERC Guidelines Writing Group. European Resuscitation Council Guidelines for Resuscitation 2010 Section 1. Executive summary. Resuscitation (2010), 81, 1219–1276

10 Kardiopulmonale Reanimation

Harald Genzwürker, Jochen Hinkelbein, Bernd W. Böttiger

> **Lernziel:**
> Erlernen der Diagnostik und Therapie des Herz-Kreislauf-Stillstandes im Notarztdienst mit den dort gegebenen medizinisch-technischen Möglichkeiten. Ziel ist die sichere Vertrautheit in der Umsetzung der jeweils aktuellen Empfehlungen für die Wiederbelebung.

Täglich versterben in Europa in etwa 1000 Menschen an den Folgen eines Herz-Kreislauf-Stillstands. Bei dessen Therapie kommt es – mehr noch als bei allen anderen Notfällen – auf ein zielgerichtetes, an Prioritäten orientiertes Handeln aller Beteiligten an. Ziel ist hierbei, die Atmung und den Kreislauf ohne Zeitverluste wiederherzustellen und zu stabilisieren. Wichtige Grundlage ist dabei ein gemeinsames Konzept des Rettungsteams, das sich an etablierten und bewiesenermaßen hilfreichen Vorgehensweisen orientiert, zusammengefasst in einfachen Ablaufschemata und Algorithmen.

Lange Zeit existierten verschiedene nationale und internationale Konzepte. Im August 2000 wurden erstmals vom International Liaison Committee on Resuscitation (ILCOR) einheitliche Empfehlungen für die kardiopulmonale Reanimation herausgegeben [ERC 2000]. Dem ILCOR gehören aktuell mehrere internationale Fachorganisationen an, u.a. das European Resuscitation Council (ERC), die American Heart Association (AHA), das Australian Resuscitation Council (ARC), die Heart and Stroke Foundation of Canada (HSFC), die InterAmerican Heart Foundation (IAHF), das Australian and New Zealand Committee on Resuscitation (ANZCOR), das Resuscitation Council of Asia (RCA) und das Resuscitation Council of South Africa (RCSA).

ILCOR

Für die Empfehlungen zur kardiopulmonalen Reanimation wird die vorhandene wissenschaftliche Evidenz im Rahmen von internationalen Konsensuskonferenzen unter Beteiligung von Vertretern aller beteiligten Organisationen in regelmäßigen Zeitabständen analysiert, bewertet und diskutiert. In 5-jährigem Rhythmus werden – basierend auf diesen Ergebnissen – von den Fachgesellschaften jeweils aktuelle Leitlinien publiziert, die eine wissenschaftliche Bewertung des zu diesem Zeitpunkt besten verfügbaren Wissens zur Wiederbelebung darstellen. Nach der Publikation von Empfehlungen im Oktober 2005 erfolgte die jüngste Aktualisierung im Oktober 2010.

Diese konkreten Handlungsanweisungen wurden für den europäischen Raum vom ERC erarbeitet und publiziert [Nolan et al. 2010]. Die

Lektüre der vollständigen Texte (sowie ggf. künftiger Aktualisierungen) wird jedem notfallmedizinisch Tätigen unbedingt empfohlen, um über die reine Kenntnis der empfohlenen Vorgehensweise hinaus auch ein Verständnis für die Hintergründe der Empfehlungen zu erwerben.

Zeitverluste vermeiden
Zwei wichtige Ziele bestimmen die Vorgaben des ERC:
- Im Interesse der Vermeidung von Zeitverlusten sollen alle Maßnahmen bei der Wiederbelebung soweit als irgend möglich vereinfacht und auf allen Ausbildungsstufen vereinheitlicht werden.
- Größter Wert soll auf die zerebrale Perfusion gelegt werden, weshalb nicht nur von professionellem Personal qualitativ hochwertige Thoraxkompressionen erwartet werden, die nur dann unterbrochen werden, wenn dies absolut unvermeidlich ist.

Der Einzelne muss sich generell auch von der Vorstellung lösen, dass allein aufgrund der persönlichen Erfahrung fundierte Therapie-Entscheidungen getroffen werden können. Grundlage müssen vielmehr die Ergebnisse großer Untersuchungen mit zahlreichen Patienten sein, wie sie als Kondensat in den internationalen Empfehlungen vorliegen [Nolan et al. 2010]. Keinesfalls soll aber die persönliche Entscheidungsfreiheit eingeengt werden – Ziel ist eine Versorgung des individuellen Patienten orientiert an sinnvollen Mindeststandards.

Die Durchführung einer kardiopulmonalen Reanimation (Cardiopulmonary Resuscitation, CPR) ist immer Teamarbeit, deshalb spielt neben klar strukturierten Vorgehensweisen auch die klare, sichere Kommunikation eine wichtige Rolle. Wenn alle Beteiligten des Reanimationsteams die Maßnahmen beherrschen und deren Reihenfolge kennen, können Zeitverluste weiter minimiert werden. Voraussetzung ist intensives und regelmäßiges Training sowohl der theoretischen als auch der praktischen Inhalte.

> Die Reanimation ist immer Teamarbeit!

10.1 Ätiologie des Herz-Kreislauf-Stillstands

Beim Erwachsenen überwiegen kardiovaskuläre Ursachen, in erster Linie arrhythmische oder koronarischämische Ereignisse, in etwa 90% der Fälle. Bei diesen wiederum kommt es in bis zu 80% der Fälle initial zu einem Kammerflimmern (VF) oder einer ventrikulären Tachykardie (VT). Viel seltener sind respiratorische Auslöser, bspw. durch Bolusaspiration, Trauma, Intoxikation oder Ertrinkungsunfälle. Bei Kindern findet sich ein umgekehrtes Bild: Die primär respiratorischen Ursachen überwiegen bei weitem, kardiale Ereignisse sind selten und i.d.R. eng mit bekannten, vorbestehenden Erkrankungen des Herz-Kreislauf-Systems verknüpft (vgl. Kap. 45).

Die Verteilung der Auslösefaktoren führt zu einer wichtigen Grundaussage der Empfehlungen: Beim Erwachsenen soll im Interesse des schnellstmöglichen Einsetzens erweiterter lebensrettender Sofortmaßnahmen, insbesondere der Defibrillation, ein früher Notruf unmittelbar nach Erkennen des Notfalls und vor Beginn von Basismaßnahmen erfolgen (sog. Call-first-Konzept).

Call first

10.2 Maßnahmen beim Herz-Kreislauf-Stillstand

Eine Kernaussage aktueller Reanimationsempfehlungen ist der Stellenwert suffizienter Basismaßnahmen. Eine sichere Reduktion der Mortalität ist für Thoraxkompressionen und Beatmung sowie, wenn indiziert, für die frühe Defibrillation nachgewiesen. Alle anderen Maßnahmen sind als Ergänzung zu betrachten, die selbständig keine weitere wesentliche Steigerung der Überlebenswahrscheinlichkeit erzielt, wenn nicht ein Minimalkreislauf aufrechterhalten und idealerweise der Herzrhythmus normalisiert wird. Die Bezeichnung Basismaßnahmen (Basic Life Support, BLS) ist dabei beabsichtigt: Beatmung und Thoraxkompression sowie ggf. Defibrillation (z.B. mittels eines automatischen externen Defibrillators, AED) bilden die Grundlage (Basis) aller Reanimationsbemühungen. Jegliche Verzögerung oder Unterbrechung muss gerechtfertigt sein. Keinesfalls handelt es sich um „Laienmaßnahmen", die von professionellen Rettungskräften nicht durchgeführt werden müssen. Diese sind im Gegenteil durch ihre Ausbildung noch mehr in der Pflicht, eine Kontinuität von Beatmung und Thoraxkompressionen zu gewährleisten und somit die Überlebenschancen des Patienten zu steigern. Da auch der professionelle Helfer ohne Hilfsmittel zu einer Reanimation kommen kann, werden Laienmaßnahmen in diesem Kapitel ebenfalls behandelt.

> Basismaßnahmen sind die Grundlage jeder erfolgreichen Reanimation.

Voraussetzung für die Durchführung erweiterter Maßnahmen (Advanced Life Support, ALS) ist immer die korrekte und kontinuierliche Durchführung der Basismaßnahmen. In der Reanimationssituation mit mehreren Helfern werden viele der beschriebenen Schritte parallel ablaufen – eine sinnvolle Verknüpfung mit adäquater Priorisierung zu vermitteln, ist die Aufgabe praktischer Trainings, idealerweise unter Beteiligung aller Mitglieder des Reanimationsteams.

10.3 Auffinden einer bewusstlosen Person

Zentraler und initialer Punkt beim Auffinden des Notfallpatienten ist die Beurteilung des Bewusstseinszustands. Zunächst erfolgt ein lautes, deutliches Ansprechen, danach kann der Patient bei fehlender Reaktion geschüttelt werden. Mit adäquaten Schmerzreizen kann das Bewusstsein zusätzlich überprüft werden. Hier bietet es sich an, durch Kneifen mit leichten Drehbewegungen im Bereich beider Schlüsselbeine eine Reaktion zu provozieren. Kneifen in die Nasenscheidewand ist wegen der dadurch möglichen Blutungen abzulehnen. Schläge auf die Wange stellen ebenfalls keinen angemessenen Schmerzreiz dar, da Reizintensität und soziale Akzeptanz gering sind.

Zeigt der Patient nach Ansprechen, Schütteln und ggf. Schmerzreizen keine Reaktion, ist die Notfallsituation erkannt, und durch Laien sollte laut das Wort „Hilfe" gerufen werden, um andere Personen auf die Notfallsituation aufmerksam zu machen. Dadurch können weitere Helfer für die nachfolgenden Maßnahmen aktiviert werden. Nachdem bewusstlose Patienten mit vorhandener Spontanatmung in die stabile Seitenlage verbracht wurden, soll im Anschluss der Notruf erfolgen. Das Vorliegen von Atmung oder Kreislauf ist für die Alarmierung des Rettungsdienstes sekundär, da allein die Bewusstlosigkeit bereits zum Notarzteinsatz führen sollte.

10.4 Basismaßnahmen

Der Stellenwert des BLS als Grundlage der Reanimationsbemühungen wurde bereits oben betont. Die Basismaßnahmen gewährleisten eine Mindestversorgung mit zerebralem und koronarem Blutfluss und somit die Oxygenierung vitaler Organe. Jede Verzögerung und Unterbrechung im Interesse vermeintlich wichtigerer Maßnahmen muss begründet und gerechtfertigt sein und muss auf ein unvermeidbares Minimum reduziert werden. Auch wenn die Durchführung der Basismaßnahmen hinsichtlich der Beatmung durch professionelle Helfer i.d.R. mit anderen

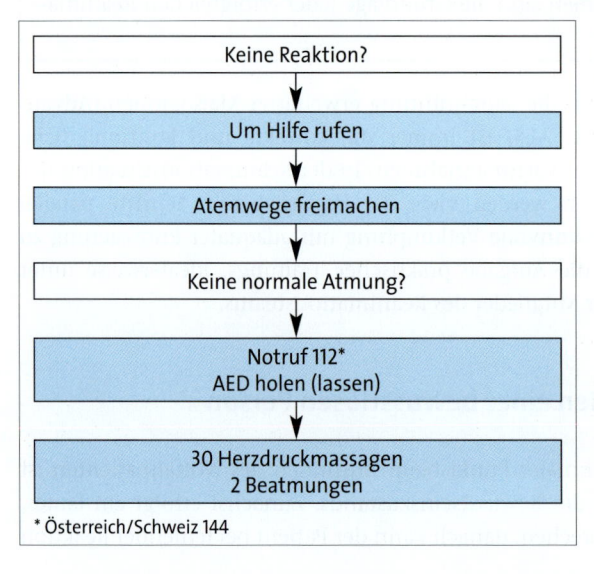

Abb. 10.1: Basismaßnahmen (BLS) zur CPR

Keine Reaktion?
↓
Um Hilfe rufen
↓
Atemwege freimachen
↓
Keine normale Atmung?
↓
Notruf 112*
AED holen (lassen)
↓
30 Herzdruckmassagen
2 Beatmungen

* Österreich/Schweiz 144

Mitteln als durch Laien erfolgt, gelten die nachfolgenden Vorgaben uneingeschränkt. Der raschen Etablierung der Basismaßnahmen trägt der entsprechende Algorithmus der 2010 publizierten Empfehlungen Rechnung (s. Abb. 10.1).

10.4.1 Airway/Atemweg (BLS)

Zum Freimachen des Atemwegs wird der Unterkiefer angehoben und der Kopf überstreckt. Alle weiteren Techniken zur Sicherung des Atemwegs zielen letztlich darauf ab, die mit simplen Basismaßnahmen erzielte Freihaltung und die Versorgung mit Sauerstoff dauerhaft zu gewährleisten. Das extensive Überstrecken des Kopfs sollte beim V.a. eine Schädigung der Halswirbelsäule vermieden werden. Bei pädiatrischen Patienten führt extensives Überstrecken aufgrund der anatomischen Verhältnisse möglicherweise zu einer Verlegung des Atemwegs. Hier sollte nur ein leichtes Überstrecken bis zum Erreichen einer sog. Schnüffelposition erfolgen (vgl. Kap. 45).

Ein Freimachen des Atemwegs im Sinne einer Suche nach Hindernissen wird nicht generell empfohlen, lediglich sichtbare **Fremdkörper** sollen entfernt werden. Hintergrund ist die Tatsache, dass durch das bei den meisten Patienten unnötige ausführliche Inspizieren des Rachenraums kostbare Zeit bis zum Einsetzen der Thoraxkompressionen verstreicht. Sollten Beatmungsprobleme auftreten, soll selbstverständlich eine entsprechende Inspektion erfolgen.

> Überprüfung der Atmung durch „Sehen – Hören – Fühlen"

10.4.2 Breathing/Eigenatmung (BLS)

Die Überprüfung der Atmung erfolgt unter Einschaltung mehrerer Sinne durch Sehen – Hören – Fühlen: Der Helfer beugt sich über den Bewusstlosen mit Blick auf den Brustkorb, während der Kopf des Patienten überstreckt wird. Beobachtete Thoraxexkursionen, das Hören des Atemgeräuschs und das Fühlen des Atemstroms am Ohr können Hinweise auf eine vorhandene Atmung oder auf deren Fehlen geben. Ist innerhalb von 10 s keine normale Atmung feststellbar, soll spätestens jetzt professionelle Hilfe über den Notruf 112 (oder z.B. in Kliniken über interne Notrufnummern) alarmiert und unverzüglich mit Thoraxkompressionen begonnen werden. Um die Fehlinterpretation einer Schnappatmung durch Laien als noch vorhandene Eigenatmung zu vermeiden, soll durch Hinweis auf das Fehlen einer „normalen" Atmung das Risiko des Unterlassens von Reanimationsmaßnahmen reduziert werden.

10.4.3 Circulation/Thoraxkompressionen (BLS)

Im Zweifelsfall Maßnahmen durchführen

Die Pulskontrolle wird für Laien wegen der nachgewiesenen hohen Fehlerquote nicht empfohlen. Von professionellen Helfern kann sie durchgeführt werden, soll aber nicht länger als 10 s in Anspruch nehmen. Sowohl das Erkennen eines Pulses trotz des Kreislaufstillstands als auch das Nichterkennen eines vorhandenen Pulses sind häufig. Korrekt durchgeführte Wiederbelebungsmaßnahmen bedeuten für den Patienten mit (Rest-)Kreislauffunktion keinen Nachteil, unterlassene Maßnahmen sind für den Patienten mit Kreislaufstillstand fatal. Dies bedeutet auch für professionelle Helfer, dass bei jeglicher Unsicherheit bez. des Vorhandenseins eines Pulses unverzüglich Thoraxkompressionen durchgeführt werden müssen.

Zum Aufsuchen des richtigen Druckpunkts soll der Ballen einer Hand auf die Mitte der Brust des Patienten gelegt werden (auf dem Sternum auf Höhe der Mamillen) und der Ballen der anderen Hand auf die erste Hand. Ein aufwändiges Ertasten des Druckpunkts soll aus Zeitgründen entfallen. Der Helfer soll sich vergewissern, dass der Druck auf das Sternum ausgeübt wird und nicht auf Rippen oder Oberbauch. Der Oberkörper des Helfers wird nach vorn gebeugt, sodass die Schultern über der Mitte des Thorax liegen. Mit ausgestreckten Armen wird das Sternum nun mindestens 5 cm, max. 6 cm in Richtung der Brustwirbelsäule eingedrückt und vollständig wieder entlastet. Die Arbeitsfrequenz soll bei mindestens 100/min und max. 120/min liegen, bei gleicher Dauer von Kompressions- und Dekompressionsphase.

> Ziel sind tiefe und rasche Thoraxkompressionen.

Beatmungen sollen über jeweils 1 s erfolgen, wobei die Mund-zu-Mund-Beatmung empfohlen wird (Mund-zu-Nase-Beatmung ist ebenfalls möglich). Entscheidend ist das Vermeiden übermäßig hoher Spitzendrücke, die zur Insufflation von Luft in den Magen führen. Der Thorax des Patienten soll sich gerade heben. Das angestrebte Atemzugvolumen liegt wegen des niedrigen Sauerstoffanteils in der Ausatemluft des Helfers bei 6–8 ml/kg KG. Bei Beatmungsschwierigkeiten sollen die Mundhöhle kontrolliert und das korrekte Überstrecken des Kopfs und Anheben des Kinns überprüft werden.

Eine Beatmung in der Initialphase der Reanimation kann unter bestimmten Voraussetzungen unterbleiben: Wenn der Laienhelfer nicht will oder kann, scheint ein Unterlassen der Beatmung in den ersten Minuten vertretbar zu sein. Bei aus kardialer Ursache aufgetretenem Kreislaufstillstand ist in der Lunge für einen begrenzten Zeitraum noch Sauerstoff vorhanden.

> In der Frühphase der Reanimation sind Thoraxkompressionen ohne Beatmung sehr viel sinnvoller als das Unterlassen von Maßnahmen.

Eine reine Thoraxkompression ist hilfreicher als das vollständige Unterlassen aller Maßnahmen, weil der Helfer sich bspw. vor der Mund-zu-Mund-Beatmung ekelt oder eine Infektion fürchtet. Damit tragen die Empfehlungen zur Reanimation den häufig vorhandenen Ängsten von Ersthelfern Rechnung.

In diesem Zusammenhang muss die Maskenbeatmung als Übergang von Basismaßnahmen zu erweiterten Maßnahmen mit Hilfsmitteln gewertet werden. Ihre sichere Beherrschung setzt entsprechendes Training voraus. Alle Anweisungen für das Vorgehen gelten analog. Die Maskenbeatmung stellt eine der am meisten unterschätzten Maßnahmen unter Notfallbedingungen dar (vgl. Kap. 9). Ein ausreichendes Training am Modell und am Patienten ist notwendig, um den sicheren und dichten Abschluss der Maske auch in der schwierigen Akutsituation zu gewährleisten. Mit zusätzlichem Sauerstoff, wie unten beschrieben, kann das Atemzugvolumen auf 6–7 ml/kg KG reduziert werden, um das Risiko der Magenbeatmung beim ungeschützten Atemweg zu reduzieren.

10.4.4 Basic Life Support

Das Verhältnis von Thoraxkompressionen und Beatmung beträgt beim Erwachsenen ohne gesicherten Atemweg 30:2, d.h. nach 30 initialen Thoraxkompressionen erfolgen 2 Beatmungen, unabhängig von der Zahl der Helfer. Hintergrund ist die Wahrscheinlichkeit eines besseren kardialen und zerebralen Blutflusses durch mehrere konsekutive Kompressionen. Eine Unterbrechung von Thoraxkompressionen und Beatmung zur Kreislaufkontrolle sollte nur erfolgen, wenn der Patient sich bewegt oder atmet.

> Verhältnis Thoraxkompressionen zu Beatmung beim BLS 30:2

Die Thoraxkompressionen sollen erst dann beendet werden, wenn der Patient normal atmet. Danach müssen Atmung und Kreislauf regelmäßig überprüft werden. Können keine Zeichen einer Kreislauftätigkeit gefunden werden bzw. ist die Atmung nicht normal, soll umgehend wieder mit den Thoraxkompressionen begonnen werden. Ein Abbruch der Wiederbelebungsmaßnahmen durch Laien soll außer beim Einsetzen einer normalen Atmung nur erfolgen, wenn qualifizierte Helfer eintreffen und die Basismaßnahmen fortsetzen oder der Helfer so erschöpft ist, dass er nicht mehr weiter reanimieren kann.

10.4.5 Defibrillation mittels AED (BLS)

Der hohe Stellenwert einer frühen präklinischen Defibrillation im Rahmen der Reanimation des Erwachsenen, nicht zuletzt auch durch professionelle Helfer, wird durch die Bewertung als Basismaßnahme unterstrichen. Als grobe Faustregel darf davon ausgegangen werden, dass jede Minute, die ohne Reanimationsmaßnahmen bis zur Defibrillation verstreicht, die Überlebenschancen um 7–10% vermindert. Voraussetzung für den Einsatz durch Laien ist die Verfügbarkeit eines AEDs. Diese Geräte zeichnen sich durch einfache Bedienbarkeit und hohe Zuverlässigkeit beim Erkennen eines Kammerflimmerns aus und erlauben so Helfern mit einer Mindestausbildung in Basismaßnahmen eine sinnvolle Ergänzung der Maßnahmen.

Ist ein Defibrillator verfügbar, soll er unmittelbar nach Erkennen des Fehlens von Kreislaufzeichen eingesetzt werden, wobei bis zur Verfügbarkeit und Einsatzbereitschaft des Geräts selbstverständlich die o.g. Maßnahmen durchzuführen sind. Insbesondere müssen Thoraxkompressionen bis zur Defibrillation durchgeführt werden, die nur für die Analyse und die eigentliche Abgabe des Schocks unterbrochen werden sollen.

AED Die Programmierung der AEDs entspricht im Ablauf dem unten stehenden Vorgehen bei den erweiterten lebensrettenden Maßnahmen, sowohl was die Stärke der abgegebenen Schocks als auch die Zeitabstände betrifft, in denen der Herzrhythmus kontrolliert wird. Auch die Erweiterung des Basisalgorithmus entspricht dem Vorgehen bei den erweiterten Maßnahmen, der einzige Unterschied besteht in der Verantwortung für die Entscheidung zur Defibrillation: Gerät vs. ausgebildeten professionellen Helfer.

Die Tatsache, dass die Defibrillation mit geeigneten Geräten selbst durch Laien durchgeführt werden kann, verdeutlicht, dass eine Frühdefibrillation durch höher qualifiziertes, entsprechend ausgebildetes nichtärztliches Personal ebenfalls als eine der vordringlichen Basismaßnahmen in Ergänzung von Thoraxkompressionen und Beatmung anzusehen ist.

10.5 Erweiterte lebensrettende Maßnahmen

Das Vorgehen professioneller Helfer bei der Durchführung erweiterter Reanimationsmaßnahmen baut auf den vorgenannten Basismaßnahmen mit klarem Fokus auf die überlebenswichtigen Thoraxkompressionen auf und orientiert sich am abgebildeten Algorithmus (s. Abb. 10.2).

Falls ein Herz-Kreislauf-Stillstand vorliegt, entspricht das Vorgehen den oben erläuterten Basismaßnahmen, die kontinuierlich durchgeführt werden müssen und nur für Kreislauf-/Rhythmuskontrollen im Abstand von 2 min und wenige wichtige andere Maßnahmen unterbrochen werden dürfen. Ein AED oder ein Defibrillator mit Monitor soll so früh wie möglich angebracht und – wenn indiziert – zum Einsatz gebracht werden. Die Pulskontrolle ist mit den oben erwähnten Einschränkungen belegt, ein präkordialer Faustschlag wird nicht mehr empfohlen.

Die Empfehlungen 2010 enthalten Hinweise, dass sowohl Laien als auch professionelle Helfer sog. Feedback-Devices nutzen sollen. Diese

10.5 Erweiterte lebensrettende Maßnahmen

```
┌─────────────────────────────────────────────┐
│          Keine Reaktion?                    │
│   Atemstillstand oder nur Schnappatmung     │
└─────────────────────────────────────────────┘
                    ↕
              ┌─────────────────────────┐
              │ Reanimationsteam rufen  │
              └─────────────────────────┘
                    ↓
┌─────────────────────────────────────────────┐
│   Kardiopulmonale Reanimation (CPR) 30 : 2  │
│   Defibrillator/EKG-Monitor anschließen     │
│   Unterbrechungen minimieren                │
└─────────────────────────────────────────────┘
                    ↓
              ┌──────────────┐
         →→→→→│ EKG-Rhythmus │←←←←←
         ↑    │  beurteilen  │    ↑
         ↑    └──────────────┘    ↑
```

Defibrillierbar (VF/pulslose VT) ←→ **Nicht defibrillierbar** (PEA/Asystolie)

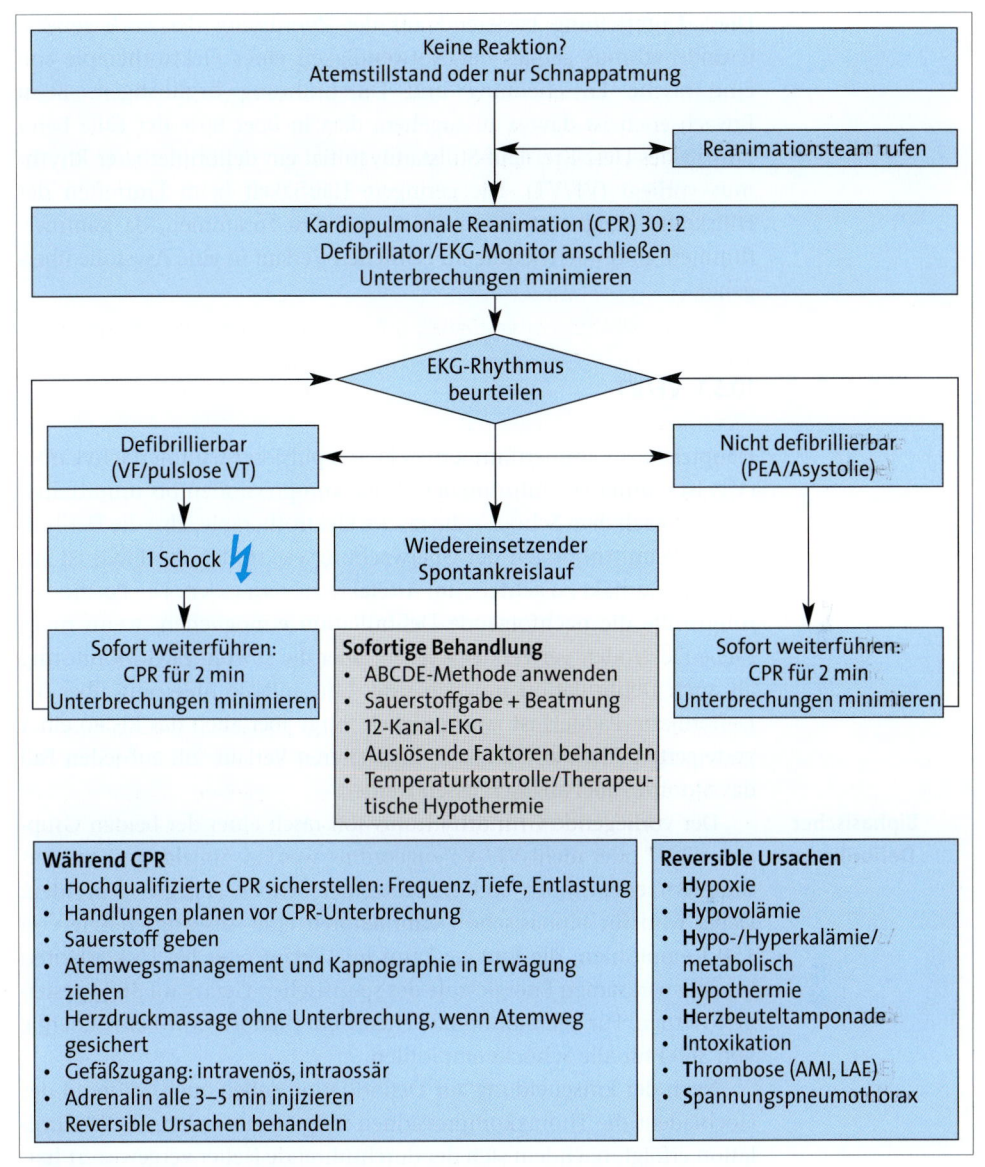

- **1 Schock** ⚡
- **Wiedereinsetzender Spontankreislauf**

Sofort weiterführen: CPR für 2 min, Unterbrechungen minimieren

Sofortige Behandlung
- ABCDE-Methode anwenden
- Sauerstoffgabe + Beatmung
- 12-Kanal-EKG
- Auslösende Faktoren behandeln
- Temperaturkontrolle/Therapeutische Hypothermie

Sofort weiterführen: CPR für 2 min, Unterbrechungen minimieren

Während CPR
- Hochqualifizierte CPR sicherstellen: Frequenz, Tiefe, Entlastung
- Handlungen planen vor CPR-Unterbrechung
- Sauerstoff geben
- Atemwegsmanagement und Kapnographie in Erwägung ziehen
- Herzdruckmassage ohne Unterbrechung, wenn Atemweg gesichert
- Gefäßzugang: intravenös, intraossär
- Adrenalin alle 3–5 min injizieren
- Reversible Ursachen behandeln

Reversible Ursachen
- Hypoxie
- Hypovolämie
- Hypo-/Hyperkaliämie/metabolisch
- Hypothermie
- Herzbeuteltamponade
- Intoxikation
- Thrombose (AMI, LAE)
- Spannungspneumothorax

Abb. 10.2: Algorithmus ALS beim Erwachsenen (vgl. German Resuscitation Council)

können z.B. in einem EKG/Defibrillator integriert sein und relevante Rückmeldungen zur Effektivität der durchgeführten Maßnahmen geben.

Die Unterteilung der Herzrhythmen erfolgt lediglich in 2 Gruppen:

- ▲ Defibrillierbare Rhythmen, also Kammerflimmern (ventrikuläres Flimmern, VF) und pulslose ventrikuläre Tachykardie (VT bzw. pVT)
- ▲ Asystolie und alle anderen Rhythmen, die mit einem Herz-Kreislauf-Stillstand einhergehen (PEA, früher: EMD, elektromechanische Dissoziation)

Diese Unterteilung basierend auf der Zuordnung des vorliegenden Grundrhythmus gemäß der Notwendigkeit einer Elektrotherapie soll eine rasche Entscheidung und Durchführung begünstigen. Beim Erwachsenen ist davon auszugehen, dass in über 80% der Fälle beim Eintritt des Herz-Kreislauf-Stillstands initial ein defibrillierbarer Rhythmus vorliegt (VF/VT). Die geringere Häufigkeit beim Eintreffen der Hilfskräfte hängt mit der verstrichenen Zeit zusammen, da Kammerflimmern und -tachykardie im zeitlichen Verlauf in eine Asystolie übergehen.

10.5.1 VF/VT

Hauptziel bei Kammerflimmern (VF) und pulsloser Kammertachykardie (VT) ist – unter Fortführung der Thoraxkompressionen bis unmittelbar vor und nach dem Schock – die rasche Elektrotherapie, also die Defibrillation. Beim Anbringen der Überwachungselektroden des EKGs ist auf sicheren Kontakt zu achten, um Artefakte zu vermeiden. Die Positionierung sollte die nachfolgende Defibrillation ermöglichen, wenn nicht Klebe-Elektroden verwendet werden, über die sowohl EKG-Monitoring als auch Defibrillation möglich sind. Eine initiale Ableitung über die Defibrillator-Paddels ist zwar möglich, birgt aber auch das Risiko einer gesteigerten Artefakthäufigkeit. Im weiteren Verlauf soll auf jeden Fall das Monitorkabel angeschlossen werden.

Biphasischer Defibrillator

Der vorliegende Grundrhythmus soll rasch einer der beiden Gruppen VF/VT oder nicht-VF/-VT zugeordnet werden. Sobald ein Kammerflimmern erkannt ist, soll ein einzelner Schock abgegeben werden. Dabei wird für biphasische Defibrillatoren eine Ausgangsenergie von 150 J empfohlen, die Energie kann im Verlauf oder bei Unklarheiten bez. der wirksamen Energiestufe des spezifischen Geräts auf 360 J gesteigert werden. Für alle monophasischen Defibrillatoren wird eine Energie von 360 J für alle Schocks empfohlen.

Nach der Entscheidung zur Defibrillation sollen auch während des Hochladens die Thoraxkompressionen fortgesetzt werden. Die Defibrillation erfolgt, nachdem sich der durchführende Helfer vergewissert hat, dass niemand mehr den Patienten berührt. In den ERC-Empfehlungen 2010 wird darauf hingewiesen, dass das geringe Risiko einer Schädigung von Helfern durch das Tragen von Einmalhandschuhen weiter minimiert werden kann. Der bevorzugte Einsatz von Klebe-Elektroden wird empfohlen. Auf korrekte Position der Elektroden oder Paddles, ausreichendes Bestreichen der Defibrillator-Paddels mit Elektrodengel und Andrücken zum Sicherstellen eines guten Hautkontakts ist zu achten.

Nach erfolgter Defibrillation soll keine palpatorische Kontrolle des vorliegenden Rhythmus erfolgen, sondern es sollen sofort wieder Thoraxkompressionen für 2 min durchgeführt werden. Diese werden soweit möglich durch die unten stehenden erweiterten Maßnahmen ergänzt.

Besteht nach 2 min weiterhin ein defibrillationsfähiger Rhythmus, wird erneut defibrilliert.

> Nach Defibrillation umgehend wieder Thoraxkompressionen

Bei einer VT kann eine Kardioversion mit einer initialen Energiemenge von 150 J bei biphasischen Geräten und 200 J bei monophasischen Geräten erwogen werden, ansonsten gelten die gleichen Empfehlungen wie für die Therapie des Kammerflimmerns.

10.5.2 Nicht-VF/nicht-VT

Wird keiner der defibrillationsfähigen Rhythmen identifiziert, erfolgt die Durchführung von Basismaßnahmen für 2 min. Soweit möglich werden diese durch die unten stehenden Maßnahmen ergänzt. Eine Defibrillation bei Asystolie oder anderen Rhythmen (nicht-VF, nicht-VT) ist obsolet. Die Defibrillation ist hier ohne Einfluss auf den Rhythmus, führt aber ggf. zur Schädigung von Myokardgewebe.

10.5.3 Circulation/Kreislauf (ALS)

Die Basismaßnahmen der Reanimation werden bez. der Kreislauffunktion bei den erweiterten Maßnahmen in erster Linie durch die Gabe von Medikamenten ergänzt. Der periphervenöse Zugang (i.v.) ist bei der Applikation zu bevorzugen, als wichtige, gleichwertige Alternative gilt der intraossäre Zugang (i.o.). Zentralvenöse Zugänge sind in der präklinischen Reanimationssituation wegen des Zeitaufwands und der zahlreichen Komplikationsmöglichkeiten nicht indiziert. Eine endotracheale Medikamentengabe wird aufgrund des unsicheren Wirkeintritts nicht mehr empfohlen.

> Die Applikation von Medikamenten erfolgt nur intravenös oder intraossär.

Adrenalin

Adrenalin ist nach wie vor das wichtigste Medikament im Rahmen der Reanimation. Als Vasopressor wird Adrenalin bei allen Formen des Herz-Kreislauf-Stillstands in einer Dosierung von 1 mg i.v. oder i.o. alle 3–5 min verabreicht, wobei auf sorgfältiges Einschwemmen über eine gut laufende Infusion zu achten ist. Bei VF und pVT soll die erste Adrenalin-Gabe nach der 3. Defibrillation erfolgen.

> Adrenalin 1 mg i.v. oder i.o. alle 3–5 min

Eine Eskalation der Adrenalin-Dosen im Verlauf der Reanimation wird nicht empfohlen. Vasopressin als Alternative oder Ergänzung zu Adrenalin wird wegen der unzureichenden Datenlage nicht für den Routine-Einsatz empfohlen.

Amiodaron   Beim VF-/VT-Anteil des universellen Algorithmus soll nach der Gabe von Adrenalin und der dritten erfolglosen Defibrillation die Gabe von Amiodaron in einer Dosis von 300 mg i.v. (i.o.) erfolgen. Bei weiterhin bestehendem therapierefraktärem Kammerflimmern kann im Verlauf der Reanimation eine Repetitionsdosis von 150 mg appliziert werden, ggf. gefolgt von einer Dauerinfusion von 900 mg über 24 h. Lidocain wird als Antiarrhythmikum nur empfohlen, wenn Amiodaron nicht verfügbar ist.

Atropin   Die früher als Teil der Maßnahmen durchgeführte Gabe von Atropin bei Asystolie wird nicht mehr empfohlen.

> Atropin wird bei Asystolie nicht mehr empfohlen.

Magnesiumsulfat wird in einer Dosis von 2 g i.v. (i.o.) als Therapiemöglichkeit, aber nicht als Routineoption genannt, wenn die folgenden Umstände zutreffen: schockrefraktäres Kammerflimmern sowie ventrikuläre Tachyarrhythmie mit V.a. Hypomagnesiämie, Torsade-de-pointes-Arrhythmien oder Digitalisintoxikation. Eine Wiederholung der Dosis nach 10–15 min ist möglich.

Eine Calciumgabe (10 ml einer 10%igen Lösung) kann in Betracht gezogen werden, wenn Hyperkaliämie, Hypokalzämie oder eine Überdosierung von Calciumkanalblockern bekannt sind oder vermutet werden. Allerdings können hohe Plasmakonzentrationen das ischämische Myokard zusätzlich schädigen oder ggf. auch das neurologische Ergebnis verschlechtern, weshalb die Indikation streng gestellt werden muss.

Azidose   Effektive Thoraxkompressionen stellen die beste Maßnahme zur Therapie der Azidose dar. Eine routinemäßige Applikation von Pufferlösungen beim Kreislaufstillstand oder nach Wiederherstellen des Spontankreislaufs wird nicht empfohlen, ggf. kann eine geringe bzw. entsprechende Dosis Natriumbikarbonat appliziert werden (z.B. 50 ml 8,4%ige Lösung). Bei einem Kreislaufstillstand mit schwerer Hyperkaliämie oder schwerer metabolischer Azidose sowie bei Überdosierung trizyklischer Antidepressiva kann ebenfalls eine Pufferung mit der genannten Menge erfolgen, ggf. sind unter Blutgaskontrolle auch Wiederholungen möglich. Gründe für die restriktive Handhabung von Natriumbikarbonat sind neben der entsprechend unklaren Datenlage auch eindeutige oder potenzielle Nachteile eines zu unkritischen Einsatzes: Eine intrazelluläre Azidose wird verstärkt, am ischämischen Myokard kommt es zu negativ inotropen Effekten, durch Linksverlagerung der Sauerstoffbindungskurve wird die Sauerstoffabgabe in den Geweben erschwert, und es entsteht u.a. im Gehirn eine hohe osmotisch wirksame Natriumkonzentration.

Die Thrombolyse bei der Reanimation wurde als hoffnungsvolle Therapieoption angesehen. Allerdings ist die Datenlage für den Routine-Einsatz beim Kreislaufstillstand nicht ausreichend. Lediglich beim begründeten Verdacht einer Lungenembolie als Auslöser für den Kreislaufstillstand sollte derzeit diese Therapieoption erwogen werden. Ansonsten handelt es sich um eine reine Einzelfallentscheidung, wenn nach Scheitern einer erfolglosen Standardreanimation bei vermuteter thrombembolischer Ätiologie des Kreislaufstillstands eine Lysetherapie erwogen wird – dann müssen ggf. auch prognostische Faktoren wie Lebensalter des Patienten und therapiefreies Intervall berücksichtigt werden. Nach Applikation eines Thrombolytikums müssen die Reanimationsmaßnahmen zwingend für mindestens 60–90 min fortgesetzt werden, um eine Wirkung des Medikaments auf den vermuteten Thrombus zu ermöglichen.

> Thrombolyse im Rahmen der Reanimation nur bei Lungenembolie bzw. in Ausnahmefällen

Der Einsatz eines Schrittmachers wird nur empfohlen, wenn elektrische Aktivität vorhanden ist, d.h. mindesten P-Wellen identifiziert werden. Bei reiner Asystolie ist eine Stimulation nicht sinnvoll.

10.5.4 Airway/Atemweg (ALS)

Die Beatmung sollte synchronisiert mit den Thoraxkompressionen erfolgen, bis der Atemweg gesichert ist (Verhältnis Thoraxkompressionen zu Beatmung 30:2).

Nach erfolgter Intubation oder Atemwegssicherung mit einem korrekt positionierten supraglottischen Atemweg können kontinuierliche Thoraxkompressionen ohne Unterbrechungen für die Beatmung erfolgen. Die Thoraxkompressionen werden mit einer Frequenz von mindestens 100/min durchgeführt und nur zur Rhythmuskontrolle oder zur Defibrillation unterbrochen. Die Beatmung erfolgt möglichst mit einer Frequenz von max. 10/min, um eine Hyperventilation zu vermeiden. Jede Beatmung führt zu intrathorakaler Druckerhöhung mit Verminderung des venösen Rückstroms und somit hämodynamisch zu einer Beeinträchtigung der Effektivität der Thoraxkompressionen. Der Helfer, der die Beatmung durchführt, sollte deshalb die empfohlene Beatmungsfrequenz nicht überschreiten.

> Nach Atemwegssicherung Thoraxkompressionen ohne Unterbrechungen

Die endotracheale Intubation wird gemeinhin als optimale Technik zur Sicherung des Atemwegs betrachtet. In Anbetracht des notwendigen erheblichen Trainings zum Erlernen und Beherrschen dieser Maßnahme in einer Notfallsituation sowie der zahlreichen Fehlermöglichkeiten und der möglichen Verzögerung von Basismaßnahmen wird in den Empfehlungen des ERC betont, dass nach entsprechender Ausbildung auch Alternativen zur endotrachealen Intubation eingesetzt werden können und sollen. Entsprechend der klaren Priorisierung der Maßnahmen sollen bei der Intubation durch Erfahrene Thoraxkompressionen für die Laryngoskopie zunächst nicht unterbrochen werden. Lediglich für den Zeitpunkt der Tubuspassage durch die Stimmbandebene gilt eine Unterbrechung von max. 10 s als akzeptabel. Alternativ wird nahe gelegt, die Intubation auf den Zeitpunkt ggf. nach Etablierung eines Spontankreislaufs zu verschieben.

Korrekte Tubuslage

Ein weiterer wichtiger Punkt ist die Verifizierung der korrekten Tubuslage. Zur Vermeidung nicht erkannter Fehlintubationen und Tubusdislokationen wird betont, dass Auskultation und Thoraxexkursionen durch andere Techniken zur Lagekontrolle ergänzt werden müssen. Um eine hohe Sicherheit bez. der Überwachung der Tubuslage zu erzielen, wird die Kapnographie/Kapnometrie (CO_2-Messung mit Kurvenanzeige) dringend empfohlen. Gleichzeitig ermöglicht die Überprüfung des etCO$_2$-Werts eine Beurteilung der Effektivität der durchgeführten Reanimationsmaßnahmen, sodass immer nach erfolgter Atemwegssicherung die Kapnographie als Standard zu betrachten ist.

> Kapnographie ist auch präklinischer Standard.

10.5.5 Differenzialdiagnosen, reversible Ursachen (ALS)

Im Verlauf der Reanimation soll immer wieder überprüft werden, ob die Durchführung der Maßnahmen korrekt und das Monitoring angeschlossen ist und ob Atemweg und Zugang zum Gefäßsystem zuverlässig gesichert sind, um so wichtige Gründe für einen fehlenden Erfolg zu finden. Gleichzeitig soll immer versucht werden, kausale Ursachen des Herz-Kreislauf-Stillstands zu identifizieren, diese in die Therapie-Entscheidungen einzubeziehen und soweit möglich zu behandeln. Nicht alle genannten Auslöser sind dabei problemlos mit den Mitteln der präklinischen Notfallmedizin zu diagnostizieren. Um sich die wichtigsten reversiblen Ursachen merken zu können, hat sich die Zusammenfassung unter dem Titel „4 Hs und 4 HITs" bewährt (s. Tab. 10.1). Zur Veri-

Tab. 10.1: 4 Hs und 4 HITs

4 Hs	4 HITs
Hypoxie	Herzbeuteltamponade
Hypovolämie	Intoxikation
Hyper-/Hypokaliämie	Thrombose/Embolie
Hypothermie	Spannungspneumothorax

fikation der Ursachen kann auch bereits präklinisch eine sonographische Bildgebung stattfinden, wenn vorrangige Maßnahmen nicht verzögert und behindert werden.

10.5.6 Lipid resuscitation

Die systemische Toxizität von Lokalanästhetika betrifft hauptsächlich das ZNS und das kardiovaskuläre System. Folge einer Überdosierung oder versehentlich intravasaler Applikation können schwere Erregungszustände, Bewusstseinsverlust, Krampfanfälle oder Herzrhythmusstörungen bis hin zur Asystolie oder VF/VT sein.

Wenngleich spezifische Behandlungsmethoden nur in Fallberichten beschrieben wurden, können Patienten mit Schock und Kreislaufstillstand bei einer Intoxikation mit Lokalanästhetika von der i.v. Applikation 20%iger Fettemulsion zusätzlich zu den Standardmaßnahmen profitieren (Lipid resuscitation). Die Therapie soll nach einem initialen Bolus mit 15 ml/h/kg KG fortgesetzt werden. Die Maximaldosierung beträgt 12 ml/kg KG.

> Nach der Anwendung von Lokalanästhetika steht mit der Lipid resuscitation eine wirkungsvolle Therapie zur Verfügung.

10.6 Postreanimationsphase

Die Rückkehr des Spontankreislaufs (ROSC, return of spontaneous circulation) stellt selbstverständlich einen wichtigen Erfolg im Rahmen der Reanimationsmaßnahmen dar, eigentliches Ziel ist aber die komplette Erholung des Patienten einschließlich einer entsprechenden zerebralen Leistungsfähigkeit. Einige Grundsätze sollten deshalb bei der Weiterbehandlung des erfolgreich wiederbelebten Patienten in der präklinischen Phase, aber auch auf der Intensivstation beachtet werden. Der ALS-Algorithmus enthält aus diesem Grund auch Hinweise für die weitere Behandlung (s. Abb. 10.2).

ALS-Algorithmus

Wie bei allen Notfallpatienten soll beim Patienten mit wiederhergestelltem Spontankreislauf eine Therapie nach dem ABCDE-Schema erfolgen (s. Tab. 10.2).

Tab. 10.2: ABCDE-Schema

A	Atemwege
B	Be-Atmung
C	Circulation (Kreislauf)
D	Defizit (Neurologie)
E	Exploration (Anamnese, Untersuchung)

Hypoxie und Hyperkapnie müssen genauso vermieden werden wie eine Hyperoxie, weshalb eine Atemwegssicherung und Beatmung bei der Mehrzahl der Patienten mit Kreislaufstillstand unumgänglich sind. Insbesondere für die Hyperoxie konnte gezeigt werden, dass diese nach einer primär erfolgreichen Reanimation das neurologische Behandlungsergebnis verschlechtern kann. Vor diesem Hintergrund wird empfohlen, nach ROSC die inspiratorische Sauerstofffraktion so zu justieren, dass eine Sauerstoffsättigung von 94–98% erreicht wird.

> Hyperoxie nach erfolgreicher Reanimation vermeiden

Im Rahmen der Beatmung wird regelhaft eine adäquate Sedierung notwendig, Husten und Pressen sollten dadurch ebenfalls vermieden werden. In der Postreanimationsphase kommt es bei 5–15% der Erwachsenen zu Krampfanfällen, die möglichst durch Einsatz von Benzodiazepinen zur Sedierung therapiert werden müssen, da hierdurch der Hirnmetabolismus gesteigert wird. Selbstverständlich muss die korrekte Lage des Endotrachealtubus im Verlauf, insbesondere bei allen Transport- und Lagerungsmaßnahmen, überwacht werden. Mit einer Magensonde sollte der Magen entlastet werden, da es bei Beatmung des Patienten mit ungeschütztem Atemweg unvermeidlich zur Magenbeatmung unterschiedlichen Ausmaßes kommt, die im weiteren Verlauf die Beatmung erschweren kann.

12-Kanal-EKG Bei allen Patienten soll nach einem Herz-Kreislauf-Stillstand zum frühestmöglichen Zeitpunkt nach Einsetzen eines ausreichenden Spontankreislaufs ein 12-Kanal-EKG abgeleitet werden, da kardiale bzw. koronare Ursachen die häufigsten Auslöser für einen Herz-Kreislauf-Stillstand im Erwachsenenalter sind. Patienten mit V.a. ein thrombembolisches Ereignis, insbesondere dem Verschluss einer Koronararterie, sollten in ein Zentrum transportiert werden, das eine umgehende Reperfusionstherapie ermöglicht. Hämodynamische Stabilität sollte angestrebt werden, gemessen an einer ausreichenden Urinproduktion unter Berücksichtigung der Ausgangswerte des Patienten.

Da die normale zerebrale Autoregulation in der Folge eines Kreislaufstillstands verloren geht, kommt es nach einer initialen Hyperämie zu einer globalen zerebralen Minderperfusion. Auch vor diesem Hintergrund sind arterielle Druckwerte im Bereich der patientenspezifischen Normotonie anzustreben.

Hinsichtlich der myokardialen Überwachung soll entsprechend der Guidelines nach erfolgreicher Reanimation ein 12-Kanal-EKG geschrieben werden.

> Die therapeutische Hypothermie ist wichtiger Bestandteil der Weiterbehandlung.

> An koronare Ursachen des Herz-Kreislauf-Stillstands denken und diese aggressiv therapieren

Bei fast allen Patienten ist ein Anstieg der Körpertemperatur in den ersten 48 h nach Kreislaufstillstand zu beobachten. Die Therapie dieser Hyperthermie verbessert das neurologische Behandlungsergebnis. Eine milde therapeutische Hypothermie mit Werten von 32–34 °C über 12–24 h mit nachfolgender langsamer Erwärmung ist essenziell und bringt sichere Vorteile für die zerebrale Leistungsfähigkeit nach Herz-Kreislauf-Stillstand. Aufgrund der nachgewiesenen Verbesserung des Behandlungsergebnisses gilt diese Therapiemaßnahme heute als Standard bei der Behandlung von Patienten nach Herz-Kreislauf-Stillstand, sodass zum frühestmöglichen Zeitpunkt – ggf. auch prähospital – damit begonnen werden sollte. Sekundäre und offene Fragen sind die optimale Technik zur Kühlung sowie die Dauer der Maßnahmen. Eine adäquate Sedierung für die Hypothermiephase, ggf. sogar eine Relaxierung, ist bis zum Erreichen normaler Körpertemperatur nach Beendigung der Kühlung notwendig.

Eine engmaschige Blutzuckereinstellung ist heute eine intensivmedizinische Selbstverständlichkeit. Auch bei Patienten nach Reanimation sollte der Blutglukosespiegel (BZ) bei Werten >180 mg/dl korrigiert werden, wobei Hypoglykämien vermieden werden sollten.

Blutzuckereinstellung

10.7 Reanimation von Säuglingen und Kindern

Die Empfehlungen zur Wiederbelebung von Kindern sind in Kapitel 45 dargestellt.

10.8 Weiterführende Empfehlungen

Die Reanimationsempfehlungen des ERC beschränken sich nicht nur auf die eigentliche Reanimationssituation, sondern erstrecken sich auch auf verschiedenste kritische Zustände, die zu einem Herz-Kreislauf-Stillstand führen können. Umfangreiche Ausführungen zur Therapie des ACS und Arrhythmien aller Art sowie zur Reanimation unter besonderen Umständen, z.B. in der Schwangerschaft, können in den ausführlichen Texten nachgelesen werden, die auf den Seiten des Deutschen Rats für Wiederbelebung – German Resuscitation Council (GRC) e.V. zugänglich sind (http://www.grc-org.de/leitlinien2010). Auf den Seiten des ERC sind die europäischen Leitlinien in englischer Sprache verfügbar (http://www.erc.edu).

Literatur

[ERC] European Resuscitation Council in Collaboration with International Liaison Committee on Resuscitation. Guidelines for Cardiopulmonary Resuscitation and Emergency Cardiovascular Care – An international consensus on science. Resuscitation (2000), 46, 3–430

Nolan JP et al., On behalf of the ERC Guidelines Writing Group. European Resuscitation Council Guidelines for Resuscitation 2010 Section 1. Executive summary. Resuscitation (2010), 81, 1219–1276

11 Praktikum Reanimation I (BLS)

> **Lernziel:**
> Die Kursteilnehmer erhalten die Möglichkeit, an den nachfolgend dargestellten Stationen die entsprechenden Maßnahmen der Basis-Reanimation (BLS) praktisch zu üben. Dazu sollen folgende Mindestanforderungen erfüllt sein:
> - Übungsphantome zur Basisreanimation (inkl. AED-Anwendung)
> - Übungsphantome zur Säuglings-/Kinderreanimation
> - Intubationstrainer jeweils für Erwachsene und Kinder
> - EKG-Defibrillationsgeräte (mit AED)
>
> Pro Übungszyklus sollen maximal 3 Personen an einer Station üben.

12 Kardiale Notfälle I

Hans-Christian Mochmann, Hans-Richard Arntz

> **Lernziel:**
> Erlernen der (Differenzial-)Diagnostik und Therapie der genannten internistischen kardiozirkulatorischen Notfälle im Notarztdienst mit den dort gegebenen Möglichkeiten und eine zielgerichtete Versorgung inkl. Transport in geeignete Weiterbehandlung.

12.1 Angina pectoris

12.1.1 Pathophysiologie

Das Auftreten von Angina pectoris (AP) ist Ausdruck eines Missverhältnisses zwischen Sauerstoffbedarf des Herzens und Sauerstoffangebot. Damit sind bereits die wesentlichen Ursachen dieses mit zunehmendem Alter zunehmend häufigeren Krankheitsbildes beschrieben. Auf der einen Seite steht die koronare Herzerkrankung (KHK) mit signifikanter Begrenzung des Blutflusses durch hochgradigere Stenosierung. Auf der anderen Seite stehen Erkrankungen, bei denen das Koronararteriensystem – aufgrund seiner nur begrenzten Möglichkeit zu adaptieren – den Sauerstoffbedarf unter Ruhebedingungen zwar noch marginal, jedoch oft schon unter geringer Belastung nicht mehr ausreichend befriedigen kann. Zur letzten Gruppe gehören Erkrankungen mit massiver Hypertrophie der linksventrikulären Muskulatur, wie z.B. bei Aortenstenose, hypertropher obstruktiver Kardiomyopathie (HOCM) und schwerem chronischem arteriellem Hypertonus.

12.1.2 Klinik

Schmerz und/oder Luftnot als Zeichen des akuten Koronarsyndroms

Der AP-Anfall mit im Vordergrund stehendem retrosternalem Druck oder Schmerz, der in die Umgebungsorgane ausstrahlt, wird durch typische Reize wie körperliche oder psychische Belastung, Kälte-Exposition, aber z.B. auch durch tachykarde Rhythmusstörungen ausgelöst. Tritt er aus Ruhe heraus auf und hält > 20 min an, muss an ein äußerst bedrohliches akutes Koronarsyndrom (s. Abschn. 12.2) gedacht werden. Schmerzlokalisationen bei Koronarsyndrom sind neben dem Brustschmerz:
- Retrosternal
- Epigastrisch

- Schultern
- Intrascapulär/Wirbelsäule
- Arme (Schwächegefühl)
- Nacken
- Kiefer

Der Brustschmerz muss nicht im Vordergrund stehen, gelegentlich finden sich auch oligosymptomatische Beschwerden mit Kieferschmerzen (sog. Buddenbrook-Syndrom) oder Betonung der Beschwerden im Oberbauch, z.B. bei Ischämie im inferioren Myokardbereich. Gelegentlich markiert sich der Anfall vorwiegend als „Luftnot". Besonders häufig finden sich atypische oder stark abgemilderte Beschwerden bei Patienten mit Diabetes mellitus, bei älteren Patienten und bei Frauen. Bei der Anamnese-Erhebung ist entsprechend auf ungewöhnliche Symptomatik zu achten, nach typischen Auslösesituationen zu fragen und an Erkrankungen zu denken, die Ursache für AP sein könnten, z.B. das Vorhandensein einer Aortenstenose. Das Vorliegen von kardiovaskulären Risikofaktoren, wie Hypercholesterinämie, Hypertonie, Diabetes oder Nikotinabusus, macht die Diagnose wahrscheinlicher, ebenso das Vorliegen weiterer Gefäßerkrankungen, u.a. einer peripheren arteriellen Durchblutungsstörung und natürlich bereits früher stattgehabte Koronarereignisse.

Tachykarde Rhythmusstörungen können auch bei jungen, sonst gesunden Menschen pektanginöse Beschwerden hervorrufen. Da die Durchblutung der Herzmuskulatur nur in der Diastole stattfinden kann, führen länger anhaltende (z.B. paroxysmale supraventrikuläre) Tachykardien zur erheblichen Verkürzung der Durchblutungsphase bei gleichzeitig tachykardiebedingt erhöhtem Sauerstoffbedarf. Zu den seltenen Ursachen von AP-Anfällen gehören auch Koronarspasmen (sog. Prinzmetal-Angina), die zu schweren Schmerzattacken führen können. Eine vermehrte Neigung zu koronarspastischer AP findet sich bei Patienten, die andere vasospastische Erkrankungen wie Migräne oder ein Raynaud-Phänomen aufweisen.

12.1.3 Differenzialdiagnose

Die **stabile** Angina pectoris (SAP) ist dadurch charakterisiert, dass nach Wegfallen einer der o.g. Auslösesituationen, wie z.B. der körperlichen Belastung, die Beschwerden innerhalb von wenigen Minuten verschwinden. Die SAP ist abzugrenzen von der **instabilen** Angina pectoris (UAP) bzw. dem akuten Koronarsyndrom (ACS). Die instabile Form tritt i.d.R. aus Ruhe heraus auf. Darüber hinaus kommt eine Reihe von Differenzialdiagnosen infrage (s. Tab. 12.1), die häufig schon bei der Primäruntersuchung nachgewiesen oder ausgeschlossen werden können. Das Schlüsselinstrument zum Nachweis einer koronaren Durchblutungsstörung ist das 12-Kanal-EKG, das sowohl die Zeichen einer schwe-

12-Kanal-EKG

Tab. 12.1: Differenzialdiagnosen bei akutem Koronarsyndrom

Kardiovaskuläre Erkrankungen	• (Tachykarde) Rhythmusstörungen • Perikarditis • Myokarditis • Aortendissektion
Pulmonale Erkrankungen	• Lungenembolie • Pleuritis • Pneumothorax
Skeletterkrankungen	• Rippenprellungen/Fraktur • BWS-Erkrankungen • Tietze-Syndrom
Gastrointestinale Erkrankungen	• Ösophagitis/Ruptur • Ulcus ventriculi/duodeni (Perforation) • Gallenkolik • Akute Pankreatitis
Weitere Krankheitsbilder	• Herpes zoster • Tumorerkrankungen von Skelett/Thoraxwand

ren Linksherzhypertrophie (z.B. bei Aortenstenose) erkennen lässt als auch den Nachweis ischämietypischer z.B. horizontaler bis deszendierender ST-Streckensenkungen ermöglicht.

12.1.4 Therapie

Ischämie führt einerseits zur Einschränkung der Pumpleistung des Herzens, andererseits ist sie Trigger von Rhythmusstörungen. Im ersten Fall kann sich bei längerem Andauern der Ischämie eine akute Linksherzinsuffizienz entwickeln. Im zweiten Fall drohen v.a. maligne tachykarde Rhythmusstörungen. Dementsprechend ist bei Vorliegen von AP eine gezielte Therapie höchst dringlich. „Erfahrene" Patienten mit AP wissen, Nitropräparate gezielt einzusetzen, und kennen die Bedeutung der notwendigen Ruhepause. Vor der Behandlung durch den Arzt sollte nach Möglichkeit eine 12-Kanal-EKG-Registrierung stehen, mit der u.a. anhand der o.g. Kriterien das Vorliegen einer KHK zu beweisen ist. Eine tachykarde Rhythmusstörung sollte ebenfalls mit einem kompletten 12-Kanal-EKG dokumentiert werden. Zeigt das EKG Zeichen schwerer Linksherzhypertrophie, sollte an eine Aortenstenose bzw. hypertrophe Kardiomyopathie gedacht werden. Die Auskultation der Lunge ermöglicht das Erfassen einer bereits bestehenden Lungenstauung. Von entscheidender Bedeutung ist die Messung des arteriellen Blutdrucks, da die Gabe von Glyceroltrinitrat als Spray oder Kapsel (0,4 bis max. 1,2 mg s.l.) an einen ausreichend hohen Blutdruck von mindestens 90 mmHg systolisch gebunden ist. Je höher der Blutdruck des Patienten ist, je problemloser kann Nitro eingesetzt werden.

Finden sich bei der Auskultation Hinweise für eine Aortenstenose oder eine HOCM, sollte Nitro nur mit äußerster Vorsicht und nach Möglichkeit nur beim liegenden Patienten angewendet werden, weil durch den Wirkmechanismus (venöses Pooling, Herabsetzen der linksventrikulären Vorlast und gleichzeitige Nachlastsenkung durch die blutdrucksenkende Wirkung der Nitrate) eine Kreislaufdepression bis zur Auslösung einer protrahierten Synkope droht.

Nitro beseitigt auch evtl. bestehende Koronarspasmen, z.B. bei Prinzmetal-Angina oder aufgepfropft auf bereits bestehende Koronarplaques. Die Wirkung tritt i.d.R. innerhalb von kurzer Zeit (weniger als 2 min) ein und führt zu einer deutlichen Erleichterung beim Patienten, wobei das Behandlungsziel die **völlige** Beschwerdefreiheit sein muss. Allerdings ist festzuhalten, dass weder die Schmerzrückbildung beweisend für eine AP ist noch die fehlende Reaktion auf Nitro ein Infarktgeschehen belegt.

Behandlungsziel: Völlige Beschwerdefreiheit

Bei Vorliegen einer symptomatischen AP, z.B. im Rahmen einer tachykarden Rhythmusstörung, sollte auf Nitro verzichtet werden und die Auslöse-Erkrankung gezielt behandelt werden. Bei massiv erhöhten Blutdruckwerten ist zunächst die Wirkung der Nitrobasismedikation abzuwarten. Falls hiermit allein eine weitgehende Normalisierung des Blutdrucks (< 160 mmHg systolisch) zu erreichen ist, kann u.U. Urapidil in niedriger Dosierung (10–30 mg i.v.) zur vorsichtigen Akutblutdrucksenkung eingesetzt werden. Besteht eine relative Tachykardie mit Frequenzen von 100 S/min oder höher, kann nach Ausschluss einer Linksherzinsuffizienz ein Betablocker, z.B. Metoprolol 2,5–5 mg i.v., infrage kommen. Bei ischämiebedingter beginnender Linksherzinsuffizienz/Lungenödem ist Nitro 0,4–1,2 mg sublingual u.U. wiederholt bei ausreichendem und besonders bei erhöhtem Blutdruck das Medikament der Wahl. Kleine Dosen von Morphin kommen infrage, falls der Patient mit den genannten Maßnahmen nicht völlig beschwerdefrei wird. Prinzipiell ist die Therapie der AP zunächst eine weitgehend symptomatische Behandlung.

12.2 Akutes Koronarsyndrom mit/ohne kardiogenem/n Schock

12.2.1 Symptomatik

Im Gegensatz zur i.d.R. belastungsabhängigen SAP ist das ACS [van der Werf et al. 2008; Bassand et al. 2007] charakterisiert durch eine protrahierte (> 15–20 min), auch aus der Ruhe heraus auftretende Brustschmerzsymptomatik. Es werden 3 klinische Manifestationsformen des ACS unterschieden: die UAP, der Nicht-ST-Streckenhebungsinfarkt (NSTEMI) – Letzterer neuerdings auch als NSTEMI-ACS bezeichnet – und der ST-Streckenhebungsinfarkt (STEMI) (s. Abb. 12.1). Differenzial-

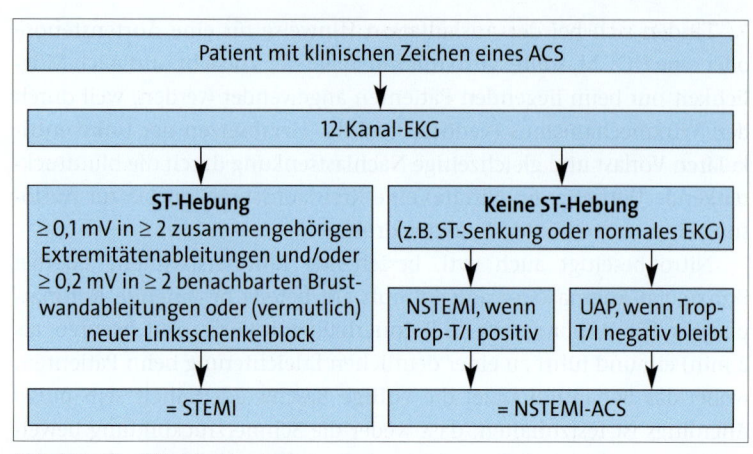

```
┌─────────────────────────────────────────────────────┐
│         Patient mit klinischen Zeichen eines ACS    │
└─────────────────────────┬───────────────────────────┘
                          ▼
┌─────────────────────────────────────────────────────┐
│                    12-Kanal-EKG                     │
└───────────┬─────────────────────────┬───────────────┘
            ▼                         ▼
   ┌─────────────────┐       ┌─────────────────────┐
   │   ST-Hebung     │       │   Keine ST-Hebung   │
   │ ≥ 0,1 mV in ≥ 2 │       │ (z.B. ST-Senkung    │
   │ zusammengehörigen│      │ oder normales EKG)  │
   │ Extremitäten-   │       └──┬───────────────┬──┘
   │ ableitungen     │          ▼               ▼
   │ und/oder ≥ 0,2  │    ┌──────────┐   ┌──────────┐
   │ mV in ≥ 2 benach│    │ NSTEMI,  │   │ UAP, wenn│
   │ barten Brustwand│    │ wenn Trop│   │ Trop-T/I │
   │ ableitungen oder│    │ -T/I pos.│   │ negativ  │
   │ (vermutlich)    │    │          │   │ bleibt   │
   │ neuer Links-    │    └────┬─────┘   └────┬─────┘
   │ schenkelblock   │         │              │
   └────────┬────────┘         ▼              ▼
            ▼             ┌────────────────────────┐
       ┌─────────┐        │      = NSTEMI-ACS      │
       │ = STEMI │        └────────────────────────┘
       └─────────┘
```

Abb. 12.1: Klassifikation des ACS

diagnostisch kommen beim ACS primär die Erkrankungen infrage, die schon die Differenzialdiagnose der SAP ausmachen. Im Gegensatz zur stabilen Situation weisen Patienten mit ACS graduell meist eine stärkere Beschwerdesymptomatik auf, die auf Nitrogabe auch häufig nur verzögert oder gar nicht anspricht. Des Weiteren ist das Auftreten vegetativer Symptomatik, wie Schweißausbruch, Übelkeit oder Erbrechen, ebenfalls Hinweis auf einen höheren Schweregrad der Erkrankung und deren akut lebensbedrohlichen Charakter.

12.2.2 Pathophysiologie des ACS

Instabile Plaque

Während bei der SAP die unkomplizierte Koronareinengung auf dem Boden einer meist langsam voranschreitenden arteriosklerotischen Koronarveränderung beruht, ist beim ACS der Begriff der Atherothrombose die gemeinsame pathophysiologische Plattform. Ursache für das ACS ist eine instabile Plaque mit Erosion oder Einriss einer häufig durch entzündliche Prozesse geschwächten Plaqueoberfläche, ohne dass hierfür ein hochgradiger Stenosierungsgrad Voraussetzung wäre. Auf dem Endotheldefekt scheiden sich zunächst weiße thrombozytenreiche Thromben ab, die rasch anwachsen und je nach Ausmaß zu einer erheblichen Einengung oder zum kompletten Verschluss führen. Hinzukommen können Koronarspasmen, die eine weitere Verminderung des Blutflusses zur Folge haben. In klassischer Weise findet sich bei der UAP nur eine geringe, wenn überhaupt vorwiegend plättchenreiche Thromblast, beim NSTEMI eine deutliche Auflagerung von Thrombus mit Verschleppung und Embolisation von Anteilen in die periphere Mikrozirkulation und beim STEMI ein kompletter thrombotischer Verschluss der betroffenen Koronararterie.

12.2.3 Klassifikation und Diagnostik

Die UAP kann sich als Erst- oder als Neuerkrankung manifestieren, als Verschlechterung einer SAP und im Gefolge z.B. eines akuten Myokardinfarkts (AMI) auftreten. Je nach Schweregrad und klinischen Umständen wird die UAP häufig in einer Klassifikation nach Braunwald eingeteilt [Braunwald 1989]. Diese klinische Klassifikation ist hilfreich; der Nachweis spezifischer Biomarker für den myokardialen Zelluntergang, insbesondere Troponin T oder I, ist jedoch prognostisch bedeutender, da Patienten mit positivem Testausfall ein besonders hohes Komplikationsrisiko aufweisen. Das Problem der Biomarker ist jedoch ihre verzögerte Nachweismöglichkeit i.d.R. nicht vor 3–4 h nach Symptombeginn. Der Nachweis gelingt bei manchen Patienten erst nach einer Beobachtungszeit von bis zu 12 h, sodass der Test bei kurzer Symptomdauer für praktische Zwecke nicht einsetzbar ist. Demzufolge ist das 12-Kanal-EKG der Goldstandard in der Frühdifferenzierung beim ACS. Eine weitere Möglichkeit zur Risikostratifizierung ist der TIMI Risk Score und der GRACE Score sowohl für den NSTEMI-ACS [Eagle et al. 2004; Antmann et al. 2000] als auch für den STEMI [Eagle et al. 2004; Morrow et al. 2000]. Diese Risiko-Scores sind auch von Bedeutung für die Therapiestrategie und die Prognose.

Biomarker spät nachweisbar

12.2.4 EKG

Die Standardableitungspunkte für das 12-Kanal-EKG sind in Abbildung 12.2 dargestellt und sollten von jedem Notarzt im Schlaf beherrscht werden. Neben den 10 Standardableitungspunkten ist ein 11. Punkt in Höhe von V4 rechtsthorakal bei Patienten mit inferiorem Myokardinfarkt eine sinnvolle Ergänzung. Patienten mit einer rechtsventrikulären Beteiligung beim inferioren Infarkt weisen in V4 rechts sehr häufig eine ST-Streckenhebung auf, deren Vorliegen die Patienten einerseits als Hochrisikopatienten ausweist und andererseits die gelegentlich ungewöhnliche klinische Symptomatik bei diesen Patienten (s.u.) erklärt.

Die Grundprinzipien der EKG-Interpretation beim ACS sollten jedem Notarzt geläufig sein. Besteht eine ST-Streckenhebung ≥ 0,1 mV in mindestens 2 zusammengehörigen Extremitätenableitungen und/oder ≥ 0,2 mV in mindestens 2 zusammengehörigen Brustwandableitungen ist die Diagnose eines akuten STEMI als gesichert anzusehen und bedarf bez. der Entscheidung zur Reperfusionstherapie i.d.R. keiner weiteren diagnostischen Maßnahmen. Liegt eine ST-Streckensenkung horizontaler oder deszendierender Art von ≥ 0,15 mV vor, ist das Vorliegen einer KHK dokumentiert. Problematisch ist, dass bei bis zu 25% der Patienten im ersten EKG keine typischen Infarktzeichen nachweisbar sind, obwohl die Entlassungsdiagnose AMI lauten wird [Kudenchuk et al. 1998]. Die größten Interpretationsschwierigkeiten werden durch

Definition STEMI

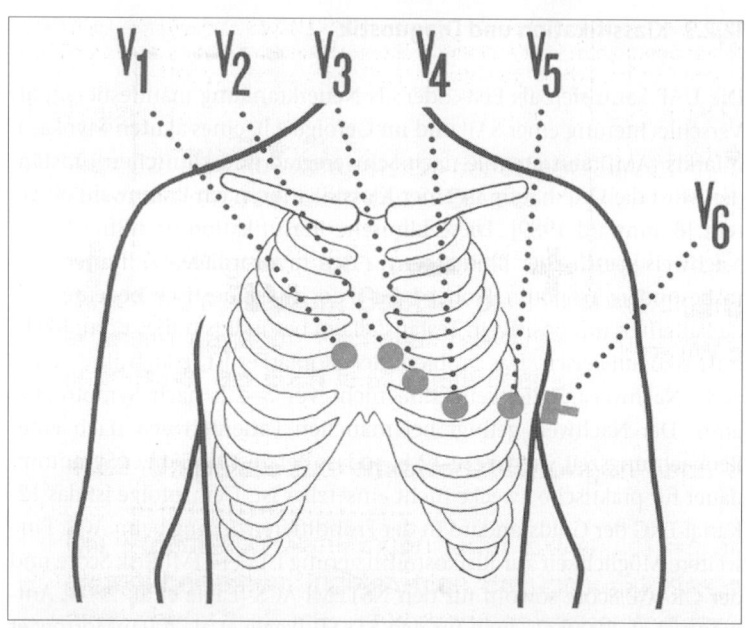

Abb. 12.2: Standardableitungspunkte für das Brustwand-EKG. **V1** rechts parasternal 4. ICR; **V2** links parasternal 4. ICR; **V3** mittig zwischen V2 und V4; **V4** medioclavicular 5. ICR; **V5** vordere Axillarlinie 5. ICR; **V6** mittlere Axillarlinie 5. ICR

Schenkelblockbilder verursacht. Während beim Rechtsschenkelblock die Diagnose eines Infarkts meist noch eindeutig gestellt werden kann, ist die sichere Diagnose beim Linksschenkelblock und gelegentlich auch bei Z.n. mehrfach durchgemachtem früherem Myokardinfarkt und entsprechend hochgradig abnormalem EKG häufig kaum möglich. Hier muss die Klinik entscheiden. So gelten Patienten mit Linksschenkelblock (zumal solche mit vermutlich neu aufgetretenem LSB) und infarkttypischer nitrorefraktärer Symptomatik als Infarktpatienten und sollten entsprechend therapiert werden [van de Werf et al. 2008]. Eine weitere Problematik sind Patienten mit ST-Hebungen in (fast) allen Ableitungen. Hier ist differenzialdiagnostisch an eine Perikarditis zu denken, die gelegentlich durch einen auskultatorischen Nachweis von Perikardreiben auch sofort bestätigt werden kann.

12.2.5 Therapie bei Patienten mit NSTEMI-ACS (UAP/NSTEMI)

Die Differenzialdiagnose zwischen UAP und NSTEMI kann erst im Verlauf endgültig anhand der Troponinwerte gestellt werden. Insofern unterscheiden sich auch die Therapieprinzipien bei diesen beiden Krankheitsbildern aus der Sicht der Notfallversorgung nicht. Wie weiter unten beim STEMI dargestellt, ist auch beim NSTEMI-ACS zwischen symptomatischer (Schmerz-)Therapie und Kausaltherapie, die sich auf den thrombotischen Prozess bezieht, zu unterscheiden (s. Tab. 12.2).

Tab. 12.2: Therapeutisches Vorgehen bei NSTEMI-ACS nach von der Deutschen Gesellschaft für Kardiologie übernommenen Leitlinien der Europäischen Gesellschaft für Kardiologie (ESC) [Bassand et al. 2007]

Antithrombozytäre Therapie		Empfehlungsgrad
ASS initial 250–500 mg i.v.		I – A
Clopidogrel 300 mg für alle Patienten		I – A
Clopidogrel* 600 mg bei invasivem Vorgehen		IIa – B
Antikoagulatorische Therapie**		
Bei dringlich invasivem Vorgehen	Unfrakt. Heparin	I – C
	Enoxaparin	IIa – B
	oder Bivalirudin	I – B
Bei abwartendem Vorgehen	Fondaparinux	I – A
	Enoxparin	IIa – B
	Unfrakt. Heparin	IIa – B

* Prasugrel 60 mg nach Angiographie bei interventionsfähigem Befund (Kontraindikation: Z.n. Schlaganfall/TIA)
** Bei invasivem Vorgehen kein Therapiewechsel! Nur bei initialer Fondaparinux-Therapie zusätzlicher Heparin-Bolus bei Intervention

Symptomatische Therapie

Im Vordergrund der Schmerztherapie steht die Behandlung mit Nitropräparaten, die unter Berücksichtigung der gleichen Kriterien zu erfolgen hat, wie sie bereits im Abschnitt SAP dargestellt wurde. Ziel der Behandlung ist eine möglichst völlige Schmerzfreiheit. Ist diese mit Nitro allein nicht zu erzielen, ist Morphium wegen seiner analgetischen und sedierenden Wirkung sowie des günstigen Einflusses auf die hämodynamischen Verhältnisse im kleinen Kreislauf die Therapie der Wahl.

Nitropräparate

Morphin wird i.v. in Dosen von 3–5 mg wiederholt bis zur Schmerzfreiheit gegeben. Toxische Wirkungen des Morphiums sind, abgesehen von einem i.d.R. innerhalb von wenigen Minuten vergehenden Gefühl von Übelkeit und Brechreiz, selbst bei höheren Dosierungen nicht zu befürchten. In sehr seltenen Fällen kann es sinnvoll sein, zusätzlich kleine Dosen von Benzodiazepinen (z.B. Midazolam 1–2 mg i.v.) zu geben. Ist eine Blutdrucksenkung auf Werte von 160 mmHg systolisch oder weniger durch diese Therapie nicht zu erzielen, kann an Urapidil in vorsichtiger Dosierung (10–30 mg initial) gedacht werden. Bei bestehender Tachykardie trotz durch Analgesie erreichter Schmerzfreiheit, ausreichenden Blutdrucks und fehlender Zeichen der Herzinsuffizienz (Lungenauskultation!) kann die Gabe eines i.v. Betablockers (2,5–5 mg Metoprolol i.v.) sinnvoll sein. Kurzwirksame Betablocker sollten wegen der schwankenden Wirkspiegel in der Akutsituation vermieden werden.

Morphin

Betablocker

Kausale Therapie

Aus pathophysiologischer Sicht sind die durch die Plaque-Erosion bzw. den Einriss hervorgerufene Thrombozytenaktivierung und -aggregation mit zunehmender Thrombusbildung bis zum totalen Gefäßverschluss die zentralen Probleme bei ACS. Deshalb ist es sinnvoll, sowohl die Aggregationsneigung durch Thrombozytenaggregationshemmer zu blockieren als auch durch den Einsatz von Antithrombinen die plasmatische Gerinnung zu beeinflussen.

Standard: ASS Standard bei allen Formen des ACS ist die i.v. Gabe (alternativ auch in Form von Tabletten möglich) von ASS in einer Dosis von mindestens 160 mg, wodurch der von Thromboxan abhängige Teilweg der Thrombozytenaktivierung blockiert wird. Durch Gabe von Clopidogrel (600 mg p.o., so früh wie möglich, wenn eine primäre Koronarintervention geplant ist, bzw. 300 mg p.o., wenn konservatives Vorgehen geplant ist) lässt sich der ADP-abhängige Aktivierungsweg der Thrombozyten mit einiger Verzögerung blockieren, wobei die Kombination von Clopidogrel und ASS additive Wirkung zeigt. Als Alternative zu Clopidogrel kommt Prasugrel (initial 60 mg) in Betracht, jedoch wurde Prasugrel in der TRITON TIMI 38 Studie bei NSTEMI-ACS erst im Katheterlabor nach Objektivierung eines interventionsfähigen Befundes gegeben [Wiviott et al. 2007]. Darüber hinaus ist eine Vorgeschichte mit Schlaganfall oder TIA eine Kontraindikation für Prasugrel. Für den weiteren ADP-Antagonisten Ticagrelor liegt zum Zeitpunkt des Verfassens dieses Kapitels noch keine arzneimittelbehördliche Zulassung vor. Prinzipiell ist es auch möglich, die gemeinsame Endschiene der Thrombozytenaktivierung zusätzlich mithilfe eines GP-IIb/IIIa-Rezeptorblockers zu blockieren. GP-IIb/IIIa-Blocker sollten allerdings während einer perkutanen Koronarintervention (PCI) gegeben werden. Als Antithrombin kommt primär Heparin infrage, alternativ auch niedermolekulares Heparin (insbesondere Enoxaparin) bei Patienten unter 75 Jahren. Kardiovaskuläre Komplikationsraten sind unter Enoxaparin etwas seltener, problematisch ist jedoch, dass insbesondere bei älteren Patienten unter Lyse in der Kombination mit Enoxaparin eine erhöhte Blutungsneigung besteht. Daneben sind reduzierte Dosen bei Niereninsuffizienz notwendig. Zwischen Enoxaparin und unfraktioniertem Heparin sollte wegen des hohen Blutungsrisikos nicht gewechselt werden.

Fondaparinux geht nach mehreren Untersuchungen insgesamt mit dem geringsten Blutungsrisiko einher und wird deshalb in den Leitlinien der ESC [Bassand et al. 2007] bevorzugt. Allerdings bedarf es unter Fondaparinux zusätzlicher Gaben von Heparin bei Intervention wegen der Gefahr von Thrombenbildung am Kathetermaterial. Die genannten Maßnahmen sind prinzipiell gemeinsame Grundschritte für die Behandlung aller Formen und Behandlungskonzepte für das ACS.

12.2.6 Akuter STEMI

Therapie
Beim ACS sind die Übergänge von der UAP zum NSTEMI bzw. STEMI fließend, sowohl in ihrer klinischen Symptomatik als auch in ihrem Gefährdungsgrad und den drohenden langfristigen Konsequenzen für den Patienten. Entsprechend sind zunächst symptomatische Therapie und kausale Basistherapie ähnlich. Eine Risikostratifizierung ist mithilfe des TIMI Risk Score bzw. des GRACE Score für den STEMI möglich [Fox et al. 2007; Morrow et al. 2000].

In einem Punkt besteht jedoch zwischen dem NSTEMI-ACS und dem STEMI ein eindeutiger Unterschied: Bei allen Patienten mit STEMI ist im Gegensatz zum NSTEMI-ACS bis zu 12 h nach Symptombeginn eine möglichst schnell nach erstem Patientenkontakt durchzuführende Reperfusionstherapie anzustreben. Ziel dieser Reperfusionstherapie ist, den i.d.R. eine Koronararterie komplett verschließenden Thrombus so früh wie möglich mechanisch oder medikamentös zu beseitigen und damit das vom Untergang bedrohte Myokardareal möglichst rasch wieder zu durchbluten, sodass das Ausmaß der Schädigung mit der Folge von Herzinsuffizienz und der Neigung zu malignen Rhythmusstörungen so gering wie möglich gehalten wird [Gersh et al. 2005]. Für die Reperfusionstherapie kommen als grundsätzliche Strategie die Thrombolyse, die primäre Koronarintervention (PPCI) und eine Kombination beider Verfahren infrage. Bei den Kombinationsverfahren sind die „Rescue Intervention" bei Lyseversagen, die Facilitated PCI, d.h. möglichst frühzeitige PCI nach Lyse und die pharmacoinvasive Strategie zu unterscheiden. Bei letzteren Verfahren handelt es sich um eine Kombination aus Lyse und PCI zum optimierten Zeitpunkt (Danchin FAST-MI 2008, 5-Jahres-Ergebnisse CAPTIM). Nur in Ausnahmefällen ist (bei sehr hohem perioperativem Risiko) eine akute Bypass-OP indiziert, falls die alternativen Reperfusionstherapien versagen oder nicht umsetzbar sind.

Reperfusionstherapie

Bei der Wahl der verschiedenen Verfahren sind mehrere Aspekte zu berücksichtigen, die im Grundsatz zunächst in den Leitlinien der ESC aus dem Jahre 2008 [van de Werf et al. 2008] zur Behandlung des STEMI festgelegt sind (s. Abb. 12.3).

Danach steht in der Rangfolge die PPCI an erster Stelle. An zweiter Stelle steht die Prähospitallyse mit anschließender Verbringung in ein Interventionszentrum, gefolgt von der prähospitalen Thrombolyse und Nachbehandlung in einem Krankenhaus ohne Interventionsmöglichkeit. Als letzte Möglichkeit folgt die Durchführung der Thrombolyse erst nach stationärer Aufnahme im Krankenhaus.

Für den Notarzt wie für den Arzt im Krankenhaus ohne Interventionsmöglichkeit, in dem sich ein Patient direkt in der Rettungsstelle vorstellt, sind bei der Entscheidung zur Therapie folgende in die Prognose eingehenden Faktoren von Bedeutung: die Symptomdauer bis zur Diagnose, die zeitgerechte Verfügbarkeit einer Interventionsmöglichkeit in

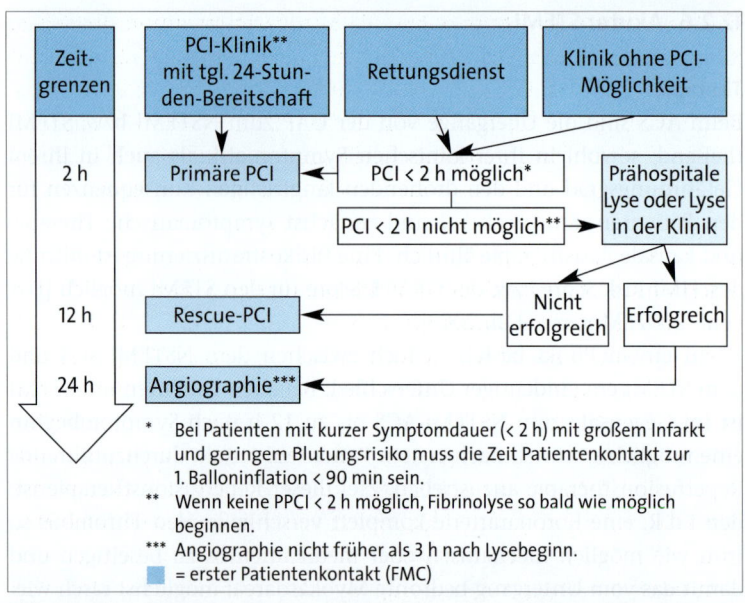

```
                    PCI-Klinik**
   Zeit-          mit tgl. 24-Stun-      Rettungsdienst        Klinik ohne PCI-
  grenzen         den-Bereitschaft                               Möglichkeit

    2 h             Primäre PCI    ◄──  PCI < 2 h möglich*  ──►  Prähospitale
                                                                  Lyse oder Lyse
                                        PCI < 2 h nicht möglich** ►  in der Klinik

                                                          Nicht       Erfolgreich
   12 h             Rescue-PCI     ◄──                 erfolgreich

   24 h            Angiographie*** ◄──
```

* Bei Patienten mit kurzer Symptomdauer (< 2 h) mit großem Infarkt und geringem Blutungsrisiko muss die Zeit Patientenkontakt zur 1. Balloninflation < 90 min sein.
** Wenn keine PPCI < 2 h möglich, Fibrinolyse so bald wie möglich beginnen.
*** Angiographie nicht früher als 3 h nach Lysebeginn.
■ = erster Patientenkontakt (FMC)

Abb. 12.3: Reperfusionsstrategien und Zeitschienen beim STEMI nach den ESC-Leitlinien [van der Werf et al. 2008]

einem erfahrenen Zentrum, das Alter des Patienten und die Infarktlokalisation. Selbstverständlich sind Lysekontraindikationen und nicht zuletzt der Patientenwunsch zu beachten. Als Grundregel für die zeitgerechte Verfügbarkeit der Intervention gilt, dass zwischen dem möglichen Beginn einer Thrombolyse und der Durchführung der Intervention – definiert als erste Ballooninsufflation (zu unterscheiden von der reinen Transportzeit!) – nicht mehr als 90 min vergehen dürfen. Weitere zeitkritische, in den Leitlinien zumindest erwähnte Momente sind, dass eine Thrombolyse innerhalb von 30 min nach Diagnosestellung erfolgen muss und dass bei Patienten, die zur Intervention angemeldet werden, die „Door to balloon"-Zeit 30 min und bei unangemeldeten Patienten im Interventionszentrum die „Door to balloon"-Zeit 60 min nicht übersteigen sollte. Es ist entscheidend für die Entwicklung einer sinnvollen Strategie, z.B. innerhalb eines Behandlungsnetzwerks, dass diese Zeiten realistisch im Routinebetrieb gemessen werden und den Beteiligten als Entscheidungshilfe zur Verfügung stehen.

Während die genannten engen Zeitintervalle von der Diagnose (vielfach auch „First Medical Contact", abgekürzt FMC genannt) bis zum Therapiebeginn generelle Akzeptanz genießen, berücksichtigen die Leitlinien der ESC die für den Infarktverlauf entscheidend wichtige Zeit vom Symptombeginn bis zur Diagnose nur am Rande. Bezüglich der Symptomdauer ist wiederholt gezeigt worden, dass bei einer Dauer von 2–3 h die sofortige, insbesondere prähospitale Thrombolyse bez. der Sterblichkeit der Koronarintervention gleichwertig zu sein scheint [Danchin et al. 2008; Kalla et al. 2006; Steg et al. 2003; Widimsky et al. 2003]. Zu späteren Zeitpunkten ist aufgrund des äußerst raschen Wirksamkeitsverlusts der Thrombolyse die Koronarintervention überlegen. Bezüglich des akzeptablen Zeitverlusts zwischen dem möglichen Beginn einer Thrombolyse und der Durchführung der ersten Balloninsufflation, die in den ESC-Leitlinien pauschal mit 90 min bzw. 120 min zwischen Diagnosestellung und erster Balloninsufflation vorgegeben ist, ist die Datenlage offensichtlich weit komplexer und z.T. widersprüchlich. Zunächst ist festzustellen, dass die in Studien genannten Zeitverluste bis zur Intervention – die i.d.R. in einer Größenordnung von etwa 90 min liegen – unter realitätsnäheren Routinebedingungen überwiegend deutlich verfehlt werden. Darüber hinaus bezieht sich der „erlaubte" 90-Minuten-Zeitverlust auf eine Symptomdauer von bis zu 12 h. Es ist klar, dass ein Zeitverlust von 90 min bei einer etwa 30-minütigen Symptomatik eine völlig andere Bedeutung haben muss als bei Patienten mit einer Symptomdauer von z.B. 9 h [Gersh et al. 2005]. Diese Überlegungen finden in einer Analyse der Zeitschiene von über 190000 Patienten aus dem National Registry of Myocardial Infarction ihren Niederschlag [Pinto et al. 2006]. Danach existiert in Abhängigkeit von den eingangs genannten Variablen neben Symptomdauer, Infarktlokalisation und Alter des Patienten eine große Streubreite hinsichtlich des akzeptablen Zeitverlusts von potenziellem Lysebeginn bis zur potenziellen ersten Balloninsufflation. Sie beträgt z.B. bei Patienten mit Vorderwandinfarkt und einem Alter < 65 Jahren unabhängig von der Symptomdauer nur etwa 40 min, bei älteren Patienten und längerer Symptomdauer und nicht anteriorem Infarkt hingegen bis zu 3 h! Die ESC hat deshalb die akzeptablen Zeitverluste zwischen Diagnosestellung und erster Balloninsufflation zumindest bei einer Symptomdauer von < 2 h auf weniger als 90 min begrenzt. Die ACC/AHA-Leitlinien [Kushner et al. 2009] gehen noch einen Schritt weiter: Sie konstatieren, dass das „alles überragende Ziel ist, totale Ischämiezeit < als 2 h, idealerweise schon unter < 1 h zu halten". Reperfusion kann nach dieser Stellungnahme mittels Thrombolyse oder PPCI erreicht werden.

Bei der Entscheidung zur Thrombolyse sind Kontraindikationen zu beachten; die absoluten und relativen Kontraindikationen sind in Tabelle 12.3 aufgeführt.

Tab. 12.3: Absolute und relative Kontraindikationen zur Thrombolyse bei STEMI nach den Leitlinien des ECD [van der Werf 2008]

Kontraindikationen	Relative Kontraindikationen
• Schlaganfall • Trauma, Operation, Kopfverletzung innerhalb der letzten 3 Wochen • Magen-Darm-Blutung innerhalb des letzten Monats • Bekannte Blutungsdiathese • Dissezierendes Aortenaneurysma	• TIA in den letzten 6 Monaten • Dicumarol-Therapie • Schwangerschaft • Nicht-komprimierbare Gefäßpunktionen • Therapierefraktäre Hypertonie > 180 mmHg • Kurzfristig nach Retina-Laserung

Time is muscle Kein Zweifel kann daran bestehen, dass nach dem „Time is muscle"-Prinzip grundsätzlich jeder Zeitverlust bis zur definitiven Behandlung vermieden werden sollte. Es handelt sich also bei der klinischen Versorgung der Patienten um eine Entscheidung höchster Dringlichkeit. Die Situation muss vom Notarzt unter den o.g. Aspekten innerhalb weniger Minuten geklärt werden und zu einer gezielten und fundierten Entscheidung führen, die auch die Auswahl der Zielklinik umfasst, d.h., dass die wesentlichen Entscheidungen über die therapeutische Strategie in der Hand des Notarztes liegen.

Thrombolyse bei STEMI

Prinzipiell ist die Indikation zur Thrombolyse bei Vorliegen eines STEMI (Kriterien s.o.) bei einer Symptomdauer bis zu 12 h gegeben. Die Wirksamkeit ist jedoch nur in den ersten Stunden nach Symptombeginn überzeugend, sodass grundsätzlich eine Thrombolyse eigentlich nur bei Patienten bis zur 6. Stunde nach Symptombeginn infrage kommt und v.a. bei Patienten mit einer Symptomdauer von weniger als 2–3 h erwogen werden sollte. Die o.g. Kriterien im Vergleich zur PCI sind zusätzlich zu berücksichtigen.

Thrombolytika Als Thrombolytika kommen infrage: Streptokinase, t-PA, Alteplase, Reteplase und Tenecteplase (s. Tab. 12.4). Reteplase und Tenecteplase haben als bolusinjizierbare Thrombolytika von hoher Wirksamkeit gegenüber den anderen genannten Substanzen Vorteile in der Handhabbarkeit gerade unter den Bedingungen der präklinischen Notfallmedizin. Außer bei der Therapie mit Streptokinase ist bereits initial ein zusätzliches Antithrombin (Heparin oder Enoxaparin) zu geben (s. Tab. 12.4). Streptokinase führt zu einer erheblichen Fibrinogenolyse mit entsprechendem Anfall von Spaltprodukten, sodass eine frühe i.v. Therapie mit Heparin oder Enoxaparin das Risiko einer erhöhten Blutungsneigung birgt. Dieses Risiko scheint mit Fondaparinux bei Streptokinase-Therapie geringer zu sein.

Die Problematik der Thrombolyse besteht zunächst darin, dass symptomdauerabhängig die Effizienz im Sinne der kompletten Gefäßeröffnung sinkt. Ohne dass bisher ausreichend Daten für eine sehr frühe

Tab. 12.4: Fibrinolytika und Heparindosierung

Streptokinase: 1,5 I.U. über 30–60 min	Heparin 2 x 10 000 U s.c. nach 12–24 h
Alteplase 15 mg Bolus; 0,75 mg/kg über 30 min, dann 0,5 mg/kg über 60 min (max. Dosis < 100 mg)	Heparin 60 U/kg, max. 4000 U Dauertherapie: Ziel aPTT 50–70 s
Reteplase 10 + 10 U i.v. Bolus in Abstand von 30 min	Heparin 5000 U als Bolus Dauertherapie: Ziel aPTT 50–70 s
Tenecteplase gewichtsabhängig 30 mg (cave < 60 kg) bis 50 mg (cave > 90 kg) als Bolus	Heparin 60 U/kg, max. 4000 U Dauertherapie: Ziel aPTT 50–70 s

Thrombolyse vorliegen, kann davon ausgegangen werden, dass ein vollständiger Blutfluss (TIMI-Fluss Grad 3) nur in max. 70–80% der Patienten erreicht werden kann, bei den übrigen Patienten also ein Lyseversagen zu erwarten ist. Daneben geht die Thrombolyse mit einem nicht unerheblichen Risiko des Gefäßwiederverschlusses mit der Ausbildung eines Reinfarkts einher. Dieses Risiko wird in verschiedenen Studien in einer Größenordnung von 4–8% angegeben und führt zu einer erhöhten Sterblichkeit. Die zusätzliche Gabe von Clopidogrel (300 mg p.o.) bei Patienten < 75 Jahren, 75 mg bei älteren Patienten und anschließender Dauertherapie mit 75 mg/d zusätzlich zur Thrombolyse ist in der Lage, die Reinfarktquote deutlich zu reduzieren und zu einem wesentlich höheren Offenheitsgrad im Verlauf beizutragen, als dies unter Thrombolyse allein geschieht [Scirica et al. 2006; Sabatine et al. 2005]. Schließlich besteht unter Lysetherapie stark altersabhängig ein Risiko für meist fatale intrakranielle Blutungen in einer Größenordnung von etwa 1%, was gegen den eindeutigen Überlebensvorteil einer frühen Reperfusion bei einem hohen Prozentsatz von Patienten abgewogen werden muss.

Die entscheidende Frage nach Einsatz der Thrombolyse ist, wie Patienten identifiziert werden können, bei denen sie wirksam war, d.h. zu einem freien Blutfluss in der betroffenen Koronararterie geführt hat, bzw. bei welchem Patienten von Lyseversagen gesprochen werden muss. Ein geeignetes Instrument zur Definition dieser Patienten könnte das EKG im Verlauf sein. Patienten mit einer deutlichen Resolution der ST-Streckenhebung von > 70% innerhalb 90 min nach Lysebeginn haben eine ausgezeichnete Prognose und weisen bei Angiographie einen hohen Offenheitsgrad auf. Patienten mit schlechter ST-Streckenresolution < 30% dagegen sind einem hohen Komplikationsrisiko und Sterberisiko ausgesetzt. Verschiedene Studien zeigen, dass bei etwa 25% der Patienten ein deutlich erhöhtes Risiko, gemessen an schlechter ST-Streckenresolution, vorliegt, wohingegen bei 75% der Patienten die Lyse eine sehr gute, auch prognostisch günstige Wirkung selbst dann zeigt, wenn sie ohne ergänzende Intervention durchgeführt wird. Zum Vorgehen bei Patienten mit Lyseversagen s.u.

Perkutane Intervention bei STEMI

Für die PCI bei STEMI gelten die gleichen Indikationen und Zeitregeln wie für die Lyse: Sie ist indiziert bei einer Symptomdauer bis zu 12 h bei entsprechenden EKG-Kriterien. Die PCI, in den letzten Jahren verbunden mit Stenteinlagen einschließlich sog. Drug eluting Stents (DES), weist gegenüber der Lyse eindeutige Vorteile auf. Einer der Vorteile ist die hohe Wiedereröffnungsrate, die in einer Größenordnung von etwa 90% im Sinne des TIMI-Fluss Grad 3 liegt. Zum anderen verhindert die Stenteinlage einen frühen Wiederverschluss. Stenting verhindert darüber hinaus die vor der Stentära relativ häufige mittelfristige Restenosierung. Schließlich geht die Intervention mit einer deutlich geringeren Rate an Schlaganfällen, insbesondere intrakraniellen Blutungen, einher.

Hohe Wiedereröffnungsrate

In der Konsequenz wurde sie in den Leitlinien als Methode der ersten Wahl eingeordnet [van der Werf et al. 2008; Keeley, Boura, Grines 2003].

Der Nachteil der PCI ist, dass sie an eine Reihe von Voraussetzungen geknüpft ist. Nach aktuellen Registerdaten ist die PCI nur für etwa 30% aller Infarktpatienten verfügbar. Sie ist gebunden an ein erfahrenes Zentrum mit 24-stündiger Interventionsbereitschaft an 365 Tagen im Jahr und ist spätestens in Abhängigkeit von bereits o.g. Faktoren innerhalb von 90 Min bis max. 120 min nach Diagnosestellung bzw. erstem Patientenkontakt zu realisieren. Sind alle diese Voraussetzungen erfüllt, ist sie mit Ausnahme von Patienten mit sehr kurzer Symptomdauer (< 3 h) der Lyse überlegen.

Netzwerke

Aus notfallmedizinischer Sicht ist für den Notarzt bzw. den Arzt in der Notaufnahme eines Krankenhauses ohne invasive Möglichkeit anhand präziser Kenntnisse über die regionale Infrastruktur und Interventionsmöglichkeiten eine Entscheidung für die optimale Strategie zu wählen, am besten im Rahmen eines Netzwerks unter Beteiligung von Rettungsdienst, nicht invasiven und invasiven Kliniken. Konkrete Absprachen im Rahmen eines solchen Netzwerks, jederzeitige Erreichbarkeit der Interventionsteams über exklusive Telefonnummern und weitere organisatorische Vorbereitungen ermöglichen in vielen Fällen eine Durchführung der PCI in angemessener Zeit. Aus der Sicht des Rettungsdienstes ist allerdings auch zu berücksichtigen, dass meist nur begrenzte qualifizierte Transportkapazitäten zur Verfügung stehen. Es muss vermieden werden, dass aus Gründen relativer Vorteile für einen Patienten durch fehlende Verfügbarkeit von Rettungsmitteln anderen Patienten Schaden geschieht.

In Vorbereitung zur PCI ist die übliche Therapie aus Aspirin, Heparin und Clopidogrel (600 mg p.o., so früh wie möglich) neben der symptomatischen Therapie sinnvoll. Beim STEMI steht als ADP-Antagonist alternativ neuerdings Prasugrel (60 mg initial) mit dem Vorteil stärkerer, schnellerer und sicherer Wirksamkeit gegenüber Clopidogrel zur Verfügung. Bei Z.n. Schlaganfall oder TIA sind Kontraindikationen für den Einsatz von Prasugrel! Ticagrelor als weitere Alternative steht noch vor der Zulassung durch die Behörden. GP-IIb/IIIa-Rezeptorblocker sollten erst im Rahmen der Intervention im Katheterlabor eingesetzt werden.

Rescue Intervention, Facilitated PCI und Pharmacoinvasive Strategie

Ein besonders eleganter gedanklicher Ansatz besteht darin, die Therapie mit einer möglichst frühen Thrombolyse zu beginnen und diese mit einer anschließenden Intervention zu verbinden. Dies könnte sowohl „Lyseversagern" zugute kommen als auch der Beseitigung von Reststenosen dienen und das Risiko der Rethrombosierung mit Reinfarkt vermindern. Daten aus retrospektiven Analysen und kleineren prospektiven Untersuchungen sprechen für dieses Verfahren. Es erscheint besonders dadurch attraktiv, dass durch frühe Wiedereröffnung der infarktbezogenen Arterie Herzmuskel sowohl gerettet werden könnte, aber auch der Interventionalist auf zumindest teilweise offene Infarktgefäße stößt, wodurch die PCI erheblich erleichtert werden könnte. Dieses Konzept wurde als Facilitated PCI bezeichnet und in der ASSENT 4 PCI Studie [ASSENT-4 PCI 2006] getestet. Es stellte sich allerdings heraus, dass der kombinierte Endpunkt aus Tod, Reinfarkt und Herzinsuffizienz nach 90 Tagen bei den kombinierten Verfahren signifikant häufiger war als bei alleiniger Intervention, mit Ausnahme der Patienten, die vom Notarzt (also früh) lysiert wurden.

Die FINESSE-Studie verglich in einer weiteren Facilitated-PCI-Strategie die Kombination von Abciximab und einer halbierten Dosis von Reteplase und anschließender früher PCI mit einer PPCI. Das Kurzzeitergebnis ergab keine Unterschiede in den Gruppen. Nach 1 Jahr allerdings erwies sich die Facilitated-PCI-Strategie in der Patientengruppe mit höchstem Sterberisiko (TIMI Risk Score) bez. der Sterblichkeit der PPCI als hochsignifikant überlegen [Herrmann et al. 2009].

In weiteren Studien [Cantor et al. 2009; Danchin et al. 2008] wurden schon seit längerem bekannte Beobachtungen [Fernández-Avilés et al. 2007] bestätigt, die zeigten, dass Patienten, bei denen nach Lyse relativ zeitnah eine Angiographie und falls sinnvoll ergänzende PCI durchgeführt wurde, eine bessere Prognose haben, als Patienten, bei denen erst nach mehreren Tagen die Angiographie erfolgt. Zusammengefasst legen die Studien nahe, dass der optimale Zeitpunkt der Angiographie etwa zwischen 3 und 24 h nach Lysebeginn liegt. Die Leitlinien der ESC [van der Werf et al. 2008] sehen deshalb eine zusätzliche Angiographie und evtl. PCI nicht früher als 3 h als sog. pharmakoinvasive Strategie in Abgrenzung von der offenbar problematischeren Facilitated PCI vor.

Demgegenüber steht die Rescue Intervention, d.h. die Katheterintervention, bei solchen Patienten, bei denen offensichtlich Lyseversagen vorliegt. Aus verschiedenen Studien ist ableitbar, dass bei etwa 25% der Patienten die Thrombolyse nur eine unzureichende Wirkung zeigt, mit konsekutiv schlechter Prognose. Als optimaler Messparameter für die Effizienz der Lyse erwies sich dabei ein EKG, registriert 90 min nach Lysebeginn. Patienten mit guter ST-Streckenresolution haben eine ausgezeichnete Prognose, Patienten mit fehlender ST-Streckenresolution eine schlechte Prognose [Schröder et al. 2001]. Unter Verwendung dieses prognostischen Index wurde die REACT-Studie durchgeführt [Gershlick et al. 2005], bei der gezeigt wurde, dass die Intervention bei Patienten mit persistierender ST-Streckenhebung und schlechter ST-Streckenresolution < 50% von der Rescue Intervention profitieren. Insgesamt kann aus diesen Studien geschlossen werden, dass eine routinemäßige Intervention sofort nach Thrombolyse nicht durchgeführt werden sollte, umgekehrt aber bei Patienten, bei denen sich im EKG 90 min nach Lysebeginn eine mangelnde ST-Streckenresolution als Zeichen des Lyseversagens zeigt, die möglichst sofortige Rescue Intervention von Vorteil ist.

Bei den übrigen Patienten mit erfolgreicher Lyse sollte eine Angiographie erst einige Stunden nach Lysebeginn erfolgen.

12.3 Kardiogener Schock

Klinische Diagnose

Dem Notarzt und auch dem Arzt in der Notaufnahme eines Krankenhauses stehen i.d.R. nicht die optimalen Methoden zur Verfügung, die eine hämodynamisch exakte Definition eines Schocks ermöglichen. Er ist auf den klinischen Blick angewiesen und auf einige relative allgemeine Befunde. Die Patienten im Schock sind hypotensiv (i.d.R. liegt der Blutdruck anhaltend < 90 mmHg systolisch), oft findet sich eine graue Zyanose, die Patienten sind schweißig, unruhig, benommen, über der Lunge sind häufig (jedoch nicht immer!) feuchte (Stauungs-)Rasselgeräusche zu hören, die Herzfrequenz ist hochnormal bis erhöht, und es besteht eine Oligurie.

Differenzialdiagnostisch kommen, zumal wenn bei Linksschenkelblock ein frischer Myokardinfarkt primär nicht eindeutig zu definieren ist, eine Reihe von extrakardialen und nicht primär ischämiebedingten myokardialen Ursachen des Schocks infrage (s.a. Kap. 34):
- Hypovolämie
- Anaphylaxie
- Sepsis
- Toxisches Schocksyndrom
- Lungenembolie
- Perikardtamponade
- Obstruierendes Vorhofmyxom
- Primäre Herzrhythmusstörung

Circulus vitiosus

Der klassische Circulus vitiosus der Entwicklung eines kardiogenen Schocks im Rahmen eines AMI besteht aus dem ischämiebedingten Verlust von kontraktiler Muskelmasse mit einer Verschlechterung der linksventrikulären Funktion, die sowohl zu einer Verminderung des arteriellen Blutdrucks i.A. und einem konsekutiven Absinken der Koronarperfusion im Besonderen führt. Dies hat die Konsequenz einer weiteren

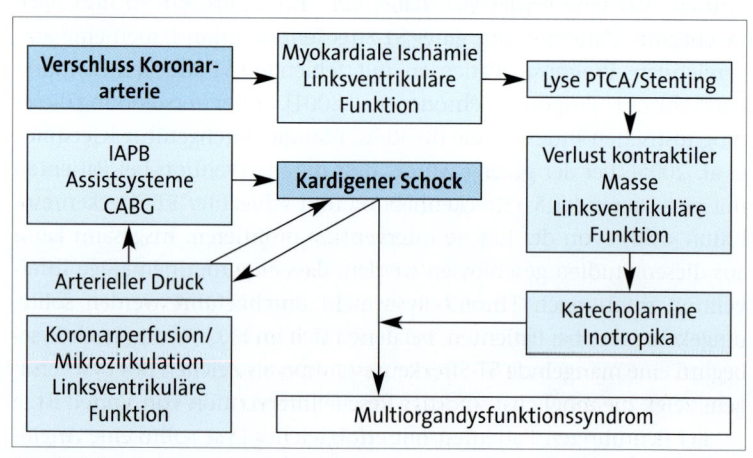

Abb. 12.4: Kardiogener Schock: Pathophysiologie und Interventionsmöglichkeiten

Beeinträchtigung der linksventrikulären Funktion, die schließlich im klassischen Bild des Schocks endet (s. Abb. 12.4).

Sind mechanische oder rhythmologische Ursachen des Schockbildes ausgeschlossen, die sich z.B. in Form von Mitralklappenabriss (Papillarmuskelabriss), Septumperforation, gedeckter Perforation der freien Myokardwand, ischämiebedingten tachykarden oder bradykarden Rhythmusstörungen manifestieren, geht die klassische pathophysiologische Vorstellung von der Entwicklung des kardiogenen Schocks davon aus, dass die in Abbildung 12.4 dargestellten Mechanismen zu einem kompensatorischen Anstieg des systemischen Widerstands führen. Zahlreiche Beobachtungen, insbesondere solche aus dem SHOCK-Trial [Hochman et al. 1999], haben dieses klassische Bild zumindest in seiner Einfachheit infrage gestellt, da z.B. im Schock vielfach eine weniger deutlich eingeschränkte linksventrikuläre Funktion gefunden wird und der systemische Widerstand nicht erhöht ist. Allerdings haben Patienten mit ausgeprägter Hypotension im Vergleich zu Patienten mit erhöhtem systemischen Widerstand und nur gering erniedrigtem Blutdruck eine deutlich schlechtere Prognose. Dagegen zeigt sich im Rahmen eines kardiogenen Schocks in Teilen das Bild der Sepsis mit systemischer inflammatorischer Antwort, Aktivierung inflammatorischer Mediatoren und dem Nachweis inflammatorischer Marker und Multiorgandysfunktionssyndrom (MODS). Darüber hinaus konnte auch gezeigt werden, dass der Verlust an kontraktilem Myokard offensichtlich nicht immer das führende Problem darstellt. So zeigten Patienten, die im myokardinfarktbedingten Schock erfolgreich revaskularisiert wurden, im längerfristigen Verlauf eine gute Ejektionsfraktion, wie sie bei ausgedehnten Nekrosen nicht möglich gewesen wäre.

Ziel der Behandlung des zunächst nur klinisch zu diagnostizierenden kardiogenen Schocks ist es, eine möglichst vollständige und rasche Wiedereröffnung sowohl des infarktauslösenden Gefäßes als auch zusätzlicher hochgradig stenosierter Gefäße zu erreichen. Dies gelingt primär am besten mit einer PCI mit Stenteinlage. Sie ist der Thrombolyse nach den Ergebnissen des SHOCK-Trials mittel- und langfristig eindeutig überlegen, v.a. bei Patienten < 75 Jahren. Bei notwendiger Verlegung zur Intervention in ein Zentrum kann eine vorausgehende sofortige Thrombolyse insbesondere dann sinnvoll sein, wenn längere Zeitverluste bis zur Intervention zu erwarten sind. Für die Wirksamkeit der Lyse bei Schock liegen allerdings keine beweisenden Studien vor. In Kliniken, die Koronarinterventionen durchführen, besteht meist die Möglichkeit, durch Einsatz der intraaortalen Gegenpulsation (IABP) zumindest die Hämodynamik vor, während und nach der Koronarintervention zu verbessern. Extrakorporale Kreislaufunterstützungssysteme bis zum kardiopulmonalen Bypass sind Behandlungsmöglichkeiten von bisher weitgehend experimentellem Charakter. Einige ausgewählte Patienten mit schwerer 3-Gefäßerkrankung und Einbeziehung des linken Hauptstamms profitieren möglicherweise auch von einer primären

Wiedereröffnung von Infarktgefäßen

Hohe Sterblichkeit

Bypass-OP. Unabhängig vom Einsatz aller zur Verfügung stehenden modernen Behandlungsmöglichkeiten liegt die Sterblichkeit beim Patienten mit kardiogenem Schock immer noch in einer Größenordnung von mindestens 50%. Es bleibt abzuwarten, ob sich die Vorstellung von dem kardiogenen Schock als einem sepsisähnlichen Krankheitsbild mit Entwicklung eines MODS durch gezielte Intervention in die Pathophysiologie dieser Prozesse verbessern lässt.

Bei Patienten mit unauffälligem Auskultationsbefund über der Lunge und kardiogenem Schock ohne eine nachweisbare mechanische oder rhythmogene Ursache ist bei Hinterwandinfarkt an das Vorliegen einer rechtsventrikulären Infarktbeteiligung zu denken. Diagnostiziert werden kann dieser Infarkt anhand der typischen ST-Streckenhebung in II, III und aVF durch den Nachweis einer Hebung der ST-Strecke in Ableitung V4 rechts. Bei genauerer Untersuchung findet sich bei diesen Patienten häufig ein deutlicher Halsvenenstau als Ausdruck der verminderten Pumpleistung des rechten Ventrikels. Patienten mit rechtsventrikulärer Infarktbeteiligung haben eine hohe Sterblichkeit und demnach auch eine dringliche Indikation für eine sofortige Reperfusionstherapie einschließlich der Thrombolyse. Der Schock kann vielfach durch kräftige Volumengabe überwunden werden, wie insgesamt gilt, dass bei Patienten mit kardiogenem Schock und unauffälligem Lungenauskultationsbefund der Versuch einer Therapie mit Volumen (z.B. 200 ml HAES) gerechtfertigt und ungefährlich ist.

12.4 Akute Herzinsuffizienz mit oder ohne Lungenödem

Die akute Herzinsuffizienz ist i.d.R. v.a. dann ein notfallmedizinisches Problem, wenn sie mit einem Lungenödem bzw. einer akuten Lungenstauung (Prälungenödem) verbunden ist. Beim manifesten Lungenödem ist differenzialdiagnostisch an eine toxische Ursache (z.B. Reizgasinhalation) zu denken oder an ein neurogenes Lungenödem (selten bei akuten intrakraniellen Blutungen v.a. bei jungen Menschen). Seltene kardiale Ursachen des Lungenödems sind akut dekompensierte Mitral- oder Aortenvitien, eine akut dekompensierte HOCM, ein obstruierendes Myxom im linken Vorhof sowie eine zur akuten Dekompensation führende akute Myokarditis. Eine akute Entlastung sehr großer Pleuraergüsse oder auch Perikardergüsse können als ungewöhnliche Ursache eines Lungenödems infrage kommen. In den allermeisten Fällen allerdings ist die Ursache eines Lungenödems eine chronische Hypertonie mit akuter Dekompensation oder ein akutes linksventrikuläres Pumpversagen bei einem Myokardinfarkt.

Grundsätzlich sind bez. der Akuttherapie und der Prognose Patienten mit hypertonen Blutdruckausgangswerten von solchen zu differenzieren, die eine Hypotonie aufweisen. Die kurzfristige Prognose der ersten Gruppe ist gut, die der zweiten Gruppe schlecht.

12.4 Akute Herzinsuffizienz mit oder ohne Lungenödem

Sauerstoffgabe

Therapeutisch steht die Sauerstoffinsufflation über Nasensonde oder – falls toleriert – mit Maske im Vordergrund. Sauerstoffgabe wird von vielen Patienten bereits als deutliche Erleichterung empfunden. Die weitere Standardbehandlung des akuten „hypertensiven Lungenödems" besteht in wiederholten Gaben von Nitropräparaten zur Senkung der linksventrikulären Vorlast durch Induktion von venösem Pooling. Daneben ist die Gabe von Schleifendiuretika (Furosemid und Torasemid) indiziert, die neben ihrer akut diuretischen Wirkungen auch einen vasodilatorischen Effekt haben. Morphin (wiederholte Dosen von 3–5 mg) führt neben einer Anxiolyse auch zu einer Senkung des pulmonalarteriellen Drucks. Die Gabe von Natriumnitroprussid ist der Intensivstation vorbehalten. Die Infusion von Glyceroltrinitrat (max. 6 mg/h) ist dagegen auch unter Notfallbedingungen realisierbar und hilfreich v.a. bei schwerer Hypertonie und massivem Lungenödem. Bei sehr ausgeprägter nitrorefraktärer Hypertonie kommen auch vorsichtige Gaben von Urapidil (20 bis max. 50 mg unter Blutdruckkontrolle) infrage. Bei Persistenz des Lungenödems auch 10–15 min nach Behandlungsbeginn oder sogar Verschlimmerung der Situation unter Therapie (messbar an dem klinischen Bild einerseits und z.B. fallender O_2-Sättigung andererseits) sollte eine zügige endotracheale Intubation und Beatmung mit positivem endexspiratorischem Druck (PEEP) bei einer FiO_2 von 100% erfolgen. Die Möglichkeit einer Maskenbeatmung mit PEEP (CPAP, NIV) ist prinzipiell gegeben, jedoch unter der Bedingung des Notarzteinsatzes und des notwendigen Transports in ein Krankenhaus bisher nicht flächendeckend etabliert und bedarf entsprechender Erfahrung bei der Durchführung.

Intubationsindikation

Beim hypotensiven Lungenödem (Blutdruck ≤ 100 mmHg systolisch) handelt es sich häufig um das Bild eines bereits manifestierten kardiogenen Schocks mit schlechter Prognose. Soweit Sauerstoffsättigung (> 90%) und sonstiger klinischer Zustand es zulassen, sollte der Patient unter reichlicher Sauerstoffgabe und u.U. Gabe von kleinen Dosen Morphin zur Sedierung und Anxiolyse so rasch wie möglich in ein kardiologisches Zentrum gebracht werden. Ist aufgrund des klinischen Zustands trotz Sauerstoffgabe und niedrigen FiO_2 (< 90%) eine adäquate Stabilisierung nicht möglich, muss ebenfalls eine endotracheale Intubation erfolgen, die mit einem hohen Risiko zum terminalen Kreislaufzusammenbruch verbunden ist. Häufig lassen sich Intubation, die Gabe von vasopressorischen Katecholaminen (z.B. Kombination von Noradrenalin und Dobutamin oder auch Adrenalin als Monotherapie) nicht vermeiden, zumal wenn der Gesamtzustand eine Beatmung des Patienten erzwingt. Phosphodiesterasehemmer wie Milrinon oder Calcium-Sensitizer wie Levosimedan sind für den Notarzteinsatz nicht geeignet.

Eine akute primäre Rechtsherzinsuffizienz tritt i.d.R. eigentlich nur im Rahmen einer rechtsventrikulären Infarktbeteiligung bei inferiorem Infarkt (erkennbar an ST-Streckenhebungen V4 rechts) und selten im

Rahmen einer destruierenden akuten Endokarditis an den Pulmonal- oder Trikuspidalklappen auf (gelegentlich bei „Fixern" zu beobachten). Am häufigsten ist sie jedoch hervorgerufen durch eine akute Rechtsherzüberlastung im Rahmen der Lungenembolie. Selten wird sie vorgetäuscht, z.B. bei rascher Bildung eines Perikardergusses mit Zeichen der Einflussstauung. Im Prinzip gilt es daher, zunächst die Ursache abzuklären. Als symptomatische Notfalltherapie kommt primär eine Volumengabe in Betracht, obwohl mit Ausnahme der fulminanten Lungenembolie und des AMI mit rechtsventrikulärer Beteiligung das Krankheitsbild selten so akut bedrohlich ist, dass weitere therapeutische Sofortmaßnahmen vor einer differenzialdiagnostischen Abklärung notwendig sind.

12.5 Lungenembolie

Unspezifische Symptomatik

Die Lungenembolie ist insofern eine besonders gefürchtete Erkrankung, als sie aufgrund ihrer gelegentlich relativ unspezifischen Symptomatik leicht übersehen wird, zumal bei einer zunächst weniger schweren kleinen „Primärembolie", der jederzeit eine zweite, dann massive Embolisation folgen kann. Das Leitsymptom der Lungenembolie ist die akut auftretende Luftnot mit Tachypnoe bis zu ausgeprägter Dyspnoe mit Zyanose und Schock bei fulminanter Lungenembolie. Der gelegentlich mit einer akuten Lungenembolie einhergehende Brustschmerz lässt differenzialdiagnostisch an ein ACS denken, der atemabhängige Thoraxschmerz an eine Pleuropneumonie und die Atemnot auch an eine exazerbierte obstruktive Lungenerkrankung. Häufig ist eine Synkope Initialsymptom. Typische weitere Symptome sind die Tachykardie (abzugrenzen von einer paroxysmalen primären Tachykardie) sowie besonders bei schwerer Embolie klinische Zeichen der akuten Rechtsherzinsuffizienz mit Stauung der Halsvenen im Sitzen. Im EKG können sich Zeichen der Rechtsherzbelastung finden, wie ein kompletter oder inkompletter Rechtsschenkelblock oder eine Drehung der Herzachse nach rechts, diese können aber auch vollständig fehlen. Diese Befunde sind besonders dann zu beachten, wenn sie im Vergleich zu evtl. verfügbaren Vor-EKGs neu aufgetreten sind.

Auslöser der Lungenembolie sind zumeist Becken- oder Beinvenenthrombosen, die sich häufig postoperativ nach orthopädischen, urologischen und gynäkologischen Operationen bilden [Motsch et al. 2006]. Aber auch zunächst harmlos erscheinende Traumata, die zu Ruhigstellung der unteren Extremitäten führen, sind Ursache für Thrombosen und Lungenembolien. Ein besonderes Risiko zur Entwicklung von Thrombosen und Lungenembolien weisen Patienten mit genetischer Disposition auf. Diese Patienten fallen anamnestisch durch wiederholte thrombotische Erkrankungen auf. Am häufigsten ist die Faktor-V-Gerinnungsstörung, seltener sind Mangel an Protein C, Protein S, Antithrombin III und Störungen im Plasminogenstoffwechsel.

Klassisches Verfahren zum Nachweis einer Lungenembolie ist die Perfusions- und Ventilationsszintigraphie, die eine hohe Aussagefähigkeit hat, jedoch weitgehend durch den direkten Nachweis der Thrombusmassen in den Pulmonalarterien durch ein Angio-CT ersetzt wird. Die Echokardiographie ist insbesondere bei schwerer Lungenembolie als sofort verfügbare Erstmaßnahme diagnostisch wertvoll (Nachweis der Dilatation des rechten Ventrikels). Sie ergibt Hinweise auf das Ausmaß der hämodynamischen Beeinträchtigung und ist gleichzeitig geeignet, differenzialdiagnostisch infrage kommende Erkrankungen wie akute Perikardtamponade, Aortendissektion oder AMI zu erfassen oder abzugrenzen. Die Pulmonalisangiographie ist ein weiteres sicheres, inzwischen allerdings nur noch selten angewandtes Verfahren zum Nachweis der Lungenarterienembolie. Laborverfahren (Nachweis von D-Dimeren) sind bei Schwerbeeinträchtigten allenfalls ergänzend sinnvoll.

Angio-CT

Therapeutisch ist neben der symptomatischen Behandlung (Schmerzbehandlung, Sauerstoffgabe) Heparin oder niedermolekulares Heparin der primäre Therapieschritt, um ein weiteres Anwachsen des Thrombus zu verhindern. Eine Thrombolyse kommt bei schwerer oder mittelschwerer Lungenembolie infrage und muss bei fulminanter Lungenembolie mit Schock u.U. unmittelbar ohne eine die Lungenembolie objektivierende Diagnostik bereits aufgrund der klinischen Symptomatik notfallmäßig erfolgen. Sogar im Fall eines bereits eingetretenen Kreislaufstillstands kann sie dann in Ausnahmefällen lebensrettend sein. Die Thrombolysetherapie kann sehr schnell ein Rechtsherzversagen bessern und die Letalität reduzieren. Bei kreislaufstabilen Patienten, bei denen eine akut lebensbedrohliche Situation nicht vorliegt, ist die Indikation zur Thrombolyse (mit Streptokinase oder besser t-PA) in der Klinik abzuklären.

Literatur

Antmann E et al., The TIMI Risk Score for Unstable Angina/Non-ST Elevation MI. JAMA (2000), 284, 835–842

ASSENT-4 PCI, Assessment of the Safety and Efficacy of a New Treatment Strategy with Percutaneous Coronary Intervention (ASSENT-4 PCI) investigators. Primary versus tenecteplase-facilitated percutaneous coronary intervention in patients with ST-segment elevation acute myocardial infarction (ASSENT-4 PCI): randomised trial. Lancet (2006), 367, 569–578

Bassand JP et al., Guidelines for the diagnosis and treatment of non-ST-segment elevation acute coronary syndromes: The Task Force for the Diagnosis and Treatment of Non-ST-Segment Elevation Acute Coronary Syndromes of the European Society of Cardiology. Eur Heart J (2007), 28, 1598–1660

Braunwald E, Unstable angina. A classification. Circulation (1989), 80, 410–414

Cantor WJ et al., TRANSFER-AMI Trial Investigators. Routine early angioplasty after fibrinolysis for acute myocardial infarction. N Engl J Med (2009), 360, 2705–2718

Danchin N et al., Comparison of thrombolysis followed by broad use of percutaneous coronary intervention with primary percutaneous coronary intervention for ST-segment-elevation acute myocardial infarction: data from the French registry on acute ST-elevation myocardial infarction (FAST-MI). Circulation (2008), 118, 268–276

Eagle KA et al., A validated prediction model for all forms of acute coronary syndrome: estimating the risk of 6-month postdischarge death in an international registry. JAMA (2004), 291, 2727–2733

European Resuscitation Council Guidelines for Resuscitation 2005. Resuscitation (2005), 67, S1–S181

Fernández-Avilés F et al., Primary angioplasty vs. early routine post-fibrinolysis angioplasty for acute myocardial infarction with ST-segment elevation: the GRACIA-2 non-inferiority, randomized, controlled trial. Eur Heart J (2007), 28, 949–960

Gersh BJ et al., Pharmacological facilitation of primary percutaneous coronary intervention for acute myocardial infarction: is the slope of the curve the shape of the future? JAMA (2005), 293, 979–986

Gershlick AH et al., Rescue angioplasty after failed thrombolytic therapy for acute myocardial infarction. N Engl J Med (2005), 353, 2758–2768

Herrmann HC et al., Benefit of facilitated percutaneous coronary intervention in high-risk ST-segment elevation myocardial infarction patients presenting to nonpercutaneous coronary intervention hospitals. JACC Cardiovasc Interv (2009), 2, 917–924

Hochman JS et al., Early revascularization in acute myocardial infarction complicated by cardiogenic shock. SHOCK Investigators. Should We Emergently Revascularize Occluded Coronaries for Cardiogenic Shock. N Engl J Med (1999), 341, 625–634

Kalla K et al., Implementation of guidelines improves the standard of care: the Viennese registry on reperfusion strategies in ST-elevation myocardial infarction (Vienna STEMI registry). Circulation (2006), 113, 2398–2405

Keeley EC, Boura JA, Grines CL, Primary angioplasty versus intravenous thrombolytic therapy for acute myocardial infarction: a quantitative review of 23 randomised trials. Lancet (2003), 361, 13–20

Kudenchuk PJ et al., Utility of the prehospital electrocardiogram in diagnosing acute coronary syndromes: the Myocardial Infarction Triage and Intervention (MITI) Project. J Am Coll Cardiol (1998), 32, 17–27

Kushner FG et al., 2009 focused updates: ACC/AHA guidelines for the management of patients with ST-elevation myocardial infarction (updating the 2004 guideline and 2007 focused update) and ACC/AHA/SCAI guidelines on percutaneous coronary intervention (updating the 2005 guideline and 2007 focused update) a report of the American College of Cardiology Foundation/American Heart Association Task Force on Practice Guidelines. J Am Coll Cardiol (2009), 54, 2205–2241

Morrow DA et al., TIMI risk score for ST-elevation myocardial infarction: A convenient, bedside, clinical score for risk assessment at presentation: An intravenous nPA for treatment of infarcting myocardium early II trial substudy. Circulation (2000), 102, 2031–2037

Pinto DS et al., Hospital delays in reperfusion for ST-elevation myocardial infarction: implications when selecting a reperfusion strategy. Circulation (2006), 114, 2019–2025

Sabatine MS et al., Clopidogrel as Adjunctive Reperfusion Therapy (CLARITY)-Thrombolysis in Myocardial Infarction (TIMI) 28 Investigators. Effect of Clopidogrel pretreatment before percutaneous coronary intervention in patients with ST-elevation myocardial infarction treated with fibrinolytics: the PCI-CLARITY study. JAMA (2005), 294, 1224–1232

Schröder K et al., Extent of ST-segment deviation in a single electrocardiogram lead 90 min after thrombolysis as a predictor of medium-term mortality in acute myocardial infarction. Lancet (2001), 358, 1479–1486

Scirica BM et al., The Role of Clopidogrel in Early and Sustained Arterial Patency After Fibrinolysis for ST-Segment Elevation Myocardial Infarction. JACC (2006), 48, 37–42

Steg PG et al., Impact of Time to Treatment on Mortality after Prehospital Fibrinolysis or Primary Angioplasty. Circulation (2003), 108, 2851–2856

Van de Werf F et al., Management of acute myocardial infarction in patients presenting with persistent ST-segment elevation: the Task Force on the Management of ST-Segment Elevation Acute Myocardial Infarction of the European Society of Cardiology. Eur Heart J (2008), 29, 2909–2945

Widimsky P et al., Long distance transport for primary angioplasty vs. immediate thrombolysis in acute myocardial infarction. Final results of the randomized national multicentre trial – PRAGUE-2. Eur Heart J (2003), 24, 94–104

Wiviott SD et al., Prasugrel versus Clopidogrel in patients with acute coronary syndromes. N Engl J Med (2007), 357, 2001–2015

Yusuf S et al., Effects of Fondaparinux on mortality and reinfarction in patients with acute ST-segment elevation myocardial infarction: the OASIS-6 randomized trial. JAMA (2006), 295, 1519–1530

13 Kardiale Notfälle II

> **Lernziel:**
> Erlernen der (Differenzial-)Diagnostik und Therapie der genannten internistischen kardiozirkulatorischen Notfälle im Notarztdienst mit den dort gegebenen Möglichkeiten und eine zielgerichtete Versorgung inkl. Transport in geeignete Weiterbehandlung.

13.1 Herzrhythmusstörungen

Dirk Müller

Keine EKG-Kosmetik

Für die Beurteilung des Herzrhythmus im Rettungsdienst stehen einige einfache, leicht zu erhebende Parameter zur Verfügung. Für die Untersuchung sollten Puls, Blutdruck (Höhe und Amplitude), Frequenz und Morphologie des Kammerkomplexes herangezogen werden. Die Tatsache einer Rhythmusstörung bedingt nicht zwangsläufig auch die Indikation einer Therapie. Bei an sich harmlosen Arrhythmien würde die Behandlung einer „EKG-Kosmetik" gleichkommen, die für den Patienten keinen Nutzen darstellt. Auf der anderen Seite ist es allerdings notwendig, potenziell bedrohliche Arrhythmien zu erkennen, die die Indikation, wenn nicht zur Behandlung, so doch zur Überwachung bedeuten. Es sollte in jedem Fall ein 12-Kanal-EKG dokumentiert werden. Dadurch wird die Diagnose der Rhythmusstörung entscheidend vereinfacht, und es können Veränderungen der Arrhythmie nach definierten Kriterien dokumentiert und beurteilt werden.

Normalbefunde: Die Herzschlagfolge ist regelmäßig, die Herzfrequenz liegt zwischen 60 und 100 S/min (normofrequent). Im EKG ist vor jedem Kammerkomplex eine P-Welle zu erkennen, der Kammerkomplex ist zwischen 0,06 und 0,11 s breit.

13.1.1 Vorhofflimmern (Arrhythmia absoluta)

Diese Rhythmusstörung wird durch ein elektrisches Chaos im Bereich der Herzvorhöfe erzeugt. Der Sinusknoten als Zentrum des Herzrhythmus verliert seine Funktion. Der Puls ist arrhythmisch (chaotisch), es lässt sich keine Regelmäßigkeit oder Gesetzmäßigkeit feststellen. Am Monitor bestätigt sich der Befund der Arrhythmie, die Stromkurve zeigt lediglich die Folge der Kammerkomplexe, eine P-Welle ist nicht erkennbar. Aufgrund des elektrischen Chaos im Herzvorhof kann die Grundlinie unruhig sein. Dieser Befund ist nicht obligatorisch. Altersabhängig steigt die Inzidenz von Vorhofflimmern auf bis zu 6% bei den über 80-Jährigen an [Furberg et al. 1994]. Vorhofthromben bei Vorhofflimmern sind eine bedeutende Ursache für ischämische zerebrale Insulte, die Prävalenz bei nichtrheumatischem Vorhofflimmern beträgt etwa 5% pro Jahr [Wolf et al. 1987].

Der Befund Vorhofflimmern allein beschreibt den Rhythmus nur teilweise: Je nach Kapazität des AV-Knotens werden die Vorhofaktionen unterschiedlich schnell auf die Kammer übergeleitet. Es ist also bradykardes, normofrequentes und tachykardes Vorhofflimmern möglich. Die hämodynamischen Auswirkungen von Vorhofflimmern können bei Patienten mit eingeschränkter Pumpleistung des Herzens oder auch in Akutsituationen, wie z.B. beim AMI, ein bedeutendes Ausmaß erreichen [Cowan et al. 1986].

Therapie von Vorhofflimmern
Die Indikation zur Therapie richtet sich nach der hämodynamischen Auswirkung des Vorhofflimmerns. Hämodynamisch gut toleriertes Vorhofflimmern, unabhängig von der Frequenz, bedarf nicht unbedingt einer akuten Therapie.

Bei tachykarder Überleitung auf die Kammern, insbesondere, wenn im Rahmen eines AMI aufgetreten, sollte eine Therapie erfolgen. Bei lediglich milder hämodynamischer Beeinträchtigung sollte die Herzfrequenz mittels Betablocker (z.B. 2,5–5 mg Metoprolol i.v.) oder eines Ca-Antagonisten (z.B. 25–50 mg Verapamil i.v.) reguliert werden (Empfehlungen Class I Evidenz). Die Frequenzkontrolle ist dem gegenüber weniger effektiv (Class IIb) [Fuster et al. 2001].

Bei exzessiver Tachykardie, u.U. in Verbindung mit akuter kardialer Ischämie, bedarf es einer raschen und definitiven Rhythmuskontrolle. In diesem Fall besteht die Indikation zur dringlichen elektrischen Kardioversion [Fuster et al. 2001].

13.1.2 Vorhofflattern

Besser werden diese Rhythmusstörungen als atriale Makro-Reentry-Tachykardien beschrieben. Obwohl häufig im selben Atemzug wie Vorhofflimmern genannt, ist dies doch aus elektrophysiologischer Sicht eine völlig andere Rhythmusstörung. Bei sog. typischem Vorhofflattern liegt der Fokus im Bereich des rechten Vorhofs. Es handelt sich um eine kreisende Erregung, die entweder gegen den oder im Uhrzeigersinn durch den rechten Vorhof läuft und so Vorhoffrequenzen zwischen 250 und 350 S/min bewirkt, die in einem ganzzahligen Verhältnis auf die Kammer übergeleitet werden. Bei typischem Vorhofflattern gegen den

Uhrzeigersinn verläuft die Aktivierung an der freien Wand nach unten, durch den cavotrikuspidalen Isthmus und am intraatrialen Septum nach oben. Dieses Aktivierungsmuster führt zu den typischen negativen Flatterwellen in den Extremitätenableitungen II, III und aVF. Verläuft die Aktivierung umgekehrt, ist dies an positiven Flatterwellen in diesen Ableitungen zu erkennen.

Obwohl gegenüber Vorhofflimmern um etwa 50% reduziert, besteht auch bei anhaltendem Vorhofflattern über eine Dauer von 48 h ein signifikant erhöhtes Thrombemboliersiko.

Therapie von Vorhofflattern

Kardioversion Die Therapie wird insbesondere bei tachykarder Überleitung auf die Kammer notwendig und besteht in erster Linie in medikamentöser oder elektrischer Kardioversion. Bei der geordneten Aktivierung der Vorhöfe sind häufig schon Energieabgaben von 50 J effektiv zur Kardioversion [Blomstrom-Lundqvist et al. 2003]. Die effektive Rezidivprophylaxe besteht mittlerweile in der elektiven Ablation des cavotrikuspidalen Isthmus bei typischem, d.h. isthmusabhängigem Vorhofflimmern.

13.1.3 Störungen der Überleitung im AV-Knoten

AV-Knoten-Überleitungsstörungen sind typische Komplikationen des inferioren Myokardinfarkts mit Beeinträchtigung der von der rechten Koronararterie ausgehenden AV-Knoten-Arterie. Im Übrigen treten AV-Blockierungen auch infolge von Arzneimittelüberdosierungen (Digitalis, Betablocker, Ca-Antagonisten vom Verapamil-Typ, Antiarrhythmika) auf.

AV-Block I°

Blockbilder Der AV-Block I° ist im engeren Sinne keine Rhythmusstörung, da es zu keinen Herzrhythmusstörungen oder Blockierungen kommt. Es besteht lediglich eine verzögerte Überleitung der Aktivierung im AV-Knoten, sodass die PQ-Zeit auf mehr als 0,22 s verlängert ist.

AV-Block II°

Ein zwischenzeitlicher Verlust der Überleitung der Vorhofaktionen auf die Kammer kennzeichnet den AV-Block II°. Voraussetzung für die Diagnose ist ein Sinusrhythmus. Nach einer variablen Anzahl von Aktionen, die auf die Kammer übergeleitet werden, fällt eine Aktion aus. Man unterscheidet 2 Formen des AV-Block II°, die Bezeichnung erfolgt nach Mobitz in Typ 1 und 2:
- AV-Block II°, Typ Mobitz 1 (Wenckebach-Periodik): Von Schlag zu Schlag verlängert sich die PQ-Zeit, bis schließlich eine Aktion ausfällt. Die darauf folgende Aktion hat wieder eine kurze PQ-Zeit.
- AV-Block II°, Typ Mobitz 2: Die PQ-Zeit ist unverändert, bis ein Schlag nicht mehr auf die Kammer übergeleitet wird.

13.1 Herzrhythmusstörungen

Die Überleitung wird danach bezeichnet, nach wie vielen Aktionen ein Kammerkomplex ausfällt (3:1, 4:1 usw.). Streng genommen kann man bei einer 2:1-Überleitung nicht zwischen Mobitz 1 und Mobitz 2 unterscheiden, da es nicht möglich ist zu beurteilen, ob sich die PQ-Zeit verlängert. Bis auf die 2:1-Überleitung fällt bei allen anderen Formen des AV-Block II° zwischendurch ein Kammerkomplex aus, sodass der Puls sich eher bradykard und arrhythmisch anfühlt. Im Gegensatz zu Vorhofflimmern lässt sich allerdings eine regelmäßige Periodik feststellen (s. Abb. 13.1).

AV-Block III°

Bei dem drittgradigen AV-Block sind P-Wellen vorhanden, aber zu den Kammerkomplexen besteht keine feste Verbindung. Die Kammeraktionen sind allerdings ebenfalls regelmäßig, wenn auch bradykard (langsamer als die Vorhofaktionen). Weil der Sinusknoten als Rhythmuszentrum ausfällt, müssen andere im Bereich des AV-Knotens, der Tawara-Schenkel oder tiefer gelegene Rhythmen die Kammeraktionen einleiten. Abhängig davon, wo diese Zentren liegen, ist der Kammerkomplex mehr oder weniger wie bei einem Schenkelblock deformiert. Als Näherung mag gelten: Je tiefer vom AV-Knoten aus gesehen der Rhythmus entsteht, umso langsamer ist der Rhythmus und umso breiter (plumper) ist die Konfiguration der Kammerkomplexe (s. Abb. 13.2).

Sinuatrialer Block (SA-Block)

Analog zum AV-Block erfolgt die Nomenklatur des SA-Blocks. Der Ort der Blockierung liegt in diesem Fall allerdings auf Höhe des Sinuskno-

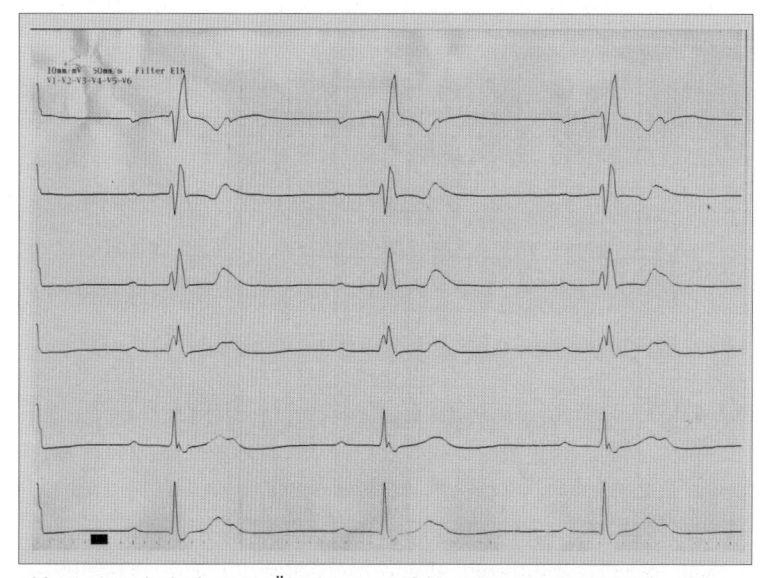

Abb. 13.1: AV-Block II° mit 2:1-Überleitung auf die Kammer, jede 2. P-Welle wird von einem Kammerkomplex gefolgt (AV-Block II° Typ Mobitz) und Rechtsschenkelblock. Hohe Gefahr eines totalen AV-Blocks.

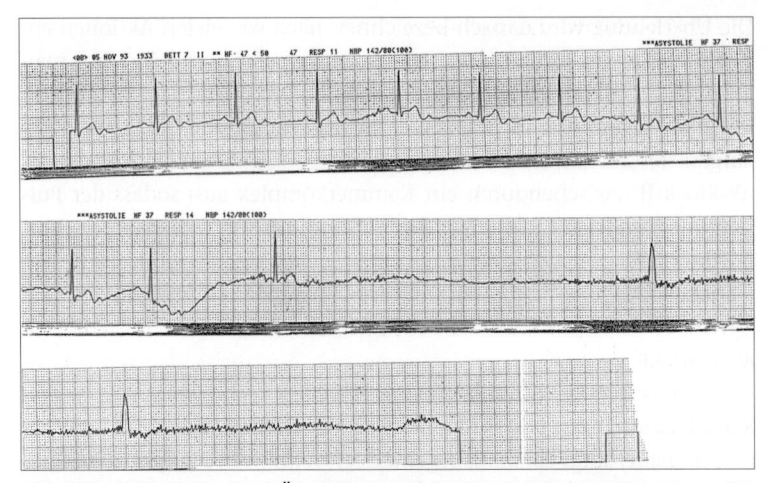

Abb. 13.2: AV-Block II° mit 2:1-Überleitung auf die Kammer. Es kommt zu einem AV-Block III° mit einer Pause von 7 s. Vereinzelt ventrikuläre Escapeschläge.

SA-Block II°

tens. Man kann die Blockierung daher nur indirekt ableiten. Ein SA-Block I° kann im normalen EKG nicht diagnostiziert werden. Bei einem Block II° wird sich ein Sinusrhythmus zeigen, wobei aber die Herzschlagfolge, bestehend aus P-Welle sowie QRS-T-Wellen-Komplex, scheinbar „Aussetzer" bietet. Ein SA-Block III° (Synonym: Sinusarrest, s. Abb. 13.3) zeigt dagegen keine P-Wellen mehr. Die Herzschlagfolge ist regelmäßig, es besteht ein Ersatzrhythmus – häufig auf Höhe des AV-Knotens – und im Gegensatz zum Vorhofflimmern kann man keinen unregelmäßigen Puls feststellen.

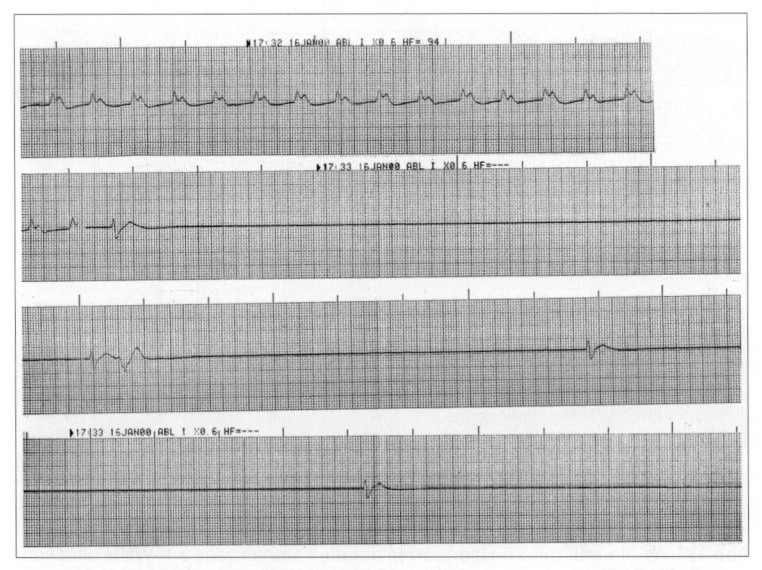

Abb. 13.3: Sinusrhythmus, intermittierend kommt es zu einem SA-Block III°, die resultierenden Pausen haben eine Länge bis zu 13 s.

Therapie bradykarder Arrhythmien

Die Therapie einer Bradykardie im prähospitalen Bereich sollte ungeachtet der Ursachen erst bei klinischen Symptomen oder deutlichen hämodynamischen Auswirkungen für den Patienten erfolgen. Die Behandlung ohne klinische Indikation stellt bestenfalls eine EKG-Kosmetik dar. Unabhängig von der o.g. differenzierten Diagnostik supraventrikulärer Rhythmusstörungen besteht bei symptomatischen Arrhythmien zunächst die Indikation einer Behandlung mit Atropin (Dosis 1,0 mg i.v.). Bei Ineffizienz kann ein Behandlungsversuch mit Adrenalin (Suprarenin i.v. als kontinuierliche Infusion) unternommen werden. Als invasive Therapien besteht die Möglichkeit der transösophagealen oder transvenösen antibradykarden Stimulation. Unter prähospitalen Bedingungen ist allerdings die externe Stimulation über Patch-Elektroden vorzuziehen (Analgosedierung, da schmerzhaft!) [Van de Werf et al. 2003].

Therapie bei Symptomatiken

Tachykarde Arrhythmien mit schmalem Kammerkomplex

Die Tatsache eines schmalen Kammerkomplexes bei einer Tachykardie im EKG ist ein sicheres Indiz dafür, dass zumindest der AV-Knoten an der Reizleitung beteiligt ist. Als mögliche Ursachen kommen in Betracht:

- Sinustachykardie: Der gesamte Herzzyklus wird über physiologische Wege realisiert, die P-Welle ist normal konfiguriert. Die Auslöser sind variabel und können von Schmerzen, über psychische Ursachen, Medikamente und oft Drogen zu Elektrolytstörungen und Störungen des Volumenstatus reichen. Auch kann sie Zeichen einer Herzinsuffizienz sein (Lungenauskultation)!
- Tachykardie mit negativen P-Wellen: Ursache ist die Aktivierung des Vorhofs „von unten", sodass sich im Standard-EKG eine umgekehrte P-Welle findet. Es kommen differenzialdiagnostisch ektope atriale Tachykardien und verschiedene Formen der AV-Reentry-Tachykardien in Betracht. Die P-Welle ist dabei meist negativ und kann sich an unterschiedlichen Stellen des Herzzyklus „verstecken".
- Tachykardie ohne P-Wellen: Die P-Welle liegt im Bereich des Übergangs von QRS-Komplex in die T-Welle. Sie ist daher i.d.R. nicht sichtbar. Am häufigsten findet sich dieses Bild bei der AV-Knoten-Reentry-Tachykardie (s. Abb. 13.4).

Therapie regelmäßiger tachykarder Arrhythmien mit schmalem Kammerkomplex

Die Therapie der ersten Wahl (s. Abb. 13.5) besteht in vagalen Manövern (Vagusreiz) wie Valsalva-Manöver, Husten, Bulbusdruck. Bei Versagen der Therapie ist die Behandlung der ersten Wahl die Gabe von Adenosin (12–18 mg i.v. schnell injiziert) unter kontinuierlicher Dokumentation des EKGs. Der Wirkmechanismus ist ein passagerer totaler AV-Block über wenige Sekunden (Nebenwirkungen: Asthma-Anfall,

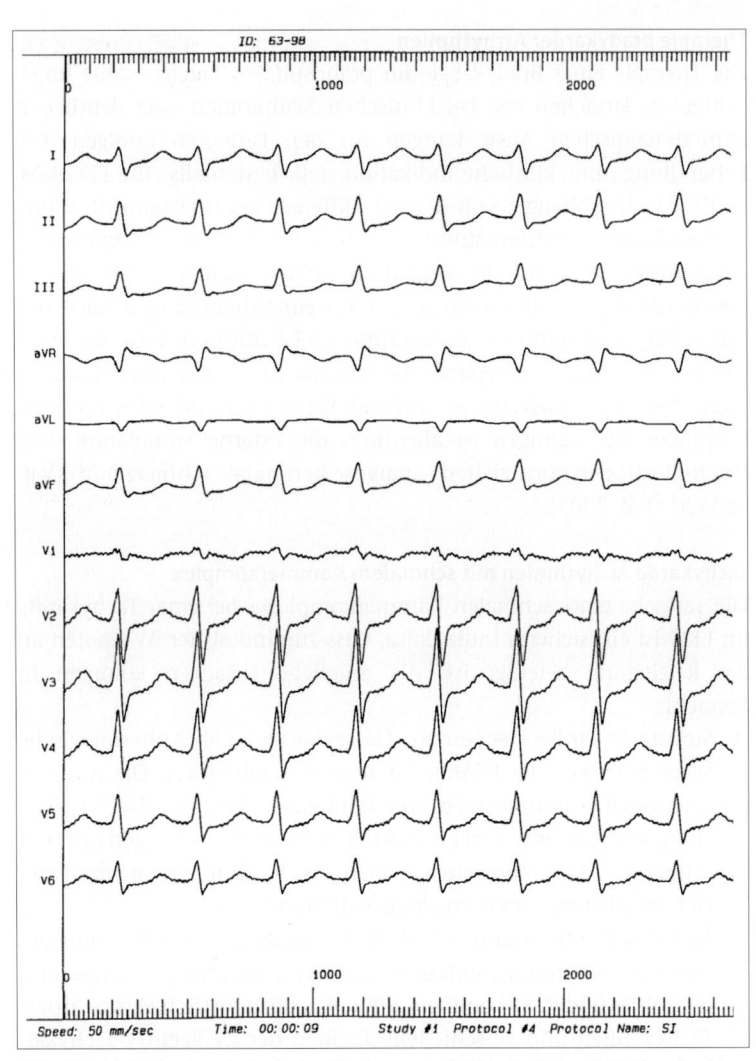

Abb. 13.4: a) QRS-schmale Tachykardie, Frequenz 200/min. Keine P-Wellen direkt nachweisbar. Als P-Äquivalent zeigt sich ein Pseudo-R' in V1.

Flush, Brustschmerz). Bei Versagen der Therapie kann alternativ ein Ca-Antagonist vom Verapamil-Typ oder ein Betablocker appliziert werden. Kombinationen von beiden Substanzgruppen sollten wegen möglicher Potenzierung der bradykardisierenden und hypotensiven Wirkung nur mit äußerster Vorsicht erfolgen. Bei Versagen der Therapie besteht als weitere Option die Behandlung mit einem Klasse-Ic-Antiarrhythmikum (z.B. Flecainid, Propafenon) [Blomstrom-Lundqvist et al. 2003].

Tachykarde Arrhythmien mit breitem Kammerkomplex
Bei bereits bestehendem Schenkelblock wird unter einer Tachykardie mit o.g. Ursachen auch der Kammerkomplex bei der Tachykardie verbreitert sein. Bei einem Fokus der Tachykardie im Bereich der Ventrikel

13.1 Herzrhythmusstörungen   Kapitel 13   235

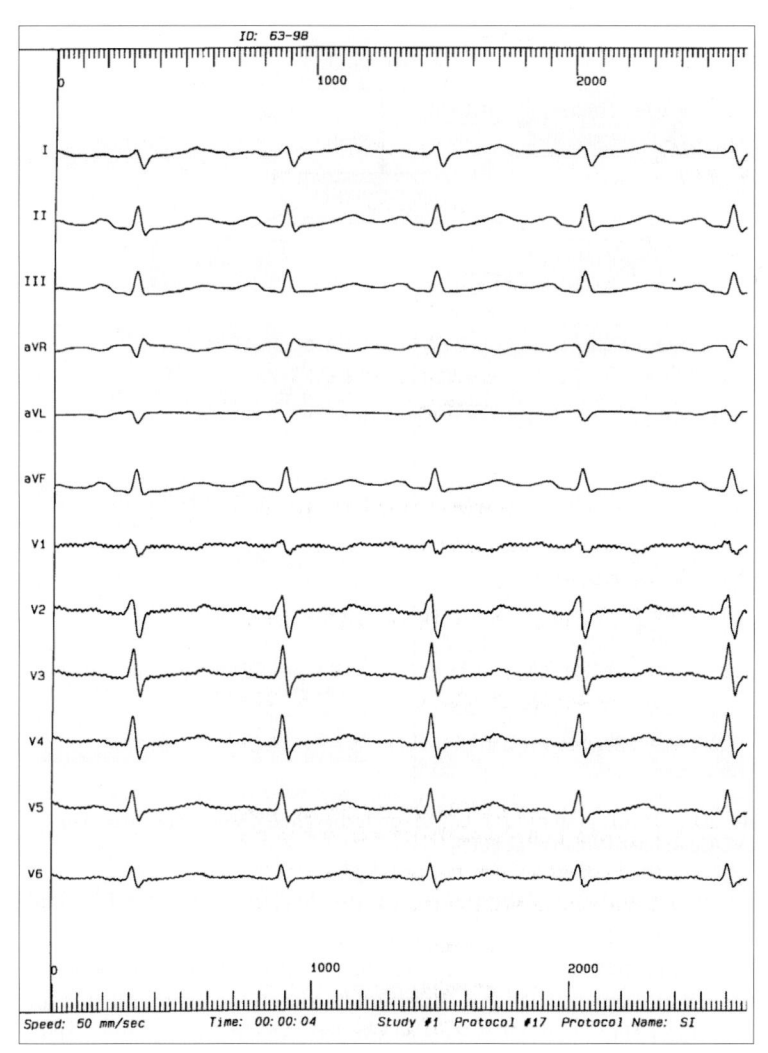

Abb. 13.4: b) Derselbe Patient nach Gabe von 12 mg Adrekar i.v.: Sinusrhythmus 85/min, Indifferenztyp, unauffälliger Kurvenverlauf. Typischer Befund einer AV-Knoten-Reentry-Tachykardie.

wird das Reizleitungssystem nicht genutzt, sodass bei einem Fokus oder auch einem Reentry im Bereich der Kammern die Komplexe entsprechend schenkelblockartig deformiert sind.

Der häufigste Auslöser für QRS-breite Tachykardien ist eine ischämische Kardiomyopathie, z.B. nach anamnestischem Infarkt, v.a. bei schlechter Pumpleistung. Obwohl auch supraventrikuläre Tachykardien eine QRS-breite Tachykardie (mit funktionellem Schenkelblock) hervorrufen können, ist doch die wichtigste und auch bedrohlichste Form der Tachykardie die ventrikuläre Tachykardie.

Zur Behandlung stehen prinzipiell die medikamentöse Therapie und die Kardioversion zur Verfügung. Es empfiehlt sich ein möglichst analytisches Vorgehen, um bereits bei erstem Kontakt mit der Indextachykar-

```
                        Tachykardie
                             │
    Elektrische    Instabil  │
    Kardioversion ◄──────────┤
                             │ Stabil
                             ▼
                        QRS-Breite?
                         ╱        ╲
                        ╱          ╲
                  QRS schmal     QRS breit
```

Unregelmäßig:
Evtl. Vorhofflimmern.
– HF-Kontrolle mit β-Blocker, Ca-Antagonist, Digitalis.

– Falls < 48 h evtl. Kardioversion (Med. oder DC).

Unregelmäßig:
Evtl. Vorhofflimmern + Schenkelblock (s. QRS-schmal)

Falls Präexitation oder polymorphe VT evtl. Amiodaron.
Falls Torsade de Point, Mg 2 g.

Regelmäßig:
Evtl. AVNRT, AVRT, usw.
– Vagale Manöver
– Adenosin 12 mg rasch i.v.

– Bei Versagen evtl. Flecainid, Propafenon i.v. (kontinuierliche Monitorüberwachung!).

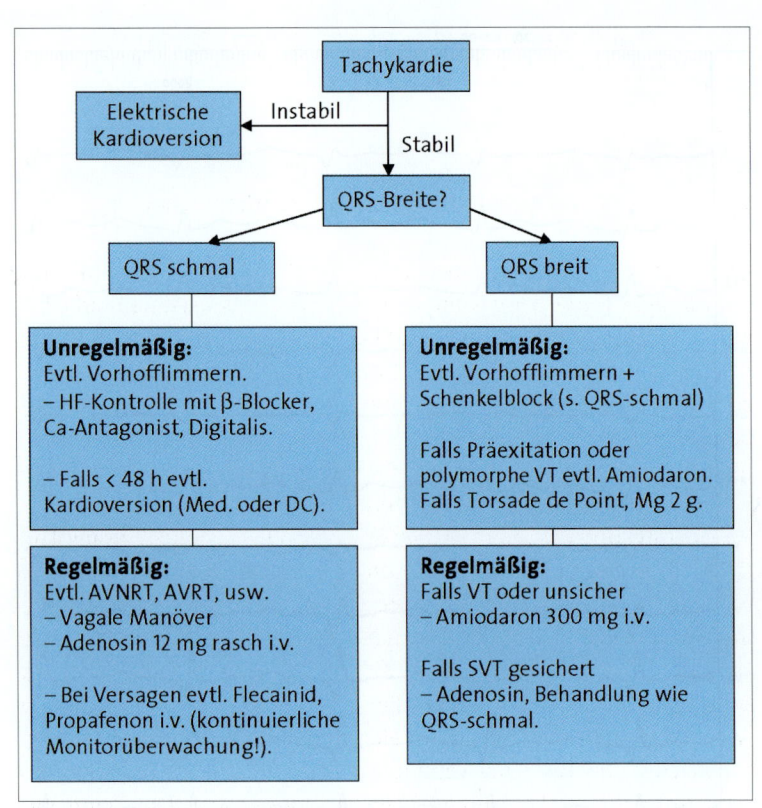

Regelmäßig:
Falls VT oder unsicher
– Amiodaron 300 mg i.v.

Falls SVT gesichert
– Adenosin, Behandlung wie QRS-schmal.

Abb. 13.5: Flussdiagramm zur Therapie von Tachykardien. Modifiziert nach den ERC-Guidelines [Nolan et al. 2005].

12-Kanal-EKG unabdingbar

die die Diagnose zu sichern. Dazu ist die Registrierung eines 12-Kanal-EKGs unabdingbar.

Bei hämodynamisch guter Toleranz ist zunächst ein medikamentöser Behandlungsversuch gerechtfertigt. Es sollten Medikamente mit aufsteigender Halbwertszeit eingesetzt werden. Adenosin mit kurzer Halbwertszeit als zuerst applizierte Substanz kann supraventrikuläre Tachykardien demaskieren. Bei Ineffizienz kann eine weitere Substanz appliziert werden (Amiodaron, Ajmalin). Generell sollte (mit Ausnahme von Adenosin, dessen Wirkung nur Sekunden anhält) nur ein Antiarrhythmikum verabreicht werden, um negative hämodynamische Effekte oder fatale Interaktionen der Medikamente zu vermeiden.

Ist die hämodynamische Toleranz der Tachykardie schlecht, sollte diese möglichst rasch und ohne medikamentöse Experimente terminiert werden. Daher ist in einem solchen Fall eine Kardioversion unter Kurznarkose indiziert.

13.2 Komplikationen bei Trägern implantierbarer Systeme

Dirk Müller

13.2.1 Patienten mit implantiertem Herzschrittmacher

Die Symptome einer Schrittmacherkomplikation richtet sich stark nach der Häufigkeit, mit der das implantierte Schrittmachersystem arbeiten muss. Ein Patient mit seltenen und kurzen Bradykardien wird u.U. nur minimale Symptome eines Schrittmacherausfalls bemerken, wogegen ein Patient ohne eigenen Herzrhythmus möglicherweise lebensbedrohliche Symptome entwickeln kann. Die Diagnostik im Rettungsdienst ist nicht selten schwierig, da es häufig besonderer apparativer Maßnahmen bedarf, um das implantierte Gerät abzufragen oder umzustellen.

Die Infektion des implantierten Schrittmachers ist nicht zwangsläufig mit einem Verlust der Stimulation oder des Sensing verbunden. Die Infektion kann einerseits lokal begrenzt sein und die üblichen Symptome eines Infekts bieten. Die Therapie besteht in der operativen Sanierung der infizierten Aggregattasche. Eine infizierte Elektrode dagegen kann zu Endokarditiden führen, die sich durch diffuse Symptome wie Abgeschlagenheit, undulierendes Fieber und Gewichtsverlust bemerkbar machen. Im Fall einer vermuteten oder gesicherten Infektion des Schrittmachers ist die weitere Diagnostik notwendig. Dies kann nur unter stationären Bedingungen gewährleistet werden. Moderne Schrittmachersysteme haben Wahrnehmungs- und Stimulationsfunktionen. Die entsprechenden Abkürzungen finden sich im Schrittmacherausweis des Patienten. Zusätzlich können noch weitere, z.T. hoch komplexe Therapieoptionen integriert sein. Die Stimulation erfolgt durch einen elektrischen Impuls. Damit Strom fließen kann, sind 2 Pole vonnöten. Grundlegende Stimulationsprinzipien sind die unipolare Stimulation und die bipolare Stimulation. Obwohl die Funktionsweise gleich ist, führt es zu unterschiedlichen Bildern des EKGs. Bei unipolarer Stimulation ist der Stimulationsartefakt deutlich zu identifizieren. Im Fall einer ineffektiven Stimulation würde sich lediglich ein Spike ohne begleitenden Kammerkomplex zeigen. Der bipolare Spike ist sehr klein und u.U. im EKG nicht eindeutig zu identifizieren. Der Aspekt der Kammerkomplexe ist schenkelblockartig wie bei unipolarer Stimulation, nur dass keine Stimulation erkennbar ist. Die Funktion des Schrittmachers wird durch den NBG-Code definiert (s. Tab. 13.1).

Mögliche und häufig auftretende Funktionsstörungen des Schrittmachers betreffen die ersten beiden Funktionen, die durch den NBG-Code definiert werden: die Stimulation und die Wahrnehmung.

Der Verlust der Stimulation ist durch einen Spike ohne nachfolgenden Kammerkomplex charakterisiert. Diese Funktionsstörung kann nur bei einem entsprechend langsamen eigenen Rhythmus auftreten. Das

Schrittmacherausweis

Tab. 13.1: Beispiel NBG-Code (NASPE/BPEG Generic Code): Der 1. Buchstabe bezeichnet den Ort der Stimulation, der 2. den Ort der Wahrnehmung, der 3. den Funktionsmodus, der 4. die Programmierbarkeit der Frequenzanpassung und der 5. die antitachykarden Funktionen. Die ersten 3 Buchstaben sind obligatorisch, die letzten 2 fakultativ.

Position	I	II	III	IV	V
Kategorie	Kammer(n) Stimulation	Kammer(n) Wahrnehmung	Reaktion auf Sensing	Programmierbarkeit Frequenzanpassung	Antitachykarde Funktion(en)
Buchstaben	O – Keine A – Atrium V – Ventrikel D – Dual (A + V)	O – Keine A – Atrium V – Ventrikel D – Dual (A + V)	O – Keine I – Inhibiert T – Trigger D – Dual (T + I)	O – Keine P – Simple Programmable M – Multi Programmable C – Communicating R – Rate modulation	O – Keine P – Pacing (antiarrhythmia) S – Schock D – Dual (P + S)
Hersteller	S – Single (A oder V)	S – Single (A oder V)			

heißt, diese Fehlfunktion wird nur dann bemerkt, wenn der Patient in dieser Situation auch die Schrittmacherfunktion tatsächlich benötigt.

Bei Verlust des Sensing kann der Schrittmacher die intrinsischen Herzaktionen nicht erkennen. Es wird also zu Stimulationen in den intrinsischen Herzrhythmus kommen, die einerseits als Herzstolpern wahrgenommen werden, aber andererseits durch unphysiologische Stimulation (selten) zu bedeutenden Arrhythmien führen können. Auf dem Oberflächen-EKG fallen die Stimulationen wahllos ein. Bei einem kompletten Defekt der Elektrode(n) können beide Funktionsstörungen auch in Kombination auftreten (s. Abb. 13.6).

Bei muskulärer Anspannung können die Myopotenziale die Wahrnehmung stören. Die Potenziale stören den Eingangskanal des Schrittmachers, sodass Aktionen wahrgenommen werden und keine Stimulation erfolgt (s. Abb. 13.7).

Bei intaktem Sensing und intakter Stimulation kann es bei ungünstigen Leitungseigenschaften zu einer Beeinflussung des atrialen Kanals durch den ventrikulären Kanal kommen. Dabei wird nach ventrikulärer Stimulation die Aktivierung durch den AV-Knoten rückwärts in den Vorhof geleitet. Dort nimmt der Schrittmacher die Erregung wahr und triggert eine ventrikuläre Stimulation. Diese führt wiederum zu einer Aktivierung des Vorhofs rückwärts – und so fort. Solch eine Fehlfunktion kann nur bei Zweikammersystemen (DDD) auftreten, da jeweils eine Elektrode in Vorhof und Ventrikel vonnöten ist. Charakteristisch ist die Stimulation des Schrittmachers an der maximalen eingestellten Herzfrequenz.

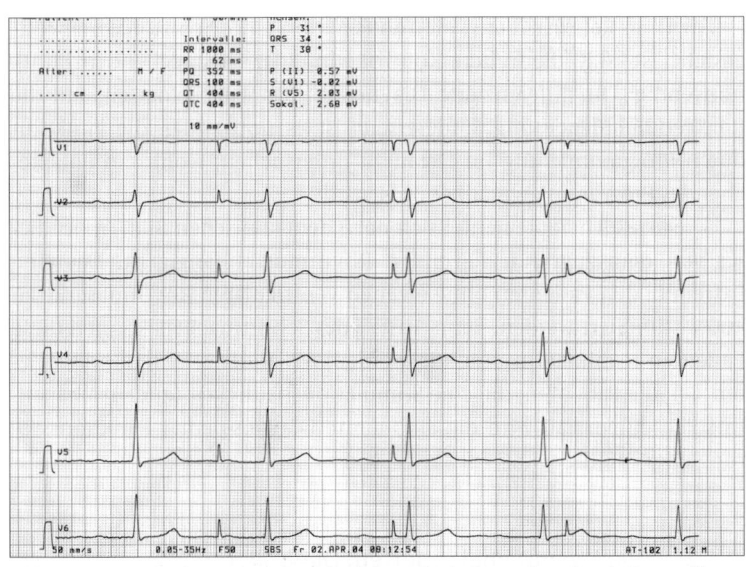

13.2 Komplikationen bei Trägern implantierbarer Systeme

Abb. 13.6: Sinusrhythmus 60/min, überlagernd Schrittmacherstimulationen (*). Diese fallen wahllos in die Kammeraktionen ein (Undersensing), die Stimulationen führen zu keiner Kammerantwort (Exitblock). Ursache war eine gebrochene Elektrode.

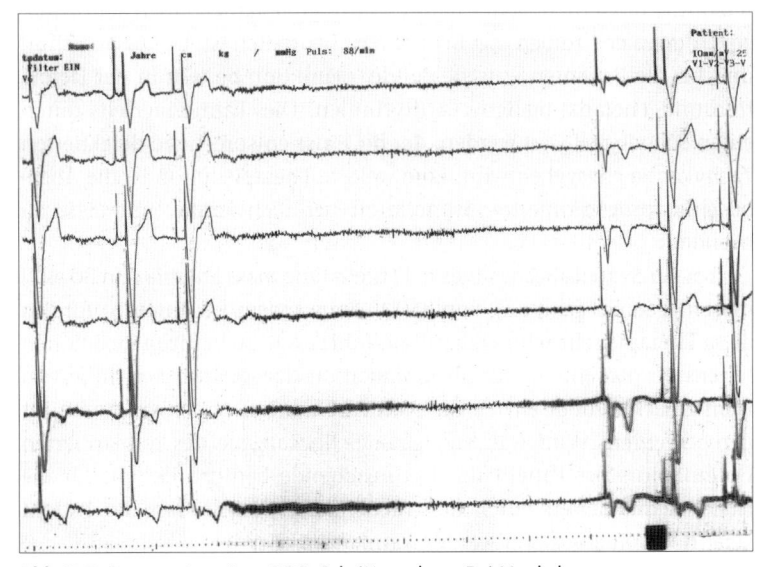

Abb. 13.7: Oversensing eines DDD-Schrittmachers: Bei Muskelanspannung (erkennbar an der gestörten Grundlinie) wird durch die Muskelpotenziale der Schrittmacher gestört, die Stimulation wird vorübergehend durch die Störsignale inhibiert. Die resultierende Pause beträgt 6 s.

Wird im Rettungsdienst die Fehlfunktion eines Schrittmachers festgestellt, ist i.d.R. die weitere Kontrolle in einer entsprechenden Klinik notwendig. Die differenzierte Diagnostik stützt sich einerseits auf die Röntgendurchleuchtung, andererseits ist es notwendig, die Funktion durch Programmierung im Detail zu untersuchen, wofür ein entsprechendes Programmiergerät benötigt wird.

Die akute Therapie richtet sich nach dem klinischen Bild, wobei dieses von dem zugrunde liegenden Rhythmus abhängig ist. Das eine Extrem bilden Patienten ohne eigenen ventrikulären Rhythmus, die zu 100% stimuliert werden. Beim Ausfall des Schrittmachers können diese Patienten reanimationspflichtig werden. Als anderes Extrem präsentieren sich die Patienten, die eine Stimulationshäufigkeit unter 1% haben. In solch einem Fall wird die ambulante Diagnose einer Funktionsstörung eher zufällig sein.

13.2.2 Patienten mit implantiertem Defibrillator

Der implantierte Defibrillator, 1982 zum ersten Mal beim Menschen eingesetzt, hat sich in den vergangenen Jahren immer weiter durchgesetzt. Alle modernen Defibrillatoren enthalten aktuell einen Schrittmacher, der analog zu den o.g. Kriterien zu beurteilen ist. Die zusätzliche – und für die Patienten entscheidende – Funktion besteht in der Detektion und Therapie maligner Arrhythmien. Dies kann einerseits durch einen Schock realisiert werden, der bei einer entsprechend detektierten Tachykardie abgegeben wird. Eine weitere Therapieoption ist die Abgabe einer programmierten Stimulation bei Tachykardie, um diese zu beenden.

ICD Bei der Schockabgabe eines ICD fließt eine max. Energie von 30–40 J mit einer max. Spannung von 850 V. Bei wachem Patienten ist für ihn diese Therapie sehr schmerzhaft und führt i.d.R. zu heftigen Reaktionen seitens des Patienten. Die Überstimulation dagegen wird mithilfe von Schrittmacherimpulsen realisiert und ist nahezu ohne Symptome für den Patienten. Wird während einer Schockabgabe des implantierten Defibrillators der Patient durch Umstehende berührt, besteht für die Helfer keine Gefahr durch den fließenden Strom, sodass der Patient gefahrlos weiter versorgt werden kann.

Notfälle im Bereich der ICD-Therapie können die Schrittmacherfunktion des ICD betreffen oder in einer Fehlfunktion des antitachykarden Teils liegen, sie können aber auch unabhängig von der Funktionsweise des Geräts die rhythmologische Situation des Patienten betreffen. Als Komplikationen können auftreten:
- Unangemessene Therapien: Der Patient erhält eine Therapie, ohne dass eine entsprechende maligne Arrhythmie vorliegt.
- Ineffektive Therapien: Der Patient erhält zwar eine Therapie, die maligne Arrhythmie wird allerdings nicht beendet.

13.2 Komplikationen bei Trägern implantierbarer Systeme

Ursachen für unangemessene Therapien können sein:
- Supraventrikuläre Arrhythmien
- Oversensing
- Elektrodendefekte
- Nicht anhaltende Kammertachykardien
- Elektromagnetische Interferenz

Ursachen für ineffektive Therapien können sein:
- Inaktives Gerät
- Zu niedrige Schockenergie
- Ineffektive antitachykarde Stimulation
- Elektrodenprobleme
- Anstieg der Defibrillationsschwelle (z.B. unter Medikamenten)
- Verändertes rhythmologisches Substrat (z.B. bei Ischämie)

Zusätzlich zu den spezifischen Notfällen, die durch den ICD vermittelt werden, können auch die im ICD enthaltenen Schrittmacher zu Komplikationen führen. Fehlfunktionen des Schrittmachers wurden bereits oben behandelt und haben dieselben Auswirkungen im Bereich der ICD. Es ist hierbei allerdings anzumerken, dass Patienten mit implantiertem Defibrillator nur in etwa 25% gleichzeitig auch eine klassische Indikation für einen Schrittmacher aufweisen [Geelen et al. 1997]. Bei der Mehrzahl der Patienten hat der Schrittmacher eine Reservefunktion zur Stimulation bei fehlendem oder verzögert nach Schockabgabe einsetzendem spontanem Herzrhythmus und wird entsprechend selten arbeiten. Die korrespondierenden Symptome sind daher ebenfalls selten.

Schrittmacher integriert

Eine besondere Gruppe stellen Patienten dar, die aufgrund hochgradiger Herzinsuffizienz des klinischen Schweregrades III oder IV nach NYHA ein System zur kardialen Resynchronisation erhalten haben. Bei diesen Patienten soll der Kontraktionsablauf durch gleichzeitige Stimulation des linken und rechten Ventrikels optimiert werden. Der akute Ausfall der Stimulation in einem Ventrikel ist nur mit sehr großer Erfahrung zu erkennen, da ja durch den verbleibenden zweiten ventrikulären Stimulationskanal weiter eine Schrittmacherstimulation erfolgt. Häufig ist in solch einem Fall eine erneut auftretende und rasch progrediente kardiale Dekompensation das wegweisende Symptom.

Häufig werden Patienten vorstellig, nachdem ihr ICD einen Schock abgegeben hat. Das muss nicht zwangsläufig eine Fehlfunktion anzeigen. Ein Patient, der Symptome in Form von Präsynkope oder Bewusstseinsverlust erlitten hat, darauf einen Schock erlebte, die Symptome nachhaltig beheben konnte und weiter beschwerdefrei ist, ohne weitere Schocks zu erhalten, kann als komplikationslos behandelter Patient nach adäquater Schockabgabe gewertet werden. Solche Patienten haben eher psychische Probleme aufgrund der erlittenen Schmerzen, sie sind aber im engeren Sinne keine Patienten, die einen Fall für den Notarzt darstellen.

Unangemessene Therapien bei supraventrikulären Arrhythmien stellen ein häufiges Problem dar. Der Auslöser dafür ist, dass die Elektronik des ICD nicht korrekt zwischen maligner Arrhythmie und supraventrikulärer Arrhythmie differenzieren kann. Etwa 40% aller ICD-Patienten erhalten aufgrund dieser Ursache Schocks. Mit etwa 40% ist die häufigste Rhythmusstörung tachykardes Vorhofflimmern. In den meisten Fällen ist dies neu aufgetreten, aber auch chronisches Vorhofflimmern mit tachykarder Überleitung auf die Kammer führt zu unangemessenen Schocks [Schmitt et al. 1994]. Weiter können auch Sinustachykardien (Häufigkeit ca. 30%) oder AV-Reentry-Tachykardien zu unangemessenen Schocks führen, wenn sie in einem Frequenzbereich liegen, für den eine Schockabgabe programmiert wurde. Solche unangemessenen Schocks haben nicht nur Missempfindungen durch den Patienten zur Folge. Durch die Schockabgabe selbst können maligne Herzrhythmusstörungen ausgelöst werden, die wiederum weitere Schockentladungen notwendig machen [Pinski und Fahy 1995].

Werden innerhalb einer kurzen Zeit mehrfach Schocks durch den ICD abgegeben, ohne dass entsprechende Symptome (Präsynkope, Herzjagen) vorangegangen waren, kann eine Fehlfunktion des ICD vorliegen. Mögliche Ursachen können Störungen der EKG-Wahrnehmung sein. Bei einem gleichzeitigen Wahrnehmen von T-Welle und Kammerkomplex wird die Herzfrequenz falsch hoch gemessen und so eine behandlungsbedürftige Arrhythmie vorgetäuscht. Bei einem Bruch der Elektrode werden die Störsignale als Kammerflimmern fehlinterpretiert, und eine Schockentladung wird eingeleitet.

Magnetauflage

Die Differenzierung der Fehlfunktion an der Einsatzstelle wird bei o.g. Störungen nur selten gelingen. Für eine differenzierte Analyse der Fehlfunktion ist ein passendes Programmiergerät unbedingt vonnöten. Die Therapie besteht zunächst darin, den Patienten am Monitor zu überwachen. Bei weiteren Schockabgaben ohne Nachweis von entsprechenden Arrhythmien auf dem Monitor ist der Beweis der Fehlfunktion erbracht. Der Defibrillator sollte in diesem Zustand durch Auflage eines Magneten unter Monitorkontrolle inaktiviert werden. Der Patient ist für die Dauer der Magnetauflage nicht durch den ICD geschützt! Solange die korrekte Funktion des ICD nicht gewährleistet ist, muss er daher unbedingt intensivmedizinisch überwacht werden.

Ein Patient, der innerhalb einer kurzen Zeit wiederholt Präsynkopen erlitten hat und jeweils nach dem Schock beschwerdefrei wurde, aber nach einem beschwerdefreien Intervall erneut Symptome hatte, wird rezidivierende Tachykardien mit adäquater Therapieabgabe erlitten haben. Diese Situation stellt einen rhythmologischen Notfall dar, einen „Arrhythmic Storm". Aufgrund der instabilen Situation ist der Patient durch den ICD auch nur bedingt geschützt, sodass intensivmedizinische Überwachung und Therapie notwendig sind.

Bei Exposition des ICD zu elektromagnetischen Störquellen kann es dazu kommen, dass die Elektrode wie eine Antenne die Störsignale ein-

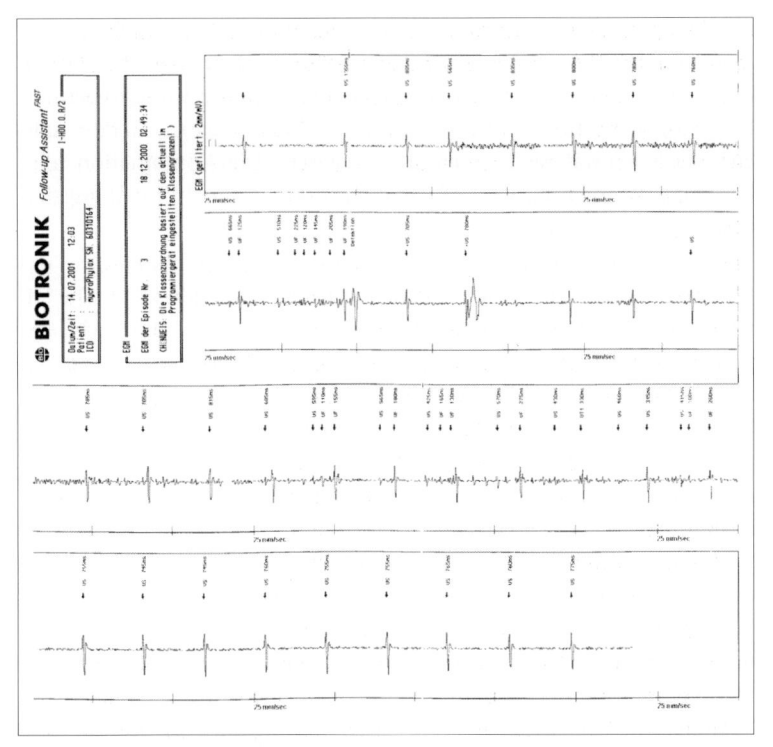

Abb. 13.8: Elektromagnetische Interferenz eines ICD. Der Speicherausschrieb zeigt zahlreiche Artefakte (mit VF markiert), die keinen Anhalt für eine maligne Arrhythmie bieten. Auf Befragen gab der Patient an, mit einem elektrischen Schweißgerät gearbeitet zu haben.

fängt und an den ICD weiterleitet. Die Frequenz solcher Signale ist i.d.R. hoch, sodass der ICD in der Folge falsch Kammerflimmern detektiert. Als Störquellen kommen Hochspannung führende Anlagen wie Elektroschweißgeräte, Zündspulen oder auch Elektrokauter im Krankenhaus in Betracht. Durch Diebstahlsicherungssysteme in Kaufhäusern wurden ebenfalls Interferenzen beschrieben, die zu unangemessenen Schocks führten. Die Befragung des Patienten zu den Umständen der Schockentladung und die Untersuchung der Umgebung sollten die Störquelle klären helfen. Die Therapie besteht in diesem Fall in der Entfernung der Störquelle vom Patienten oder in der Entfernung des Patienten aus dem Einflussbereich der Störstrahlung (s. Abb. 13.8).

13.2.3 Patienten mit implantiertem kardialem Kontraktilitätsmodulator (CCM)

Die kardiale Kontraktilitätsmodulation wird in zunehmendem Umfang seit Beginn der 2000er Jahre eingesetzt. Ein Stromimpuls mit hoher Energie wird in die absolute Refraktärphase abgegeben und führt zur Steigerung der Kontraktilität. Dieser Effekt wird bei Patienten mit Herzinsuffizienz genutzt, die bei schmalem Kammerkomplex nicht für eine kardiale Resynchronisationstherapie infrage kommen. Ein großer Anteil der Patienten, die für die CCM vorgesehen werden, weisen ebenfalls eine Indikation zur Implantation eines ICD auf, sodass 2 Geräte, üblicherweise kontralateral, implantiert werden. Die Kombination aller Funktion in einem ICD-/CCM-Gerät wird aktuell (noch) nicht angeboten.

Die CCM-Stimulation erfolgt in die absolute Refraktärphase des Myokards, sodass keine zusätzliche Kontraktion erfolgen kann. Die Stimulation sollte für den Patienten unmerklich ablaufen. Das CCM-Gerät gibt die Stimulation nicht kontinuierlich ab, sondern wechselt Perioden mit Stimulation und Perioden ohne Stimulation ab, die jeweils mehrere Stunden betragen. Die Stimulationsabgabe ist durch die Stimulationsartefakte am Beginn der ST-Strecke deutlich zu erkennen.

Komplikationen durch die CCM-Therapie bestehen einerseits in den bekannten möglichen Problemen, die durch Infektion des implantierten Systems verursacht werden können. Die Stimulation selbst kann in einigen Fällen zu unangenehmen Sensationen führen, die wie ein Kribbeln durch den Patienten wahrgenommen werden. In keinem Fall sind die Beschwerden so unangenehm, wie die durch einen sog. Defischock verursachten. Darüber hinaus sind die CCM-Geräte mit Schutzalgorith-

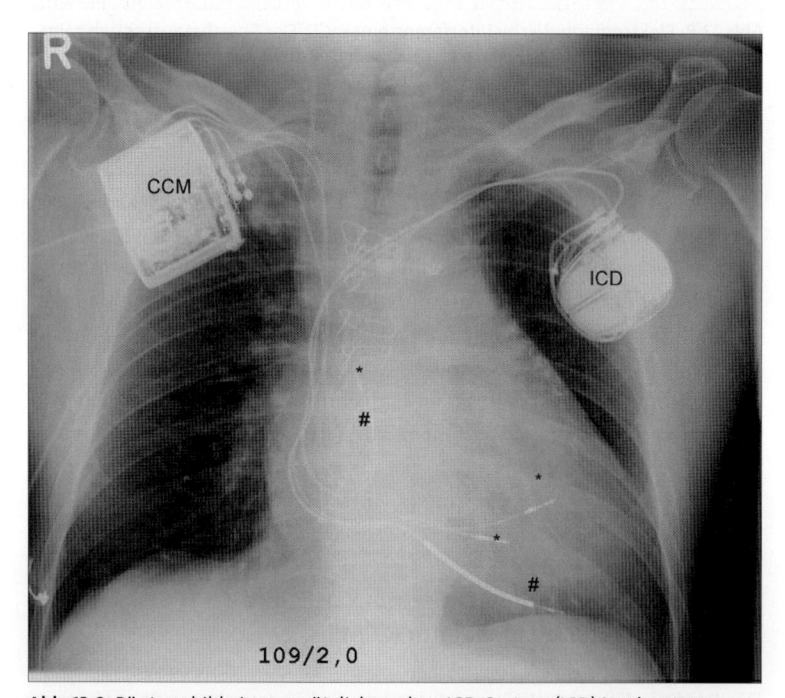

Abb. 13.9: Röntgenbild eines zusätzlich zu dem ICD-System (ICD) implantierten CCM (CCM): Es sind 2 Stimulationselektroden im rechtsventrikulären Septum (*) sowie eine Sensing-Elektrode im rechten Atrium implantiert (*), durch welche die Stimulation des CCM erfolgt. Die ICD-Elektroden liegen ebenfalls im Atrium (#) und Ventrikel (#).

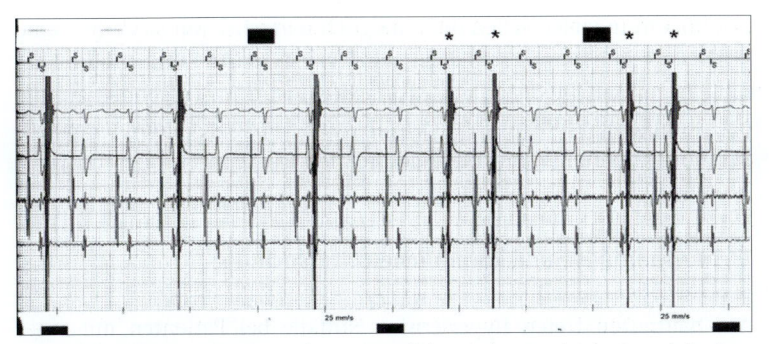

Abb. 13.10: EKG einer CCM-Stimulation. Deutlich zu erkennen ist der Impuls in die absolute Refraktärphase (*).

men ausgestattet, die eine Stimulationsabgabe in die T-Welle vermeiden sollen. So soll sichergestellt werden, dass keine Induktion maligner Arrhythmien erfolgt. Wenn kein Sinusrhythmus detektiert wird, erfolgt keine Stimulation. Auch bei Vorhofflimmern kann das Timing der CCM-Stimulation nicht gewährleistet werden. In allen genannten Fällen unterbleibt die Impulsabgabe. Die CCM-Stimulation wird mit höheren Energiemengen als die klassische Schrittmacherstimulation vorgenommen. Ausreichend lange Laufzeiten der Geräte können nur mit wieder aufladbaren Akkumulatoren erreicht werden. In der Regel wird mehrfach in der Woche der CCM-Optimizer von extern via Induktion aufgeladen. Bei voll geladener Batterie wird eine Laufzeit von etwa 3 Wo. angegeben. Danach ist das Gerät nicht mehr funktionsfähig.

Als Folge der nicht abgegebenen CCM-Impulse kann es zur Zunahme der Herzinsuffizienz kommen. Unter Umständen präsentiert sich der Patient mit dem Bild der dekompensierten Herzinsuffizienz, die dann auch als zentrales Symptom zu behandeln ist.

Der abgegebene Stromimpuls des CCM-Optimizers kann theoretisch als Fernpotenzial durch ebenfalls implantierte ICD-Systeme wahrgenommen werden. Dies kann theoretisch auch zu Doppel-Sensing und nicht indizierten Schockabgaben führen.

13.3 Hypertensive Krise

Sebastian Spencker

Bei den hypertonieassoziierten Notfällen wird zwischen der hypertensiven Krise (hypertensive urgency) und dem hypertensiven Notfall (hypertensive emergency) unterschieden. Beide Zustände gehen i.d.R. mit Blutdruckwerten über 180/120 mmHg einher, unterscheiden sich aber dadurch, dass im zweiten Fall eine vitale Bedrohung des Patienten durch eine hypertoniebedingte Organschädigung (z.B. Lungenödem, AP, Enzephalopathie oder Aortendissektion) vorliegt. Da es für den Notarzt vor Ort in vielen Fällen nicht möglich sein wird, mit Sicherheit eine vitale Bedrohung auszuschließen, wird im Zweifelsfall immer eine Therapie begonnen werden. Dementsprechend wird im Folgenden auf die o.g. strenge begriffliche Trennung bewusst verzichtet und ausschließlich vom hypertensiven Notfall gesprochen werden.

13.3.1 Anamnese und körperliche Untersuchung

Am häufigsten treten hypertensive Notfälle bei Patienten mit einer langjährig bekannten arteriellen Hypertonie auf. Oftmals ergibt die Anamnese, dass die Medikation kürzlich umgestellt wurde oder die Tabletteneinnahme aus den verschiedensten Gründen ausgeblieben war.

Klinisch manifestiert sich der hypertensive Notfall zum einen durch den erhöht gemessenen Blutdruck, zum anderen durch die Symptomatik der geschädigten Endorgane. Handelt es sich hierbei um das Herz, kann AP, eine Dekompensation mit Lungenstauung bis hin zum Lungenödem oder aber auch Herzrhythmusstörungen (z.B. Vorhofflimmern) auftreten. Aortendissektionen mit heftigen thorakalen Schmerzen (DD Myokardinfarkt) und u.U. Blutdruck- bzw. Pulsdifferenzen werden im Rahmen exzessiver Blutdruckentgleisungen ebenfalls beobachtet.

Begleitsymptome entscheidend

Häufig assoziiert werden neurologische Symptome angetroffen. An erster Stelle stehen Kopfschmerzen. Sie sind oftmals harmlos, treten bereits bei Werten < 200 mmHg systolisch auf und definieren einen erhöhten Blutdruck nicht per se als einen hypertensiven Notfall. Kopfschmerzen können aber den Beginn einer Hochdruckenzephalopathie darstellen oder Ausdruck einer stattgehabten intrakraniellen Blutung sein und sind daher durch den Notarzt zunächst einmal als Alarmsymptom wahrzunehmen. Pathophysiologisch liegt ein Versagen der zerebralen Autoregulation zugrunde. Bei Beginn der hypertensiven Entgleisung reagieren die kleinen Arterien und Arteriolen mit einer Vasokonstriktion, um das Kapillarbett vor dem hohen Druck zu schützen. Vor allem bei schnell steigendem Blutdruck entwickelt sich durch Vasodilatation und Transsudation letztendlich ein Hirnödem [Strandgaard und Paulson 1989]. Anfällig hierfür sind v.a. Patienten, die keine vorbestehende Hypertonie in der Anamnese (z.B. im Rahmen einer EPH-Gestose bei Schwangerschaft, eines Phäochromozytoms oder einer akuten Glomerulonephritis) haben. Begleitende Symptome können neben Kopfschmerzen, Übelkeit mit Erbrechen, Agitiert- und Verwirrtheit bis hin zu Krampfanfällen und Koma sein [Vaughan und Delanty 2000].

Seltener klagen die Patienten über Sehstörungen als Zeichen der okkulären Schädigung. So kann ein Makulaödem zu verschwommenem Sehen führen, und Glaskörperblutungen imponieren gelegentlich als „Russregen" mit kleinen schwarzen Pünktchen, die durch das Gesichtsfeld ziehen. Die ebenfalls auftretenden retinalen Einblutungen bleiben bei den meisten Patienten klinisch inapparent.

13.3 Hypertensive Krise

Die maligne Nephrosklerose, die relativ rapide unter einem längere Zeit anhaltend hohen Blutdruck auftritt und zu einem akuten Nierenversagen führt, wird neben der Anurie von einer Hämaturie und Proteinurie begleitet. Diese Manifestation des hypertensiven Notfalls wird im Notarztdienst in den seltensten Fällen auftreten, da die exzessive Hypertonie eine längere Zeit auf die Niere einwirken muss [Kaplan 1994].

Bevor eine Behandlung begonnen wird, sollte sich nach der Erhebung der Anamnese eine zielgerichtete körperliche Untersuchung des Patienten anschließen, um dann eine differenzierte Therapie beginnen zu können.

Hierbei ist auf Zeichen der kardialen Dekompensation (Lungenstauung? Beinödeme? Jugularvenenfüllung? Galopprhythmus?) zu achten. Ein Systolikum kann ein Hinweis auf eine relevante Aortenklappenstenose oder eine HOCM geben. Stehen thorakale Schmerzen im Vordergrund, muss eine Pulsdifferenz an eine Dissektion der Aorta denken lassen. Auch bei fehlender Pulsdifferenz ist bei mehr oder weniger „normalem" EKG bei ansonsten „infarkttypischen" schwersten Brustschmerzen die Dissektion differenzialdiagnostisch zu erwägen. Nur in seltenen Fällen geht eine proximale Typ-A-Dissektion mit einem Abgang eines Koronarostiums (meist das der RCA) aus dem falschen Lumen einher und führt somit zusätzlich zur Myokardischämie mit Infarktzeichen.

Insgesamt ist bei allen kardialen Symptomen ein 12-Kanal-EKG zum Infarktausschluss am Notfallort zu fordern.

Im Fall heftiger Kopfschmerzen muss an eine begleitende (oder ursächliche) intrakranielle Blutung gedacht werden. Für die Anamnese-Erhebung ist der zeitliche Ablauf, insbesondere der plötzliche Beginn der Kopfschmerzen als erstes Symptom zu eruieren. Eine Bradykardie kann Ausdruck des Cushing-Reflexes sein und sollte das Augenmerk verstärkt auf eine primär neurologische Ursache statt als Folge der Hypertonie lenken. Weiterhin ist nach Meningismus, Hirnnervenausfällen (in erster Linie Pupillendifferenz), Halbseitensymptomatik und Pyramidenbahnzeichen zu suchen.

Bei starken Kopfschmerzen an intrakranielle Blutung denken

13.3.2 Medikamentöse Therapie

Die therapeutischen Maßnahmen vor Ort sollten mit Vorsicht begonnen werden. Die Blutdrucksenkung soll 20% des initialen Drucks zunächst nicht überschreiten. Andernfalls besteht die Gefahr, den systemischen Druck unterhalb des Drucks distal der geschädigten Autoregulation zu senken und somit der Entwicklung ischämischer Komplikationen in den Endorganen Vorschub zu leisten. Das Gesagte gilt insbesondere bei neurologischen Symptomen, da bei einem begleitenden ischämischen Insult der Druck auf höherem Niveau (150–200 mmHg) gehalten werden muss, um eine ausreichende zerebrale Perfusion zu gewährleisten.

Vorsichtige Blutdrucksenkung

Zur medikamentösen Therapie stehen im Notarztdienst u.a. Glyceroltrinitrat, Metoprolol, Urapidil, Nifedipin, Verapamil und Dihydralazin zur Verfügung. Adjuvant können Furosemid und Sedativa (Midazolam, Diazepam) oder Morphin je nach Krankheitsbild zum Einsatz kommen. Ebenfalls oftmals eingesetzte Substanzen wie Clonidin oder Nitroprussidnatrium sind auf den meisten Notarztstützpunkten nicht verfügbar. Es empfiehlt sich, immer mit einer kleinen Dosis zu beginnen und nur bei nicht ausreichender Wirksamkeit die Dosis zu erhöhen, oder ein weiteres Medikament hinzuzugeben.

Die Wahl des Antihypertensivums wird sich nach den begleitenden Symptomen richten. Im Fall von pektanginösen Beschwerden sind Nitroglycerin und ggf. Metoprolol die Mittel der ersten Wahl. Auf die Gabe von kurzwirksamen Ca-Antagonisten, wie z.B. Nifedipin, sollte bei diesen Patienten verzichtet werden, da sie eine ausgeprägte Reflextachykardie auslösen und somit die koronare Perfusion verschlechtern können.

Im Fall einer begleitenden kardialen Dekompensation wird zusätzlich Furosemid und ggf. Morphin verabreicht. Bei Vorliegen einer Tachykardie ohne Zeichen der Herzinsuffizienz bietet sich die vorsichtige i.v. Gabe eines Betablockers oder Ca-Antagonisten (z.B. Metoprolol oder Verapamil) an. Wenn hierunter keine ausreichende Blutdrucksenkung erzielt werden kann, wird die Therapie, z.B. mit Urapidil, eskaliert. Die Kombination aus Betablocker und Ca-Antagonisten ist aufgrund der additiven bradykardisierenden Wirkung beider Medikamente zu vermeiden.

Bei V.a. Dissektion der Aorta ist der Betablocker i.v. das Mittel der ersten Wahl. Ziel der Therapie ist es, die Herzfrequenz auf Werte um 60/min und den Blutdruck unter 100 mmHg systolisch zu senken und die aortale Wandspannung zu minimieren. Die Gabe von Ca-Antagonisten ist in dieser Situation nicht in Studien evaluiert, erscheint aber bei Intoleranz gegenüber Betablockern (z.B. Asthma oder schwere COPD) ein sinnvoller Ansatz zu sein [Tsai, Nienaber, Eagle 2005]. Sollte die Blutdrucksenkung nicht ausreichend sein, kommt im Notarztdienst Urapidil als additive Substanz zum Einsatz. Man beginnt mit einer Bolusgabe von 12,5–25 mg und wird die Therapie mit einer Dauerinfusion mittels Perfusor fortsetzen. Der Druck sollte in diesem Fall zwar vorsichtig, aber doch relativ zügig auf Werte unter 100 mmHg systolisch gesenkt werden.

Nach Einleitung der Therapie wird der Patient in eine geeignete Klinik gebracht. Wurde der Blutdruck suffizient gesenkt und ist der Patient beschwerdefrei, kann der Transport mit dem RTW ohne Notarztbegleitung erfolgen. Bleiben aber Symptome bestehen oder besteht der V.a. eine lebensbedrohliche Grunderkrankung, empfiehlt sich ein Transport mit Arztbegleitung. Hierbei sind die Symptome für die Wahl der Zielklinik ausschlaggebend. Es sollte im Zweifel eine kardiologische, herz- und thoraxchirurgische oder neurologische/neurochirurgische Versorgung zeitnah möglich sein.

Selten wird der Notarzt zu einem hypertensiven Notfall im Rahmen einer Schwangerschaft mit Präklampsie oder gar Eklampsie gerufen werden. Bei schwangeren Patientinnen ist Dihydralazin nicht mehr das Mittel der Wahl. Der Vorzug sollte einem Betablocker i.v. oder s.l. appliziertem Nifedipin gegeben werden. Bei begleitendem Lungenödem kommt Nitroglycerin zum Einsatz [Mancia et al. 2007; Duley, Henderson-Smart, Meher 2006].

Zur Therapie von Krampfanfällen bzw. zur Vorbeugung erneuter Anfälle wird neben einem Benzodiazepin Magnesiumsulfat in einer Dosis von 4–6 g (evtl. wiederholt) verabreicht. Um die Uterusperfusion nicht zu kompromittieren, gilt das o.g. Prinzip einer langsamen Drucksenkung [Roberts 1995]. Die Patientinnen werden nach Einleitung der Therapie in Linksseitenlage zur schnellstmöglichen Schnittentbindung in die nächstgelegene gynäkologisch und intensivmedizinisch versierte Klinik gebracht (s. auch Kap. 44).

13.4 Hypotonie

Sebastian Spencker

13.4.1 Klinische Symptomatik

Eine für den Notarzt relevante Hypotonie liegt vor, wenn neben einem niedrigen Blutdruck eine entsprechende klinische Symptomatik besteht. Als wesentliche Befunde ist neben Hypotonie auf Tachykardie, Tachypnoe, Verwirrtheit (ggf. mit Agitation), Bewusstlosigkeit oder Schwindel zu achten. Da jeder Patient eine individuelle Toleranz gegenüber Blutdruckabfällen besitzt, kann kein absoluter Wert, ab dem eine bedeutsame Hypotonie vorliegt, angegeben werden. Einen groben Anhalt gibt die Bestimmung des Schock-Index (= Herzfrequenz / systolischer Blutdruck). Ist der Index > 1, ist von einer klinisch relevanten Hypotonie auszugehen, sofern keine bradykarde Rhythmusstörung oder eine bradykardisierende Medikation (z.B. Betablocker, Digitalis oder Ca-Antagonist) vorliegt. Beträgt der systolische Blutdruck zudem weniger als 90 mmHg, kann sich ein manifester Schock entwickeln. Nicht zu übersehende klinische Zeichen des Schocks sind neben den o.g. Blässe und Kaltschweißigkeit (s. auch Kap. 34).

Wird eine manifeste Hypotonie diagnostiziert, gilt es zunächst festzustellen, ob akute Lebensgefahr besteht und unverzüglich mit einer Therapie begonnen werden muss oder ob Zeit für einfache Untersuchungen und differenzialdiagnostische Überlegungen bleibt. Sollte eine ersichtliche Blutung bestehen, ist selbstverständlich die erste Maßnahme der Schocktherapie die Unterbindung eines weiteren Blutverlusts.

Therapie symptomabhängig

Im ersten Fall handelt es sich um einen manifesten Schock mit kritischer Gewebeperfusion und unzureichender Oxygenierung lebenswichtiger Organe. Neben einem akuten Organversagen besteht die Gefahr von irreversiblen Schäden trotz Stabilisierung des Kreislaufs. Eine zu lange anhaltende Hypotonie mit peripherer Hypoxie führt über Schädigungen der Ionenpumpen in der Zellmembran, ein intrazelluläres Ödem, intrazellulärer pH-Verschiebungen und strukturellen Zellmembranschäden zu irreversiblen Organschäden [Barber 1996; Kristensen 1994]. Daher ist ein rasches Handeln des Notarztes nicht nur für das akute Überleben, sondern auch für die Langzeitprognose des Patienten von entscheidender Bedeutung. Trotz maximaler Therapie präklinisch und klinisch versterben heute immer noch bis zu 40% der Patienten im septischen und bis zu 60% der Patienten im kardiogenen Schock [Hochman et al. 2000; Friedman, Silva, Vincent 1998]. Bevor ein manifestes Schocksyndrom mit Hypotonie, Tachykardie, Tachypnoe, Kreislaufzentralisation und neurologischen Symptomen auftritt, beginnt die Symptomatik in den meisten Fällen mit einem Präschocksyndrom („warm shock"). Insbesondere junge und ansonsten gesunde Patienten können 10–15% Volumenverlust klinisch inapparent über eine Zentralisierung des Kreislaufs kompensieren. Erstes Zeichen der Dekompensation ist eine zunehmende Tachykardie, gefolgt von einem Abfall des systolischen Blutdrucks. Auf diese Alarmzeichen muss der Notarzt achten und frühzeitig therapeutisch eingreifen, um der Situation nicht bald „hinterherzulaufen".

13.4.2 Therapeutische Maßnahmen

Es sollten großlumige Zugänge gelegt und eine Volumentherapie begonnen werden. Wenn es aufgrund der bestehenden Zentralisation des Kreislaufs nicht ohne Zeitverzögerung gelingt, periphervenöse Zugänge zu legen, ist einem intraossären Zugang der Vorzug gegenüber einem zentralvenösen Zugang zu geben (s. auch Kap. 34).

Es ist bis heute nicht mit sicherer Evidenz belegt, ob kolloidale Lösungen kristalloiden überlegen sind [Perel und Roberts 2007; Finfer et al. 2004]. Im deutschsprachigen Raum werden kolloidale Lösungen, in der anglo-amerikanischen Literatur kristalloide Lösungen bevorzugt. Kolloide haben den theoretischen Vorteil, über ihre relativ höhere Osmolarität zusätzlich Volumen aus dem Interstitium in das Gefäßsystem zu befördern. Nach Gabe von Kolloiden sind daher im Verlauf zusätzlich kristalloide Lösungen zu verabreichen, um dem Interzellularraum ausreichend Flüssigkeit zur Verfügung zu stellen. Darüber hinaus diffundieren die Hydroxyethylstärke- oder Gelatinemoleküle weniger rasch nach extravasal als Kristalloide und erzielen einen länger anhaltenden Volumeneffekt.

Von dem mit kristalloiden Lösungen verabreichtem Volumen werden ca. 70% zügig aus dem Gefäßsystem ins Interstitium entfernt. Das macht sie zum Mittel der ersten Wahl zur Volumensubstitution bei metabolisch bedingten Hypotonien und Exsikkose. Es ist zu beachten, dass zur Substitution mit Kristalloiden etwa die 1,5- bis 3-fache Volumenmenge im Vergleich zur Therapie mit Kolloiden erforderlich ist.

13.4 Hypotonie

Bei Patienten im Schock liegt i.d.R. eine Azidose vor. Daher ist die Gabe von Ringer-Laktat-Lösung in dieser Situation kritisch zu bewerten. Ebenso sollte von 5%igen Glukoselösungen Abstand genommen werden, da nach der Verstoffwechselung der Glukose elektrolytfreies Wasser resultiert. Die Infusionslösung der Wahl ist daher NaCl 0,9%.

Zur Verwendung von hypertonen Lösungen im Rahmen der Small-volume Resuscitation liegen bislang ebenfalls keine einheitlichen Daten vor, die eine Verwendung in definierten Situationen gegenüber konventioneller Volumentherapie favorisieren [Voelckel et al. 2004]. Ebenso als Ausnahme und Einzelfällen vorbehalten, da nicht mit ausreichender Evidenz belegt, ist die permissive Hypotonie bei Patienten im hämorrhagischen Schock. Das Ziel hierbei ist es, weiteren Blutverlust durch hohe Drucke zu verhindern. Sie kommt daher v.a. bei schlecht oder nicht kontrollierbaren Volumenverlusten nach Trauma infrage. Der Zielwert für den mittleren Blutdruckwert sollte um 50 mmHg liegen [Adams et al. 2005]. Bei begleitendem SHT steht aber in jedem Fall der zerebrale Perfusionsdruck im Vordergrund, sodass bei diesen Patienten die Small-volume Resuscitation im Vordergrund steht und eine permissive Hypotonie nicht infrage kommt.

Sowohl die präklinische Gabe künstlicher Sauerstoffträger, wie z.B. Perfluorocarbonemulsionen oder zellfreie, modifizierte Hämoglobinmoleküle, als auch die Therapie der Hypotonie mit Vasopressin oder Terlipressin sind nicht ausreichend durch Studien belegt und somit für die notärztliche Routine nicht zu empfehlen.

Erzielt die Volumengabe nicht den gewünschten Effekt, ist Noradrenalin im Notarztdienst das Medikament der Wahl. Eine feste Dosierung kann nicht angegeben werden, sie wird sich bei fraktionierter Gabe bis zur Stabilisierung des Kreislaufs ergeben. Zur Erhaltung eines stabilen Kreislaufs kann die weitere Gabe über eine Dauerinfusion mittels Perfusor erfolgen.

Als Ultima Ratio der Kreislauftherapie steht Adrenalin zur Verfügung. Andere Katecholamine, wie Dobutamin, Dopamin, Dopexamin oder auch Phosphodiesterasehemmer, sind der innerklinischen Intensivmedizin vorbehalten.

Eine frühzeitige Intubation zur Optimierung der Oxygenierung ist bei hämodynamischer Instabilität immer zu erwägen und die Indikation hierfür großzügig zu stellen. Es ist dabei allerdings zu bedenken, dass die Narkose-Einleitung und die hierdurch veränderten hämodynamischen Bedingungen (Wegfall der Wirkung endogener Katecholamine) die Kreislaufsituation akut verschlechtern können.

Waren die genannten Maßnahmen effektiv oder aber ist der Patient so stabil, dass Zeit für einen kurzen „diagnostischen Block" besteht, gilt es, die Ätiologie der Hypotonie zu eruieren, um therapeutisch möglichst gezielt eingreifen zu können.

Um rasch Klarheit zu gewinnen, sollte sich der Notarzt nach Erfassung des Symptoms Hypotonie über deren Ursache Gedanken machen.

Bei Hypotonie buntes Ursachenspektrum möglich

Noradrenalin

Hilfreich ist es hier, von Anfang an zu versuchen, den Patienten in eine der Kategorien „hämorrhagisch", „distributiv" oder „kardiogen" einzustufen, da die unterschiedlichen Schockformen eine differenzierte Therapie erfordern.

Handelt es sich nicht um einen offensichtlichen Volumenmangelschock nach Trauma oder Blutung anderer Genese, beginnt die Basisdiagnostik mit der Anamnese. Zu erfragen ist die vorliegende Symptomatik, die Dauer, die Begleitumstände, unter denen die Beschwerden aufgetreten sind, die Geschwindigkeit der Progredienz sowie begleitenden Symptome (v.a. Dyspnoe und Schmerzen). Darüber hinaus bringen eine kurze Altanamnese bez. vorliegender und/oder stattgehabter Erkrankungen und die Medikamenteneinnahme wichtige Informationen.

Anamnese
Der Anamnese-Erhebung folgt eine körperliche Untersuchung. Im Rahmen der Inspektion wird der Notarzt zunächst auf Zeichen der Kreislaufzentralisation, auf das Vorliegen einer Zyanose und einer Abschätzung der Körpertemperatur achten. Insbesondere bei älteren Patienten ist auf eine Exsikkose zu achten. Die weiteren Schritte beinhalten eine Untersuchung des Herzens (pathologische Geräusche? tachy- oder bradykarde Rhythmusstörungen? Halsvenenstauung als Zeichen der Rechtsherzinsuffizienz), eine Untersuchung der Lunge (pathologische Rasselgeräusche? seitengleiche Belüftung?) und eine Untersuchung des Abdomens (Druckschmerz? Resistenzen? Raumforderungen?). Die Extremitäten sollten ebenfalls auf Zeichen der kardialen Dekompensation, Thrombose oder infektiöse Foci untersucht werden.

An apparativen Möglichkeiten bleiben vor Ort neben der Blutdruckmessung die Pulsoximetrie als wichtiger Parameter und die Blutzucker- sowie die Temperaturmessung. Bei unklarer Schockursache oder V.a.

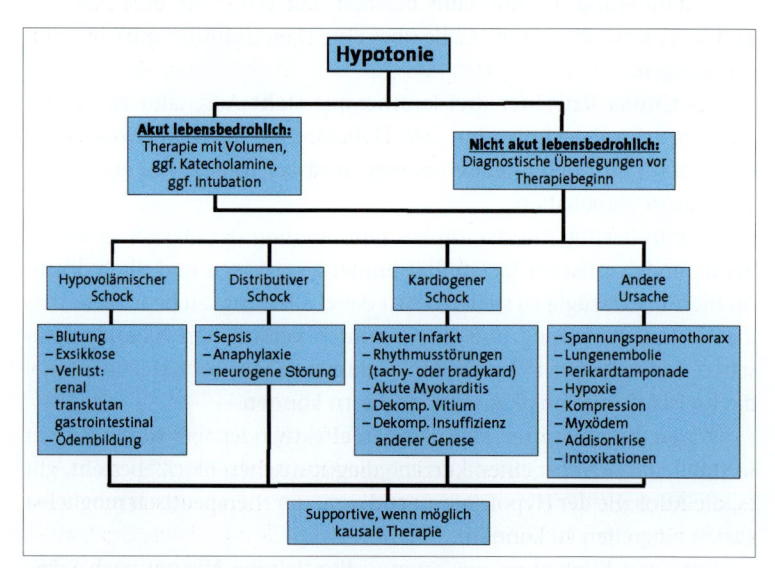

Abb. 13.11: Flussdiagramm für ein differenziertes Herangehen an Patienten mit symptomatischer Hypotonie.

eine kardiogene Genese muss ein 12-Kanal-EKG zum Ausschluss eines AMI geschrieben werden. Ein Beispiel für einen differenzialdiagnostischen Algorithmus zeigt Abbildung 13.11.

Sollte sich eine am Notfallort therapierbare Ursache finden, wird eine spezifische Therapie eingeleitet (z.B. Thrombolyse bei akutem Infarkt oder Drainage bei Spannungspneumothorax), andernfalls mit o.g. Maßnahmen der Kreislauf stabilisiert. Ein besonderer Hinweis sei an dieser Stelle auf die Volumentherapie bei Patienten mit Rechtsherzinsuffizienz nach Lungenarterienembolie, Perikardtamponade oder Myokardinfarkt mit rechtsventrikulärer Beteiligung gegeben. Besteht der klinische V.a. eine der genannten Erkrankungen, ist einer großzügigen Volumengabe gegenüber der Applikation von Katecholaminen zunächst der Vorzug zu geben. Bei Nichtansprechen des Kreislaufs auf Volumen werden Katecholamine gegeben, wobei Adrenalin das Mittel der ersten Wahl ist.

Nach Stabilisierung des Patienten erfolgt der möglichst rasche Transport in Arztbegleitung unter Herz-Kreislauf-Monitoring zur intensivmedizinischen Therapie in eine geeignete Klinik. Deren Auswahl wird sich nach der Art und Schwere der Erkrankung des Patienten richten und nicht zwangsläufig das nächstgelegene Krankenhaus sein.

13.5 Synkopen kardialer Ursache

Sebastian Spencker

Eine Synkope ist als ein plötzlich einsetzender und kurz anhaltender, komplett reversibler Bewusstseins- und Muskeltonusverlust definiert. Ursächlich liegt eine vorübergehende zerebrale Minderperfusion zugrunde [Lempert, Bauer, Schmidt 1994]. Dementsprechend ist die Synkope keine eigenständige Diagnose, sondern als Symptom einer Grunderkrankung zu verstehen.

Die Patienten werden bei Eintreffen des Notarztes in den meisten Fällen bereits wieder wach und ansprechbar sein.

13.5.1 Bedeutung der präklinischen Diagnostik

Das Einsatzprofil nach Synkope ist für den Notarzt oftmals nicht allein durch die stattgehabte Synkope definiert, sondern es wird durch mehr oder weniger gravierende Begleitverletzungen beeinflusst. 17–35% der Synkopen sind mit Verletzungen assoziiert. Hierbei liegen in 6% der Fälle Frakturen vor. Bei 3% der Verkehrsunfälle spielen Synkopen ursächlich eine Rolle [Kapoor 1990]. In diesen Fällen ist es entscheidend herauszufinden, ob die Bewusstlosigkeit Ursache oder Folge des Unfalls war. Ein Rückschluss auf die Ursache anhand der Schwere des Verletzungsmusters nach einer Synkope ist nicht möglich.

Begleitverletzungen

Die große Bedeutung plötzlicher Bewusstlosigkeiten zeigt sich nicht nur daran, dass sich ein Großteil der Notarzteinsätze mit ihnen befasst, sondern auch daran, dass in den USA ca. 750 Mio. Dollar/Jahr im Zusammenhang mit Synkopen ausgegeben werden und bis zu 5% der Patienten in den Rettungsstellen bzw. ca. 3% der stationär behandelten Patienten unter Synkopen leiden [Brignole et al. 2006].

Differenzierung wichtig für Prognose

Da der Notarzt einen Patienten nach Synkope als Erster behandelt, werden die weitere Diagnostik und Therapie von seiner Einschätzung der Situation abhängen. Viele Begleitumstände vor Ort können von den weiterbehandelnden Kollegen im Krankenhaus nicht nachvollzogen werden, gelegentlich werden die Angaben des Einsatzprotokolls aber auch kritiklos übernommen und führen so in die falsche Richtung. Die wichtigste Aufgabe des Notarztes ist der Versuch, an Ort und Stelle herauszufinden, ob eine Synkope kardial oder extrakardial bedingt war, um somit die weiteren diagnostischen Schritte im Krankenhaus zu bahnen. Die genannte Differenzierung ist von großer Wichtigkeit, da sie für die Prognose des Patienten entscheidend ist. Nach kardialer Synkope besteht eine 1-Jahres-Mortalität von 18–33%, bei vasovagaler Genese liegt die Mortalität nach 5 Jahren bei max. 12% und unterscheidet sich nicht von Patienten ohne stattgehabte Synkope. Bleibt die Ursache ungeklärt, beträgt die Mortalität 6% im ersten Jahr [Kapoor 1990]. Abbildung 13.12 spiegelt den wesentlichen Unterschied in der Langzeitprognose zwischen vasovagalen und kardiogenen Synkopen wider [Soteriades et al. 2002].

Von der im Folgenden zu besprechenden kardialen Synkope gilt es, Bewusstlosigkeiten nichtkardialer Ursache abzugrenzen (z.B. metaboli-

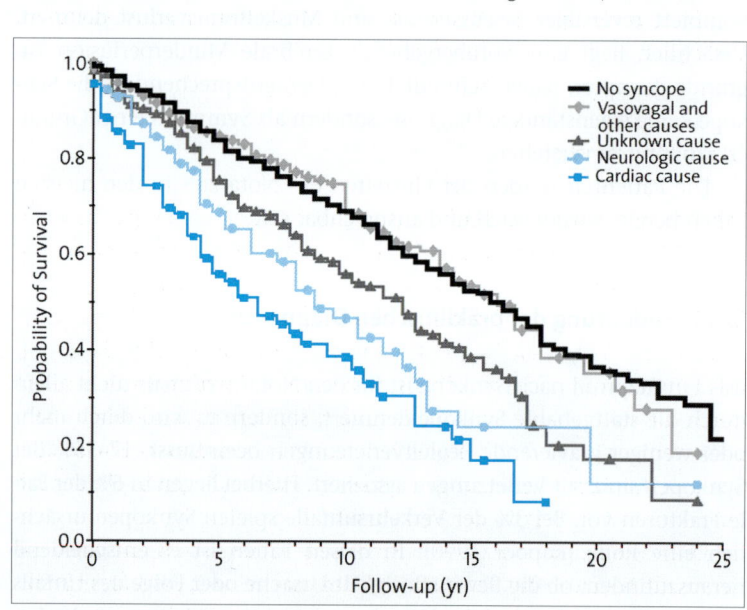

Abb. 13.12: Letalitäten in Abhängigkeit der Synkopenursache (mit Genehmigung nach [Soteriades et al. 2002])

13.5 Synkopen kardialer Ursache

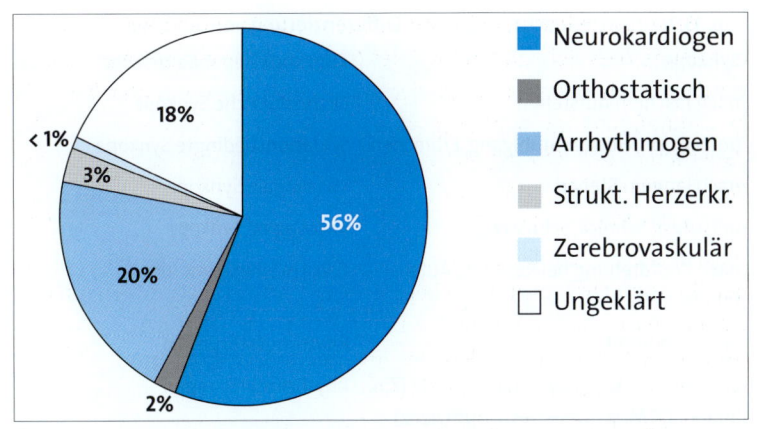

Abb. 13.13: Häufigkeitsverteilung der Synkopen (nach [Alboni et al. 2001])

sche, neurologische und toxische Ursachen). Die Häufigkeitsverteilung bei Synkopen ist in Abbildung 13.13 dargestellt. In der Häufigkeit mit großem Abstand führend sind vasovagale (= neurokardiogene) Synkopen gefolgt von rhythmologischen Ereignissen. Nicht kardial bedingte plötzliche Bewusstlosigkeiten sind seltener [Alboni et al. 2001].

Nach klassischer kardialer Synkope sind die Patienten i.d.R. zu allen Qualitäten orientiert und anamnesefähig. Eine anhaltende Verwirrtheit, ein Zungenbiss, eine Halbseitensymptomatik oder eine Inkontinenz für Urin oder Stuhl können ein Hinweis für eine neurologische oder metabolische Störung sein.

Dem Notarzt stehen als Diagnostika nur die Anamnese, die körperliche Untersuchung, das 12-Kanal-EKG und die Blutzuckermessung zur Verfügung.

13.5.2 Anamnese

Die Anamnese ist für die Differenzialdiagnostik der Synkope das wichtigste Hilfsmittel. Sie wird häufig als Fremdanamnese erhoben werden müssen. Neben der Eruierung aktueller Begleiterkrankungen und der Medikation ist die Altanamnese in Hinblick auf das Vorliegen einer bekannten Herzerkrankung des Patienten zu erheben (Z.n. Myokardinfarkt? bekannte Herzinsuffizienz? bekannte Rhythmusstörungen?). Darüber hinaus muss erfragt werden, ob es sich um ein Erstereignis handelt oder ob ähnliche Symptome bereits zuvor aufgetreten waren. Eine positive Familienanamnese für Synkopen und ggf. auch plötzlichen Herztod ist ein weiterer wichtiger Punkt.

Essenziell ist das möglichst ausführliche Erfassen von Prodromi wie Übelkeit, Dyspnoe, thorakalen Schmerzen, Schwindel, der Körperposition und -aktivität sowie besonderer Ereignisse im Vorfeld der Synkope. Hinzu kommen die Erfassung des zeitlichen Verlaufs vom Beginn der

Tab. 13.2: Anamnestische Fragen zur Differenzierung von Synkopen

Synkope ...	Zugrunde liegende Ursache
nach raschem Aufstehen	Orthostatische Synkope
bei Miktion, Husten, Stuhlgang, Erbrechen	Situationsbedingte Synkope
nach langem Stehen	Vasovagale Synkope
bei Angst, Schreck, Schmerz ...	Vasovagale Synkope
nach Kopfdrehung bei Rasieren, Autofahren ...	Carotis-Sinus-Syndrom
ohne Prodromi	Rhythmusstörungen
bei schwerer kardialer Vorerkrankung (Z.n. Infarkt, DCM, schwere Herzinsuffizienz)	Rhythmusstörungen
bei Familienanamnese für plötzlichen Herztod	Brugada-Syndrom, Long-QT-Syndrom, Short-QT-Syndrom, ARVD
nach Belastung	Aortenklappenstenose, KHK, HOCM, katecholaminerge polymorphe VT
mit Dyspnoe und/oder Thoraxschmerz	Myokardinfarkt, Lungenarterienembolie
mit lageabhängigem Herzgeräusch	Großer Vorhofthrombus oder -myxom
bei Armbewegungen	Subclavian steal
mit peripherer Puls- oder Blutdruckdifferenz	Aortendissektion
bei Kopfschmerzen	Migräne, zerebrale Blutung, Tumor
mit Bewusstlosigkeit > einige Sekunden	Neurogene oder metabolische Ursache
mit verzögerter Reorientierung/Verwirrtheit	Neurogene oder metabolische Ursache
mit Dysarthrie, Doppelbildern, Paresen ...	Neurogene oder metabolische Ursache

ARVD arrhythmogene rechtsventrikuläre Dysplasie; **HOCM** hypertroph-obstruktive Kardiomyopathie; **VT** ventrikuläre Tachykardie

Prodromi bis zum Kollaps, die Dauer der Bewusstlosigkeit und mögliche Begleitumstände, wie z.B. Krampfanfall, Inkontinenz, Zungenbiss, Schreie o.Ä. Beispiele für zu stellende Fragen sind in Tabelle 13.2 angeführt.

Ein epileptischer Anfall ist in den allermeisten Fällen auf eine neurologische Grunderkrankung zurückzuführen. Es darf aber nicht außer Acht gelassen werden, dass konvulsive Synkopen sehr wohl auch im Rahmen eines Adams-Stokes-Anfalls bei brady- und tachykarden Herzrhythmusstörungen beobachtet werden.

13.5.3 Körperliche Untersuchung

Die körperliche Untersuchung ist der zweite Baustein der Diagnostik und der Risikostratifizierung. Das Ziel hier sind das Aufdecken einer kardialen Erkrankung und/oder die Dokumentation einer neurologischen Störung.

Es gilt nach klinischen Zeichen der Herzinsuffizienz, Herzgeräuschen, Herzrhythmusstörungen, Blutdruckentgleisungen, Strömungsgeräuschen über den Carotiden und Schockzeichen zu fahnden. Auf Zeichen für eine Anämie ist zu achten, und insbesondere bei älteren Patienten gilt es, den Hydratationszustand zu prüfen.

Allein mit der sorgfältigen Erhebung der Anamnese und der körperlichen Untersuchung lässt sich bei 20–40% der Patienten mit Synkope die Diagnose (durch den Notarzt zumindest als Verdacht) stellen [Seidl et al. 2005].

13.5.4 EKG

Im Fall eines kardiogenen Ereignissen kann das 12-Kanal-EKG die Verdachtsdiagnose untermauern, da etwa die Hälfte aller kardiogenen Synkopen mit pathologischen Befunden im EKG assoziiert sind [Alboni et al. 2001].

Häufig pathologische Befunde

Folgende EKG-Befunde stützen den V.a. eine kardiale Synkope:
- Bifaszikulärer Block (mit und ohne AV-Block I°)
- Ventrikuläre Tachykardie
- ST-Hebungen (Myokardinfarkt)
- Rechtsherzbelastungszeichen (Lungenarterienembolie)
- Schenkelblock mit QRS-Dauer > 120 ms
- AV-Block II° (Typ Mobitz) und III°
- Sinusbradykardien < 50/min
- SA-Blockierungen
- Hinweise für eine Schrittmacherfehlfunktion
- Präexzitationszeichen (kurze PQ-Zeit, Delta-Welle)
- Verlängerung oder Verkürzung der QT-Dauer
- Epsilonpotenzial in V1–V3 (ARVD)
- Rechtsschenkelblock mit ST-Hebungen in V1–V3 (Brugada-Syndrom)

13.5.5 Synkopendiagnostik in der Klinik

Nach Abschluss der genannten Basisdiagnostik erfolgt in den allermeisten Fällen ein Transport in die Klinik. Hierbei ist bei V.a. rhythmogene Genese der Synkope ein EKG-Monitoring empfehlenswert. Die Anlage eines venösen Zugangs ist fakultativ, kann aber im Einzelfall sinnvoll sein. Eine spezifische Therapie ist i.d.R. nicht erforderlich. Allenfalls im Fall eines beobachteten Rezidivs gilt es, je nach Diagnose einzugreifen.

Sollte die hinter der Synkope stehende Diagnose nicht bereits durch die o.g. Untersuchungen des Notarztes evident oder zumindest wahrscheinlich geworden sein, wird in der Klinik eine erweiterte Synkopendiagnostik erfolgen.

Zunächst müssen in der Notaufnahme lebensbedrohliche Erkrankungen wie ACS, Lungenembolie, Aortendissektion o.Ä. ausgeschlossen werden. Sollte eine neurologische oder metabolische Ursache durch die Anamnese wahrscheinlich sein, werden die erforderlichen bildgebenden (z.B. cCT und FKDS der hirnversorgenden Arterien) und laborchemischen Untersuchungen sowie ggf. konsiliarärztliche Untersuchungen durch Neurologen und ggf. auch Psychiater veranlasst werden. Bei Patienten mittleren Alters ist eine neurokardiogene Synkope wahrscheinlich, daher ist ein Kreislauftest bzw. eine Kipptischuntersuchung

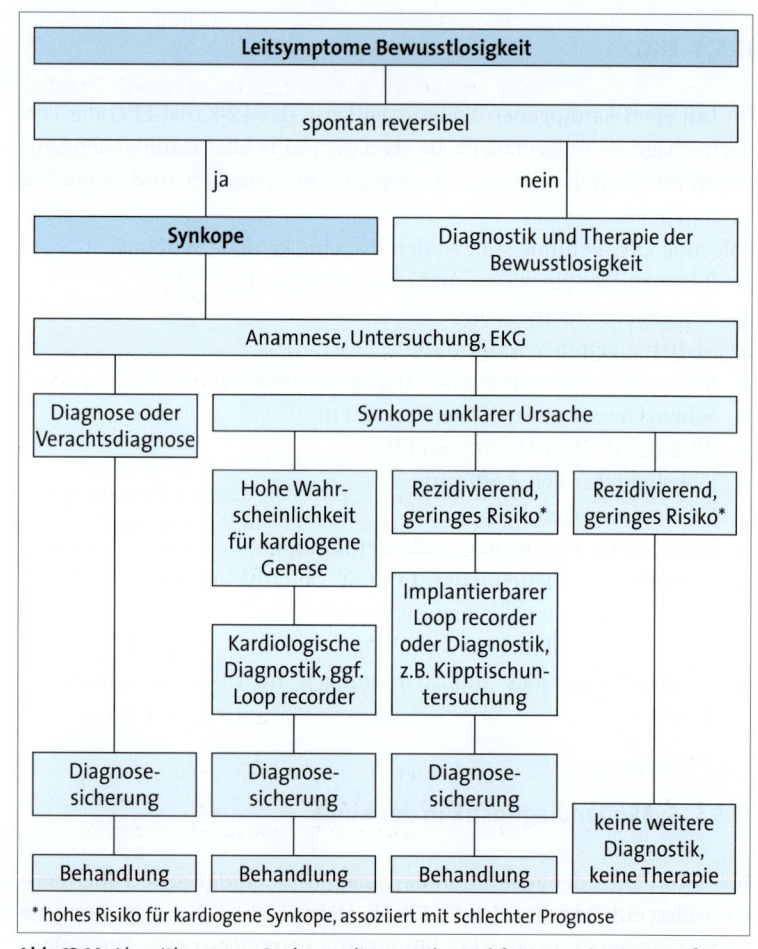

*hohes Risiko für kardiogene Synkope, assoziiert mit schlechter Prognose

Abb. 13.14: Algorithmus zur Synkopendiagnostik. Modifiziert nach ESC 2009 [Moya et al. 2009]

der nächste diagnostische Schritt. Abbildung 13.14 zeigt ein Schema für einen diagnostischen Algorithmus für die Diagnostik im Krankenhaus, angelehnt an die aktuellen Guidelines der ESC aus dem Jahr 2009 [Moya et al. 2009]. Im Setting der präklinischen Notfallmedizin wird der Algorithmus in den allermeisten Fällen mit der Anamnese (wenn möglich auch einer Fremdanamnese!), der körperlichen Untersuchung und dem EKG enden. Die Erhebung und Dokumentation aller Befunde ist aber essenziell für die spätere Diagnosesicherung.

Als optimal für die rasche und effiziente Klärung der Differenzialdiagnose bei Synkope scheint sich die Etablierung von sog. Synkope-Units in den Krankenhäusern herauszustellen. Analog zu den bereits etablierten Chest Pain Units (CPU) für Patienten mit Brustschmerz stehen hier Kardiologen und Neurologen zeitnah zur Verfügung und können die nötigen apparativen Untersuchungen rasch organisieren. Das ermöglicht einen standardisierten Ablauf. Erste Multicenter-Studien zeigen, dass es gelingt, 78% der Patienten leitliniengerecht zu diagnostizieren und die Hospitalisationsrate von 47 auf 39% zu senken, die Anzahl an apparativen Untersuchungen zu reduzieren (Median 2,6% vs. 3,4%) und die stationäre Behandlung ebenfalls zu verkürzen (7,2 + 5,7 vs. 8,1 + 5,9 Tage) [Brignole et al. 2010; Brignole et al. 2006].

Literatur

Adams HA et al., Empfehlungen zur Diagnostik und Therapie der Schockformen der IAG Schock der DIVI – Teil 2: Hypovolämischer Schock. Intensivmedizin (2005), 42, 96–109

Alboni P et al., The diagnostic value of history in patients with syncope with or without heart disease. J Am Coll Cardiol (2001), 37, 1921–1928

Alderson P et al., Colloids versus crystalloids for fluid resuscitation in critically ill patients. Cochrane Database Syst Rev (2000), CD000567

Barber AE, Cell damage after shock. New Horiz (1996), 4, 161

Blomstrom-Lundqvist C et al., ACC/AHA/ESC guidelines for the management of patients with supraventricular arrhythmias – executive summary. A report of the American college of cardiology/American heart association task force on practice guidelines and the European society of cardiology committee for practice guidelines (writing committee to develop guidelines for the management of patients with supraventricular arrhythmias) developed in collaboration with NASPE-Heart Rhythm Society. J Am Coll Cardiol (2003), 42, 1493–1531

Brignole M et al., Syncope Unit Project (SUP) investigators. Europace (2010), 12(1), 109–118

Brignole M et al., Evaluation of Guidelines in Syncope Study 2 (EGSYS-2) GROUP. Standardized care pathway vs. usual management of syncope patients presenting as emergencies at general hospitals. Europace (2006), 8, 644–650

Brignole M et al., Guidelines on Management (Diagnosis and Treatment) of Syncope. Eur Heart J (2004), 25, 2054–2072

Cowan JC et al., Amiodarone in the management of atrial fibrillation complicating myocardial infarction. Br J Clin Suppl (1986), 44, 155–163

Duley L, Henderson-Smart DJ, Meher S, Drugs for treatment of very high blood pressure during pregnancy. Cochrane Database Syst Rev (2006), 3, CD001449

Finfer S et al., A comparison of albumin and saline for fluid resuscitation in the intensive care unit. N Engl J Med (2004), 350, 2247

Friedman G, Silva E, Vincent JL, Has the mortality of septic shock changed with time. Crit Care Med (1998), 26, 2078–2086

Furberg C et al., Prevalence of atrial fibrillation in elderly subjects (the Cardiovascular Health Study). Am J Cardiol (1994), 74, 236–241

Fuster V et al., ACC/AHA/ESC Guidelines for the Management of Patients with Atrial Fibrillation: Executive Summary. A Report of the American College of Cardiology/American Heart Association Task Force on Practice Guidelines and the European Society of Cardiology Committee for Practice Guidelines and Policy Conferences (Committee to Develop Guidelines for the Management of Patients with Atrial Fibrillation). Developed in Collaboration with the North American Society of Pacing and Electrophysiology. Circulation (2001), 104, 2118–2150

Geelen P et al., The value of DDD pacing in patients with an implantable cardioverter defibrillator. Pacing Clin Electrophysiol (1997), 20, 177–181

Hochman JS et al., Cardiogenic shock complicating acute myocardial infarction – etiologies, management and outcome: a report from the SHOCK Trial Registry. Should we emergently revascularize Occluded Coronaries for cardiogenic Shock? J Am Coll Cardiol (2000), 36, 1063–1070

Kaplan NM, Management of hypertensive emergencies. Lancet (1994), 344, 1335

Kapoor WN, Evaluation and outcome of patients with syncope. Medicine (1990), 69, 169–175

Kristensen SR, Mechanisms of cell damage and enzyme release. Dan Med Bull (1994), 41, 423

Lempert T, Bauer M, Schmidt D, Syncope: a videometric analysis of 56 episodes of transient cerebral hypoxia. Ann Neurol (1994), 36, 233–237

Mancia G et al., 2007 Guidelines for the management of arterial hypertension: The Task Force for the Management of Arterial Hypertension of the European Society of Hypertension (ESH) and the European Society of Cardiology (ESC). Eur Heart J (2007), 28(12), 1462–1536

Moya A et al., Guidelines for the diagnosis and management of syncope (version 2009): the Task Force for the Diagnosis and Management of Syncope of the European Society of Cardiology (ESC). Eur Heart J (2009), 30(21), 2631–2671

Nolan JP et al., On behalf of the ERC Guidelines Writing Group. European Resuscitation Council Guidelines for Resuscitation 2010 Section 1. Executive summary. Resuscitation (2010), 81, 1219–1276

Perel P, Roberts I, Colloids versus crystalloids for fluid resuscitation in critically ill patients. Cochrane Database Syst Rev (2007), CD000567

Pinski SL, Fahy GJ, The proarrhythmic potential of implantable cardioverter-defibrillators. Circulation (1995), 92, 1651–1664

Roberts JM, Magnesium for peeclampsia and eclampsia. N Engl J Med (1995), 333, 250

Schmitt CG et al., Significance of supraventricular tachyarryhthmias in patients with implanted pacing cardioverter defibrillators. Pacing Clin Electrophysiol (1994), 17, 295–302

Seidl K et al., Kommentar zu den Leitlinien zur Diagnostik und Therapie von Synkopen der Europäischen Gesellschaft für Kardiologie und dem Update 2004. Z Kardiol (2005), 94, 592–612

Soteriades ES et al., Incidence and prognosis of syncope. N Engl J Med (2002), 347, 878–885

Strandgaard S, Paulson OB, Cerebral blood flow and its pathophysiology in hypertension. Am J Hypertens (1989), 2, 486

Strickberger SA et al., AHA/ACCF Scientific Statement on the Evaluation of Syncope. From the American Heart Association Councils on Clinical Cardiology, Cardiovascular Nursing, Cardiovascular Disease in the Young, and Stroke, and the Quality of Care and Outcomes Research Interdisciplinary Working Group; and the American Collage of Cardiology Foundation In Collaboration With the Heart Rhythm Society. Circulation (2006), 113, 316–327

Tsai TT, Nienaber CA, Eagle KA, Acute aortic syndromes. Circulation (2005), 112, 3802–3813

Van de Werf F et al., Management of acute myocardial infarction in patients presenting with ST-segment elevation. The Task Force on the Management of Acute Myocardial Infarction of the European Society of Cardiology. Eur Heart J (2003), 24, 28–66

Vaughan CJ, Delanty N, Hypertensive emergencies. Lancet (2000), 356, 411

Voelckel WG et al., Behandlung des hämorrhagischen Schocks. Neue Therapiekonzepte. Anaesthesist (2004), 53, 1151–1167

Wolf PA et al., Atrial fibrillation: a major contributor to stroke in the elderly: The Framingham Study. Arch Intern Med (1987), 147, 1561–1564

14 EKG-Praktikum

Fallbesprechungen

Lernziel:
Mit den Kursteilnehmern werden in Gruppen von max. 15 Personen mit Bezug zu den Fortbildungsthemen – insbesondere Nr. 10, 12 und 13 – EKG-Darstellungen (ggf. auch reale Einsatz-Aufzeichnungen) im Hinblick auf eine korrekte Notfalldiagnostik und -therapie im Notarztdienst diskutiert und bewertet.

Block B 1
Internistische Notfälle II

15	Respiratorische Notfälle	– 264
16	Gastrointestinale Notfälle (inkl. akutem Abdomen)	– 276
17	Stoffwechselstörungen (inkl. Diabetes mellitus, Dialysepatienten)	– 286
18	Kasuistiken zu 15–17	– 307
19	Spezielle Hinweise zur Versorgung geriatrischer Patienten	– 308
20	Leitsymptom Atemnot	– 318
21	Leitsymptom thorakaler Schmerz	– 323
22	Kasuistiken zu 19–21	– 333
23	Internistische Notfälle/Reanimation	– 334

15 Respiratorische Notfälle

Armin Kalenka

> **Lernziel:**
> Erlernen der (Differenzial-)Diagnostik und Therapie internistischer respiratorischer Notfälle im Notarztdienst mit den dort gegebenen Möglichkeiten und eine zielgerichtete Versorgung inkl. Transport in geeignete Weiterbehandlung.

Respiratorische Störungen sind vielfältig und teils Symptom einer Erkrankung, die nicht unbedingt auf das respiratorische System zurückzuführen ist. Hämoptysen können bspw. Ausdruck einer akuten Lungenblutung sein, auf dem Boden eines Lungentumors oder einer schweren Pneumonie, anderseits auf Blutungen aus dem Nasenrachenraum oder einer Fistel eines thorakalen Aortenaneurysmas beruhen. Ein weiteres Beispiel ist die respiratorische Insuffizienz bei Linksherzinsuffizienz mit Lungenstauung.

In diesem Kapitel sollen Erkrankungen, die primär auf einer Pathologie des respiratorischen Systems beruhen, erläutert werden.

15.1 Obstruktive Atemwegserkrankungen

**Definition -
Asthma
COPD
Pathologie
Pathophysiologie**

Zwischen Asthma bronchiale und der chronisch obstruktiven Lungenkrankheit (COPD) wird in der klinischen Praxis häufig nicht unterschieden, obwohl es sich um verschiedene Erkrankungen handelt. Pathogenese, Dynamik, Prognose und insbesondere die pharmakologische Therapie beider Krankheiten verlangen jedoch eine differenzialdiagnostische Abgrenzung der beiden obstruktiven Atemwegserkrankungen.

Charakteristisch sind bei beiden Erkrankungen die Atemflusslimitierung und die Entzündung der Atemwege. Die Pathologie dieser Veränderungen ist jedoch unterschiedlich. Beim Asthma bronchiale handelt es sich um eine chronisch entzündliche Atemwegserkrankung oftmals auf dem Boden einer allergischen Diathese. Die bronchiale Entzündung mündet in eine Zerstörung des Bronchialepithels, eine Verdickung der Basalmembran und eine Muskelhypertrophie und -hyperplasie. Demgegenüber ist die COPD eine allmählich fortschreitende Atemwegserkrankung bedingt durch langjährige Inhalation von Noxen (zumeist Nikotin). Dies führt zu einer Proliferation muköser Becherzellen, des Plattenepithels und der glatten Muskulatur. Bei einem Teil der Patienten kommt es durch Destruktion des Epithels zur Ausbildung eines Emphysems.

15.1.1 Asthma bronchiale

Die bronchiale Hyperreagibilität charakterisiert das Asthma bronchiale. Allergien sind insbesondere im Kindesalter der stärkste prädisponierende Faktor (allergisches Asthma). Infektionen der Atemwege durch Viren oder atypische Bakterien können ein allergisches Asthma triggern oder ein nicht allergisches Asthma auslösen (intrinsisches Asthma). Hinzukommen Mischformen [Nowak und von Mutius 2004].

Anamnese
Klinik
Untersuchung
Therapie

Klinik

Leitsymptom des Asthma bronchiale ist die anfallsartig auftretende Atemnot u.U. kombiniert mit einem trockenen Hustenreiz. Anamnestisch stehen akute Inhalation von Allergenen oder bronchiale Infekte sowie eine schlechte Therapiekontrolle im Vordergrund. Die Untersuchungsbefunde sind stark abhängig vom Schweregrad. Auskultatorisch ergeben sich trockene Rasselgeräusche, bei hochgradiger Spastik kann es zur sog. silent lung kommen (keine oder nur sehr leise Atemgeräusche auskultierbar). Pulsoximetrisch lassen sich trotz ausgeprägter Dyspnoe meist ausreichende Werte der Oxygenierung ableiten. Unter dem Bild des Status asthmaticus mit einer lang anhaltenden schweren Exazerbation kann es jedoch auch zur respiratorischen Insuffizienz kommen.

Der Notarzt wird erfahrungsgemäß meist bei mittelschweren und schweren Anfällen alarmiert (s. Tab. 15.1). Zusätzliche Hinweise auf eine lebensbedrohliche Situation können eine zunehmende respiratorische Erschöpfung, Konfusion oder gar Koma, frustrane Atemanstrengungen oder eine Bradykardie sein. Diese Einteilung ist für den präklinisch tätigen Notarzt von durchaus sinnhafter Bedeutung, ist aber in den aktuellen Versorgungsleitlinien Asthma für Deutschland in dieser Art und Weise nicht mehr genannt [Nationale Versorgungsleitlinie Asthma 2010], da die Einteilung für die langfristige Therapiesteuerung weniger hilfreich erscheint. Differenzialdiagnostisch kommen insbesondere die COPD, das sog. Asthma cardiale (Linksherzinsuffizienz mit pulmonalem Ödem), die Obstruktion der oberen Luftwege (auch inspiratorischer Stridor) und funktionelle Atemstörungen in Betracht.

Tab. 15.1: Schweregrad-Einteilung des Asthma-Anfalls

Symptom	Leicht	Mittel	Schwer
Sprechen	Normal	Kurze Sätze	Sprechdyspnoe
Giemen	Meist nur exspiratorisch, mäßig	Deutlich, laut	Laut, ggf. silent lung
Atemfrequenz	< 25/min	< 25/min	> 25/min
spO_2	> 95%	91–95%	< 90%
Herzfrequenz	< 100/min	100–120/min	> 120/min

Therapie

Lagerung, Sauerstoff, Betasympathomimetika, Kortikosteroide

Die medikamentöse Dauertherapie des Asthma bronchiale wird abhängig vom Schweregrad nach einem Stufenschema durchgeführt, hinzu kommen nichtmedikamentöse Maßnahmen wie Schulung, körperliches Training und Atem- und Physiotherapie.

Für den Notarzt ist meist der mittelschwere oder schwere Anfall Einsatzindikation.

Neben den allgemeinen Maßnahmen bei Patienten mit akuter Atemnot (s. Tab. 15.2, s. auch Kap. 20) gilt es, spezifische Therapieansätze zur Behandlung des Anfalls umzusetzen (s. Tab. 15.3) und anderseits teils alt einhergebrachte Ansätze zu meiden (s. Tab. 15.4) [Nationale Versorgungsleitlinie Asthma 2010].

Tab. 15.2: Allgemeine Maßnahmen bei Patienten mit Atemnot

Sitzende oder vorgebeugte Körperhaltung (ggf. unterstützende Lagerungsmaßnahmen)
Sauerstoffgabe unter pulsoximetrischer Kontrolle (Ziel > 90%)
Intravenöser Zugang
Kontinuierliches EKG-Monitoring
Blutdruckmessung

Tab. 15.3: Initialtherapie des mittelschweren bis schweren Asthma-bronchiale-Anfalls. Adaptiert nach [Nationale Versorgungsleitlinie Asthma 2010]

2–4 Hübe eines rasch wirksamen Beta-2-Sympathomimetikums inhalativ, z.B. Salbutamol (Dosieraerosol)
Ggf. Wiederholung nach 10–15 min
Prednisolon-Äquivalent 1 mg/kg KG i.v.
Synergistischer Effekt durch Gabe von Beta-2-Sympathomimetikum und Anticholinergika (z.B. Ipratropiumbromid) inhalativ
Erwäge Beta-2-Sympathomimetikum parenteral, z.B. Terbutalin 0,25–0,5 mg s.c.
Erwäge parenterale Applikation von Magnesiumsulfat (2 g) bei schwerster Obstruktion

Tab. 15.4: Maßnahmen, die während eines akuten Asthma-bronchiale-Anfalls gemieden werden sollten. Adaptiert nach [Nationale Versorgungsleitlinie Asthma 2010]

Zusätzliche i.v. Gabe von Theophyllin bei Therapie mit Beta-2-Sympathomimetikum
Sedativa
Mukolytika
Hyperhydratation
Anfallsprophylaktika (Leukotrienrezeptorantagonisten)

Patientinnen, die einen Anfall während der Schwangerschaft erleiden, sollten analog den Empfehlungen für Nichtschwangere therapiert werden [Namazy und Schatz 2006].

Bei respiratorischer Erschöpfung des Patienten (Wechsel zwischen thorakaler und abdomineller Atmung, flacher werdende schnelle Atmung, Konfusion, Koma) muss präklinisch die orotracheale Intubation unter einer ausreichend tiefen Analgosedierung, um zusätzliche bronchiale Irritationen zu vermeiden, erfolgen. Potenzielle Medikamente, die eine bronchiale Reaktion auslösen können, sind zu vermeiden (Thiopental, Atracurium, Mivacurium, Morphin).

15.1.2 Chronisch obstruktive Lungenerkrankung

Patienten mit einer COPD rufen meist den Notarzt, wenn eine schwere, akute Exazerbation vorhanden ist (s. Tab. 15.5). Zu diesem Zeitpunkt haben die Patienten oftmals bereits ihre Eigenmedikation weitreichend ausgenutzt.

Akute Exazerbation

Abhängig vom Schweregrad der Erkrankung stehen die Patienten unter einer Dauermedikation mit einem oder mehreren inhalativen Bronchodilatatoren, inhalativer oder oraler Kortikoidtherapie, Medikation zur Behandlung von komplizierenden Begleiterkrankungen sowie u.U. einer zeitweise oder ganztägigen Sauerstofftherapie.

Klinik
Das klinische Bild des Patienten mit einer COPD wird an den Phänotypen des „Pink Puffer" und des „Blue Bloater" deutlich.

Der häufigste Grund einer Exazerbation sind akute Atemwegsinfekte und kardiale Gründe (s. Tab. 15.7). In etwa $1/3$ der Fälle lässt sich jedoch kein Grund eruieren.

Therapie
Neben den allgemeinen Maßnahmen bei Patienten mit akuter Atemnot (s. Tab. 15.2) stellt die Sauerstoffgabe den Eckpfeiler der Therapie dar [Woodcock, Gross, Geddes 1981]. Patienten mit COPD tolerieren oftmals sehr niedrige SpO_2-Werte ohne Beschwerden. Eine Hyperoxie

Tab. 15.5: Hinweise auf akute Exazerbation einer bislang stabilen COPD

Deutlich zunehmende Atemnot
Neu aufgetretene Ruhedyspnoe
Zunehmender Husten und Auswurf
Fieber
Zunahme des Medikamentenverbrauchs
Müdigkeit, gestörter Schlaf, Gewichtsverlust

Tab. 15.6: Klinische Untersuchungsbefunde bei Patienten mit COPD

Anamnese	Inhalative Noxen (meist Nikotin, aber auch berufliche Faktoren), Alter häufig > 40 Jahre
Klinik	Persistierender Husten mit und ohne Auswurf
Inspektion	Orthopnoe, Tachypnoe, Fassthorax, Trommelschlegelfinger, Zyanose
Auskultation	Exspiratorischer Stridor, Giemen, Brummen, verlängertes Exspirium, silent lung
Pulsoximetrie	spO_2 häufig deutlich unter 90%, teils ohne schwere Atemnot

Tab. 15.7: Ursachen einer akuten Exazerbation einer COPD

Akut	Inhalation
	Kardiale Begleiterkrankung (in etwa 25% Auslöser)
Subakut	Infekt (viral, bakteriell), in etwa 50% Auslöser
	Erschöpfung (Medikamente, Alkohol, Rechtsherzversagen)
	Sekundäres Versagen (alveoläre Hypoventilation)

anderseits sollte durch eine bedarfsadaptierte Sauerstoffapplikation vermieden werden [New 2006]. Durch eine Hyperoxie kann es in einigen Fällen zu einer CO_2-Retention mit entsprechender Azidose kommen. Der Zielwert sollte daher zwischen 88–92% liegen und die Sauerstofftherapie sich an dem Rückgang der Beschwerden orientieren [Plant, Owen, Elliot 2000].

Ebenso wie beim Asthma bronchiale gilt es, durch den Einsatz von Beta-2-Sympathomimetika die akute Obstruktion zu beheben (s. Tab. 15.8). Hierbei sind inhalative Sprays, wie häufig in den Rettungsmitteln vorhanden, ebenso effektiv wie Vernebler [Turner et al. 1997]. Häufig haben die Patienten vor Information des Rettungsdienstes ihre Hausmedikation bereits ausgeschöpft und teilweise extreme Applikationen von inhalativen Beta-2-Sympathomimetika verabreicht. In den aktuellen nationalen Leitlinien wird auch eine über die Zulassung hinaus häufigere Applikation beschrieben. Aufgrund des verspäteten Wirkungseintritts von Kortikosteroiden ist der präklinische Einsatz sinnvoll, um ein hierdurch verbessertes Ansprechen der Betarezeptoren zu erreichen. Die Applikation von Theophyllin sollte einer strengen Indikation unterliegen. Der Einsatz ist potenziell mit einer erhöhten Morbidität verbunden, insbesondere bei vorbehandelten Patienten. Nach den Empfehlungen sollte nur bei einem Nichtansprechen auf die Basistherapie eine Gabe von Methylxanthinen erwogen werden [Barr, Rowe, Camargo Jr 2003] – ein präklinischer Einsatz vermag somit in vielen Fällen verfrüht zu sein.

Einige Patienten vermögen durch gezielte Therapiemaßnahmen in ihrer häuslichen Umgebung und Behandlung des Hausarztes verbleiben zu können, die empfohlenen Indikationen zur stationären Einweisung sind in Tabelle 15.10 zusammengefasst.

Bei Zeichen der respiratorischen Erschöpfung (zunehmender Einsatz der Atemhilfsmuskulatur, paradoxe abdominelle Atembewegungen, deutlich erhöhter Atemfrequenz mit flacher Atmung) muss eine mechanische Beatmung in Erwägung gezogen werden.

Beatmung

In den aktuellen nationalen Versorgungsleitlinien wird die nichtinvasive Beatmung (NIV) mittels Maske oder Helm eindeutig der endotrachealen Intubation für die intensivmedizinische Behandlung bevorzugt. Insbesondere ist die Mortalität bei Patienten mit NIV geringer als bei Patienten, die intubiert werden [Lightowler et al. 2003]. Ob dies uneingeschränkt auf den präklinischen Bereich übertragbar ist, bleibt aktuell zu klären. Einige Untersuchungen haben die Möglichkeit unterstrichen, eine NIV auch präklinisch zu beginnen und somit eine Intubation in zahlreichen Fällen zu umgehen. Grundvoraussetzung für eine erfolgreiche Anwendung ist neben dem geeigneten Patienten insbesondere die ausreichende Erfahrung des Behandlers mit dieser Therapieform. Darüber hinaus erscheint ein Einsatz von solchen Alternativen präklinisch jedoch nicht überall verfügbar. Inwieweit die aufgrund der neuen DIN-Norm letztlich flächendeckend geforderte Vorhaltung einer NIV-Option bei Beatmungsgeräten im Rettungsdienst zu einer zunehmenden Verbreitung der NIV in der Präklinik führt, bleibt ebenfalls abzuwarten. Deshalb gilt aktuell präklinisch nach wie vor die orotracheale Intubation als Standard bei einer schweren respiratorischen Einschränkung, die durch die o.g. Maßnahmen nicht beherrscht werden kann. Eine ausreichend tiefe Analgosedierung zur Narkose-Einleitung (s. auch Abschn. 15.1.1) und ein größtmöglicher Endotrachealtubus erscheinen sinnvoll.

Tab. 15.8: Basistherapie der schweren akuten Exazerbation einer COPD. Adaptiert nach [Nationale Versorgungsleitlinie COPD 2010]

Lagerung
Sauerstoffgabe unter Pulsoximetrie (Zielwert 88–92%)
2–4 Hübe eines rasch wirksamen Beta-2-Sympathomimetikums inhalativ
Ggf. Wiederholung nach 10–15 min, u.U. in kürzeren Abständen
Prednisolon-Äquivalent 1 mg/kg KG i.v.

Tab. 15.9: Erweiterte Therapieoptionen bei Versagen der Basistherapie

Erwäge zusätzliche Gabe eines Anticholinergikas (z.B. Ipratropiumbromid) inhalativ, wenn Beta-2-Sympathomimetikum allein nicht ausreicht
Erwäge Beta-2-Sympathomimetikum parenteral, z.B. Terbutalin 0,25–0,5 mg s.c.
Erwäge parenterale Gabe von Methylxanthinen (z.B. Theophyllin)
Mechanische Atemunterstützung (NIV) oder Beatmung (orotracheale Intubation)

Tab. 15.10: Indikation zur stationären Einweisung [Pauwels et al. 2001]

Deutliche Zunahme der Intensität der Symptome, neue Ruhedyspnoe
Schwere COPD
Neue Zyanose, periphere Ödeme
Fehlendes Ansprechen auf Basistherapie
Signifikante Komorbidität
Neue Arrhythmien
Fehlende häusliche Versorgung

15.2 Pneumonie

Klinik, Untersuchung, Schweregradeinteilung

Die ambulant (im häuslichen Umfeld) erworbene Pneumonie kann alle Altergruppen betreffen. Die ambulant erworbene Pneumonie ist durch einen plötzlichen Beginn mit deutlichem Krankheitsgefühl und oftmals mit hohem Fieber charakterisiert. Husten, Auswurf, Schüttelfrost sowie gelegentlich hinzu kommende Thoraxschmerzen bei einer pleuralen Mitbeteiligung vervollständigen das klinische Bild. Gelegentlich kommen unspezifische Symptome wie Kopfschmerzen, Myalgien oder abdominelle Beschwerden hinzu. Auskultatorisch ergeben sich abhängig vom Krankheitsverlauf ein verstärktes oder ein abgeschwächtes Atemgeräusch [Lutfiyya et al. 2006].

Klassische Diagnosekriterien schließen eine Thoraxröntgenaufnahme sowie den laborchemischen Nachweis einer Infektion ein. Deshalb kann der Notarzt lediglich eine Arbeitsdiagnose anhand der Anamnese und klinischen Untersuchung erarbeiten.

Bei schwer kranken Patienten mit einer Hypoxie und der Notwendigkeit zur Sauerstofftherapie ist eine Krankenhauseinweisung unumgänglich, bei einigen Patienten erscheint eine Behandlung durch niedergelassene Kollegen abhängig von den zeitlichen und örtlichen Gegebenheiten möglich. Eine Thoraxröntgenaufnahme erscheint bei allen Patienten mit ambulant erworbener Pneumonie empfehlenswert [Niederman et al. 2001] und sollte mit in die Indikation zur Verbringung in ein Krankenhaus einbezogen werden. Der CUR65 Severity Index vermag eine weitere Hilfestellung für die Indikation zur stationären Aufnahme zu sein (s. Tab. 15.11). Hiernach ist ab einem CRB65 von > 1 Punkt von einer schweren ambulant erworbenen Pneumonie auszugehen, und der Patient sollte einer weiteren Diagnostik zugeführt werden [Bauer et al. 2006].

Die Therapie ist symptomatisch und schließt die allgemeinen Maßnahmen bei Patienten mit Atemnot ein (s. Tab. 15.2). Bei Patienten, die unter einer Sauerstofftherapie keine adäquate Oxygenierung zeigen, muss eine Intubation durchgeführt werden. Bei Patienten, die einen schweren Verlauf im Sinne einer schweren Sepsis mit Oxygenierungsstörung und Hypotonie erleiden, scheint ein frühes, aggressives Vorgehen mit Volumen- und Katecholamintherapie sinnvoll zu sein.

Tab. 15.11: CURB65 Severity Index für ambulant erworbene Pneumonien

Confusion: mentaler Zustand anhand des GCS	1 Punkt für GCS < 8
Respiratory rate: Atemfrequenz pro Minute	1 Punkt für Atemfrequenz > 30/min
Blood pressure: systolischer Blutdruck	90 mmHg oder diastolischer Blutdruck < 60 mmHg	1 Punkt für Blutdruckveränderung
65: Alter > 65 Jahre	1 Punkt für Alter > 65 Jahre

15.3 Pneumothorax

Das klinische Bild des Spontanpneumothorax ist durch akut einsetzende Thoraxschmerzen in Kombination mit Dyspnoe geprägt.

Prädisponierende Faktoren für einen idiopathischen Pneumothorax in der Anamnese erlauben die differenzialdiagnostische Abgrenzung von Krankheitsbildern mit ähnlicher Symptomatik (s. Tab. 21.9 in Abschn. 21.5). Sekundäre Pneumothoraces treten bei Patienten mit einer Lungenvorerkrankung, wie z.B. COPD oder Pneumonie, auf. Auskultatorisch ist ein abgeschwächtes Atemgeräusch wahrnehmbar, perkutorisch tritt ein hypersonorer Klopfschall auf.

Beim unkomplizierten Pneumothorax können u.U. in Bezug auf die Anlage einer Thoraxdrainage ein Abwarten und die entsprechende Diagnosesicherung gerechtfertigt sein [Weissberg und Refaely 2000]. Beim Spannungspneumothorax hingegen handelt es sich um einen hochakuten Notfall, der umgehendes Handeln, allein schon aufgrund der Verdachtsdiagnose, erfordert (s. Abschn. 21.5).

Unter adäquatem Monitoring und symptomatischer Therapie mit Sauerstoff und ggf. Analgetika sollte der Transport ins Krankenhaus erfolgen.

Klinik, Thoraxdrainage

15.4 Mechanische Ursachen der Atemnot

Insbesondere Patienten mit abgeschwächten oder fehlenden Schutzreflexen sind gefährdet, eine mechanische Verlegung der Atemwege zu erleiden. Leitsymptom ist der vorwiegend inspiratorische Stridor. Abhängig von der Größe und Lokalisation des Fremdkörpers kommt es zu unterschiedlichen klinischen Bildern. Schluckschwierigkeiten, kloßige Sprache und übermäßige Speichelsekretion können Hinweise auf eine supraglottische oder ösophageale Lage des Fremdkörpers sein. Ausgeprägter Hustenreiz, ein scharfes u.U. auch ein in- und exspiratorisches Atemgeräusch lassen eine tracheobronchiale Lage vermuten.

Differenzialdiagnostisch kommen neben der klassischen Fremdkörperaspiration auch andere Ursachen infrage (s. Tab. 15.11). Neben den allgemeinen Maßnahmen bei Patienten mit Atemnot (s. Tab. 15.2) gel-

Klinik, Reanimation, Fremdkörperentfernung

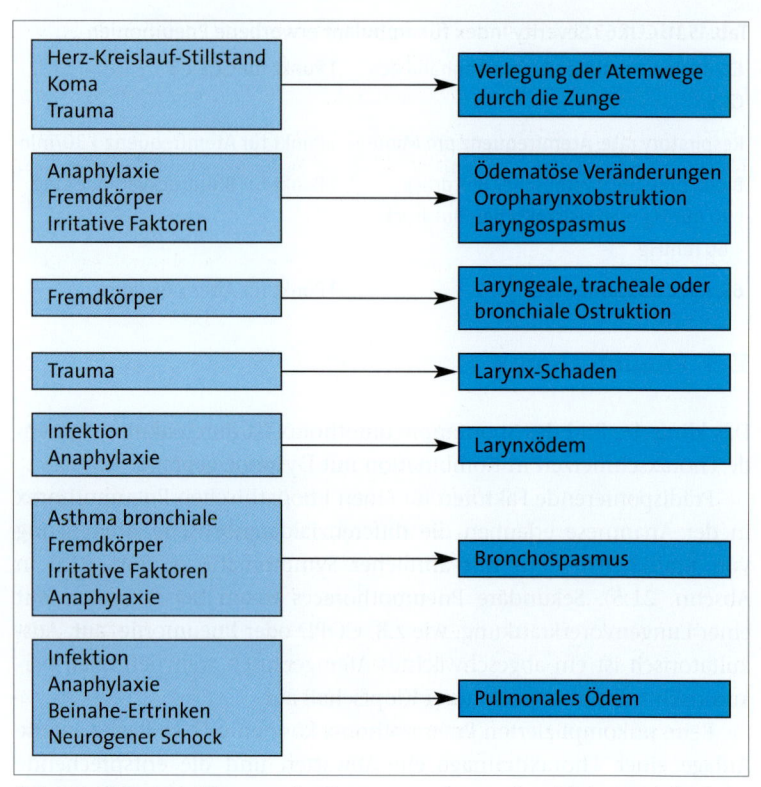

Abb. 15.1: Differenzialdiagnose der Atemwegsverlegung (modifiziert nach [Nolan et al. 2010])

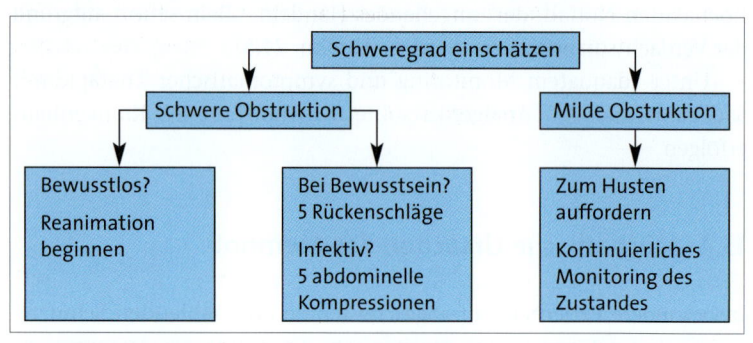

Ursache	Folge
Herz-Kreislauf-Stillstand, Koma, Trauma	Verlegung der Atemwege durch die Zunge
Anaphylaxie, Fremdkörper, Irritative Faktoren	Ödematöse Veränderungen, Oropharynxobstruktion, Laryngospasmus
Fremdkörper	Laryngeale, tracheale oder bronchiale Ostruktion
Trauma	Larynx-Schaden
Infektion, Anaphylaxie	Larynxödem
Asthma bronchiale, Fremdkörper, Irritative Faktoren, Anaphylaxie	Bronchospasmus
Infektion, Anaphylaxie, Beinahe-Ertrinken, Neurogener Schock	Pulmonales Ödem

Abb. 15.2: Vorgehen bei Verlegung der Atemwege durch Fremdkörper

Flussdiagramm: Schweregrad einschätzen → Schwere Obstruktion / Milde Obstruktion
- Schwere Obstruktion:
  - Bewusstlos? Reanimation beginnen
  - Bei Bewusstsein? 5 Rückenschläge; Infektiv? 5 abdominelle Kompressionen
- Milde Obstruktion: Zum Husten auffordern; Kontinuierliches Monitoring des Zustandes

ten die Empfehlungen des ERC [Nolan et al. 2010] (s. Abb. 15.2). Eine milde Atemwegsverlegung liegt demnach vor, wenn der Patient sprechen, husten und weitestgehend normal atmen kann. Eine schwere Atemwegsverlegung wird durch das Unvermögen zu sprechen, spärliche Versuche zu husten, deutliche Atemschwierigkeiten oder Bewusstseinsstörungen definiert. Wenn ein effektives Husten vorhanden ist, soll der Patient unter kontinuierlichem Monitoring des Zustands zum aktiven Husten aufgefordert werden. Ein bewusstloser Patient wird nach den Richtlinien des ERC wiederbelebt. Falls eine schwerwiegende Obstruktion vorliegt und dem Patienten kein effektives Husten möglich ist, sollen bis zu 5 Schläge zwischen die Schulterblätter des Patienten verabreicht werden. Der Patient soll hierzu eine möglichst vorgebeugte Haltung einnehmen und mit der zweiten Hand gestützt werden. Bei Ineffektivität dieser Maßnahme sollen bis zu 5 abdominelle Kompressionen durchgeführt werden. Hierzu steht der Helfer hinter dem Patienten, der sich möglichst vorwärts beugt, und appliziert mit umfassten Händen eine starke Auf- und Einwärtsbewegung zwischen Nabel und Xyphoid.

15.5 Funktionelle respiratorische Störungen

Funktionelle respiratorische Störungen sind häufig mit einer ausgeprägten Atemnot verbunden. Erfahrungsgemäß werden diese Situationen, auch für das direkte Umfeld des Patienten, als lebensbedrohlich empfunden. Für den Notarzt gilt es, organische Ursachen der Hyperventilation auszuschließen und nach Hinweisen für typische Störungen zu suchen (Panikstörung, Anpassungsstörung, Depression u.a.).

Obwohl der Begriff Hyperventilationssyndrom zur Beschreibung nicht mehr verwendet werden sollte [Speich und Büchi 2001], beschreibt er eindrücklich die klinische Situation. Durch Hyperventilation kommt es zur Hypokapnie mit klinischen Zeichen der normokalzämischen Tetanie (Parästhesien, Pfötchenstellung).

Therapeutisch wird neben ruhigem, aufklärendem Auftreten evtl. eine kurzfristig Tütenatmung (Rückatmung des Gasgemischs mit erhöhtem CO_2-Anteil aus der Tüte) eingesetzt. In Einzelfällen kann eine Therapie mit Benzodiazepinen in Erwägung gezogen werden. Meist ist eine Krankenhauseinweisung nicht nötig, wenn eine entsprechende häusliche Versorgung sichergestellt ist.

15.6 Toxisches Lungenödem

Ein toxisches Lungenödem kann als Folge des Einatmens giftiger oder irritativer Gase entstehen. Mit am häufigsten zählen hierzu Rauchgase bei Verbrennungen, Chlor-, Ammoniak-, Phosgengase, insgesamt ist jedoch die Ausbildung eines toxischen Lungenödems eine Seltenheit. Opfer der Inhalationen von Verbrennungsgasen sind häufiger durch die direkte thermische Wirkung gefährdet als durch ein toxisches Lungenödem.

Reizgas

Kenntnisse über die verdampften Gase und im Falle einer Verbrennung der Brandsubstanz sowie Umgebungsgegebenheiten (Zeitdauer der Exposition, geschlossener vs. offener Raum, Durchlüftung gegeben?) geben u.U. wertvolle Hinweise auf die zu erwartenden Beschwerden.

Klinisch können die Patienten durch Husten, Bronchospastik, Dyspnoe oder Hypoxämie auffällig sein. Orale oder nasale Russablagerungen sowie Zeichen der direkten thermischen Schädigung können bei Rauchgasinhalationen Hinweise für die Exposition geben. Insbesondere bei einer Rauchgasinhalation treten häufig keinerlei Symptome bei den Patienten auf. In Einzelfällen kann jedoch 8–24 h verspätet eine deutliche Verschlechterung mit Lungenödem auftreten. Für Patienten mit Inhalation von toxischen Gasen liegen aufgrund der insgesamt selten vorkommenden Ereignisse keine verlässlichen Daten vor. Pulsoximetrisch gemessene Werte können abhängig vom inhalierten Gas falsche Werte ergeben und erlauben somit nur im Einzelfall eine Abschätzung der Oxygenierung. Eine Kohlenmonoxidkonzentration von über 2% ergibt bspw. falsch hohe Werte. Hieraus vermag die Indikation zur ambulanten Vorstellung und invasiven Blutgasanalyse gestellt werden.

Als vorrangige therapeutische Maßnahme gilt das Verbringen aus der Gefahrenzone. Um eine Absorption von Gasen aus kontaminierten Kleidungsstücken zu verhindern, sollte eine entsprechende Entkleidung erwogen werden. Eine Sauerstoffinsufflation gilt als therapeutische Basis und als Universaltherapie jeder inhalativen Intoxikation [Spörri 2004]. Falls eine Oxygenierungsstörung vorliegt oder aufgrund klinischer Symptome (schwere Atemnot, neurologische Auffälligkeiten, behinderte Atmung) wahrscheinlich ist, sollte eine Intubation erwogen werden. Hiernach wird zumeist für 24 h mit einer inspiratorischen Sauerstoffkonzentration von 1,0 beatmet.

Sauerstoff

Bei einer Bronchospastik werden neben einer Sauerstoffapplikation inhalative Beta-2-Sympathomimetika eingesetzt. Die inhalative Applikation von Kortikosteroiden erbringt keinen prophylaktischen oder therapeutischen Nutzen, eine i.v. Gabe gilt als obsolet. Gerade bei Rauchgasinhalationen oder Verbrennungsopfern erscheint die Gabe mit einer erhöhten Infektionsrate behaftet.

In jüngster Zeit wird zunehmend der Einsatz von Hydroxocobalamin (z.B. Cyanokit) beworben. Bei Patienten mit einer ausgeprägten Rauchgasintoxikation und damit verbundenen relevanten Zyanidintoxikation soll Hydroxocobalamin als Chelatbildner fungieren. Einige Fallsammlungen belegen die Sicherheit und Toleranz sowie Wirkung der Substanz bei rauchgasintoxikierten Patienten. Ein unkritischer, routinemäßiger Einsatz bei Patienten mit Rauchgasintoxikation wird aktuell nicht empfohlen [Hall, Saiers, Baud 2009]. Jedoch mag das zunehmend im Rettungsdienst verfügbare Medikament eine Nischenindikation bei der Rauchgasintoxikation zu haben.

Literatur

2004 Update: Workshop Report, Global Strategy for Diagnosis, Management, and Prevention of COPD. http://www.goldcopd.com

Barr RG, Rowe BH, Camargo CA Jr, Methylxanthines for exacerbations of chronic obstructive pulmonary disease: meta-analysis of randomised trials. BMJ (2003), 327, 643–646

Bauer TT et al., J Intern Med (2006), 260, 93–101

Hall AH, Saiers J, Baud F, Which cyanide antidote? Crit Rev Toxicology (2009), 39, 541–552

Lightowler JV et al., Non-invasive positive pressure ventilation to treat respiratory failure from exacerbations of chronic obstructive pulmonary disease: Cochrane systematic review and meta-analysis. BMJ (2003), 326, 185–187

Lutfiyya MN et al., Diagnosis and Treatment of Community. Acquired Pneumonia. Am Fam Physicians (2006), 73, 442–450

Namazy JA, Schatz M, Current guidelines for the management of asthma during pregnancy. Immunol Allergy Clin North Am (2006), 26, 93–102

Nationale Versorgungsleitlinie Asthma, Version 2.1 März 2010. http://www.asthma.versorgungsleitlinien.de

Nationale Versorgungsleitlinie COPD, Version 1.7 Februar 2010. http://www.versorgungsleitlinien.de/themen/copd/index_html (12.09.2010)

New A, Oxygen: kill or cure? Prehospital hyperoxia in the COPD patient. Emerg Med J (2006), 23, 144–146

Niederman MS et al., American Thoracic Society. Guidelines fort he management of adults with community-acquired pneumonia. Diagnosis, assessment of severity, antimicrobial therapy, and prevention. Am J Respir Crit Care (2001), 163, 1730–1754

Nolan JP et al., On behalf of the ERC Guidelines Writing Group. European Resuscitation Council Guidelines for Resuscitation 2010 Section 1. Executive summary. Resuscitation (2010), 81, 1219–1276

Nowak D, von Mutius E, Asthma bronchiale im Kindes- und Erwachsenenalter: Risikofaktoren, Diagnose, Standardtherapie. Dtsch Med Wochenschr (2004), 129, 509–516

Pauwels RA et al., Global strategy for the diagnosis, management, and prevention of chronic obstructive pulmonary disease. NHLBI/WHO Global Initiative for Chronic Obstructive Lung Disease (GOLD) Workshop summary. Am J Respir Crit Care Med (2001), 163(5), 1256–1276

Plant PK, Owen J, Elliot MW, One year period prevalence study of respiratory acidosis in acute exacerbations of COPD: implications for the provision of non-invasive ventilation and oxygen administration. Thorax (2000), 55, 55–554

Speich R, Büchi S, Hyperventilationssyndrom Adieu. Swiss Med Forum (2001), 25, 665–670

Spörri R, Rauchgasintoxikation: Diagnose und Therapie. Rettungsmedizin (2004), 4, 46–51

Turner MO et al., Bronchodilator delivery in acute airflow obstruction. Arch Intern Med (1997), 157, 1736–1744

Weissberg D, Refaely Y, Pneumothorax – Experience with 1199 Patients. Chest (2000), 117, 1279–1285

Woodcock AA, Gross ER, Geddes DM, Oxygen relieves breathlessness in „pink puffers". Lancet (1981), 1, 907–909

16 Gastrointestinale Notfälle (inkl. akutem Abdomen)

Patricia W. Siozos

> **Lernziel:**
> Erlernen der (Differenzial-)Diagnostik und Therapie gastrointestinaler Notfälle im Notarztdienst mit den dort gegebenen Möglichkeiten und eine zielgerichtete Versorgung inkl. Transport in geeignete Weiterbehandlung.

16.1 Schmerz, Abwehrspannung und Paralyse

Das akute Abdomen ist eine meist plötzlich einsetzende, vital bedrohliche Erkrankung, die mit Schmerzen im Bauchraum einhergeht und grundsätzlich eine sofortige Diagnostik und Therapie erfordert. Im Vordergrund der Symptomatik steht der abdominelle *Schmerz*, die klinisch tastbare *Abwehrspannung* sowie, bei Fortschreiten der Erkrankung, die Darm-*Paralyse* (Trias). Das Spektrum der Differenzialdiagnosen ist hierbei beträchtlich und interdisziplinär, sowohl die klassischen abdominell-chirurgischen Krankheitsbilder, aber auch internistische, urologische, gynäkologische oder orthopädische Krankheitsursachen kommen hier in Betracht. Eine spezielle Form des akuten Abdomens ist das Bauchtrauma, welches durch stumpfe oder perforierende Gewalt ausgelöst wird. Weniger mit Schmerzen als mit Schockzeichen geht die akute gastrointestinale Blutung (AGIB) einher, die rasch vital gefährdend werden kann.

16.2 Differenzialdiagnosen des akuten Abdomens

16.2.1 Leitsymptom Schmerz

Multiple Ursachen für abdominelle Schmerzen

Intraabdominelle Ursachen
- Perforation eines Hohlorgans: Magen, Duodenum, Colon/Appendix, Dünndarm, Gallenblase, Ovarialzyste, Pankreaspseudozyste, Bauchaorta
- Hochakute Entzündung: Gallenblase, Appendix, Kolondivertikel, Pankreas, chronisch-entzündliche Darmerkrankung (CED), Magen/Duodenum, Blase/Nieren, Adnexe
- Hohlorganobstruktion/Passagebehinderung:
  - Mechanischer Ileus: Briden, entzündliche Stenose, Hernie, Volvulus, Tumor

16.2 Differenzialdiagnosen des akuten Abdomens

- Paralytischer Ileus: Medikamente, Peritonitis, Vergiftung, Elektrolytentgleisung
- Gallenwege, Urogenitaltrakt
▲ Abdominelle Ischämie
  - Mesenterialischämie: Dünndarmnekrose mit Durchwanderungsperitonitis
  - Ischämische Kolitis: z.B. nach Bauchaortenaneurysma-Operation oder bei Vaskulitis
  - Arterielle und venöse Verschlüsse: Pfortader, Milzvene, Nierenarterien

Extraabdominelle Ursachen
▲ Thorakal: Herzinfarkt, Lungenembolie, Pneumonie, Pleuritis
▲ Urogenital: Harnverhalt, Pyelonephritis, Epididymitis, Hodentorsion, Ureter- oder Nierenkolik
▲ Gynäkologisch: extrauterine Gravidität, Schwangerschaft, Endometriose, Ovarialzystenruptur
▲ Internistisch: diabetische Azidose, Intoxikationen, Drogen, Medikamente
▲ Orthopädisch: Bandscheibenvorfall, akute Blockierung der Wirbelgelenke

Zur Differenzialdiagnostik des quadrantenbezogenen Schmerzes vergleiche Abbildung 16.1.

Oberbauch rechts	Oberbauch Mitte	Oberbauch links
Cholezystitis, Cholangitis Pneumonie, Pleuritis Kolitis Hepatomegalie/Abszess Appendizitis (retrozoecal, Schwangerschaft)	Magen/Duodenum (Ulkus, Entzündung) Pankreatitis (Kopf-, Korpusregion) Aortenaneurysma	Gastritis, Ulkus Milz (Ruptur, Splenomegalie) Kolitis Pankreatitis (Schwanzregion) Herzinfarkt Pneumonie/Pleuritis

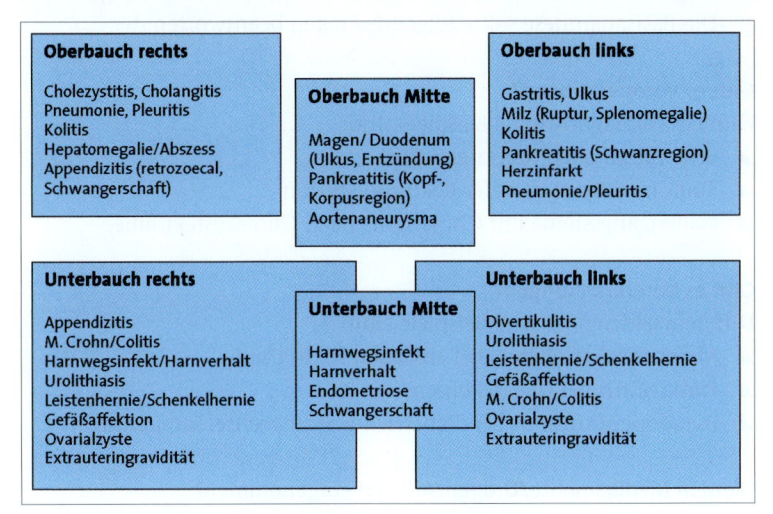

Unterbauch rechts	Unterbauch Mitte	Unterbauch links
Appendizitis M. Crohn/Colitis Harnwegsinfekt/Harnverhalt Urolithiasis Leistenhernie/Schenkelhernie Gefäßaffektion Ovarialzyste Extrauteringravidität	Harnwegsinfekt Harnverhalt Endometriose Schwangerschaft	Divertikulitis Urolithiasis Leistenhernie/Schenkelhernie Gefäßaffektion M. Crohn/Colitis Ovarialzyste Extrauteringravidität

Abb. 16.1: Schmerzlokalisation und Differenzialdiagnostik

16.2.2 Leitsymptom Schock

(s.a. Kap. 34)
- Akute gastrointestinale Blutung (AGIB)
- Akutes Bauchtrauma
  - stumpf
  - perforierend
- Akuter Gefäßprozess (Aortenruptur/-dissektion)

16.3 Abdominelle Diagnostik als Notarzt

16.3.1 Anamneseerhebung

Die kurze und effiziente Erhebung der Basisanamnese dient der Einordnung der klinischen Beschwerdesymptomatik und kann zur differenzialdiagnostischen Entscheidungsfindung für die akuten abdominellen Erkrankungen richtungsweisende Hinweise geben. Beispielsweise können Oberbauchschmerzen bei anamnestischer Antiphlogistika- und Kortikoideinnahme bei chronischer Polyarthritis Hinweise auf eine Ulkuserkrankung geben. Unter dem Aspekt des chronischen Alkoholkonsums, gürtelförmiger Schmerzausstrahlung sowie Gewichtsverlust kommen für den Oberbauchschmerz möglicherweise andere Auslöser (z.B. akute Pankreatitis) infrage. Die sorgfältige Aufzeichnung der erfragten Angaben ist elementarer Bestandteil der notärztlichen Tätigkeit.

Sorgfältige Dokumentation

Die Basisanamnese sollte folgende Fragen beantworten:

Gibt es Voroperationen?
Differenzialdiagnostische Beispiele sind:
- Bridenileus nach Kolonresektion
- Tumorrezidiv nach tiefer Rektumresektion
- Gallengangssteine mit Cholangitis nach Cholezystektomie

Gibt es Vorerkrankungen?
Differenzialdiagnostische Beispiele sind:
- Mesenteriale Ischämie bei absoluter Arrhythmie
- Pankreatitis bei Gallensteinen
- Pseudoperitonismus bei diabetischer Stoffwechselentgleisung

Werden Medikamente/Drogen/Alkohol eingenommen?
Differenzialdiagnostische Beispiele sind:
- Akute GI-Blutung bei Antikoagulanzieneinnahme
- Darmparalyse bei Einnahme von Sedativa
- Gastrointestinale Ulzera, Blutungen bei chronischem Alkoholabusus und Leberzirrhose

Schmerzanamnese

- Schmerzqualität:
  - kolikartig: Hinweis auf Passagestörung/Verschluss eines Hohlorgans
  - stechend/bohrend, lokalisierbar: somatischer Schmerz, parietales Peritoneum, bewegungsabhängige Schmerzverstärkung
  - diffus: viszerales Peritoneum, vegetative Begleitsymptomatik
- Schmerzstärke: NRS-Skala von 0–10
- Exakte Lokalisation: z.B. „rechter Oberbauch", „um den Nabel", „linke Leiste und Unterbauch"
- Schmerzverlauf: „freies Schmerzintervall" nach akutem Schmerzschub möglich (z.B. bei Durchwanderungsperitonitis, schlechte Prognose)

Bestehen Fieber, Gewichtsverlust, Appetitlosigkeit, Atemnot, Schwäche?

Differenzialdiagnostische Beispiele sind:
- Hypo- oder Hyperthermie bei Sepsis
- Appetitlosigkeit, Schwäche bei Tumoranämie
- Atemnot, Fieber bei Pneumonie

Nahrungsaufnahme? Bestehen Übelkeit und/oder Erbrechen (Farbe, Frequenz, blutig/kaffeesatzartig)?

Differenzialdiagnostische Beispiele sind:
- Bluterbrechen bei Ösophagusvarizenblutung
- Kaffeesatzerbrechen bei Duodenalulkus
- Stuhlerbrechen bei mechanischem Dickdarmileus
- Galliges Erbrechen bei akuter Cholezystitis

Stuhlgang (Stuhlverhalt, Farbe, Frequenz, Konsistenz, Blutabgang/Teerstuhl, Diarrhö)?

Differenzialdiagnostische Beispiele sind:
- Stuhlverhalt bei Koprostase
- Wässrige Diarrhö bei infektiöser Gastroenteritis
- Blutige, häufige Stühle bei Colitis ulcerosa

Miktion (Anurie, Farbe, Frequenz, Schmerzangabe)?

Differenzialdiagnostische Beispiele sind:
- Anurie bei akutem Nierenversagen
- Bierbrauner Urin bei Gallenwegsverschluss
- Häufige Miktion mit brennendem Schmerz bei Harnwegsinfektion

Regelblutung/Antikonzeption?

Differenzialdiagnostische Beispiele sind:
- Extrauteringravidität
- Schwangerschaft bei unregelmäßiger Einnahme der Antikonzeption

Die Anamnese sollte, wenn irgend möglich, möglichst detailliert erhoben werden, bei bewusstlosen oder sprachbehinderten Patienten sollte eine Fremdanamnese durch Familienangehörige, Freunde oder Beobachter (z.B. Unfallgeschehen, Vorerkrankungen, Medikamenteneinnahme) erfolgen.

Beispiel der anamnestischen Daten eines Patienten mit Dünndarmileus:
- Appendektomie vor 10 Jahren, Cholezystektomie vor 6 Jahren
- Arterielle Hypertonie, Polyarthrose, sonst keine Vorerkrankungen
- Außer einem Betablocker keine Dauermedikation
- Starke Übelkeit, seit 24 h nüchtern, mehrfaches grünliches, schwallartiges Erbrechen verbunden mit Bauchkrämpfen
- Stuhlverhalt seit 4 Tagen
- Miktion problemlos

16.3.2 Klinische Untersuchung

Überprüfen von Vitalfunktionen
- Puls, Blutdruck, Blutzucker
- Schockzeichen: Tachykardie, Hypotonie, periphere Zyanose, Verwirrtheit, ggf. Oligurie (Hypovolämie, toxische Kreislaufdysregulation)
- Temperatur: septische Hypo- oder Hyperthermie, Auskühlung
- Exsikkose: stehende Hautfalten, trockene Schleimhäute, Anurie; Auslöser: Flüssigkeitsverschiebungen in Darmlumen/-wand oder Peritoneum, mangelnde Flüssigkeitszufuhr, Fieber, rezidivierendes Erbrechen

Abdominelle Untersuchung

Inspektion, - Palpation

Nach der Überprüfung der Vitalfunktionen erfolgt die symptomorientierte Untersuchung des Abdomens. Die klinische Untersuchung des Patienten umfasst die Inspektion des Bauches sowie die anschließende körperliche Untersuchung. Dabei soll ein schneller Eindruck über mögliche Narben, sichtbare Hernien bzw. Inkarzerationen sowie Hautveränderungen (Ikterus, Leberhautzeichen, Exantheme, Exsikkosezeichen) gewonnen werden. Anschließend erfolgt die palpatorische Untersuchung in allen 4 Quadranten mit den Händen, um eine Aussage zu treffen:
- Resistenzen (Volvulus, BAA, Tumor, Fetus)
- Abwehrspannung (Peritonismus ja/nein)
- Tastbare Bruchlücken (verschlossen, inkarzeriert)
- Auslösbarer Druckschmerz (welcher Quadrant?)
- Leisten-Pulsstatus
- Evtl. rektaler Tastbefund (Blut, Teerstuhl, Resistenz?)

Die Perkussion kann eine volle Blase, einen ausgeprägten Aszites sowie Meteorismus identifizieren, durch Auskultation kann die Quantität der Darmgeräusche in *vorhanden*, *nicht* oder *spärlich vorhanden* sowie die

Qualität in *lebhaft*, *spärlich* oder *klingend-hochgestellt* (mechanischer Ileus) eingeteilt werden.

Die Anamneseerhebung und klinische Untersuchung sollte die Dauer von 2–5 min nicht überschreiten, bei Patienten im Schock, in Bewusstlosigkeit oder bei sonstiger vitaler Bedrohung sollte der Zeitaufwand deutlich geringer sein.

Im Anschluss sollte es möglich sein, die Beschwerdesymptomatik in eine ätiologische Gruppe möglicher Differenzialdiagnosen einzuteilen, eine abschließende Diagnosestellung ist präklinisch meist nicht möglich.

16.4 Therapie

16.4.1 Allgemeine Therapie

Die therapeutischen Maßnahmen als Notarzt bei akuten abdominellen Erkrankungen umfassen im Wesentlichen die Stabilisierung von Vitalfunktionen, die suffiziente Behandlung von Schmerzen sowie den unverzüglichen Transport in eine geeignete Klinik (mit chirurgischer Interventionsmöglichkeit sowie ggf. Endoskopiebereitschaft).

Schmerzbehandlung

Basismaßnahmen
- Adäquate Lagerung: schmerzarm, z.B. Kissen unter die Knie zur peritonealen Entlastung, Oberkörperhochlagerung zur Verbesserung der Atmung
- Überwachung/Monitoring: Pulsoxymetrie, EKG, Blutdruck
- Sauerstoffapplikation: 6–8 l/min, Intubationsindikation prüfen
- 1–2 (großlumige) i.v. Zugänge
- Infusionstherapie
   - 1000–1500 ml isotone Elektrolytlösung
   - bei Schockzeichen zusätzlich 500–1000 ml einer kolloidalen Lösung
- Analgesie
- Medikation: z.B. Katecholamine wie Noradrenalin, Adrenalin bei Schocksymptomatik
- Dokumentation: Anamnese, Symptomatik, Vorerkrankungen, Medikamentenapplikation, Verlauf

16.4.2 Analgesie beim akuten Abdomen

Die suffiziente Schmerztherapie ist eine der obligaten therapeutischen Maßnahmen, die der Notarzt durchzuführen hat. Hierbei steht neben der subjektiven Schmerzlinderung auch die Hemmung der adrenergen Reaktionen im Rahmen eines drohenden Schockgeschehens im Vordergrund. Eine „Verschleierung" der Symptome oder „Überspielen der Abwehrspannung" ist hierbei nicht zu befürchten, da in der Klinik ausreichende apparative Diagnostik (Laborchemie, Sonographie, Röntgen, CT, Endoskopie) zur Diagnosesicherung zur Verfügung steht.

Spasmolyse
Die Schmerzlinderung erfolgt durch Relaxation der glatten Muskulatur z.B. bei Gallen(wegs)koliken, Nierenkoliken, Gastroenteritis:
- 10–20 mg N-Butylscopolamin (Buscopan)
- 500–1000 mg Metamizol (Novalgin) als Kurzinfusion
- 0,4–0,8 mg Nitroglyzerin (Nitrolingual) sublingual

Cave: Tachykardie, Blutdruckabfall bei allen Substanzen als Nebenwirkung möglich.

Opioide

Intravenöse Gabe

Falls Spasmolytika nicht ausreichen oder aufgrund der (Verdachts-) Diagnose ausscheiden, sollte die primäre Schmerztherapie mit einem hochpotenten Opioid eingeleitet werden. Dabei ist als Applikationsform ausschließlich die intravenöse Therapie bei sicher liegendem i.v. Zugang sowie begleitender Infusion einer isotonen Elektrolytlösung indiziert, die Dosis kann titrierend bedarfsadaptiert gesteigert werden.
- 2,5 – 5 – 7,5 – 10 mg Morphin titrierend
- 0,05 – 0,1 – 0,2 mg Fentanyl titrierend

Cave: Atemdepression, Übelkeit (evtl. Antiemetika zuvor), Blutdruckabfall als Nebenwirkung möglich.

Sedierung
Eine Sedierung sollte nur bei hochgradig erregten Patienten in geringer Dosierung durchgeführt werden, um ggf. eine Veränderung des Bewusstseinszustandes im Krankheitsverlauf erkennen zu können.
- 1–3 mg Midazolam (Dormicum) i.v.

16.5 Spezielle abdominelle Erkrankungen

16.5.1 Die akute gastrointestinale Blutung (AGIB)

Obere AGIB häufiger

Akute GI-Blutungen treten im Notarztdienst mit einer Häufigkeit von unter 1% auf. Man unterscheidet zwischen oberer (proximal des Treitzschen Bandes) und unterer (distal des Treitzschen Bandes bis zum Rektum) gastrointestinaler Blutung. Dabei ist die akute obere GIB mit 90% die häufigere. Hier entfallen 50% auf gastroduodenale Ulzera, 10% auf Ösophagusvarizenblutungen und 40% auf sonstige Läsionen. Die akute untere GIB ist mit 10% deutlich seltener. Hämorrhoiden nehmen mit 80% den höchsten Stellenwert ein, seltener sind kolorektale Tumoren.

Symptome der akuten oberen gastrointestinalen Blutung
- Hämatemesis (Bluterbrechen): Frisches, hellrotes Blut, meist Ulkus- oder Ösophagusvarizenblutungen, Gastroduodenitis, Mallory-Weiss-Syndrom, Tumor
- Kaffeesatzerbrechen: Blut hatte längeren Kontakt mit der Magensäure (schwarz), meist geringere Intensität und längere Dauer der Blutung
- Teerstuhl: schwarzer Stuhlgang durch bakterielle Zersetzung der Blutbestandteile (längere Passagezeit)
- Peranaler Blutabgang: bei massiver oberer Blutung (z.B. oberer Dünndarm, Duodenum), meist begleitende Schocksymptomatik
- Schwindel, Übelkeit, Seh- und Hörstörungen, Schwäche, Schock

Symptome der akuten unteren gastrointestinalen Blutung
- Hämatochezie: peranaler Blutabgang durch Hämorrhoiden, Polypen, Divertikel, Tumoren des Dünndarms (selten) und des Colorectums
- Seltenere Ursachen: Meckel-Divertikel, Gefäßanomalien (Angiodysplasien) und Gefäßverschlüsse
- Anämiesymptomatik, Kreislaufdepression, Schock

Therapie
- Keine Blutstillung! (Sinnloser Zeitverlust)
- Keine Magensondenplatzierung! (Verletzungsgefahr, Blutungszunahme)
- Monitoring, Kreislaufüberwachung
- Großlumige i.v. Zugänge, großzügige Infusionstherapie
- Lagerung (bei Bluterbrechen Oberkörperhochlagerung, Absaugbereitschaft)
- Intubation bei Kreislaufdepression oder Aspirationsgefahr
- Anmeldung in Klinik mit chirurgischer und endoskopischer Interventionsmöglichkeit

16.5.2 Das Abdominaltrauma

Stumpfes Bauchtrauma

Das geschlossene Bauchtrauma ist die häufigere Form des Abdominaltraumas. Meist sind Verkehrsunfälle mit Aufprall-, Gurt- oder Einklemmungsereignissen, aber auch Stürze aus großer Höhe oder körperliche Gewalt ursächlich.

Verkehrsunfall, Sturz, Gewalt

Grundsätzlich ist bei allen verunfallten Zweiradfahrern, Fußgängern, aus großer Höhe abgestürzten oder verschütteten, eingeklemmten und überrollten Verletzten ein stumpfes Bauchtrauma anzunehmen. Besonders Augenmerk gilt es auf schwangere Patientinnen zu richten, die – ebenso wie das ungeborene Kind – durch intraabdominelle Druckerhöhung und Durchblutungssteigerung besonders gefährdet sind.

Häufige Verletzungen sind:
- Milzruptur (ein-, zweizeitig)
- Leberruptur, -kontusion
- Nierenruptur, -stielabriss
- Mesenterial- und Dünndarmeinrisse
- Pankreaskontusionen

Häufige Begleitverletzungen sind:
- Thoraxverletzungen (Rippenfrakturen, Hämatopneumothorax)
- Becken- und Wirbelsäulenverletzungen

Perforierendes Bauchtrauma

Das offene Bauchtrauma ist in Deutschland verhältnismäßig selten und wird meist durch Stich-, Schuss- oder Pfählungsverletzungen ausgelöst.

Diskrepanz: Äußere vs. innere Verletzungen

Dabei korreliert die äußerliche Verletzung (Größe, Lage, mutmaßliche Tiefe, Blutung) oft nicht mit der Ausprägung der inneren Verletzung. Penetrierende Verletzungen zeigen oft einen letalen Ausgang, da bedingt durch den erheblichen Blutverlust, die Gewebszerstörung (z.B. Herz, Lunge, Leber, Milz) sowie etwaige Begleitverletzungen die Überlebenschance trotz massiver Substitutionsmaßnahmen deutlich eingeschränkt wird.

Symptomatik
- Prellmarken
- Lokalisierter Druckschmerz, Spontanschmerz
- Penetrierende Verletzung
- Brettharter Bauch
- Erbrechen
- Prolongierter Schock

Therapie. Bei mutmaßlich passendem Unfallhergang und Verletzungsmuster bzw. bei o.g. Symptomen muss an ein stumpfes Bauchtrauma gedacht werden. Die primären Maßnahmen beinhalten die adäquate Lagerung des Patienten, Etablierung des Standardmonitorings, das Anlegen großlumiger i.v. Zugänge und die großzügige Volumensubstitution. Eine kurze orientierende Untersuchung soll möglicherweise mitbeteiligte Nachbarregionen miterfassen (Becken, Thorax, Wirbelsäule).

Fremdkörper belassen

Beim perforierenden Bauchtrauma gehört das sterile Abdecken penetrierender Verletzungen zu den Basismaßnahmen. Penetrierende Fremdkörper sollten entsprechend gelagert und stabilisiert, jedoch keinesfalls entfernt werden, da der festsitzende Fremdkörper gleichzeitig einen tamponierenden Effekt hat und beim unkontrollierten Entfernen des Gegenstandes erneute Verletzungen entstehen können. Gegebenenfalls muss der Fremdkörper gekürzt werden, um den Transport in die Klinik zu ermöglichen. Prolabierte Eingeweide wie z.B. Darmschlingen sollten nicht reponiert, sondern lediglich steril abgedeckt werden.

Bei Patienten im Schockzustand hat die notärztliche Therapie zum Ziel, den Patienten durch Schocklagerung, Volumentherapie und Intubation mit kontrollierter Beatmung so weit zu stabilisieren, dass ein schneller Transport in die nächstmögliche Klinik mit Möglichkeit zur chirurgischen (Erst-) Versorgung stattfinden und die Zeit bis zur möglichen Intervention überbrückt werden kann. Bei hämodynamisch instabilen Patienten sollte (nach Voranmeldung im Schockraum) immer die nächstgelegene chirurgische Klinik angefahren werden, ein Transport in ein möglicherweise weiter entferntes Haus einer höheren Versorgungsstufe ist hier nicht sinnvoll. Bei ausgeprägtem Schockzustand kann eine manuelle abdominelle Kompression oder das Anlegen einer Schockhose erwogen werden, eine zeitliche Verzögerung sollte hierdurch aber nicht aufkommen; der Leitsatz „load and go" sollte im Vordergrund stehen!

Zeitfaktor bei Abdominaltrauma mit Schocksymptomatik entscheidend!

Bei Ankunft in der Klinik muss eine suffiziente Informationsweitergabe bezüglich Unfallmechanismus (falls bekannt), erfolgter Maßnahmen, Medikamentenapplikation sowie des hämodynamischen Verlaufs des Patienten an die weiterbehandelnden Kollegen erfolgen.

Load and Go

16.5.3 Abdominelle Gefäßläsionen

Bei vorbestehendem Bauchaortenaneurysma ist die Ruptur (gedeckt, frei) die gefährlichste Komplikation.

Symptomatik
- Bauch-/Rücken-/Flankenschmerzen
- Palpabler, pulsierender Tumor abdominell
- Schockzeichen
- Pulslosigkeit der unteren Extremitäten

Therapie
- Großlumige i.v. Zugänge, großzügige Volumentherapie
- Katecholamine
- Manuelle Kompression
- Ggf. Intubation und Beatmung (**Cave**: Kreislaufdepression)
- Umgehender Transport in geeignete Klinik (Sondersignal!)

Bei klinischem Verdacht auf eine Aortendissektion ist die Intention der ärztlichen Maßnahmen, einer freien Ruptur entgegenzuwirken.
- Großlumige i.v. Zugänge und Volumensubstitution
- Blutdruckkontrolle, bei hypertoner Situation ggf. vorsichtiges Senken mit β- oder α-Blockade oder Nitraten. (**Cave**: Kritisch abwägen, im Zweifelsfall unterlassen.)
- Sedierung
- Schonende Lagerung
- Ggf. Intubation (**Cave**: Kreislaufdepression, deshalb möglichst erst in Klinik/OP)

17 Stoffwechselstörungen (inkl. Diabetes mellitus, Dialysepatienten)

Fritz Fiedler, Caroline Gurr

> **Lernziel:**
> Erlernen der (Differenzial-)Diagnostik und Therapie akuter Stoffwechselstörungen im Notarztdienst mit den dort gegebenen Möglichkeiten und eine zielgerichtete Versorgung inkl. Transport in eine geeignete Weiterbehandlung.

Hormonelle Unter- oder Überfunktion

Endokrinologische/metabolische Notfälle entstehen entweder als Folge einer Unterfunktion mit dem Ausfall von Hormonen oder infolge einer Überfunktion mit einem Überschuss von Hormonen (s. Tab. 17.1). Während Störungen des Kohlenhydratstoffwechsels in der mitteleuropäischen Bevölkerung häufig anzutreffen sind, spielen Störungen der Schilddrüsen- und Nebenschilddrüsenfunktion, der Hypophysenfunktion und des Cortisolstoffwechsels insbesondere im Notarztdienst eine zahlenmäßig untergeordnete Rolle.

17.1 Störungen des Zuckerstoffwechsels

Diabetes mellitus ist der Überbegriff für eine Gruppe von Störungen des Kohlenhydratstoffwechsels, als deren Folge im Nüchternzustand und postprandial eine Hyperglykämie auftritt. Ca. 4% der Einwohner Deutschlands leiden an manifestem Diabetes. Etwa 130 000 Menschen sind an einem insulinabhängigen Diabetes mellitus (Typ 1) und mehr

Tab. 17.1: Endokrinologische/metabolische Krisen

Überfunktion	Unterfunktion
Thyreotoxische Krise	Myxödem-Koma
Akuter Hyperkortisolismus	Addison-Krise
	Hypophysäres Koma
	Kritischer Diabetes insipidus
Hyperkalzämische Krise	Akuter Hypoparathyreoidismus
Hypertone Krise, z.B. Phäochromozytom	
Hypoglykämisches Koma	Ketoazidotisches Koma
	Hyperosmolares Koma
	Laktatazidotisches Koma

als 3 Mio. Patienten an einem primär nichtinsulinabhängigen Diabetes erkrankt. Neben schwersten Spätkomplikationen, die insbesondere als Folge von Mikro- und Makroangiopathien auftreten, können akute Komplikationen das Leben von Diabetikern gefährden. Dabei handelt es sich in der schwersten Ausprägung um das Coma diabeticum und um das hypoglykämische Koma.

17.1.1 Diabetisches Koma

Beim diabetischen Koma unterscheidet man 2 Formen. Für den Typ-1-Diabetes typisch ist das **ketoazidotische Koma**. Es ist gekennzeichnet durch eine Hyperglykämie, Ketonämie und Ketonurie mit ausgeprägter metabolischer Azidose als Folge eines absoluten Insulinmangels, der zu einer Erhöhung des Blutzuckerspiegels und zu einer gesteigerten Lipolyse führt. Für den Typ-2-Diabetes typisch ist das **hyperosmolare Koma**. Bei Patienten mit Typ-2-Diabetes ist noch eine geringe Restsekretion von Insulin vorhanden, die ausreichend ist, die Lipolyse zu hemmen, sodass sich das hyperosmolare Koma mit ausgeprägten Hyperglykämien mit konsekutiver Hyperosmolarität im Serum und nur geringer oder gar fehlender metabolischer Azidose präsentiert. Als Folge der durch die Hyperglykämie induzierten osmotischen Diurese werden dem Organismus Wasser und Elektrolyte entzogen (s. Abb. 17.1). Die dadurch entstehende hypertone Dehydratation kann durch Erbrechen und Durchfälle noch weiter verstärkt werden. Das entstehende Flüssigkeitsdefizit kann bis zu 10 l betragen.

Typische auslösende Faktoren, die zu einem absoluten oder relativen Insulinmangel mit einer Entgleisung des Glukosestoffwechsels führen, sind in Tabelle 17.2 zusammengefasst.

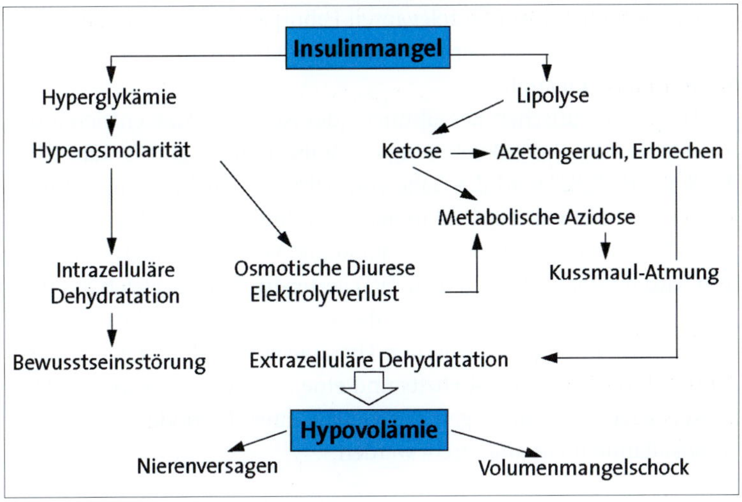

Hyperglykämie, ketoazidotisches Koma, hyperosmolares Koma, hypertone Dehydratation

Abb. 17.1: Pathogenese des Coma diabeticum

Tab. 17.2: Auslösende Ursachen des Coma diabeticum

Fehlende exogene Insulinzufuhr	• Erstmanifestation eines Diabetes mellitus • Unterlassene Insulingabe • Falsche Therapie (Orale Antidiabetika statt Insulin)
Ungenügende exogene Insulinzufuhr	• Ungenügende Insulindosis • Technische Fehler bei der Applikation
Erhöhter Insulinbedarf	• Infekt • Diätfehler • Trauma (Operation) • Gravidität • Interkurrente Erkrankung, Stress (Herzinfarkt, Apoplex, Hyperthyreose) • Medikamente (β-Blocker, Diuretika, Cortison etc.)

Tab. 17.3: Klinik des Coma diabeticum

Präkoma	Koma
• Allgemeinsymptome: Kopfschmerzen, Unruhe, Müdigkeit, Schwäche • Gastrointestinale Symptome: Appetitlosigkeit, Übelkeit, Erbrechen, Durchfälle, evtl. Pseudoperitonitis • Durst, Polydipsie, Polyurie • Zeichen der Exsikkose: Kollapsneigung, Hypotonie, Tachykardie, stehende Hautfalten, weiche Augenbulbi, trockene Haut • Evtl. Kussmaulsche Atmung mit Acetongeruch	• Volumenmangelschock • Oligurie-Anurie • Hypokaliämie, evtl. Rhythmusstörungen • Schlaffer Muskeltonus, keine Krämpfe • Bewusstseinstrübung

Hypovolämie, Blutzuckerspiegel

Das klinische Erscheinungsbild wird geprägt durch eine dem Krankheitsbild zugrunde liegende **Hypovolämie** (s. Tab. 17.3).

Die notfallmedizinisch relevanten Laborparameter sind neben dem **Blutzuckerspiegel** der **Serumkaliumspiegel** und die Parameter des **Säure-Basen-Haushalts**.

Die therapeutischen Bemühungen des Notarztes konzentrieren sich in erster Linie auf die Beseitigung des **Volumenmangels** (s. Tab. 17.4). Als Soforttherapie wird die Gabe von 0,9%iger NaCl-Lösung mit einer Initialdosierung von 1000 ml in der ersten Stunde empfohlen. Die weitere Flüssigkeitssubstitution ist abhängig vom Serumnatriumspiegel und wird im Regelfall nach dem ZVD gesteuert. Der Ausgleich des Insulinmangels, der Ketoazidose und des Elektrolytmangels bleibt bis auf wenige Ausnahmen der klinischen Therapie vorbehalten. Ein zu rascher Ausgleich des Flüssigkeitsdefizits und eine zu rasche Senkung des Blutzuckerspiegels sollten wegen der Gefahr eines Hirnödems und einer Hypokaliämie nicht angestrebt werden.

Tab. 17.4: Therapie des Coma diabeticum

Rehydratationstherapie	1000 ml 0,9% NaCl in der 1. Stunde
	Anschließend: • 500 ml 0,9% NaCl pro Stunde unter Kontrolle der Serumnatriumspiegel und des ZVD • Hypotone (0,45%) NaCl nur bei ausgeprägter Hypernatriämie (S-Na > 155 mmol/l) • Bei Schocksymptomatik Kolloidgabe (Haes 10%)
Insulintherapie	• Normalinsulin in kleinen Dosen i.v. (max. 5–10 IE) unter Kontrolle des BZ • Ziel: Senkung des BZ um 100 mg/dl und Stunde auf zunächst 250 mg/dl (z.B. Normalinsulin 10 IE als Bolus und anschließend 0,1 IE/kg/h über Perfusor) • Beginn einer 5%-Glukoseinfusion ab einem BZ von 250 mg/dl
Therapie der Ketoazidose	• Nur bei pH < 7,1 Gabe von ca. 1/3 der berechneten Dosis Bikarbonat (Bic [mmol]=(-) Base excess x kg KG/3)
Elektrolytausgleich	• Natrium: Durch Volumentherapie • Kalium: Frühzeitige Substitution notwendig

Serum-K (mmol/l)	K-Substitution (mmol/h)
< 3	20–25
> 3–4	> 15–20
> 4–5	10–15

• Phosphat (< 0,5 mmol/l): 50 mmol/24 h

17.1.2 Hypoglykämie

Das **hypoglykämische Koma** ist ein lebensbedrohlicher Zustand, da sich innerhalb kurzer Zeit als Folge des Substratmangels ein irreversibler Hirnschaden ausbilden kann. Auslösende Faktoren sind bei Diabetikern meist Dosierungsfehler des Insulins oder der oralen Antidiabetika.

Hypoglykämisches Koma, Hypoglykämie

▲ Nüchternhypoglykämie:
  – Inselzelltumoren
  – Extrapankreatische Tumoren (z.B. Leberzellkarzinom)
  – Schwere Lebererkrankungen (verminderte Glukoneogenese)
  – Urämie (Substratmangel für die Glukoneogenese)
  – Insuffizienz von NNR und HVL
  – Glykogenosen
  – Renaler Diabetes mellitus
▲ Reaktive (postprandiale) Hypoglykämie:
  – Anfangsstadium eines Diabetes mellitus
  – Magenentleerungsstörungen (z.B. diabetische Neuropathie)
  – Dumping-Spätsyndrom nach Magenresektion
  – Seltene erbliche Defekte (z.B. Fruktoseintoleranz)

- Exogene Hypoglykämie:
  - Überdosierung von Insulin oder Sulfonylharnstoffen
  - Alkoholexzess mit Nahrungskarenz (Alkohol hemmt die Glukoneogenese)
  - Interferenz mit blutzuckersenkenden Medikamenten (z.B. Betablocker, ACE-Hemmer, NSAID)
- Starke körperliche Belastung

Die kritische Grenze bei ansonsten gesunden Personen, bei deren Unterschreitung komatöse Zustandsbilder auftreten können, liegt zwischen 40 und 50 mg/dl. Patienten mit langjährigem Diabetes mellitus, die an hohe Blutzuckerwerte adaptiert sind, können hingegen bereits bei Werten von 100–120 mg/dl typische hypoglykämiebedingte Symptome (s. Tab. 17.5) zeigen. Eine Hypoglykämie kann sich jedoch auch unter einem völlig untypischen Erscheinungsbild manifestieren, sodass grundsätzlich bei allen unklaren Bewusstseins- oder Verwirrtheitszuständen an eine Hypoglykämie gedacht und diese durch Messung des Blutzuckerspiegels ausgeschlossen werden muss.

Kann die klinische Verdachtsdiagnose durch die Messung des Blutzuckerspiegels bestätigt werden, muss unverzüglich eine Therapie mit Glukose eingeleitet werden:

- Beseitigung der Ursachen:
  - Bspw. Entfernung einer noch laufenden Insulinpumpe
- Zufuhr von Glukose bei leichter Hypoglykämie (Patient ist bewusstseinsklar):
  - Orale Glukosegabe
- Zufuhr von Glukose bei schwerer Hypoglykämie (Patient ist bewusstseinsgetrübt):
  - 20–100 ml 40 oder 50%ige Glukose i.v. unter Kontrolle des BZ mit anschließender kontinuierlicher Infusion von 5%iger Glukose bis zu einem BZ von ca. 200 mg/dl
  - Alternativ bei fehlendem i.v. Zugang: 1 mg Glukagon i.m. (wirkt nicht bei erschöpfter endogener Glykogenreserve)

Tab. 17.5: Klinik der Hypoglykämie

Parasympathikotone Reaktion	Heißhunger, Übelkeit, Erbrechen (cave: Aspiration), Schwäche
Sympathikotone Reaktion	Unruhe, Tremor, Schwitzen, Tachykardie, Mydriasis, Hypertonus
Zentralnervöse Störungen	Kopfschmerz, Verstimmung, Reizbarkeit, Verwirrtheit, Koordinationsstörungen, primitive Automatismen (z.B. Schmatzen), Krampfanfälle, fokale Ausfälle, pathologische Reflexe, Somnolenz, Koma, Atem- und Kreislaufstörung

Steht die Messung des Blutzuckerspiegels als diagnosesichernde Maßnahme nicht zur Verfügung, ist bei allen Patienten mit V.a. eine Hypoglykämie die probatorische Gabe von Glukose bis zu einer Größenordnung von 50 g durchzuführen.

17.2 Störungen der Nebennierenfunktion

17.2.1 Akute Nebenniereninsuffizienz (Addison-Krise)

Die Addison-Krise ist die Folge eines **akuten Cortisolmangels** (s. Abb. 17.2), der auf eine Schädigung der Nebennierenrinde zurückzuführen ist. Die Ursachen der seltenen primären Nebennierenrindeninsuffizienz sind in Tabelle 17.6 dargestellt. Zahlenmäßig häufiger sind, insbesondere durch den therapeutischen Einsatz von Steroidhormonen, sekundäre Formen von Nebennierenrindeninsuffizienz.

Addison-Krise, akuter Cortisolmangel

Die akute Nebennierenrindeninsuffizienz (Addison-Krise), gleich welcher Genese, wird häufig ausgelöst durch akute oder chronische Belastungen (z.B. Infektion, Trauma, Operation), nach denen bei der Anamnese-Erhebung gezielt zu fragen ist. Klinisch manifestiert sich die Addison-Krise durch eine extreme Ausprägung der Symptome der Nebennierenrindeninsuffizienz (s. Tab. 17.7) mit **extremer Adynamie**, **niedrigem Blutdruck** (RR oft nicht mehr messbar), **Erbrechen** und **Exsikkose** sowie abdominellen Schmerzen (Pseudoperitonitis). Anfängliche psychische Auffälligkeiten mit Antriebsarmut einerseits und Reizbarkeit und Unruhe andererseits können im weiteren Verlauf über apathische Zustände in ein **Koma** münden. Darüber hinaus kann die

Koma, Exsikkose

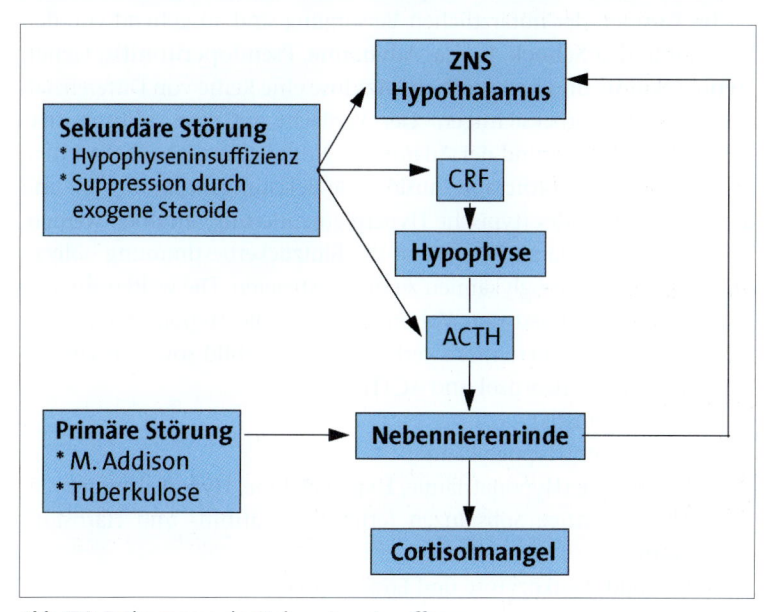

Abb. 17.2: Pathogenese der Nebenniereninsuffizienz

Tab. 17.6: Ursachen der Nebennierenrindeninsuffizienz

Primäre Nebennieren-rindeninsuffizienz	Autoimmunprozess („idiopathisch")	ca. 80 %
	Tuberkulose	ca. 20 %
	weitere Ursachen • Gefäßprozesse (Blutungen, Infarzierungen etc.) • Pilzinfektionen (z.B. Cryptococcus) • AIDS-assoziierte Erkrankungen (z.B. CMV, M. avium-intracellulare, Kaposisarkom) • Metastasen • Lymphome • Amyloidose • Sarkoidose • Adrenomyeloneuropathie bzw. Adrenoleukodystrophie • Bilaterale Adrenalektomie • Kongenitales adrenogenitales Syndrom • Medikamentös (Phenytoin, Rifampicin, Ketoconazol, Etomidate, Opiate, Aminoglutethimide u.v.a.m.)	ca. 1 %
Sekundäre Nebennieren-rindeninsuffizienz	Hypophysenvorderlappeninsuffizienz Suppression der Hypothalamus-Hypophysen-Achse durch • exogene Steroide • endogene ektope Steroidproduktion	

begleitende Hypoglykämie zu zerebralen Krampfanfällen führen. Die ausgeprägte Exsikkose führt in Kombination mit dem Abfall des arteriellen Blutdrucks zum Schock mit prärenalem Nierenversagen.

Im Rahmen der notärztlichen Versorgung sind ausgehend von den Leitsymptomen **Schock, Koma, Adynamie, Pseudoperitonitis, Fieber, Hypoglykämie** und **metabolische Azidose** eine Reihe von Differenzialdiagnosen zu berücksichtigen. Der Verdacht auf eine Addison-Krise kann allenfalls aufgrund der Anamnese (Notfallausweis bei bekanntem M. Addison, Cortisoltherapie, auslösende Belastungssituation etc.) und des klinischen Bildes (typische Hyperpigmentierung) erhoben werden. Wie bei allen unklaren Komata ist die Blutzuckerbestimmung obligat, um begleitende Hypoglykämien zu diagnostizieren. Die weiterführende Labordiagnostik erfasst den Volumenmangel, die Hyponatriämie und Hyperkaliämie, die Retentionswerte und das Blutbild sowie spezifische Hormonanalysen (Cortisol und ACTH).

▲ Notfalldiagnostik:
   – Blutzucker (Hypoglykämie)
   – Elektrolyte (Hyponatriämie, Hyperkaliämie, Hyperkalzämie)
   – Harnpflichtige Substanzen (erhöhte Kreatinin- und Harnstoffwerte)
   – Blutbild (Leukozytose und Eosinophilie)

17.2 Störungen der Nebennierenfunktion

Tab. 17.7: Symptome der Nebennierenrindeninsuffizienz

Symptom	Häufigkeit (%)
Schwäche und Ermüdbarkeit	100
Zunehmende Pigmentation (Haut und Schleimhäute)	94
Hypotonie	90
Gewichtsverlust	100
Abdominelle Beschwerden (Übelkeit, Erbrechen, Schmerzen)	80
Psychische Auffälligkeiten	60
Anorexie	50
Schwindel, Kollapsneigung	40
Zeichen des Hypogonadismus	30
Salzhunger	25
Muskelschmerzen	15
Hypovolämie	
Volumenmangelschock	

▲ Hormondiagnostik:
  – Basaler Cortisol- und ACTH-Spiegel (morgendliches Serumcortisol erniedrigt)
  – ACTH-Stimulationstest

Da die Diagnose Addison-Krise präklinisch nicht zweifelsfrei erhoben werden kann, stehen symptomatische **Therapiemaßnahmen** im Vordergrund. Zu korrigieren ist insbesondere die ausgeprägte Hypovolämie mittels kaliumfreier Infusionslösungen und die Entgleisung des Mineral- und Kohlenhydrathaushalts. Bei hinreichendem Verdacht ist eine Substitution mit Nebennierenrindenhormonen bereits vor der Durchführung der speziellen Hormondiagnostik einzuleiten, wobei wegen der „intrinsischen" Mineralokortikoidwirkung die Substitution mit Hydrocortison der mit synthetischen Glukokortikoiden vorzuziehen ist.

▲ Symptomatische Therapie:
  – Volumenersatz (0,9% NaCl und Glukose 5%; mehrere Liter in den ersten Stunden, evtl. unter Kontrolle des ZVD); keine kaliumhaltigen Infusionslösungen
  – Hypoglykämiebekämpfung (50% Glukose i.v.)
  – Schockbekämpfung (kolloidale Volumenersatzlösungen, Katecholamine)
  – Gezielte Elektrolytsubstitution und Ausgleich des Säure-Basen-Haushalts

▲ Hormontherapie:
  – Hydrocortison 100 mg i.v. als Kurzinfusion, anschließend 100–200 mg/24 h i.v. (in Glukose 5%)
  – Alternativ 50 mg Prednisolon i.v. oder 4 mg Dexamethason i.v., evtl. zusätzlich 1 mg Aldosteron i.v.

17.2.2 Phäochromozytom

Phäochromozytom

Das Phäochromozytom ist ein seltener, meist gutartiger, katecholaminproduzierender Tumor enterochromaffiner Zellen. In aller Regel ist der Tumor meist einseitig im Nebennierenmark lokalisiert. Ca. 15% aller Phäochromozytome finden sich extraadrenal im Bereich des abdominellen und thorakalen Grenzstrangs. In bis zu 10% treten Phäochromozytome familiär im Rahmen von Syndromen, wie z.B. dem Von-Hippel-Lindau-Syndrom oder der Neurofibromatose, auf.

Phäochromozytome sind für ca. 0,2% aller arteriellen Hypertonien verantwortlich.

In ca. 50% der Fälle zeigt sich eine persistierende Hypertonie, während die übrigen 50% unter einer paroxysmalen Hypertonie leiden.

Typische Hinweise, die den Notarzt an das Vorliegen eines Phäochromozytoms denken lassen, sind Blutdruckkrisen, bei denen der Patient über Kopfschmerz und Herzklopfen klagt und die durch Manipulation des Abdomens ausgelöst worden sind oder nach der Gabe von Betablockern auftreten. Weitere Befunde sind ausgeprägtes Schwitzen, blasse Haut, Hyperglykämie und eine Leukozytose.

Symptome und Befunde beim Phäochromozytom sind:
- Paroxysmale Hypertonie mit Blutdruckkrisen
- Herzklopfen
- Kopfschmerz
- Orthostase
- Schwitzen
- Blasse Haut
- Hyperglykämie
- Besondere Begleitumstände/Auslösemechanismen:
  - Palpation/Manipulation des Abdomens
  - Applikation von Betablockern

Liegt eine hypertensive Krise – also ein kritischer Blutdruckanstieg auf Werte über 230/130 mmHg – ohne Symptome eines akuten Organschadens vor, ist keine akute medikamentöse Intervention notwendig. Fin-

Tab. 17.8: Therapie des hypertensiven Notfalls bei Verdacht auf Phäochromozytom

Medikament	Differenzialindikation
Glycerolnitrat (Nitroglyzerin) als Kapsel oder Spray 1,2 mg p.o.	Mittel der Wahl bei Lungenödem, instabiler Angina pectoris und Myokardinfarkt
Nifidepin oder Nitrendipin 5 mg p.o.	Kontraindiziert bei instabiler Angina pectoris und Myokardinfarkt
Urapidil 25 mg i.v.	
Na-Nitroprusid 0,5–5 µg/kg/min	
Phentolamin 1–5 mg i.v. als Bolus	

den sich jedoch Hinweise für einen hypertensiven Notfall mit vitaler Gefährdung durch eine Organschädigung, wie Hochdruckenzephalopathie mit Sehstörungen, Bewusstseinsstörungen und neurologischen Ausfallserscheinungen, intrazerebrale Blutung, Lungenödem oder instabile Angina pectoris, ist eine sofortige therapeutische Intervention erforderlich. Therapieoptionen sind in Tabelle 17.8 zusammengefasst.

17.3 Störungen der Schilddrüsenfunktion

17.3.1 Thyreotoxische Krise

Die thyreotoxische Krise ist eine lebensbedrohliche Exazerbation einer Hyperthyreose. Häufig lassen sich anamnestisch auslösende Ursachen eruieren:

Thyreotoxische Krise

- Jodaufnahme:
  - Röntgenkontrastmittel
  - Medikamente
  - Jodierte Speisen
- Absetzen einer thyreostatischen Behandlung
- Nach Strumektomie, wenn nicht im euthyreoten Zustand operiert worden ist
- Operation oder schwere Zweiterkrankung bei florider Hyperthyreose

Obwohl oligosymptomatische Verlaufsformen vorkommen, stellen sich die Patienten typischerweise mit hohem Fieber, tachykarden Rhythmusstörungen und psychomotorischer Unruhe vor. Im weiteren Verlauf können sich Bewusstseinsstörungen bis hin zum Koma sowie ein kardiopulmonales Versagen einstellen. Eine Sicherung der Diagnose ist präklinisch nicht möglich, sodass für den Notarzt meist die Leitsymptome **Hypovolämie** und **Exsikkose** mit Kreislaufinstabilität und Tachykardie führend sind.

Symptome einer thyreotoxischen Krise sind:
- Hochgradige Tachykardie oder Tachyarrhythmie bei Vorhofflimmern
- Herzinsuffizienz
- Angina-pectoris-Beschwerden
- Fieber bis > 41 °C, Schwitzen, Hypovolämie und Exsikkose
- Erbrechen, Durchfälle
- Psychomotorische Unruhe, delirante Zustände
- Muskelschwäche, Adynamie
- Bewusstseinsstörungen, Somnolenz, Koma
- Kreislaufversagen

An diesem klinischen Erscheinungsbild haben sich die präklinischen therapeutischen Bemühungen auszurichten (s. Tab. 17.9).

Tab. 17.9: Therapie der thyreotoxischen Krise

Symptomatische Therapie	• Flüssigkeits- und Elektrolytsubstitution (3–4 l/d) • β-Rezeptorenblockade (z.B. Propranolol) • Temperatursenkung (physikalisch, Antipyretika) • Thrombembolieprophylaxe • Substratangebot (z.B. parenterale Ernährung; hochkalorisch, z.B. 25–30 kcal/kg KG/d) • Therapie der Komplikationen (z.B. Herzinsuffizienz, Aspiration) • Gabe von Kortikosteroiden

Kausale Therapie	• Verminderung der Schilddrüsenhormonsynthese
	  – Thiamazol i.v. (80 mg i.v. alle 8 h)
	• Verminderung der Hormonfreisetzung
	  – Jod in hoher Dosierung oral (Lugolsche Lösung per Magensonde nach Beginn der thyreostatischen Behandlung)
	• Elimination der Schilddrüsenhormone
	  – Plasmapherese

17.3.2 Myxödemkoma

Myxödemkoma, hypoventilationsbedingte Hyperkapnie

Das seltene Myxödemkoma stellt eine Extremform der Hypothyreose mit einer hohen Mortalitätsrate von 30–40% dar. Bei vorbestehender Unterfunktion der Schilddrüse sind meist zusätzliche Erkrankungen wie eine Pneumonie die auslösenden Faktoren. Meist sind ältere Frauen betroffen. Charakteristische Symptome bei einer soporösen oder komatösen Patientin, die auf das Vorliegen eines Myxödemkomas hinweisen, sind eine Hypothermie mit kühler Haut, eine Bradykardie, fehlende Sehnenreflexe und eine **hypoventilationsbedingte Hyperkapnie**.

Neben einer raschen Klinikeinweisung steht die Therapie der respiratorischen Insuffizienz im Vordergrund der präklinischen Versorgung.

17.4 Störungen der Hypophysenfunktion

17.4.1 Hypophysäre Krise

Hypophysäres Koma, Hypophysenvorderlappeninsuffizienz

Sind mehr als 80% des Hypophysenvorderlappens zerstört, kommt es zu einem klinisch symptomatischen Mangel an peripheren Hormonen, wobei die hormonellen Partialfunktionen oft in typischer Reihenfolge ausfallen (Wachstumshormon < Gonadotropin < TSH < ACTH). Ein hypophysäres Koma entsteht nur bei einer ausgeprägten Schädigung des Hypophysenvorderlappens mit nahezu vollständiger Hypophysenvorderlappeninsuffizienz, wobei die kritische Verschlechterung in erster Linie auf die Exazerbation der sekundären Nebenniereninsuffizienz (s. Abschn. 17.2.1) zurückzuführen ist. Die sekundäre Hypothyreose ist

17.4 Störungen der Hypophysenfunktion

praktisch nie die alleinige Ursache für die kritische Verschlechterung, trägt aber dazu bei. Die Ursachen für eine Hypophysenvorderlappeninsuffizienz sind vielfältig:

- Mit vergrößerter Sella:
  - Hypophysenadenome
  - Kraniopharyngeome
  - Sellanahe Hirntumoren
  - Metastasen
  - Granulomatöse Prozesse (Sarkoidose, eosinophiles Granulom)
  - Zysten
- Syndrom der „leeren Sella"
- Ohne Sellavergrößerung:
  - Angeborene Funktionsausfälle
  - Regressive Veränderungen (z.B. Sheehan-Syndrom)
  - Autoimmunprozess („Hypophysitis")
  - Entzündliche Prozesse
  - Traumen (Unfälle, Operationen)
  - Bestrahlung

Eine Sonderform der hypophysären Krise ist die sog. Hypophysen-Apoplexie. Dieses seltene Ereignis, das v.a. bei Patienten mit Hypophysentumoren auftritt, ist gekennzeichnet durch schwere, akut aufgetretene retroorbitale Kopfschmerzen in Kombination mit neurologischen Ausfallserscheinungen hypophysennaher Strukturen.

Die klinischen Zeichen eines hypophysären Komas entsprechen denen der Addison-Krise, wobei man jedoch keine Hyperpigmentation findet. Zusätzlich können Zeichen des Hypogonadismus und der Hypothyreose bis hin zum Myxödem vorliegen.

Die Verdachtsdiagnose, die sich insbesondere aufgrund fremdanamnestischer Angaben (Notfallausweis, Medikamentenanamnese, Operationen, auslösende Belastungssituation) ergibt, kann jedoch erst im Rahmen der klinischen Versorgung der Patienten durch spezielle Hormondiagnostik gesichert werden.

- Klinische Zeichen der hypophysären Krise:
  - Hypotonie
  - Bradykardie
  - Hypothermie
  - Hypoglykämie
  - Hypoventilation
  - Hyperkapnie
  - Wächserne Blässe

Unabhängig von den diagnostischen Bestrebungen muss bereits präklinisch eine symptomatische Therapie (vgl. Abschn. 17.2.1) des ausgeprägten Volumenmangels und der Hypoglykämie durchgeführt werden. Bei der sich anschließenden Hormontherapie ist zu beachten, dass die

Substitution mit Schilddrüsenhormonen erst dann begonnen wird, wenn der Patient eine ausreichende Cortisolsubstitution erhalten hat, da sich sonst die Symptome der Nebenniereninsuffizienz noch weiter verstärken können.

17.4.2 Kritischer Diabetes insipidus

Diabetes insipidus, hypertone Dehydratation

Der idiopathische wie auch der durch Hypophysentumoren, -trauma oder -chirurgie verursachte, auf einem Mangel an Vasopressin beruhende Diabetes insipidus kann sehr abrupt auftreten. Aufgrund der Polyurie mit Volumenverlusten von meist über 5 l täglich kann es zu einer hypertonen Dehydratation kommen. In Fällen mit einer ausgeprägten Dehydrierung muss man Volumen substituieren, wobei zu beachten ist, dass die Hypernatriämie zur Vermeidung einer pontinen Myelinolyse nur langsam, d.h. ca. 10 mmol/24 h korrigiert werden darf.

17.5 Störungen des Calciumstoffwechsels

17.5.1 Hyperkalzämische Krise

Hyperkalzämische Krise

Hyperkalzämien unterschiedlichster Ursachen können in eine hyperkalzämische Krise führen:
- Malignome mit Knochenmetastasen
- Malignome mit paraneoplastischer Produktion von PTH-ähnlichen Peptiden
- Plasmozytom
- Vitamin-D-Intoxikation
- Immobilisation
- Hämatologische Systemerkrankungen
- Autonomer („primärer" oder „tertiärer") Hyperparathyreoidismus
- Selten:
  - Sarkoidose
  - Hyperthyreose
  - Morbus Addison
  - Akromegalie
  - Morbus Paget
  - Intoxikation mit ASS, Lithium, Thiaziden

Das klinische Bild der hyperkalzämischen Krise umfasst die verstärkten Symptome des Hyperkalzämiesyndroms:
- Gastrointestinal: Inappetenz, Übelkeit, Erbrechen, Obstipation, Oberbauchschmerzen
- Urogenital: Polyurie, Polydipsie, Nephrolithiasis, Nephrokalzinose, Niereninsuffizienz

- Neurologisch-psychisch: Müdigkeit, Abgeschlagenheit, Adynamie, Antriebsstörung, Persönlichkeitsveränderungen, Verwirrtheit, Apathie, Koma

Führend sind die ausgeprägte **Adynamie**, die als Tetraplegie imponieren kann, und die **Bewusstseinstrübung** mit psychotisch deliranten Zustandsbildern bis hin zu Somnolenz und Eintrübung. Die zunächst bestehende Polyurie mündet im Verlauf durch die Ausbildung einer ausgeprägten **Exsikkose** in eine Oligo-Anurie. Herzrhythmusstörungen können zum plötzlichen Herztod führen.

Exsikkose

Ausgelöst wird eine hyperkalzämische Krise durch ungenügende Flüssigkeitszufuhr und/oder durch einen starken Wasser- und Salzverlust infolge von Fieber oder vermehrtem Schwitzen. In Einzelfällen kann es durch Immobilisation zur Auslösung einer hyperkalzämischen Krise kommen. Die Sicherung der Diagnose kann präklinisch nicht erfolgen. Die präklinische Therapie orientiert sich an dem führenden Symptom der Exsikkose und besteht in einer ausreichenden Flüssigkeitszufuhr.

Weiterführende Therapiemaßnahmen können erst nach Sicherung der Diagnose durchgeführt werden.

- Flüssigkeitssubstitution: isotone Kochsalzlösung ggf. unter Kontrolle des ZVD (große Volumina ca. 4–5 l/d)
- Forcierte Diurese: Furosemid (z.B. 40 mg/2 l 0,9% NaCl-Lösung)
- Ergänzende medikamentöse Therapie:
    - Diphosphonate i.v.: z.B. 4 mg Zoledronsäure über 15 min als Kurzinfusion
    - Calcitonin, s.c. oder i.v.
    - Glukokortikoide
- Hämodialyse ab einem Serumcalciumspiegel von > 3,5 mmol/l
- Therapie der Grundkrankheit

17.5.2 Hypokalzämische Tetanie

Nach Entfernung der Nebenschilddrüsen, z.B. im Rahmen einer Thyreoidektomie, kann es zu lebensbedrohlichen Hypokalzämien kommen. Erste klinische Hinweise auf eine Hypokalzämie sind periorale Parästhesien sowie Finger- und Zehenparästhesien. Bei der körperlichen Untersuchung kommt es zu Zuckungen des Nasenflügels und des Mundwinkels beim Beklopfen des Nervus facialis (Chvostek-Zeichen) und zum Auftreten einer Pfötchenstellung der Hand nach Anlegen einer über den systolischen Blutdruck aufgeblasenen Blutdruckmanschette am Arm (Trousseau-Zeichen). Das Vollbild einer **Tetanie** ist gekennzeichnet durch tonische Muskelspasmen (z.B. Laryngospasmus!) und fokale und generalisierte Krämpfe.

Hypokalzämien, Chvostek-Zeichen, Trousseau-Zeichen, Tetanie

Die Erstbehandlung beschränkt sich auf die langsame (> 5 min pro 100 mval Ca) i.v. Gabe einer 10%igen Calciumgluconolactobionat-Lösung.

17.6 Andere Stoffwechselstörungen

17.6.1 Akute Porphyrie

Porphyrien Porphyrien sind angeborene Störungen der Biosynthese von Häm. Man unterscheidet zwischen erythropoetischer und hepatischer Porphyrie sowie zwischen akuten und nichtakuten Verlaufsformen. Für den Notarzt von Interesse ist die akute intermittierende Porphyrie, die in der Normalbevölkerung mit einer Prävalenz von ca. 10/100 000 Einwohner und bei psychiatrischen Patienten mit einer Prävalenz von 200/100 000 vorkommt.

Meist werden sich die Patienten mit dem Bild eines akuten Abdomens dem Notarzt präsentieren. Neurologisch-psychiatrische Symptome wie epileptische Anfälle oder psychische Auffälligkeiten oder kardiovaskuläre Beschwerden wie Tachykardien können ebenfalls der Grund für das Hinzuziehen eines Notarztes sein. Die Krankheitsschübe können durch jegliche Form von Stress, Infektionen, Operationen und durch Medikamente ausgelöst werden. Wenngleich die Diagnose präklinisch nicht zu sichern ist, sollte bei Vorliegen der **Trias Abdominalschmerz, neurologisch-psychiatrische Symptome** und **Tachykardie** und **Hypertonie** an eine akute intermittierende Porphyrie gedacht werden. Besteht der Verdacht, sollten alle schubauslösenden Medikamente abgesetzt und zur Therapie nur sichere Medikamente verwendet werden (s. Tab. 17.10).

Therapie der akuten Porphyrie:
- Glukose (300–500 g als 10%ige Lösung)

Tab. 17.10: Medikamente bei akuter Porphyrie (Auswahl notärztlich relevanter Arzneimittel)

Medikamente, die als sicher gelten	Medikamente, deren Sicherheit letztendlich nicht belegt ist	Medikamente, die vermieden werden müssen*
• Propofol	• Ketamin	• Barbiturate
• Morphin und verwandte Stoffe (z.B. Fentanyl, Sufentanil)	• Vecuronium	• Etomidate
	• Atracurium	• Diclofenac
	• Rocuronium	• Phenacetin
• Naloxon	• Mivacurium	• Tilidin
• Succinylcholin	• Benzodiazepine	• Pentazocine
• Atropin	• Metoclopramid	• Ropivacaine
• Neostigmin	• Diltiazem	• Nifedipine
• β-Blocker	• Verapamil	
• β-Agonisten		
• α-Agonisten		
• Droperidol		
• Phenothiazide		

* ggf. Auslöser eines akuten Schubes!

- Symptomatische Therapie:
  - Bei Hypertonie und Tachykardie: Betablocker
  - Bei Abdominalschmerz: Spasmolytika vom Atropintyp, Paracetamol, ggf. Pethidin
  - Sedierung: Chlorpromazin
  - Bei Übelkeit und Erbrechen: Ondansetron
  - Bei zerebralem Krampfanfall: Clonazepam, Gabapentin

17.7 Notfälle bei Dialysepatienten

Urämie

Die Urämie ist die Folge einer irreversiblen und progressiven Reduzierung der glomerulären, tubulären und endokrinen Funktion beider Nieren. In deren Folge kommt es zu einer verminderten Exkretion von Stoffwechselabbauprodukten, einer gestörten Ausscheidung von Wasser und Elektrolyten und zu einer beeinträchtigten Hormonsekretion. Eine chronische Niereninsuffizienz tritt mit einer Inzidenz von ca. 50/100 000 Fällen pro Jahr in Deutschland auf und wird durch eine Vielzahl von Grunderkrankungen verursacht (s. Tab. 17.11).

Die Urämie selbst stellt eine systemische Erkrankung dar, die zu Funktionseinschränkungen multipler Organe führt. Patienten mit chronischer Niereninsuffizienz sind deshalb häufig multimorbide:

- Allgemeinsymptome: Urämischer Fötor, Schwäche, Pruritus, Kopfschmerz, Café-au-lait-Farbe der Haut
- ZNS: Konzentrationsschwäche, Bewusstseinstrübung bis zum Koma, Psychosen, Polyneuropathie, tonisch-klonische Krämpfe
- Lunge: Pleuritis, Pneumonie, Lungenödem, „Fluid lung"
- Herz-Kreislauf: Hypertonie mit Linksherzbelastung, Perikarditis, KHK, Kardiomyopathie
- Gastrointestinaltrakt: urämische Gastritis, gastrointestinale Blutungen
- Hämatologie: renale Anämie, Thrombozytopenie, Thrombozytopathie, Immundefizienz
- Osteopathie: Sekundärer/tertiärer Hyperparathyreoidismus

Tab. 17.11: Ursachen der Urämie (Register der Europäischen Dialyse- und Transplantationsgesellschaft)

Diabetische Nephropathie	> 25%
Hypertoniebedingte Nephropathien	> 20%
Chronische Glomerulonephritis	> 10%
Chronische Pyelonephritits	10%
Polyzystische Nephropathien	5%
Analgetikanephropathie	5%
Systemerkrankungen	5%
Nicht klassifizierte Formen	15%

Shuntarm Im Rahmen des notärztlichen Dienstes werden Patienten mit Urämie deshalb überproportional häufig anzutreffen sein. Bei der Anamnese-Erhebung ist besonders auf die relevanten Begleiterkrankungen (z.B. KHK), die Art und Dauer der Dialysetherapie (Hämodialyse, Peritonealdialyse, Zeitpunkt der letzten Dialyse) zu achten. Bei der körperlichen Untersuchung sollte immer auf den Shuntarm geachtet werden, der durch spezielle Maßnahmen (z.B. Lagerung, Polsterung) zu schützen ist. Eine Punktion des Shunts ist, wann immer möglich, wegen der Gefahr von Thrombosen zu vermeiden. Die Infusionstherapie bei Patienten mit Urämie wird immer mit geringen Volumina (z.B. keine Dauerinfusion, nur kurzes Nachspülen der Infusionsleitung nach Medikamentengabe) und ausschließlich mit isotoner Kochsalzlösung (z.B. 100–250 ml NaCl 0,9%) durchgeführt.

17.7.1 Urämiebedingte Notfallsituationen

Überwässerung und Herzinsuffizienz
Fluid lung Ursächlich liegt der Überwässerung, die sich klinisch meist unter dem Bild eines **Lungenödems** (Fluid lung) präsentiert, eine Kombination aus Volumenexpansion und verminderter myokardialer Kontraktionskraft zugrunde.

Bei Patienten ohne Eigendiurese sind die präklinischen Therapiemöglichkeiten sehr begrenzt. Erstmaßnamen sind die Gabe von Sauerstoff und die Lagerung des Patienten mit erhöhtem Oberkörper und abgesenkten Beinen. Die Therapie mit Nitraten (Glyceroltrinitrat s.l. als Spray oder Zerbeißkapsel) führt zu einer vorübergehenden Volumenentlastung. Eine engmaschige Blutdruckkontrolle ist dabei obligat. Digitalispräparate kommen unter Berücksichtigung der veränderten Eliminationskinetik ebenso zum Einsatz wie die differenzierte Therapie mit positiv inotropen Katecholaminen (z.B. Dobutamin).

Bei noch erhaltener Restdiurese kann eine hoch dosierte Therapie mit Schleifendiuretika (Furosemid 250–500 mg per infusionem) eingeleitet werden.

Ziel der präklinischen Versorgung muss es jedoch sein, den Patienten einer sofortigen Dialyse- bzw. Hämofiltrationstherapie zuzuführen.

Hypertonie
Patienten mit chronischen Nierenerkrankungen leiden häufig an einer arteriellen Hypertonie. Zum einen, weil der arterielle Hypertonus die Ursache des chronischen Nierenleidens sein kann, zum anderen weil die chronische Nierenerkrankung selbst zur Erhöhung des arteriellen Blutdrucks führt. Die krisenhafte Entgleisung des arteriellen Blutdrucks mit der Ausbildung von zentralnervösen und kardiopulmonalen Komplikationen ist im Rahmen der notärztlichen Versorgung anzutreffen. Ziel der notärztlichen Bemühungen muss es sein, den Blutdruck des Patienten moderat und schonend zu senken, um lebensbedrohliche

17.7 Notfälle bei Dialysepatienten

Tab. 17.12: Präklinische Therapie der arteriellen Hypertonie

Medikament	Wirkungsmechanismus	Dosierung	Wirkungs-eintritt
Nifedipin	Periphere Vasodilatation	10–20 mg s.l. oder oral	2–5 min
Nitro	Senkung der Vorlast	0,8 mg (1 Kps.)	1–2 min
Urapidil	Vasodilatation	25 mg i.v.	1–2 min
Clonidin	Hemmung der Reninaktivität und der Noradrenalinsekretion	0,075 mg i.v.	ca. 10 min

Organkomplikationen, wie z.B. Herzinfarkt, Lungenödem oder intrazerebrale Blutung, zu vermeiden. Bei urämischen Patienten kommen dabei auch die üblichen Antihypertensiva zum Einsatz (s. Tab. 17.12).

Perikarderguss und Perikarditis

Die Ursache der urämischen Perikarditis ist weitgehend unbekannt. Als auslösende Faktoren werden Urämietoxine, Infekte, immunologische Phänomene und ein Hyperparathyreoidismus genannt. Bei 10–20% aller Patienten mit terminaler Niereninsuffizienz tritt eine Perikarditis mit retrosternalen Schmerzen, Fieber und Dyspnoe auf. Neben dem Auskultationsbefund (Perikardreiben) weisen ST-Hebungen im EKG, eine Leukozytose sowie eine verbreiterte Herzsilhouette im Röntgenthoraxbild auf eine Perikarditis bzw. einen Perikarderguss hin. Gesichert wird die Diagnose in der Klinik durch Echokardiographie. Während die Behandlung der Perikarditis und des unkomplizierten Perikardergusses für den Notarzt keine Probleme bietet, stellt die durch die Zunahme des Perikardergusses bedingte Perikardtamponade eine lebensbedrohliche Komplikation dar. Das klinische Bild der Perikardtamponade ist gekennzeichnet durch den Rückstau des Bluts vor dem rechten Herzen mit ausgeprägter Einflussstauung, Pulsus paradoxus (RR-Abfall bei Inspiration), Tachykardie und Low-cardiac-output-Syndrom. Da präklinisch die Diagnose Perikardtamponade im Regelfall nicht gestellt werden kann, wird man sich auf die symptomatische Therapie des Low-cardiac-output-Syndroms beschränken müssen. Eine Perikardpunktion sollte nur als Ultima Ratio durchgeführt werden.

Perikarditis, Perikardtamponade

Hyperkaliämie

Hyperkaliämien haben eine sehr unterschiedliche Ätiologie:
- Pseudohyperkaliämie:
  - Leukozytose, Thrombozytose
  - Hämolyse der Blutprobe
  - „Staubinden" Hyperkaliämie
- Störung der internen Kaliumbilanz durch Kaliumshift:
  - Azidose
  - Hormonmangel

Hyperkaliämien

- Medikamente (Betablocker, alphaadrenerge Agonisten, Digitalis, Succinylcholin)
▲ Kaliumefflux aus den Zellen (Katabolismus, Zellzerstörung):
  - Rhabdomyolyse
  - Intravasale Hämolyse
  - Tumorlysesyndrom
  - Verbrennung
▲ Gesteigerte Kaliumzufuhr:
  - Oral (nur bei Niereninsuffizienz)
  - Parenteral (z.B. alte Blutkonserven)
▲ Verminderte renale Kaliumausscheidung:
  - Niereninsuffizienz
  - Morbus Addison
  - Hemmung der Kaliumsekretion: kaliumsparende Diuretika, Lithium, Digitalisintoxikation
▲ Insuffiziente Dialyse:
  - Rezirkulation bei Shuntstenose; Single Lumen Dialysekatheter

Eine Hyperkaliämie kann zu lebensbedrohlichen Komplikationen führen:
▲ Neuromuskuläre Symptome:
  - Parästhesien, Muskelzuckungen, Paresen
▲ Kardiale Symptome:
  - EKG: zeltförmige T-Welle; verbreitete QRS-Komplexe; abgeflachte P-Wellen
  - Erregungsleitungsstörungen (AV- und Schenkelblock)
  - Kammerflimmern/-flattern
  - Asystolie

Obwohl Hyperkaliämien bei urämischen Patienten häufig vorkommen, wird der Notarzt diese präklinisch nicht diagnostizieren können, da laborchemische Methoden vor Ort nicht zur Verfügung stehen. Die spezifischen Therapiemaßnahmen werden deshalb vorwiegend in der Klinik durchgeführt werden (s. Tab. 17.13).

17.7.2 Dialysebedingte Notfallsituationen

Hypotonie
Häufigste Ursache für die Hypotonie bei Patienten mit terminaler Niereninsuffizienz ist ein Volumenmangel infolge der Diuretika- oder Dialysetherapie. Die Hypotonie wird meist dadurch aggraviert, dass infolge der urämischen Polyneuropathie keine sympathikotone Gegenregulation stattfindet. Obwohl ein Volumenmangel dem Krankheitsbild ursächlich zugrunde liegt, sollte eine zurückhaltende Volumentherapie durchgeführt werden und der Behandlung mit Vasopressoren (z.B. Akrinor) der Vorzug gegeben werden.

Tab. 17.13: Therapie der Hyperkaliämie

Medikament	Dosierung	Wirkungseintritt	Wirkungsdauer	Mechanismus
Ca-Gluconat	10 ml 10%	1–2 min	30–60 min	Membranstabilisierung
Na-Bicarbonat	50 mmol (= 50 ml)	5 min	60–120 min	K-Shift durch Alkalose
Insulin/Glukose	50 IE in 500 ml G 20%	30 min	4–6 h	K-Shift in die Zelle
β-Sympathomimetika	10–20 µg vernebeln	10–30 min	2 h	K-Shift in die Zelle
Ionenaustauscherharze	60 g als Einlauf	Stunden; **Cave:** Obstipation!		K-Ausscheidung
Furosemid/NaCl	40 mg i.v. in 500 ml			K-Ausscheidung
Hämodialyse		innerhalb von Minuten		K-Ausscheidung

Infektion, Sepsis

Infektionen und auch septische Ereignisse kommen bei dialysepflichtigen Patienten häufig vor. Diese Erkrankungen nehmen meist einen schleichenden Verlauf. Die notärztliche Versorgung beschränkt sich mangels diagnostischer Möglichkeiten auf die Überwachung der Patienten und die Transportbegleitung in die Klinik.

Shuntkomplikationen

Als wichtigste, notärztlich relevante Shuntkomplikation ist die Blutung zu nennen, die wie andere blutende Wunden mit einem einfachen Druckverband zu versorgen ist.

Literatur

Bichet DG, Diagnosis of polyuria and diabetes insipidus. UpToDate online 18.1. http://www.uptodate.com (Subskription erforderlich)
Black RM, Pericarditis in renal failure. UpToDate online 18.1. http://www.uptodate.com (Subskription erforderlich)
Bürgi U, Perrig M, Endokrine Krisen. Therapeutische Umschau (2005), 62, 369–373
Herold G (2009) Innere Medizin. Gerd Herold, Köln
Holley JL, Acute complications during hemodialysis. UpToDate online 18.1. http://www.uptodate.com (Subskription erforderlich)
Ismail N, Complications of hemodialysis in the elderly. UpToDate online 18.1. http://www.uptodate.com (Subskription erforderlich)
James MFM, Hift RJ, Porphyrias. Br J Anaesth (2000), 85, 143–153

Kitalchi AE, Robertson RP, Treatment of diabetic ketoacidosis and nonketotic hyperglycemia in adults. UpToDate online 18.1. http://www.uptodate.com (Subskription erforderlich)

Kitalchi AE, Clinical features and diagnosis of diabetic ketoacidosis and nonketotic hyperglycemia in adults. UpToDate online 18.1. http://www.uptodate.com (Subskription erforderlich)

Klein J, Cardiovascular effects of hyperthyroidism. UpToDate online 18.1. http://www.uptodate.com (Subskription erforderlich)

Koch KM (2000) Klinische Nephrologie. Urban & Fischer, München

Kuhlmann U, Wolb D, Luft FC (2003) Nephrologie, 4. Aufl. Thieme, Stuttgart, New York

Nouffer JM, Mullis PE, Hypoglykämien – Diagnostik und Therapie im Notfall. Therapeutische Umschau (2005), 62, 543–548

Rose BD, Diagnosis of polyuria and diabetes insipidus. UpToDate online 13.3. http://www.uptodate.com (Subskription erforderlich)

Rose BD, Treatment of central diabetes insipidus. UpToDate online 18.1. http://www.uptodate.com (Subskription erforderlich)

Rose BD, Clinical manifestations and treatment of hyperkalemia. UpToDate online 18.1. http://www.uptodate.com (Subskription erforderlich)

Ross DS, Central hypothyreoidism. UpToDate online 18.1. http://www.uptodate.com (Subskription erforderlich)

Ross DS, Myxedema coma. UpToDate online 18.1. http://www.uptodate.com (Subskription erforderlich)

Ross DS, Overview of the clinical manifestations of hyperthyreoidism in adults. UpToDate online 18.1. http://www.uptodate.com (Subskription erforderlich)

Ross DS, Diagnosis and screening for hypothyroidism. UpToDate online 18.1. http://www.uptodate.com (Subskription erforderlich)

Savage MW et al., Endocrine emergencies. Postgrad Med J (2004), 80, 506–515

Snyder PJ, Clinical manifestation of hypopituitarism. UpToDate online 18.1. http://www.uptodate.com (Subskription erforderlich)

Sood GK, Management of acute intermittent porphyria. UpToDate online 18.1. http://www.uptodate.com (Subskription erforderlich)

Young WF, Treatment of phaeochromocytoma in adults. UpToDate online 18.1. http://www.uptodate.com (Subskription erforderlich)

18 Kasuistiken zu 15–17

Lernziel:
Mit den Kursteilnehmern werden in Gruppen von max. 15 Personen mit Bezug zu den Fortbildungsthemen Nr. 15 17 reale Einsatzsituationen im Hinblick auf die durchgeführte Notfalldiagnostik und -therapie inkl. einsatztaktischer Belange und ggf. auch alternative Möglichkeiten im Notarztdienst diskutiert und bewertet.

19 Spezielle Hinweise zur Versorgung geriatrischer Patienten

Armin Kalenka, Fritz Fiedler

> **Lernziel:**
> Erlernen der Besonderheiten der (Differenzial-)Diagnostik und Therapie bei geriatrischen Patienten im Notarztdienst mit den dort gegebenen Möglichkeiten und eine zielgerichtete Versorgung sowohl mit als auch ggf. ohne Transport in stationäre Weiterbehandlung.

19.1 Altersbedingte Veränderungen

Die demographische Entwicklung bedingt eine älter werdende Bevölkerung. Dies führt zwangsläufig dazu, dass diese Altersgruppe zunehmend häufiger rettungsdienstlich betreut werden muss. Während 2006 in den USA durchschnittlich 41 Personen pro 100 Bewohner und Jahr eine Notfallambulanz aufsuchten, taten dies 49 von 100 Personen, die älter als 65 Jahre waren und 60 von 100, die älter als 75 Jahre waren [Samaras et al. 2010].

Biologisches Alter Mit steigendem Alter kommt es zu physiologischen, altersbedingten Veränderungen. Ab dem 30. Lebensjahr kommt es zu regressiven Veränderungen in den Organen, die zu einem durchschnittlichen Rückgang der Organfunktionsreserven um ca. 0,7–0,9% pro Jahr führen.

Während die WHO einen „Älteren" ab dem 61. Lebensjahr definiert, ist insbesondere notfallmedizinisch die biologische Alterungsentwicklung wesentlich relevanter als der rein chronologische Verlauf [Platt 1992]. Diese biologischen Veränderungen charakterisieren den geriatrischen Patienten durch:

- Strukturelle Veränderungen von Organen und Geweben, die funktionelle Veränderungen bewirken (s. Tab. 19.1)
- Grenzkompensierte Organfunktion mit reduzierter Reservekapazität
- Zunehmende Multimorbidität
- Auftreten sog. geriatrischer Syndrome
- Beeinträchtigungen der Aktivitäten des täglichen Lebens und der eigenständigen Lebensführung

19.1 Altersbedingte Veränderungen

Tab. 19.1: Altersphysiologische Veränderungen von Organen und Geweben, deren Auswirkungen und notfallmedizinische Konsequenz (modifiziert nach [Lansche et al. 2001])

Organsystem	Physiologische Veränderungen	Klinische Auswirkung	Notfallmedizinische Konsequenz
Herz-Kreislauf-System	• Zunahme des Herzgewichtes/Linksherzhypertrophie • Verminderte Compliance des Ventrikels/erhöhte Füllungsdrucke bereits in Ruhe • Verminderte adrenerge Stimulierbarkeit des Herzens/relativ starre Herzfrequenz	Verminderte funktionelle kardiale Reserve	Kontinuierliches Monitoring durch EKG und Blutdruck
	• Verminderte Anzahl an Schrittmacherzellen im Sinusknoten • Fibrotischer Umbau des Reizleitungssystems	Erhöhte Anfälligkeit für Rhythmusstörungen	
	• Koronarsklerose	Verminderung des maximalen koronaren Blutflusses	
	• Verminderter Barorezeptorreflex/verminderte Anpassungsfähigkeit an Volumen- und Lageveränderungen	Erhöhtes Risiko für orthostatische Hypotonie und Synkopen	
Pulmonales System	• Abnahme elastischer Rückstellkräfte des Lungenparenchyms • Zunehmende Rigidität des knöchernen Thorax • Abnahme der Muskelkraft • Zunahme der „closing capacity"	Vermehrte Neigung zu Atelektasenbildung	Großzügige Sauerstoffgabe, Transport wenn möglich mit erhöhtem Oberkörper
	• Verminderter Spitzenfluss • Verminderte mukoziliare Clearance	Erhöhtes Risiko für Aspiration und Sekretretention	
	• Abnahme alveolärer Strukturen • Erhöhung des anatomischen Totraums • Ventilations-Perfusionsstörung/erhöhter Rechts-Links-Shunt	Erhöhte alveolar-arterielle Sauerstoffdifferenz/verminderter arterieller O_2-Partialdruck	
	• Eingeschränkte Reaktionsfähigkeit auf Hypoxie und Hyperkapnie	Verminderter zentraler Atemantrieb	

Tab. 19.1: Fortsetzung

Organ-system	Physiologische Veränderungen	Klinische Auswirkung	Notfallmedizinische Konsequenz
Stoffwechsel	• Verminderte Ansprechbarkeit von Insulinrezeptoren • Verminderte Dichte von Insulinrezeptoren • Reduzierte Muskelmasse	Verminderte Glukosetoleranz	Blutzuckerkontrolle, schonender Transport
	• Demineralisation des Knochens um ca. 1% pro Jahr • Abnehmende Biegefestigkeit des Knochens um ca. 15–20% • Abnehmende Kompressionsfestigkeit des Knochens um ca. 50%	Erhöhtes Frakturrisiko	
Wasser- und Elektrolythaushalt	• Reduktion des Nierengewichtes um 10–20% • Abnahme der Glomeruli um ca. 50% • Tubulushypertrophie • Gefäßinvolution und Reduktion des Blutflusses • Abnahme der glomerulären Filtrationsrate um ca. 50% • Reduziertes Ansprechen auf ADH • Verminderung der Tubulusfunktion	Gefahr der Dehydratation und des Salzverlustes	Medikamentengabe nach Wirkung
	• Zunahme des Körperfettanteils um ca. 35% • Abnahme des Plasmavolumens um ca. 8% • Abnahme des Gesamtkörperwassers um ca. 17% • Abnahme des Extrazellulärflüssigkeit um ca. 40%	Veränderte Pharmakokinetik	Gefahr der Opiatüberdosierung
Nervensystem	• Verminderte Synthese und Abbau von Neurotransmittern • Verminderte Dichte von Rezeptoren (auch von Opiatrezeptoren)	Zunehmende Opiatempfindlichkeit	Mitnahme von Hör- und Sehhilfen
	• Eingeschränkte Thermoregulation	Wärmeverlust und Auskühlung	Wärmekonservierende Maßnahmen
	• Einschränkung des Visus • Einschränkung des Gehörs	Gestörte Kommunikationsfähigkeit mit der Umwelt	

Die notfallmedizinische Versorgung der geriatrischen Patienten wird häufig zu einer Herausforderung [Criss und Honeycutt 2000], die gekennzeichnet ist durch:
- Vorliegen von mehreren Beschwerden gleichzeitig (s. auch Tab. 19.2)
- Vorliegen von atypischen Symptomen und oligosymptomatischen Zustandsbildern (z.B. alleiniges Vorhofflimmern bei Hyperthyreose)
- Schwierigkeit der Anamnese-Erhebung und klinischen Untersuchung
- Erschwerte Kommunikation und Erhebung einer Krankheitsgeschichte
- Nachlassen der Sinnesorgane, Kraft und Reaktionsschnelligkeit
- Reaktion des Körpers auf geringgradige Veränderungen
- Multimorbidität, Komorbidität und multiple Medikationen
- Soziales Umfeld (keine Angehörigen, Heimbewohner etc.)
- Vorliegen sog. geriatrischer Syndrome:
  - Immobilität
  - Schwindel, Sturzanfälle
  - Kognitive Defizite
  - Inkontinenz
  - Dekubitalulzera
  - Mangel- und Fehlernährung
  - Störungen im Flüssigkeits- und Elektrolythaushalt
  - Depression, Angststörungen
  - Chronische Schmerzen
  - Sensibilitätsstörungen
  - Verminderte körperliche Belastbarkeit
  - Seh- und Hörstörungen
- Abgeschwächte kardiovaskuläre, pulmonale, zerebrale, metabolische und renale Leistungsreserve
- Abusus

Die Versorgung geriatrischer Patienten wird für den Notarzt zukünftig einen breiten Raum einnehmen (demographische Entwicklung, Veränderung der Versorgungsstrukturen)

Zahlreiche der aufgeführten Probleme (s. Tab. 19.2) werden innerhalb des vorliegenden Buches an anderer Stelle ausführlich behandelt. Die notärztliche Behandlung dieser Erkrankungen ist, u.U. adaptiert bei geriatrischen Patienten mit entsprechenden relevanten Begleiterkrankungen, prinzipiell gleich. Der Leser sei deshalb auf die entsprechenden Kapitel verwiesen. Im Weiteren soll auf einzelne spezielle Aspekte der notärztlichen Versorgung geriatrischer Patienten eingegangen werden.

19.2 Altersdelir

Eine neuropsychiatrische Störung, deren Ursache eine Demenz oder ein akutes Delir oder eine Kombination aus beiden ist, liegt bei ca. $1/4$ aller geriatrischen Notfallpatienten vor [Samaras et al. 2010].

Tab. 19.2: Häufige Probleme bei der notärztlichen Versorgung älterer Patienten (modifiziert nach [Thümmler 2002])

Arterieller Hypertonus	37%
Atemnot	24%
Zuckerkrankheit	20%
Herzinsuffizienz	18%
Synkopen	17%
Arrhythmien	16%
Schlaganfall	15%
Angina pectoris	14%
Myokardinfarkt	13%
Trauma	9%
Stürze	8%
Schmerzen	6%
Psychiatrie	5%
Schwindel	4%
Dehydratation	4%

Das Delir wird als eine akute Störung der Aufmerksamkeit und des Verständnisses aufgefasst. Insbesondere bei hospitalisierten älteren Patienten führt das Delir zu einer erhöhten Morbidität und verlängerten Behandlungsdauer. Anderseits kann das Delir auch Grund der Einweisung ins Krankenhaus sein. Nach der Entlassung aus dem Krankenhaus bedürfen delirante Patienten häufiger einer häuslichen Betreuung aufgrund eingeschränkter Alltagskompetenz.

Delir als Begriff für ein buntes Bild von Aufmerksamkeitsstörungen

Die pathophysiologische Ursache des Delirs ist letztlich nicht völlig geklärt. Neben möglichen Störungen der Neurotransmitter oder Hirnstoffwechselstörungen werden auch anticholinerge Mechanismen angenommen. Hinzu kommen Entzugsdelire aufgrund eines Alkoholismus, die auch bei älteren Menschen ein relevantes Problem darstellen [Weyerer, Schäufele, Zimber 1999]. Häufig gibt es Auslöser, die ein akutes Delir bedingen. Neben dem Herauslösen aus der vertrauten Umgebung durch die stationäre Behandlung gelten insbesondere die Notwendigkeit einer Operation und Narkose oder einer Intensivbehandlung als mögliche Faktoren. Hinzu kommen Interaktionen zahlreicher Medikamente, insbesondere solche mit anticholinerger Potenz. Daneben spielen auch Fixierungsmaßnahmen oder Nichteinsetzen von Seh- oder Hörhilfen eine Rolle.

Mithilfe einfacher diagnostischer Tests ist auch dem nicht psychiatrisch geschulten Arzt eine Diagnose des Delirs möglich [Inouye et al. 1990] (s. Tab. 19.3).

Tab. 19.3: Diagnostischer Algorithmus des akuten Altersdelirs mit der Confusion Assessment Method [Inouye et al. 1990]. Die Diagnose eines Delirs erfordert das gleichzeitige Vorhandensein des Kriteriums 1 und 2 oder des Kriteriums 3 oder 4.

Kriterium 1	Akuter Beginn und fluktuierender Verlauf
	Meist durch Fremdanamnese erhoben (Angehörige, Pflegekräfte) und durch positive Antworten auf folgende Fragen erhoben: • Gibt es Hinweise auf akute Veränderungen des geistigen Zustandes zu früher? • Fluktuiert das (abnorme) Verhalten im Tagesverlauf?
Kriterium 2	Aufmerksamkeitsstörung
	Charakterisiert durch positive Antworten auf: • Schwierigkeiten, Gesprochenem zu folgen? • Leicht ablenkbar?
Kriterium 3	Desorganisiertes Denken
	Positive Antworten auf: • Sind die Gedanken des Patienten unverständlich, unlogisch? • Springt der Patient zwischen Themen?
Kriterium 4	Vigilanzstörung
	Anders als „normale" Vigilanz: • Hyperaktiv? • Stuporös? • Komatös?

Grundlage der **Therapie** ist das Suchen nach möglichen Auslösern für das Altersdelir. Unter Umständen ist das Ausgleichen einer bestehenden Exsikkose bereits erfolgreich. Für den stationären Bereich kommen insbesondere eine Strukturierung des Tagesablaufs und der räumlichen Umgebung sowie kognitive und physikalische Maßnahmen in Betracht. Daneben ist häufig eine medikamentöse Therapie notwendig. Als Mittel der Wahl des Altersdelirs gilt hier nach wie vor Haloperidol (Haldol) in einschleichender, niedriger Dosierung (initial 0,25–0,5 mg) und Titration bis zum Wirkungseintritt alle 4–6 h.

Auch im hohen Alter sollten durch Alkohol- bzw. durch Medikamentenabusus bedingte Notfälle nicht unterschätzt werden. Man geht davon aus, dass 5–14% aller Notaufnahmen älterer Menschen eine alkoholbedingte Ursache haben [Samaras et al. 2010]. Bei Medikamenten sind häufig von Ärzten verordnete Präparate, wie z.B. Benzodiazepine, andere Sedative und Hypnotika sowie Opiatanalgetika, Grundlage des Abusus. Das Alkoholentzugsdelir bei geriatrischen Patienten wird in Europa abhängig vom Schweregrad zumeist mit Clomethiazol (Distraneurin) oder mit einem Benzodiazepin (Midazolam oder Diazepam) in Kombination mit Haldol und ggf. ergänzend mit Clonidin behandelt.

19.3 Stürze und Synkopen

Stürze und Synkopen zählen mit zu den typischen Krankheitsbildern, die zur Alarmierung des Rettungsdienstes bei geriatrischen Patienten führen. Synkopen definieren sich durch einen selbstlimitierenden Bewusstseinsverlust. Rasches Einsetzen der Symptomatik und nachfolgende spontane und vollständige Erholung kennzeichnen das klinische Bild. Ursächlich können zahlreiche Gründe der Synkope zugrunde liegen:

- Orthostatische/postprandiale Hypotension
- Neuro-kardiogene Synkopen
- Kardiale Arrhythmien
- Strukturelle kardiale/kardiopulmonale Ursachen
- Zerebrovaskuläre Ursachen

Insbesondere kardiale Ursachen sind hier relevant, da diese mit einer erhöhten Sterblichkeit einhergehen [Kenny 2003].

Auslöser bleibt oft unklar

Letztlich lässt sich nur $1/4$ der Synkopen auf kardiale Ursachen zurückführen, bei einem Großteil der Synkopen im Alter bleibt nach initialer Abklärung der Auslöser unklar.

Synkopen führen häufig zu einem Sturz. Stürze treten insbesondere bei geriatrischen Patienten auch ohne Synkope auf. Anhand von Prädiktoren kann das Sturzrisiko ermittelt werden (s. Tab. 19.4). Diese Risikoabschätzung scheint innerhalb von Pflege-Einrichtungen oder Krankenhäusern sinnvoll zu sein.

Der Großteil dieser Patienten wird wahrscheinlich durch den Rettungsdienst ohne notärztliche Versorgung transportiert. Multimorbidität und insbesondere Schmerzen durch das Trauma bedingen allerdings häufig den Notarzteinsatz.

Ziel der präklinischen ärztlichen Anamnese und Untersuchung ist es insbesondere, kardiale Ursachen der Synkope zu eruieren. Als Folge von Stürzen kommt es in ca. 4–6% zu Frakturen. Die Notwendigkeit zum Ausschluss von Sturzfolgen (klassisch: proximale Femurfraktur oder subdurales Hämatom) bedingt meist die Einweisung in das Krankenhaus. Letztlich bestimmt dann die Weiterbehandlung der Sturzfolgen die weitere fachärztliche Versorgung. Die Konzentration auf das Symp-

Tab. 19.4: Prädiktoren für Stürze (nach [Runge 1998]). Bei mehr als 2 Punkten liegt ein erhöhtes Risiko vor

Geh- und/oder Balancestörungen	2 Punkte
Kraftminderung untere Extremität	2 Punkte
Einnahme > 4 Medikamente	2 Punkte
Sturzanamnese > 3 Stürze/Jahr	2 Punkte
Relevante kognitive Minderung	2 Punkte
Visusminderung	2 Punkte

tom vermag hier zu verleiten, nicht weiter nach der Ursache des Sturzes zu suchen. Aufgrund eigener Erfahrung wünschen die betagten Patienten ohne klinisch evidente Sturzfolgen häufig keine Krankenhauseinweisung.

Aber nicht nur akute Sturzfolgen können der Grund für einen notärztlichen Einsatz sein. Chronisch subdurale Hämatome können Wochen und Monate nach einem, dann häufig nicht mehr zu eruierenden Sturzereignis klinisch manifest werden.

Differenzialdiagnosen von Synkopen bei geriatrischen Patienten sind:
- Stürze ohne Bewusstseinsverlust
- Zerebrales Anfallsleiden
- Psychogene Ursachen
- Medikamente (insbesondere Vasodilatanzien, Antihypertensiva, Diuretika)

19.4 Pharmakotherapie und Medikamentennebenwirkungen

Medikamentennebenwirkungen sind bei über 65-jährigen Patienten in über 10% der Fälle für die Vorstellung in einer Notfallambulanz verantwortlich. Ursächlich dafür ist die hohe Anzahl von Medikamenten, die betagte Patienten einnehmen – so nahmen ältere Patienten, die sich in einer Notaufnahme vorstellten, im Schnitt 4,2 Medikamente pro Tag ein – und die altersbedingte Pharmakokinetik und Pharmakodynamik (s. auch Tab. 19.1) [Hohl et al. 2001]. In ca. der Hälfte aller Fälle mit Medikamentennebenwirkungen waren folgende 3 Medikamentenklassen ursächlich beteiligt: orale Antikoagulantien oder plätchenhemmende Medikamente (Warfarin, ASS und Clopidogrel), Antidiabetika (Insulin, Metformin und Sulfonylharnstoff), Medikamente mit schmaler therapeutischer Breite (Digoxin, Phenytoin und Theophyllin).

Die meisten Nebenwirkungen wurden unter Warfarin, Insulin und Digoxin beobachtet [Budnitz et al. 2007].

Bei alten Patienten im Notarztdienst sollte deshalb großes Augenmerk auf die Erhebung der Medikamentenanamnese gelegt werden, um Nebenwirkungen und Überdosierungen rechtzeitig erkennen zu können.

Medikamentenanamnese

19.5 Ethische Aspekte

Klassische Einsatzindikationen für den Notarzt sind das ACS und der Schlaganfall. Beide Erkrankungen zeichnen sich durch Abmilderung der Folgeschäden durch frühzeitige Intervention aus und gelten vielfach als Indikatoren für die notärztliche Versorgung. Fortgeschrittenes Lebensalter führt zu einem steigenden Risiko, einen Myokardinfarkt oder Schlaganfall zu erleiden. Der AMI ist eine der häufigsten Ursachen für eine Reanimationspflichtigkeit. Trotz der Tatsache, dass Überlebensraten präklinischer Reanimationen und Lebensqualität nicht altersabhängig sind [Nichol et al. 1999; Van Hoeyweghen et al. 1992; Tresch et al. 1990], kommt es immer wieder zu Diskussionen über den Sinn der CPR bei Hochbetagten. Gleichermaßen ist ein hohes Alter allein kein Risikofaktor für ein schlechtes Outcome nach einer Intensivtherapie [Niskanen et al. 1999]. Relevante Begleiterkrankungen und die Schwere der Erkrankung sind viel wichtigere Prädiktoren des Outcome [Kleinpell und Ferrans 1998] und müssen für die Entscheidungsfindung zur CPR herangezogen werden.

19.6 Zusammenfassung

- Wichtiger als physiologische Veränderungen des Alterns sind Vor- bzw. Begleiterkrankungen und die Schwere der aktuellen Erkrankung.
- Da sich individuelle Alterungsprozesse und individuelle Vorerkrankungen gegenseitig beeinflussen, gibt es den „alten Notfallpatienten" nicht.
- Diese Patientenklientel ist extrem heterogen und bedarf einer individuellen Diagnostik und Therapie.
- Fortgeschrittenes Alter ist per se kein Grund, therapeutische Bemühungen zu limitieren oder notwendige Ressourcen vorzuenthalten.

Literatur

Budnitz DS et al., Medication use leading to emergency department visits for adverse drug events in older adults. Ann Intern Med (2007), 147, 755–765

Criss EA, Honeycutt LK, 20 challenges of geriatric care. JEMS (2000), 26–37

Diener HC, Putzki N (Hrsg) (2008) Leitlinien für Diagnostik und Therapie in der Neurologie, 4. überarbeitete Aufl. Thieme, Stuttgart, ISBN 978-3-13-132414-6

Hohl CM et al., Polypharmacy, adverse drug-related events, and potential adverse drug interactions in elderly patients presenting to an emergency department. Ann Emerg Med (2001), 38, 666–671

Inouye SK et al., Clarifying Confusion: The Confusion Assessment Method. Ann Intern Med (1990), 113, 941–948

Kenny RA, Syncope in the elderly: diagnosis, evaluation, and treatment. J Cardiovasc Electrophysiolol (2003), 14, S74–S77

Kleinpell RM, Ferrans CE, Factors influencing intensive care unit survival for critically ill elderly patients. Heart Lung (1998), 337–343

Lansche G et al., Physiologische Veränderungen im Alter: Was ist von notfallmedizinischer Relevanz? Anasthesiol Intensivmed (2001), 741–746

Nichol G et al., What is the quality of life for survivors of cardiac arrest? A prospective study. Acad Emerg Med (1999), 95–102

Niskanen M et al., Quality of life after prolonged intensive care. Crit Care Med (1999), 1132–1139

Platt D, Intensive care medicine in advanced age from the viewpoint of the internist. Fortschr Med (1992), 110, 227–230

Runge M (1998) Gehstörungen, Stürze, Hüftfrakturen. Steinkopff, Darmstadt

Samaras N et al., Older patients in the emergency department: a review. Ann Emerg Med (2010), 7. Epub ahead of print

Thümmler C, Emergency medicine in an ageing society. Euro J Ger (2002), 4, 127–130

Tresch DD et al., Comparison of outcome of paramedic-witnessed cardiac arrest in patients younger and older than 70 years. Am J Cardiol (1990), 453–457

Van Hoeyweghen RJ et al., Survival after out-of-hospital cardiac arrest in elderly patients. Belgian Cerebral Resuscitation Study Group. Ann Emerg Med (1992), 1179–1184

Weyerer S, Schäufele M, Zimber A, Alcohol problems among residents in old age homes in the city of Mannheim, Germany. Aust NZ J Psychiatry (1999), 33, 825–830

20 Leitsymptom Atemnot

Armin Kalenka

> **Lernziel:**
> Erlernen der Ursachen, (Differenzial-)Diagnostik und Therapie anhand des Leitsymptoms Atemnot im Notarztdienst mit den dort gegebenen Möglichkeiten und eine zielgerichtete Versorgung inkl. Transport in geeignete Weiterbehandlung.

Die akute Atemnot zählt neben dem Thoraxschmerz zu den häufigsten Einsatzindikationen für den Notarzt. Die Atemnot gilt als subjektiv empfundenes Symptom, das in seiner Wahrnehmung und Quantifizierung von zahlreichen Einflüssen abhängt und individuell unterschiedlich beschrieben wird. So hängt die Empfindung der Atemnot von der Individualität des Patienten, der zugrunde liegenden Erkrankung und der Anpassung daran sowie der Gewöhnung ab. Patienten, die chronisch an Atemnot leiden, geben häufig nur geringe Beschwerden an, während eine akut auftretende Atemnot teils als lebensbedrohlich empfunden wird.

20.1 Parameter für den Notarzt

Respiratorische Insuffizienz, Atemtechnik, Untersuchung

In lebensbedrohlichen Situationen haben lebensrettende Sofortmaßnahmen nach den Richtlinien des ERC [Nolan et al. 2010] Vorrang vor einer ausführlichen Anamnese und körperlicher Untersuchung.

Bei Patienten, die unter ausgeprägter Atemnot leiden, wird häufig zuerst eine klinische Untersuchung durchgeführt und erst dann eine Anamnese ggf. auch eine Fremdanamnese erhoben (s. Tab. 20.1). Hierdurch soll die vermeintliche Ursache der Dyspnoe herausgefunden werden, um eine Arbeitsdiagnose zu etablieren. Zur weiteren Abklärung sind – insbesondere bei erstmaligem Auftreten – meist ein Thoraxrönt-

Tab. 20.1: Initiale Beobachtung und Untersuchung bei Patienten mit akuter Atemnot

Zeichen der gestörten Atemtätigkeit	Atemfrequenz, Atemtyp, Stridor/Spastik
Auskultationsbefund	Atemgeräusch, Nebengeräusche
Zeichen der respiratorischen Insuffizienz	Zyanose, Tachykardie, Neurologie, Vasokonstriktion
Anamnese/Grunderkrankung	
EKG, Pulsoximetrie, Blutdruckmessung	

20.2 Ursachen der Atemnot

genbild, EKG und Laboranalysen nötig und somit häufig die Einweisung des Patienten ins Krankenhaus unverzichtbar.

20.2 Ursachen der Atemnot

Die Ursachen für eine akute Atemnot sind vielfältig (s. Tab. 20.2), und häufig ist unter präklinischen Gegebenheiten mit eingeschränkten diagnostischen Möglichkeiten eine Differenzialdiagnose erschwert. Am häufigsten liegen der Symptomatik der akuten Atemnot eine Herzinsuffizienz (26%), ein Asthmaleiden (25%), eine exazerbierte COPD (14%), eine Pneumonie (7%) und funktionelle Störungen (4%) zugrunde (s. Tab. 20.2) [Fedullo, Sinburne, McGuire-Dunn 1986]. Bei ca. $^{1}/_{3}$ der Patienten liegen gleichzeitig mehrere Ursachen der Atemnot vor [Pearson, Pearson, Mitchell 1981]. Insbesondere bei Patienten über 65 Jahren nimmt die Bedeutung der Herzinsuffizienz an Bedeutung zu. Unter dem Bild der akuten Atemnot lässt sich eine Herzinsuffizienz oder ein ACS in bis zu 45% bei über 65-jährigen Patienten nachweisen [Ray et al. 2006] und verdeutlicht die Bedeutung der akuten Atemnot im Rahmen der Differenzialdiagnose des ACS.

Anamnese, Inspektion, - Auskultation

Tab. 20.2: Ursachen der akuten Atemnot (nach [Minder, Gugger 2005])

Pulmonal	Atemwegserkrankungen *Häufig:* COPD, Asthma *Selten:* Bronchiolitis, Fremdkörper, Epiglottitis, Glottisödem u.a.
	Lungenparenchymerkrankungen *Häufig:* Pneumonie, Aspiration *Selten:* Alveolitis, toxisches Lungenödem, Hämorrhagie
	Lungengefäßerkrankungen *Häufig:* Lungenembolie *Selten:* Pulmonale Hypertonie, Höhenlungenödem
	Pleuraerkrankungen *Häufig:* Pneumothorax, Pleuraerguss
	Erkrankungen der *Atempumpe* • Neuromuskuläre Erkrankungen, Zwerchfellerkrankungen, Rippenserienfraktur, Zentrale Atemstörungen
Kardial	Koronare Herzerkrankung Hypertensive Herzerkrankung Valvuläre Herzerkrankungen Kardiomyopathien
	Herzrhythmusstörungen
	Perikarderkrankungen
Sonstige	Funktionelle Störungen Fieber, Sepsis Hyperthyreose

Insbesondere für den Notarzt ergeben sich erste diagnostische Hinweise aus dem Bild der Atemmechanik und der sprachlichen Charakterisierung der Atemnot (s. Tab. 20.3) [Scano, Stendardi, Grazzini 2005]. Weitere diagnostische Hinweise ergeben sich aus dem pulmonalen und kardialen Auskultationsbefund, der Beurteilung der Halsvenen, von peripheren Ödemen, der Beschwerdedynamik und der Anamnese (s. Tab. 20.4). Bei funktionellen Störungen ist zunächst eine organische Ursache auszuschließen und anderseits auf prädisponierende Faktoren (Anpassungsstörung, Panikattacken, Depression u.a.) zu achten.

Tab. 20.3: Bild der Atemmechanik und sprachliche Charakterisierung bei akuter Atemnot (nach [Scano, Stendardi, Grazzini 2005])

Aspekt/Charakterisierung	Hinweis auf Erkrankung
Verlängertes Expirium	Asthma
„Brustenge"	Asthma (DD: akuter Thoraxschmerz)
„Schwere Atmung"	Asthma
Schnelle Atmung	Herzinsuffizienz
„Erstickungsgefühl"	Herzinsuffizienz
„Lufthunger"	Herzinsuffizienz, COPD
Verstärkte Atemarbeit	COPD, neuromuskuläre Erkrankung, interstitielle Lungenerkrankung, Thoraxwanderkrankung

Tab. 20.4: Klinische Hinweise auf die Ursache der Atemnot bei verschiedenen Erkrankungen

	Herzinsuffizienz	Obstruktive Atemwegserkrankung	Pneumonie	Funktionell
Anamnese	KHK, hypertensive Herzerkrankung, Herzrhythmusstörungen, Klappenfehler	Bekanntes Asthma, COPD, zähes Sputum	Fieber, Auswurf, Unwohlsein	Meist jüngere Patienten, häufig als lebensbedrohlich empfunden
Inspektion	Stauungszeichen: Ödeme, gestaute Halsvenen, Hyper- oder Hypotonie, periphere Minderdurchblutung, Zyanose, Orthopnoe	Lufthunger, pulmonale Kachexie, Fassthorax, Lippenbremse	Verstärkte Atemarbeit	Hyperventilation, Pfötchenstellung
Auskultation, Perkussion	Grobblasige Rasselgeräusche	Verlängertes Exspirium, Giemen, Silent lung	Feinblasige Rasselgeräusche, ggf. Klopfschalldämpfung	Ohne pathologischen Befund

20.3 Therapie der Atemnot

Neben den allgemeinen Maßnahmen bei Patienten mit Atemnot (s. Tab. 20.5) sollte sich die Therapie auf die Behandlung der vermuteten zugrunde liegenden Erkrankung konzentrieren (s. hierzu insbesondere Kapitel 13 und 15).

Lagerung, Sauerstoff, Morphin

Eine Sauerstoffgabe vermag die Atemnot bei hypoxämischen Patienten zu lindern [Swinburn et al. 1991]. Ein Vorenthalten der Sauerstoffgabe aus Angst vor einer Retention von CO_2 scheint nicht gerechtfertigt zu sein. Bei längerer Applikation und Besserung der Symptomatik und der Sättigung sollte eine Reduktion der Sauerstoffgabe erwogen werden. Die Zielsättigung liegt im Allgemeinen bei über 90%. Bei vorbestehender chronischer Hypoxie werden von den Patienten jedoch häufig deutlich niedrigere Werte ohne Beschwerden toleriert. Eine Hyperoxie gilt es, insbesondere bei Patienten mit der Arbeitsdiagnose einer COPD, zu vermeiden.

Eine Applikation von Opiaten vermag die Dyspnoe-Empfindung zu dämpfen. Jedoch sind die insbesondere dadurch induzierte Atemdepression und Sedierung zu beachten. Opiate kommen nicht nur in der Terminalphase von unheilbaren Erkrankungen zum Einsatz. Bei Patienten mit akuter Linksherzinsuffizienz hat die Opiatgabe aufgrund der Vorlastsenkung und der Dämpfung der Dyspnoe einen entsprechenden Stellenwert.

20.4 Fallbeispiel

Die 67-jährige Patientin meldet sich bei der ILS wegen der Angst zu ersticken. Es wird neben dem RTW ein Notarzt primär alarmiert, der RTW trifft 8 min vor dem NA an der Einsatzstelle ein. Beim Eintreffen des Notarztes befindet sich die Patientin sitzend von mehreren Kissen unterstützt in ihrem Bett. Sie wirkt extrem unruhig, nimmt die Sauerstoffmaske ab und schnappt nach Luft. Das angelegte EKG zeigt eine

Tab. 20.5: Allgemeine Maßnahmen bei Patienten mit Atemnot

- Sitzende oder vorgebeugte Körperhaltung (ggf. unterstützende Lagerungsmaßnahmen)
- Sauerstoffgabe unter pulsoximetrischer Kontrolle
- Intravenöser Zugang
- Kontinuierliches EKG-Monitoring
- Blutdruckmessung
- Erwäge 12-Kanal-EKG bei vermuteter kardialer Genese
- Erwäge Morphingabe
- Erwäge nichtinvasive oder invasive Beatmung

extrem verwackelte Kurve mit Herzfrequenzen zwischen 118 und 140/min. Die angelegte Pulsoximetrie zeigt keinen Wert an, die Patientin wirkt offensichtlich schwer hypoxisch. Auf der Bettdecke liegend befindet sich ein Berotec-Spray, auf dem Nachtisch befinden sich zahlreiche Schachteln an Medikamenten. Der Ehemann der Patientin berichtet, dass seine Frau unter Asthma leide und in den letzten Stunden wegen zunehmender Atemnot mehrfach das vom Hausarzt verschriebene Spray genommen habe. Darunter kam es jedoch zu keiner Besserung der Symptomatik. Auskultatorisch ergibt sich überraschenderweise nur ein geringgradiges Giemen, jedoch überlagert von grobblasigen Rasselgeräuschen. Die Patientin weist gestaute Halsvenen und massive periphere Ödeme auf, der mittlerweile gemessene Blutdruck beträgt 230/120 mmHg. Auf Nachfragen berichtet der Ehemann über einen stationären Aufenthalt seiner Frau vor etwa 3 Monaten wegen „Wassers auf der Lunge". Seine Frau habe in letzter Zeit immer häufiger über „Wasser in den Beinen" und Belastungsdyspnoe geklagt.

Nach Legen einer i.v. Kanüle erhält die Patientin 2 Hübe Nitrolingual-Spray s.l., 40 mg Lasix i.v. (vorbestehende Medikation mit 20 mg/d) sowie 3 mg Morphin. Unter diesen Maßnahmen wird die Patientin ruhiger und erstmals lässt sich eine pulsoximetrische Sättigung von 85% messen. Nun toleriert die Patientin auch die Sauerstoffmaske. Vor dem Transport ins Erdgeschoss erhält die Patientin bei weiterhin bestehender hypertensiver Entgleisung 2 Hübe Nitrolingual. Auf dem Transport in die Klinik werden fraktioniert 50 mg Ebrantil verabreicht. Nach etwa 30-minütiger Transportzeit trifft die Patientin nahezu beschwerdefrei in der Notaufnahme des Krankenhauses ein, wo sie sich wegen einer ähnlichen Symptomatik vor 3 Monaten befand.

Literatur

Fedullo A, Sinburne A, McGuire-Dunn C, Complaints of breathlessness in the emergency department. NY State J Med (1986), 86, 4–6

Minder S, Gugger M, Akute Dyspnoe – was darf ich nicht vergessen? Ther Umsch (2005), 62, 383–391

Nolan JP et al., On behalf of the ERC Guidelines Writing Group. European Resuscitation Council Guidelines for Resuscitation 2010 Section 1. Executive summary. Resuscitation (2010), 81, 1219–1276

Person SB, Pearson EM, Mitchell JRA, The diagnosis and management of patients admitted to hospital with acute breathlessness. Postgrad Med J (1981), 57, 4 19–424

Ray T et al., Acute respiratory failure in the elderly: etiology, emergency diagnosis and prognosis. Crit Care (2006), 10, R82

Scano G, Stendardi L, Grazzini M, Understanding dyspnoea by its language. Eur Respir J (2005), 25, 380–385

Swinburn CR et al., Symptomatic benefit of supplemental oxygen in hypoxemic patients with chronic lung disease. Am Rev Respir Dis (1991), 143, 913–915

21 Leitsymptom thorakaler Schmerz

Armin Kalenka

> **Lernziel:**
> Erlernen der Ursachen, (Differenzial-)Diagnostik und Therapie anhand des Leitsymptoms „thorakaler Schmerz" im Notarztdienst mit den dort gegebenen Möglichkeiten und eine zielgerichtete Versorgung inkl. Transport in geeignete Weiterbehandlung.

21.1 Einleitung

Der akute thorakale Schmerz ist eines der häufigsten Leitsymptome, die zum Einsatz des Notarztes führen. Unter präklinischen Gegebenheiten ist eine Differenzialdiagnose schwierig und umfasst zahlreiche Erkrankungen mit unterschiedlicher Ursache, Dynamik und Behandlung (s. Tab. 21.1). Die zugrunde liegende Ursache ist nachhaltig von der medizinischen Versorgungseinrichtung abhängig, in der sich der Patient vorstellt. Während in der allgemeinärztlichen Praxis 43% der Thoraxschmerzen eine skeletale oder neuromuskuläre Ursache haben, liegen bei Patienten in der Notaufnahme in ca. 50% kardiale Genesen

Kardiale und extrakardiale Ursachen des Thoraxschmerzes

Tab. 21.1: Kardiale und extrakardiale Ursachen des Thoraxschmerzes

Kardial	Extrakardial
• Akuter Myokardinfarkt	• **Intestinal**
• Instabile Angina pectoris	• Ösophagusruptur
• Koronare Herzkrankheit	• Refluxösophagitis
• Akute Herzinsuffizienz	• Gastritis, Cholezystitis, Pankreatitis
• Kardiomyopathien	• Duodenal- oder Magenulkus
• Peri- oder Myokarditis	• **Pulmonal/Pleural**
• Herzrhythmusstörungen	• Pneumothorax
• Kardiale Vitien	• Spannungspneumothorax
• **Kardiovaskulär**	• Pneumonie
• Akute Lungenembolie	• Pleuritis
• Aortendissektion	• **Skeletal/Neuromuskulär**
	• Traumafolgen
	• Fibromyalgien
	• Herpes zoster
	• **Somatisch**
	• Hyperventilationssyndrom
	• Psychiatrische Erkrankungen

zugrunde. Patienten mit akutem Thoraxschmerz, die primär präklinisch vom Notarzt gesehen werden, haben in bis zu 69% eine kardiale Ursache zugrunde liegen [Erhardt et al. 2002; Knockaert et al. 2002].

Ziel der notärztlichen Primärdiagnostik ist es, zwischen akut lebensbedrohlichen und weniger bedrohlichen, zwischen kardialen und extrakardialen sowie zwischen akuten und chronisch bestehenden Zuständen zu differenzieren. Bei Patienten, die aufgrund der Beschwerden eine gezielte Anamnese erlauben, stellt dies die Grundlage zur Stellung einer Verdachts- und Arbeitsdiagnose dar.

Zu den akut lebensbedrohlichen Erkrankungen, die rasches zielgerichtetes Handeln erforderlich machen, gehören insbesondere das ACS, die Aortendissektion, die Lungenembolie sowie der Spannungspneumothorax. Da Symptomatik und präklinische Befunde bei diesen Krankheitsbildern häufig eine Überschneidung aufweisen, werden diese jeweils im Folgenden ausführlicher dargestellt.

21.2 Akutes Koronarsyndrom

Anamnese, Schmerzcharakter, 12-Kanal-EKG, Risikostratifizierung

Unter dem Begriff des ACS werden gemäß den aktuellen Leitlinien der sog. STEMI (ST-Elevationsinfarkt) und der NSTEMI-ACS (Nicht ST-Hebungs-Infarkt-Akutes-Koronarsyndrom) unterschieden [Arntz et al. 2010]. Entscheidungskriterium hierfür ist primär die 12-Kanal-EKG-Analyse, da die notwendigen enzymatischen Biomarkerbestimmungen (Troponine) erst mit zeitlicher Verzögerung durchgeführt werden können.

Typisch für das ACS ist die Angina pectoris (AP). Die AP kann sich erstmals (de novo) oder als eine Zunahme der bisher stabilen Beschwerden präsentieren. Von Patienten wird ein vom Charakter her dumpfer retrosternaler, links oder rechtsthorakaler, atemunabhängiger Druckschmerz berichtet. Dieser kann in Schulter, Arm, Unterkiefer, Epigastrium oder Rücken ausstrahlen. Patienten mit bekannten AP-Beschwerden

Tab. 21.2: Wahrscheinlichkeit für ein akutes Koronarsyndrom (nach [Braunwald, Antmann, Beasley 2002])

	Hoch	Gering
Anamnese	• Typische Angina pectoris • Bekannte KHK • ACVB-Operation • Zurückliegende Koronarintervention	• Atypische Angina pectoris • Fehlen von kardiovaskulären Risikofaktoren
Untersuchung	• Hypotonie • Herzinsuffizienz • Lungenödem	• Palpatorisch reproduzierbarer Thoraxschmerz
12-Kanal-EKG	• ST-Senkung • T-Negativierung	• Normales EKG, unauffällige T-Wellen

beschreiben die Symptomatik häufig als intensiver und länger anhaltend. Begleitend treten Angst und Panikgefühle auf. Die Besserung der Schmerzsymptomatik auf Nitroglycerin erlaubt nicht den Ausschluss einer KHK und sollte nicht als diagnostisches Kriterium herangezogen werden [Arntz et al. 2010; Henrikson et al. 2003]. Ebenso erlauben klinische Parameter allein nicht die Diagnose eines ACS. In ca. 50% der Fälle liegt ein ACS ohne klassische AP vor. Insbesondere bei Vorliegen eines Diabetes mellitus fehlt häufig eine typische Beschwerdesymptomatik.

Eine Auskultation ggf. Perkussion von Herz und Lunge schließt sich der Anamnese an. Diese sind für das ACS unspezifisch, erlauben jedoch u.U. eine richtungweisende Abgrenzung von extrakardialen Ursachen des Thoraxschmerzes (s. Tab. 21.1).

Die präklinische Anfertigung eines 12-Kanal-EKG erlaubt die Klassifizierung in Patienten mit ST-Strecken-Hebungen (STEMI) und ohne ST-Strecken-Hebung (NSTEMI/ACS) und somit die Risikostratefizierung und Triage. Entsprechend wird es vielfach als Standarduntersuchung auch für die präklinische Versorgung eines Patienten mit thorakalen Schmerzen angesehen. Eine ST-Strecken-Hebung von mehr als 0,1 mV in 2 zusammenhängenden Extremitätenableitungen, von mehr als 0,2 mV in mindestens 2 zusammenhängenden Brustwandableitungen oder ein neu aufgetretener Linksschenkelblock mit infarkttypischer Symptomatik rechtfertigen die Behandlung nach dem Algorithmus des AMI und eine Triage des Patienten zur Reperfusionstherapie mittels Koronarintervention oder einer Lysetherapie. Ischämietypische Veränderungen, das Vorliegen atherosklerotischer Risikofaktoren oder eine bekannte extrakardiale Atherosklerose unterstützen die Verdachtsdiagnose bei einem symptomatischen Patienten. Ein primär unauffälliges EKG schließt anderseits einen AMI ohne ST-Strecken-Hebung (NSTEMI/ACS) nicht aus. Ein Patient mit einem ACS muss deshalb stets in eine Klinik eingewiesen werden. Die Bestimmung der kardialen Troponine zweimalig innerhalb von 6 h erlaubt eine erweiterte Risikostratefizierung des Patienten und die entsprechende Weiterbehandlung (s. Tab. 21.3) [Hamm et al. 2004]. Präklinische Troponinbestimmungen haben bisher keinen Stellenwert, eine präklinische Blutabnahme bei Legen der Venenverweilkanüle kann jedoch abhängig von den lokalen Gegebenheiten sinnvoll sein. Bei Patienten mit thorakalem Schmerz sollten Allgemeinmaßnahmen (s. Tab. 21.4), die bedarfsabhängig nach Etablieren einer spezifischen Arbeitsdiagnose zu modifizieren sind, erfolgen. Die früher häufig teils unkritische Verwendung von Sauerstoff als Basismedikation sollte gemäß den neusten Leitlinien nur noch bedarfsadaptiert angewandt werden, da eine Hyperoxie nachteilige Folgen haben kann. Patienten mit ACS sollten eine Sauerstofftherapie erhalten, wenn eine Hypoxie, Lungenstauung oder Dyspnoe vorliegt. Die Sauerstofftherapie ist mittels Pulsoximetrie zu überwachen. Bei Patienten mit der Arbeitsdiagnose eines ACS gilt es darüber hinaus, spezifische Maßnahmen zu ergreifen.

12-Kanal-EKG

Tab. 21.3: Diagnostik/Risikostratefizierung bei Patienten mit ACS

- Anamnese
- Symptombezogene Untersuchung
- 12-Kanal-EKG
- Monitoring des Patienten mit kontinuierlicher EKG-Ableitung, Blutdruckmessung, Pulsoximetrie
- Arztbegleiteter Transport in eine Notaufnahme
- Bei mittels EKG gesichertem Myokardinfarkt Vorinformation der Klinik, ggf. direkt Katheterlabor anfahren
- Allgemeine Maßnahmen bei akutem Thoraxschmerz
- Spezifische Therapie des ACS

Tab. 21.4: Allgemeinmaßnahmen bei akutem thorakalem Schmerz

- 30°-Oberkörperhochlagerung
- Sauerstoff über Nasensonde/Maske mit einer Ziel-SpO$_2$ zwischen 94–98%
- Herz-Lungen-Auskulatation, ggf. Perkussion, Palpation
- Periphere Verweilkanüle
- Blutdruckmessung
- 12-Kanal-EKG
- Kontinuierliches EKG-Monitoring

Tab. 21.5: Spezifische Primärtherapie bei ACS

Morphin 3–5 mg i.v., bis zur Schmerzfreiheit wiederholen
Bei RR systolisch > 90 mmHg: Glyceroltrinitrat 0,4–0,8 mg s.l., ggf. wiederholen
ASS 160–325 mg i.v.
75–600 mg Clopidogrel entsprechend der gewählten Strategie
Heparin 70 U/kg max. 5000 U oder Enoxaparin 30 mg i.v. + 1 mg/kg s.c.

21.3 Akute Aortendissektion

Schmerzcharakter, kardiozirkulatorische Störungen, Dynamik

Die akute Aortendissektion ist eine seltene und präklinisch schwer diagnostizierbare Ursache des thorakalen Notfalls. Leitsymptom ist der plötzliche, heftige, messerstichartige Schmerz, häufig als Vernichtungsschmerz empfunden, der sich somit vom Charakter her vom Schmerz des ACS unterscheidet. Die Schmerzen werden im Thorax und/oder Rücken abhängig von der Ausbreitung der Dissektion auch als Ausstrahlung bis in die Beine empfunden. Durch ein Fortschreiten der Dissektion können die Schmerzempfindungen wandern. Prädisponierende Faktoren sind eine arterielle Hypertonie, eine bikuspide Aortenklappe, entzündliche Veränderungen der Aorta, eine Bindegewebsstörung oder traumatische Folgen.

Bei der körperlichen Untersuchung zeigen sich die Patienten häufig unruhig, tachykard und hyperton. Abhängig von der Lokalisation der Dissektion treten Zeichen der Aortenklappeninsuffizienz ggf. mit einer Herzbeuteltamponade auf. Bei Verlegung der Koronarostien kann es zu dem Bild des AMI einschließlich entsprechender EKG-Veränderungen kommen. Während der körperlichen Untersuchung ist ebenso auf neurologische Veränderungen aufgrund der Dissektion zu achten (temporäre oder bleibende Hemiparese, Bewusstseinsveränderungen, Paraparese) wie auf seitendifferente Pulse oder Blutdruckwerte. Tastbare Leistenpulse schließen eine Dissektion nicht aus.

Eine korrekte Diagnose wird bei 30% der Patienten erst postmortal gestellt [Hagan et al. 2000].

Differenzialdiagnostisch kommen insbesondere das ACS, die akute Lungenembolie, die akute Pleuritis oder Perikarditis infrage. Da die therapeutischen Interventionen des AMI mit frühzeitiger Antikoagulation und ggf. Lysetherapie kontraproduktiv bei Patienten mit akuter Aortendissektion sind, gilt es insbesondere, diese Differenzialdiagnose mittels 12-Kanal-EKG zu erhärten.

Neben den Allgemeinmaßnahmen (s. Tab. 21.4) gilt es, durch eine konsequente Blutdruck- und Herzfrequenzeinstellung mittels Betablockade ggf. in Kombination mit Vasodilatanzien (Urapidil, Nitropräparate) eine Ruptur oder eine Perikardtamponade zu vermeiden. Um während des Intubationsvorgangs womöglich auftretendes Pressen oder Husten zu umgehen, sollten kardiopulmonal stabile Patienten präklinisch soweit möglich nicht intubiert werden. Bei stabilen Patienten mit der Arbeitsdiagnose einer akuten Aortendissektion sollte ein Transport in ein entsprechendes Zentrum erwogen werden. Instabile Patienten gilt es, unter Volumen- und Katecholaminzufuhr präklinisch zu stabilisieren und in das nächstgelegene geeignete Krankenhaus zu verbringen, ähnlich wie bei Patienten mit Ruptur eines abdominellen Aortenaneurysmas [Grundmann, Lausberg, Schäfers 2006].

21.4 Lungenembolie

Das klinische Bild der akuten Lungenembolie ist vielfältig und hängt vom Schweregrad der Verlegung der Lungenstrombahn ab. Pathophysiologisch kommt es zu einer akuten Nachlasterhöhung des rechten Ventrikels. Durch Verlagerung des interventrikulären Septums wird die linksventrikuläre Füllung behindert. Es resultiert ein Abfall des arteriellen Blutdrucks sowie ein Abfall des koronaren Perfusionsdrucks, der die Dekompensation des rechten Ventrikels weiter vorantreibt. Das klinische Bild ist durch akut einsetzende unspezifische Symptome, die keine spezifische Diagnose erlauben, geprägt (s. Tab. 21.6). Bei hochgradigeren Verlegungen der Lungenstrombahn kann es zum Kollaps bis zur Reanimationspflichtigkeit kommen.

Pathophysiologie, Symptomatik, kardiozirkulatorische Störungen, Differenzialdiagnosen

Bei nicht akut instabilen Patienten können anamnestische Hinweise auf prädisponierende Faktoren die Verdachtsdiagnose erhärten (s. Tab. 21.7). Das Vorliegen insbesondere einer Beinvenenthrombose erhärtet die Verdachtsdiagnose, allerdings liegt bei $2/3$ der Patienten eine Lungenembolie ohne Zeichen einer Beinvenenthrombose vor. Es schließt sich eine Inspektion, Palpation und Auskultation von Herz und

Tab. 21.6: Symptome bei akuter Lungenarterienembolie [Stein et al. 1991; Stein et al. 1997]

Tachykardie	97%
Tachypnoe, Dyspnoe	78–87%
Thoraxschmerzen	65–85%
Zyanose	74%
Hämoptysen	23–35%
Synkope	4–17%

Tab. 21.7: Prädisponierende Faktoren einer Lungenarterienembolie

- Vererbte oder erworbene Thrombophilie
- Vorausgegangene Operation oder Bettlägerigkeit
- Schwangerschaft und Wochenbett
- Thromboseanamnese
- Einnahme hormoneller Kontrazeption

Tab. 21.8: Häufigste Differenzialdiagnosen der akuten Lungenembolie und Untersuchungsbefunde

Leitsymptom	Differenzialdiagnosen	Untersuchungsbefunde
Thorakaler Schmerz	Akutes Koronarsyndrom	Thorakales Druckgefühl/Druckschmerz, EKG-Veränderungen
	Akute Aortendissektion	Hochakut einsetzender stechender Schmerz, Pulsdefizit, Aorteninsuffizienz
	Thoraxtrauma	Anamnese, Palpation
	Pleuritis	Atemabhängige Schmerzen, Pleurareiben
Atemnot	Pneumonie	Fieber, Husten, Auswurf, Bronchialatmen, klingende Rasselgeräusche
	COPD	Anamnese, Giemen
	Asthma bronchiale	Anamnese, Giemen, exspiratorischer Stridor
	Herzinsuffizienz	Orthopnoe, feuchte Rasselgeräusche
	Hyperventilationssyndrom	Inspektion
	Pneumothorax	Hypersonorer Klopfschall

Lunge an, insbesondere um Differenzialdiagnosen auszuschließen oder zu erhärten. Abhängig vom Schweregrad imponieren die Patienten zyanotisch. Eine Sauerstoffgabe vermag diese Hypoxie bei bestehender Minderperfusion der Lunge gelegentlich nur bedingt zu bessern. Die Ableitung eines 12-Kanal-EKGs erscheint v.a. zur Differenzialdiagnose des AMI obligat. EKG-Veränderungen sind in etwa 50–75% zu erwarten, am häufigsten eine Sinustachykardie oder Vorhofflimmern sowie unspezifische Veränderungen der ST-Strecke oder T-Welle. Darüber hinaus finden sich gelegentlich Zeichen der Rechtsherzbelastung im EKG ($S_I Q_{III}$-Typ) oder inspektorisch (gestaute Halsvenen, Halsvenenpulsation).

Die Anzahl der Differenzialdiagnosen ist vielfältig (s. Tab. 21.8).

Das obligate Monitoring besteht aus einer kontinuierlichen EKG-Ableitung, kontinuierlicher SpO_2-Messung und der Blutdruckmessung.

Neben den allgemeinen Maßnahmen des thorakalen Notfalls (s. Tab. 21.4) scheint eine frühzeitige Heparinisierung bei Patienten ohne Kontraindikationen sinnvoll zu sein.

21.5 Spannungspneumothorax

Systematisch lassen sich die Pneumothoraces in primäre Spontanpneumothoraces und sekundäre Pneumothoraces unterscheiden. Der Spontanpneumothorax tritt insbesondere bei Patienten mit prädisponierenden Faktoren auf. Nach einer entsprechenden Intervention, die einen Pneumothorax nach sich ziehen kann, muss dies stets in die Differenzialdiagnose von Symptomen einbezogen werden (s. Tab. 21.9).

Anamnese, Perkussion, Auskultation, Notfall

Das klinische Bild ist durch akut einsetzende Thoraxschmerzen in Kombination mit Dyspnoe geprägt. Anamnestische Hinweise auf prädisponierende Faktoren erlauben hier die Abgrenzung von anderen Arbeitsdiagnosen mit ähnlicher Symptomatik. Auskultatorisch impo-

Tab. 21.9: Prädisponierende Faktoren für einen Pneumothorax

Primärer Spontanpneumothorax	Asthma bronchiale
	COPD
	Pneumonie
	Marfan-Syndrom
	Mukoviszidose
	Hereditärer Pneumothorax
Sekundärer Pneumothorax	Beatmung
	Thorax/Polytrauma
	Kardiopulmonale Reanimation
	Thoraxnahe Punktionen jeglicher Art

niert ein abgeschwächtes Atemgeräusch, perkutorisch ein hypersonorer Klopfschall.

Notfall: Spannungspneumothorax

Während beim unkomplizierten Pneumothorax u.U. ein Abwarten und eine entsprechende Diagnosesicherung im Einzelfall gerechtfertigt zu sein scheinen [Weissberg und Refaely 2000], handelt es sich beim Spannungspneumothorax um einen hochakuten Notfall, der umgehendes Handeln, allein schon aufgrund der Verdachtsdiagnose, erfordert. Symptomatisch wird der Patient akut durch eine Ateminsuffizienz mit Dyspnoe und Tachypnoe, die rasch zu einer Kreislaufinstabilität und zur Reanimationspflichtigkeit führen kann. Bei Patienten mit einem primären Spontanpneumothorax kommt es in etwa 1–2% zur Spannungssymptomatik. Polytraumatisierte Patienten erleiden in bis zu 20% einen Pneumothorax, der aufgrund der häufig notwendigen Beatmung rasch zur Spannungssymptomatik führen kann [Di Bartolomeo et al. 2001].

Die Nadeldekompression erlaubt rasch die Diagnosesicherung und rasch durchführbare Therapie und erscheint bei instabilen Patienten die Methode der Wahl. Ein Verfahrenswechsel auf eine Minithorakotomie erlaubt eine adäquate Therapie und Sicherstellung auch während des Transports.

Die zahlreichen anderen Erkrankungen, die mit einem akuten Thoraxschmerz einhergehen können, erlauben vielfach aufgrund erkrankungsspezifischer Diagnostika die gezielte Therapie. Im Zweifelsfall sollten stets die allgemeinen Maßnahmen bei Patienten mit akutem thorakalem Schmerz angewendet werden und insbesondere vital bedrohliche Differenzialdiagnosen ausgeschlossen werden.

21.6 Fallbeispiel

Die Alarmierung des Notarztes (18:02 Uhr) erfolgt durch den vor Ort befindlichen RTW wegen „akuter Atemnot". Die Angehörigen des Patienten, der über zunehmende Atemnot und leichte Schmerzen bei einer seit 10 Tagen antibiotisch behandelten akuten Bronchitis berichtet, hatten den Rettungsdienst informiert. Bei Ankunft des RTWs war der Patient tachypnoeisch und zeigte eine periphere Sauerstoffsättigung von 88%.

Nach ca. 15-minütiger Anfahrt des NEFs trifft der NA einen wachen, ansprechbaren, rüstig wirkenden Patienten vor, der kardiopulmonal stabil imponiert (SpO_2 unter 10 l, Sauerstoff 96%, HF 90/min, RR 135/80 mmHg). Perkutorisch und auskultatorisch sind keine Pathologika zu erheben. Der Patient berichtet über seit ca. 14 Tagen bestehende Atemnot, die sich durch die Behandlung des Hausarztes mit Antibiotika und ACC gebessert habe. Vorbekannt sind eine KHK, ein arterieller Hypertonus und ein leichter Schlaganfall vor mehreren Jahren ohne Residuen. Auf gezieltes Nachfragen gibt der Patient seit ca. 16:00 Uhr bestehende retrosternal/epigastrische Schmerzen an. Seitdem habe die

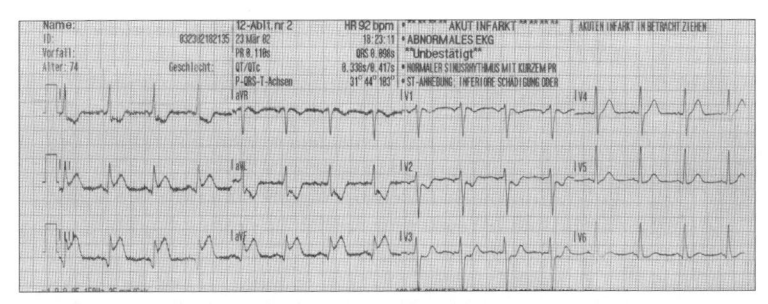

Abb. 21.1: 12-Kanal-EKG des Patienten im Fallbeispiel

Atemnot auch wieder zugenommen. Er habe diesen Beschwerden keine Bedeutung zugemessen und nur auf Drängen der Angehörigen einer Information des Rettungsdienstes zugestimmt. Bereits während der Anamnese-Erhebung erfolgte das Aufbringen der Elektroden zur Analyse des 12-Kanal-EKGs. Hier zeigte sich ein akuter inferiorer Infarkt (s. Abb. 21.1). Neben den bereits etablierten allgemeinen Maßnahmen (Oberkörperhochlagerung, Sauerstoffgabe) erhält der Patient nach Anlage einer peripheren Verweilkanüle 3 mg Morphin, 300 mg ASS sowie 0,4 mg Glyceroltrinitrat sublingual. Aufgrund fehlender Kapazitäten im nächstgelegenen Interventionszentrum (Fahrzeit ca. 40 min) und fehlender Aufnahmekapazität des nächstgelegenen Krankenhauses (Fahrzeit ca. 20 min) erfolgt die Anmeldung des Patienten im aufnahmebereiten Krankenhaus der Regelversorgung (Fahrzeit ca. 40 min). Zusätzlich zu den reinen Fahrzeiten war ein Transport des Patienten aus dem 3. Obergeschoss nötig. Nach Aufklärung des etwa 70 kg schweren Patienten und der Angehörigen erfolgte die präklinische Lyse mit 10 U Reteplase und die Gabe von 4000 E Heparin. Auf dem Transport war der Patient beschwerdefrei und erhielt 30 Minuten nach Gabe des ersten Bolus Reteplase einen zweiten Bolus von 10 U vor Ankunft im Zielkrankenhaus. Der Patient erholte sich gut von seinem AMI.

Literatur

Arntz H-R et al., European Resuscitation Council Guidelines for Resuscitation 2010, Section 5. Initial management of acute coronary syndromes. Resuscitation (2010), 81, 1353–1363

Di Bartolomeo S et al., A population-based study on Pneumothorax in severely traumatized patients. J Trauma (2001), 51, 677–682

Erhardt L et al., Aetiology to chest pain in various clinical settings, Task force report: management of chest pain. Eur Heart J (2002), 23, 1153–1176

Grundmann U, Lausberg H, Schäfers HJ, Akute Aortendissektion Differenzialdiagnose des thorakalen Notfalls. Anaesthesist (2006), 55, 53–63

Hagan PG et al., The International Registry of Acute Aortic Dissection (IRAD): new insights into an old disease. JAMA (2000), 283, 897–903

Hamm CW, Deutsche Gesellschaft für Kardiologie – Herz- und Kreislaufforschung. Leitlinien: Akutes Koronarsyndrom (ACS), Teil 1: Akutes Koronarsyndrom ohne persistierende ST-Strecken-Hebung. Z Kardiol (2004), 93, 72–90

Henrikson CA et al., Chest pain relief by nitroglycerin does not predict active coronary artery disease. Ann Intern Med (2003), 139, 979–986

Knockaert DC et al., Chest pain in the emergency department: the board spectrum of causes. Eur J Emerg Med (2002), 9, 25–30

Stein PD, Henry JW, Clinical characteristics of patients with acute pulmonary embolism stratified according to their presenting syndromes. Chest (1997), 112, 974–979

Stein PD et al., Clinical Laboratory, roentgenographic, and electrocardiographic findings in patients with acute pulmonary embolism and no pre-existing cardiac or pulmonary disease. Chest (1991), 100, 598–603

Weissberg D, Refaely Y, Pneumothorax – Experience with 1199 Patients. Chest (2001), 117, 1279–1285

22 Kasuistiken zu 19–21

> **Lernziel:**
> Mit den Kursteilnehmern werden in Gruppen von max. 15 Personen mit Bezug zu den Fortbildungsthemen Nr. 19–21 reale Einsatzsituationen im Hinblick auf die durchgeführte Notfalldiagnostik und -therapie inkl. einsatztaktischer Belange und ggf. auch alternative Möglichkeiten im Notarztdienst diskutiert und bewertet.

23 Internistische Notfälle/Reanimation

Fallbesprechungen

> **Lernziel:**
> Mit den Kursteilnehmern werden in Gruppen von max. 15 Personen mit Bezug zu den Fortbildungsthemen aus den Blöcken A2 und B1 fiktiv vorgegebene Situationen an einem Einsatzort im Hinblick auf eine korrekte Notfalldiagnostik und -therapie inkl. einsatztaktischer Belange und ggf. auch alternative Möglichkeiten im Notarztdienst diskutiert und bewertet.

Block B 2
Sonstige Notfälle I

24 Intoxikationen und Drogennotfälle – 336
25 Neurologische Notfälle – 373
26 Psychiatrische Notfälle (inkl. Unterbringung/PsychKG) – 405
27 Psychosoziale Notfälle, Krisenintervention – 429
28 Leitsymptom Bewusstseinsstörungen – 444
29 Praktikum Reanimation II (ALS) – 454

24 Intoxikationen und Drogennotfälle

Georg Petroianu, Klaus Mengel

> **Lernziel:**
> Erlernen der (Differenzial-)Diagnostik und Therapie bei Intoxikationen und Drogennotfällen im Notarztdienst mit den dort gegebenen Möglichkeiten und die Besonderheiten im Verhalten sowie eine zielgerichtete Versorgung sowohl mit als auch ggf. ohne Transport in geeignete Weiterbehandlung.

24.1 Grundlagen

24.1.1 Erkennen von Vergiftungen

Jede erdenkliche Substanz, akzidentell, in suizidaler oder krimineller Absicht in ausreichender Menge in den Körper eingebracht, kann zum „Gift" werden. Es ist also nicht möglich, aber auch nicht nötig, die Behandlung von Intoxikationen mit allen Giftstoffen zu besprechen.

> Die Therapie einer Intoxikation ist weitestgehend substanzunabhängig.

Einzeln behandelt werden im vorliegenden Kapitel nur Intoxikationen durch Substanzen, die entweder sehr häufig vorkommen oder Besonderheiten in der Therapie aufweisen. Grundsätzlich gilt zwar, dass der NA bemüht sein sollte, die kausative(n) Substanz(en) einer Intoxikation zu eruieren, seine eigentliche Aufgabe aber besteht darin, den Patienten akut zu versorgen.

Entgegen einer weit verbreiteten Meinung kann die Mehrheit der Intoxikationen durch eine symptomatisch-supportive Therapie allein beherrscht werden. Es ist zwar hilfreich, das Gift zu kennen und das „Gegengift" spritzen zu können, dies ist jedoch selten möglich. Zu bedenken ist auch, dass viele Vergiftungen Mischintoxikationen darstellen.

24.1.2 Allgemeine Maßnahmen bei Vergiftungen

Sicherung der Vitalfunktionen

Sicherung der Atemwege/Atmung. Bei Bewusstseinstrübung oder Bewusstlosigkeit ist aufgrund der Aspirationsgefahr die Intubationsindikation großzügig zu stellen. Die Einlage eines Guedel-Tubus kann Erbrechen auslösen.

Gefäßzugang. Ein großlumiger peripherer Venenzugang sollte angelegt werden, über den eine adäquate Volumenzufuhr möglich ist. Bei bewusstseinsgetrübten oder bewusstlosen Patienten muss eine Blutzuckerkontrolle erfolgen. Eine präklinische Laborblutentnahme kann bei nicht vital gefährdeten Patienten in Erwägung gezogen werden.

Monitoring. Das Routinemonitoring bestehend aus EKG, Blutdruckmessung, Pulsoximetrie, Kapnographie bei Sicherung der Atemwege und ggf. Temperaturmessung muss wie bei allen Notfallpatienten erfolgen.

Untersuchung/Dokumentation. Eine genaue Dokumentation der Untersuchungsergebnisse ist besonders wichtig, um durch den Vergleich mit Untersuchungen zu einem späteren Zeitpunkt, wie der Klinikaufnahme, ein dynamisches Bild über die Situation zu bekommen.

Initiale Therapie. Die initiale Therapie ist rein symptomatisch und zielt auf die Sicherung der Vitalfunktionen, bei Bekanntwerden des Gifts kann eine kausale Therapie vor Ort in Betracht gezogen werden (s. Tab. 24.1). Meist empfiehlt sich der umgehende Transport ins nächste geeignete Krankenhaus, wo dann eine differenzierte Behandlung stattfinden kann, während von der Einsatzstelle aus der erste Kontakt mit dem nächsten Giftinformationszentrum erfolgen sollte.

24.1.3 Detoxikationsmaßnahmen

Die Detoxikationsmaßnahmen sind der Intoxikationsart anzupassen. Zusätzliche Informationen sind auch der „Roten Liste" (Überdosierung und Intoxikationen) zu entnehmen.

Arzneimittelintoxikationen

Bei allen Arzneimittelintoxikationen gilt, dass eine weitere Resorption der Pharmaka aus dem Magen (Verdauungstrakt) zu verhindern ist. Induziertes Erbrechen wird aufgrund von Risiken wie Vagusreiz und Aspiration sowie fehlender Zuverlässigkeit nicht empfohlen. Wesentlich zuverlässiger ist die Magenspülung mit isotoner Elektrolytlösung, durchgeführt unter Intubationsschutz in der Klinik, falls die Intoxikation nicht länger als max. 1–2 h zurückliegt. Nach erfolgter Magenspülung wird Carbo medicinalis großzügig appliziert, um evtl. noch vorhandene Pharmakareste zu binden. Die zeitversetzte Gabe eines Abführmittels (Glaubersalz) im Anschluss wird empfohlen.

Ziel: Resorption verhindern

Die Entfernung bereits resorbierter Substanzen und der Metaboliten lässt sich nur im Einzelfall erreichen. Hierzu werden Maßnahmen ergriffen, die nur unter intensivmedizinischen Bedingungen durchgeführt werden können. Die Ausscheidung saurer Verbindungen, die renal eliminiert werden, kann durch Alkalinisierung des Harns forciert werden. Weitergehende Maßnahmen sind die forcierte Diurese, Peritonealdialyse, Hämodialyse und Hämoperfusion über Kohle oder Austauschharze.

Gasvergiftungen
Wichtigste Maßnahme (auch bei nur vermuteter Gasintoxikation) ist die Entfernung von Patient und Rettungspersonal aus der Gefahrenzone.

Pestizide
Es handelt sich dabei oft um Kontaktgifte, also um Stoffe, die (auch) über die Haut resorbiert werden. Hier gilt zum Schutz des Rettungspersonals, dass direkter Kontakt mit dem Patienten zu vermeiden ist (Handschuhe zwingend). Die Patienten müssen völlig entkleidet werden, und der Körper muss mit reichlich Wasser gewaschen werden. Da viele Verbindungen alkaliempfindlich sind, ist das Beimischen von Bikarbonat zum Waschwasser empfehlenswert.

Volatile Verbindungen
Diese flüchtigen Substanzen können abgeatmet werden, sodass hier über eine Hyperventilation eine Teilentfernung der Substanzen aus dem Körper zu erreichen ist. Induziertes Erbrechen ist absolut kontraindiziert, da die Lungenschädigung durch Aspiration kaum vermeidbar ist.

Bei der akuten oralen Vergiftung (insbesondere mit Benzin) kann nicht resorbierbares dünnflüssiges Paraffin oral gegeben werden. Damit soll die Resorption verhindert werden. Anschließend muss wegen der laxativen Wirkung reichlich Glaubersalz appliziert werden. Die Gabe von Kohle ist sinnlos, weil die Poren der Kohlepartikel verstopfen.

Ätzende Stoffe
Kein Erbrechen induzieren
Die betroffenen Körperpartien müssen gut mit Wasser gespült werden. Bei oraler Aufnahme darf auf keinen Fall der Versuch unternommen werden, Erbrechen zu induzieren. Bei erneuter Passage durch die Speiseröhre wird diese weiter verletzt. Sinnvoll ist der Versuch, die Säuren oder Laugen über eine Magensonde zu neutralisieren.

Detergenzien
Durch die Schaumbildung ist die Aspirationsgefahr groß, sodass Erbrechen nicht indiziert ist. Dem Patienten wird viel Wasser, zusammen mit einem Schaumunterdrücker (Polydimethylsiloxan), angeboten.

24.1.4 Antidottherapie

Vgl. Tabelle 24.1 für eine Übersicht der verfügbaren Antidota.

Tab. 24.1: Verfügbare Antidote/Mittel der Wahl

Gift	Gegengift
Anticholinergika (z.B. Atropin)	Physostigmin [?]
Benzodiazepine	Flumazenil
Betablocker	Glukagon
Digoxin/Digitoxin	Fab-Antikörper-Fragmente
Eisen	Desferrioxamin
Isoniazid (INH)	Pyridoxin (Vitamin B6)
Kohlenmonoxid	O_2-Therapie (normo-, dann hyperbar)
Metalle	EDTA
Methanol, Ethylglykol	Fomepizol, Ethanol
Methämoglobin	Toluidinblau
Opioide	Naloxon/Nalmephen
Organophosphate	Atropin/Obidoxim
Paracetamol	N-Acetylcystein
Cyanide	Hydroxocobalamin/Cyanokit oder DMAP und Thiosulfat

24.2 Intoxikationen mit Psychopharmaka

Neben Anxiolytika (vorwiegend Benzodiazepine) haben Neuroleptika und Antidepressiva auf dem Gebiet der Psychopharmakologie eine weite Verbreitung. Die Tendenz, Psychopharmaka zu verordnen, steigt immer weiter an. Entsprechend häufig sind Vergiftungsfälle, bei Erwachsenen betont suizidal.

> Intoxikationen mit Psychopharmaka sind häufig.

24.2.1 Antidepressiva

Einteilung
Was die Intoxikationszahlen anbelangt, stehen die trizyklischen Verbindungen (TCA) vorn, gefolgt von den nichttrizyklischen, zu denen auch die neueren selektiven Serotoninwiederaufnahmehemmer (SSRI) gerechnet werden, und andere, die keine Wiederaufnahmehemmung verursachen. Selbstverständlich sind auch die akuten Vergiftungssymptome deshalb unterschiedlich. Besonders häufig und gefährlich sind Vergiftungen mit TCA: Die Häufigkeit ergibt sich auch aus der niedrigen therapeutischen Breite der Substanzklasse, die Gefährlichkeit hauptsächlich aus der Kardiotoxizität.

Intoxikation mit trizyklischen Antidepressiva

Symptomatik. Die Symptomatik einer Intoxikation mit trizyklischen Verbindungen ist dosisabhängig.

Bei **niedriger Dosierung** überwiegen anticholinerge Nebenwirkungen der Substanzklasse: Mundtrockenheit, Akkomodationsstörungen bis hin zum Glaukom, Miktionsstörungen bis hin zur Harnsperre, Ileus, supraventrikuläre Tachykardien. Ergänzt werden diese Symptome durch die Folge der Blockade von Histaminrezeptoren, im Wesentlichen Sedierung. Wenn die anticholinerge Symptomatik besonders ausgeprägt ist, spricht man von einem zentralanticholinergen Syndrom.

Bei einer **mittleren Dosierung** machen sich zusätzlich die Folgen der Wiederaufnahmehemmung von Katecholaminen bemerkbar: ventrikuläre Tachyarrhythmie, daneben Tremor, Myoklonien, Konvulsionen und delirante Zustände.

Herzrhythmusstörungen

Bei einer **hohen Dosierung** überwiegen die Membraneffekte der TCA durch die Na$^+$- und K$^+$-Kanalblockade (chinidinähnliche Wirkung): Überleitungsstörungen (QT-Verlängerung) und negative Inotropie am Herzen, Atemdepression, Krampfanfälle.

Die Lebensgefährlichkeit einer Intoxikation mit TCA, auch bei adäquater Therapie, ergibt sich aus der Kardiotoxizität der Substanzen, im Wesentlichen die negative Inotropie und negative Dromotropie. Ergänzt wird diese durch Krampfanfälle und Koma, daher die **3 K** (angloamerikanisch 3 C) einer schweren TCA-Intoxikation.

> Kardiotoxizität, Krampfanfälle und Koma bei einer schweren Intoxikation mit tryzyklischen Antidepressiva

Therapie

Allgemeine Maßnahmen. Neben den üblichen supportiven Maßnahmen erscheint ein leichtes Alkalisieren des Bluts (pH ca. 7,55) einen gewissen Schutz gegen die Kardiotoxizität zu bieten. Die günstigen Effekte von Na-Bikarbonat sind zum einen die Folge der pH-Verschiebung, die eine verstärkte Bindung von TCA an Plasmaproteine bewirkt, zum anderen aber auch die Folge der Natriumgabe, die sich bei blockierten Na$^+$-Kanälen vorteilhaft auswirkt. Auch bei scheinbar leichten Vergiftungen ist ein längeres kardiales Monitoring besonders wichtig. Überhaupt ist das EKG (QRS-Komplex-Breite) das Mittel der Wahl, um den Verlauf einer TCA-Intoxikation zu verfolgen.

Primäre Giftelimination. Magenspülung unter Intubationsschutz und (wiederholt) großzügig Carbo medicinalis (ca. 200 g). Dialyse ist wegen des großen Verteilungsvolumens (Vd ≈ 10–30 l/kg) wenig Erfolg versprechend.

Pharmakotherapie. Die früher eingesetzten Substanzen Physostigmin, Betablocker, Lidocain, Antiarrhythmika der Gruppe I oder III und Digitalis werden heute als kontraindiziert angesehen. Diese Substanzen können zwar einen Teil der TCA-Symptomatik beheben, potenzieren aber gleichzeitig andere unerwünschte TCA-Wirkungen.

> Kein Physostigmin, Betablocker, Lidocain oder Digitalis und Antiarrhythmika der Gruppe I oder III

Für die inotrope Unterstützung wird zwar zurzeit als Mittel der Wahl Glukagon (Kurzinfusion) betrachtet, wegen der limitierten Verfügbarkeit wird man oft auf andere Inotropa ausweichen müssen. Da TCA potente periphere α-Rezeptorblocker sind, sollte man Substanzen mit gemischter α- und β-agonistischer Wirkung einsetzen (Dobutamin und die PDE-III-Inhibitoren sind nicht Mittel der ersten Wahl). Sollten durch die QT-Verlängerung Torsade des pointes auftreten, ist Mg^{2+} als Infusion, titriert nach Wirkung, pharmakologisches Mittel der Wahl (sonst Elektroschock). Zerebrale Krampfanfälle sprechen meist auf Benzodiazepine an; bei Therapieresistenz sind Barbiturate angezeigt.

Intoxikation mit selektiven SSRI

Symptomatik. Bei der Intoxikation mit SSRI-Präparaten fehlen weitgehend anticholinerge und antihistaminerge Symptome. SSRI verursachen im Gegenteil Schlafstörungen, motorische Unruhe (Myoklonus, Tremor, Hyperreflexie, Muskelhypertonus) sowie Übelkeit und Erbrechen, im Extremfall zerebrale Krampfanfälle. Insgesamt ist die SSRI-Intoxikation wesentlich benigner als die TCA-Intoxikation. Allerdings kann, wenn SSRI mit anderen Mitteln zusammen genommen wurden, die ebenfalls die Serotoninkonzentration erhöhen (z.B. Monoaminoxidase-Inhibitoren, Pethidin, Johanniskraut oder Ecstasy), ein Serotoninsyndrom entstehen. Die Symptomatik des Serotoninsyndroms ist die beschriebene, plus Hyperthermie. Differenzialdiagnostisch kommen auch andere Erkrankungen mit Hyperthermie infrage (malignes neuroleptisches Syndrom, letale Katatonie, zentrales anticholinerges Syndrom, Lithium- oder Cocaintoxizität, Parkinson-Krankheit mit Infekt). Eine endgültige Diagnose kann nicht vor Ort gestellt werden; sie ist auch nicht nötig, da sich vor Ort keine therapeutischen Konsequenzen ergeben.

Therapie. Neben den üblichen Maßnahmen sollte v.a. eine Hyperthermie verhindert werden. Gewöhnlich reichen kalte Kompressen und/oder gekühlte Infusionen aus; wenn nicht, ist Dantrolen i.v. (initial 2 mg/kg KG) Mittel der Wahl, um die Körpertemperatur pharmakologisch zu erniedrigen.

Hyperthermie verhindern

> Vor allem sollte eine Hyperthermie verhindert werden.

24.2.2 Antipsychotika

Einteilung

Für praktische Zwecke sinnvoll ist die Unterscheidung der Antipsychotika (Neuroleptika) nach der Potenz (Dopaminrezeptorblockade). Demnach gibt es schwache Neuroleptika mit ausgeprägt sedativer und anticholinerger Wirkung (z.B. Phenothiazine) und starke Neuroleptika (z.B. Haloperidol) mit großer antipsychotischer Potenz und extrapyramidalmotorischen (EPM) Nebenwirkungen. Neu hinzugekommen sind die atypischen Antipsychotika der ersten (Clozapin und Olanzapin) und zweiten Generation (Quetiapin, Aripiprazol und Ziprasidon).

Aus klinischer Sicht bedeutet atypisch, dass diese Substanzen kaum EPM-Nebenwirkungen haben. Molekulares Korrelat dieses atypischen Verhaltens ist eine antipsychotische Wirkung, die wahrscheinlich mehr über Serotoninrezeptoren und weniger über Dopaminrezeptoren zustande kommt. Betrachtet man die chemische Struktur, haben schwache Neuroleptika und die atypischen Antipsychotika der ersten Generation wie auch Quetiapin, nicht dagegen Haloperidol, eine gewisse Ähnlichkeit mit den trizyklischen Antidepressiva.

Symptomatik

Da schwache Neuroleptika (Phenothiazine) und die atypischen Antipsychotika der ersten Generation wie auch Quetiapin strukturelle Ähnlichkeit mit den TCA haben, ist die Symptomatik nicht zu unterscheiden: initial stark dämpfende und schlafanstoßende Wirkung, begleitet von (manchmal massiven) vegetativen (anticholinergen) Nebenwirkungen. Bei Ingestion hoher Dosen zeigen sich massive Vasodilatation, EKG-Veränderungen (QRS-Verbreiterung) und Abfall der kardialen Pumpleistung. EPM-Symptome sind selten.

Vasodilatation

Starke Neuroleptika vom Typ des Haloperidols hingegen verschieben das Dopamin-Acetylcholin-Gleichgewicht zugunsten des Letzteren und führen dadurch häufig zu EPM-Symptomen in ihrer bekannten Vielfalt. Frühdyskinesien, z.B. mit Schlundkrämpfen, können akute Notfälle darstellen.

Aripiprazol und Ziprasidon scheinen dagegen eine relativ geringe Toxizität zu besitzen.

> Schwache Neuroleptika (Phenothiazine) und einige atypische Antipsychotika haben eine gewisse strukturelle Ähnlichkeit mit den TCA: Die Symptomatik ist daher nicht zu unterscheiden.

Therapie
Primäre Giftelimination. Magenspülung unter Intubationsschutz und wiederholt großzügig Carbo medicinalis. Eine Dialyse ist wegen des großen Verteilungsvolumens wenig Erfolg versprechend. Da Neuroleptika

antiemetisch wirksam sind, ist der Versuch, Vomitus zu induzieren, wenig Erfolg versprechend.

Pharmakotherapie. Die Pharmakotherapie unterscheidet sich nicht von der einer Intoxikation mit TCA. Die anticholinergen Wirkungen lassen sich zwar durch Gabe von Physostigmin (Anticholium 2 mg/5 ml), nach Wirkung titriert, beseitigen, aber von der Anwendung wird wegen der Gefahr der Bradyarrhythmie/Asystolie abgeraten.

Zur Therapie einer EPM-Symptomatik (starke Neuroleptika) empfiehlt sich das anticholinerg wirkende Biperiden (Akineton-Amp. 5 mg/ 1 ml): bei Erwachsenen 2,5–5 mg langsam i.v.

In seltenen Fällen kann es während der Therapie mit Neuroleptika zum malignen neuroleptischen Syndrom (MNS) kommen, das lebensbedrohlich verlaufen kann. Seine Kardinalsymptome sind Hyperthermie und schwere EPM-Störungen (generalisierter Rigor) mit Bewusstseinstrübung bis hin zum Koma. Differenzialdiagnostisch ist insbesondere an das Serotoninsyndrom, die letale Katatonie oder Lithium- und Cocainintoxikation zu denken. Die maligne Hyperthermie ist gelegentlich nach Narkosen zu erwarten und somit als Notfall außerhalb des Krankenhauses de facto nicht anzutreffen.

24.3 Intoxikationen mit Analgetika

24.3.1 Paracetamol

Paracetamol ist ein Analgetikum ohne erhebliche Beeinträchtigung der peripheren Prostaglandinsynthese. Das rezeptfreie Arzneimittel ist weit verbreitet (ca. 150 paracetamolhaltige Präparate). Entsprechend oft gibt es Vergiftungsfälle. Paracetamol (Acetaminophen), chemisch N-Acetyl-p-aminophenol (NAPAP), ist der analgetisch wirksame Metabolit von Phenacetin, das als Analgetikum wegen nephrotoxischer Wirkung nicht mehr verwendet wird.

Paracetamol-Intoxikationen sind häufig

Vergiftung

Zum allergrößten Teil (> 90%) wird Paracetamol glukuronidiert und sulfatiert, d.h. problemlos ausgeschieden. Der Rest wird zu N-Acetyl-Para-benzo-Quinon-Imid (NAPQI) hepatisch durch die Zytochrom-P-450-Enzyme 2E1 und 1A2 oxidiert und anschließend durch Koppelung an Glutathion entgiftet. Nach Erschöpfung der endogenen Glutathionreserven bindet NAPQI besonders in der Leber kovalent und verursacht v.a. zentrilobuläre Nekrosen.

10–15 g sind beim Erwachsenen hepatotoxisch, abhängig selbstverständlich von der Glukuronidierungsleistung und den Glutathionreserven der Leber. Höhere Dosen (ca. 25 g) sind akut lebensbedrohlich, durch Verursachung von Methämoglobinämie, Zyanose, Atemdepres-

Hohe Hepatotoxizität

sion und letztendlich Herzstillstand. Kinder, insbesondere Säuglinge, sind viel empfindlicher als Erwachsene.

Latenz Der Verlauf der Intoxikation ist dosisabhängig. Bei einer hepatotoxischen Dosis finden sich am 1. Tag Allgemeinsymptome wie Erbrechen und Schweißausbruch. Erst am 2. Tag beginnen Leberfunktionsstörungen deutlich messbar zu werden. Nach 4 Tagen stellt sich das Vollbild der Leberschädigung mit Ikterus, Koagulopathie bis hin zur Enzephalopathie ein.

Therapie
Primäre Giftelimination. Neben einer Magenspülung kann Carbo medicinalis eingesetzt werden, wenn das Antidot (s.u.) i.v. appliziert wird. Energische Therapiemaßnahmen sollten so schnell wie möglich eingeleitet werden, d.h. ohne den Paracetamolplasmaspiegel abzuwarten. Eine Hämodialyse ist von fraglichem Wert (Verteilungsvolumen $V_d \approx 1$ l/kg).

> Energische Therapie ohne Abwarten des Paracetamolplasmaspiegels

Antidot. Durch die Behandlung mit N-Acetylcystein (NAC, Fluimucil) i.v. kommt es zur Steigerung der Glutathionbildung. NAC stellt dabei Zystein zur Glutathionsynthese zur Verfügung. Zusätzlich kann NAC über eine direkte Reaktion mit dem toxischen Metaboliten die Toxizität verringern.

> NAC gilt als Antidot.

Eine Injektionsflasche mit 25 ml enthält 5 g NAC. Dosierungsschema für das Antidot nach Firmenangabe: 150 mg/kg KG sofort in 200 ml/ 15 min i.v. Dann weitere 50 mg/kg KG in 500 ml/4 h. Anschließend 100 mg/kg KG in 1000 ml/16 h. Insgesamt werden also 300 mg/kg KG in über 20 h verabreicht. Als Infusionslösung wird 5%ige Glukoselösung mit Elektrolytzusatz empfohlen. Die genannten Infusionsmengen gelten für einen 70 kg schweren Patienten. Bei Kindern gelten geringere Mengen. Als Nebenwirkung können selten insbesondere allergische oder pseudoallergische Reaktionen auftreten.

NAC ist kein spezifisches Antidot, sondern wird auch bei vielen anderen Intoxikationen empfohlen, z.B. bei Aufnahme von Acrylnitril, Methacrylnitril und Methylbromid (Eintragungen in der Roten Liste). Darüber hinaus wird NAC auch bei Aufnahme von halogenierten Kohlenwasserstoffen empfohlen.

> NAC kann bei vielen Vergiftungen unspezifisch eingesetzt werden.

24.3.2 Salicylate

Intoxikationen in suizidaler Absicht mit den weit verbreiteten salicylathaltigen Pharmaka (z.B. Aspirin) sind selten. Die niedrigen Zahlen beruhen auf der in der Bevölkerung verbreiteten irrtümlichen Annahme der Ungefährlichkeit der Substanzklasse. Dies ist jedoch nicht der Fall: Suizid mit salicylathaltigen Pharmaka ist möglich. Akzidentelle Intoxikationen mit dieser Substanzklasse betreffen hauptsächlich Kinder und sind bei entsprechender Menge akut lebensbedrohlich.

> Suizid mit salicylathaltigen Pharmaka ist möglich.

Symptomatik
Frühzeichen einer Intoxikation sind Tinnitus, Übelkeit und Erbrechen sowie Abdominalschmerzen. Durch die direkte Stimulation des Atemzentrums kommt es zur Hyperventilation und einer respiratorischen Alkalose. Zeitversetzt entwickelt sich eine metabolische Azidose. Die Entkoppelung der oxidativen Phosphorylierung führt zur Erhöhung der Körpertemperatur mit Hautrötung und gesteigerter Schweißproduktion. Die Kombination aus Hyperventilation, Erbrechen und gesteigerter Schweißproduktion führt in aller Regel zur Dehydratation. Bewusstlosigkeit ist ein spätes Zeichen. Hyperthermie (> 40 °C) bringt die Gefahr von Gerinnungsstörungen, Rhabdomyolyse und akutes Nierenversagen mit sich.

Hyperthermie

> Symptome sind Tinnitus, Übelkeit und Erbrechen sowie Abdominalschmerzen, Hyperventilation mit respiratorischer Alkalose (passager), metabolische Azidose und Hypoglykämie, Erhöhung der Körpertemperatur, Dehydratation und Koma.

Therapie
Primäre Giftelimination. Neben einer Magenspülung ist reichlich und wiederholt Kohle einzusetzen. Bei schweren Intoxikationen ist Hämoperfusion oder Hämodialyse indiziert (Verteilungsvolumen Vd ≈ 0,5 l/kg).

Pharmakotherapie. Neben symptomatischer/supportiver Therapie ist eine Alkalisierung des Bluts sinnvoll (pH ca. 7,5), um die Salicylatelimination zu fördern. Dabei beachten, dass eine zu energische alkalische Diurese gelegentlich nichtkardiogene Lungenödeme hervorruft.

> Eine Alkalisierung des Bluts (pH ca. 7,5) ist sinnvoll.

24.4 Sonstige Arzneistoffe

24.4.1 β-Adrenozeptorenblocker

Diese Pharmaka hemmen kompetitiv β-Adrenozeptoren, werden sehr häufig angewendet und meist gut vertragen, wenn die Kontraindikationen beachtet werden. Bei der großen Zahl der Pharmaka dieser Substanzklasse ist es üblich zu unterscheiden, ob die Wirkstoffe nichtselektiv (Hemmung von $β_1$- und $β_2$-Rezeptoren) oder selektiv an $β_1$-Rezeptoren (korrekter ausgedrückt: vorwiegend an $β_1$-Rezeptoren) wirken. Weitere Unterscheidungskriterien sind die intrinsisch-sympathomimetische Restaktivität (ISA), die Lipid- bzw. Wasserlöslichkeit und die häufig mit hoher Lipidlöslichkeit korrelierende unspezifische membranstabilisierende Wirkung (chinidinähnliche Wirkung; Na^+-Kanalblockade) bei hohen Dosen (Propranolol, Oxprenolol, Metoprolol, Sotalol).

Symptomatik
Herz-Kreislauf-Reaktionen sind bedingt durch $β_1$-antagonistische Wirkungen, während sich Bronchospasmen sowie periphere Durchblutungs- und Stoffwechselstörungen (insbesondere Hypoglykämien) aus der Hemmung von $β_2$-Rezeptoren ableiten. Diese Nebenwirkungen sind also Folge der pharmakologisch gewünschten Betablockade. Die chinidinähnliche Wirkung (Na^+-Kanalblockade) mit Verlängerung der QT-Zeit bis hin zu Torsade des pointes ist nur bei massiver Intoxikation, insbesondere mit lipophilen Verbindungen zu sehen.

Herzinsuffizienz **Herz-Kreislauf-System.** Durch die negativ inotrope und negativ chronotrope Wirkung der Substanzklasse kann es zur Herzinsuffizienz kommen. Lebensbedrohliche Bradyarrhythmien können sich zumal dann einstellen, wenn zusätzlich andere Arzneimittel (Ca^{2+}-Kanalblocker) suizidal eingenommen wurden. Durch die Blockade der β-Rezeptoren in der Peripherie kann es zur Vasokonstriktion kommen.

Lunge. Schwere asthmaähnliche Störungen sind möglich durch Blockade der $β_2$-Rezeptoren in den glatten Muskelfasern der Bronchien, besonders bei disponierten Patienten.

Kohlenhydratstoffwechsel. Hypoglykämien können besonders bei gleichzeitiger Insulin- und Sulfonylharnstofftherapie vorkommen, wie auch die Erholung nach insulininduzierter Hypoglykämie verzögert ist. Obendrein ist die Wahrnehmung der Hypoglykämie für den Patienten vermindert, weil auch die adrenalinvermittelten Warnzeichen einer Hypoglykämie (Herzklopfen, Tremor) unterdrückt sind. Es kann zu Elektrolytstörungen mit NaCl-Retention sowie Hyperkaliämien (Letzteres als Folge der verminderten Reninsekretion) kommen.

ZNS. Es können folgende Nebenwirkungen auftreten: Müdigkeit, Schlafstörungen (Schlaflosigkeit und Albträume) sowie Depressionen oder Halluzinationen. Es gibt keine klare Korrelation zwischen der Häufigkeit dieser Symptome und der Lipophilität der Pharmaka, obwohl dies vermutet wird.

Therapie
Primäre Giftelimination. Neben einer Magenspülung ist reichlich Kohle zu applizieren. Hämodialyse ist von fraglichem Wert (Verteilungsvolumen Vd > 1 l/kg).

Herz-Kreislauf. Zur Behandlung der Bradykardie sowie des AV-Blocks kann Atropin, nach Wirkung titriert, eingesetzt werden. Nicht alle Patienten reagieren allerdings auf Atropin, da die Bradykardie nicht Ausdruck eines erhöhten Parasympathotonus ist. Bei schweren Vergiftungssymptomatiken kann ein externer Schrittmacher eingesetzt werden.

Schrittmacher-Therapie

> Zur Behandlung der Herzinsuffizienz wird Glukagon als Mittel der Wahl angesehen.

Glukagon wirkt positiv inotrop (Erhöhung des cAMP-Spiegels intrazellulär) über eigene Rezeptoren, ist also auf die blockierten β-Adrenozeptoren nicht angewiesen. Auch hier wird die Substanz, nach Wirkung titriert, eingesetzt.

Alternativ können auch Phosphodiesterase-Inhibitoren wie Amrinon (Wincoram) eingesetzt werden. Als Ultima Ratio kann auch ein reiner β-Agonist wie Orciprenalin (Alupent) sehr hoch dosiert gegeben werden. Zu vermeiden sind Substanzen mit gemischter α- und β-agonistischer Wirkung: Bei blockiertem β-Rezeptor würde sich nur die α-agonistische Komponente bemerkbar machen und über eine After-load-Erhöhung den Cardiac output weiter erniedrigen.

Lunge. Zur Behandlung des Bronchospasmus werden die üblichen β$_2$-Sympathomimetika empfohlen (vgl. Kap. 15). Bei therapeutischem Misserfolg ist Ketamin als Alternative in Betracht zu ziehen.

24.4.2 Theophyllin

Intoxikationen mit dieser Substanz, insbesondere chronische, sind relativ häufig, da Theophyllin eine sehr enge therapeutische Breite zeigt, eine von Person zu Person schlecht voraussagbare Pharmakokinetik aufweist und im hepatischen Abbau (CYP 450 1A2) durch zahlreiche Substanzen gestört werden kann. Akute Theophyllintoxizität ist öfter iatrogen bedingt.

Tab. 24.2: Sessler Severity Score

I.	Erbrechen, Abdominalkrämpfe
	Durchfall, Tremor, Erregbarkeit
	Tachykardie > 120/min
II.	Hämatemesis, Lethargie
	Desorientierung
	Mittlerer Druck = 60 mmHg
III.	Krampfanfälle
	Ventrikuläre Tachyarrhythmie
	Mittlerer Druck < 60 mmHg
	Therapierefraktär
IV.	Status epilepticus
	Kammerflimmern
	Herzstillstand

Symptomatik

Katecholaminausschüttung

Die Symptomatik ergibt sich aus der Pharmakodynamik der Substanz: Als Adenosinrezeptorblocker erhöht Theophyllin die verfügbare Katecholaminmenge. Üblich ist die Einteilung der Schwere der Intoxikation nach Sessler (s. Tab. 24.2). Der Plasmatheophyllinspiegel korreliert bei akuter Intoxikation wesentlich stärker mit der Symptomatik als bei einer chronischen Intoxikation.

Therapie

Primäre Giftelimination. Neben einer Magenspülung ist reichlich und wiederholt Kohle einzusetzen. Bei schweren Intoxikationen ist eine Hämoperfusion oder Hämodialyse (Verteilungsvolumen Vd ≈ 0,5 l/kg) indiziert.

Pharmakotherapie. Die Therapie wird im Wesentlichen symptomatisch/supportiv bleiben. Soweit die Drucksituation es gestattet, werden Tachyarrhythmien mit Mg^{2+} i.v. als Infusion, nach Wirkung titriert, am besten beherrscht. Benzodiazepinresistente Krampfanfälle werden mit Barbituraten durchbrochen.

24.4.3 Digitalispräparate

Intoxikationen kommen nach akuter Überdosierung oder bei chronisch digitalisierten Patienten durch die zusätzliche Einnahme von Pharmaka vor, die den Digitalisspiegel massiv erhöhen (Verapamil, Amiodarone, Chinidin). Auch eine akute Verschlechterung der Nieren- oder seltener

Leberfunktion kann sich je nach verwendetem Präparat als Digitalistoxizität manifestieren.

Symptomatik
Die Symptomatik ergibt sich aus der Pharmakodynamik der Substanzklasse. Zum einen wirken Digitalispräparate parasympathomimetisch (Bradykardie, AV-Überleitungsstörungen bis hin zum Block, Asystolie, Bronchokonstriktion), zum anderen bewirken sie durch die Blockade der Na^+-K^+-Pumpe akut eine Hyperkaliämie. Die Hyperkaliämie erhöht die Erregbarkeit und begünstigt Tachyarrhythmien. Das Auftreten von Tachyarrhythmien ist ein infaustes Zeichen ($K^+ > 5,5$).

> Akute Digitalisierung kann eine Hyperkaliämie verursachen.

Therapie
Primäre Giftelimination. Magenspülung mit anschließend reichlich und wiederholt Kohle ist die primäre Maßnahme. Eine Hämodialyse ist nicht effektiv (Verteilungsvolumen $V_d \approx 5{-}10$ l/kg für Digoxin und 0,5 l/kg für Digitoxin).

Pharmakotherapie. Neben der üblichen symptomatisch-supportiven Therapie wird die Bradyarrhythmie mit Atropin oder einem externen Schrittmacher behandelt. Tachyarrhythmien werden mit Mg^{2+} i.v. als Infusion, nach Wirkung titriert, am besten beherrscht. Da diese Ausdruck des erhöhten K^+-Spiegels sind, kann der Versuch unternommen werden, die K^+-Konzentration zu erniedrigen (nicht Calcium verwenden).

Schrittmacher-Therapie

Präklinisch, ohne Möglichkeit, den K^+-Spiegel zu messen, bietet sich als sichere Maßnahme die Hyperventilation an. Ein pCO_2-Abfall um 10 mmHg erniedrigt den K^+-Spiegel um etwa 0,5 mmol/l^{-1}.

Für die Behandlung einer Digoxin- und Digitoxinintoxikation gibt es ein spezifisches Antidot: Fab-Antikörper-Fragmente (antigen binding fragment). Diese sollten bei gesicherter Diagnose früh eingesetzt werden, da bis zum Einsetzen der Wirkung bis zu 1 h vergehen kann. Nach Verwendung von Fab-Antikörper-Fragmenten ist die Interpretation des Plasmadigitalisspiegels nicht mehr möglich.

24.4.4 Isoniazid (INH)

Es handelt sich um ein seit vielen Jahrzehnten verwendetes Antituberkulotikum. Es gibt etliche Fälle meist suizidal bedingter Vergiftungen. Beim Erwachsenen sind 2–3 g toxisch.

Pharmakokinetik und Pharmakodynamik
Im Gastrointestinaltrakt erfolgt eine schnelle Resorption, d.h., schon 1–3 h nach Ingestion finden sich hohe Konzentrationen im Blut. Bei

geringer Plasmaproteinbindung diffundiert der Arzneistoff schnell ins Gewebe einschließlich ZNS. Allgemein bekannt ist, dass die Acetylierung schnell oder langsam ablaufen kann, d.h. je nach Rasse genetisch determiniert ist. Dies hat selbstverständlich Einfluss auf das Vergiftungsgeschehen.

INH bildet u.a. mit Pyridoxal einen Komplex, wodurch funktionell ein Pyridoxalmangel entsteht. Da Pyridoxal für die Synthese der Gamma-Aminobuttersäure (GABA) erforderlich ist, kommt es letztendlich bei INH-Intoxikation zu einer Verarmung des Gehirns an GABA. An etwa 50% aller Hirnsynapsen wird GABA als Transmitter verwendet; GABA-erge Rezeptoren stellen somit den vorherrschenden hemmenden Rezeptor dar. Im Gehirn besteht eine feine Balance zwischen den hemmenden GABA-ergen Rezeptoren und den durch exzitatorische Aminosäuren (EAA) gesteuerten erregenden Rezeptoren. Ein GABA-Mangel verschiebt das Gleichgewicht zugunsten der Exzitation.

> INH führt zu einer Verarmung des Gehirns an GABA.

Weitere akute INH-Wirkungen sind eine Hemmung der Umwandlung von Laktat zu Pyruvat (Laktatazidose), Hemmung der Monoaminoxidase (MAO; Tyramin-Syndrom) und Hemmung der Serotoninwiederaufnahme (Serotonin-Syndrom bei Koingestion mit anderen Re-uptake-Inhibitoren).

Symptomatik

Koma

Krampfanfälle

Die akute Vergiftung wird geprägt von ZNS-Symptomen mit Schwindel, Bewusstseinseinschränkung bis hin zum Koma sowie generalisierten, therapierefraktären Krämpfen. Die Substanz gehört zu den Arzneistoffen, die am häufigsten medikamentös induzierte generalisierte Krämpfe hervorrufen. Weiterhin kommt es zur stark ausgeprägten metabolischen Azidose und in der Anfangsphase zur Entgleisung des Zuckerspiegels (Hyper- oder Hypoglykämie).

> Generalisierte, therapierefraktäre Krämpfe und Laktatazidose treten auf.

Therapie

Primäre Giftelimination. Die primäre Giftelimination unter den üblichen Voraussetzungen ist selbstverständlich möglich, solange noch keine Krämpfe bestehen.

Pharmakotherapie. Zur Behandlung der Krämpfe sind Benzodiazepine weniger geeignet, weil die (indirekte) GABA-mimetische Wirkung der Benzodiazepine nur bei Anwesenheit von GABA zum Tragen kommt.

Andere Antikonvulsiva (Barbiturate) müssen eingesetzt werden. Trotz des relativ großen Verteilungsvolumens lässt sich die Substanz gut durch Hämodialyse aus dem Körper entfernen; dies liegt im Wesentlichen an der sehr niedrigen Proteinbindung.

> Zur Behandlung der Krämpfe sind Benzodiazepine weniger geeignet; Barbiturate sind die bessere Wahl.

Zum Ausgleich des Pyridoxalmangels wird die Gabe von Pyridoxin in hohen Dosen empfohlen, z.B. 5 g i.v. (z.B. Vitamin B6 ratiopharm-Amp. mit je 100 mg). Die Behandlung von Azidose und Hypoglykämie erfolgt wie bekannt.

> Pyridoxin ist hoch dosiert zu geben.

24.5 Gasvergiftungen

Häufige Ursache einer Gasvergiftung sind Kohlenmonoxid (CO) und Blausäure (HCN) (neben CO auch als Brandgas entstehend) sowie Kohlendioxid (CO_2) als Produkt von Gärprozessen. Letzteres gehört neben Edelgasen und Stickstoff zu den sog. Stickgasen.

24.5.1 Kohlenmonoxid

Entstehung und Vergiftungsursache

CO entsteht bei unvollständiger Verbrennung von organischen Substanzen, wird über die Lunge eingeatmet und unverändert wieder ausgeatmet. Durch die enorm große Affinität zum Hämoglobin (Hb) können schon relativ geringe CO-Konzentrationen in der Atemluft nach längerer Zeit tödlich wirken, abhängig von der körperlichen Aktivität und dem Hb-Bestand. Bereits etwa 0,06% CO in der Atemluft blockieren die Hälfte des verfügbaren Hämoglobins. Schon bei etwa 70% CO-Hb im Blut (etwa 1% CO in der Atemluft) tritt der Tod in wenigen Minuten ein, weil der O_2-Transport nicht mehr möglich ist. Über diesen Wirkungsmechanismus hinaus gibt es offenbar weitere Schädigungen durch Bindung von CO an die Zytochromoxidase und Zytochrom P-450 im intrazellulären Raum. Auch toxische Wirkungen am Herzen scheinen unabhängig von Hb-CO zu entstehen. Weiterhin kann es im ZNS zu massiven Gewebsschädigungen kommen. Der Mechanismus dieser Neurotoxizität ist unklar. Die CO-Vergiftung ist also sehr komplex und beschränkt sich nicht nur auf den Hb-CO-Mechanismus.

Hohe Affinität zu Hämoglobin

> CO blockiert sehr wahrscheinlich auch die Zellatmung.

Die Pulsoximetrie ist nicht in der Lage, zwischen CO-Hb und Oxy-Hb zu unterscheiden: Das Pulsoximeter wird eine vollständige Sättigung mit O_2 melden (100%), auch wenn alle Hb-Moleküle durch CO besetzt sind.

> 100% O_2-Sättigung laut Oximeter schließt eine CO-Intoxikation nicht aus.

Symptomatik

Die klinische Symptomatik ist abhängig von dem Prozentsatz des CO-Hb im Blut, korreliert aber nicht immer gut damit (s. Tab. 24.3). Die Erklärung für die schlechte Korrelation liegt wahrscheinlich darin, dass die Blockade des O_2-Transports nur einen der toxischen Wirkungsmechanismen des CO darstellt.

Die stets erwähnte kirschrote Farbe der Haut (CO-Hb überlagert die Zyanose, die durch Hypoxie entsteht) ist extrem selten und nur bei einem CO-Hb > 40% möglich. Wird die Akutphase überlebt, sind insbesondere neurologische Spätschäden zu befürchten.

Therapie

Intubation

Schnelles Handeln ist zur Verhinderung von Akut- und Spätschäden notwendig. Ziel ist die Exhalation von CO. Neben der üblichen symptomatisch-supportiven Therapie (Intubation und Beatmung mit einem FiO_2 = 1,0) ist der Einsatz von hyperbarem O_2 indiziert (HBOT). Die HBOT ist bei CO-Vergiftungen eine gesicherte Therapie, und die Indikation ist großzügig zu stellen. Konsensusfähig scheint die Aussage, dass HBOT eingesetzt wird bei asymptomatischen Patienten mit einem CO-Hb > 25%, bei symptomatischen Patienten mit einem CO-Hb > 20% und bei Schwangeren mit einem CO-Hb > 15%. HBOT (100% O_2; 3 ATM) verkürzt die Halbwertszeit von CO-Hb von ca. 300 min auf ca. 30 min. Außerdem verhindert HBOT die CO-induzierte Lipidperoxidation im Hirngewebe und reduziert damit die Wahrscheinlichkeit chronischer Schäden.

Tab. 24.3: Korrelation von CO-Hb im Blut und klinischer Symptomatik

CO-Hb im Blut	Symptome
5%–10%	Abnahme der körperlichen Belastbarkeit, Angina pectoris, Klaudikationsneigung
10%–20%	Belastungsdyspnoe, Kopfschmerz ZNS-Funktionsbeeinträchtigung
20%–30%	Starke Kopfschmerzen, Reizbarkeit, Seh- und Denkstörungen, Übelkeit, Tachypnoe
30%–40%	Herzrhythmusstörungen, Muskelschwäche, Übelkeit und Erbrechen, Bewusstseinsstörung
40%–60%	Bewusstlosigkeit, Krämpfe, Lähmung
60% und mehr	Koma, Exitus

> 100% O_2 normobar ist zwingend. Bei CO-Hb > 25% ist eine hyperbare Therapie (HBOT) angezeigt.

Falls die Diagnose CO-Intoxikation sicher und diese klinisch als schwer einzustufen ist (CO-Hb > 25%), sollte der Patient **ohne Umweg** über das örtliche Krankenhaus schnellstmöglich in ein Zentrum, das mit einer Druckkammer ausgestattet ist, transportiert werden.

Druckkammer

> Über die Rettungsleitstelle muss der Transport zur Druckkammer arrangiert werden.

24.5.2 Dichlormethan (Methylenchlorid; CH_2Cl_2)

Die Vergiftung zeigt die Besonderheit, dass Dichlormethan in der Leber (Zytochrom P-450) zu Kohlenmonoxid und Salzsäure metabolisiert wird. Es entsteht dadurch eine endogene CO-Vergiftung. Laborchemisch auffallend ist die Tatsache, dass bei einer exogenen CO-Vergiftung mit der Zeit der CO-Hb-Spiegel sinkt, wohingegen bei Dichlormethan-Intoxikation, durch die langsame Metabolisierung, dieser noch lange Zeit ansteigen kann.

24.5.3 Blausäure (HCN)

Entstehung und Vergiftungsursache
HCN entsteht aus Zyaniden sowie auch in kleinen Mengen aus zyanogenen Glykosiden (Bittermandeln, Leinsamen etc.) und neben CO auch als Brandgas. Als extrem schwache Säure durchdringt HCN mühelos alle Biomembranen. Eine Resorption ist auch über die Haut möglich. Im intrazellulären Raum wird die Zytochromoxidase der Mitochondrien durch Bindung am Fe^{3+} blockiert. Es kommt zur intrazellulären Erstickung, obwohl O_2 noch so lange reichlich zur Verfügung steht, wie das Atemzentrum intakt ist. Die Ausscheidung erfolgt nur zum geringsten Teil unverändert über die Lunge (Exhalation), zum allergrößten Teil wird HCN durch das Ferment Sulfurtransferase (Rhodanese) in den Mitochondrien zu Thiocyanat (Rhodanid) metabolisiert und mit dem Harn ausgeschieden. Dieser endogene Entgiftungsmechanismus ist leistungsfähig, d.h., er bewältigt etwa 1 mg/kg KG/h und damit etwa die akut tödliche Dosis.

Symptomatik
In **niedrigen Dosen** verursacht HCN neben Allgemeinsymptomen wie Kopfschmerzen und Reizung der Schleimhäute (Auge, Nase) auch Hyperpnoe, alles bei geröteter Haut infolge Arterialisierung des Venenbluts.

Bei **hohen Dosen** kommt es sofort zu massiven Schädigungen im Sinne der intrazellulären Erstickung einschließlich Atemzentrum mit Zyanose, Bewusstlosigkeit, Krämpfen und Tod in kürzester Zeit (etwa 1 min).

Therapie
Primärmaßnahmen. Neben einer symptomatisch-supportiven Therapie ist die künstliche Beatmung (mit 100% O_2) angezeigt, um die – zwar nur geringe – Exhalation von HCN etwas zu verstärken und um dem Gewebe so viel O_2 zuzuführen, wie verbraucht werden kann. **Cave**: keine Mund-zu-Mund-Beatmung durch Ersthelfer! Darüber hinaus zielt die kausale Behandlung darauf ab, HCN entweder zu binden oder zu metabolisieren.

Beatmung

> Intubation und Beatmung mit 100% O_2 (FiO_2 = 1,0).

Pharmakotherapie. Die Bindung von HCN erfolgt durch Bereitstellung von Met-Hb im Blut, d.h., sie erfolgt am Fe^{3+}. Met-Hb hat eine höhere Affinität zu HCN als die Zytochromoxidase der Mitochondrien und kann daher präferenziell Blausäure binden. Lange Zeit war p-Dimethylaminophenol (DMAP) als Met-Hb-Bildner der Standard zur Therapie, weil es im Gegensatz zu Natriumnitrit kaum Kreislaufnebenwirkungen hat. Außerdem werden durch DMAP-Anwendung höhere Met-Hb-Anteile in kürzerer Zeit erzeugt als durch Na-Nitrit. Präparat: DMAP-Amp. zu 5 ml (250 mg). Dosierung: 3–4 mg DMAP/kg KG streng i.v. Beim Erwachsenen: 1–2 Amp.

Diese Dosis wandelt in wenigen Minuten so viel Hämoglobin in Met-Hb um, dass eine mehrfach tödliche Zyanid-Dosis gebunden werden kann (Zyanomethämoglobin-Bildung). Die Wirkung hält mehrere Stunden an. Bis zu 40% Met-Hb gefährden in aller Regel den Patienten noch nicht. Für den Fall der Überdosierung (auch versehentliche Doppelinjektionen bei Katastrophen) müssen Toluidinblau-Amp. (Toloniumchlorid 300 mg/10 ml) bereitgehalten werden, um Hb zu regenerieren (NB: keine Wirkung bei G-6-PDH-Mangel).

Die Metabolisierung von Zyanomethämoglobin durch die Rhodanase, eine Sulfotransferase, wird durch Gabe von Natriumthiosulfat ($Na_2S_2O_3$) i.v. gleich im Anschluss an die DMAP-Gabe beschleunigt (Injektion durch dieselbe Kanüle). Die Substanz ist relativ untoxisch, die Wirkung setzt langsam ein und hält bei mittlerer Dosierung nur wenige Stunden an. Die entstehenden Thiozyanat-Komplexe werden renal eliminiert. Präparat: 10%ige Lösung als Amp. (10 ml) sowie 25%ige Lösung Injektionsflaschen (100 und 500 ml). Dosierung: 50–100 mg (bis zu 500 mg)/kg KG i.v.

Als eine wichtige Alternative zu der geschilderten 2-Schritt-Therapie (DMAP plus Thiosulfat) bei Blausäurevergiftung hat sich in vielen Rettungsdienstbereichen die Anwendung von Hydroxocobalamin, einer synthetischen Vitamin-B12-Form etabliert. Hydroxocobalamin kann

HCN komplexieren, das resultierende Zyanokobalamin ist nicht toxisch. Aufgrund des hohen Preises (Präparat: Cyanokit) muss die Indikation sorgfältig gestellt und auf Patienten mit Bewusstseinstrübung und Bewusstlosigkeit beschränkt werden. Dosierung Erwachsene 5 g (2 Amp.), ggf. Repetitionsdosen.

24.6 Pestizide

24.6.1 Organophosphate

Die Stoffklasse der Organophosphate (OP) umfasst einige tausend verschiedene Verbindungen, wovon einige hundert Präparate kommerziell erhältlich sind. Die weltweite jährliche Produktion wird auf etwa 500 000 t geschätzt, wobei die Substanzen Anwendung finden in der Landwirtschaft als Insektizide und Akarizide, in Industrie und Technik als Schmiermittelzusätze und Weichmacher von Kunststoffen und in der Wehrtechnik als chemische Kampfstoffe. Zwar haben die OP gegenüber dem DDT den Vorteil, dass sie nicht in der Nahrungskette akkumulieren, dafür aber den Nachteil einer stark ausgeprägten akuten und chronischen Warmblütertoxizität. Die massive Anwendung der OP, hauptsächlich in der Landwirtschaft, gekoppelt mit einer relativ leichten Verfügbarkeit der Substanzen, spiegelt sich wider in den akzidentellen oder suizidalen Vergiftungszahlen. Die WHO schätzt die Anzahl der OP-Intoxikationen mit letalem Ausgang weltweit auf über 50 000/Jahr.

Symptomatik
Die Akutsymptomatik der OP-Vergiftung entspricht einer „**endogenen Acetylcholinvergiftung**" nach Hemmung der Acetylcholinesterase. Das klinische Hauptproblem in der akuten Phase der Vergiftung ist die Sicherung der O_2-Versorgung des Patienten. Die Kombination aus Bronchokonstriktion und Bronchospasmus bei gleichzeitig gesteigerter Bronchialsekretion (periphere muskarinerge Effekte) mit Pseudolungenödem, Schwäche/Lähmung der Atemmuskulatur (nikotinerge Effekte) und möglicherweise erniedrigtem Atemantrieb (zentralmuskarinerger Effekt) machen eine frühe Intubation und kontrollierte mechanische Ventilation zwingend.

O_2-Versorgung sicherstellen

Therapie

> **Cave**: kein Hautkontakt mit dem Patienten, keine Mund-zu-Mund-Beatmung!

Atropinisierung. Nach Sicherung der O_2-Versorgung werden die cholinergen Symptome mittels Atropin antagonisiert. Die Atropingabe erfolgt als Infusion, nach Wirkung titriert. De facto besteht keine Dosisbegrenzung. Es ist nicht ganz klar, nach welcher Atropinwirkung die Dosistitration erfolgen sollte; einige Autoren schlagen vor, die Normalisierung der Pupillenweite als Richtwert zu benutzen (problematisch bei Hypoxie).

> Atropinisieren, nach Wirkung titriert, keine Dosisbegrenzung

Ein inhärentes Problem der Atropinisierung ist die Entwicklung einer Tachykardie, welche die Atropindosis begrenzen könnte. Wenn sich die Applikationsgeschwindigkeit von Atropin nach der Herzfrequenz und/oder dem Blutdruck richtet, kann dies möglicherweise zu einer nicht ausreichenden Atropingabe führen. Es erscheint daher sinnvoll, falls die Entwicklung einer Tachykardie die Atropingabe limitieren sollte, zu versuchen, die Herzfrequenz medikamentös zu senken. Dabei sollte kein Betablocker, sondern Mg^{2+} verwendet werden.

> Tachykardien nicht mit Betablockern, sondern mit Mg^{2+} beherrschen.

Die Substanz hat nicht nur den Vorteil einer ausgezeichneten Steuerbarkeit, sondern ist auch in der Lage, die Neurotransmitterfreisetzung zu hemmen. Im nichttoxischen Bereich hat die Substanz keine negativ inotropen Nebenwirkungen und führt nicht zu einer weiteren (additiv zur OP-bedingten) Hemmung der Cholinesterase. Möglicherweise wirkt Mg^{2+} organprotektiv auch dadurch, dass es in der Lage ist, OP-gehemmte Na^+-K^+-ATPasen zu reaktivieren. Neuere Erkenntnisse sehen in der Mg^{2+}-Wirkung einen direkten Antagonismus, der über muskarinerge Cholinozeptoren (mAChR) vermittelten Wirkungen. Mg^{2+} aktiviert die Adenylatzyklase und hat dadurch direkt mAChR-antagonistische Wirkungen. Monovalente Kationen (Li^+ > K^+) potenzieren dagegen die mAChR-Hemmung der Adenylatzyklase; dies könnte die Potenzierung der epileptogenen Wirkung der OP durch Li^+ erklären. In diesem Licht erscheint es sinnvoll, Hyperkaliämien zu vermeiden.

> Hyperkaliämie und Azidose vermeiden

Oximtherapie. Nach Erreichen einer adäquaten Ventilation und Kreislaufstabilität muss der Versuch unternommen werden, die gehemmten Esterasen durch Oximgabe zu reaktivieren. Es ist wegen der intrinsischen cholinomimetischen Wirkung der Oxime strikt darauf zu achten, dass die Oximgabe nur nach adäquater Atropinisierung erfolgt. **Die Oximapplikation vor Atropingabe gilt als Kunstfehler.** In Deutschland ist der Oximreaktivator Obidoxim (Toxogonin) üblich. Die Oximgabe hat langsam zu erfolgen. Bei schneller i.v. Applikation besteht die Gefahr eines Herzstillstands. Neben der i.A. üblichen i.v. Injektion wird von einzelnen Autoren die Anwendung in Form einer Kurzinfusion über 10 oder 20 min empfohlen. Die Initialdosis Obidoxim (Toxogonin) für Erwachsene wird überwiegend mit 250–500 mg angegeben. Kinder sollen 4–8 mg/kg KG erhalten.

> Oximgabe nur nach adäquater Atropinisierung. Die Oximgabe hat langsam zu erfolgen.

Bei Vergiftungen mit Karbamaten (ähnliche Symptomatik) ist die Oximgabe kontraindiziert.

Volumenkontrolle. Durch die cholinerge Aktivierung aller exokrinen Drüsen im Körper kommt es zu einem massiven Wasserverbrauch, der sich in einem spektakulären Anstieg des Hämatokritwerts (Hämokonzentration) widerspiegelt. Um die Gewebsperfusion zu sichern, muss auf eine adäquate Volumensubstitution geachtet werden.

Volumensubstitution

Prophylaxe/Therapie eines Krampfanfalls. Klinisch ist das Krampfen der OP-vergifteten Patienten gut bekannt und wird mit Diazepam (Valium) therapiert. Bei muskelrelaxierten Patienten (OP-Vergiftungen) kann unerkannte epileptiforme Aktivität im ZNS zu irreversiblen Schäden führen. Um ZNS-Schäden zu vermeiden, erscheint es daher sinnvoll, massiv OP-vergiftete Patienten generell prophylaktisch mit Benzodiazepinen zu schützen.

> Bei relaxierten Patienten prophylaktisch Benzodiazepine geben

pH-Kontrolle. Organophosphate werden u.a. durch eine basenkatalysierte Hydrolyse entgiftet. Es erscheint daher sinnvoll, Blut und Harn des Patienten zu alkalisieren. Dabei ist der K$^+$-Spiegel engmaschig zu überwachen, da er bei jedem pH-Anstieg von 0,1 um etwa 0,5 mmol l^{-1} erniedrigt wird.

> Blut alkalisieren (pH ca. 7,5)

Prophylaxe des Intermediärsyndroms (IMS). Nach Überleben der akuten cholinergen Krise können manche Patienten IMS entwickeln. Es ist zurzeit unklar, ob es zwischen einzelnen Organophosphaten Unterschiede in der Fähigkeit, das Entstehen eines IMS zu fördern/verursachen, gibt. Die größte Gefahr des IMS ist, dass die schleichend auftretende Ateminsuffizienz unerkannt bleibt und dass betroffene Patienten an der entstehenden Hypoxie sterben. Die zwingende Konsequenz aus dem zeitlichen Verlauf der Ereignisse ist es, OP-vergiftete Patienten mindestens 96 h nach der akuten cholinergen Krise engmaschig zu überwachen.

> OP-vergiftete Patienten mindestens 96 h nach der akuten cholinergen Krise engmaschig überwachen

Neuere Veröffentlichungen sehen im IMS die Folge einer verlängerten Transmitter-Rezeptorinteraktion, die dann wahrscheinlich über eine Erhöhung des intrazellulären Ca^{2+}-Spiegels und Aktivierung von Proteasen zu Rhabdomyonekrose führt. Demnach soll ein IMS durch frühe Gabe nichtdepolarisierender Muskelrelaxanzien (NDMR) zu verhindern sein.

> Frühzeitig NDMR geben, auch dann, wenn die Patienten durch OP relaxiert sind

24.7 Volatile organische Verbindungen

24.7.1 Lösemittel

Die enorm große Anzahl verschiedenster Lösemittel macht eine Aufteilung notwendig: Chemisch sind die Lösemittel entweder halogeniert oder nicht halogeniert; die 2 Gruppen lassen sich weiter in aliphatisch und aromatisch unterteilen.

Aliphate verursachen relativ oft akute Vergiftungen. Zu den Aliphaten gehören die nicht halogenierten Alkane, Alkohole, Ketone, Ester und Ether und die halogenierten Kohlenwasserstoffe.

Aus der Gruppe der Aromate führt das nicht halogenierte Benzol v.a. zu chronischen Vergiftungen. Die zahlreichen Verbindungen aus der Gruppe der halogenierten Aromate werden vorwiegend als Pestizide, nicht als Lösemittel verwendet.

Die genaue Identifikation des Lösemittels (chemische Zugehörigkeit) ist für die Akuttherapie nicht relevant. Oft liegen Vergiftungen mit Mischungen von verschiedenen Lösemitteln vor.

Vergiftungsmöglichkeiten und allgemeine Symptomatik

Lösemittel sehr verbreitet Aufgrund ihrer Eigenschaften werden Lösemittel vielfältig verwendet. Jede Art Umgang kann (suizidal oder akzidentell) zu Vergiftungen führen, die entweder inhalativ oder oral (bei Kindern relativ oft) ablaufen können. Eine dermale Kontamination kann durch intensives Waschen bzw. auch mit lokaler Anwendung des dickflüssigen Polyethylenglykols (PEG 400; Lutrol) behandelt werden.

Die Symptomatik der akuten Vergiftung betrifft primär das zentralnervöse System und setzt sich zusammen aus unterschiedlich ausgeprägter narkotischer Wirkung mit Euphorisierung, Krämpfen, Erbrechen und Atemdepression. Wird die Akutphase überlebt, entstehen oft Gewebsschäden bis hin zu Nekrosen. Diese sind häufig durch Metaboliten bedingt und schädigen neben Nervengewebe besonders die Niere und die Leber.

Therapie

Trotz der vielfältigen chemischen Unterschiede der Lösemittel bestehen für die Therapie einzelner Verbindungen kaum Besonderheiten. Neben der üblichen supportiven Maßnahmen wird das folgende Vorgehen generell empfohlen.

Frühzeitige Intubation. Die meisten Lösemittel können Erbrechen induzieren. Bei gleichzeitiger atem- und schutzreflexdepressiver Wirkung ist die Aspirationsgefahr groß. Besonders die sog. Benzinpneumonie ist gefürchtet.

Hyperventilation. Sie ist das beste Verfahren, um die Ausscheidung der chemisch unveränderten Lösemittel über die Lunge zu beschleunigen. Als Atemparameter werden 250 ml/kg KG/min genannt (20 l/min bei Erwachsenen). Um das Auftreten einer ausgeprägten respiratorischen Alkalose zu verhindern, sollte beim Erreichen der Klinik, falls technisch möglich, dem Atemgas 5% CO_2 beigemischt und das Minutenvolumen weiter erhöht werden. Eine Frühintubation (auch bei noch spontan atmenden Patienten) erscheint zwingend, um diese Therapie ohne Zeitverzug einleiten zu können.

NAC. Die i.v. Anwendung hoher Dosen (150 mg/kg KG) von NAC (NAC, Fluimucil-Antidot) wird diskutiert. NAC stellt nicht nur intrazellulär Zystein zur Glutathion-Synthese zur Verfügung (zytoprotektiv), sondern kann auch direkt mit verschiedenen toxischen Metaboliten reagieren und diese dadurch inaktivieren.

Paraffinum subliquidum. Bei der akuten oralen Vergiftung kann (mit umstrittener Erfolgsaussicht) dickflüssiges, nicht resorbierbares Paraffin (Paraffinum subliquidum) oral gegeben werden; 3–5 ml/kg KG werden empfohlen. Damit soll die Resorption, besonders von Benzin, verhindert werden. Anschließend muss wegen der laxativen Wirkung reichlich Glaubersalz (Natriumsulfat 10–15 g) appliziert werden. Kohle zusätzlich ist sinnlos, weil die Poren der Kohlepartikel verstopfen. Fettreiche Substanzen (Öl, Milch) sollten nicht verwendet werden, dies würde die Resorption nur verstärken (Beratung der Ersthelfer).

> Bei oraler Aufnahme Paraffinum subliquidum und anschließend Laxanzien (Glaubersalz) verabreichen; Carbo medicinalis ist nicht effektiv.

Katecholamin-Überempfindlichkeit. Bei einigen Lösemitteln, besonders bei den Chlorkohlenwasserstoffen (CKW), besteht eine extreme myokardiale Überempfindlichkeit gegenüber Katecholaminen. Wegen der Arrhythmiegefahr muss diese Substanzklasse, wie auch indirekt wirkende Sympathomimetika, vermieden werden. Mg^{2+} scheint die Arrhythmierate zu erniedrigen.

> Extreme Vorsicht mit Katecholaminen und indirekt wirkenden Sympathomimetika

24.7.2 Benzin

Es handelt sich um ein Gemisch mehrerer Kohlenwasserstoffverbindungen. Am bekanntesten ist Hexan, das im Körper neurotoxische Metaboliten bildet, an die bei chronischer Aufnahme zu denken ist.

Vergiftung
Benzin kann inhalativ („Schnüffeln") oder oral (oft bei Kindern oder beim Treibstoffdiebstahl) aufgenommen werden. Die Symptomatik ähnelt der einer Alkoholintoxikation. Bei oraler Aufnahme gelten 5–10 ml/kg KG als letal. Auf die Gefahr der Benzinpneumonie sei nochmals hingewiesen: Aspiration unbedingt vermeiden.

Therapie
Neben einer symptomatisch-supportiven Therapie und der allgemeinen Therapie einer Vergiftung mit Lösemitteln sind keine besonderen Maßnahmen möglich.

24.7.3 Tetrachlormethan (CCl_4)

CCl_4 war früher ein sehr beliebtes Teppichreinigungsmittel, heute findet es nur noch im Labor und in der Industrie Verwendung.

Vergiftung
CCl_4 gehört zu den CKW, die relativ wenig narkotisch sind. Insbesondere reduktive Abbauprodukte wirken aber stark gewebstoxisch (besonders in Leber und Niere, häufig auch als hepato-renaler Komplex bezeichnet). Dies geschieht durch Bildung freier Radikale und damit verursachter Schädigung von Biomembranen (sog. Lipidperoxidation). Bei akuter Vergiftung kann es, je nach aufgenommener Menge, einerseits zu Schwindel, Kopfschmerzen, Erregung und Krämpfen kommen, andererseits nach Ablauf von 1–3 Tagen zu den genannten massiven Schäden der Leber und Niere. Letal ist meistens das Nierenversagen.

Therapie
Neben einer symptomatisch-supportiven Therapie und der allgemeinen Therapie einer Vergiftung mit Lösemitteln sollte hier eine frühzeitige Behandlung mit hyperbarem O_2 (HBOT) Anwendung finden. HBOT

verschiebt den CCl$_4$-Metabolismus von reduktiv zu oxidativ und verhindert dadurch das Entstehen toxischer Metaboliten.

> Eine frühzeitige Behandlung mit hyperbarem O$_2$ (HBOT) sollte Anwendung finden.

24.8 Alkohole

Akute Intoxikationen können durch einwertige Alkohole (Methanol, Ethanol und Isopropanol) und/oder zweiwertige Alkohole (Glykole) verursacht werden. Die Einwertigen stehen bez. der Häufigkeit weit im Vordergrund.

24.8.1 Methanol (CH$_3$OH)

Die technische Verwendung ist vielseitig. Spektakuläre Vergiftungsfälle ereignen sich immer wieder durch verunreinigte Spirituosen, insbesondere durch selbst gebrannten Schnaps.

Vergiftung
Methanol wird langsamer resorbiert als Ethanol und auch langsamer metabolisiert (etwa $1/7$ der Geschwindigkeit). Toxische Metaboliten sind Formaldehyd und Ameisensäure. Letztere führt zur schweren Azidose. Wegen der langsamen Metabolisierung können große Mengen des Lösemittels über die Lunge exhaliert werden. Eine Dosis (oral beim Erwachsenen) von etwa 30 ml führt zu Erblindung; die Letaldosis liegt bei etwa 100 ml. Wenn gleichzeitig Ethanol aufgenommen wurde, können die Dosen höher liegen.

Symptomatik
Methanol verursacht kaum Trunkenheitssymptome. Im Vordergrund stehen Kopfschmerzen, Bauchschmerzen (Pankreasschädigung), Übelkeit und Erbrechen. Schicksalsbestimmend sind dann die langsam einsetzende metabolische Azidose (Beginn nach etwa 24 h) sowie die schwere toxische Optikusschädigung (Beginn nach etwa 48 h), die zur Erblindung führen kann.

Langsamer Verlauf

> Es ist eine stark verzögerte Symptomatik möglich.

Therapie
Nach der primären Giftentfernung (Magenspülung) müssen mehrere Ziele verfolgt werden: Förderung der Ausscheidung, Hemmung der Metabolisierung sowie Korrektur der schweren metabolischen Azidose.

Förderung der Ausscheidung über die Lunge. Frühe Intubation und Hyperventilation erscheinen sinnvoll.

Hemmung der Metabolisierung. Ethanol kann kompetitiv den Methanolabbau verzögern, da die Substanzen von den gleichen Enzymen metabolisiert werden (unterschiedliche Affinität). Zur kompetitiven Sättigung der Alkoholdehydrogenase sollte ein Blutalkoholspiegel von mindestens 1‰ angestrebt werden. Dieser sollte über mehrere Tage aufrechterhalten werden. Alkohol wird oral oder als i.v. Infusion (2–5%ige Lösung) appliziert: Loading dose initial 0,5 g/kg KG (ca. 40 g beim Erwachsenen), dann eine Erhaltungsdosis von 0,15 g/kg KG/h (ca. 10 g/h). Die Verzögerung des Methanolabbaus erlaubt, Maßnahmen zu ergreifen, die der Methanolausscheidung dienen: Hyperventilation und Dialyse. Während der Dialyse sollte die Ethanolgabe erhöht werden (auf ca. 16 g/h), da auch Ethanol durch dieses Verfahren aus dem Körper eliminiert wird.

Eine Alternative zu Ethanol ist die Anwendung von 4-Methylpyrazol (4-MP), besser bekannt als Fomepizol. Fomepizol ist ein potenter Hemmstoff der Alkoholdehydrogenase; dadurch wird die Metabolisierung der Alkohole verzögert und Zeit für die Dialyse gewonnen.

Azidoseausgleich. Eine energische Azidosekorrektur ist erforderlich. Neben der Hyperventilation wird die $NaHCO_3$-Gabe entscheidend sein.

24.8.2 Ethanol

Mischintoxikationen häufig

Als Giftstoff allgemein bekannt, bedarf es hier keiner Erläuterung im Detail. Hinzuweisen ist darauf, dass Kinder besonders gefährdet sind. Letaldosis: 300–400 g, bei Kleinkindern unter 30 g. Die Ausscheidung erfolgt zum geringsten Teil (nur 2–3%) über die Lunge, die größte Menge wird zu Acetaldehyd und Essigsäure metabolisiert.

> Hyperventilation ist zur Ausscheidung wenig geeignet.

Symptomatik
Die Symptome des einfachen Rausches sind bekannt. Pathologische Rauschzustände können vorkommen. Bei genügend großen Dosen werden alle Narkosestadien durchschritten (**Cave**: geringe therapeutische Breite!).

Durch die ZNS-depressive Wirkung können die Schutzreflexe nicht ausreichend sein, sodass mit **Übelkeit** und **Erbrechen** stets eine Aspirationsgefahr droht.

> Der stark alkoholisierte Patient ist (auch zum Schutze des Arztes) nicht haftfähig.

Durch die Dilatation der Hautgefäße verliert der alkoholisierte Patient Wärme, sodass eine **Unterkühlung** droht. Die instabile Stoffwechsellage bedingt nicht nur eine **Hypoglykämie**, sondern wegen hoher Spiegel an Laktat und Ketokörpern auch eine **Azidose**. Krampfanfälle sind möglich.

Therapie
Neben einer symptomatisch-supportiven Therapie gibt es keine besondere Therapie. Wenn die Vitalfunktionen erhalten sind, ausschlafen lassen. Wenn dagegen der Patient bewusstlos ist, muss intubiert und beatmet werden. Auch bei Erregung keine Sedativa, weil zusätzliche Atemdepression zu befürchten ist.

24.8.3 Glykole

Symptomatik
Die Glykolvergiftung hat Ähnlichkeiten sowohl mit der Ethanol- als auch mit der Methanolvergiftung. Die ZNS-Symptomatik erinnert an die Erstere, die Gewebsschädigung durch Abbauprodukte an die Letztere. Die Besonderheit der Glykolvergiftung besteht darin, dass Glykolmetaboliten nephrotoxisch sind (Gefahr des oligurischen Nierenversagens). Diese Metaboliten (Oxalate) sind auch für die akute Hypokalzämie verantwortlich: Diese äußert sich in Muskelkrämpfen.

Therapie
Neben einer symptomatisch-supportiven Therapie wird bei Tetanie Ca^{2+} gegeben. Die Hemmung des Glykolmetabolismus wird durch Ethanol- oder Fomepizolgabe erreicht; zur Elimination eignet sich die Dialyse.

24.9 Drogennotfälle

24.9.1 Symptomatiken, Intoxikationen, Entzug, spezielle Therapien

Eine Vielzahl von Substanzen wird geraucht, geschluckt, geschnupft, inhaliert oder gespritzt und so als sog. Drogen missbraucht. Die allgemeinen Grundsätze der präklinischen Therapie eines Drogennotfalls durch NA sind weitestgehend substanzunabhängig.

Grundsätzlich gilt zwar, dass der NA bemüht sein sollte, die kausative(n) Substanz(en) eines Drogennotfalls zu eruieren, seine eigentliche Aufgabe besteht jedoch primär darin, den Patienten akut zu versorgen.

Entgegen einer weit verbreiteten Meinung kann die Mehrheit der Drogennotfälle allein durch eine symptomatisch-supportive Therapie beherrscht werden. Es ist zwar hilfreich, die „Droge" zu kennen und die

„Gegendroge" spritzen zu können, aber nicht immer möglich. Zu bedenken ist auch, dass Drogennotfälle sehr oft Mischintoxikationen darstellen. Durch die Antagonisierung einer Substanz aus der Mischung kann die Wirkung einer anderen „demaskiert" werden, sodass sich die Situation des Patienten verschlechtern kann.

> Drogennotfälle sind oft Mischintoxikationen.

24.9.2 Maßnahmen durch den Notarzt

Sicherung der Atemwege/Atmung

Intubation Die Aspirationsgefahr erscheint groß, sodass die Intubationsindikation großzügig zu stellen ist. Zu beachten dabei ist aber, dass auch Patienten, die initial überhaupt keine Schmerzreaktion zeigen, oft den Intubationsreiz nicht tolerieren. Die Intubation (der Luftröhre) ist etwa 3× schmerzhafter als der chirurgische Hautschnitt. Auch bei Verwendung des Guedel-Tubus/der O_2-Maske ist Vorsicht geboten: Der Guedel-Tubus kann Erbrechen auslösen, insbesondere dann, wenn die Größe nicht für den Patienten adäquat ist (zu großer Tubus).

Zugang
Mindestens ein großlumiger peripherer Zugang ist absolut zwingend, Laborblutentnahme und Volumenzufuhr sind geboten.

Monitoring
EKG, Blutdruck (möglichst engmaschig), Pulsoximetrie, falls intubiert Kapnometrie, Blutzucker, falls möglich Temperatur.

Untersuchung/Dokumentation
Eine genaue Dokumentation der Untersuchungsergebnisse ist besonders wichtig, um durch den Vergleich mit Untersuchungen zu einem späteren Zeitpunkt (Klinikaufnahme) ein dynamisches Bild über die Situation zu erhalten.

Initiale Therapie
Die initiale Therapie ist symptomatisch, bei Bekanntwerden der Droge kann eine kausale Therapie vor Ort in Betracht gezogen werden. Die wichtigsten Antidote sind in Tabelle 24.1 aufgelistet. Zu beachten ist, *Misch-* dass sehr oft Drogenkombinationen eingenommen werden. Ziel der *intoxikationen* Antagonisierung sollte dabei nicht die totale Beseitigung der Drogenwirkung sein (kein GCS von 15). Gefährliche Erregungszustände und zerebrale Krampfanfälle bei Abhängigen sind bei Antagonisierung möglich. Zum Eigen- und Fremdschutz sollten die Patienten vor Antagonisierung immobilisiert werden. Die Antagonisierung sollte, soweit möglich, mit Substanzen erfolgen, die eine längere Wirkungszeit haben als

die Droge: Ist dies nicht möglich, müssen die Patienten auch nach erfolgreicher Antagonisierung wegen Reboundgefahr weiter beobachtet werden. War die Antagonisierung (aus der Sicht des Therapeuten) erfolgreich, werden die meisten Drogenabhängigen versuchen, das Rettungsfahrzeug zu verlassen. Auch aus diesem Grund sollte eine Antagonisierung nicht zu energisch betrieben werden.

> Bei Antagonisierung beachten: Erregungszustände und zerebrale Krampfanfälle, Reboundphänomen, Patienten immobilisieren, Patienten weiter monitoren

24.9.3 Alkohol

Die Problematik ist unter Intoxikationen mit Ethanol (s.o.) besprochen worden.

24.9.4 Opiate und Narkotika

Opiate gehören mit zu den ältesten Drogen der Welt. Sie haben ein extrem hohes Suchtpotenzial. Der Opiatmissbrauch ist für die Gesellschaft ein großes sozioökonomisches Problem: Beschaffungskriminalität, Verbreitung von Krankheiten und schwierige Rehabilitation seien an dieser Stelle erwähnt.

Die akute Toxizität der Substanzen ist bemerkenswert niedrig. Der Notarzt wird mit dem Opiatabhängigen entweder wegen der atemdepressiven Wirkung (Atemfrequenzerniedrigung/Atemstillstand) oder wegen Entzugserscheinungen (Aktivierung des Vegetativums) konfrontiert.

Therapie
Die Therapie ist symptomatisch-supportiv.

Oxygenierung sicherstellen

Atemdepression. Bei Atemdepression steht die Wiederherstellung/Sicherung der O_2-Versorgung im Vordergrund. Bei adäquater O_2-Versorgung und entsprechendem Monitoring ist eine Antagonisierung der Substanz nicht zwingend erforderlich. Sollte eine Antagonisierung mit Naloxon (Narcanti) oder Nalmephen (Revex) durchgeführt werden, hat die Gabe des Antidots langsam, titriert nach Wirkung, zu erfolgen. Ziel der Antagonisierung sollte nicht die totale Beseitigung der Drogenwirkung sein. Gefährliche Erregungszustände und zerebrale Krampfanfälle bei Opiatabhängigen sind dabei möglich. Clonidin ist dabei Mittel der Wahl. Wenn durch Clonidin-Gabe die zerebralen Krampfanfälle nicht zu durchbrechen sind, kann auch ein Benzodiazepin gegeben werden. Bei der Antagonisierung ist weiterhin zu beachten, dass die klinische Wirkungszeit des Antidots Naloxon (Narcanti) wesentlich kürzer ist als die der meisten Opiate, sodass weiteres Monitoring, auch nach adäquater Antagonisierung, zwingend ist. Dies gilt nicht für Nalmephen (Revex) mit einer Wirkungszeit > 10 h; das Antidot ist aber noch nicht weit verbreitet.

> Antidot ist Naloxon (Narcanti; kurzwirksam) oder Nalmephen (Revex; langwirksam). Opiatwirkung **nicht** komplett antagonisieren. Wenn Erregungszustände bei Antagonisierung auftreten: Clonidin.

Entzugserscheinungen. Die zentrale Sympathikusaktivierung (Hypertonus, Tachykardie, Schweißausbrüche) lässt sich mit Clonidin (Catapresan) unterbinden. Die Substanz muss bei engmaschiger Blutdruckkontrolle, nach Wirkung titriert, appliziert werden.

24.9.5 Benzodiazepine

Benzodiazepine (BDZ) sind extrem weit verbreitet und Intoxikationen dementsprechend häufig. Allein angewendet sind BDZ, auch bei extremer Überdosierung, recht sichere Substanzen. Fast alle letal verlaufenden Intoxikationen mit BDZ waren Mischintoxikationen, meist mit Alkohol.

> Stets an Mischintoxikationen denken

Symptomatik
Die Symptomatik einer BDZ-Intoxikation ist allgemein bekannt: Im Wesentlichen liegt eine ZNS-Depression mit Bewusstseinstrübung bis zum Koma vor.

Therapie
Primäre Giftelimination. Magenspülung unter Intubationsschutz und wiederholt großzügige Verabreichung von Carbo medicinalis

Pharmakotherapie. Bei adäquatem Monitoring ist eine Antagonisierung der Substanz nicht zwingend erforderlich. Sollte eine Antagonisierung mit Flumazenil (Anexate) durchgeführt werden, hat die Gabe des Antidots, langsam titriert nach Wirkung, zu erfolgen. Ziel der Antagonisierung sollte dabei nicht die totale Beseitigung der Substanzwirkung sein. Gefährliche Erregungszustände und zerebrale Krampfanfälle bei chronisch BDZ-Abhängigen oder bei Patienten, die zusammen mit BDZ ZNS-Stimulanzien einnehmen, sind dabei möglich. Clonidin ist Mittel der Wahl. Wenn durch Clonidin-Gabe die zerebralen Krampfanfälle nicht zu durchbrechen sind, kann auch BDZ gegeben werden. Bei der Antagonisierung ist weiterhin zu beachten, dass die klinische Wirkungszeit des Antidots Flumazenil (Anexate) wesentlich kürzer ist als die der meisten BDZ-Präparate, sodass weiteres Monitoring auch nach adäquater Antagonisierung zwingend ist.

> Die BDZ-Wirkung darf **nicht** komplett antagonisiert werden.

24.9.6 Gamma-Hydroxibutyrat (GHB)

GHB ist, wenn auch zuverlässige Zahlen fehlen, zurzeit eine der „populären" Szenedrogen. Übliche Bezeichnungen sind „Liquid Ecstasy" und „Fantasy", wodurch der irreführende Eindruck der Verwandtschaft mit den Amphetaminstimulanzien („Speed") erweckt wird. Anwender beschreiben die GHB-Wirkung eher als Mischung zwischen LSD („Acid") und Schlafmittel. Wenn die Substanz auch als Pulver oder Tablette erhältlich ist, wird sie i.d.R. als farblose und geruchslose, leicht salzig-seifig schmeckende Lösung vermarktet oder eingesetzt. GHB hat traurige Berühmtheit als „Date rape"-Droge erlangt, also als Mittel, um Bekanntschaften willenlos zu machen. Aus forensischen Gründen ist zu beachten, dass GHB nur für relativ kurze Zeit im Blut ($\approx$ 8 h) und etwas länger im Urin ($\approx$ 12 h) nachweisbar ist.

GHB ist zwar für die Szene eine relativ neue Droge, die Substanz selbst jedoch war in den 1960ern und 1970ern Jahren in der Medizin als Einleitungshypnotikum im Einsatz. Erst die ultrakurzwirksamen Barbiturate haben aufgrund pharmakokinetischer Vorteile GHB verdrängt; dank der Karriere von GHB in der Anästhesie ist unser Wissen über die Substanz recht umfangreich. Die Beschreibung einer stimulierenden Wirkung von GHB auf die Freisetzung des Wachstumshormons hat GHB in Bodybuilder-Kreisen populär gemacht. Seit 2002 unterliegt GHB dem BTMG; 2005 wurde GHB unter dem Handelsnamen Xyrem für die Behandlung von Narkolepsiesymptomen (Kataplexie) zugelassen. Gamma-Butyrolacton (GBL) und Butandiol (BD) sind leichter verfügbare Substanzen, die zu GHB metabolisiert werden. Die Konversion von BD zu GHB wird durch die Alkoholdehydrogenase ermöglicht.

Chemisch ist GHB ein enger Verwandter der GABA, des wichtigsten hemmenden Neurotransmitters im Gehirn. GHB kann zu GABA umgewandelt werden und umgekehrt auch GABA zu GHB; wenn auch GHB an GABA-Rezeptoren binden kann (hauptsächlich GABA-B), ist GHB selbst ein wichtiger endogener Transmitter mit eigenen Rezeptoren, deren Funktion nur umrisshaft bekannt ist. Zwar sind zahlreiche Interaktionen mit vielen anderen Transmittersystemen beschrieben worden, eine klinische Relevanz – im Kontext der Aufgaben des Notarztes – ist eher fraglich.

Wenn dies auch eine starke Vereinfachung darstellt, ist die dosisabhängige Symptomatik der GHB-Ingestion vergleichbar mit der von

Liquid Ecstasy

anderen GABA-Agonisten (Alkohol, Benzodiazepine, Barbiturate); die akute Gefährdung ergibt sich – meistens im Rahmen von Mischintoxikationen – aus der additiven Atemdepression. Ein Antagonist steht nicht zur Verfügung, aber eine partielle Wirksamkeit wird für Flumazenil angenommen. Für Physostigmin wird zwar auch eine antagonisierende Wirkung beschrieben, aber die Anwendung von Physostigmin birgt eigene Gefahren (Bradykardie) und wird daher nicht befürwortet.

> Die akute Gefährdung durch GBH ergibt sich – meistens im Rahmen von **Mischintoxikationen** – aus der additiven **Atemdepression**. Die Therapie ist symptomatisch.

24.9.7 Stimulanzien und Amphetamine

Ecstasy

Amphetamin (A) wurde Ende des letzten Jahrhunderts synthetisiert und ursprünglich vorübergehend als Mittel gegen Schnupfen eingesetzt. Ausgehend von dieser Muttersubstanz wurden mittlerweile hunderte von Derivaten hergestellt, so auch das bereits 1914 von der Fa. Merck als Appetitzügler patentierte Methylen-Dioxy-Met-Amphetamin (MDMA), das in der Szene als „Ecstasy", „XTC" oder „Adam" bekannt ist, oder das neuere Ethyl-Methylen-Dioxy-Amphetamin (MDE = „Eve"). Prinzipiell wirken alle Amphetaminderivate gleich: Sie haben eine stimulierende Wirkung auf das ZNS. Die Substanzen interferieren mit verschiedenen Transmittersystemen: Katecholamine einschl. Dopamin und Serotonin. Die Hauptwirkung besteht allerdings in einer Hemmung der Serotonin-(5-HT)-Wiederaufnahme (Re-uptake-Inhibition), Förderung der Serotoninfreisetzung und gleichzeitigem zentralen α_2-Antagonismus (Sympathikusaktivierung/Clonidinantagonismus). Die Substanzen werden illegal von Hobbychemikern hergestellt und sind selten chemisch rein. Sie stellen zurzeit die meistverwendeten Drogen dar: Für Westeuropa wird die Zahl der Anwender konservativ auf etwa 3 Mio. geschätzt. Typischerweise werden die Substanzen – in aller Regel als Tablette – auf Technotanzpartys (Disco rave parties) eingenommen. Oft stellen die Veranstalter besondere Räume zum Auskühlen der Tanzenden zur Verfügung (chill out rooms).

> Prinzipiell wirken alle Amphetaminderivate gleich: Sie haben eine stimulierende Wirkung auf das ZNS.

Symptomatik

Wenn man die enorme Verbreitung der Substanzen bedenkt, ist ihre **akute** Toxizität relativ niedrig. Über die **chronische** Toxizität lässt sich zurzeit keine Aussage treffen. Klassische toxische Folge der Einnahme ist – potenziert durch Dehydratation, Koingestion anderer Substanzen mit synergistischer Wirkung und körperliche Aktivität – das Serotoninsyndrom.

> Serotoninsyndrom: Hyperthermie, Unruhe, Tremor, Hyperreflexie, Myoklonus, Zittern, vegetative Reaktionen, Krampfanfall

Therapie
Neben einer symptomatisch-supportiven Therapie steht die Erniedrigung der Körpertemperatur im Vordergrund. Hyperthermie (> 40 °C) bringt die Gefahr von Gerinnungsstörungen, Rhabdomyolyse und akutem Nierenversagen mit sich. Gewöhnlich reichen kalte Kompressen und/oder gekühlte Infusionen aus; wenn nicht, ist Dantrolen i.v. Mittel der Wahl, um die Körpertemperatur pharmakologisch zu erniedrigen.

Hyperthermie, Nierenversagen

> Hyperthermie verhindern: Gefahr von Gerinnungsstörungen, Rhabdomyolyse und akutem Nierenversagen

Differenzialdiagnostisch kommen zwar auch andere Erkrankungen mit Hyperthermie infrage (malignes neuroleptisches Syndrom, letale Katatonie, zentrales anticholinerges Syndrom, Lithium- und Cocaintoxizität, Salicylatintoxikation): Bei jungen Patienten, ohne psychiatrische Anamnese, ist allerdings der Missbrauch von Psychostimulanzien die wahrscheinlichste Erklärung.

Eine gezielte pharmakologische Therapie ist zurzeit noch nicht etabliert. Clonidin erscheint sinnvoll; bei Krämpfen ist eine Diazepamtherapie üblich. Strikt kontraindiziert dagegen sind Dopaminrezeptorantagonisten (Neuroleptika, Metoclopramid).

> Dopaminrezeptorantagonisten sind kontraindiziert.

24.9.8 Cocain

Cocain ist seit Jahrhunderten als Stimulans bekannt. In die westliche Welt fand Cocain Eingang als Esterlokalanästhetikum. Wegen des Missbrauchpotenzials und der Verfügbarkeit besserer Alternativen hat Cocain, mit wenigen Ausnahmen, in der Medizin keine Verwendung mehr. Umso bemerkenswerter ist die Karriere der Substanz als Modedroge. In den USA haben etwa 30 Mio. Einwohner (ca. 10% der Bevölkerung) Cocain probiert und etwa 5 Mio. benutzen die Substanz regelmäßig. Etwa 5–10% der Notfälle in den USA sind cocainbedingt. Cocain blockiert die neuronale Wiederaufnahme von Noradrenalin und Dopamin und fördert die Katecholaminfreisetzung aus dem NNM. Die Substanz kann geraucht, inhaliert, geschnupft oder i.v. gespritzt werden.

> Cocain erhöht die verfügbare Katecholaminmenge.

Symptomatik

Vasospasmus Die Toxizität ergibt sich aus der Erhöhung der Katecholaminmenge. Noradrenalin bewirkt im Wesentlichen einen Vasospasmus mit Blutdruckerhöhung. Typische Folgen der Vasospastik können Angina pectoris, Herzinfarkte bei jungen gesunden Patienten ohne KHK-Vorgeschichte, TIA oder Hirninfarkt, Verschlechterung der renalen Funktion und Muskelschäden sein. Thrombose und Tachyarrhythmien kommen häufig vor. Die Symptomatik hat Ähnlichkeit mit der des Phäochromozytoms.

Wahrscheinlich durch den Eingriff in den Dopaminhaushalt können eine Hyperthermie und ein Rigor der Muskulatur auftreten.

Therapie

Neben einer symptomatisch-supportiven Therapie steht die Beseitigung der Vasospasmen im Vordergrund. Hier stehen dem Notarzt verschiedene pharmakologische Angriffsschienen zur Verfügung (Mg^{2+}, organische Nitrate, Ca^{2+}-Kanalblocker, α- und β-Blocker). Wir bevorzugen Mg^{2+} als Infusion, nach Wirkung titriert.

> Die Beseitigung der Vasospasmen ist vordringlich.

Falls irreversible Schäden eingetreten sind (Herzinfarkt, Hirninfarkt, Niereninfarkt, Mesenterialinfarkt, Rhabdomyolyse), sind diese nach dem dafür jeweils üblichen Schema zu behandeln.

Falls die Körpertemperatur erhöht sein sollte, muss diese normalisiert werden. Gewöhnlich reichen dazu kalte Kompressen aus; wenn nicht, ist Dantrolen i.v. Mittel der Wahl, um die Körpertemperatur pharmakologisch zu senken.

24.9.9 Phencyclidin

Phencyclidin (PCP) wurde bereits 1926 synthetisiert, fand aber bis Ende der 1950er Jahre keine Anwendung. Eher durch Zufall bemerkte man die Fähigkeit des PCP, Affen zu sedieren, was wiederum zur Einführung des PCP (Sernyl) als nichtnarkotisches Anästhetikum führte. Wegen unangenehmer Träume war die PCP-Karriere als Anästhetikum kurz, als illegale Droge dagegen erfreute sich die Substanz einer gewissen Popularität. Seit etwa 1967 wird PCP als „Peace pill", „Angel dust", „Blue dust", „Killer weed", „Rocket fuel" oder „Ape tranquillizer" illegal vermarktet. Chemisch betrachtet hat PCP eine starke strukturelle Ähnlichkeit mit Ketamin (Ketanest). Ketamin entstand aus der Bemühung, ein PCP-ähnliches Pharmakon zu entwickeln, ohne dessen Nebenwirkungen. Wie Ketamin ist PCP auch ein NMDA-Rezeptorantagonist. PCP findet Anwendung als Tablette, wird geraucht oder i.v. appliziert. Bei i.v. Applikation wird PCP fast immer mit anderen Drogen kombiniert. Abhängige beschreiben, dass die Phencyclidine eine Fantasiewelt aufbauen, in der man nicht träumt, sondern in der Wünsche erfüllt werden. Das Suchtpotenzial ist hoch.

> Ähnlichkeit mit Ketamin; bei i.v. Applikation fast immer mit anderen Drogen kombiniert

Symptomatik
Die Symptomatik ist dosisabhängig. Niedrig dosiert erzeugt PCP eine ketaminähnliche Enthemmung. Hoch dosiert kommen Nystagmus, Ptosis, Analgesie, Ataxie und Muskelstarre hinzu.

Therapie
Symptomatisch-supportiv; eine gezielte pharmakologische Therapie ist zurzeit noch nicht etabliert. Clonidin erscheint sinnvoll, bei Krämpfen die übliche Diazepamtherapie.

24.9.10 Inhalationsdrogen

Der Begriff Inhalationsdroge ist nicht präzise. Er umschreibt eine Applikationsform und nicht eine Substanz oder Substanzklasse. Eng ausgelegt, versteht man darunter die Substanzen, die in der Cannabispflanze enthalten sind und die (als Zigarette geraucht) zu den „soften" Drogen gehören, oder volatile Verbindungen, die z.B. in Klebstoffen (Glue) enthalten sind und beim Einatmen Rauschzustände erzeugen.

Cannabisinhaltsstoffe
Marihuana und Haschisch (identische Inhaltsstoffe) sind weit verbreitet. Die Substanzen haben eine extrem niedrige Akuttoxizität. Der Notarzt wird höchstens konfrontiert mit Mischintoxikationen, z.B. zusammen mit Alkohol. Eine kausale Therapie existiert nicht.

Klebstoffe (Glue)
Inhalationsdrogen aus dieser Gruppe sind in den Entwicklungsländern, wo sie als „Slum-Cocain" bezeichnet werden, sehr populär. Es handelt sich dabei um volatile Verbindungen (Lösungsmittel), die Rauschzustände erzeugen. In der westlichen Welt spielen diese Substanzen nur eine untergeordnete Rolle. Die Akuttoxizität dieser Substanzen ist niedrig, die chronische Toxizität dafür aber umso höher.

Lösungsmitteldämpfe

24.9.11 Besondere Aspekte bei Drogenabhängigkeit

Begleiterkrankungen

Eigenschutz Auch zum Schutz des Rettungspersonals sei an dieser Stelle darauf hingewiesen, dass bei Drogenabhängigkeit eine überdurchschnittlich hohe Komorbidität (HIV, HBV, HCV, Tbc u.a.) vorherrscht. Es ist besondere Vorsicht geboten und das **Anwenden von Schutzmitteln zwingend** (Einmalhandschuhe, Mundschutz).

> Hohe Komorbidität – es sind Schutzmaßnahmen zu treffen.

Behandlungsumfang und Schweigepflicht

Die Behandlung der Drogenabhängigen kann problematisch sein, da Therapie und stationäre Aufnahme oft abgelehnt werden. Der Wille des urteilsfähigen Patienten muss zwar stets respektiert werden, liegt aber eine „Selbst- oder Fremdgefährdung" vor, kann auch gegen den Willen des Patienten gehandelt werden.

Bei Abwägung aller Aspekte wiegt der Vorwurf, einen Patienten gegen seinen Willen behandelt zu haben, weniger schwer als der Vorwurf einer schuldhaft unterlassenen Behandlung.

Ähnliche Fragen ergeben sich bez. der Schweigepflicht. Drogenmissbrauch ist oft mit Straftaten gekoppelt. Die Rechtslage ist so, dass dem Verfolgungsinteresse des Staates keine Priorität eingeräumt wird; die Schweigepflicht ist ein gleichwertiges Rechtsgut. Das heißt aber nicht, dass dem Arzt die Aufgabe zukommt, den Patienten vor Strafverfolgung zu schützen. Er muss nur die Schweigepflicht beachten.

> Schweigepflicht beachten

Hinweis auf Unterbringungsgesetze

Liegt eine Selbst- oder Fremdgefährdung vor, kann auch gegen den Willen des Patienten gehandelt werden. Die Einweisung wird durch die Polizei vorgenommen.

Aktuelle Entwicklungen

Die Drogenszene ist dynamisch, verschiedenen Modetrends unterworfen. Die Anzahl der Konsumenten harter Drogen (Heroin, allein oder in Kombination) scheint zurzeit, ebenso wie die Anzahl der Todesopfer/Jahr, zu stagnieren. Als aktuelle Entwicklung muss die große Beliebtheit, der sich die sog. Designerdrogen aus der Amphetaminfamilie erfreuen, erwähnt werden. Insbesondere bei Jugendlichen gelten diese Substanzen als „sicher". Wenn auch die akute Toxizität relativ niedrig ist, können die Langzeitschäden durch Amphetaminderivate nicht abgeschätzt werden. Eine sachliche und verständnisvolle Aufklärung ist geboten.

25 Neurologische Notfälle

Mathias Mäurer, Michael Daffertshofer

> **Lernziel:**
> Erlernen der Ursachen, (Differenzial-)Diagnostik und Therapie neurologischer Notfälle im Notarztdienst mit den dort gegebenen Möglichkeiten sowie eine zielgerichtete Versorgung inkl. Transport in geeignete Weiterbehandlung.

Eine große Anzahl notfallmedizinischer Krankheitsbilder führt in ihrer Endstrecke zu neurologischen Störungen. Von daher sind auch für den Notfallmediziner neuroanatomische und neurophysiologische Grundkenntnisse unerlässlich. Aber auch eine Vielzahl primär neurologischer Erkrankungen kann zu Beginn als Notfall auffällig werden, die somit ein spezielles notfallmedizinisches Management erfordern. Auf die häufigsten neurologischen Notfälle soll im Folgenden eingegangen werden. Sie machen im Alltag einen wesentlichen Anteil in der Notfallmedizin aus. Es soll aber betont werden, dass es darüber hinaus weitere neurologische Erkrankungen gibt, die in der Notfallmedizin beobachtet werden, jedoch relativ selten sind. Hier wird auf die entsprechende neurologische Fachliteratur verwiesen.

25.1 Schlaganfall

Der Schlaganfall (engl. Stroke) ist der Oberbegriff für ein akut aufgetretenes fokal (selten global) neurologisches Defizit aufgrund einer Durchblutungsstörung (Ischämie) oder Blutung (Hämorrhagie) des Gehirns. Die Mangeldurchblutung ist die wesentlich häufigere Ursache, auf sie entfallen ca. 85% aller Schlaganfälle, während die Hirnblutungen den geringeren Anteil mit 15% ausmachen. Durch klinische Untersuchungsmethoden ist nicht zu differenzieren, ob die Ursache des Schlaganfalls eine Blutung oder eine Ischämie ist, hierfür wird eine umgehende zerebrale Bildgebung (i.d.R. CT) benötigt. Da beide Schlaganfallursachen grundsätzlich andere Therapieregime nach sich ziehen, besitzt die initiale Differenzierung von Blutung und Ischämie die höchste Priorität in der Notfallversorgung des Schlaganfalls. Dies bedeutet in der Praxis, dass Patienten mit dem klinischen Bild eines Schlaganfalls möglichst schnell in eine Klinik mit entsprechender diagnostischer Ausstattung gebracht werden müssen. Aus o.g. Grund können demnach präklinisch nur supportive, aber keine kausalen Maßnahmen durchgeführt werden.

Auch dies ist ein weiterer Grund für eine möglichst schnelle Aufnahme in eine auf Schlaganfälle spezialisierte Klinik.

Der Schlaganfall ist ein häufiges Krankheitsbild, und es ist sicher, dass Schlaganfallpatienten aufgrund der epidemiologischen Entwicklung in Deutschland ein stetig zunehmendes Patientenkollektiv in der Notfallmedizin sein werden. Bereits jetzt ist der Schlaganfall mit ca. 200 000 Neuerkrankungen pro Jahr die häufigste neurologische Erkrankung in Deutschland. Die Letalität beträgt in den ersten 4 Wo. nach Ereignis trotz Weiterentwicklung der Intensivmedizin immer noch 20%. Da die Überlebenden zu einem signifikanten Anteil pflegebedürftig sind (25%) bzw. arbeitsunfähig bleiben (50%), ist ein konsequentes und differenziertes Management in der Akutphase von hoher Bedeutung. Die Thrombolyse stellt nach wie vor die einzige gesicherte Therapie des ischämischen Infarkts dar, sodass es die entscheidende Aufgabe der Notfallmedizin des akuten Schlaganfalls ist, den Anteil der Lysetherapie des akuten ischämischen Infarkts zu erhöhen.

25.1.1 Ischämischer Hirninfarkt

Pathogenese und Pathophysiologie
Es kann zwischen thrombembolischen Infarkten, die meist als Territorialinfarkt in Erscheinung treten, und mikroangiopathischen (lakunären) Infarkten unterschieden werden. Lakunäre Infarkte entwickeln sich am häufigsten durch Schädigung kleiner arterieller Gefäße auf der Grundlage einer arteriellen Hypertonie oder eines Diabetes mellitus. Diese Schäden entwickeln sich häufig subklinisch. Im Fall eines lakunären Infarkts in einer strategisch relevanten Hirnregion kann es aber auch zu akuten, meist sehr ausgestanzten fokal neurologischen Defiziten kommen. Häufige Rezidive lakunärer Infarkte führen – bei ungenügender Kontrolle der Risikofaktoren – im Laufe der Zeit zu einem Multiinfarktsyndrom mit konfluierender Marklagerdegeneration (vaskuläre Leukenzephalopathie), die letztlich das Substrat für einen progredienten (vaskulären) Demenzprozess ist.

Demnach spielen Schlaganfälle, bei denen es durch thrombembolischen Verschluss eines (größeren) Hirngefäßes zu einer territorialen Infarzierung des nachgeschalteten Versorgungsgebiets kommt, für die Notfallmedizin eine ungleich wichtigere Rolle. Die Embolien entstehen einerseits an atherosklerotischen Gefäßwandschäden des Aortenbogens und der Karotisbifurkation (arterio-arterielle Embolien), andererseits ist das Herz eine wesentliche Quelle für Thrombembolien (kardiogene Embolien). Hier ist die absolute Arrhythmie bei Vorhofflimmern der wesentliche Faktor für die Entstehung von intrakardialen Thromben. Gegenüber diesen beiden häufigen Quellen für Thrombembolien stellt die lokale Arteriothrombose der intrazerebralen Endgefäße eine eher seltene Ursache des ischämischen (Territorial-)Infarkts dar. Auch der

Tab. 25.1: Risikofaktoren des ischämischen Schlaganfalls und deren Bedeutung

Risikofaktor	Effekt auf die Schlaganfallrate	Häufigkeit
Nicht modifizierbare Risikofaktoren		
Alter	Verdopplung pro Dekade nach dem 55. Lj.	Alle
Geschlecht	24–30% höher bei Männern	Alle Männer
Genetische Disposition	1,9-fach erhöht bei Verwandten 1. Grades	
Modifizierbare Risikofaktoren		**Anteil der Bevölkerung**
Hypertonie	3–5 (OR)	25–40%
Vorhofflimmern	5–18 (OR)	1–2%
Diabetes mellitus	1,5–3,0 (OR)	4–20%
Dyslipidämie	1–2 (OR)	6–40%
Rauchen	1,5–2,5 (OR)	20–40%
Alkoholmissbrauch	1–3 (OR)	5–30%
Mangelnde Bewegung	2,7 (OR)	20–40%

OR = Odds Ratio
Modifiziert nach den Leitlinien der Deutschen Gesellschaft für Neurologie (DGN)

hämodynamische Infarkt, bei dem es auf der Grundlage eines Blutdruckabfalls hinter einem vorgeschalteten Perfusionshindernis (hochgradige Stenose oder Verschluss) zu einer Ischämie der Endstrombahn, der sog. letzten Wiese kommt, ist eine seltenere Schlaganfallursache. Die Risikofaktoren, die zur Entstehung von Schlaganfällen prädisponieren, gleichen im Wesentlichen denen des Herzinfarkts. Sie sind in Tabelle 25.1 dargestellt und können in beeinflussbare und nicht beeinflussbare Risikofaktoren eingeteilt werden.

Neben diesen klassischen, mit der Arteriosklerose assoziierten Ursachen gibt es einige sehr seltene Ursachen, die zu einer zerebralen Ischämie führen können. Diese sind häufig bei jüngeren Schlaganfallpatienten nachzuweisen. Spontan oder traumatisch können Gefäßdissektionen zu einer akuten Stenose oder Okklusion der Halsgefäße führen und somit zu einer Quelle für Thrombembolien in nachgeschalteten hirnversorgenden Arterien werden. Neben der spontanen Gefäßdissektion sind als traumatische Ursachen v.a. das Gurttrauma und der Suizidversuch durch Erhängen zu nennen.

Bei einem kardialen Rechts-Links-Shunt, z.B. bei offenem Foramen ovale, kann bei periphervenöser Thrombose ein arterieller zerebraler Infarkt resultieren. Besonders häufig ist dann ein vorausgehendes Valsalva-Manöver zu eruieren.

Drogenabhängige haben ein höheres Schlaganfallrisiko. Ein Schlaganfall kann bei dieser Personengruppe entweder durch eine kardiale Emboliequelle auftreten, z.B. durch eine infektiöse Endokarditis bei Verwendung unsteriler Nadeln, aber auch durch eine Vaskulitis hervorgerufen werden, v.a. bei Verwendung von Amphetaminen und Cocain.

In seltenen Fällen kann auch eine komplizierte Migräne zu einer zerebralen Ischämie führen. Darüber hinaus sollte bei jüngeren Patienten auch immer an die Möglichkeit einer angeborenen Gerinnungsstörung und einer entzündlichen Gefäßerkrankung (Vaskulitis, Kollagenose) gedacht werden, v.a., wenn noch weitere systemische Symptome vorliegen.

Auch wenn die Ursachen, die zu einer Ischämie führen, vielfältig sein können, sind die dann folgenden pathophysiologischen Abläufe im Gewebe relativ gleichförmig. Im abhängigen Versorgungsgebiet eines verschlossenen Hirngefäßes kommt es zu einer Minderung der Perfusion mit Hypoxie und vermehrter anaerober Glykolyse und entsprechender Azidose. Abhängig vom Grad der Hypoperfusion kommt es zu charakteristischen Funktions- und Strukturveränderungen im Hirngewebe. Bei komplettem Verlust der Perfusion beträgt die Ischämietoleranz des Hirngewebes nur wenige Minuten. Dies trifft anfänglich nur auf den unmittelbaren Versorgungsbereich des okkludierten Gefäßes, also auf den Infarktkern zu. Durch leptomeningeale Kollateralen und extrazelluläre Diffusion kommt es zu einer Zufuhr von Sauerstoff und Glukose aus angrenzenden Gebieten in das Gebiet um den Infarktkern.

Penumbra   Dieses Gebiet, das auch als Penumbra bezeichnet wird, ist zwar nicht mehr in der Lage, den Funktionsstoffwechsel aufrechtzuerhalten, wohl aber den Strukturstoffwechsel. Dadurch ist es möglich, diesen Bereich durch eine rasche Wiederherstellung der Perfusion zu erhalten. Dies begründet die Forderung, beim Schlaganfall so schnell wie möglich eine Rekanalisation der Gefäße zu erreichen (i.d.R. durch Thrombolyse) oder den Stoffwechsel der Nervenzellen zu vermindern, sodass diese die Hypoperfusion länger tolerieren können. Somit besteht das Ziel der Akuttherapie des ischämischen Schlaganfalls darin, die minder perfundierte und reversibel geschädigte Penumbra vor dem Übergang in eine irreversible Schädigung zu bewahren. Auf diesen pathophysiologischen Überlegungen gründet das Grundkonzept der modernen Schlaganfall-
Time is brain   versorgung „Time is brain" (s. Abb. 25.1).

Transitorisch ischämische Attacke (TIA)
Nicht immer ist eine zerebrale Ischämie durch eine persistierende Symptomatik gekennzeichnet. So kommt es neben dem klassischen schlagartig auftretenden und dann anhaltenden fokalen neurologischen Funktionsdefizit auch zu fokal neurologischen Symptomen, die nur Minuten bis wenige Stunden andauern. Diese Zustände werden im klinischen Sprachgebrauch als transitorisch ischämische Attacken (TIA) bezeichnet. Pathophysiologisch liegt einer TIA dasselbe Konzept wie einem manifesten Schlaganfall zugrunde, allerdings geht man davon aus, dass es durch endogene Mechanismen zu einer spontanen Lyse der Thrombembolie kommt und sich dadurch der Funktionsstoffwechsel wieder erholen kann. Mit modernen bildgebenden Verfahren lässt sich aber

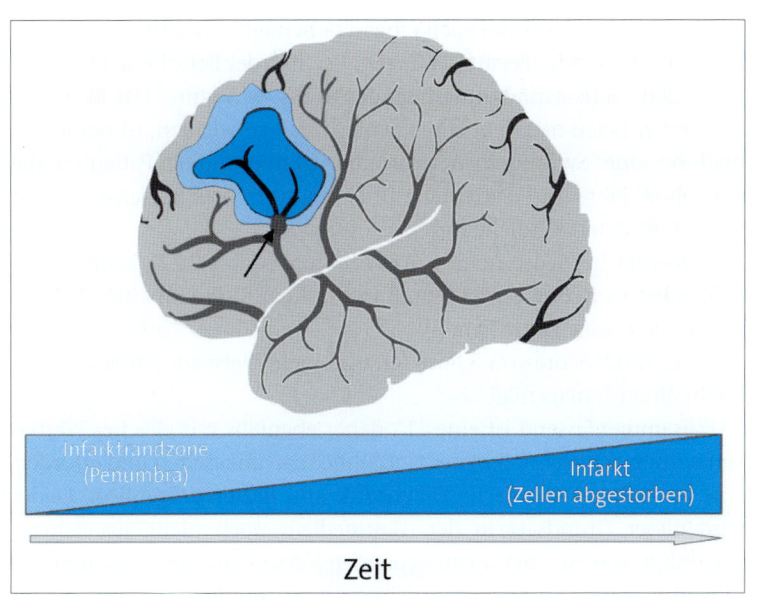

Abb. 25.1: Darstellung des Prinzips der Penumbra. Distal der Okklusion eines terminalen hirnversorgenden arteriellen Gefäßes (Pfeil) kommt es zu einer weitgehenden Hypoperfusion, die zur absoluten Ischämie mit sofortiger Strukturschädigung der Hirnzellen führt (dunkelblauer Bereich), und einem weniger hypoperfundierten Areal, in dem der Funktionsstoffwechsel zum Erliegen kommt, der Strukturstoffwechsel aber noch erhalten werden kann (Penumbra, hellblauer Bereich).

nachweisen, dass es trotz der reversiblen klinischen Symptome in vielen Fällen zu einem Infarkt gekommen ist. So zeigt sich bei vielen TIA-Patienten in der MRT mit diffusionsgewichteten Sequenzen ein morphologischer Hirnschaden (bis zu 50%). Aus diesem Grund gilt auch die klassische Differenzierung von transitorisch ischämischen Attacken und vollendeten ischämischen Schlaganfällen als überholt.

Tab. 25.2: ABCD^2-Score

		Punkte
A = Alter	< 60 Jahre	0
	> 60 Jahre	1
B = Blutdruck	< 140 syst. und < 90 diast. mmHg	0
	> 140 syst. und > 90 diast. mmHg	1
C = Clinical features	a) Einseitige Schwäche	2
	b) Sprachstörung ohne a)	1
	c) Andere Beschwerden	0
D = Dauer von C	> 60 Minuten	2
	10–59 Minuten	1
	< 10 Minuten	0
Diabetes		1

Das Schlaganfallrisiko nach einer TIA beträgt bis zu 10% in den ersten 2 und 15% in den ersten 14 Tagen. Bei 30% der Betroffenen folgt ein vollendeter Schlaganfall innerhalb der nächsten 5 Jahre. Das Risiko, in den ersten Tagen nach TIA einen Schlaganfall zu erleiden, ist besonders hoch bei einer Symptomdauer von über 10 min und bei Patienten, die älter als 60 Jahre sind. Patienten mit Lähmungen oder Sprachstörungen sind gefährdeter als solche mit Sehstörungen.

Ein einfacher Score, der sog. ABCD²-Score (s. Tab. 25.2), kann bei der Risikoidentifizierung der Patienten mit hohem Risiko für einen Schlaganfall nach einer TIA helfen.

Ein ABCD²-Score von 5 Punkten und mehr weist auf ein hohes Risiko für einen Schlaganfall hin.

Zusammenfassend ist eine TIA daher ebenfalls mit gleicher Wertigkeit wie ein Schlaganfall in der Notfallmedizin anzusehen und erfordert eine weitgehend identische Diagnostik und Rezidivprävention. Leider wird dieser Grundsatz in der Akutmedizin noch nicht ausreichend gewürdigt, was zu einer unzureichenden Versorgung von Patienten mit TIA führt. Dies ist v.a. vor dem Hintergrund zu kritisieren, dass die im Jahr 2007 publizierte EXPRESS-Studie gezeigt hat, dass durch eine adäquate Akutversorgung von Patienten mit TIA eine ca. 80%ige Reduktion von Schlaganfällen in den ersten 90 Tagen nach Ereignis erzielt werden konnte.

Präklinisches Akutmanagement
Der Schlaganfall ist ein medizinischer Notfall. Das Outcome von Schlaganfallpatienten kann durch eine Thrombolyse zum frühestmöglichen Zeitpunkt signifikant verbessert werden. Darüber hinaus führt die Behandlung auf einer spezialisierten Schlaganfallstation (Stroke Unit) zu einer Reduktion der Mortalität und der funktionellen Behinderung. Wenn man somit den Schlaganfall adäquat behandeln will, ist es notwendig, dass dieser so früh wie möglich auch als solcher erkannt wird. Nur dann ist es möglich, bereits präklinisch eine adäquate Priorisierung zu erreichen und den Patienten in die optimal weiterversorgende Institution zu verbringen.

Die Symptome einer zerebralen Ischämie richten sich nach den betroffenen Gefäßgebieten bzw. betroffenen Lokalisationen der ischämischen Läsion. Typische Befunde des ischämischen Schlaganfalls im Karotisstromgebiet (vorderes Stromgebiet) sind:
- Hemi-/Monoparese
- Hemihypästhesie (Gefühlsstörung)
- Aphasie, Apraxie, Hemineglect
- Gesichtslähmung (zentrale Fazialisparese, Stirnast intakt)
- Blicklähmung (Déviation conjuguée)
- Gesichtsfeldausfall (Hemianopsie)
- Vorübergehende oder bleibende monokuläre Blindheit

Typische Befunde des ischämischen Schlaganfalls im vertebrobasilären (hinteren) Stromgebiet sind:
- Gekreuzte Symptomatik (Hirnnervenausfall ipsilateral, Parese kontralateral)
- Doppelbilder
- Koordinationsstörungen
- Dysarthrie (verwaschene Sprache)
- Bewusstseinsstörungen (Vigilanzminderung)
- Nystagmus, gerichteter Schwindel
- Hemianopsie

Manche Symptome, wie im Vordergrund stehende oder alleinig bestehende Kopfschmerzen bzw. alleiniger (ungerichteter) Schwindel, sind fast nie Ausdruck einer Ischämie und fast immer Ausdruck einer anderen zugrunde liegenden neurologischen oder HNO-ärztlichen Erkrankung.

Da die Symptomkonstellation bei Schlaganfall komplex sein kann, wurden präklinische Scores entwickelt, mit denen auch ungeübte Personen innerhalb 1 min einen Schlaganfall relativ sicher erkennen können. Ein solch einfacher Test zur Erkennung eines Schlaganfalls durch Laien ist die Cincinnati Prehospital Stroke Scale (CPSS). Bei dem Test muss beurteilt werden, ob ein Patient normal lächeln, beide Arme heben und halten und einen einfachen Satz verständlich formulieren kann. Im US-amerikanischen Raum hat sich zum besseren Einprägen die sog. Eselsbrücke FAST (eng. schnell) durchgesetzt. Sie steht für „face, arms, speech, time". Mit diesem Test werden somit wesentliche Schlüsselsymptome eines Schlaganfalls abgefragt. Ein Test mit 100 Personen zeigte, dass sie großteils einen Schlaganfall korrekt diagnostizierten. Eine Schwäche der Arme erkannten 97%, Sprachdefizite 96% der Testpersonen einwandfrei. Aufgrund des Lächelns der Patienten identifizierten 74% eine Gesichtsmuskelschwäche. Damit lag die Sensitivität des Tests bei 88% und die Spezifität bei 97%. Die prähospitalen Stroke-Skalen können demnach dazu beitragen, dass bereits in der Prähospitalphase die richtigen Weichen für die Weiterversorgung des Patienten gestellt werden, indem Symptome erkannt werden und ein Notruf initiiert wird.

Bei V.a. einen Schlaganfall jedes Schweregrads soll der RD, bei schwerem Schlaganfall mit Bewusstseinsstörung der Notarzt gerufen werden. Eine Akutversorgung über den Hausarzt ist in jedem Fall zu vermeiden, da sie wertvolle Zeit kostet. Leider ist dies in der Praxis aber noch oft der Fall, da der Schlaganfall nicht schmerzhaft ist und bei Laien daher die Tendenz besteht, zunächst einmal zuzuwarten und statt den RD den Hausarzt zu informieren. Hier besteht sicherlich noch erheblicher Aufklärungsbedarf in der Bevölkerung, denn eine Rettungskette kann immer nur so stark sein wie ihr schwächstes Glied – und dieses stellt im Moment v.a. die Laienversorgung dar.

Das vorrangige Ziel der präklinischen Notfallversorgung von Schlaganfallpatienten sollte es sein, den Patienten einer rekanalisierenden

Tab. 25.3: Ein- und Ausschlusskriterien zur Thrombolyse (soweit präklinisch relevant)

Einschlusskriterien	Ausschlusskriterien
• Beginn der Symptomatik ≤ 3 h • Alter < 80 Jahre • NIHSS < 25 Punkte	• Geringfügige Defizite • Rasch bessernde Symptome oder isolierte sehr leichte neurologische Defizite, wie isolierte Ataxie, isolierte Gefühlsstörung, isolierte Sprechstörung oder minimale Schwäche • Schlaganfall oder Schädelhirntrauma in den letzten 3 Monaten • Relevante Operation in den letzten 14 Tagen • Blutzucker < 50 mg/dl oder > 400 mg/dl • Krampfanfall bei Beginn des Schlaganfalls • Gastrointestinale Blutung oder Blutung in die Blase in den letzten 21 Tagen • Frischerer Myokardinfarkt

Therapie zuzuführen. Daher ist es für den Notfallmediziner grundsätzlich von Vorteil, die aktuellen Ein- und Ausschlusskriterien der Thrombolyse zu kennen (s. Tab. 25.3). Allerdings obliegen die Bewertung der Ein- und Ausschlusskriterien und die Entscheidung zur Lyse grundsätzlich dem weiter betreuenden Schlaganfallzentrum und sollten daher nicht die präklinische Versorgung beeinflussen. Das bedeutet, dass ein Patient mit der Verdachtsdiagnose Schlaganfall unbedingt in ein Schlaganfallzentrum gebracht werden sollte, auch wenn u.U. ein längerer Weg zu einer entsprechend qualifizierten Stroke Unit in Kauf genommen werden muss. Trotzdem bieten die Ein- und Ausschlusskriterien zur Thrombolyse dem Notarzt eine gewisse Leitschnur, welche wichtigen Informationen für die weitere Versorgung im Krankenhaus benötigt werden. Hierzu gehören v.a. Informationen über die Vormedikation (Antikoagulation?) und die Vorerkrankungen (Tumorleiden, Demenz, kürzlich stattgefundene operative Eingriffe oder Verletzungen). In jedem Fall ist es sinnvoll, im Hinblick auf die Vorgeschichte, wenn immer möglich, Angehörige mit in die Klinik zu nehmen, v.a. dann, wenn ein Schlaganfallpatient aufgrund einer Sprach-/Sprechstörung nicht in der Lage ist, seine Anamnese selbst zu schildern.

> Time is brain – Die Versorgung des Schlaganfallpatienten steht immer unter einem kritischen Zeitaspekt. Ein Patient mit Schlaganfall sollte mit entsprechender Voranmeldung in max. 15 min in ein Krankenhaus mit CT oder MRT und möglichst einer Stroke Unit verbracht werden.

Die erfolgreiche Versorgung akuter Schlaganfallpatienten beruht auf dem reibungslosen Ineinandergreifen mehrerer Punkte:
▲ Rasches Erkennen der und Reagieren auf die Schlaganfallsymptome
▲ Umgehende Information der Rettungsdienste

- Bevorzugter Transport mit Voranmeldung am Zielkrankenhaus, möglichst mit Angehörigen (Vorbefunde, Dauermedikation mitführen)
- Rasche und zielgerichtete Diagnose im Krankenhaus

Das Konzept des Time is brain sollte allen Beteiligten der Schlaganfallversorgungskette verinnerlicht sein. Die fehlende Wahrnehmung der Schlaganfallsymptome und das Hinzuziehen des Hausarztes verzögern die Aufnahme in das Krankenhaus zur Bildgebung. Wenn die Symptome richtig erkannt wurden, sollten die Patienten oder deren Verwandte den RD alarmieren. Der Transport mit einem Rettungswagen verkürzt die Zeit bis zum Eintreffen im Krankenhaus. Hubschraubertransporte können besonders in ländlichen Gegenden mit langen Transportwegen sinnvoll sein, sollten dann aber frühzeitig organisiert werden. Vor allem die Mitarbeiter der ILS sollten in der Lage sein, aus der Beschreibung am Telefon Schlaganfallsymptome zu erkennen. Die Verwendung eines standardisierten Fragebogens erhöht die diagnostische Qualität bei dem Telefoninterview, wobei bei fehlender Standardisierung zur Wahl eines solchen Fragebogens eine Zusammenarbeit und Absprache mit den regionalen Stroke Units sinnvoll sind. Es ist weiterhin belegt, dass die telefonische Vorankündigung des Patienten durch das Rettungspersonal die Versorgung im Zielkrankenhaus verbessert. Der schnelle Transport in das Zielkrankenhaus hat in der präklinischen Versorgung absoluten Vorrang.

Zur Notfallversorgung, wenn dadurch keine Zeit verloren geht, sind folgende akute Maßnahmen bereits vor der Krankenhausaufnahme möglich:
- Kurze Anamnese, Medikamentenanamnese und klinischer Befund.
- Venöser Zugang, Blutzuckertest.
- Sauerstoffgabe über Nasensonde (z.B. 2 l/min).
- Monitoring mit EKG, nichtinvasive Blutdruckmessung und Pulsoximetrie.
- Überwachung von Vitalfunktionen und neurologischem Status.
- Bei Patienten mit schweren Schlaganfällen sind die Atemwege freizuhalten, eine zusätzliche Oxygenierung ist anzustreben (Beatmung und Intubation nach Zustand des Patienten).
- Hypertensive Blutdruckwerte bei Patienten mit Schlaganfällen sollten in der Akutphase nicht behandelt werden, solange keine kritischen Blutdruckgrenzen überschritten werden ($RR_{syst} < 220$ mmHg). Alle Maßnahmen, die zu einem drastischen RR-Abfall führen, müssen vermieden werden.

In jedem Fall ist eine präklinische Gabe von gerinnungshemmenden Medikamenten (z.B. Heparin) oder von Thrombozytenaggregationshemmern (z.B. ASS) zu vermeiden. Da die 2 Schlaganfallursachen Hirninfarkt und Hirnblutung präklinisch nicht zu unterscheiden sind, kann eine solche Maßnahme bei Vorliegen einer Hirnblutung fatale Folgen haben. Des Weiteren interferieren die o.g. Medikamente mit der angestrebten Thrombolysebehandlung.

Akutmanagement des Hirninfarkts im Krankenhaus
Gemäß dem Time-is-brain-Konzept sollten für die ersten Stunden nach Beginn der Schlaganfallsymptome die Abläufe in der Klinik so effektiv organisiert werden, dass die folgenden Zeitvorgaben erreicht werden (nach Deutscher Gesellschaft für Neurologie, DGN; Deutscher Schlaganfallgesellschaft, DSG):

- Innerhalb von 10 min nach Eintreffen in der Klinik sollte der Patient von einem Arzt gesehen werden („Door to doctor"-Zeit).
- Die CT-Untersuchung sollte innerhalb von 25 min erfolgen („Door to CT"-Zeit).
- Die differenzierte Akuttherapie (Rekanalisation) sollte innerhalb von 60 min nach Eintreffen beginnen („Door to needle"-Zeit).
- Der Patient sollte innerhalb von 3 h nach Eintreffen einer Monitorüberwachung zugeführt werden.

Diagnostik im Krankenhaus
Die wichtigste apparative diagnostische Maßnahme nach Aufnahme in die Klinik ist die cCT, die unverzüglich durchgeführt werden sollte. Die cCT kann sicher zwischen hämorrhagischen und ischämischen Schlaganfällen unterscheiden (s. Abb. 25.2). Infarktfrühzeichen wie verstrichene Sulci, Hypodensität im Parenchym, verminderte Abgrenzbarkeit der Basalganglien oder der Mark-Rinden-Grenze, hyperdenses Mediazeichen (s. Abb. 25.3) in den ersten 6 h nach dem Schlaganfall können auf eine bereits eingetretene Infarzierung bzw. einen Mediaverschluss hinweisen, was je nach Typ und Ausprägung mit einem entsprechend höheren Risi-

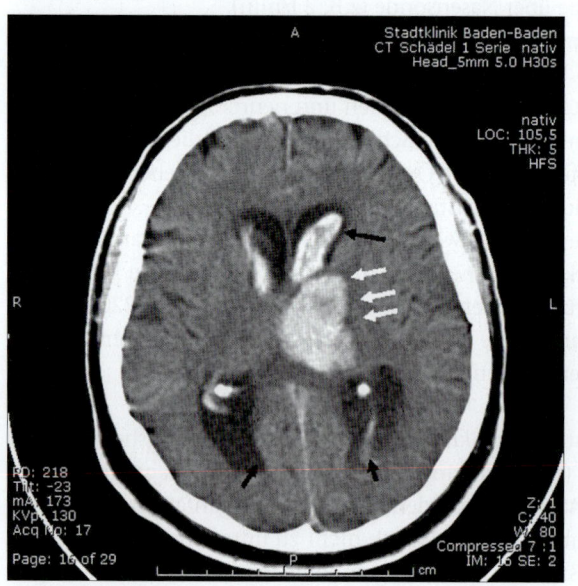

Abb. 25.2: CT eines Patienten mit akuter Hemiparese rechts, Aphasie und leichter Bewusstseinsminderung (GCS 12). Es stellt sich eine ICB (schwarzer Pfeil) mit Ventrikeleinbruch (weiße Pfeile) dar.

25.1 Schlaganfall

Abb. 25.3: Hyperdenses Mediazeichen (Pfeile) bei einem Patienten mit akuter Hemiparese links

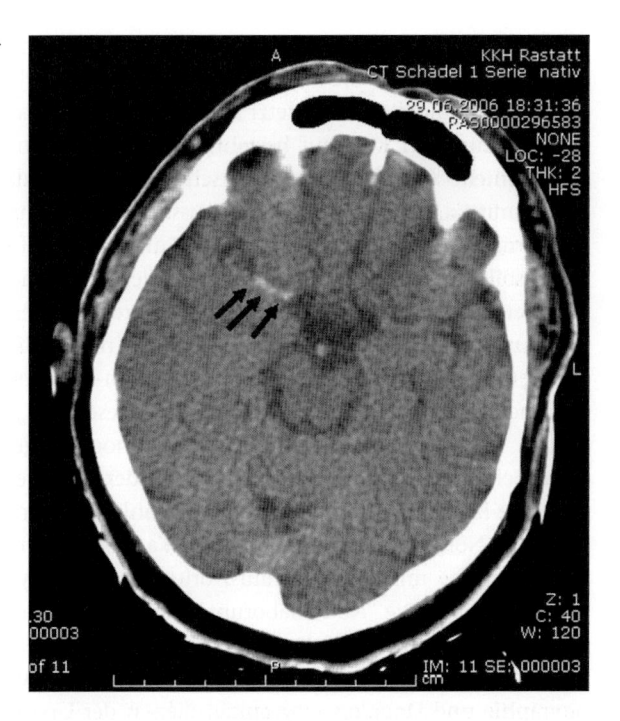

ko einer sekundären Hämorrhagie oder Ödementwicklung einhergehen kann. Hirnblutungen sind unmittelbar nach Auftreten in der cCT festzustellen, können aber im weiteren Verlauf an Größe zunehmen, sodass eine Kontroll-cCT erforderlich werden kann. Ein Großteil der Subarachnoidalblutungen kann ebenfalls mithilfe der cCT diagnostiziert werden. Die CT-Angiographie (CTA) gibt zudem Informationen über die großen extra- und intrakraniellen Arterien und venösen Blutleiter.

Die MRT ist zwar im Vergleich zur cCT die sensitivere Methode zur Erfassung akuter ischämischer Läsionen, ist aber aufwändiger und v.a. zeitintensiver (s. Abb. 25.4). Die MRT kann die cCT ersetzen, wenn sie rasch zur Verfügung steht und eine geeignete Gradienten-Echo-Sequenz

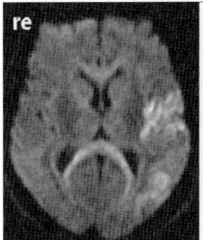

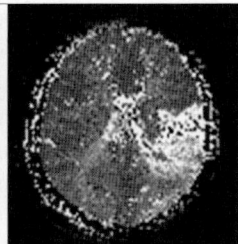

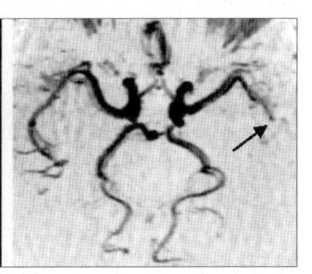

Abb. 25.4: MRT bei einem 63-jährigen Patienten mit absoluter Arrhythmie bei Vorhofflimmern und akut aufgetretener (1,5 h) sensomotorischer Hemiparese rechts und sensorischer Aphasie. **Links:** Diffusionswichtung (DWI) mit positivem Nachweis des wahrscheinlich infarzierten Gewebes. **Mitte:** Perfusionsmessung mit Darstellung des minder perfundierten Hirnareals (dieses ist größer als die DWI-Läsion = sog. tissue at risk). **Rechts:** MRA mit Gefäßabbruch im Bereich der temporalen Äste der A. cerebri media.

zum Blutungsausschluss durchgeführt wird. Bei Ischämien in der hinteren Schädelgrube ist die MRT der cCT deutlich überlegen und sollte daher, wenn möglich, eingesetzt werden, wenn der V.a. einen Hirninfarkt im hinteren Kreislauf besteht. In der MRA können extra- und intrakranielle Gefäßläsionen inzwischen soweit identifiziert werden, dass damit i.d.R. eine ausreichende Aussage für die Akutphase möglich ist. Darüber hinaus können mithilfe von moderner Diffusions- und Perfusionsbildgebung Patienten identifiziert werden, die auch nach einem längeren Zeitintervall (> 3 h) noch von einer rekanalisierenden Therapie profitieren. Perfusionsgestörtes, aber noch nicht diffusionsgestörtes Hirngewebe wird im Sinne des sog. Mismatch-Konzepts als gefährdet, aber noch nicht irreversibel geschädigt angesehen („tissue at risk"). Jedoch ist das Mismatch-Konzept derzeit noch Gegenstand wissenschaftlicher Untersuchungen und kann in der Routine noch nicht für Therapie-Entscheidungen allgemein empfohlen werden.

In der Notfallsituation gehört das 12-Kanal-EKG zu den Standarduntersuchungen, um Herzrhythmusstörungen oder Myokardischämien nachzuweisen. Die Notfalllaboruntersuchungen umfassen Blutbild, Gerinnung, Blutzucker, Elektrolyte und Nierenwerte.

Neurosonologische Methoden (extra- und intrakranielle Duplexsonographie und Dopplersonographie) dienen der Ursachenfindung des Schlaganfalls, z.B. Gefäßverschluss oder -stenose der großen Hals- und Gehirnarterien und deren Verlauf, sowie der Darstellung der aktuellen arteriellen Versorgungssituation des Gehirns (Kollateralisation). Die neurosonologische Diagnostik sollte so früh wie möglich, i.d.R. innerhalb von 24 h nach Symptombeginn, durchgeführt werden. Dies gilt auch für die transthorakale (TTE) oder transösophageale (TEE) Echokardiographieuntersuchung, die der Detektion kardialer Emboliequellen dienen. Der Nachweis solcher Emboliequellen gelingt am häufigsten in den ersten 24 h nach Symptombeginn. Bezüglich der Detektion möglicher Emboliequellen ist die TEE der TTE überlegen.

Therapeutische Maßnahmen im Krankenhaus
Gemäß den Leitlinien der DGN setzt sich die Krankenhausbehandlung von Patienten mit akutem Hirninfarkt aus folgenden Bestandteilen zusammen:
- Monitoring und Behandlung vitaler Parameter, wie RR, Körpertemperatur, HF, AF, O_2-Sättigung, BZ, Elektrolyte u.a.
- Spezifische Behandlung, z.B. rekanalisierende Therapie
- Frühe Sekundärprophylaxe
- Vorbeugung und Behandlung von Komplikationen
- Unterstützung dieser Maßnahmen durch frühe rehabilitative Therapien

25.1 Schlaganfall

Bezüglich der Überwachung der Vitalparameter auf einer Stroke Unit lassen sich folgende Empfehlungen geben, die auch dem Notfallmediziner geläufig sein sollten:
- Bei Patienten mit schweren Schlaganfällen sind die Atemwege freizuhalten und eine zusätzliche Oxygenierung ist anzustreben.
- Hypertensive Blutdruckwerte bei Patienten mit Schlaganfällen sollten in der Akutphase **nicht** behandelt werden, solange keine kritischen Blutdruckgrenzen überschritten werden (RR_{syst} > 220 mmHg).
- Der Blutdruck sollte in den ersten Tagen nach dem Schlaganfall im leicht hypertensiven Bereich gehalten werden. In Abhängigkeit von der Schlaganfallursache kann mit einer Blutdrucknormalisierung nach wenigen Tagen begonnen werden (B).
- Alle Maßnahmen, die zu einem drastischen Blutdruckabfall führen, sind zu vermeiden.
- Eine arterielle Hypotonie sollte vermieden und durch die Gabe geeigneter Flüssigkeiten und/oder von Katecholaminen (außer Dopamin) behandelt werden.
- Regelmäßige Blutzuckerkontrollen sind zu empfehlen, Serumglukosespiegel von > 200 mg/dl sollten mit Insulingaben behandelt werden. Eine intensivierte Insulintherapie kann derzeit nicht empfohlen werden (Risiko durch Hypoglykämien).
- Die Körpertemperatur sollte regelmäßig kontrolliert und Erhöhungen über 37,5 °C sollten behandelt werden.
- Der Elektrolytstatus sollte kontrolliert und ausgeglichen werden.

Lysetherapie

Ein wesentliches Ziel der modernen Schlaganfalltherapie ist es, den Patienten einer rekanalisierenden Therapie zuzuführen. Insbesondere die systemische Lysetherapie mit rt-PA war in den letzten Jahren der Motor zur Intensivierung der Schlaganfalltherapie. Nach den Ergebnissen der ECASS-3-Studie wird die Thrombolyse mit i.v. rekombinantem Gewebeplasminogenaktivator (rt-PA, 0,9 mg/kg KG, Maximum 90 mg) in einem Zeitfenster bis 4,5 h nach Symptombeginn eines ischämischen Schlaganfalls empfohlen. 10% der Dosis werden als Bolus appliziert, gefolgt von einer 60-minütigen Infusion. Nach ECASS beträgt der absolute Unterschied in der Verhinderung von Behinderung und Tod 7,2% gegenüber Placebo, und dies trotz eines erhöhten Risikos symptomatischer zerebraler Blutungen (2,4% vs. 0,2%).

Demnach ergeben sich folgende Empfehlungen für die rekanalisierende Therapie, die auch für den einweisenden Notfallmediziner von Bedeutung sind:
- Die i.v. Behandlung mit rt-PA wird innerhalb eines 3-Stunden-Fensters zur Behandlung ischämischer Hirninfarkte an in dieser Therapie erfahrenen Zentren empfohlen. Daher sollte in diesem Zeitrahmen immer die nächstmögliche Klinik mit Lysemöglichkeit angefahren werden.
- Die ECASS-3-Studie belegt einen Behandlungseffekt der i.v. Lysebehandlung auch in einem 4,5-Stunden-Zeitfenster. Daher sollte auch

bei diesem Zeitrahmen grundsätzlich eine Klinik mit Lysemöglichkeit angefahren werden.
- Die intraarterielle Behandlung proximaler Verschlüsse der A. cerebri media mit einem Plasminogenaktivator führt innerhalb eines 6-Stunden-Zeitfensters zu einer signifikanten Verbesserung des Outcome und kann als individueller Heilversuch durchgeführt werden. Die intraarterielle Lyse wird nur von spezialisierten Zentren durchgeführt.
- Akute Basilarisverschlüsse sollten ebenfalls in darauf spezialisierten Zentren mit intraarterieller Applikation von Urokinase, rt-PA oder mechanischer Rekanalisation behandelt werden. Bei Basilaristhrombose gilt die i.v. Thrombolyse als eine akzeptable Alternative auch jenseits des 3-Stunden-Zeitfensters.

25.1.2 Intrazerebrale Blutungen

Intrazerebrale Blutungen (ICB) sind intraparenchymatöse Blutungen des Gehirns. Sie lassen sich klinisch nicht von ischämischen Schlaganfällen abgrenzen. ICB äußern sich zu Beginn mit den gleichen fokal neurologischen Defiziten wie ischämische Infarkte. Meist kommt es zu einer Progredienz der Schwere der Ausfälle in den ersten Stunden. Besonders typisch sind ein relativ schneller Auftritt einer Bewusstseinstrübung bis zum Koma und ein massiv erhöhter Blutdruck. Gleiches kann aber auch bei zerebralen Ischämien vorkommen.

Pathogenese und Pathophysiologie

Primäre und sekundäre ICB

Man unterscheidet primäre und sekundäre ICB. Sowohl hypertone (50–60%) als auch mit einer zerebralen Amyloidangiopathie (CAA) assoziierte ICB (30%) werden zu den primären Blutungen gezählt, die etwa 80–85% aller ICB ausmachen, sekundäre Blutungen sind für etwa 15–20% aller ICB verantwortlich. Typische Ursachen sind orale Antikoagulanzien (4–20%), Tumoren (~ 5%), vaskuläre Malformationen (1–2%) und andere seltenere Ursachen (< 1%, u.a. Sinusvenenthrombose, zerebrale Vaskulitis, Drogen, Eklampsie).

Die arterielle Hypertonie ist der häufigste Risikofaktor für spontane ICB. Epidemiologische Studien legen nahe, dass sich 70–80% der ICB auf dem Boden einer Hypertonie ereignen. Bei vielen Patienten mit ICB findet sich eine linksventrikuläre Hypertrophie als Ausdruck eines langjährigen Hypertonus. Andere Risikofaktoren für ICB umfassen neben Alter, Hypertonie und ethnischer Zugehörigkeit auch Zigarettenrauchen und Alkoholabusus.

Bei der klassischen hypertensiv bedingten ICB kommt es zur Ruptur eines arteriellen Gefäßes mit 50–200 µm Durchmesser. Als Hintergrund werden neben miliaren Aneurysmen Abrisse kleinerer Gefäße mit einer dominoartigen Ausbreitung diskutiert, wobei keine dieser Hypothesen gesichert ist. Besonders wichtig scheint aber die Arteriolopathie oder Lipohyalinose (sog. Mikroangiopathie) mit degenerativen Wandveränderungen zu sein. Diese kann mikroskopisch in verschiedene Schweregrade eingeteilt werden. Die Schwere ist abhängig von Dauer und Ausprägung der zugrunde liegenden Hypertonie. Bei dem schwersten Grad treten regelmäßig petechiale Blutungen auf. In Zukunft könnte der Nachweis von sog. Microbleeds im MRT als Prädiktor für spätere ICB gelten.

ICB wachsen oft noch deutlich in den ersten Stunden (5–6 h nach Ereignis). Die Hämatomausbreitung folgt dabei den Faserbündeln – dem Weg des geringsten Widerstands. Die Blutung kommt zum Stillstand, da einmal durch Aktivierung des Tissue factor (TF) im Hirngewebe eine massive Gerinnungsaktivierung erfolgt und zum anderen der Gewebegegendruck zunimmt.

Ungünstige prognostische Faktoren sind hohes Alter, niedriger initialer GCS, infratentorielle Lokalisation und Ventrikeleinbruch. Die 30-Tage-Mortalität hängt von Größe und Lokalisation der initialen Blutung ab. Tief gelegene Blutungen haben eine hohe Mortalität, lobäre Blutungen gleicher Größe werden häufiger überlebt. Bei Patienten mit einem ursprünglichen Blutungsvolumen von mehr als 60 ml liegt die Mortalität für tief gelegene Blutungen bei 93% und für lobäre Blutungen bei 71%. Bei Patienten mit einem Volumen zwischen 30 und 60 ml beträgt die Mortalität 64% für tief gelegene Blutungen, 60% für lobäre Blutungen und 75% für Kleinhirnblutungen. Beträgt das initiale Volumen weniger als 30 ml, liegt die Mortalität nur noch bei 23% für tief gelegene Blutungen, 7% für lobäre und 57% für zerebelläre Blutungen. Retrospektive Studien zeigten, dass zwischen 35 und 52% der Patienten mit einer ICB innerhalb eines Monats versterben und nur 20% nach 6 Monaten funktionell unabhängig sind. Darüber hinaus ist die Nachblutung die wesentliche Komplikation der akuten Hirnblutung. Sie tritt bei fast 40% der Patienten mit spontaner primärer ICB innerhalb von 24 h auf. Eine Größenzunahme von 33% und mehr zeigte sich bei 26% der in Studien untersuchten Patienten innerhalb der ersten 4 h nach Symptombeginn im cCT. Weitere 12% zeigten eine Größenzunahme in den folgenden 20 h. Diese war signifikant mit einer klinischen Verschlechterung assoziiert.

Ungünstige prognostische Faktoren

Neben der hypertoniebedingten Blutung sind klinisch auch Blutungen unter Antikoagulation und antithrombotischer Therapie relevant. Bei marcumarisierten Patienten wird von einem jährlichen Risiko von 1–2% für eine ICB ausgegangen, ASS führt bei etwa 1 von 1000 Patienten pro Jahr zu einer ICB. Intravenöse und intraarterielle Thrombolysen führen ebenfalls zu einer deutlichen Nebenwirkungsrate von Blutungskomplikationen, hierbei treten ICB ca. 10× häufiger als spontan auf. Typischerweise ist eine solche Blutung nicht direkt nach, aber einige Stunden nach Thrombolyse zu beobachten.

Antikoagulation als Risikofaktor

Im Folgenden werden noch weitere seltenere Ursachen für sekundäre ICB aufgeführt:
- Genetische oder hereditäre Blutungsleiden: Thrombozytenstörungen (idiopathische Thrombozytopathie, Willebrand-Jürgens-Syndrom etc.), Bluterkrankheiten (Hämophilie A und B)

- Sonstige sekundäre Blutungsleiden (bei Leukämien, Lymphomen, Lebererkrankungen, disseminierten Gerinnungsstörungen etc.)
- Blutungen in Tumoren (v.a. Glioblastom und Metastasen, häufig bei an sich seltenen Tumoren wie beim Plexuspapillom und Hypophysenadenom oder sekundär bei der Hypophysenapoplexie)
- Vaskulitis (mit subarachnoidalen oder intrazerebralen Blutungskomplikationen)
- Eklampsie (ICB unter Eklampsie führen bei $1/3$ der Fälle zu einer maternalen Mortalität und damit häufig zu kindlichen Problemen, die sekundär zu den maternalen auftreten, v.a. abhängig von intrakraniellen Drucksteigerungen)
- Leberzirrhose
- Moyamoya-Erkrankung
- Traumen mit sekundären kontusionellen Blutungen
- Sinusvenenthrombose

Präklinisches Akutmanagement

> In der Akutphase ist die Differenzierung einer ICB von einem ischämischen Schlaganfall allein mit der klinischen Untersuchung nicht möglich.

Die Erstversorgung einer ICB entspricht dem Vorgehen beim ischämischen Schlaganfall (s.o). Die wichtigste Maßnahme ist der rasche Transport in eine Zielklinik, um dort mittels Bildgebung eine ätiologische Zuordnung zu treffen und dann möglichst rasch eine differenzierte Therapie einzuleiten.

Akutmanagement der ICB im Krankenhaus

CT   Die Behandlung der ICB ist eine komplexe, häufig intensivmedizinische Maßnahme und wird im Folgenden nur skizziert, um dem Notarzt einen Überblick zu geben und ihn in die Lage zu versetzen, die Möglichkeiten evtl. infrage kommender Zielkliniken abzuschätzen.

Diagnostik im Krankenhaus

Die CT ermöglicht eine schnelle, einfache und akkurate Diagnose und ist der Goldstandard zum Nachweis einer ICB (s. Abb. 25.2). Das MRT hat aber mittlerweile eine ähnliche Treffsicherheit. Mikroblutungen sind in den blutungssensitiven T2*-gewichteten Sequenzen sehr viel sensitiver zu erfassen.

Bei typischen hypertensiven Blutungen (Stammganglienblutung) und anamnestisch sicherer Hypertonie sind außer einer CT-Verlaufsuntersuchung (nach 24–48 h) keine weiteren Kontrollen notwendig. In allen anderen Fällen sind Kontrolluntersuchungen mit anderen Modalitäten notwendig. Falls diese Untersuchungen keinen Aufschluss geben sollten, muss nach 4–6 Wo. erneut kontrolliert werden. Dies gilt für

Patienten mit einer ICB in typisch hypertensiver Lokalisation, die jung sind oder keine Hypertonie haben, und für Patienten mit lobärer Blutung. Die zugrunde liegende Gefäßerkrankung sollte in Abhängigkeit von der vermuteten Ursache mit folgenden Methoden untersucht werden:
- MRT, wenn ein kavernöses Hämangiom oder eine CAA vermutet wird (Multiple ältere kortikale und subkortikale Blutungen auf T2*-gewichteten MR-Bildern sind typisch für eine CAA)
- CTA oder MRA, wenn eine Sinusvenenthrombose (SVT) vermutet wird
- DSA, wenn ein rupturiertes Aneurysma oder eine piale oder durale arteriovenöse Malformation vermutet wird

Zur Notfalldiagnostik gehören neben der Bildgebung eine Untersuchung der Gerinnungsparameter und, v.a. bei jüngeren Patienten, ein Drogenscreening.

Therapeutische Maßnahmen im Krankenhaus
Patienten mit einer ICB sollten auf einer Stroke Unit oder einer neurologischen/neurochirurgischen Intensivstation behandelt werden. Eine qualifizierte Behandlung auf diesen Einheiten verringert die Mortalität und erhöht die Wahrscheinlichkeit auf ein unabhängiges Outcome. Eine antihypertensive Therapie sollte mit Augenmaß durchgeführt werden. Sie ist in jedem Fall empfohlen, wenn die ICB mit einer Herzinsuffizienz, einem AMI, akutem Nierenversagen oder einer Aortendissektion kombiniert ist. Ist dies nicht der Fall, sollte vorsichtig vorgegangen werden, denn eine Senkung des Blutdrucks mag zwar die Vergrößerung der Blutung verhindern, es wird allerdings auch der zerebrale Perfusionsdruck verringert, was angesichts eines erhöhten ICP durch die Blutung zu einer kritischen Senkung des zerebralen Blutflusses führen kann. Daher sollte bei Patienten mit vorbestehender arterieller Hypertonie ab einer oberen Grenze des systolischen Blutdrucks von 180 mmHg und des diastolischen Blutdrucks von 105 mmHg mit einer Senkung des Blutdrucks unter 170/100 mmHg (entsprechend einem MAP von 125 mmHg) begonnen werden. Bei Patienten ohne vorbestehende Hypertonie sollte der Blutdruck bei Überschreiten von 160/95 mmHg auf unter 150/90 mmHg (MAP 110 mmHg) gesenkt werden. Ein empfohlenes Medikament hierfür ist z.B. i.v. Urapidil. Wie beim ischämischen Hirninfarkt sollten drastische kurzfristige Blutdrucksenkungen vermieden werden.

Im Zuge einer Hirnblutung kann es zu einer Steigerung des ICP und zur Abnahme des CPP kommen. Ursache hierfür ist zum einen die intrakranielle Volumenzunahme, zum anderen ein perifokales Hirnödem. Patienten, bei denen aufgrund einer klinischen Verschlechterung der Vigilanz und entsprechender Zeichen im CT oder MRT eine ICP-Steigerung vermutet wird, sollten mittels invasiver Druckmessung überwacht werden. Das Ziel der Behandlung des erhöhten ICP ist es, den CPP in einem Bereich zwischen 70 und 100 mmHg zu halten. Die Therapie

Steigerung des ICP
Abnahme des CPP

des erhöhten ICP folgt den Richtlinien zur Behandlung des ICP bei anderen Erkrankungen. Hierzu kommen die Osmotherapie (4–5 × 500 ml Osmofundin oder bis zu 6 × 125 ml Mannitol bei Hirndruckkrisen) sowie andere einen ICP senkende Substanzen infrage (Barbiturate, Trispuffer und hyperton-hyperonkotische Lösungen wie HyperHAES).

Die Vorbeugung von Lungenembolien (LE) ist bei allen Schlaganfallpatienten von besonderer Bedeutung. Kompressionsstrümpfe und intermittierende pneumatische Kompression zur Thromboseprophylaxe werden bei Patienten mit hochgradiger Beinparese empfohlen (B).

Niedrigdosiertes subkutanes Heparin oder niedermolekulare Heparine sollten nach 24 h in Erwägung gezogen werden, v.a. bei Patienten mit hohem Thrombembolierisiko. Bisherige Studien konnten kein Ansteigen intrazerebraler Nachblutungen bei früher Heparin-Gabe zeigen (B).

Eine prophylaktische antiepileptische Therapie bei ICB-Patienten ist grundsätzlich nicht sinnvoll. Klinisch apparente epileptische Anfälle sollen behandelt werden. Nach 30 Tagen kann die Therapie reduziert und evtl. beendet werden. Ereignet sich ein Anfallrezidiv, sollten die Patienten dauerhaft antiepileptisch behandelt werden.

Bei Gerinnungsstörungen ist die schnellstmögliche Korrektur der Gerinnungsstörung mit der Gabe von Frischplasmakonzentraten oder PPSB sinnvoll. Die Gabe von Konakion allein reicht nicht aus. Der hämostaseologische Effekt von rFVIIa bei spontanen ICB wurde in 2 randomisierten kontrollierten Studien bestätigt. Allerdings konnte bisher nicht gezeigt werden, dass der biologische Effekt auch zu einer Verbesserung des klinisch-funktionellen Ergebnisses führt. Die Therapie mit rFVIIa führt zu einer Erhöhung arterieller thrombembolischer Ereignisse. Derzeit kann daher eine Therapie mit rFVIIa nicht empfohlen werden.

Grundsätzlich werden auch bei ICB eine frühzeitige Mobilisation und der Beginn einer Frührehabilitation empfohlen, es sei denn es besteht eine Erhöhung des ICP.

Eine operative Therapie ist indiziert zur Ausschaltung einer Blutungsquelle, wie eines Aneurysma oder eines Angioms. Auch eine Ventrikeldrainage bei intraventrikulärer Blutung ist oft sinnvoll. Im Gegensatz dazu ergeben sich aus Studien keine klaren Richtlinien, wann ein Patient mit einer ICB eine Hämatomexkavation erhalten soll. Sicher ist, dass Patienten mit kleinen Hämatomen (< 10 ml) meist ohne Operation eine gute Prognose haben. Bei Patienten mit ausgedehnten Blutungen, die schon bei Aufnahme komatös sind, wird i.d.R. von einer Hämatomausräumung abgesehen. Patienten mit mittelgroßen Hämatomen und mittelschwerer klinischer Symptomatik profitieren möglicherweise von einer Operation, v.a., wenn sie eine zunehmende Bewusstseinstrübung entwickeln und/oder im cCT eine zunehmende raumfordernde Wirkung mit Mittellinienverschiebung nachzuweisen ist. Zusammenfassend lässt sich feststellen, dass die Hämatomausräumung keine gesicherte Therapie ist. Sie kann im individuellen Fall bei oberflächlich gelegenen Lappenblutungen ohne Ventrikeleinbruch in Erwägung gezogen werden, wenn sich der klinische Zustand von initial nicht komatösen Patienten verschlechtert. Patienten mit Kleinhirnblutung, die zu einer Hirnstammkompression führen, sollten operiert werden. Solitäre Hirnstamm- und Thalamusblutungen werden nicht operiert.

25.1.3 Subarachnoidalblutung

Die Subarachnoidalblutung (SAB) wird zu den Schlaganfällen gerechnet, da auch dieses Krankheitsbild zu akuten fokalen (und globalen) neurologischen Defiziten führen kann. Im Gegensatz zum Hirninfarkt und der ICB ist die SAB jedoch durch ein distinktes klinisches Bild gekennzeichnet. Im Vordergrund der klinischen Symptomatik steht der Kopfschmerz, im klassischen Fall in Form eines perakuten Vernichtungsschmerzes (explosionsartig), es kommen aber auch Kopfschmerzen mit geringerer Intensität vor. Weitere Leitsymptome der SAB neben dem Kopfschmerz sind Nackenschmerzen, Nackensteife (Meningismus), Übelkeit und Erbrechen. Nicht selten kommt es auch initial zu Bewusstseinsstörungen und Atemstörungen. Die Klinik wird nach der Hunt-und-Hess-Klassifikation objektiviert, die auch eine prognostische Einschätzung zulässt und daher dem Notarzt geläufig sein sollte (s. Tab. 25.4).

An eine SAB sollte gedacht werden, wenn ein Patient Zephalgien aufweist, die in dieser Form nicht bekannt sind und an Heftigkeit das bisher Bekannte übersteigen, bzw. wenn ein Patient, der nie Kopfschmerzen gehabt hat, plötzlich unter heftigsten Kopfschmerzen leidet. Zwar bestätigt sich nur bei einem Bruchteil der Patienten mit perakut einsetzendem Kopfschmerz die Verdachtsdiagnose einer SAB, aufgrund der Tragweite der Diagnose und der damit verbundenen Komplikationen sollte präklinisch allerdings immer bis zum Beweis des Gegenteils

Tab. 25.4: Klinische Klassifikation der SAB nach der World Federation of Neurological Surgeons (WFNS) und nach Hunt und Hess

WFNS			Hunt und Hess	
Grad	Glasgow Coma Score	Hemiparese oder Aphasie	Grad	Kriterien
I	15	Nein	I	Asymptomatisch, leichte Kopfschmerzen, leichter Meningismus
II	14–13	Nein	II	Starke Kopfschmerzen, Meningismus, keine Fokalneurologie außer Hirnnervenstörungen
III	14–13	Ja	III	Somnolenz, Verwirrtheit, leichte Fokalneurologie
IV	12–7	Ja/nein	IV	Sopor, mäßige bis schwere Hemiparese, vegetative Störungen
V	6–3	Ja/nein	V	Koma, Einklemmungszeichen

von einer SAB ausgegangen werden, denn noch immer beträgt die 30-Tage-Letalität inklusive Prähospitalphase 45–50%. Die Differenzialdiagnose umfasst die Meningoenzephalitis, die Migräne und andere Kopfschmerzarten, besonders auch den (seltenen) benignen postkoitalen Kopfschmerz. Auch eine Sinusitis oder ein Glaukomanfall können zu heftigsten Kopf- und Gesichtsschmerzen führen.

Pathogenese und Pathophysiologie

Die häufigste Ursache einer spontanen (nicht traumatischen) SAB ist ein rupturiertes Aneurysma (75–80% aller Fälle). Bei 5% handelt es sich um Blutungen aus arteriovenösen Fehlbildungen. Trotz intensiver Suche wird in 10–15% der Fälle keine Blutungsquelle gefunden. Die Ursachen intrakranieller Aneurysmen sind multifaktoriell. Während die Anlage der Aneurysmen wahrscheinlich kongenital erfolgt, nehmen sie im frühen Erwachsenenalter aufgrund hämodynamischer Faktoren an Größe zu. Arteriosklerotische Aneurysmen sind an Hirngefäßen selten.

Meist rupturiertes Aneurysma

Die Aneurysmaruptur führt zu einer ICP-Steigerung, maximal bis auf arterielle Druckwerte, sodass es zum intrakraniellen Kreislaufstillstand mit primär letalem Ausgang kommt (ca. 10%). Dieses je nach Blutungsausmaß variabel verlaufende hämorrhagische, hypoxische, ischämische Akutereignis bestimmt bereits wesentlich die neurologische Erholungsmöglichkeit. Bedingt durch einen subarachnoidalen Resorptionsblock entwickeln ca. 25% aller Patienten in der Akutphase einen symptomatischen Hydrozephalus. Ein Hydrozephalus occlusus tritt bei Verschluss des Aquädukts oder der Austrittsstellen des IV. Ventrikels auf, ein Hydrozephalus aresorptivus bei Verklebung der Pacchioni-Granulationen durch das subarachnoidale Blut. Zwischen Tag 4 und Tag 14 kommt es zu Vasospasmen der subarachnoidalen Arterien (30–70%) mit konsekutiven Perfusionsminderungen und „verzögerten ischämischen neurologischen Defiziten". Die Ursache des Vasospasmus ist trotz intensiver Forschung bisher nicht vollständig geklärt. Endovaskulär behandelte Patienten haben weniger Vasospasmen als operativ geclippte Patienten, bei denen das subarachnoidale Blut ausgespült wurde. Da der Vasospasmus das Operationsrisiko erhöht, wird das operative Clipping oder auch eine endovaskuläre Therapie innerhalb der ersten 3 Tage angestrebt. Oft zeitlich koinzident mit dem Vasospasmus entwickeln sich Natriurese, Hyponatriämie und Hypovolämie. Diese Komplikationen sind pathophysiologisch nur z.T. verstanden und begünstigen die sekundären Ischämien. Neurogen-extrazerebrale Organfunktionsstörungen nach SAB betreffen v.a. das kardiopulmonale System (myokardiale Nekrosen, verminderte Herzauswurfleistung, neurogenes Lungenödem).

Die wesentlichen prognostischen Faktoren sind das Alter, der Grad der initialen Bewusstseinsstörung, die Menge des subarachnoidalen Bluts und die Lokalisation des Aneurysmas. Aneurysmen im hinteren Hirnversorgungsgebiet mit viel subarachnoidalem Blut in den Zisternen und Ventrikeln haben eine schlechte Prognose. Die Letalität steigt von

13% bei wachen Patienten auf 75% bei initial komatösen Patienten. Insgesamt liegt die Letalität innerhalb des ersten Monats mit über 40% immer noch sehr hoch, wobei geschätzt wird, dass 15–20% der Patienten bereits vor Erreichen des Krankenhauses versterben. Etwa $1/3$ der überlebenden Patienten behält ein bleibendes neurologisches Defizit. Bleibende neuropsychologische Defizite sind v.a. bei Patienten mit linksseitigem Mediaaneurysma, intraventrikulärem Blut und Hydrozephalus beschrieben. Die Prognose ist dabei sehr von den Komplikationen abhängig. Eine erneute Blutung aus einem nicht ausgeschalteten Aneurysma ist mit einer Letalität von 50–70% belastet. Das Nachblutungsrisiko ist mit 4% innerhalb der ersten 24 h am höchsten. Kumulativ beträgt es 15–20% nach 2 Wo. und 50% in den ersten 6 Monaten (Nachblutungen sind häufiger bei systolischen Blutdruckwerten über 160 mmHg). Die Rezidivblutung kann nur durch eine möglichst frühzeitige Ausschaltung des Aneurysmas wirksam verhindert werden.

Für den Notfallmediziner ist darüber hinaus wichtig zu wissen, dass bei ca. 25% der Patienten mit manifester Aneurysmablutung Tage bis Wochen vor dem schädigenden Ereignis ein Aneurysmaleck (sog. warning leak) aufgetreten ist, das mit plötzlichen Kopfschmerzen und geringer Nackensteifigkeit einhergeht. In dieser Phase finden sich i.d.R. jedoch keine Auffälligkeiten im CT. Hier wird der Liquor zur Diagnosesicherung benötigt, er zeigt durch eine xanthochrome Färbung die stattgehabte „Warnblutung" an. Das Erkennen des warning leak ist wichtig, da in dieser Phase die symptomatischen Aneurysmen mit geringem Operationsrisiko ausgeschaltet werden können.

Präklinisches Akutmanagement
Die wichtigste und kritischste Maßnahme im präklinischen Akutmanagement ist die Diagnose der SAB.

> Bei jedem neuen, in dieser Form noch nicht da gewesenen, heftigen Kopfschmerz muss an eine SAB gedacht werden. Bei V.a. SAB ist die Einweisung oder Weiterverlegung in ein Krankenhaus mit der Möglichkeit zur weiterführenden Diagnostik (mindestens einem cCT) notwendig. Wenn irgend möglich, ist der Patient in eine Klinik mit einer Neurochirurgie, interventioneller Neuroradiologie und Neurologie sowie der Möglichkeit zur Neurointensivbehandlung zu transportieren.

Es kann folgendes Notfallvorgehen empfohlen werden:
- Kurze Anamnese, Medikamentenanamnese und klinischer Befund
- Venöser Zugang, Blutzuckertest
- Sauerstoffgabe über Nasensonde (z.B. 2 l/min)
- Monitoring mit EKG, nichtinvasive Blutdruckmessung und Pulsoximetrie
- Überwachung von Vitalfunktionen und neurologischem Status

- Frühe Intubation bei insuffizienter Oxygenierung oder Bewusstseinstrübung
- Blutdruck langsam senken bei Werten über 170/90 mmHg (bevorzugt Urapidil wegen der begleitenden Senkung des ICP)
- Umgehender Transport in eine neurologische/neurochirurgische Klinik zum cCT und zur weiterführenden Intensivbehandlung

Akutmanagement der SAB im Krankenhaus

Diagnostik im Krankenhaus. Ein cCT ohne Kontrastmittel ist bei V.a. eine SAB zwingend erforderlich und sichert fast immer die Diagnose (s. Abb. 25.5). Die Verteilung des Bluts gibt außerdem einen Hinweis auf die Lokalisation des Aneurysmas. Die Sensitivität des cCT sinkt von 98% innerhalb der ersten 12 h nach Blutung auf 75% am 3. Tag und auf 50% am 7. Tag. Ein unauffälliges cCT kann bei einem kleinen warning leak oder einer Tage zurückliegenden Aneurysmablutung vorkommen. Bei klinischem Verdacht muss dann eine Lumbalpunktion erfolgen. Ein wasserklarer, unauffälliger Liquor schließt eine SAB innerhalb der letzten 2–3 Wo. aus.

Die MRT ist am 1. Tag der Blutung mit modernen Flairsequenzen und dem Gradientenecho ähnlich sensitiv wie das cCT und kann Blutungen, die bereits Tage zurückliegen, durch den Hämosiderinnachweis mit höherer Sensitivität aufzeigen. CTA und MRA können Aneurysmen kleiner als 4 mm nicht nachweisen. Die Sensitivität von CTA und MRA für Aneurysmen > 4 mm liegt zwischen 80% und 95%. Bis zu 20% der Aneurysmen

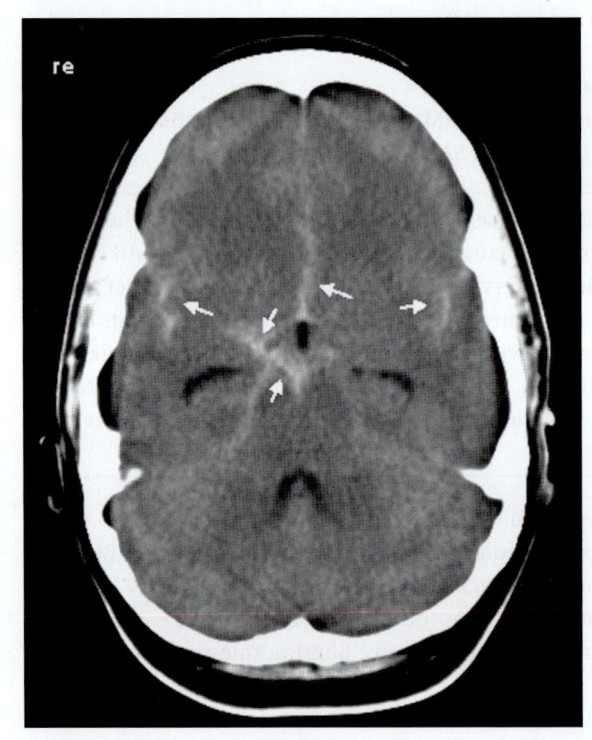

Abb. 25.5: 28-jährige Patientin mit akut aufgetretenen heftigen Kopfschmerzen und Meningismus ohne fokale neurologische Defizite und normalem Bewusstsein (GCS 14, Hunt-und-Hess-Score: II). Im CT findet sich eine rechtsbetonte SAB (Pfeile).

> 4 mm werden nicht erkannt, wenn CTA bzw. MRA als alleinige Suchmethoden eingesetzt werden. CTA und MRA haben ihren Stellenwert besonders bei der Therapieplanung komplexer und großer Aneurysmen.

Bei Nachweis einer SAB ist daher eine angiographische Abklärung und bei Aneurysmanachweis eine möglichst schnelle interventionelle oder operative Aneurysma-Ausschaltung anzustreben. Die höchste Nachweisgenauigkeit in der Aneurysmasuche hat eine 4-Gefäß-Angiographie mit gedrehten Aufnahmen und Aufnahmen nach Kompression. Der Zeitpunkt ist so zu wählen, dass die Operation innerhalb von 72 h nach Blutung erfolgen kann, da danach die Gefahr eines Vasospasmus das Operationsrisiko erhöht. In den meisten Zentren wird eine umgehende, aber nicht unbedingt sofortige Intervention und unter Abwägung von Nutzen und Risiko propagiert.

Therapeutische Maßnahmen im Krankenhaus

Zur Ausschaltung des gebluteten Aneurysmas steht das endovaskuläre Coiling durch einen interventionell erfahrenen Neuroradiologen oder das neurochirurgische Aneurysmaclipping zur Auswahl. Nach der ISAT-Studie (International Subarachnoid Aneurysm Trial) ist die kurzfristige Prognose (Mortalität und Behinderungsgrad nach einem Jahr) nach endovaskulärem Coiling besser als nach Aneurysmaclipping (absolute Risikoreduktion: 6,9%). Es wurden hier aber nur Patienten eingeschlossen, bei denen „Unsicherheit" bez. der besten Behandlung bestand. Insofern wird allgemein bis zum Vorliegen langfristiger Reblutungsraten und weiterer Studien mit einem größeren Spektrum unterschiedlicher Aneurysmalokalisationen und Schweregrade empfohlen, eine individuelle Therapie-Entscheidung unter interdisziplinärer Absprache zwischen Neuroradiologen, Neurochirurgen und ggf. Neurologen zu treffen.

Endovaskuläres Coiling

Allgemeine Behandlungsmaßnahmen sind nur in beschränktem Umfang geeignet, Reblutungen und Vasospasmus zu verhindern. Die meisten allgemeinen Behandlungsmaßnahmen sind rein empirisch und nicht durch kontrollierte Studien gesichert. Bettruhe und die Vermeidung heftiger pressorischer Akte werden empfohlen (Antiemetika und Laxanzien bei Bedarf). Die Vermeidung von Hyperglykämie und Fieber ist auch nach SAB ein Grundprinzip der Neuroprotektion. Für den MAD wird bis zur Versorgung des Aneurysmas ein Zielwert von 60–90 mmHg empfohlen, da hohe Blutdruckwerte mit einem erhöhten Rerupturrisiko einhergehen können. Nach der Aneurysmaversorgung sollte eine Thromboseprophylaxe mit niedrigmolekularen Heparinen erfolgen, zuvor sollte keine Gabe von gerinnungshemmenden Substanzen erfolgen. Nicht empfohlen ist auch die prophylaktische Gabe von Glukokortikoiden oder Antifibrinolytika. Analgesie wird durch Paracetamol, ggf. Metamizol-Natrium und Opioide erreicht. Eine Langzeitsedierung mit Fentanyl/Midazolam oder Propofol kann bei Spätoperation und unruhigen, beatmeten Patienten zum Schutz vor Nachblutungen sinnvoll sein. Die Behandlung der Komplikationen wie Hydrozephalus oder Vasospasmus ist oftmals außerordentlich komplex, erfordert eine ausgesprochen eingehende intensivmedizinische Expertise und ist in der perakuten Phase so gut wie nicht relevant.

25.2 Epileptische Anfälle bei Erwachsenen

Verschiedene Anfallsformen

Epileptische Anfälle sind i.d.R. vorübergehende plötzliche Dysfunktionen des ZNS, deren Phänomenologie auf abnormen neuronalen Entladungen der Hirnrinde basiert. Grundsätzlich kann zwischen fokalen (partiellen) und generalisierten Anfällen unterschieden werden. Die Symptomatik fokaler Anfälle kann auf die Entstehungsregion im Gehirn hindeuten. Sind fokale Anfälle mit Bewusstseinsstörungen kombiniert, dann werden sie als komplex-fokale Anfälle bezeichnet. Sekundär generalisierte Anfälle entstehen durch die Ausbreitung fokal eingeleiteter Anfälle und sind von den (selteneren) primär generalisierten Anfällen abzugrenzen, die meist im Rahmen definierter idiopathischer Epilepsiesyndrome auftreten (z.B. Absence-Epilepsie, Aufwach-Grand-mal-Epilepsie). Für die weitere Klassifikation von Epilepsien sei auf die neurologische Fachliteratur verwiesen, sie ist allerdings für die Notfallversorgung wenig relevant.

Epileptische Anfälle dauern i.d.R. nicht länger als 2 min. Der Patient befindet sich dabei im iktalen Zustand. Vielen Anfällen folgt eine Nachphase (postiktal), die v.a. im höheren Lebensalter auch 24 h und länger anhalten kann. Obwohl die Neurone dann keine exzessiven Entladungen mehr aufweisen, kommt es zu Sprachstörungen, Lähmungen, Gedächtnisstörungen, aber auch zu psychischen Störungen wie Depressionen oder selten zu psychotischen Episoden oder aggressiven Zuständen. Nach Abklingen der postiktalen Phase befindet sich der Patient bis zum nächsten Anfall im interiktalen Zustand.

Ein Status epilepticus (SE) ist ein epileptischer Anfall, dessen Dauer eine konventionell festgelegte Grenze von 5 min bei generalisiert tonisch-klonischen Anfällen und von 20–30 min bei fokalen Anfällen oder Absencen überschreitet, bzw. ein Zustand, bei dem einzelne epileptische Anfälle in so kurzen Abständen aufeinander folgen, dass klinisch oder elektroenzephalographisch keine vollständige Restitution erfolgt. Der Status generalisierter tonisch-klonischer Anfälle ist der häufigste und schwerwiegendste SE mit einer stark von der Grunderkrankung abhängigen Letalität von ca. 20% und der Gefahr einer progredienten zerebralen Schädigung mit Hirnödem und hypoxischen Schädigungen (selten) sowie als möglichen Folgestörungen metabolischer Azidose, selten Rhabdomyolyse, Nierenversagen und neurogenem Lungenödem.

Ätiologisch liegen dem Status epilepticus mit tonisch-klonischen Anfällen ein Absinken des Antikonvulsivaspiegels bei bekannter Epilepsie oder symptomatische Ursachen wie zerebrovaskuläre Erkrankungen, zerebrale Hypoxie, Alkohol, Tumoren, Enzephalitiden und Traumen zugrunde, aber auch seltene metabolische Erkrankungen (z.B. Porphyrie).

Präklinisches Akutmanagement

Bei den meisten Patienten hat sich der Anfall bereits vor dem Eintreffen des Notarztes ereignet, und der Patient ist bei der Präsentation häufig wieder symptomfrei bzw. befindet sich im postiktalen Zustand. Für das Akutmanagement ist wichtig, ob eine Epilepsie bereits bekannt ist oder ob es sich um einen ersten Anfall handelt. Die (Fremd-)Anamnese ist beim epileptischen Einzelanfall des Erwachsenen von entscheidender Bedeutung. Dabei sind v.a. wichtig:

- Möglichst genaue Anfallsbeschreibung (Dauer, motorische Symptome, Verlauf, Urinabgang, Zungenbiss)
- Anfälle in der Eigen- oder Familienanamnese
- Medikamenten-, Drogen- und Alkoholanamnese
- Auslösende Faktoren wie Schlafentzug, Alkoholgenuss und -entzug, Fieber, Medikamente (z.B. Psychopharmaka, Analgetika, Theophyllin)

Bei der klinischen Untersuchung sind folgende Punkte wichtig:
- Besteht noch epileptische Aktivität? (→ Status epilepticus)
- Liegt nach dem Anfall ein fokales neurologisches Defizit vor? (→ Hinweis auf zerebrale Läsion)
- Fieber und/oder Nackensteife? (→ Hinweis auf Enzephalitis)
- Zungenbiss?
- Urinabgang?
- Sturz durch Anfall, Verletzungsfolgen?

> Zur ersten differenzialdiagnostischen Abgrenzung und ätiologischen Zuordnung sollte bei jedem Patienten mit V.a. einen epileptischen Anfall ein Glukoseschnelltest durchgeführt werden. Ein Drogenscreening ist bei nicht vorbekannter Epilepsie ebenfalls indiziert (Asservation von Urin/Blut).

Die Abgrenzung von epileptischen zu nichtepileptischen Anfällen ist außerordentlich wichtig. Die Kenntnis spezifischer Besonderheiten (s. Tab. 25.5) sollte daher in die klinische Untersuchung mit einfließen.

Abgrenzung von epileptischen zu nichtepileptischen Anfällen

Die Akuttherapie unterscheidet sich je nachdem, ob Anfallsaktivität besteht oder der Patient bereits postiktal ist. Nur bei prolongierter Krampfaktivität, also wenn ein noch krampfender Patient vorgefunden wird, sollte eine medikamentöse Therapie erfolgen (s.u.). Tritt ein Krampf im Beisein des Notarztes ein, kann zunächst abgewartet werden, ob der Anfall sistiert, und erst dann medikamentös eingegriffen werden, wenn dies nicht der Fall ist. Postiktal nach einem Einzelanfall ist akut keine medikamentöse Therapie erforderlich. Dementsprechend empfiehlt sich:

- Rasche Einweisung zur Überwachung und Abklärung der möglichen akut behandlungsbedürftigen Ursachen
- Sicherer venöser Zugang, Blutzuckerkontrolle
- Kontinuierliche Überwachung der Vitalparameter bis zum Ausschluss akut bedrohlicher Erkrankungen

Tab. 25.5: Wichtige iktale Phänomene zur Differenzialdiagnose anfallsartiger Störungen

Epileptischer Anfall
Augen: offen, starr, leer oder verdreht
Dauer: < 2 min
Höchst unterschiedliche Anfallsphänomene (oft konstant von Anfall zu Anfall)
Reorientierung postiktual variabel – oft verlangsamt
Bei tonisch-klonischen Anfällen Muskelkater am Folgetag
Psychogener nichtepileptischer Anfall
Augen: oft geschlossen („wie schlafend", u.U. zugekniffen)
Dauer: oft > 2 min
Variable Anfallsphänomene von Anfall zu Anfall
Häufig atonisch
Oft verzögerte Reorientierung mit Gedächtnislücke für das Ereignis
(Konvulsive) Synkope
Augen: offen nach oben verdreht
Asynchrone Myoklonien und variable Abläufe
Oft Armbeugung, Beinstreckung, rasche Reorientierung (< 1 min)

Häufige Probleme in der Notfallmedikation sind:
- Gabe von Benzodiazepinen trotz des spontanen Sistierens eines Anfalls
- Übersehen einer Hypoglykämie
- Vernachlässigung der Vitalparameter
- Unterbrechung des kontinuierlichen Monitoring bei Transporten oder Wartezeiten

Wenn ein Anfall im Beisein der Ersthelfer auftritt, ist die oberste Maxime, den Patienten vor Verletzungen zu schützen. Ansonsten sind weitere Manipulationen (v.a. im Mundbereich, z.B. das früher übliche Einsetzen eines Beißkeils) obsolet.

Präklinisches Akutmanagement des Status epilepticus
Die medikamentöse Unterbrechung des Status und das Verhindern von Folgeschäden sind vorrangige Therapieziele.

Der Patient sollte so gelagert werden, dass er möglichst vor Selbstgefährdung geschützt ist und die Atemwege freigehalten werden.
- Überwachung der Vitalfunktionen.
- Legen mindestens eines i.v. Zugangs, Elektrolytlösung, Blutzuckerkontrolle.
- EKG-Monitoring, Pulsoximetrie, RR-Überwachung soweit möglich.
- O_2-Insufflation nach Klinik.

25.2 Epileptische Anfälle bei Erwachsenen

- Medikamentöse antikonvulsive Therapie: i.v. Gabe eines Benzodiazepin-Präparats (s.u.). Im präklinischen Akutmanagement kann das allgemein verfügbare und weit verbreitete Midazolam in einer Dosierung von 0,1–0,2 mg/kg gegeben werden.

Bei initialer Nichtverfügbarkeit eines i.v. Zugangs kann auch Diazepam als Rektiole appliziert werden (10–20 mg), alternativ Lorazepam (z.B. Tavor Expidet 2,5 mg bukkal), Wiederholung bei Andauern des Status epilepticus.

Fokaler und Absence-Status sind nicht lebensbedrohlich, die Unterbrechung des Status erfolgt hier mit den Zielen der Wiederherstellung der Handlungskontrolle und des Vermeidens von möglichen Folgeschäden. Hier sind Benzodiazepine i.v., alternativ auch bukkal oder oral bei Nichtverfügbarkeit eines i.v. Zugangs und individuell geringerem Zeitdruck als Medikamente der ersten Wahl anzusehen. Vordringlich ist hier die umgehende Vorstellung in einer neurologischen Klinik.

Akutmanagement des Status epilepticus im Krankenhaus

Auch in der klinischen Akutversorgung sind zunächst die medikamentöse Unterbrechung der Anfallsaktivität und das Verhindern von Folgeschäden vorrangig, die Gabe von i.v. Benzodiazepinen steht an erster Stelle. Nach Studienlage sollten folgende antikonvulsive Präparate verabreicht werden:

- Lorazepam 0,1 mg/kg i.v. (2 mg/min, ggf. wiederholen, max. 10 mg)
oder
- Diazepam 0,25 mg/kg i.v. (5 mg/min, ggf. wiederholen, max. 30 mg)
oder
- Clonazepam 1–2 mg i.v. (0,5 mg/min, ggf. wiederholen, max. ca. 6 mg)

Bei initialer Gabe von Diazepam und Clonazepam, nicht obligatorisch bei Lorazepam, sollte möglichst schon innerhalb von 10 min eine Phenytoin-Aufdosierung über einen getrennten i.v. Zugang beginnen. Bei der akuten hoch dosierten i.v. Phenytoin-Gabe muss immer ein EKG- und Blutdruckmonitoring erfolgen. Eine Phenytoin-Dosis von 15–20 mg/kg wird empfohlen (50 mg/min über 5 min, Rest über 20–30 min, max. 30 mg/kg). Wird Phenytoin als initialer Wirkstoff gewählt, werden bei fehlendem Erfolg zunächst Benzodiazepine, wie oben angegeben, eingesetzt.

Bei Unwirksamkeit des frühzeitig verabreichten Phenytoins oder bei Kontraindikationen kann die i.v. Gabe von Valproat oder Phenobarbital erwogen werden:

- Valproat 20–30 mg/kg i.v., ggf. Repetitionsgabe (dann max. 10 mg/kg)
- Phenobarbital 20 mg/kg i.v. (100 mg/min, höhere Gesamtdosen möglich unter Intensivmonitoring, Beatmungs- und Intubationsbereitschaft)

Bei Kombination von Phenobarbital und Valproat bestehen erhebliche Interaktionsrisiken.

Bei Therapieversagen von Phenytoin, Valproat oder Phenobarbital werden Thiopental (4–7 mg/kg als Bolus, dann 500 mg/h unter EEG-Monitoring mindestens bis zum Burst-Suppression-Muster für 12–24 h), Midazolam (0,15–0,2 mg/kg i.v. als Bolus, dann 0,05–0,2 mg/kg/h nach EEG-Monitoring) oder Propofol (1–2 mg/kg i.v. als Bolus, dann 2–10 mg/kg/h nach EEG-Monitoring) eingesetzt.

Weitere Medikamente, die in Ausnahmefällen zum Einsatz kommen, umfassen Lidocain, Isofluran, Enfluran, Chloralhydrat und Paraldehyd, wobei auf eine genauere Ausführung verzichtet wird, da solche Therapieschemata selten sind und nur in besonderen Situationen unter neurologischer Führung erfolgen.

Die Akutdiagnostik setzt mit der Akuttherapie ein, wobei meist einige spezifischere diagnostische Maßnahmen, wie z.B. eine neuroradiologische Bildgebung, erst nach Anfallsdurchbrechung gelingen. Die Diagnostik kann sehr variabel sein, eine umfassende Darstellung bleibt der neurologischen Fachliteratur vorbehalten.

25.3 Spinale Notfälle

Spinale Erkrankungen sind v.a. bei akutem Auftreten sowie bei einer Beeinträchtigung der Atemfunktion von notfallmedizinischer Relevanz. Die häufigsten Ursachen akuter spinaler Erkrankungen, die eine spezielle notfallmedizinische Relevanz erlangen, sind:

Ursachen
- Traumen der Wirbelsäule
- Mechanische Kompressionen (Bandscheidenvorfall, Metastasen oder Tumoren)
- Vaskuläre Rückenmarkserkrankungen (Ischämie oder Blutung spontan oder als Komplikation, z.B. bei Aortendissektion, Gefäßmalformationen, Gerinnungsstörungen, Traumen)
- Entzündliche Erkrankungen des Rückenmarks oder angrenzender Strukturen (Myelitis, epiduraler Abszess, Spondylodiszitis)

> Bei der akuten Querschnittslähmung tritt nach dem schädigenden Ereignis unterhalb der segmentalen Höhe der Läsion eine schlaffe Lähmung mit erloschenen Muskeleigenreflexen, Blasen- und Mastdarmstörungen, Sensibilitätsstörungen und vegetativen Störungen auf (spinaler Schock). Der spinale Schock erfordert eine intensivmedizinische Überwachung, da ausgeprägte kardiovaskuläre, pulmonale oder gastrointestinale Symptome vorkommen können.

Eine spastische Para- oder Tetraparese findet sich erst Wochen nach dem akuten Ereignis. Ein solcher Befund weist auf eine nicht mehr hyperakute Rückenmarksläsion hin. Bei langsam chronisch progredienten Schädigungsmechanismen wie Tumoren oder chronischen Perfusionsstörung treten spastische Symptome bereits primär auf.

Grundsätzlich kann eine akute Rückenmarksläsion den Rückenmarkquerschnitt inkomplett oder komplett betreffen. Selten können auch isoliert spinale Systeme betroffen sein (z.B. Vorderhörner bei Poliomyelitis, FSME oder Ischämien). Bei Kompression kann anfangs die Höhe des sensiblen Querschnitts 1–3 Segmente von der Läsionshöhe differieren (s. Tab. 25.6). An der oberen Begrenzung des sensiblen Querschnitts findet sich oft eine Zone mit Schmerzen und einer Hyperalgesie.

Neben kompletten Querschnittslähmungen kommen auch andere partielle Läsionsmuster in mehr oder weniger reiner Form vor (s. Tab. 25.7). Besonderheiten des Läsionsmusters treten bei Schädigung im Bereich des Filum terminale und distal davon auf. Je nach reinem Konus-, reinem Kauda- oder kombiniertem Konus-Kauda-Syndrom bestehen

Tab. 25.6: Orientierende Höhenlokalisation der Rückenmarksläsionen (kompletter Querschnitt) für die Notfalldiagnostik

Lokalisation	Syndrom
Halsmark	Tetraplegie (sensomotorisch), reine Bauchatmung (Ausfall der Zwerchfellatmung
Brustmark	Paraplegie der Beine (gangunfähig, rollstuhlpflichtig)
Lendenmark	Distal betonte Paraplegie (teils gehfähig mit Stützapparaten)
Sakralmark	Autonome Störungen (Blase, Mastdarm, Potenz) im Vordergrund Reithosenanästhesie

Tab. 25.7: Läsionsmuster partieller spinaler Schädigungen

Syndrom	Symptome
Brown-Séquard-Syndrom (Halbseitenschädigung des Rückenmarks)	• Ipsilateral spastische Parese und Tiefensensibilitätsstörung unterhalb der Läsion • Kontralateral dissoziierte Sensibilitätsstörung • Ggf. radikuläre Schmerzen und schlaffe Parese in Läsionshöhe ipsilateral
A.-spinalis-anterior-Syndrom (Rückenmarkinfarkt bei Verschluss der A. spinalis anterior)	• Querschnittsförmige dissoziierte Sensibilitätsstörung • Spastische Parese unterhalb und schlaffe Parese in Höhe der Läsion • Blasen-/Darmlähmung

Zentrale Rückenmarksläsion	• Bei Schädigung der Vorderhörner auf Läsionshöhe schlaffe Paresen
	  – bei zusätzlicher Schädigung der Pyramidenbahn spastische Parese unterhalb der Läsion
	  – bei ausschließlicher Läsion der medialen Pyramidenbahnanteile beidseitige Armparese
	• Dissoziierte Sensibilitätsstörung mit Herabsetzung des Schmerz- und Temperaturempfindens

Schmerzen und Sensibilitätsstörungen in den Dermatomen S3–5 („Reithose"), Urin- und Stuhlinkontinenz, Impotenz und schlaffe Paresen.

Präklinisches Akutmanagement
Vorrangig sind bei akuter Querschnittssymptomatik die rasche Klärung der Ursache und die eventuelle Indikationsstellung zu einer Entlastungsoperation, da ein früher Eingriff im Fall einer spinalen Kompression prognoseentscheidend ist. Daher muss ein spinaler Notfall klinisch erkannt und rasch eine entsprechende Zielklinik mit neurologischer, neurochirurgischer und neuroradiologischer Kompetenz angesteuert werden. Das richtige Verhalten der Erstversorgenden entscheidet häufig über das Schicksal von Patienten mit spinalen Notfällen, v.a. bei spinalen Traumen. Liegt eine akute inkomplette oder komplette Rückenmarksläsion vor (s.o.) und ergibt sich in irgendeiner Form der V.a. eine traumatische Genese bzw. kann diese nicht ausgeschlossen werden, muss eine konsequente achsengerechte Immobilisation bis zur Klärung der Situation erfolgen.

Akutmanagement spinaler Notfälle im Krankenhaus
Nach klinischer Höhenlokalisation ist v.a. die weitere Bilddiagnostik zu Diagnosesicherung anzustreben. Die Röntgennativdiagnostik bzw. die CT-Diagnostik (bei verdächtigen Befunden in der Röntgennativdiagnostik) können zuverlässig knöcherne und traumatische Wirbelsäulenläsionen sowie mechanische Einengungen des Spinalkanals darstellen. Eine Darstellung des Myelons selbst und damit die Darstellung intramedullärer Prozesse (z.B. Hämatome, Myelitisherde, traumatische Myelonschädigung, s. Abb. 25.6) sind aber eine Domäne der MRT. Insofern ist bei einem Patienten mit akuter spinaler Symptomatik immer die Einweisung in eine Klinik mit 24-h-Kernspintomographie notwendig, präferenziell in ein Querschnittszentrum.

Bei nachweisbarer Kompression von Rückenmark oder Kauda sollte eine rasche chirurgische Dekompression erfolgen. Obwohl derzeit kein

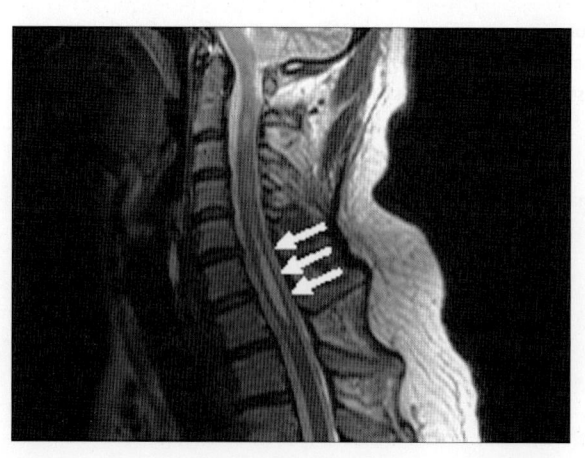

Abb. 25.6: Beispiel eines akuten (intraspinalen) myelitischen Herdes (Pfeile) bei einer 46-jährigen Patientin mit rasch progredienter Paraparese über 1–2 Tage und Hypästhesie

absolutes Zeitfenster festzulegen ist, kann man davon ausgehen, dass das Outcome umso besser ist, je früher operiert wird. Die hoch dosierte Cortison-Gabe wird teils kontrovers diskutiert (s. Kap. 30). Die weitere Diagnostik und Therapie, zumal bei nichttraumatischen spinalen Notfällen, können sehr komplex sein und je nach Symptomatik eine operative und nachfolgend aufwändige intensivmedizinische Versorgung umfassen, bzw. je nach Sachlage auch in rein konservativen Maßnahmen bestehen.

Folgende generelle Prinzipien gelten für die Akutbehandlung spinaler Notfälle:

Behandlungsprinzipien

- Akute traumatische und nichttraumatische Para- bzw. Tetraparese bzw. -plegie erfordert initial eine intensivmedizinische Überwachung (**Cave**: kardiovaskuläre, pulmonale und gastrointestinale Komplikationen im spinalen Schock!).
- Kontinuierliche Kontrolle der neurologischen Ausfälle, um einen Anstieg der spinalen Läsionshöhe und eine Zunahme der Schwere der Ausfälle, z.B. durch Blutung zu erfassen.
- Atmung und Vitalkapazität kontrollieren: Bei zervikalen und hochthorakalen Läsionen (v.a. bei begleitenden Thorax- und Lungenkontusionen) ist mit der Entwicklung einer Beatmungspflichtigkeit zu rechnen – bei Läsionen unterhalb C4 meist vorübergehend.
- Bei Läsionen oberhalb Th6 besteht eine gestörte sympathische Innervation des Herzens, sodass der überwiegende Vagotonus zur Bradykardie führt (**Cave**: Asystolie beim Absaugen u.a. vagalen Reizen!).
- Frühzeitige Blasendrainage zur Vermeidung einer Detrusorüberdehnung und sekundärer Pyelonephritiden und Zystitiden bei Harnabflussstörungen.
- Thrombembolieprophylaxe mit niedermolekularen Heparinen.
- Regelmäßige Umlagerung und funktionell angepasste Lagerung des Körpers und der Extremitäten sind wichtig, um Kontrakturen der Gelenke und Druckulzera der Haut zu vermeiden.
- Frühzeitige und ausreichende Schmerzmedikation (z.B. Kurzinfusionen mit Paracetamol oder Metamizol), um eine Chronifizierung des Schmerzes zu vermeiden. Wird der Einsatz von Opiaten zur adäquaten Schmerztherapie notwendig, muss auf die gestörte Darmtätigkeit geachtet werden.
- Die Stuhlentleerung sollte regelmäßig, mindestens jeden 2. Tag, falls erforderlich durch Glyzerin-Suppositorien, initiiert werden.

25.4 Andere neurologische Erkrankungen im Notarztdienst

In der Notfallmedizin wird man mit vielen weiteren akuten neurologischen Erkrankungen konfrontiert. Eine Vielzahl der neurologischen

Erkrankungen (s. Tab. 25.8) kann sich entweder akut manifestieren oder akut dekompensieren und wird dann notfallmedizinisch relevant.

Bei diesen Erkrankungen sind selten spezifische notärztliche Interventionen notwendig. Sinnvoll ist es natürlich, wenn bereits der Notarzt die ätiologische Hypothese generiert und damit ein zielgerichtetes Management und die Zuweisung in eine entsprechend kompetente weiterversorgende Institution vornehmen kann. Dabei kann selbst dies in der Notfallsituation aufgrund der Komplexität neurologischer Erkrankungen und der beschränkten Möglichkeiten in der Notfallmedizin oft schwierig sein. Dann ist es zumindest notwendig, bei Vorliegen eines neurologischen Notfalls diesen als solchen zu erkennen und einer fachneurologischen Weiterversorgung umgehend vorzustellen.

Appendix

Die Therapie-Empfehlungen basieren auf den Leitlinien der AWMF (http://www.awmf.org), DGN (http://www.dgn.org), DSG (http://www.dsg-info.de) und AHA (http://www.americanheart.org), sind aber den besonderen Bedingungen der Notfallmedizin angepasst.

Tab. 25.8: Weitere neurologische Erkrankungen, die öfters notfallmedizinisch relevant werden+

Erkrankung	Typische notfallmedizinische Problematik
Meningitis	Fieber, Bewusstseinsstörung, (Kopf-)Schmerzen
Enzephalitis	Anfälle*, Bewusstseinsstörung, Kopfschmerzen, Psychosyndrome (Delir)
Hirntumor	Anfälle*, Bewusstseinsstörung, Schmerzen, akute fokale Defizite
Arteriovenöse Malformationen	Hirnblutung*, Anfälle*
Sinusvenenthrombose	Kopfschmerzen, Hirnblutung*, Anfälle*, Hirnnervenparesen, fokale neurologische Defizite
Extrapyramidal-motorische Erkrankungen, besonders M. Parkinson	Akinetische Krise, Psychose und delirante Bilder
Demenzen (vor allem M. Alzheimer)	Anfälle*, fokale Defizite, Verhaltensstörungen, Delir
Migräne	Kopfschmerzen, fokale neurologische Symptome
Guillain-Barré-Syndrom	Aufsteigende Paresen, respiratorische Insuffizienz
Amyotrophe Lateralsklerose	Respiratorische Insuffizienz (Lähmungen)
Myasthene Syndrome	Respiratorische Insuffizienz, Lähmungen, Schluckstörungen

+ Die Tabelle stellt die (teilweise auch seltenen) neurologischen Erkrankungen dar, die öfters notfallmedizinisch relevant werden. Fast alle anderen neurologischen Erkrankungen können unter besonderen Umständen notfallmedizinisch relevant werden.
* Siehe dort

26 Psychiatrische Notfälle (inkl. Unterbringung/PsychKG)

Walter Hewer, Alexander Sartorius

> **Lernziel:**
> Erlernen der Ursachen, (Differenzial-)Diagnostik und Therapie psychiatrischer Notfälle im Notarztdienst mit den dort gegebenen Möglichkeiten sowie eine zielgerichtete Versorgung inkl. Transport (unter Berücksichtigung spezieller rechtlicher Vorgaben) in geeignete Einrichtungen zur Weiterbehandlung.

26.1 Häufigkeit psychiatrischer Notfälle im Notarztdienst

Ein psychiatrischer Notfall liegt vor, wenn es bei einer neu aufgetretenen oder vorbekannten und exazerbierten psychischen Störung zu einer akuten Gefährdung von Leben und Gesundheit des Betroffenen oder anderer Menschen kommt und deshalb eine unverzügliche Intervention erforderlich wird [Häfner und Helmchen 1978]. Entsprechend ihrer epidemiologischen Verteilung gehören psychische Störungen zu den häufigen Krankheitsbildern, die im Notarztdienst zu versorgen sind. Untersuchungen aus den letzten Jahren haben gezeigt, dass im Notarztdienst nach den internistischen Notfällen psychiatrische Notfälle mit einem Anteil von ca. 12% etwa gleichauf mit chirurgischen und neurologischen Notfällen in der Reihenfolge der Häufigkeit an 2.–3. Stelle stehen [Pajonk et al. 2008; Kardels, Beine, Wenning 2003]. Was die zugrunde liegenden Krankheitsbilder betrifft, besteht eine gewisse Variation hinsichtlich der zu versorgenden Region (z.B. zwischen Stadt und Land), insgesamt ergeben die vorliegenden Studien aber ein recht konsistentes Bild. Danach dominieren alkohol- und drogeninduzierte Störungen und das Problemfeld Suizidalität, einschließlich der Folgen von Suizidversuchen, das Bild [Kardels, Beine, Wenning 2003]. Im Vergleich dazu kommen andere Zustandsbilder, z.B. akute Psychosen, seltener über den Notarztdienst zur Behandlung. Wegen wichtiger Besonderheiten, die bei diesen Krankheitsbildern insbesondere hinsichtlich eines professionellen Umgangs mit den Betroffenen zu beachten sind, müssen Notarztteams aber auch auf diese Patientengruppen vorbereitet sein.

Akute Gefährdung

Es ist zu beachten, dass bei vielen Patienten, die wegen psychischer Störungen notärztlich behandelt werden, auch körperliche Begleiterkrankungen vorliegen; in einer neueren Studie war dies bei ca. $^1/_3$ der

Patienten der Fall [Kardels, Beine, Wenning 2003]. Schließlich sei darauf hingewiesen, dass in der Gruppe der Patienten, die wegen psychischer Störungen Notfalldienste in Anspruch nehmen, Menschen, die unter schwierigen sozialen Bedingungen leben, überrepräsentiert sind (Arbeitslosigkeit, Armut, soziale Isolation etc.) [Luiz 2008].

26.2 Leitsymptome des psychiatrischen Notfalls

Exploration

Ergebnis einer notfallpsychiatrischen Untersuchung sollte eine – i.d.R. auf der syndromalen Ebene formulierte – vorläufige Diagnose sein. Zentrales Element der Untersuchung ist die **Exploration** des Patienten mit dem Ziel, **Anamnese** und **psychischen Befund** zu erheben. Hinzu kommt die den Umständen des Einzelfalls angepasste **körperliche Befunderhebung** (Vitalzeichen, internistisch-neurologischer Befund). Da sich zahlreiche körperliche Erkrankungen unter dem Bild einer psychiatrischen Symptomatik manifestieren können, ist die somatische Befunderhebung besonders bei Vorliegen von Symptomen, die auf eine organische Genese der bestehenden psychischen Auffälligkeiten hindeuten, von hoher Dringlichkeit (Bewusstseinstrübung, Desorientierung, Störungen von Auffassung, Mnestik und Denkvermögen). Dieser Aspekt wird dadurch unterstrichen, dass immer wieder Patienten mit akuten somatischen Erkrankungen (z.B. metabolischen Dekompensationen, intrakraniellen Blutungen) auch von somatisch tätigen Ärzten zur psychiatrischen Behandlung eingewiesen werden [Hewer 2005; Reeves, Pendarvis, Kimble 2000].

Fremdanamnese

Wenn möglich, sollte eine **Fremdanamnese** eingeholt werden, da Patienten z.B. bei psychotischen Erkrankungen, schweren affektiven Störungen oder Verwirrtheitszuständen häufig nur mit Einschränkungen exploriert werden können. Die Befragung Dritter liefert hier i.d.R. wertvolle Informationen zu der Entwicklung der aktuellen Symptomatik, früheren Vorgeschichte, den Lebensverhältnissen etc. Im Normalfall sollte die Fremdanamnese nur mit Einwilligung des Patienten erhoben werden.

Bei der Erhebung des **psychischen Befunds** sollte auf die folgenden Aspekte besonders geachtet werden:
- Äußeres Erscheinungsbild, Verhalten: Patient hinsichtlich Kleidung, Körperpflege vernachlässigt/verwahrlost? Hinweise auf akute Eigen-/Fremdgefährdung? Weglauftendenzen? Suizidales Verhalten?
- Bewusstseinslage: Vigilanzminderung? Bewusstseinstrübung als Hinweis auf ein Delir? Störung der Aufmerksamkeit als möglicher Hinweis auf eine beginnende bzw. leichtgradige Störung der Bewusstseinslage?
- Orientierung: Desorientierung zu Zeit, Ort, Person, Situation?
- Kognitive Funktionen im engeren Sinne: Auffassung vermindert? Störung von Kurz-/Langzeitgedächtnis?

- Antrieb, Psychomotorik: Antriebsminderung, -hemmung, -steigerung? Ausdrucksverhalten: Hinweise auf Erregung, Ärger, Euphorie? Verminderte/aufgehobene Reagibilität auf Außenreize als Leitsymptom eines (Sub-)Stupors?
- Formales Denken: (Un-)/geordnet, Gedankengang nachvollziehbar? Verlangsamt/gehemmt? Beschleunigt, assoziativ gelockert?
- Psychotische Symptome: Wahn? Halluzinationen? Situations-/Personenverkennungen?
- Affektivität: Depressive Herabgestimmtheit? Depressive Denkinhalte (bestimmt durch negative Bewertung der eigenen Person, der aktuellen Situation und negative Zukunftserwartungen)? Hoffnungslosigkeit, Verzweiflung, Suizidgedanken? Gehobene, euphorische oder euphorisch-gereizte Stimmungslage? Hinweise auf abrupte Stimmungswechsel?
- Angst: u.a. Panikattacke, Angst nach körperlicher/psychischer Traumatisierung?
- Intoxikationszeichen: Bewusstseinsstörungen, Ataxie, Störungen der Pupillomotorik etc.?

26.3 Relevante psychiatrische Notfälle im Notarztdienst

26.3.1 Intoxikationen

Symptomatik
Bei suizidal motivierten bzw. akzidentell aufgetretenen Intoxikationen können sich neben den aus dem Schädigungspotenzial der jeweiligen Substanz resultierenden körperlichen Folgen auch vielfältige psychopathologische Symptome manifestieren. Im Prinzip kann das ganze Spektrum psychopathologischer Reaktionen durch exogen toxische Einflüsse hervorgerufen werden. Die dabei auftretenden psychopathologischen Symptome können so gravierend sein, dass sie – unabhängig von der Schwere der toxisch bedingten somatischen Schädigung – als solche einer psychiatrischen Notfallbehandlung bedürfen. Auch wenn keine spezifischen Zusammenhänge zwischen bestimmten Substanzen und den durch sie hervorgerufenen psychischen Symptomen existieren, werden dennoch nach Exposition gegenüber bestimmten Agenzien charakteristische Zustandsbilder beobachtet (s. Tab. 26.1).

Differenzialdiagnose
Entsprechend der im Einzelfall vorliegenden psychopathologischen und körperlichen Symptome bzw. dem im Vordergrund stehenden Syndrom sind sowohl auf der somatischen als auch auf der psychiatrischen Ebene die infrage kommenden Erkrankungen differenzialdiagnostisch zu bedenken. Bezüglich der somatischen Diagnostik von Intoxikationen siehe Kapitel 24.

Tab. 26.1: Ausgewählte Beispiele für exogen toxisch verursachte psychische Störungen

Psychische Störung	Ursache (Beispiel)
Angstzustand	Amphetamine
Erregungszustand	Alkohol
Depression, Suizidalität	Alkohol
Bewusstseinstrübung (– Koma)	Benzodiazepine
Psychose	Cocain
Stupor	Sog. Designerdrogen
Entzugssyndrom	Benzodiazepine
Delir	Trizyklische Antidepressiva, pflanzliche Substanzen mit anticholinerger Wirkung (z.B. Engelstrompete)

Therapie

Folgende therapeutische Prinzipien kommen bei der Behandlung psychischer Störungen im Rahmen akuter Intoxikationen zur Geltung:

- **Detoxikation** ▲ Notfallmedizinische Behandlung der zugrunde liegenden Intoxikation: Detoxikation, symptomatische Behandlung assoziierter Vitalfunktionsstörungen (s. Kap. 24). In seltenen Fällen kann durch die Gabe eines Antidots die psychopathologische Symptomatik quasi antagonisiert werden (Physostigmin bei anticholinergem Delir).
- ▲ Symptomatische Therapie der psychopathologischen Symptomatik. Dabei gilt:
  – Ausschöpfung nichtpharmakologischer Maßnahmen: Durch die lückenlose Präsenz eines Helfers bzw. einer Bezugsperson kann sowohl die erforderliche Überwachung als auch die oft erforderliche beruhigende Zusprache geleistet werden.
  – Medikamentöse Behandlung intoxikationsbedingter psychopathologischer Symptome: nur nach genauer Prüfung der Indikation und der Verträglichkeit der angewandten Medikation! Beispiel: Gabe von Haloperidol bei alkoholbedingtem Erregungszustand, Verabreichung eines Benzodiazepins bei einer durch Drogen induzierten Angstsymptomatik.

Weiterbehandlung

Nach Behandlung der akuten Intoxikation ist zu prüfen, ob bei dem Patienten eine psychiatrische Grunderkrankung vorliegt, die entsprechend weiterbehandelt werden muss (z.B. Psychose des schizophrenen Formenkreises, schwere depressive Episode).

26.3.2 Entzugssyndrome

Symptomatik

Entzugssyndrome treten auf, wenn der regelmäßige Konsum bestimmter psychotrop wirkender Substanzen bei einer Abhängigkeitserkrankung abrupt beendet wird bzw. es zu einer relevanten Minderung der zugeführten Dosis kommt. Als ätiologisch bedeutsame Substanzen spielen neben Alkohol und bestimmten Sedativa (Benzodiazepine, Barbiturate) v.a. Opiate und Psychostimulanzien eine Rolle. Das Entzugssyndrom nach Reduktion/Absetzen von Sedativa ähnelt dem Alkoholentzugssyndrom.

> Entzugsdelirien sind in erster Linie beim Entzug von Alkohol und Sedativa zu befürchten.

Das Alkoholentzugssyndrom ist nach ICD-10 durch folgende Symptomatologie gekennzeichnet (s. Kap. 24):
- Tachykardie/Hypertonie
- Tremor (der vorgehaltenen Hände, der Zunge oder der Augenlider)
- Schwitzen
- Übelkeit, Würgen, Erbrechen
- Ängstlichkeit
- Psychomotorische Unruhe
- Kopfschmerzen
- Insomnie
- Allgemeines Krankheitsgefühl, Schwäche
- Vorübergehende optische, taktile oder akustische Halluzinationen oder Illusionen
- Krampfanfälle (Grand Mal)
- Delir

Differenzialdiagnose

Bei Vorliegen ausreichender anamnestischer Informationen, d.h. in Kenntnis des regelmäßigen Konsums einer Abhängigkeit erzeugenden Substanz, ist die Diagnose meist leicht zu stellen. Liegen diese Informationen nicht vor, muss unter Berücksichtigung des im Einzelfall vorliegenden klinischen Bildes (Art und Ausprägung psychischer Symptome, Vorhandensein charakteristischer körperlicher Symptome) auf die infrage kommende Substanz geschlossen werden. Zu beachten sind die zeitlichen Abläufe: Bei Alkoholabhängigkeit treten Entzugssymptome typischerweise innerhalb weniger Stunden bis zu 3 Tagen nach Abstinenz bzw. Reduktion der Trinkmenge auf. Bei Opiatabhängigkeit hängt der Zeitpunkt ihres Auftretens von der konsumierten Substanz ab (Heroin 6–8 h, Methadon 1–3 Tage). Bei Benzodiazepinen sind ebenfalls die von Substanz zu Substanz sehr unterschiedlichen Halbwertszeiten zu beachten [AWMF-Leitlinie 076/009; Schmidt et al. 2006].

Anamnese häufig zielführend

Therapie

Bei der notärztlichen Versorgung ist besonderes Augenmerk auf die Verhinderung bzw. frühestmögliche Behandlung eines Entzugsdelirs bei Alkohol- bzw. Sedativa-Abhängigkeit zu richten. Das therapeutische Vorgehen wird in Abschnitt 26.3.3 beschrieben. Bei leichteren Alkoholentzugssyndromen kommt alternativ zu den dort genannten Substanzen die Gabe von Carbamazepin in Betracht (Initialdosis 3–4 × 200 mg) [AWMF-Leitlinie 030/006]. Auch beim Benzodiazepin- bzw. Barbituratentzug kann Carbamazepin unter dem Aspekt seiner sedierenden und antiepileptischen Wirkung eingesetzt werden.

Möglichst frühe Diagnose und Therapie eines Entzugsdelirs

Bei Entzugssyndromen im Rahmen der Abhängigkeit von illegalen Drogen sind – anders als bei den oben erwähnten Entzugsdelirien – vital bedrohliche Konsequenzen i.d.R. nicht zu erwarten. Deshalb sollte der Notarzt genau prüfen, ob und welche Medikation er einsetzt. Es ist zu beachten, dass die hier infrage kommenden Medikamente (u.a. Opiate, Benzodiazepine) z.T. ein Abhängigkeitspotenzial beinhalten und u.U. Patienten deren nicht indizierte Verordnung unter Vorgabe von Entzugssymptomen fordern.

Weiterbehandlung

Nach erfolgter Notfallbehandlung sollten die Patienten möglichst umgehend einem suchtmedizinisch kompetenten Arzt vorgestellt werden. Im Hinblick auf die erforderliche Therapiemotivation, aber auch unter rechtlichen Gesichtspunkten ist das Einverständnis des Patienten Voraussetzung für eine solche Vorstellung. Die Einweisung in eine psychiatrische Klinik gegen den Willen des Patienten ist dann gerechtfertigt, wenn er sich infolge von Intoxikationserscheinungen bzw. einer deliranten oder anderweitigen hirnorganisch bedingten Symptomatik (z.B. Korsakow-Syndrom) in einem gefährdeten Zustand befindet, in dem er seinen freien Willen nicht in rechtlich relevanter Weise erklären kann, bzw. wenn akute Suizidalität im Raum steht.

26.3.3 Delir

Symptomatik

Nach der ICD-10-Klassifikation (und ebenso nach dem in den USA geltenden Klassifikationssystem, dem DSM-IV) ist Delir der Oberbegriff für diejenigen organischen Psychosyndrome, die mit einer akut aufgetretenen Beeinträchtigung von Bewusstseinslage und kognitiven Funktionen einhergehen (s. Tab. 26.2). Diese Definition umfasst auch die im konventionellen klinischen Sprachgebrauch als „Verwirrtheitszustand", „Dämmerzustand" bzw. als „Durchgangssyndrom" oder „hirnorganisches Psychosyndrom" bezeichneten Krankheitsbilder. Es handelt sich dabei um die psychopathologische Manifestation einer akuten und meist globalen Hirnfunktionsstörung.

26.3 Relevante psychiatrische Notfälle im Notarztdienst

Tab. 26.2: Symptomatologie des Delirs (in Anlehnung an ICD-10)

Leitsymptome (Diagnosekriterien nach ICD-10)	Weitere Symptome
• Bewusstseinstrübung (verminderte Klarheit in der Wahrnehmung der Umgebung), Einschränkung der Aufmerksamkeit • Globales kognitives Defizit (Störungen von Auffassung, Denkvermögen, Mnestik, Orientierung etc.) • Störungen der Psychomotorik („hypoaktives" versus „hyperaktives" Delir) • Störungen des Schlaf-Wach-Rhythmus • Affektive Störungen: z.B. Depressivität, Ängstlichkeit, Reizbarkeit • Akuter Beginn, fluktuierender Verlauf	• Psychotische Symptome: Wahn, Halluzinationen • Vegetative Symptome (v.a. bei Entzugsdelir): z.B. Mydriasis, Tachykardie, Blutdruckanstieg, Hyperhidrosis, Tremor • Neurologische Symptome: Myoklonien, Ataxie, Asterixis, Dysarthrie, aphasische, apraktische und agnostische Störungen • Allgemeinsymptome (v.a. bei alten und multimorbiden Patienten): Inkontinenz, Sturzneigung, Malnutrition, Störungen des Flüssigkeitshaushalts

Delirante Zustände sind v.a. bei alten Patienten sehr häufig. Es wird geschätzt, dass 10–30% der Patienten über 65 Jahren, die in Allgemeinkrankenhäusern aufgenommen werden, zu irgendeinem Zeitpunkt des Krankheitsverlaufs das beschriebene psychopathologische Syndrom entwickeln [Hewer, Drach, Thomas 2009]. Zu beachten ist speziell bei alten Patienten das sog. **hypoaktive Delir**. Diese Patienten zeigen die ansonsten für delirante Zustände charakteristische psychomotorische Unruhe nicht, vielmehr besteht bei ihnen eine deutliche Verminderung der Antriebslage.

Komplikationen bei deliranten Syndromen können sich entwickeln:
- Zum einen unmittelbar auf dem Boden der **psychopathologischen Symptomatik**, zu beachten sind u.a. eine Weglaufgefährdung bei Desorientierung oder die Verkennung von Personen oder Situationen, aus der heraus es zu fremdgefährdenden Tendenzen kommen kann.
- Zum anderen in Verbindung mit assoziierten körperlichen Gefährdungen:
  - Im Rahmen der häufig lebensbedrohlichen Grunderkrankungen
  - Durch begleitende vegetative oder metabolische Entgleisungen (v.a. beim Alkoholentzugsdelir von Bedeutung).

Differenzialdiagnose

Das delirante Syndrom muss zum einen von anderen organischen Psychosyndromen unterschieden werden. Die häufigste, nicht immer leicht abzugrenzende Differenzialdiagnose bei alten Menschen ist das Demenzsyndrom. Zum anderen müssen akute Psychosen (s. Abschn. 26.3.6) und affektive Erkrankungen differenzialdiagnostisch bedacht werden.

Delir versus Demenz

Pathophysiologisch liegt dem Delir eine akute Hirnfunktionsstörung zugrunde, deren Ätiologie möglichst frühzeitig erkannt werden sollte, um die erforderlichen spezifischen Behandlungsmaßnahmen in die Wege zu leiten. Eine Vielzahl körperlicher Erkrankungen kommt als Ursache eines deliranten Syndroms in Betracht:

- Hirnerkrankungen: z.B. Schädel-Hirn-Traumata (SHT), Epilepsien, vaskuläre oder entzündliche Prozesse, Raumforderungen
- Extrazerebrale Erkrankungen: z.B. Infektionen, Exsikkose, metabolische Störungen (u.a. Nieren-, Leberinsuffizienz, Entgleisungen von Elektrolyten und des Glukosestoffwechsels), postoperative Zustände
- Exogene Ursachen: Pharmaka (insbesondere Substanzen mit primärer ZNS-Wirkung, wie Antiparkinsonmittel, Psychopharmaka, aber auch vielfältige Medikamente mit primär extrazerebraler Wirkung, z.B. bestimmte Antibiotika, Digitalis, Theophyllin; generell erhöhtes delirogenes Risiko bei anticholinerg wirksamen Substanzen), Multimedikation bei alten Patienten (!), Intoxikationen, z.B. mit Cocain, Halluzinogenen, anderen Drogen, bestimmten pflanzlichen Stoffen (Trompetenbaum, Stechapfel)
- Entzugssyndrome: Alkohol, Sedativa, Hypnotika oder Substanzen wie GHB/GBL [Trendelenburg und Ströhle 2005].

Charakteristisch für das Alkoholentzugsdelir, das besonders häufig mit einem schweren Verlauf einhergeht, sind neben der Anamnese und den häufig vorhandenen Stigmata der chronischen Alkoholabhängigkeit die Zeichen der vegetativen Entgleisung sowie lebhafte optische Halluzinationen.

> Gerade bei Alkoholkranken kann ein Delir mehr als nur eine Ursache haben (Beispiel: Alkoholentzug **und** subdurales Hämatom).

Therapie

Sicherung der Vitalfunktionen

Allgemeine Maßnahmen bestehen in beruhigender Zusprache, kontinuierlicher Überwachung und in der Kausalbehandlung ursächlicher bzw. prädisponierender körperlicher Erkrankungen (z.B. Erstversorgung einer kardialen oder respiratorischen Dekompensation). Wenn die Notwendigkeit einer Sedierung besteht, ist **bei internistisch-neurologischen Grunderkrankungen** in erster Linie Haloperidol (1–5 mg p.o., i.m. oder i.v.[1]) indiziert (Kontraindikationen: M. Parkinson, Z.n. malignem neuroleptischen Syndrom). **Beim Alkoholentzugsdelir** ist Clomethiazol Mittel der ersten Wahl (initial 2 bis max. 4 Kps.), sofern eine orale Medikamentengabe möglich ist und keine Kontraindikationen bestehen (insbesondere schwere bronchopulmonale Erkrankungen). Alternativ

---

[1] Nach Herstellerempfehlungen wird bei Haloperidol eine i.v. Applikation nicht mehr empfohlen. Allerdings bleibt in der Notfallsituation eine Nutzen-Risiko-Abwägung bestehen. Eine langsame i.v. Applikation ist bspw. bei fraglich marcumarisierten Patienten der i.m. Gabe immer vorzuziehen.

kommt ein Benzodiazepin infrage, z.B. Diazepam 10 mg p.o. oder 5–10 mg i.v., eine Wiederholung nach 15–30 min ist möglich. Falls erforderlich, können auch höhere Dosen gegeben werden (ggf. unter kontinuierlicher respiratorischer Überwachung mit der Möglichkeit, jederzeit Beatmungsmaßnahmen bzw. eine Antidotbehandlung mit dem Benzodiazepin-Antagonisten Flumazenil durchführen zu können). Sollte unter Benzodiazepinen keine ausreichende Sedierung möglich sein bzw. eine deutliche psychotische Symptomatik im Rahmen des Delirs bestehen, kann Haloperidol 5–10 mg zusätzlich verabreicht werden. Haloperidol kann auch mit Clomethiazol kombiniert werden. Die Kombination von Clomethiazol mit Benzodiazepinen ist kontraindiziert [AWMF-Leitlinie 030/006, Laux, Berzewski 2008; Kardels, Kinn, Pajonk 2008].

Delirante Syndrome nach abruptem Entzug von Barbituraten oder Benzodiazepinen werden initial durch die Substitution mit einem Medikament der gleichen Stoffklasse behandelt (mit einem langsamen Ausschleichen in der Folge). Bei anticholinergen Delirien – z.B. durch trizyklische Antidepressiva, bestimmte Neuroleptika (im weiteren Antipsychotika genannt), Antihistaminika, Pflanzenextrakte – kommt eine Antidotbehandlung mit Physostigmin in Betracht. Kommt es unter adäquater Physostigmin-Dosis (z.B. 1–2 mg i.v.) nicht zu einem Verschwinden der psychopathologischen Symptome, muss die Diagnose eines anticholinergen Delirs ggf. revidiert werden.

Weiterbehandlung

Da es sich bei einem Delir um ein potenziell lebensbedrohliches Krankheitsbild handelt, ist im Normalfall eine stationäre Aufnahme unumgänglich. Diese ist obligat bei Entzugsdelirien und Delirien im Rahmen schwerer somatischer Grunderkrankungen. Eine ambulante Therapie kommt evtl. in Betracht bei leichteren Verwirrtheitszuständen, die bei Patienten mit vorbekannter Demenz relativ häufig beobachtet werden. Voraussetzung ist das Vorhandensein einer kontinuierlichen häuslichen Versorgung. Bei diesen Patienten haben sich niederpotente Antipsychotika ohne anticholinerge Begleitwirkung (Pipamperon, Melperon) neben niedrig dosierten hochpotenten Antipsychotika (z.B. Risperidon, Haloperidol) als Mittel der ersten Wahl zur Sedierung bzw. Anstoßung des Nachtschlafs bewährt. Wenn ein deliranter Patient die indizierte stationäre Aufnahme verweigert, ist eine Einweisung gegen seinen Willen möglich (s. Abschn. 26.4).

Stationäre Aufnahme

Bei Patienten mit Alkoholentzugsdelir ist unter Berücksichtigung des Schweregrads und der jeweils vorliegenden Gefährdungen auf somatischem bzw. psychiatrischem Gebiet darüber zu entscheiden, wo der Patient weiterbehandelt werden soll. Neben psychiatrischen Kliniken kommen hier auch Normal- bzw. Intensivstationen von Allgemeinkrankenhäusern in Betracht [AWMF-Leitlinie 076/009; Holzbach 2009] (s. Abb. 26.1).

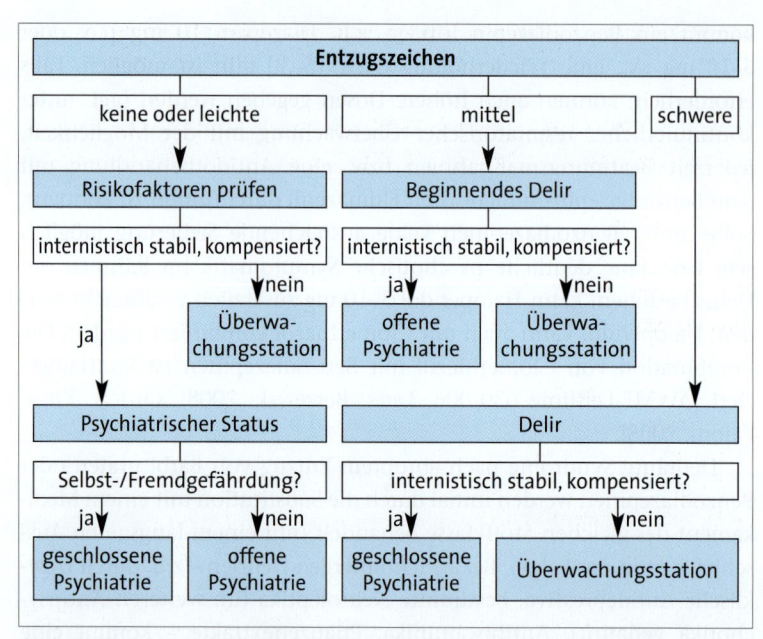

Abb. 26.1: Geplanter Alkoholentzug oder bereits begonnener Entzug [Holzbach 2009]

26.3.4 Erregungszustände

Symptomatik

Erregungszustände sind durch Störung von Antrieb und Psychomotorik gekennzeichnet. Häufig lässt sich bereits aus Mimik und Gestik des Patienten eine ausgeprägte Gespanntheit erkennen. Andere Patienten sind motorisch unruhig oder fallen durch laute, mitunter auch unverständliche verbale Äußerungen auf. Das subjektive Befinden des Patienten kann durch Unruhe, Angst, Gereiztheit, Wut, wahnhaftes oder depressives Erleben oder ein ekstatisches oder euphorisches Bild gekennzeichnet sein. Es kann zu einer Enthemmung mit Kontrollverlust und in der Folge raptusartig zu Gewalttätigkeiten mit Zerstörungswut kommen. Die Dauer eines Erregungszustands ist je nach Ursache, äußeren Umständen, Behandlung etc. sehr variabel und kann von wenigen Minuten bis zu einigen Tagen betragen.

Akute Gefährdungen können sich ergeben:
- Für die Patienten selbst durch suizidales Verhalten, Desorientierung, zielloses Umherirren etc.
- Für andere Personen durch aggressive Durchbrüche

Differenzialdiagnose

Organische Ursachen sind häufig. Diese betreffen neben Alkoholintoxikationen, Drogen- und Medikamentenwirkungen (hirn-)organische Erkrankungen, wie z.B. zerebrale Abbauprozesse, Anfallsleiden oder Hypoglykämien. Eine große Bedeutung kommt Erregungszuständen im

Tab. 26.3: Differenzialdiagnose von aggressiven psychomotorischen Erregungszuständen. Leicht modifiziert nach [AWMF-Leitlinie 038/022]

Häufig:
- Alkoholintoxikation (u.U. in Verbindung mit Persönlichkeitsstörung)
- Akute Psychosen (schizophrene, bipolare)
- Reaktionen in psychosozialen Konfliktsituationen (ohne primäre psychiatrische Erkrankung)
- Mischintoxikation bei Polytoxikomanie
- Persönlichkeitsstörung

Weniger häufig:
- Postkonvulsiver Dämmerzustand
- Akute Belastungsreaktion
- Geistige Behinderung mit rezidivierenden gleichartigen Erregungszuständen
- Demenz
- Entzugssyndrom/Delir
- SHT (kurz zurückliegend)
- Organische Persönlichkeitsstörung

Selten:
- Akute zerebrale Erkrankungen (z.B. Subarachnoidalblutung, Enzephalitis; neurologische Symptome u.U. fehlend)
- Metabolische Störungen (z.B. Hypoglykämie, Nieren-/Leberinsuffizienz)
- Sonstige zerebrale Erkrankungen (z.B. Tumor, Gefäßprozess)
- Pathologischer Rausch

Rahmen schizophrener und bipolarer Erkrankungen zu. Bei der letztgenannten Krankheitsgruppe sind v.a. manische Erregungszustände zu nennen. Weitere wichtige Grunderkrankungen stellen schwere Persönlichkeitsstörungen, v.a. mit paranoider, emotional-instabiler, narzisstischer und dissozialer Akzentuierung, sowie akute Belastungsreaktionen (z.B. nach Vergewaltigung, Naturkatastrophen, schweren Unfällen mit beobachteten Todesfällen etc.) dar. Schließlich manifestieren sich Erregungszustände relativ häufig bei Menschen mit Minderbegabung, und zwar typischerweise in Situationen der Überforderung oder Kränkung.

Therapie

Wegen der häufig massiven Gefährdungen müssen die Patienten kontinuierlich überwacht werden. Bei Weglauftendenzen oder bei sich anbahnender akuter Fremdaggression sind Zwangsmaßnahmen gerechtfertigt, soweit der Gefährdung nicht auf anderem Wege begegnet werden kann (zu den rechtlichen Voraussetzungen s. Abschn. 26.4). Wenn eine Fremdgefährdung nicht ausgeschlossen werden kann, empfiehlt es sich, nur in Anwesenheit anderer Personen mit dem Patienten in Kontakt zu treten. Bei massiver Erregung und manifester Fremdgefährdung muss frühzeitig in Betracht gezogen werden, die Polizei hinzuzuziehen. Man sollte es nicht unterlassen, darauf zu achten, ob der Patient gefährliche Gegenstände mit sich führt [AWMF-Leitlinie 038/022; Berzewski 2009].

Selbst- und Fremdgefährdung

Tab. 26.4: Medikamentöse Therapie von Erregungszuständen im Notarztdienst

Stoffgruppe	Substanz	Probleme	Initialdosis
Hochpotente Antipsychotika	Haloperidol*	EPS**	2,5–10 mg (i.v., i.m., p.o.)***
Benzodiazepine	Diazepam	Atemdepression	5–10(–20) mg (i.v., p.o.)****
	Lorazepam		1–2(–4) mg (i.v., i.m., p.o.)****

*   Haloperidol und ein Benzodiazepin können ggf. kombiniert werden.
**   Extrapyramidale Störungen
***   Bezüglich der i.v. Gabe von Haloperidol s. Fußnote auf S. 412
**** Langsame Injektion! Bei einer Initialdosis von 4 mg Lorazepam bzw. 20 mg Diazepam fraktionierte Gabe

Der Notarzt sollte dem Patienten in ruhiger, aber bestimmter Weise begegnen. Er sollte versuchen, ihn durch Zusprache zu beruhigen und vielleicht bestehende Missverständnisse zu klären. Ein konfrontierendes Vorgehen ist nach Möglichkeit zu vermeiden. Wichtig ist, die geplanten Maßnahmen zu erläutern und zu versuchen, das Einverständnis des Patienten zu erreichen. Die Patienten sollten möglichst von Außenreizen abgeschirmt sein. Kausale Behandlungsmöglichkeiten evtl. vorhandener körperlicher Erkrankungen, etwa die Korrektur einer Hypoglykämie, sind zu beachten.

Wenn durch Maßnahmen zur **Deeskalation** schwieriger Situationen keine ausreichende Beruhigung erreicht wurde, besteht die Indikation zur medikamentösen Behandlung. Medikamentöse Therapie-Empfehlungen sind in Tabelle 26.4 zusammengefasst. Die aufgeführten Dosierungen müssen dem Einzelfall angepasst werden, bei älteren Menschen und körperlicher Vorschädigung sollten i.d.R. niedrigere Dosen angewandt werden [AWMF-Leitlinie 038/022; Berzewski 2009].

Bei massiver Erregung im Rahmen akuter Psychosen bzw. akuter Manien ist die parenterale Gabe von Haloperidol indiziert, soweit keine Verträglichkeitsprobleme zu erwarten sind und der Patient nicht zu einer oralen Medikation bewegt werden konnte (bez. einer i.v. Gabe s. Fußnote in Abschn. 26.3.3, Therapie). Zur ergänzenden Sedierung werden heute bevorzugt Benzodiazepine eingesetzt, alternativ kommen dämpfend wirkende niederpotente Antipsychotika, wie Chlorprothixen, in Betracht (Dosierung: 25–100 mg p.o. **Cave:** vegetative Nebenwirkungen!). Levomepromazin als besonders stark dämpfendes niederpotentes Neuroleptikum sollte wegen seiner ausgeprägten vegetativen Begleitwirkungen nicht mehr primär eingesetzt werden. Demgemäß kommt dieser Substanz heute nur noch der Status eines Reservemedikaments zu, dessen Anwendung in Einzelfällen extremer psychomotorischer Erregung in Erwägung gezogen werden kann. In einer aktuellen Leitlinie wird ferner als eine mögliche Substanz das sedierend wirkende Antihistaminikum Promethazin genannt, das sowohl p.o. als auch i.m. sowie i.v. verabreicht werden kann mit einer üblichen Initialdosis von 25 mg bei parenteraler Gabe (**Cave:** langsame i.v. Injektion!) [AWMF-

Leitlinie 038/022]. Im Notarztdienst sind von den genannten Substanzen Haloperidol und Benzodiazepine zwingend erforderlich, die übrigen Pharmaka sind als optional zu betrachten.

Bei Erregungszuständen infolge hirnorganischer Abbauprozesse dürfen die o.g. niederpotenten Antipsychotika (Chlorprothixen, Levomepromazin) sowie Promethazin wegen ihrer anticholinergen Effekte nicht angewandt werden. Hier ist es sinnvoll, niederpotente Antipsychotika ohne anticholinerge Begleitwirkung (z.B. Pipamperon, Melperon) einzusetzen. Alternativ kommen Haloperidol (1–5 mg p.o., i.m., ausnahmsweise auch i.v., s.o.) oder – v.a. bei ängstlicher Erregung – niedrig dosierte Benzodiazepine infrage (selten: paradoxe Wirkungen bei hirnorganischer Vorschädigung).

Bei Alkoholintoxikationen empfiehlt sich die Gabe von Haloperidol (2,5–10 mg p.o., i.m., ausnahmsweise i.v., s.o.), bei Drogenintoxikationen, z.B. sog. Horrortrips, die Verabreichung von Benzodiazepinen (Diazepam 5–10 mg p.o. oder langsam i.v., Lorazepam 1–2,5 mg in der Expidet-Form).

Wenn die Initialbehandlung ohne ausreichende Wirkung bleibt und – unter Berücksichtigung der Herstellerangaben – höhere Dosierungen verabreicht werden, muss der Patient hinsichtlich unerwünschter Wirkungen auf ZNS, Herz-Kreislauf und Atmung sorgfältig überwacht werden. Bei schweren Erregungszuständen ist in manchen Fällen trotz adäquater Medikation eine Fixierung unvermeidlich. Diese Maßnahme darf allerdings nur in akuten Gefahrensituationen nach ärztlicher Anordnung angewandt werden.

Überwachung sicherstellen

Weiterbehandlung

Bei persistierender Eigen- oder Fremdgefährdung, trotz Therapie, ist eine stationäre Aufnahme unvermeidbar, ggf. nach Maßgabe der Unterbringungsgesetze der Länder. Kommt es unter den präklinischen Maßnahmen zu einer deutlichen Beruhigung des Patienten, muss die Indikation zur stationären Aufnahme im Einzelfall unter Berücksichtigung von Art und Schwere der Grunderkrankung und der Möglichkeit einer adäquaten ambulanten Weiterversorgung geprüft werden.

26.3.5 Suizidalität

Symptomatik

Mit Suizidalität wird der Notarzt nach Suizidversuchen konfrontiert oder dann, wenn Patienten durch ihre verbalen Äußerungen oder ihr Verhalten Suizidabsichten erkennen lassen. Das Gespräch mit suizidgefährdeten Menschen sollte, wenn immer möglich, in einer ungestörten Umgebung und ohne Zeitdruck stattfinden. Der Arzt sollte immer Suizidgedanken offen ansprechen und sich nicht mit ausweichenden Antworten zufriedengeben.

Suizidalität offen thematisieren

Wichtige Kriterien zur Erkennung einer akuten suizidalen Gefährdung sind:
- Qualität und Ausprägung der Suizidgedanken (aktive Suizidgedanken, konkrete Planung einer suizidalen Handlung, Einengung des Denkens auf Suizidproblematik, fehlende Distanzierung, ausgeprägte Hoffnungslosigkeit?)
- Methode und Arrangement einer geplanten oder durchgeführten suizidalen Handlung
- Motivation für suizidales Verhalten:
  - Autodestruktiv (im Vordergrund steht die Selbsttötungsabsicht)?
  - Wunsch nach Zäsursetzung (Patient möchte z.B. durch Tabletteneinnahme unerträglich empfundenen Lebensbedingungen entfliehen, nimmt dabei eine Selbsttötung in Kauf)?
  - Appellatives Verhalten (im Vordergrund steht der Hilferuf an die Umwelt)?
- Vorliegen einer starkgradigeren depressiven Symptomatik: v.a. bei Erleben von Hoffnungslosigkeit und Verzweiflung, begleitender Agitiertheit oder Vorliegen eines depressiven Wahns (z.B. Schuld- oder Krankheitswahn)

Als Risikofaktoren für suizidales Verhalten sind ferner zu beachten:
- Vorliegen bestimmter psychiatrischer Erkrankungen (s.u.)
- Anamnestisch bekannte Suizidversuche/Suizidalität

Tab. 26.5: Hinweise auf aktuelle Suizidgefährdung. Nach [Althaus und Hegerl 2004; Bronisch 2007; Wolfersdorf, Franke, König 2002]

Abgebrochener oder missglückter Suizidversuch bei Eintreffen des Notarztes
Fehlende Distanzierung von Suizidgedanken/-absichten, fortwährende Äußerung von Suizidabsichten, konkrete Suizidpläne
Suizidversuche in der Anamnese (v.a., wenn verheimlicht)
Sich aufdrängende Suizidgedanken, Handlungsdruck
Dominieren autoaggressiver Momente hinsichtlich Suizidmethode und -arrangement (bzw. entsprechende Gedanken, Phantasien)
Hoffnungslosigkeit, Verzweiflung, fehlende Zukunftsperspektive, sozialer Rückzug
Ungelöste aktuelle Konfliktsituation, starke Schuldgefühle
Gereiztes, aggressives, agitiertes Verhalten; fehlender Gesprächsrapport
Psychomotorische Unruhe (im Verhalten erkennbar), innere Unruhe (vom Patienten berichtet)
Schwere depressive Verstimmung (v.a. bei wahnhafter Depression)
Akute psychotische Symptomatik
Verminderung der Impulskontrolle (z.B. bei Alkoholintoxikation, unter Drogeneinfluss)
Verabschiedung von Menschen, Verschenken von Wertgegenständen, Regelung letzter Dinge

- Höheres Lebensalter (v.a. bei Männern, bei Vereinsamung, z.B. nach Verwitwung)
- Soziale Isolierung
- Ungelöste psychosoziale Konfliktsituationen, Entwicklungs- und Beziehungskrisen
- Zustände verminderter Impulskontrolle (z.B. unter Alkoholeinfluss), Vorliegen eines Substanzmissbrauchs, einer Abhängigkeitserkrankung
- Vorliegen chronischer, stark beeinträchtigender körperlicher Leiden

Bei der Exploration suizidgefährdeter Patienten ist weiterhin Folgendes zu beachten (s. auch Tab. 26.5):
- Bagatellisierungstendenzen sind bei suizidgefährdeten Menschen nicht selten. Deshalb sollten fremdanamnestische Informationen, die auf eine akute Gefährdung hinweisen, sehr ernst genommen werden (wie z.B. ein aufgefundener Abschiedsbrief).
- Auch in Fällen mit primär appellativ motivierten Suizidversuchen kann im weiteren Verlauf das autodestruktive Moment in den Vordergrund treten.
- Gereizt-aggressives Verhalten des Patienten, verbunden mit der fehlenden Bereitschaft, sich auf ein Gespräch einzulassen, kann auf eine fortbestehende Suizidgefährdung hinweisen.
- Risiken im Sinne eines erweiterten Suizids müssen unbedingt beachtet werden (insbesondere dann, wenn der suizidale Patient mit Kindern, pflegebedürftigen oder anderweitig auf Schutz angewiesenen Menschen zusammenlebt).

Differenzialdiagnose
Suizidales Verhalten kann sich prinzipiell bei jeder psychischen Störung einstellen. In der Regel lässt sich bei suizidalen Patienten eine depressive Symptomatik nachweisen. Diese kann aus einer primären affektiven Erkrankung resultieren, aber auch sekundär eine anderweitige psychiatrische Erkrankung komplizieren (z.B. eine Abhängigkeitserkrankung, eine schwere Persönlichkeitsstörung oder eine psychotische Störung). Verglichen mit der Allgemeinbevölkerung ist das Suizidrisiko bei Erkrankungen des schizophrenen und affektiven Formenkreises erhöht, ebenso wie bei Abhängigkeitserkrankungen und bestimmten Persönlichkeitsstörungen. Häufige Ursachen für suizidale Krisen sind ferner psychische Störungen, die reaktiv im Zusammenhang mit Partnerschaftskonflikten, beruflichen oder finanziellen Schwierigkeiten etc. auftreten. Ein gesonderter Problembereich mögen Amokdrohungen sein: Das Vorliegen psychiatrischer Grunderkrankungen bei an sich schon seltenen Amokläufen hat eine geringe Inzidenz, sodass zumeist nach allgemeinem Strafrecht und nicht nach den Unterbringungsgesetzen der Länder vorgegangen werden muss. Zur Risikoabschätzung gibt es derzeit nur wenig Literatur [Dressing und Meyer-Lindenberg 2010].

Psychiatrische Vorerkrankungen

Therapie

Therapeutisches Gespräch möglichst frühzeitig

Wichtigste therapeutische Maßnahme ist das **Gespräch** mit dem suizidalen Patienten. Demgegenüber haben lediglich unaufschiebbare Maßnahmen der Erstversorgung nach Suizidversuchen (bei Intoxikationen, Verletzungen etc.) Vorrang. Dabei sollte die Notwendigkeit, zu einem möglichst frühen Zeitpunkt unter diagnostischem und therapeutischem Aspekt mit dem Patienten zu sprechen, nicht aus den Augen verloren werden. Geduldiges Zuhören und Vermittlung von Empathie sind unverzichtbare Voraussetzungen für den Aufbau einer tragfähigen **therapeutischen Beziehung**. Über eine solche Beziehung wird man am ehesten erreichen, dass der Patient sich hinsichtlich seines momentanen Befindens und evtl. fortbestehender Suizidabsichten offenbart. Gemeinsam sollte man nach Lösungsmöglichkeiten suchen und dabei das engere soziale Umfeld des Patienten mit einbeziehen [Bronisch 2007; Müller-Spahn und Hoffmann-Richter 2000].

Medikamente sollten dann gegeben werden, wenn der Patient durch Symptome wie Erregung, Unruhe, Grübelzwänge oder Schlafstörungen deutlich beeinträchtigt ist. Besonderes Augenmerk ist auf einen ungestörten Nachtschlaf des Patienten zu richten. Insbesondere durch Benzodiazepine kann in der Mehrzahl der Fälle eine deutliche Entlastung des Patienten erzielt werden. Zur Akutintervention kommen in erster Linie in Betracht: Lorazepam 1–2,5 mg, mittlere Tagesdosis 1,5–4 mg, oder Diazepam 5–10 mg, mittlere Tagesdosis 10–20 mg. Bei Kontraindikationen gegen Benzodiazepine können auch niederpotente Antipsychotika gegeben werden (z.B. Chlorprothixen 15–50 mg, mittlere Tagesdosis 25–100 mg). Wenn Suizidalität im Kontext psychotischen Erlebens auftritt, sind Antipsychotika mit starker antipsychotischer Wirkung indiziert (s. Abschn. 26.3.6). Generell ist eine lückenlose Beobachtung des Patienten erforderlich. Akut suizidale Patienten befinden sich i.d.R. in einem die freie Willensbildung ausschließenden Zustand. Im Notfall sind der Situation angemessene Zwangsmaßnahmen erlaubt (z.B. um einen Patienten daran zu hindern, sich aus dem Fenster zu stürzen).

Weiterbehandlung

Stationäre Aufnahme

Nach einem schweren, autodestruktiv motivierten Suizidversuch ist die stationäre Aufnahme obligat, ebenso bei anhaltenden ernsthaften Suizidabsichten. Ist das suizidale Verhalten in erster Linie durch eine appellative Motivation oder durch den Wunsch einer Zäsursetzung bestimmt, reicht häufig die Vermittlung ambulanter Gesprächskontakte aus, wenn der Patient zwischenzeitlich nicht allein gelassen ist. Wenn Patienten eine unumgängliche Klinikeinweisung ablehnen, müssen sie ggf. unter Anwendung der Unterbringungsgesetze gegen ihren Willen in die zuständige psychiatrische Klinik eingewiesen werden. Diese Situation kann sich auch ergeben, wenn sich Patienten, bei denen deutliche Hinweise auf manifeste Suizidalität vorliegen, Gesprächsangeboten verschließen und damit eine akute Gefährdung nicht mit hinreichender

Wahrscheinlichkeit ausgeschlossen werden kann und auch die Voraussetzungen für die Vermittlung eines ambulanten Therapieangebots nicht gegeben sind [NVL 005].

26.3.6 Psychosen des schizophrenen Formenkreises und akute Manien

Symptomatik
Akute Psychosen sind durch einen Verlust der Realitätskontrolle gekennzeichnet und gehen typischerweise mit Halluzinationen, Störungen des formalen Denkens (z.B. Zerfahrenheit, Gedankenabreißen, Einengung des Denkens), des Antriebs und der Psychomotorik einher. Ferner kommen Affektstörungen mit maniformen, depressiven oder durch ängstliche Erregung gekennzeichneten Bildern sowie raschen, oft unvermittelten Schwankungen der Stimmungslage vor. Bei **manischen Syndromen** zeigt sich eine Antriebssteigerung, verbunden mit Distanzlosigkeit, Rededrang und vermindertem Schlafbedürfnis. Die Stimmung ist typischerweise euphorisch, kann aber auch durch eine im Vordergrund stehende Gereiztheit gekennzeichnet sein. Fakultativ kommen Symptome im Sinne einer psychotischen Manie, typischerweise ein Größenwahn, hinzu. Bei **paranoid-halluzinatorischen Syndromen** zeigen sich unterschiedliche Formen des Wahnerlebens (z.B. Bedeutungs-, Beziehungs-, Verfolgungswahn), sog. Ich-Störungen (z.B. Gedankeneingebung oder Gedankenentzug) sowie Halluzinationen in den verschiedenen Sinnesqualitäten (z.B. als kommentierende oder imperative Stimmen, die schlimmstenfalls handlungsleitenden Charakter besitzen können) [Berzewski 2009; Petit 2004].

Bei **katatonen Syndromen** stehen Störungen der Psychomotorik im Vordergrund. Häufig liegt – ohne dass eine Bewusstseinsstörung besteht – eine ausgeprägte Einschränkung der Kontakt- und Kommunikationsfähigkeit vor. In schweren Fällen kommt es zum Stupor, einem Zustand der motorischen Erstarrung mit der Unfähigkeit zur sprachlichen Verständigung bzw. zur Nahrungs- und Flüssigkeitsaufnahme. Da eine reguläre Exploration nicht möglich ist, wird hier die Verdachtsdiagnose durch die Verhaltensbeobachtung und die Fremdanamnese gestellt.

Die folgenden bedrohlichen Situationen sind bei akuten Psychosen besonders zu beachten:
- Unmittelbar aus der Psychose resultierende Eigengefährdungen (z.B. durch imperative Stimmen, die den Patienten auffordern können, aus dem Fenster zu springen; oder durch situative Verkennungen, die den Patienten dazu veranlassen können, sich z.B. auf eine vielbefahrene Straße zu stellen, um den Verkehr zu regeln)
- Akute Suizidalität (v.a. bei wahnhafter Depression ein hohes Risiko)
- Fremdgefährdungen durch psychotisch motivierte Aggression (Verkennung Dritter als Teufel, Angreifer etc.)

▲ Bei katatonen Syndromen: lebensbedrohliche febrile Katatonie, körperliche Komplikationen durch Immobilität und fehlende Nahrungs- und Flüssigkeitszufuhr, unvermittelt auftretende katatone Erregungszustände

Differenzialdiagnose

Therapie an der Zielsymptomatik orientiert
Die Differenzierung der verschiedenen Formen der Erkrankungen des schizophrenen und affektiven Formenkreises ist in der präklinischen Situation nicht vorrangig, da die Behandlung sich an der im Vordergrund stehenden Symptomatik orientiert (s.u.). Bei Stupor sind schwere Depressionen, bestimmte organische Erkrankungen (zerebrale Erkrankungen, metabolisch-endokrine Störungen, Intoxikationen), daneben aber auch psychogene Ursachen (sog. dissoziativer Stupor) differenzialdiagnostisch zu erwägen.

Zu beachten ist, dass prinzipiell jedes psychotische Krankheitsbild eine organische Genese haben kann. Dabei sprechen für eine **organische Psychose**:

▲ Störungen von Bewusstsein, Aufmerksamkeit, Gedächtnis und Orientierung
▲ Im Vordergrund stehende optische Halluzinationen
▲ Somatische Befunde als Ausdruck schwerer zerebraler oder extrazerebraler Erkrankungen (z.B. entzündliche, traumatische oder degenerative Hirnerkrankungen, metabolisch-endokrine Störungen)
▲ Ein zeitlicher Zusammenhang mit der Exposition gegenüber bestimmten Medikamenten (z.B. Antiparkinsonmittel, Kortikosteroide) oder Drogen

Wenn diese Kriterien nicht vorliegen, handelt es sich mit hoher Wahrscheinlichkeit um eine sog. **nichtorganische Psychose**. Zu beachten sind auch psychotische Episoden, d.h. mitunter sehr akut auftretende, auch ausgeprägte psychotische Bilder, die aber nur wenige Tage oder Wochen dauern, häufig ausgelöst durch zeitnahe psychosoziale Belastungen.

Therapie
Beim Umgang mit akut psychotischen Patienten kommen die folgenden Prinzipien zur Anwendung:
▲ Versuch einer beruhigenden Zusprache
▲ Vermeiden, mit dem Patienten über den Wahrheitsgehalt psychotischer Phänomene zu diskutieren
▲ Gewährleistung lückenloser Beobachtung, ggf. Hinzuziehung weiterer Helfer, wenn sich eine Zuspitzung der Symptomatik andeutet

Bei den akuten organischen Psychosen sollte zunächst die zugrunde liegende körperliche Erkrankung behandelt werden. Medikamente (s. Tab. 26.4) werden auf symptomatischer Basis in möglichst niedriger Dosierung verabreicht.

Antipsychotika

Die Akutsymptomatik schizophrener Psychosen, v.a. paranoid-halluzinatorischer Syndrome, spricht am besten auf hochwirksame Antipsychotika an. Wenn Patienten zu oralen Medikamenteneinnahme bereit sind, kann die Behandlung mit den modernen, nebenwirkungsärmeren sog. atypischen Antipsychotika beginnen (z.B. Olanzapin, Risperidon). Stehen diese im Notarztdienst nicht zur Verfügung, kommt überbrückend die Gabe eines Benzodiazepins (Diazepam, Lorazepam) in Betracht. Benzodiazepine kommen weiterhin ergänzend zur neuroleptischen Behandlung zur Minderung von Angst, Unruhe und Agitiertheit zum Einsatz.

Wenn die Patienten nicht bereit sind, Medikamente oral einzunehmen, und eine dringliche Behandlung indiziert ist, ist ggf. – unter Berücksichtigung der gesetzlichen Voraussetzungen – eine parenterale Medikation unverzichtbar. Mittel der ersten Wahl im Notarztdienst ist zumindest derzeit noch Haloperidol, das i.m. oder mit den o.g. Einschränkungen i.v. verabreicht werden kann (s. Tab. 26.3). Alternativ kommt die Verabreichung von Zuclopenthixolacetat in Betracht (Initialdosis 50–150 mg, i.m.), Wirkdauer 48–72 h, wobei i.d.R. die Gabe eines 3 Tage wirksamen Medikaments dieser Substanzklasse aus rechtlichen Belangen heraus nur in einer Fachklinik zum Einsatz kommen sollte. Die i.m. Gabe von atypischen Antipsychotika (Olanzapin, Ziprasidon) kann im Einzelfall als Alternative zur Akutmedikation mit einem typischen Neuroleptikum in Betracht gezogen werden.

Ergänzend zu Haloperidol kann ein Benzodiazepin (bevorzugt Lorazepam i.m. oder i.v., alternativ Diazepam i.v.) verabreicht werden. Olanzapin i.m. darf nicht mit Benzodiazepinen kombiniert werden!

Bei akuten manischen Syndromen steht die Behandlung mit stimmungsstabilisierend wirkenden Medikamenten (Lithium, Valproinsäure, Carbamazepin), ggf. ergänzt durch ein Benzodiazepin, an erster Stelle. Auch hier kommt überbrückend die Gabe eines Benzodiazepins (Diazepam, Lorazepam) in Betracht. Wenn Antipsychotika erforderlich sind (bei ausgeprägter Symptomatik, bzw. bei psychotischer Manie), sollten möglichst atypische Antipsychotika (z.B. Olanzapin, Quetiapin, Risperidon) zur Anwendung kommen, da manische Patienten typische Antipsychotika, wie Haloperidol, häufig nur schlecht tolerieren. Bei Notwendigkeit einer Zwangsmedikation ist entsprechend zu verfahren wie bei akuten psychotischen Zuständen.

Psychotische Episoden bessern sich oft bereits unter einer Benzodiazepin-Medikation.

Bei stuporösen Bildern steht präklinisch die Flüssigkeits- und ggf. Elektrolytsubstitution im Vordergrund. Da ein malignes neuroleptisches Syndrom initial oft nicht auszuschließen ist, sollte eine neuroleptische Therapie i.d.R. erst in der Klinik begonnen werden. Stuporöse Syndrome reagieren in der Mehrzahl der Fälle gut auf hoch dosierte Benzodiazepine, insbesondere Lorazepam (Initialdosis 2–2,5 mg in der Expidet-Form). Auf die möglicherweise zurückliegende Gabe eines Depotneuroleptikums ist anamnestisch zu achten.

Weiterbehandlung

Ein anhaltender Stupor muss immer stationär behandelt werden. Auch bei den anderen Formen akuter Psychosen ist eine stationäre Aufnahme i.d.R. indiziert. Wird diese verweigert, ist zu prüfen, ob eine Zwangseinweisung gerechtfertigt ist (s. Abschn. 26.4).

26.4 Rechtliche Grundlagen

Pflicht zur Hilfeleistung

In Situationen, die mit der Gefährdung von Leben oder Gesundheit eines Menschen verbunden sind, gilt für anwesende Dritte die Pflicht zur Hilfeleistung, es sei denn, diese wäre für den Helfer mit unzumutbaren Gefahren verbunden.

Grundsätzlich bedarf jeder medizinische Eingriff – auch wenn er unter Notfallbedingungen stattfindet – der Einwilligung des Betroffenen nach vorausgehender Aufklärung. In den meisten Fällen befinden sich jedoch die Personen, bei denen eine der besprochenen Notfallsituationen vorliegt, in einem Zustand nicht gegebener Einwilligungsfähigkeit. Bei Vorliegen einer akuten, durch eine psychiatrische Erkrankung bedingten Gefährdung des Betroffenen oder Dritter ist der Notarzt ggf. berechtigt, u.U. auch gegen den aktuell geäußerten Willen des Patienten, einzugreifen. Dies ist möglich unter dem Gesichtspunkt des „rechtfertigenden Notstandes" bzw. der „mutmaßlichen Einwilligung". Auf eine sorgfältige Befunddokumentation ist in diesen Fällen besonders zu achten [Kindt 2007].

Wenn ein Patient einen gesetzlichen Betreuer hat, kann dieser für ihn in eine medizinische Behandlung rechtswirksam einwilligen, sofern dieser Bereich in der Betreuungsmaßnahme eingeschlossen ist, der Patient diesen Eingriff nicht klar ablehnt und es sich nicht um einen außergewöhnlichen, mit einem besonders hohen Risiko verbundenen Eingriff handelt. In der Praxis kann allerdings das Einverständnis des gesetzlichen Betreuers bei akutem Handlungsbedarf meist nicht abgewartet werden.

Wird eine dringend indizierte Klinikaufnahme trotz eines ausführlichen Gesprächs vom Patienten abgelehnt, muss geprüft werden, ob eine psychiatrische Aufnahme gegen seinen Willen veranlasst werden muss. Im Notfall kann der Kranke unverzüglich untergebracht werden, noch bevor eine richterliche Entscheidung getroffen werden kann. Ggf. muss die Polizei zum Vollzug der Zwangseinweisung in Anspruch genommen werden. Eine Aufnahme nach den Unterbringungsgesetzen der deutschen Bundesländer erfolgt üblicherweise in den psychiatrischen Kliniken mit regionalem Pflichtversorgungsauftrag.

> Voraussetzung für eine Zwangseinweisung ist das Vorliegen einer psychischen Erkrankung mit einer aus ihr resultierenden aktuellen und erheblichen Eigen- oder Fremdgefährdung.

Bei der Entscheidung für eine Zwangseinweisung ist auch zu beachten, ob und inwieweit der bestehenden Gefährdung durch andere weniger eingreifende Maßnahmen begegnet werden könnte.

Beim Vollzug einer Zwangseinweisung sind die auf Länderebene geltenden, z.T. recht unterschiedlichen Regelungen zu beachten. Eine schriftliche Befunddokumentation über das Vorliegen der Voraussetzungen für eine Zwangseinweisung ist unabdingbar. Die endgültige Entscheidung über die Zulässigkeit und Dauer einer Unterbringung wird vom zuständigen Richter unter Berücksichtigung einer fachärztlichen Stellungnahme getroffen. Wenn Patienten einen gesetzlichen Betreuer haben, kommt bei erheblicher Eigengefährdung auch eine Unterbringung nach den Bestimmungen des Betreuungsgesetzes in Betracht. Im Fall einer Fremdgefährdung muss auch bei diesen Patienten auf die Unterbringungsgesetze zurückgegriffen werden [Kindt 2007; Saß und Habermeyer 2006].

Sorgfältige Dokumentation

26.5 Grundregeln im therapeutischen Handeln

Patienten in psychiatrischen Notfallsituationen unterliegen i.d.R. in ihrer Möglichkeit, für sich Verantwortung zu übernehmen und mit ihrer Umgebung in Kontakt zu treten, starken Einschränkungen. Gleichzeitig befinden sie sich in einem Zustand hoher psychischer Vulnerabilität. Deshalb gilt es, beim therapeutischen Umgang mit dieser Patientengruppe besonders sensibel und reflektiert vorzugehen [Rupp 2010]. Dabei ist man im Einzelfall immer wieder gefordert, die Balance zwischen ganz unterschiedlichen Anforderungen zu finden. Die folgenden Empfehlungen benennen einige Spannungsfelder, in denen sich der Notarzt häufig befindet:
- Empathie entwickeln, **aber auch**: therapeutische Distanz wahren
- Vertraulichkeit wahren, **aber auch**: Angehörige einbeziehen
- Autonomie des Patienten fördern, **aber auch**: Entscheidungen für ihn treffen
- Dem Patienten Zeit lassen, **aber auch**: rasch handeln
- Vertrauen entgegenbringen, **aber auch**: Eigen- und Fremdgefährdungen beachten
- Erfassen der wesentlichen psychosozialen Probleme, **aber auch**: Erkennen akuter somatischer Gefährdungen

Ein zentraler Aspekt bei jedem Notfallkontakt ist die Frage nach der Indikation für eine stationäre Behandlung. Gesichtspunkte, die für eine stationäre Aufnahme in einer psychiatrischen Klinik sprechen, sind (leicht modifiziert nach [Laux 2003]):
- Unklare Diagnose
- Notwendigkeit ständiger Überwachung
- Akute Selbstgefährdung

◢ Fremdgefährdung
◢ Psychosoziale Gesichtspunkte (z.B. Dekompensation der familiären Situation)

Therapieoptionen Wenn bei gegebener Indikation Patienten einer Aufnahme nicht zustimmen, ist zu prüfen, inwieweit die notwendige Versorgung durch alternative Möglichkeiten gewährleistet werden kann (z.B. engmaschige Betreuung durch einen niedergelassenen Arzt – Hausarzt, Psychiater, Psychotherapeut, Vermittlung eines Kontakts mit einer Kriseninterventionseinrichtung, einem sozialpsychiatrischen Dienst etc., u.U. auch kurzfristiger Aufenthalt in einem Allgemeinkrankenhaus). Wenn ein adäquates Behandlungsarrangement nicht hergestellt werden kann, ist häufig eine Zwangseinweisung unter Berücksichtigung der dargestellten rechtlichen Voraussetzungen nicht zu vermeiden.

Wenn eine ambulante Weiterbehandlung möglich erscheint, ist besonders auf konkrete Absprachen zu achten. Werden diese, z.B. hinsichtlich einer getroffenen Terminvereinbarung, nicht eingehalten, muss das getroffene Arrangement u.U. noch einmal revidiert werden. In schwierigen Situationen ist es empfehlenswert, wann immer möglich, Bezugspersonen einzubinden. Wenn Patienten dringend indizierte ärztliche Empfehlungen konstant ablehnen, sollte der Notarzt noch einmal die Voraussetzungen für die zu treffenden Entscheidungen prüfen. Diese betreffen insbesondere die Frage, ob der Patient zu einer rechtlich relevanten freien Willensäußerung in der Lage ist oder ob diese durch Wirkung von Alkohol oder Drogen, psychotischer Symptomatik etc. eingeschränkt oder gar aufgehoben ist [Müller-Spahn und Hoffmann-Richter 2000].

Das pharmakotherapeutische Vorgehen im Notarztdienst ist zunächst einmal bestimmt durch Voraussetzung einer begrenzten Zahl von zur Verfügung stehenden Medikamenten. Insofern kann sich ein Zielkonflikt ergeben zwischen der Notwendigkeit zu unverzüglichem therapeutischen Handeln unter diesen Rahmenbedingungen und dem Wunsch des weiterbehandelnden Psychiaters nach möglichst frühem Beginn einer differenzierten und gut verträglichen Pharmakotherapie. Deshalb ist es ratsam, nach überbrückenden Lösungen zu suchen, wo immer diese realisierbar sind. Bei einem akut psychotischen Patienten könnte dies bedeuten, die Medikation zunächst auf ein Benzodiazepin zu beschränken, um seine Angst und Erregung zu reduzieren, den Beginn der neuroleptischen Behandlung jedoch dem weiterbehandelnden klinischen Kollegen zu überlassen. Bei der Behandlung mit klassischen Neuroleptika ist zu beachten, dass nicht wenige Patienten diese in der Vergangenheit schlecht vertragen haben. Dementsprechend sorgfältig sollte die Indikation zu ihrem Einsatz geprüft werden. Weitere Gesichtspunkte zur Anwendung von Psychopharmaka in Notfallsituationen finden sich in der Speziallitteratur [Benkert und Hippius 2009; Berzewski 2009; Kardels, Kinn, Pajonk 2008; Hewer und Rössler 2007].

Literatur

Althaus D, Hegerl U, Ursachen, Diagnose und Therapie von Suizidalität. Nervenarzt (2004), 75, 1123–1134

American Psychiatric Association (2000) Diagnostic and Statistical Manual of Mental Disorders: DSM IV, 4th ed. Text Revision. Washington D.C.

AWMF-Leitlinie 076/009, Medikamentenabhängigkeit. http://www.awmf-online.de (2006)

AWMF-Leitlinie 030/006, Alkoholdelir. http://www.awmf-online.de (2008)

AWMF-Leitlinie 038/022, Therapeutische Maßnahmen bei aggressivem Verhalten in der Psychiatrie und Psychotherapie. http://www.awmf-online.de (2009)

Benkert O, Hippius H (2011) Kompendium der Psychiatrischen Pharmakotherapie, 8. Aufl. Springer, Berlin, Heidelberg

Berzewski H (2009) Der psychiatrische Notfall, 3. Aufl. Springer, Heidelberg

Bronisch T (2007) Suizidalität. In: Hewer W, Rössler W (Hrsg), Akute psychische Erkrankungen, 2. Aufl., 163–172. Elsevier, München

Dilling H, Mombour W, Schmidt MH (Hrsg) (1991) Weltgesundheitsorganisation, Internationale Klassifikation psychischer Störungen ICD-10, Kapitel V (F), Klinisch-diagnostische Leitlinien. Huber, Bern

Dressing H, Meyer-Lindenberg A, Risikoeinschätzung bei Amokdrohungen. Neue Aufgaben für die Psychiatrie? Nervenarzt (2010), 81, 594–601

Häfner H, Helmchen H, Psychiatrischer Notfall und psychiatrische Krise. Konzeptuelle Fragen. Nervenarzt (1978), 49, 82–87

Hewer W, Wie viel allgemeinmedizinische Kompetenz benötigen Psychiater? Nervenarzt (2005), 76, 349–362

Hewer W, Rössler W (Hrsg) (2007) Akute psychische Erkrankungen, 2. Aufl. Elsevier, München

Hewer W, Drach LM, Thomas C, Das Delir beim alten Menschen. Der Neurologe und Psychiater (2009), 5, 70–79

Holzbach R (2009) Folgen von Alkohol- und Drogenkonsum. In: Madler C, Jauch K-W, Werdan K (Hrsg), Akutmedizin – Die ersten 24 Sunden. Das NAW Buch, 4. Aufl., 769–791. Elsevier, München

Kardels B, Beine K-H, Wenning F, Psychiatrische Notfälle in Hamm/Westfalen. Fortschr Neurol Psychiat (2003), 71, 129–134

Kardels B, Kinn M, Pajonk FG (2008) Akut psychiatrische Notfälle. Thieme, Stuttgart

Kindt H (2007) Forensische Fragen bei Notfallentscheidungen. In: Hewer W, Rössler W (Hrsg), Akute psychische Erkrankungen, 2. Aufl., 61–72. Elsevier, München

Laux G, Notfallpsychiatrie. Fortschr Neurol Psychiat (2003), 71, 483–501

Laux G, Berzewski H (2011) Notfallpsychiatrie. In Möller H-J, Laux G, Kapfhammer H-P (Hrsg), Psychiatrie und Psychotherapie, 4. Aufl., 1529–1561. Springer, Berlin, Heidelberg

Luiz T, Der psychosoziale Notfall. Notfall Rettungsmed (2008), 11, 547–551

Müller-Spahn F, Hoffmann-Richter U (2000) Psychiatrische Notfälle. Kohlhammer, Stuttgart, Berlin, Köln

NVL 005, Nationale Versorgungsleitlinie Unipolare Depression. http://www.awmf-online.de (2009)

Pajonk FG et al., Psychiatric emergencies in prehospital medical systems: a prospective comparison oft two urban settings. Gen Hosp Psychiatry (2008), 30, 360–366

Petit JR (2004) Handbook of Emergency Psychiatry. Lippincott Williams & Wilkins, Philadelphia

Reeves RR, Pendarvis EJ, Kimble R, Unrecognized medical emergencies admitted to psychiatric units. Am J Emerg Med (2000), 18, 390–393

Rupp M (2010) Notfall Seele, 3. Aufl. Thieme, Stuttgart

Saß H, Habermeyer E (2006) Rechtliche Grundlagen bei der Behandlung psychisch Kranker. In: Möller H-J (Hrsg), Therapie psychiatrischer Erkrankungen, 3. Aufl., 1294–1301. Thieme, Stuttgart, New York

Schmidt LG et al. (Hrsg) (2006) Evidenzbasierte Suchtmedizin. Behandlungsleitlinie Substanzbezogene Störungen. Deutscher Ärzte-Verlag Köln

Trendelenburg G, Ströhle A, γ-Hydroxybuttersäure – Neurotransmitter, Medikament und Droge. Nervenarzt (2005), 76, 832–838

Wolfersdorf M, Franke C, König F, Einschätzung von Suizidgefahr. Notfall Rettungsmed (2002), 5, 96–101

27 Psychosoziale Notfälle, Kriseninterventon

Tina Betschinger, Tobias Grosser

> **Lernziel:**
> Die Teilnehmer sollen die Ursachen und Besonderheiten, auch hinsichtlich ihres Verhaltens im Einsatz, bei psychosozialen Notfällen im Notarztdienst und ggf. zur sofortigen Krisenintervention erlernen. Dabei sollen sie im Rahmen ihrer Patientenversorgung auch die Nutzung gesonderter Fachdienste berücksichtigen.

„Gesundheit ist ein Zustand vollkommenen körperlichen, geistigen und sozialen Wohlbefindens und nicht allein das Fehlen von Krankheiten oder Gebrechen" (Definition Gesundheit der WHO)

Seit den 90er-Jahren haben sich vielerorts zahlreiche Systeme der „Psychosozialen Unterstützung" bzw. „Psychosozialen Notfallversorgung" – kurz PSU – etabliert. Gleich, ob sie sich nun „Kriseninterventionsteam", „Notfallnachsorgedienst" oder „Notfallseelsorge" nennen, sie alle entstanden aus der Motivation heraus, dass bei Notfällen neben den akuten Erkrankungen bzw. Verletzungen eines Menschen immer auch seelische Belastungen und Betroffenheiten bestehen, die durch eine zeitnahe Betreuung und Unterstützung noch in den ersten Minuten und Stunden aufgefangen werden können.

Unverletzt Betroffene, Angehörige oder Augenzeugen an Einsatzstellen werden bei der Notfallversorgung meist nur unzureichend berücksichtigt. In erster Linie fehlen hierfür oft die Zeit und das Personal. Hinzu kommt aber auch, dass Kenntnisse der psychischen Betreuung von Betroffenen im Rettungsdienst bisher nur unzureichend vermittelt wurden. So überlässt das Rettungsdienstpersonal nach einer frustranen Reanimation nicht selten die Hinterbliebenen mit einem mulmigen Gefühl ihrem Schicksal. Die Beteiligten „flüchten" sich aus der beklemmenden Situation an der Einsatzstelle oft aus der Unsicherheit heraus, nicht zu wissen, wie man sich nun verhalten soll, was man sagen kann, darf oder soll.

Dieses Kapitel soll Hintergründe zum Thema „Krisenintervention" aufzeigen, Handreichungen zum Umgang mit möglicherweise belastenden Einsätzen geben sowie eine Übersicht zu den wichtigsten Punkten der Psychischen Ersten Hilfe darstellen.

27.1 Zusammenhänge zwischen Psyche und sozialer Situation – das Erleben in akuten Notfallsituationen

Sicher haben Sie in Ihrem Berufsalltag bereits wahrgenommen, dass Menschen sehr individuell auf Diagnosen, Krankheiten und das Thema „Tod" reagieren und auch sehr unterschiedlich damit umgehen. Dabei haben (kulturelle) Herkunft, Familie, sozialer Status, Erziehung, Alter, Lebenserfahrung, die sozialen Beziehungen und viele andere Punkte verschieden gewichteten Einfluss. So unterschiedlich wie die genannten Faktoren bei jedem Individuum sein können, so unterschiedlich fallen die Reaktionen aus. Es gibt kein bestimmtes Schema, auf das man sich im Vorfeld einstellen kann.

Große interindividuelle Unterschiede

> „Notfälle sind Ereignisse, die aufgrund ihrer subjektiv erlebten Intensität physisch und/oder psychisch als so beeinträchtigend erlebt werden, dass sie zu negativen Folgen in der physischen und/oder psychischen Gesundheit führen können. Von Notfällen können Einzelpersonen oder Gruppen betroffen sein" [Lasogga, Gasch 2002, S. 13].

Eingehen auf den individuellen Patienten notwendig

Allgemein lässt sich demnach sagen, dass für die Patienten das Erleben einer Notfallsituation immer eine Ausnahmesituation ist, für Mitarbeiter des Rettungsdienstes dagegen mehr oder weniger Routine. Selbst wenn ein Rettungsteam den dritten Patienten am Tag mit einem Herzinfarkt behandelt, für jeden dieser Menschen ist eine individuelle Notfallsituation, verbunden mit einem massiven Einschnitt in sein bisheriges Leben.

In einer Notfallsituation überschlagen sich die Ereignisse: Neuartige und beängstigende Empfindungen wie z.B. Schmerzen, Atemnot, Bewusstseinstrübung, die Bilder und Eindrücke vom Notfallort, der fremde Rettungsdienst in „dramatisch" wirkendem Outfit mit unbekannten Geräten, Vokabeln und Mitteln im intimsten Umfeld des Betroffenen, die Scham vor den Nachbarn oder Augenzeugen, die eigene erlebte Hilflosigkeit, die Angst vor dem Krankenhaus, den Untersuchungen und vor allem der befürchteten Diagnose prägen das Erleben von Patient und Umfeld. Angehörige bleiben unwissend zurück, und oft sorgen sich die Patienten um diese mehr als um sich selbst.

Dies macht die psychische Situation für Notfallpatienten sehr komplex und stellt an das behandelnde Team, insbesondere den Arzt, einen besonderen Anspruch an Sensibilität und Empathie.

Notfälle bringen häufig auch das soziale Gefüge durcheinander. Bislang selbstständige Menschen sind plötzlich auf die Hilfe anderer, meist fremder Personen angewiesen. Die erlebte Situation wird fremd bestimmt, sie selbst haben oft keinen Einfluss mehr auf die weitere Entwicklung und auf die sie selbst betreffenden Entscheidungen. Diese erlebte Hilflosigkeit und das Angewiesensein auf fremde Hilfe wird nicht selten als beschämend oder unangenehm erlebt. Die Kontrolle über sich, das Ereignis sowie die eigenen Reaktionen (Weinen, Schreien, Schwäche, Zittern, Apathie ...) entgleitet dem Betroffenen. Zuschauer, „Gaffer" oder anwesende Journalisten verstärken diesen Effekt.

Die beschriebenen Punkte hinsichtlich Wahrnehmung, Kontrolle und sozialem Gefüge gelten nicht nur für die Patienten, sondern auch für Umstehende, Angehörige, Augenzeugen etc. Denken Sie zum Beispiel an einen Verkehrsunfall, bei dem Sie den verletzten Fußgänger versorgen, der angefahren wurde. Der Unfallfahrer sitzt apathisch neben seinem Auto, entsetzte Augenzeugen diskutieren miteinander, Ersthelfer sitzen aufgelöst neben dem Rettungswagen. Auch sie sind Beteiligte eines Notfallgeschehens und können durch die Situation mehr oder weniger belastet sein.

27.2 Grundzüge der Psychotraumatologie

Jeder Notfall stellt die Betroffenen immer auch vor eine psychische Herausforderung, die je nach den Umständen und der Schwere des Ereignisses leicht zu bewältigen sein kann, aber auch zu erheblichen Problemen führen kann. Grundsätzlich kann jede außergewöhnliche Situation, ganz gleich welchen Ausmaßes, entsprechende Stressreaktionen hervorrufen. Wie im vorigen Abschnitt bereits beschrieben, können diese sehr unterschiedlich ausfallen, spielen sich jedoch immer auf **4 Ebenen** ab: Stress zeigt sich im **Verhalten** (z.B. weinen, schreien, umherirren, wie gelähmt sein ...), im **Fühlen** (Angst, Panik, Ärger ...), im **Denken** (Sorge um die Angehörigen, die Zukunft, Selbstvorwürfe, Leere im Kopf ...) und im **körperlichen Erleben** (Schwitzen, Zittern, Muskelspannung, erhöhter Puls ...). Bei den meisten Menschen sind die erlebten Stressreaktionen von kurzer Dauer und klingen mit zunehmendem zeitlichem Abstand zu dem Ereignis immer mehr ab. Manchmal können Erfahrungen jedoch auch so einschneidend sein, dass höhere Anforderungen an die Bewältigung bestehen und längerfristige psychische Beeinträchtigungen die Folge sein können.

Besonders schwerwiegende Ereignisse können auch eine traumatisierende Wirkung haben und bei den Betroffenen so genannte traumatische Stressreaktionen hervorrufen. Ähnliche, aber nicht übereinstimmende Definitionen des Begriffs „traumatisierendes Ereignis" sind in den verschiedenen Klassifikationssystemen psychischer Störungen zu finden. Die Internationale Klassifikation psychischer Störungen (ICD-10, Kapitel V (F) der WHO) spricht beispielsweise von einem „belastenden Ereignis oder einer Situation außergewöhnlicher Bedrohung oder katastrophenartigen Ausmaßes (kurz oder lang anhaltend), die bei fast jedem eine tiefe Verzweiflung hervorrufen würde" [ICD-10, Dilling et al., 2000, S. 169]. Als mögliche Beispiele genannt werden: Naturkatastrophen, Unfall, Krieg, Verbrechen, Vergewaltigung.

Traumatische Stressreaktion

Bekannte Ereignisse, die unter diese Definition fallen und auch den Bereich der Notfallmedizin betreffen, wären z.B. das Zugunglück in Eschede, die Tsunami-Katastrophe in Asien oder der Einsturz der Eishalle in Bad Reichenhall. Weniger bekannt, dafür aber alltäglicher sind z.B. schwere Verkehrsunfälle oder Wohnungsbrände. Notfälle dieser Art stellen bei fast allen Betroffenen (Verletzte, Augenzeugen, Helfer) erhöhte Anforderungen an die Bewältigung des Erlebten und können die weiter unten beschriebenen traumatischen Stressreaktionen zur Folge haben.

Traumatisierung nicht nur vom Ereignis abhängig

Welche Folgen ein traumatisierendes Ereignis hat, hängt jedoch immer von verschiedenen Faktoren ab, die neben den Charakteristika des Ereignisses auch Eigenschaften der Person, ihres Umfelds, der momentanen Lebensumstände, also die ganz individuelle Lebensgeschichte des Betroffenen umfassen können.

Die Folgen belastender oder traumatischer Ereignisse sind vielfältig. Manche Symptome zeigen sich schnell, andere wiederum erst nach ein paar Wochen oder Monaten. Die Internationale Klassifikation Psychischer Störungen (ICD-10) unterscheidet 3 mögliche „Störungen", die als Reaktion auf ein besonders belastendes Ereignis auftreten können: die akute Belastungsreaktion (F43.0), die posttraumatische Belastungsstörung (F43.1) und die Anpassungsstörungen (F43.2), die im Folgenden genauer dargestellt werden.

27.2.1 Akute Belastungsreaktion

Die akute Belastungsreaktion (ICD-10: F43.0) ist eine vorübergehende Störung, die sich als eine Reaktion auf eine außergewöhnliche körperliche oder seelische Belastung entwickelt, und im Allgemeinen innerhalb von Stunden oder Tagen abklingt. Typische Symptome sind ein Zustand von „Betäubung", Bewusstseinseinengung, Desorientiertheit, Überaktivität, Depression, Angst, Ärger, Verzweiflung, Rückzug aus der Situation bis hin zu vegetativen Zeichen panischer Angst wie Tachykardie, Schwitzen und Erröten.

Die Symptome erscheinen meist innerhalb von Minuten nach dem Ereignis und gehen innerhalb von Stunden, längstens innerhalb von 2 bis 3 Tagen zurück.

27.2.2 Posttraumatische Belastungsstörung

Die Posttraumatische Belastungsstörung (ICD-10: F43.1) entsteht als eine verzögerte Reaktion auf ein belastendes Ereignis oder eine Situation außergewöhnlicher Bedrohung oder katastrophenartigen Ausmaßes. Die Symptome zeigen sich in der Regel innerhalb von 6 Monaten nach dem traumatisierenden Ereignis.

Typische Merkmale sind das wiederholte Erleben des Traumas in sich aufdrängenden Erinnerungen oder Träumen sowie eine Vermeidung von Aktivitäten und Situationen, die Erinnerungen an das Erlebte wachrufen könnten. Die Betroffenen leiden unter dem Gefühl des „Betäubtseins" und zeigen häufig eine Teilnahmslosigkeit der Umgebung gegenüber. Gewöhnlich tritt auch ein Zustand vegetativer Übererregtheit mit Vigilanzsteigerung, einer übermäßigen Schreckhaftigkeit und Schlaflosigkeit auf.

Wichtig zu erwähnen ist, dass die Symptome einer posttraumatischen Belastungsstörung sehr viele Personen im Anschluss an ein traumatisierendes Ereignis zeigen, bei dem Großteil der Betroffenen klingen diese jedoch in den ersten Tagen und Wochen nach dem Erlebten wieder ab. Das Diagnostische und Statistische Manual Psychischer Störungen (DSM-IV der American Psychiatric Association) berücksichtigt dies mit der Diagnose „Akute Belastungsstörung" und empfiehlt, die Diagnose der „Posttraumatischen Belastungsstörung" erst dann zu vergeben, wenn die genannten Symptome und Beeinträchtigungen auch 4 Wochen nach dem Ereignis noch bestehen.

Symptome initial häufig

27.2.3 Anpassungsstörungen

Anpassungsstörungen (ICD-10: F43.2) sind Zustände von subjektivem Leiden und emotionaler Beeinträchtigung, die das soziale Leben behindern und während des Anpassungsprozesses nach einer entscheidenden Lebensveränderung, nach einem belastenden Lebensereignis oder auch nach schwerer körperlicher Krankheit auftreten können. Hierbei werden auch Ereignissen berücksichtigt, die unterhalb der Traumaschwelle liegen. Die Symptome beginnen innerhalb eines Monats nach dem Ereignis und halten – mit Ausnahme der längeren depressiven Reaktion – in der Regel nicht länger als 6 Monate an. Anpassungsstörungen werden nach ihrem entsprechenden Hauptsymptom unterteilt. Auszugsweise werden hier 3 mögliche Formen kurz dargestellt:
- Längere depressive Reaktion (ICD-10: F43.21): ein leicht depressiver Zustand als Folge auf ein belastendes Lebensereignis, der nicht länger als 2 Jahre andauert.
- Angst und depressive Reaktion gemischt (ICD-10: F 43.22): sowohl Angst als auch depressive Symptome sind vorhanden, jedoch verhältnismäßig milde ausgeprägt.
- Anpassungsstörung mit vorwiegender Beeinträchtigung von anderen Gefühlen (ICD-10: F43.23): Die Symptome zeigen sich in der Regel in Form von Angst, Depression, Sorgen, Anspannung und Ärger.

Zusammenfassend lässt sich sagen, dass jedes belastende Erlebnis (und damit in der Regel auch jeder medizinische Notfall) sowohl gedanklich als auch emotional Spuren im Leben der Betroffenen hinterlässt. Individuelle Stressreaktionen treten während des Erlebens auf und können sich auch noch Tage und Wochen später in vielfältiger Form zeigen: Schlafstörungen, belastende Träume, ein Gefühl von Traurigkeit oder Leere, eine ständige gedankliche Auseinandersetzung mit dem Erlebten oder der oft erfolglose Versuch, nicht an das Ereignis zu denken, sind nur einige wenige Beispiele. Sie alle sind oft Teil des individuellen Bewältigungsprozesses und bis zu einem gewissen Grad völlig „normal" und hilfreich, das Erlebte zu verarbeiten.

Stressreaktionen mit erheblicher Latenz möglich

Ein Notfallgeschehen weist oft eine Vielzahl von Beteiligten auf: Neben den medizinisch zu versorgenden Personen können auch Angehörige, Hinterbliebene, Augenzeugen, unverletzt Betroffene sowie Mitarbeiter des Rettungsteams durch einen Einsatz belastet werden. Welche Folgen ein Notfallgeschehen im Einzelnen auf die Beteiligten hat, hängt immer von verschiedenen Faktoren ab. Bei sehr schwerwiegenden (so genannten traumatisierenden) Erlebnissen können erhebliche Stressreaktionen auftreten, die sich auch Wochen oder Monate später noch zeigen können. Im Einzelfall muss hier vielleicht eine der nach ICD-10 klassifizierten Diagnosen gestellt und eine therapeutische Behandlung angeraten werden. Angehörige, Freunde oder Kollegen können dabei immer nur den Anstoß zu einer Behandlung leisten, das Stellen von Diagnosen sowie das therapeutische Aufarbeiten des Erlebten sollte von Fachleuten vorgenommen werden. Ein wichtiges Kriterium ist hier auch der persönliche Leidensdruck der Betroffenen. Wenn man das Gefühl hat, mit einem Erlebnis – gleich welcher Art – nicht zurechtzukommen, kann das Aufsuchen professioneller Unterstützung immer eine hilfreiche Entlastung bringen.

27.3 Grundlage der Krisenintervention, Information über komplementäre Dienste

> „Krisenintervention […] ist eine zeitlich begrenzte Behandlungsform, die die akute Krise beheben und den Betroffenen in den funktions- und verhaltensmäßigen Zustand vor dem Eintritt der Krise versetzen soll" [Deutscher Verein für öffentliche und private Fürsorge 1988].

27.3.1 Arbeitsweise psychosozialer Helfer

Rückzugsräume schaffen

Ziel einer Akutintervention durch psychosoziale Helfer (Kriseninterventionsteam, Notfallseelsorger …) ist die Minderung von Stressoren und Stressreaktionen sowie ein erstes Wiedererlangen der Handlungsfähigkeit des Betroffenen. Dazu ist ein erstes Gespräch in einem kurzfristig geschaffenen Rückzugsraum schon besonders hilfreich. Der Helfer versucht zunächst Ruhe in das Geschehen zu bringen und hat – wenn gewünscht – ein offenes Ohr für die Sorgen und Nöte der Betroffenen.

Manchmal hilft es auch, einfach nur da zu sein, für Fragen zur Verfügung zu stehen oder zu helfen, Angehörige zu informieren. Wichtig ist es, der betroffenen Person das Gefühl zu vermitteln, nicht allein zu sein. Wenn möglich, versucht der Helfer mit seiner zu betreuenden Person die Situation zu ordnen und deren eigene Handlungsfähigkeit zu stützen. Bei Bedarf werden Möglichkeiten und Hilfsangebote zur Bewältigung aufgezeigt. Der psychosoziale Helfer ist ein Betreuer auf Zeit, der für die Betroffenen da ist und sie die ersten Minuten und Stunden nach dem Ereignis begleitet. Ob im vertraulichen Gespräch oder als Ansprechpartner im Hintergrund, z.B. wenn bereits Angehörige die Betreuung übernommen haben, sich aber möglicherweise viele Fragen ergeben (Bestatter, weiteres Vorgehen, Hilfestellungen …), ergibt sich aus der jeweiligen Situation. In Ausnahmefällen stehen die Helfer auch für ein oder mehrere Gespräche noch einmal zur Verfügung. Sollte sich während der ersten Stunden zeigen, dass auf dem gewohnten Weg kein Weiterkommen möglich ist, so haben die Teams vor Ort in der Regel ein reichhaltiges Netzwerk mit kompetenten Fachkräften und Einrichtungen in der Hinterhand. Diese werden entweder noch vor Ort gerufen, oder – der häufigere Fall – die betroffene Person wird an sie verwiesen sowie die Einrichtung durch den Helfer informiert. Eine Intervention dauert im Schnitt etwa 1–4 Stunden, je nach Gegebenheit und Erfordernissen, in Einzelfällen auch einmal länger.

Das Netz der weiterführenden Betreuung (z.B. durch Angehörige, Freunde, Nachbarn, Hilfseinrichtungen) so eng wie möglich zu knüpfen, ist eines der vorrangigen Ziele der Krisenintervention. Hierbei wird nicht über den Kopf der betroffenen Person hinweg organisiert, sondern die Person darin unterstützt, ihre Wünsche zu formulieren und erste Schritte in die Wege zu leiten (z.B. indem sie weitere Angehörige über den Tod eines Familienmitglieds informiert). Eine Möglichkeit, die das Rettungsteam vor Ort allein aus zeitlichen Gesichtspunkten in der Regel nicht hat.

Wir möchten ausdrücklich betonen, dass es sich bei einer Krisenintervention bzw. einer Begleitung um keine therapeutische Maßnahme handelt. Diese ist in der Regel frühestens 4–6 Wochen nach einem belastenden Ereignis sinnvoll und sollte von speziell ausgebildeten Psychologen, Psychiatern oder Psychotherapeuten durchgeführt werden.

Im Gegensatz zur Individualbetreuung stellt der Massenanfall von Verletzten (MANV) mit einer Vielzahl verletzt und unverletzt Betroffener eine wesentliche Herausforderung – auch für die PSU-Betreuer – dar. Im Rahmen der FIFA-WM 2006 wurden in allen Spielstätten entsprechende Szenarien entworfen, auf die hier im Einzelnen nicht näher eingegangen werden kann. Grundsätzlich lässt sich jedoch sagen, dass der Platz der psychosozialen Helfer an der Einsatzstelle im Bereich des Behandlungsplatzes an den Triagepunkten T3 (leicht verletzte, unverletzt Betroffene) und T4 (abwartende Behandlung, Sterbende) zu finden ist. Eine Einzelbetreuung findet hier nicht mehr statt. Patienten mit

Sonderfall MANV

massiven psychischen Ausnahmezuständen (z.B. hysterisch, aggressiv ...) werden in einem solchen Falle auch medikamentös behandelt. Man geht von einem 1:10 Schema aus: 1 Betreuer für 10 Betroffene. Eine gezielte Intervention, wie sie im Regeleinsatz normalerweise erfolgt, ist nicht möglich. Nichtsdestotrotz sind die Kräfte der psychosozialen Dienste eine wichtige Unterstützung für die Rettungskräfte im Falle eines MANV. Abseits der Behandlungsplätze sind sie vor allem an den Betroffenen- und Angehörigen-Sammelstellen tätig und setzen hier einen Schwerpunkt ihrer Arbeit.

27.3.2 Unterschiede und Gemeinsamkeiten der Einrichtungen

Es existieren verschiedene Betreuungsangebote mit unterschiedlichen Bezeichnungen für psychosoziale Notfälle: Krisenintervention, Notfallseelsorge, Notfallnachsorgedienst und andere. Generell liegen die genannten Angebote nicht wesentlich auseinander. Sie haben das gemeinsame Ziel, den Betroffenen in akuten Stress- und Notfallsituationen eine schnelle „Psychische Erste Hilfe" zukommen zu lassen. Nicht zuletzt entlasten sie das Personal der Notfallrettung, indem sie Zeit, Raum und die Möglichkeit für ein längeres Gespräch mitbringen. Sie können sich um unverletzt Betroffene, Augenzeugen oder Hinterbliebene kümmern, die im Rahmen eines Notfallgeschehens bisher wenig bis kaum berücksichtigt wurden.

Im Bereich der Namensgebung sind die Teams vielfältig. Das Deutsche Rote Kreuz (DRK) nennt seine Kräfte meist „Notfallnachsorgedienst", innerhalb der Johanniter-Unfall-Hilfe (JUH), des Malteser Hilfsdienstes (MHD) sowie des Arbeiter-Samariter-Bundes (ASB) spricht man in der Regel von „Krisenintervention" (KIT). Die meisten Einrichtungen mit kirchlichen Trägern bezeichnen sich als „Notfallseelsorge". Je nach Herkunft unterscheiden sich die Teams in ihrer Zusammensetzung. Die aus dem Rettungsdienst entstandenen Teams vereinigen oft aktive Mitarbeiter aus den Reihen des Rettungsdiensts oder der Feuerwehr sowie Angehörige unterschiedlicher Berufsgruppen mit einer speziellen Ausbildung im Bereich der Krisenintervention. Die Grundausbildung umfasst z.B. beim KIT Stuttgart 80 Theoriestunden sowie ein längeres Praktikum an der Seite eines erfahrenen Kollegen. Ein Team der „Notfallseelsorge" besteht in der Regel aus kirchennahen Mitarbeitern (z.B. Pfarrern, Seelsorgern), die ebenfalls speziell für die Arbeit geschult werden.

Arbeitsweise weitgehend identisch

Trotz der unterschiedlichen Zusammensetzung unterscheiden sich die Teams in ihrer Arbeit vor Ort in der Regel kaum voneinander. Um sich hierzu einen Überblick zu verschaffen, ist es im Rahmen der Notarzt-Tätigkeit empfehlenswert, den Kontakt zu den jeweiligen Teams vor Ort zu suchen und sich die Arbeit vorstellen zu lassen. Damit können gegenseitige Bedürfnisse schnell geklärt und eine gute Basis zur gemeinsamen Arbeit am Notfallort geschaffen werden.

27.3.3 Einsatzindikationen

Psychosoziale Einsatzdienste haben folgende Einsatzindikationen:
- Überbringung einer Todesnachricht (nur gemeinsam mit Polizei)
- Betreuung Hinterbliebener/Angehöriger nach/während einer Reanimation
- Betreuung Hinterbliebener/Angehöriger bei Todesfällen
- Betreuung von Opfern von Gewalttaten
- Betreuung von Lokführern, Busfahrern öffentlicher Verkehrsmittel nach Unfällen/Suiziden
- Betreuung von Unfallverursachern
- Betreuung von Hinterbliebenen/Angehörigen nach Suizid(versuch)
- Großschadensereignisse/MANV
- Jedes Ereignis, bei dem eine Begleitung/Betreuung Betroffener im Rahmen der Psychischen Ersten Hilfe notwendig oder sinnvoll erscheint

Ohne besondere Ausbildung sollte kein aktives Team einen „Talkdown" bei Suizidankündigung übernehmen (s. Abschnitt 27.4.2). Die Betreuung von Menschen mit akuten Suizidabsichten ist Aufgabe speziell hierfür geschulter und erfahrener Kräfte. Im Akutfall eines drohenden Suizids werden dies in der Regel Polizei-Psychologen sein. Auch die Betreuung psychiatrischer Patienten gehört nicht in den Arbeitsbereich der PSU-Helfer. Dies ist Aufgabe eines Psychiaters.

27.4 Praktisches Vorgehen und Krisenintervention im Einsatz

Bei Ihren Einsätzen werden Sie häufig auf gestresste Ersthelfer, aufgelöste Angehörige und andere direkt oder indirekt Betroffene stoßen. Dieser Abschnitt soll das praktische Vorgehen am Notfallort unter kommunikativen Gesichtspunkten genauer beleuchten und wichtige Hinweise für den Umgang mit Betroffenen geben. Vieles wird Ihnen dabei auf den ersten Blick trivial erscheinen, trotzdem gehen auch diese Kleinigkeiten am Ort des Geschehens oft unter.

Kommunikative Gesichtspunkte

In der Regel werden Sie kaum Zeit haben, sich intensiv auf die oben genannten Gruppen zu konzentrieren, da der Notfallpatient im Mittelpunkt steht und absolute Priorität genießt. Es reichen aber oft schon Kleinigkeiten, um den zu versorgenden Patienten wie auch die besorgten Angehörigen einfühlsam im Einsatz zu begleiten. Denken Sie bei Bedarf frühzeitig an die mögliche Alarmierung eines Betreuers der in Ihrer Region verfügbaren Dienste.

27.4.1 Regeln der Psychischen Ersten Hilfe

Eine hilfreiche Orientierung im Umgang mit den Betroffenen eines Notfallgeschehens sind die Regeln der Psychischen Ersten Hilfe [Lasogga, Gasch 2002]. Sie werden im Folgenden aufgeführt und erläutert.

> Sagen Sie, wer Sie sind.

Eine kurze klare Vorstellung mit Namen und Funktion schafft Vertrauen und gibt Notfallopfern eine wichtige Orientierung.

> Sagen Sie, was Sie tun.

Patient nicht entmündigen

Erläutern Sie in kurzen, einfachen Sätzen Ihre Maßnahmen und das weitere Vorgehen. Verzichten Sie dabei möglichst auf zu viele Details und Fachbegriffe. Informationen helfen dem Patienten gegen den Kontrollverlust. Besonders wichtig: Entmündigen Sie den Patienten dabei nicht und lassen Sie ihm ein Stück weit Handlungsfähigkeit. Selbst wenn er angetrunken oder leicht verwirrt erscheint, fühlt er sich dadurch ernst genommen – das schafft eine große Vertrauensbasis.

> Suchen Sie vorsichtigen, statischen Körperkontakt, wenn Sie das Gefühl haben, dass es angebracht wäre.

Mögliche Kontaktorte sind z.B. Hand, Handgelenk, Unterarm oder Schulter. Halten Sie die Person dabei nicht fest.

> Ein ruhiges, sicheres Auftreten hilft gegen die Angst des Patienten.

Fester Ansprechpartner wichtig

„Entschleunigen" Sie die Situation vor Ort, sofern es der Notfalleinsatz zulässt. Schaffen Sie klare Strukturen und Absprachen und vermeiden Sie unnötige fachliche Diskussionen vor dem Notfallpatienten. Für Patienten und Angehörige ist es zudem oft wichtig, einen festen Ansprechpartner zu haben. Vor allem bei Krisengesprächen sollte (nur) eine Person das Gespräch mit dem Patienten führen.

> Schirmen Sie den Patienten vor Zuschauern ab.

Sollte dies nicht möglich sein, bitten Sie im Zweifel die Polizei um Hilfe. Ein probates Mittel, um vor allem Neugierige auf Abstand zu halten, ist Schaulustige in Maßnahmen aktiv einzubinden.

> Zeigen Sie, dass Sie die Ängste und Sorgen des Patienten wahrnehmen.

Was für Sie berufliche Routine ist, verändert möglicherweise das Leben Ihres Patienten einschneidend und nachhaltig. Führen Sie sich das immer wieder bewusst vor Augen.

> Stellen Sie keine furchterregenden oder angstmachenden Diagnosen vor dem Patienten.

Erklären Sie ihm, wie ernst möglicherweise die Situation ist und dass eine Einweisung in eine Klinik unumgänglich ist. Bereiten Sie ihn in kurzen Worten darauf vor, was ihn dort erwartet (z.B. welche Art und Dauer von Untersuchungen).

> Binden Sie, wenn es die Erkrankung/Verletzung sowie die Situation ermöglicht, Angehörige mit ein.

Angehörige sind für den Patienten ein wichtiger, vertrauensvoller Bezugspunkt, und Handeln hilft gegen Hilflosigkeit. Nicht zu vergessen ist auch bei ausländischen Patienten die Möglichkeit, das Gespräch zu dolmetschen.

Bezugspersonen einbinden

In fremden Kulturen spielt die Familie eine besondere Rolle. Verweisen Sie nicht sofort aufdringlich erscheinende, besorgte Familienmitglieder des Raumes. In südländischen Kulturen ist schnell die Großfamilie mit Freunden und Nachbarn anwesend. Sorgen Sie trotz Abschirmung des Patienten für einen einfachen Informationsfluss, z.B. über eine definierte Kontaktperson. Das kann manch eine Situation deutlich „entschärfen".

> „Kinder sind keine kleinen Erwachsenen."

Mimik und Gestik des Versorgenden spielen eine ganz besondere Rolle. Binden Sie die Eltern wenn möglich in das Geschehen mit ein. Seien Sie offen und ehrlich zu den Kindern, gerade wenn es „kurz wehtut". Begeben Sie sich möglichst auf die Kontaktebene des kleinen Patienten. Ein Kuscheltier oder ein aufgeblasener Handschuh wirken selbst in hektischen Situationen manchmal Wunder. Informieren Sie Kinder altersgerecht. Kinder fragen, was sie wissen wollen, antworten Sie wahrheitsgemäß in kurzen, einfachen Worten.

> Halten Sie das Gespräch aufrecht, wenn es Ihre Zeit zulässt.

Für Patienten oder Angehörige kann es wichtig sein, dass sie über ihre Gefühle und Gedanken sprechen können. Versuchen Sie im Rahmen Ihrer zeitlichen Möglichkeiten, aktiv zuzuhören [Schulz von Thun 2004] und die Sorgen, Ängste und Nöte Ihres Gegenübers zu verstehen. Wer sich verstanden fühlt, fühlt sich in der Regel auch aufgehoben und sicher. Verzichten Sie, wenn möglich, auf Floskeln und allgemeine Formulierungen, diese verringern zwar die eigene Unsicherheit, helfen aber den Betroffenen kaum weiter.

> Wenn Sie gehen müssen, sorgen Sie für „psychischen Ersatz".

Teilen Sie Ihr Gehen dem Patienten mit und verabschieden Sie sich. Stellen Sie den „neuen Helfer/Arzt" vor.

> Wenn Sie Angehörigen und Freunden des Patienten seinen Tod vermitteln müssen, seien Sie einfühlsam, aber ehrlich und direkt.

Verabschiedung ermöglichen

Überbringen Sie Todesnachrichten in deutlichen, unmissverständlichen Worten. Gerade im häuslichen Bereich empfiehlt es sich vorher, den Patienten von einigen Notfallmaterialien wie Tubus, Zugängen etc. zu befreien und ihn würdig hinzulegen. Geben Sie den Angehörigen die Möglichkeit, sich zu verabschieden. Die Verabschiedung von der verstorbenen Person kann für die Hinterbliebenen ein erster wichtiger Schritt für die anschließende Trauerarbeit sein. Es sollte jedoch immer der Wunsch der Angehörigen berücksichtigt werden; Floskeln wie „behalten Sie ihn lieber in Erinnerung, wie er war" helfen selten. Trotzdem kann es wichtig sein, die Angehörigen auf den Anblick der verstorbenen Person vorzubereiten.

27.4.2 Sonderfall im Rettungsdienst: Suizidalität

Für den Umgang mit suizidalen Personen im Rettungsdienst, ohne bestehende körperliche Gefährdung, nennen Frommberger und Mitarbeiter [Frommberger, Bauer, Berger 1997] die folgenden Erstinterventionen:

- Die Sicherheit des Betroffenen gewährleisten: ständige Überwachung durch Rettungspersonal, Familienangehörige oder andere Helfer; auch beim Gang auf die Toilette begleiten; Zugang zu Glas, Messer oder Gürtel vermeiden
- Bei starker Erregung dem Betroffenen Beruhigungsmittel verabreichen
- Auf keinen Fall Beschuldigungen, Vorwürfe oder Kritik am Betroffenen und seinen Handlungen äußern
- Symptome der Depression sowie Selbstvorwürfe, Schuld und Schamgefühle einfühlsam erfragen
- Auslösefaktoren für die aktuellen Suizidgedanken, -absichten oder -handlungen detailliert erfragen
- Gegebenenfalls frühere Suizidversuche explorieren
- Bei akuter Selbst- oder Fremdgefährdung Überstellung in stationäre Behandlung veranlassen

Die Unumgänglichkeit des Kliniktransports bei akuter Suizidalität sollte klar kommuniziert werden. Dennoch ist eine freiwillige stationäre Behandlung der Zwangseinweisung in jedem Fall vorzuziehen. Über den notwendigen Kliniktransport sollte der Betroffene daher gut informiert und über die Gründe und Vorteile aufgeklärt werden. Die Möglichkeit, aus Einsicht mitzugehen, lässt dem Patienten gegenüber der Zwangseinweisung mit der Polizei den Raum für eine eigene Entscheidung.

Kliniktransport unumgänglich

Einen sehr seltenen Fall stellt der drohende Suizid dar, wenn akut gedroht wird, die suizidale Handlung auszuführen. Die Gewissheit, dass sich ein Mensch – trotz des Versuchs der Kontaktaufnahme und des (intensiven) Gesprächs – nicht doch umbringt, gibt es nicht. Dies sollte Ihnen stets bewusst sein, wenn Sie in eine solche Situation geraten sollten. Machen Sie sich grundsätzlich einmal im Vorfeld Gedanken, welche Einstellung Sie zu diesem Thema haben, wie Sie damit umgehen würden, wenn sich ein Mensch trotz Ihres Bemühens gegen das Leben entscheidet. Haben Sie Ressourcen und Hilfen für sich, wie würden Sie mit sich und der Situation umgehen? Eine Auseinandersetzung mit diesem Thema im Vorfeld kann das unvorbereitete Hineinrutschen in eine solche Situation verhindern.

Für den Umgang mit Personen in eindeutiger suizidaler Absicht (z.B. drohender Sprung) ist es schwierig, allgemeine Regeln zu formulieren, da jeder Fall eine individuelle Geschichte hat. Wir empfehlen, für Gespräche dieser Art eine entsprechende Fortbildung von Fachleuten in Anspruch zu nehmen.

Allgemein lässt sich jedoch sagen, dass zunächst der Versuch einer vorsichtigen Kontaktaufnahme mit der suizidgefährdeten Person unternommen werden sollte. Für ein vertrauliches Gespräch sollte Zeit mitgebracht werden. Vermieden werden sollten Verallgemeinerungen, Vorwürfe, Bagatellisierungen, Ratschläge, allgemeine Floskeln und zu schnelle Lösungsansätze.

27.5 Medikation in psychosozialen Notfällen

An Einsatzstellen kommt es immer wieder zu der Situation, dass aufgewühlte Augenzeugen, Angehörige oder unverletzt Betroffene durch anwesende (Not-)Ärzte medikamentös, vor allem durch Benzodiazepine und niedrigpotente Neuroleptika, therapiert werden – meistens mit der Intention, Ruhe in das Geschehen zu bringen und den Betroffenen die ersten Stunden nach dem Erlebten zu erleichtern.

Langfristig negative Folgen von Sedativa

Aus Berichten Betroffener und der Arbeit im Bereich der Krisenintervention ist mittlerweile jedoch bekannt, dass die pharmakologische Therapie unmittelbar nach einem stark belastenden Ereignis mittels sedierender Medikamente negative Begleiterscheinungen zur Folge haben kann: Viele Betroffene kämpfen anschließend mit der Bewältigung des Erlebten und der Eindrücke am Notfallort. Die Veränderung der Wahrnehmung und auftretende Amnesien können sich negativ auf den Bewältigungsprozess auswirken. Betroffene klagen darüber, dass sie das Ereignis unter dem Einfluss von sedierenden Medikamenten „wie in einem schlechten Film" erlebt haben, sich an Details oder ganze Zusammenhänge nicht mehr erinnern können, zum Teil „Filmrisse" haben und die Situation chronologisch nicht mehr ordnen können.

Die anschließende Aufarbeitung von belastenden oder traumatischen Ereignissen ist ein wichtiger Bestandteil des Bewältigungsprozesses. Hierbei ist es oftmals entscheidend, dass die Umstände des Ereignisses, Bilder, Eindrücke, Empfindungen, auch wenn sie schmerzhaft sind, nach und nach in die eigene Lebensgeschichte eingeordnet werden können. Für eine abschließende Verarbeitung und die nötige Distanzierung zu dem Erlebten ist der behutsame Umgang damit und weniger die Verdrängung ratsam.

Aufarbeitung erschwert

Menschen, denen man die Erinnerung an ein belastendes Ereignis durch sedierende Medikamente verschleiert, können später Schwierigkeiten bei der Aufarbeitung des Erlebten haben. Gerade beim Verlust eines geliebten Menschen kann das Trauern und Abschiednehmen am Ort des Geschehens ein wichtiger Bestandteil des beginnenden Trauerprozesses sein.

Natürlich gibt es auch immer wieder Fälle, in denen Menschen durch ein belastendes Ereignis in eine massive psychische Ausnahmesituation gelangen. Hierbei ist es zunächst wichtig, Sicherheit und Beruhigung herzustellen. Wenn ein Zugang zu der Person (z.B. durch entlastende Gespräche) jedoch nicht mehr möglich ist und zusätzlich die Gefahr einer körperlichen Schädigung besteht, beispielsweise durch die physischen Folgen der Stressreaktion (z.B. Hypertonie, Tachykardie, Hyperventilation) oder aber durch drohende Selbstgefährdung, ist die medikamentöse Therapie mittels sedierender Medikamente in Betracht zu ziehen. Die Therapie der „psychischen Belastung" an sich findet dabei aber nicht statt!

Literatur

Deutscher Verein für öffentliche und private Fürsorge (1988), Fachlexikon der sozialen Arbeit, 537. Frankfurt a. M.

Dilling H, Mombour W, Schmidt MH (2000) Internationale Klassifikation psychischer Störungen – ICD-10, Kapitel V (F): Klinisch-diagnostische Leitlinien. 4. Aufl. Huber, Bern

Frommberger U, Bauer J, Berger M (1997) Psychiatrisch-psychologische Betreuung von akut psychisch Kranken. In: Bengel J (Hrsg) Psychologie in Notfallmedizin und Rettungsdienst, 173–188. Springer, Berlin

Lasogga F, Gasch B (2002) Notfallpsychologie. Stumpf und Kossendey, Edewecht

Literaturvorschläge zur Vertiefung des Themas

Bengel J (2004) Psychologie in Notfallmedizin und Rettungsdienst. Springer, Berlin
Daschner CH (2003) KIT – Krisenintervention im Rettungsdienst. Stumpf und Kossendey, Edewecht
Ehlers A (1999) Posttraumatische Belastungsstörung. Hogrefe, Göttingen
Ehlers A, Clark DM, A cognitive model of posttraumatic stress disorder. Behavior Research and Therapy (2000), 38, 319–345
Everly GS (2002) CISM – Stressmanagement nach kritischen Ereignissen. Facultas, Wien
Fischer G (2004) Neue Wege aus dem Trauma – Erste Hilfe bei schweren seelischen Belastungen. Patmos, Düsseldorf
Halpick H (2003) Bundeseinheitliche Ausbildungsleitfäden der JUH (Bildungswerk und Akademie)
Hausmann C (2003) Handbuch Notfallpsychologie und Traumabewältigung. Facultas, Wien
Mitchell JT, Everly GS (1998) Stressbearbeitung nach belastenden Ereignissen – zur Prävention psychischer Traumatisierung. Stumpf und Kossendey, Edewecht
Saß H, Wittchen H-U, Zaudig M (1998) Diagnostisches und Statistisches Manual psychischer Störungen – DSM-IV. Hogrefe, Göttingen
Schulz von Thun F (2004) Miteinander Reden 1: Störungen und Klärungen: Allgemeine Psychologie der Kommunikation. Rowohlt, Hamburg

28 Leitsymptom Bewusstseinsstörungen

Marc D. Schmittner

> **Lernziel:**
> Die Teilnehmer sollen Ursachen, (Differenzial-)Diagnostik und Therapie anhand des Leitsymptoms „Bewusstseinsstörung" im Notarztdienst mit den dort gegebenen Möglichkeiten und eine zielgerichtete Versorgung inkl. Transport in geeignete Weiterbehandlung erlernen.

Der Symptomenkomplex Bewusstseinsstörungen stellt eine der häufigsten Einsatzindikationen für den Notarzt dar. Das Gehirn ist das Organ mit der geringsten Hypoxie-, Ischämie- und Hypoglykämietoleranz. Eine Störung der Vitalfunktionen führt durch Minderversorgung der Hirnzellen mit Sauerstoff und Glukose bereits nach 4–5 min zu Strukturschäden am Hirn mit der Folge des Hirntods [Krebs und Ellinger 2006]. Da eine Vielzahl unterschiedlicher Ursachen zu einer Störung des Bewusstseins führen kann, muss der Notarzt in der Lage sein, durch systematisches differenzialdiagnostisches Vorgehen lebensbedrohliche Erkrankungen zu erkennen und zu therapieren.

28.1 Qualität

Unter dem Begriff Bewusstseinsstörungen werden alle Faktoren zusammengefasst, die zur Beeinträchtigung von Vigilanz, Selbststeuerung und Selbstwahrnehmung führen [Topka und Eberhardt 2010].

Man unterscheidet **qualitative Bewusstseinsstörungen** mit Einengung der Bewusstseinsklarheit, die im Rahmen meist psychiatrischer Erkrankungen auftreten, von **quantitativen Störungen**, die die Vigilanz der Patienten betreffen und grob in folgende Schweregrade unterteilt werden können:
- **Somnolenz** (Benommenheit, Patient antwortet verlangsamt)
- **Sopor** (schlafähnlicher Zustand, Patient befolgt einfache Aufforderungen)
- **Koma** (Bewusstlosigkeit, Patient ist durch äußere Reize nicht erweckbar)

Im klinischen Alltag hat sich zur objektiven Bewertung von Bewusstseins- und Hirnfunktionsstörungen nach einem SHT die Glasgow Coma Scale (GCS) durchgesetzt [Teasdale und Jennett 1974].

Tab. 28.1: Glasgow Coma Scale [Teasdale und Jennett 1974]

Augen öffnen	Spontan	4 Punkte
	Auf Aufforderung	3 Punkte
	Auf Schmerzreiz	2 Punkte
	Kein	1 Punkt
Beste verbale Reaktion	Konversationsfähig	5 Punkte
	Verwirrt	4 Punkte
	Inadäquate Antwort	3 Punkte
	Unverständliche Laute	2 Punkte
	Keine	1 Punkt
Beste motorische Reaktion	Auf Aufforderung	6 Punkte
	Auf Schmerzreiz	5 Punkte
	Normale Beugeabwehr	4 Punkte
	Beugesynergismen	3 Punkte
	Strecksynergismen	2 Punkte
	Keine	1 Punkt

Die Parameter „Augenöffnung", „beste verbale Reaktion" und „beste motorische Reaktion" werden mit unterschiedlichen Punkten bewertet und sollten bereits beim Eintreffen des Notarztes erhoben und dokumentiert werden, um Veränderungen des Bewusstseinszustands im Verlauf besser erfassen und beurteilen zu können. Minimal können 3 und max. 15 Punkte erreicht werden (s. Tab. 28.1).

So unterschiedlich wie die Ursachen für eine Bewusstseinsstörung sind auch die Symptome, mit denen die Patienten klinisch imponieren:
- Denkstörungen bis Denkverlust
- Störung der Willkürmotorik
- Abnahme/Verlust der Kommunikation mit der Umwelt
- Verlust der zeitlichen/örtlichen Orientierung
- Verlust der Ansprechbarkeit auf äußere Reize
- Auftreten nichtadäquater Affekte (als Folge der Denkstörung)

28.2 Parameter für den Notarzt

Wichtig ist ein zügiges, systematisches Vorgehen an der Einsatzstelle, das sich an der nachfolgend dargestellten Reihenfolge orientieren sollte.

Der Notarzt prüft zunächst die Reaktion des Patienten bspw. durch Ansprechen und Rütteln an der Schulter. Bleibt eine adäquate Reaktion aus, wird ein Schmerzreiz gesetzt, dessen Reaktion bereits Rückschlüsse auf den Bewusstseinszustand geben kann. Es folgt unmittelbar die Überprüfung der Vitalfunktionen, um ggf. lebenserhaltende Maßnahmen

Überprüfung Vitalparameter

durchzuführen, wie die Sicherung der Atemwege oder der Beginn kardiopulmonaler Reanimationsmaßnahmen. Erst im 2. Schritt werden die Ursachen für die Bewusstseinsstörung durch Anamnese-Erhebung, körperliche Untersuchung und apparative Diagnostik erfasst. Eine Dokumentation des Erstbefunds und der durchgeführten Maßnahmen ist essenziell.

Die Primärdiagnostik umfasst:
- Reaktion auf Ansprache, Berührung, Schmerzreize
- Vitalparameter:
    - Atmung: Spontanatmung (ja/nein), Atemfrequenz, Atemmuster, Atemgeräusch, Dyspnoe, Zyanose
    - Kreislauf: zentraler/peripherer Puls tastbar, Herzfrequenz, Rhythmus, Blutdruck
- Bewusstsein: Patient ansprechbar/orientiert, GCS, Pupillenmotorik, Seitenzeichen, Nackensteife, Zungenbiss, Enuresis
- Kurze klinische Untersuchung („Body-Check") auf äußere Verletzungen
- Sauerstoffsättigung
- EKG, ggf. 12-Kanal-Ableitung
- Blutzuckerbestimmung

28.3 Ursachen erkennen

28.3.1 Neurologischer Notfall

(s. auch Kap. 25)

Für die meisten neurologischen Erkrankungen, die mit Bewusstseinsstörungen einhergehen, sind die Behandlungserfolge umso besser, je früher die richtige Therapie begonnen wird [Topka und Eberhardt 2010]. Sehr häufig sind die ersten 60 min entscheidend („golden hour") [Wijdicks 2004]. Eine schnelle, aber differenzierte Beurteilung von Art und Ausmaß der Bewusstseinsstörung und die Bewertung begleitender neurologischer Symptome sind daher von großer Bedeutung.

Krampfanfall

Epilepsien sind sehr häufige neurologische Erkrankungen mit einer Prävalenz in der Bevölkerung von 0,7–0,8%. Die Wahrscheinlichkeit eines einmaligen epileptischen Anfalls im Laufe des Lebens liegt bei über 10%.

Epileptische Anfälle dauern i.d.R. nicht länger als 2 min. Vielen Anfällen folgt eine Nachphase (postiktal), die v.a. im höheren Lebensalter auch 24 h und länger anhalten kann. Obwohl die Neurone dann keine exzessiven Entladungen mehr aufweisen, kommt es zu Sprachstörungen, Lähmungen, Gedächtnisstörungen, aber auch zu psychischen Störungen wie Depression oder selten zu psychotischen Episoden oder aggressiven Zuständen [Diener und Putzki 2008].

Meist trifft der Notarzt den Patienten nach Beendigung des Krampfanfalls in der postiktalen Phase an. Entsprechend ist die prophylaktische Gabe von Sedativa nicht indiziert. Hinweise auf einen stattgehabten Anfall können Zungenbiss und Enuresis liefern. Die Fremd- oder Eigenanamnese können die Verdachtsdiagnose ebenfalls erhärten. Ein Status epilepticus muss mithilfe von Antikonvulsiva durchbrochen werden. Eine Blutzuckerbestimmung ist obligat, auch wenn eine Krampfanamnese bekannt ist. Jedes Erstereignis bedarf einer klinischen Abklärung.

Schlaganfall
Der Schlaganfall zählt zu den häufigsten Erkrankungen in Deutschland und ist eine der führenden Ursachen für Morbidität und Mortalität weltweit. Im Jahr 2006 belegte er Platz 3 in der deutschen Todesursachenstatistik [Diener und Putzki 2008]. Über 80% der Schlaganfälle sind ischämische Insulte. Je nach betroffenem Hirnareal imponieren die Patienten mit Paresen oder Plegien einer oder mehrerer Extremitäten, Fazialisparese, Sprach- und Sehstörungen, Bewusstseinsstörungen und Verwirrtheit mit Dreh- und Schwankschwindel. Unabhängig von der Lysetherapie verbessert eine frühzeitige fachgerechte Betreuung bspw. in Schlaganfallstationen (sog. Stroke Units) die Prognose deutlich [Stroke Unit Trialists' Collaboration 1997].

Intrakranielle Blutung (ICB)
Intrakranielle Blutungen werden nach anatomischen (parenchymatös, subarachnoidal, sub- und epidural sowie supra- und infratentoriell) und ätiologischen Gesichtspunkten unterteilt. Ätiologisch unterscheidet man primäre (ohne klare Ursache) von sekundären Blutungen (z.B. traumatisch, tumorassoziiert oder pharmakologisch). Intrazerebrale Blutungen verursachen 10–17% aller Schlaganfälle. In der EU erleiden jährlich etwa 90 000 Menschen eine ICB [Diener und Putzki 2008].

In Abhängigkeit von Ausmaß und Art der Blutungslokalisation sind die neurologischen Defizite unterschiedlich ausgeprägt. Klinisch imponiert die ICB durch Allgemeinsymptome wie Kopfschmerzen, Übelkeit und Erbrechen, kombiniert mit fokal-neurologischen Defiziten.

Sonderform: Subarachnoidalblutung (SAB)
Obwohl die SAB nur etwa 5% der Schlaganfälle ausmacht, kann sie dennoch häufig präklinisch von anderen Formen abgegrenzt werden.

Schwerste, plötzlich und schlagartig einsetzende Kopfschmerzen (okzipital oder nuchal), häufig verbunden mit einer Bewusstseinstrübung sind charakteristisch für dieses Krankheitsbild. Die Ruptur eines Aneurysmas zerebraler Gefäße ist zu 80% hierfür verantwortlich. In etwa 10% sind die A. basilaris oder die Vertebralarterie betroffen [Brisman, Song, Newell 2006; Suarez, Tarr, Selman 2006]. Häufig gehen der Blutung anstrengende Handlungen voraus, wie das Heben schwerer Lasten, Schwangerschaft, Geburt, Defäkation oder ein Koitus. Die jährliche Inzidenz liegt bei etwa 15:100 000 Einwohner.

Die Dokumentation des Zustands beim Ersteintreffen (GCS) ist ein wichtiger Parameter für die Prognose des Krankheitsverlaufs.

Prozedere bei V.a. Schlaganfall

Da ohne Bildgebung keine Unterscheidung zwischen ischämischem Hirninfarkt und ICB möglich ist, sollte ein zügiger, aber schonender Transport in eine Einrichtung mit Diagnose- und Therapiemöglichkeiten erfolgen (24-stündige CT-Bereitschaft, Neurologe im Dienst). Der Transport sollte unter Arztbegleitung sowie unter kontinuierlicher Überwachung der Vitalparameter erfolgen. Sauerstoff sollte appliziert werden. Ein erhöhter Blutdruck soll nur bei Extremwerten (> 220 mmHg systolisch, > 110 mmHg diastolisch) oder zwingenden Begleitumständen (z.B. Herzinfarkt, Lungenödem) langsam gesenkt und die Applikation von gerinnungshemmenden Präparaten (z.B. Heparin, ASS) unterlassen werden [Habscheid und Winkelmaier 2004].

CT-Bereitschaft

28.3.2 Internistischer Notfall

(s. auch Kap. 17)

Hypoglykämie

Jeder Blutzuckerwert < 2,22 mmol/l (40 mg/dl) ist eine Hypoglykämie, unabhängig davon, ob Symptome auftreten oder nicht. Am häufigsten entstehen Hypoglykämien durch inadäquate Gabe von Insulin oder Insulin freisetzenden Medikamenten bzw. durch fehlende Nahrungsaufnahme nach Insulingabe. Klinisch imponieren hypoglykämische Zustände durch 2 Merkmale, die individuell unterschiedlich ausgeprägt sein können:
- **Symptome adrenerger Gegenregulation** (Heißhunger, Zittern, Schwitzen, Tachykardie, hypertensive Blutdrücke, Kopfschmerzen, psychomotorische Unruhe)
- **Symptome der Neuroglukopenie** (Schwindel, Sehstörungen, zerebrale Krampfanfälle, Bewusstseinsstörungen bis zum Koma)

Unbehandelt kann die Hypoglykämie zu lebensbedrohlichen komatösen Zuständen führen. Die kausale Therapie besteht in der i.v. Applikation von Glukose bis zur Behebung der Symptome (z.B. Bolus von 10–15 g entsprechend 20–30 ml einer 50%igen Glukoselösung). Milde Formen können durch p.o. Gabe therapiert werden. Auch nach Erreichen eines stabilen Blutzuckerniveaus normalisieren sich die neurologischen Symptome oftmals erst verzögert [Sayk, Krapalis, Iwen 2010].

Hyperglykämie

Die diabetische Ketoazidose und die hyperosmolare Hyperglykämie sind die häufigsten schweren Komplikationen eines Diabetes mellitus. Trigger sind meist Infektionen, schwere Allgemeinerkrankungen (z.B. Pankreatitis) oder verschiedene Medikamente. Mischbilder sind häufig. Die Hyperglykämie führt bei beiden Krankheiten zu einer osmotischen Diurese und Elektrolytverlusten. Die notärztliche Therapie besteht vornehmlich in der Flüssigkeitssubstitution.

Andere Stoffwechselerkrankungen

Eine Vielzahl metabolischer Entgleisungen manifestiert sich in einer primären Bewusstseinsstörung (metabolische Enzephalopathie), deren Pathomechanismen vielfältig sind. Das klinische Bild ist sehr unspezifisch und variabel im Verlauf. Da eine präklinische Diagnostik i.d.R. nicht möglich ist, muss sich der Notarzt auf die Stabilisierung der Vitalfunktionen beschränken [Sayk, Krapalis, Iwen 2010]. Differenzialdiagnostisch sollten neben Störungen des Elektrolythaushalts eine Reihe von Endokrinopathien in Erwägung gezogen werden.

Wichtige Endokrinopathien:
- Nebennierenrinden- und Hypothalamusinsuffizienz, Hypokortisolismus: Dehydratation, hypovolämer Schock, Nausea, Emesis, abdominelle Schmerzen, Fieber
- Hypothyreose: zerebrale Krampfanfälle, Muskelschwäche, Hypothermie
- Hyperthyreose (thyreotoxische Krise): psychomotorische Unruhe, Reizbarkeit, Tremor, Angst, Sympathikusaktivierung
- Hepatische Enzephalopathie: Symptomatik stark von Erkrankungsschwere abhängig (von allgemeiner Irritabilität, gestörtem Schlaf-Wach-Rhythmus bis hin zum Leberausfallskoma mit erlöschenden Hirnstammreflexen, Hirndruckzeichen und Dezerebration)
- Urämische Enzephalopathie: generalisierte Muskelschwächen, koordinative Einschränkungen, Tremor, Myokloni
- Wernicke-Enzephalopathie: Verwirrtheit, Ataxie, Ophthalmoplegie
- Alkoholentzugssyndrom, Delirium tremens
- Septische Enzephalopathie
- Mitochondriale Störungen
- Akute hepatische Porphyrien: komplexe vegetative Störungen, abdominelle Schmerzen

Intoxikationen

(s. auch Kap. 24)

Intoxikationen sind im Kindesalter meist akzidentieller, im Erwachsenenalter meist (para-)suizidaler Genese.

Genauso vielfältig wie die Art, Menge und Applikationswege der Noxen sind deren Symptome. Bei unklarer Bewusstseinsstörung und nach dem Ausschluss anderer Ursachen sollte differenzialdiagnostisch eine Intoxikation in Erwägung gezogen werden. Neben der Möglichkeit einer p.o., i.v. oder i.m. Applikation sollte ebenfalls an inhalative und perkutane Ingestionswege gedacht werden. Auf Eigensicherung ist stets zu achten.

Eigensicherung

Während leichte bis mittelschwere Vergiftungen oft symptomatisch behandelt werden, ist bei schweren Vergiftungen eine exakte Diagnose wichtig, um gezielte Entgiftungsmaßnahmen und/oder eine spezifische Antidottherapie einleiten zu können [Zilker 2010]. Die Therapie einer Intoxikation im Notarztdienst ist weitestgehend substanzunabhängig und beschränkt sich auf die Sicherung der Vitalfunktionen, ggf. einer Asservierung der Noxe sowie dem zügigen Transport in die Zielklinik. Darüber hinaus besteht die Möglichkeit, über die ILS Kontakt zu Giftinformationszentralen aufzunehmen.

Kreislauf- und Atemstörungen
(s. auch Kap. 12 und 13)

Unter dem Begriff **Synkope** versteht man einen plötzlich einsetzenden, vorübergehenden, sich selbst limitierenden Bewusstseinsverlust aufgrund einer kurzen Mangeldurchblutung des Gehirns mit spontaner, kompletter und prompter Remission. Die Symptome variieren erheblich und reichen von leichtem Schwindelgefühl bis zum „Schwarzwerden" vor Augen. Da eine Reihe von Ursachen solchen Zuständen zugrunde liegen kann, ist eine stationäre Abklärung geboten.

Mögliche Ursachen von Synkopen sind:
- Neurokardiogen (vasovagale Synkope, Karotissinussynkope, Glossopharyngeus-/Trigeminusneuralgie)
- Zerebrovaskulär (Schlaganfall, Stenosen der hirnversorgenden Gefäße, vaskuläres Steal-Syndrom)
- Strukturelle kardiale Erkrankung (Herzklappenfehler, AMI, obstruktive Kardiomyopathie, Aortendissektion, Perikarderkrankung, Lungenembolie)
- Arrhythmien

28.3.3 Traumatologischer Notfall

(s. auch Kap. 30)

Schädel-Hirn-Trauma (SHT)

Ein SHT ist Folge einer Gewalteinwirkung, die zu einer Funktionsstörung und/oder Verletzung des Gehirns geführt hat und mit einer Prellung oder Verletzung der Kopfschwarte, des knöchernen Schädels, der Gefäße und/oder der Dura verbunden sein kann. Eine Verletzung des Kopfs ohne Hirnfunktionsstörung oder Verletzung des Gehirns bezeichnet man als **Schädelprellung**.

Falls die Dura bei gleichzeitiger Verletzung der Weichteile und des Knochens zerrissen ist und somit eine Verbindung des Schädelinneren mit der Außenwelt besteht, liegt ein **offenes SHT** vor.

Unter einer **primären Läsion** versteht man die im Augenblick der Gewalteinwirkung entstehende Schädigung des Hirngewebes (irreversibel zerstörte Zellen, funktionsgestörte Neurone). Diese Schädigung ist Ausgangspunkt für eine Kaskade von Reaktionen, die die primäre Verletzungsfolge verstärkt. Diese **Sekundärläsion** (raumfordende Blutung, traumatische SAB, Hirnödem) kann ggf. durch eine schnelle und wirksame Therapie gemildert werden und ist damit das eigentliche Ziel der medizinischen Therapie bei Schädelhirnverletzungen.

Nach SHT sind Hypoxie und arterielle Hypotension in einem signifikanten Ausmaß mit einer schlechteren klinischen Erholung verbunden. Absolute Priorität der diagnostischen und therapeutischen Maßnahmen am Unfallort hat daher die Erkennung und nach Möglichkeit die sofortige Beseitigung aller Zustände, die mit einem Blutdruckabfall oder einer Abnahme der Sauerstoffsättigung im Blut einhergehen. Bei Hirnverletzten ist jederzeit damit zu rechnen, dass eine Verschlechterung der Atmung eintritt, sodass vorbeugende Maßnahmen zur Sicherstellung der Sauerstoffversorgung des Gehirns von oberster Dringlichkeit sind.

Bei bewusstlosen Patienten besteht die Indikation zur Intubation, und eine ausreichende Beatmung ist sicherzustellen. Anhaltspunkte sind ein GCS < 9 oder ein Absinken des GCS um 2 Punkte im Verlauf. Begleitende, atmungsrelevante Verletzungen – Pneumothorax, Hämatothorax – müssen erkannt und notfallmäßig behandelt werden.

Anzustreben sind Normoxie und Normokapnie. Ein Absinken der arteriellen Sauerstoffsättigung unter 90% sollte vermieden werden.

Anzustreben ist arterielle Normotonie. Beim Erwachsenen sollte versucht werden, den systolischen Blutdruck nicht unter 90 mmHg sinken zu lassen [Diener und Putzki 2008].

28.3.4 Infektion

Meningitis

Trotz permanenter Weiterentwicklung moderner antibiotischer Therapieoptionen, kann die bakterielle Meningitis wie wenig andere Erkrankungen so foudroyant und unberechenbar verlaufen [Schmidt, Eiffert, Nau 2009]. Laut Robert Koch-Institut lag 2008 die Inzidenz an invasiven Meningokokkenerkrankungen in Deutschland bei 0,55 Fällen pro 100 000 Einwohner und die Letalität bei 9,7% [Robert Koch-Institut 2009].

Bakterielle Infektion

Charakteristisch ist eine Trias aus **Kopfschmerz**, **Meningismus** und **Fieber**. Bei sehr jungen und sehr alten Menschen fehlen häufig Elemente dieser Trias, und die Bewusstseinsstörung imponiert. Bei fiebernden älteren Menschen mit Bewusstseinsstörungen oder iktalem Geschehen muss daher differenzialdiagnostisch auch an eine zugrunde liegende bakterielle Meningitis gedacht werden.

Die im Rahmen der Meningokokkensepsis auftretenden petechialen, flächigen Hautblutungen finden sich eher selten im Notarztdienst.

Meningoenzephalitis

Die Inzidenz der viralen Meningoenzephalitis wird auf 2 Fälle pro 100 000 Einwohner geschätzt. Ihre Leitsymptome sind meist diagnostisch wegweisend, jedoch nur selten hinreichend spezifisch und lassen daher eine breite Differenzialdiagnose zu [Sellner et al. 2005].

Leitsymptome der Enzephalitis sind:
- Qualitative oder quantitative Bewusstseinsstörung
- Fieber und Kopfschmerzen
- Herdsymptome (Halbseitensymptome, Dysphasien, Hirnstamm-/Kleinhirnstörung, epileptische Anfälle)

28.3.5 Psychiatrischer Notfall

(s. auch Kap. 26)

Psychiatrische Notfälle machen mit bis zu 14% die dritthäufigste Ursache für Notarzteinsätze aus. Für den psychiatrischen Notfall ist es typisch, dass die Patienten krankheitsbedingt nicht ausreichend kooperieren. Oft fehlt die Auskunftsbereitschaft, im Einzelfall können Kranke feindselig bis zum tätlichen Angriff sein. Die Beachtung der Sicherheit von Patient und Rettungsteam ist eine Grundvoraussetzung für eine erfolgreiche Intervention [Tonn et al. 2004]. Aufgrund eines eingeschränkten präklinischen Settings sind zuverlässige Diagnosen kaum zu stellen, und die Therapie ist symptomorientiert.

Folgende typisch psychiatrische Zustandsbilder findet man gehäuft im Notarztdienst [Schönfeldt-Lecuona et al. 2008]:
- Akute Angst (Panikattacke)
- Erregungszustand
- Akute Psychose
- Akute Intoxikation
- Entzugs- und Intoxikationsdelir
- Suizidalität

28.3.6 Andere Ursachen

Neben den o.g. Faktoren kann eine Vielzahl weiterer Ursachen Bewusstseinsstörungen induzieren. Beispiele sind Hirntumoren oder zerebrale Metastasen, die je nach Größe und Lokalisation klinisch auffällig werden.

28.4 Therapie

(s. auch Kap. 9 und 10)

Die Therapie der Bewusstseinsstörung ist primär symptomatisch und zielt in erster Linie auf die Sicherung der Vitalfunktionen [Nolan et al. 2010]. Im 2. Schritt wird die Ursache für die Erkrankung eruiert, um diese gezielt therapieren zu können (z.B. Applikation von Glukose bei Hypoglykämie). Ein zügiger Transport in eine geeignete Klinik ist anzustreben.

Literatur

Brisman JL, Song JK, Newell DW, Cerebral aneurysms. N Engl J Med (2006), 355, 928–939

Diener HC, Putzki N (Hrsg) (2008) Leitlinien für Diagnostik und Therapie in der Neurologie, 4. überarbeitete Aufl., 654 ff. Thieme, Stuttgart, ISBN 978-3-13-132414-6

Habscheid W, Winkelmaier P, Schlaganfall – Therapie. Dtsch Med Wochenschr (2004), 129, 1869–1872

Krebs S, Ellinger K, Bewusstseinsstörungen. Notfall und Rettungsmedizin (2006), 9, 565–572

Nolan JP et al., International Consensus on Cardiopulmonary Resuscitation and Emergency Cardiovascular Care Science with Treatment Recommendations, Part 1. Executive Summary. Resuscitation (2010), 81, 1219–1276

Robert Koch-Institut (2009) Epidemiologisches Bulletin Nr. 45

Sayk F, Krapalis A, Iwen KA, Metabolische Ursachen von Bewusstseinsstörungen. Intensivmedizin und Notfallmedizin (2010), 47, 94–100

Schmidt H, Eiffert H, Nau R, Bakterielle Meningitis – Diagnostik und Therapie. Intensivmedizin und Notfallmedizin (2009), 46, 486–489

Schönfeldt-Lecuona C et al., Psychiatrische Notfälle im Notfall- und Rettungswesen. Häufige Symptomkonstellationen und deren Behandlung. Notfall und Rettungsmedizin (2008), 11, 531–536

Sellner J et al., Virale Meningoenzephalitis. Intensivmedizin und Notfallmedizin (2005), 42, 136–145

Stroke Unit Trialists' Collaboration, Collaborative systemic review of the randomised trials of organised in patient (stroke unit) care after stroke. Brit Med J (1997), 314, 1151–1159

Suarez JL, Tarr RW, Selman WRN, Aneurysmal subarachnoid hemorrhage. N Engl J Med (2006), 354, 387–396

Teasdale G, Jennett B, Assessment of coma and impaired consciousness. A practical scale. Lancet (1974), 2(7872), 81–84

Tonn P et al., Die präklinische Behandlung von akut erregten, deliranten oder psychotischen Patienten durch den Notarzt. Notfall und Rettungsmedizin (2004), 7, 484–492

Topka H, Eberhardt O, Neurologische Ursachen von Bewusstseinsstörungen. Intensivmedizin und Notfallmedizin (2010), 47, 109–116

Wijdicks EFM (2004) Catastrophic neurologic disorders in the emergency department. Oxford University Press, Oxford

Zilker T, Intoxikationen als Ursache von Bewusstseinsstörungen. Intensivmedizin und Notfallmedizin (2010), 47, 101–108

29 Praktikum Reanimation II (ALS)

> **Lernziel:**
> An den nachfolgend dargestellten Stationen gibt es die Möglichkeit zur praktischen Übung der entsprechenden Maßnahmen der erweiterten Reanimation (ALS).
> Dazu sollen folgende Mindestanforderungen erfüllt sein:
> - MEGA-Code-Stationen mit Ausstattung (Notfallkoffer, EKG etc.)
> - Übungsphantome zur Basisreanimation (inkl. AED-Anwendung)
> - Übungsphantome zur Säuglings-/Kinderreanimation
> - Intubationstrainer jeweils für Erwachsene und Kinder
> - Übungsmöglichkeiten zur Thoraxpunktion
> - EKG-Defibrillationsgeräte (mit AED)
> - automatische Beatmungsgeräte
>
> Pro Übungszyklus sollen maximal 3 Personen an einer Station üben.

Block C 1
Traumatologie I

30 Schädel-Hirn- und Wirbelsäulentrauma – 456
31 Abdominal- und Thoraxtrauma – 496
32 Extremitäten- und Beckentrauma – 530
33 Polytrauma (inkl. Einsatztaktik) – 550
34 Leitsymptom Schock – 577
35 Kasuistiken zu 30–33 – 609
36 Traumatologie I – 610

30 Schädel-Hirn- und Wirbelsäulentrauma

Claudius Thomé

> **Lernziel:**
> Erlernen der (Differenzial-)Diagnostik und Therapie beim Schädel-Hirn-Trauma sowie bei Wirbelsäulenverletzungen im Notarztdienst mit den dort gegebenen Möglichkeiten sowie eine zielgerichtete Versorgung inkl. Transport in geeignete Weiterbehandlung.

30.1 Schädel-Hirn-Trauma

Das Schädel-Hirn-Trauma (SHT) ist in den industrialisierten Ländern die häufigste Todesursache von Jugendlichen und Erwachsenen bis zum 40. Lebensjahr.

> In Deutschland erleiden jährlich ca. 15 000 Menschen ein schweres SHT, wobei etwa 5000 versterben und weitere 15% der Patienten schwerstbehindert mit anhaltender Pflegebedürftigkeit überleben.

Die Gesamtinzidenz von SHT aller Schweregrade wird mit ca. 300 pro 100 000 Einwohner pro Jahr angegeben, wobei es sich jedoch in der überwiegenden Mehrzahl der Fälle um leichte Verletzungen handelt. Der Altersgipfel liegt bei 20–30 Jahren, sodass in erster Linie junge Menschen betroffen sind. Trotz der enormen Häufigkeit des SHT existieren kaum **Guidelines** in der präklinischen, aber auch in der innerklinischen Behandlung der Patienten nach evidenzbasierten Kriterien.

SHT und Polytrauma
In 60% der schweren SHT handelt es sich um polytraumatisierte Patienten, wobei das SHT die Einzelverletzung mit der größten prognostischen Relevanz darstellt. Sie erhöht die Letalität des Polytraumatisierten um den Faktor 6 [Singbartl und Cunitz 1987].

Intensive klinische und experimentelle Forschung hat in den vergangenen 25 Jahren das Verständnis der Pathophysiologie des schweren SHT bedeutend erweitert. Eine der wichtigsten Erkenntnisse dieser Forschungsarbeit ist, dass das Ausmaß des neurologischen Schadens nicht allein im Moment der Gewalteinwirkung auf das Gehirn determiniert wird. Vielmehr wird die Prognose des Patienten entscheidend von dem sich entwickelnden, mediatorvermittelten, posttraumatischen **Sekundärschaden** beeinflusst. Die Optimierung der spezifischen Therapie des schweren SHT im Hinblick auf eine Vermeidung von Ursachen des drohenden Sekundärschadens konnte dementsprechend die Prognose des Patienten deutlich verbessern.

> Die Wirksamkeit der Behandlung weist in der Frühphase die höchste Effizienz auf („golden hour of shock"), sodass der Erstversorgung dieser Patienten ein besonderer Stellenwert zukommt.

Ob die Entwicklung spezifischer neuroprotektiver Pharmaka den sekundären Hirnschaden begrenzen und die Prognose der Patienten verbessern kann, muss die Zukunft zeigen. Bislang konnte keine Wirksamkeit neuroprotektiver Maßnahmen nachgewiesen werden.

Zu den Aufgaben des erstversorgenden Arztes gehören die Beurteilung des Schweregrads des SHT, der sofortige Beginn der Behandlung und der Transport in das nächste geeignete Krankenhaus.

30.1.1 Pathophysiologische Grundlagen

Physiologie des Schädelinnenraums

Der Schädelinnenraum, bestehend aus Hirngewebe (ca. 1200 g), intrazerebralem Blutvolumen (normal ca. 150 ml) und Liquorvolumen (ca. 150 ml), ist von der starren Schädelkalotte umschlossen. Jede intrakranielle Volumenzunahme führt deshalb nach Ausschöpfung der Reserveräume (in erster Linie das Liquorkompartment) zum Anstieg des intrakraniellen Drucks (ICP). Ursachen der posttraumatischen intrakraniellen Volumenzunahme sind:

- Intrakranielle Blutungen (s. Abschn. 30.1.2 Intrakranielle Verletzungsfolgen),
- Traumatisches Hirnödem
- Zunahme des Blut- oder Liquorvolumens

Intrakranieller Druck

Die exponentielle Beziehung zwischen Volumenzunahme und ICP-Anstieg wird in Abbildung 30.1 verdeutlicht. Initial kann eine Volumenzunahme durch Verschiebung von Liquor in den Spinalkanal kompensiert werden, der ICP steigt kaum an.

> Nach Ausschöpfung der Reserveräume führen selbst geringe intrakranielle Volumensteigerungen zu einem drastischen Anstieg des ICP.

Hirndruckanstieg

Das Intrakranium wird durch das Tentorium in supra- und infratentoriellen Raum unterteilt. Beide Räume kommunizieren nur durch den Tentoriumschlitz (s. Abb. 30.2). Kommt es nach einem SHT zu einer intrakraniellen Volumenzunahme – bspw. durch ein Subduralhämatom –, so resultiert eine Hirnmassenverschiebung zunächst zur Gegen-

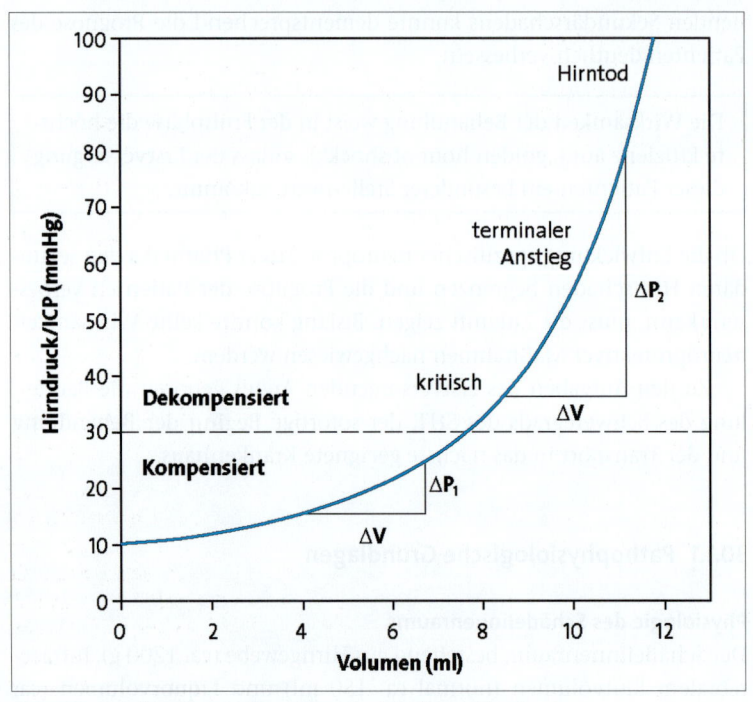

Abb. 30.1: Druck-Volumen-Diagramm des intrakraniellen Raums

seite und schließlich entlang dem vorliegenden Druckgradienten nach infratentoriell. Der mediobasale Temporallappen (Unkus) prolabiert in den Tentoriumschlitz im Sinne der sog. transtentoriellen Einklemmung. Es resultiert eine Kompression des Mittelhirns mit konsekutiver mesencephaler Ischämie.

> Klinisch manifestiert sich die transtentorielle Einklemmung mit Bewusstlosigkeit (Koma) und Streckkrämpfen der Extremitäten.

Hierbei handelt es sich um einen absolut lebensbedrohlichen Zustand, da diese Minderversorgung sowohl in den Kerngebieten des Mittelhirns als auch in den auf- und absteigenden Nervenbahnen bereits nach kurzer Zeit irreversible Schäden zur Folge hat. Eine mehr als einstündige transtentorielle Einklemmung führt zum irreversiblen Funktionsverlust des Mittelhirns und damit klinisch zur Dezerebration.

> Während der erstversorgende Arzt den intrakraniellen Druck durch die feste Schädelkalotte primär nicht erfassen kann, so zeigt sich die dramatische Hirndruckerhöhung bei der transtentoriellen Einklemmung anhand einer Pupillenerweiterung infolge der Kompression des Nervus oculomotorius im Tentoriumschlitz (s. Abschn. 30.1.4, Fokales neurologisches Defizit und Hirndruckzeichen).

Abb. 30.2: Unkale transtentorielle Herniation (Einklemmung). Ein raumforderndes (temporoparietales) Hämatom nach SHT bedingt zunächst eine Hirnmassenverschiebung zur Gegenseite mit Herniation des Gyrus cinguli unter der Falx (**B**, zinguläre Herniation); im weiteren Verlauf prolabiert der mediobasale Anteil des Temporallappens (Unkus) in den Tentoriumschlitz (**A**) mit entsprechender Kompression des Mittelhirns. Klinisch zeigt sich die transtentorielle Einklemmung durch den Funktionsausfall des komprimierten N. oculomotorius (*) (mod. nach [Todorow, Oldenkott 1986]).

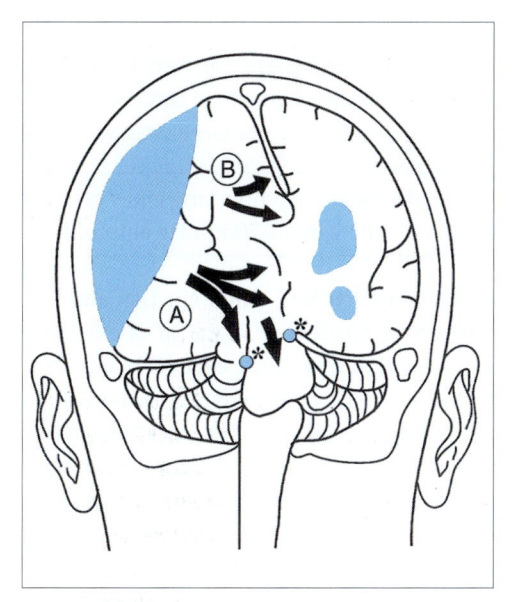

Die später auftretende, sog. transforaminäre Einklemmung der Kleinhirntonsillen im Foramen magnum mit Kompression der Medulla oblongata hat üblicherweise eine infauste Prognose.

Hirndurchblutung und zerebraler Perfusionsdruck

Die primären Regelgrößen der Hirndurchblutung sind die arterielle CO_2- und O_2-Spannung, die Stoffwechselrate des Hirngewebes und der zerebrale Perfusionsdruck (CPP). Der CPP entspricht dem Druckgradienten entlang dem Hirngefäßbaum und errechnet sich aus der Differenz zwischen mittlerem arteriellen Druck (MAP) und ICP.

$$CPP = MAP - ICP$$

Regelgröße der Hirndurchblutung

Die Hirndurchblutung beträgt unter physiologischen Bedingungen ca. 50 ml/100 g/min. Beim gesunden Erwachsenen wird die Hirndurchblutung innerhalb eines breiten Blutdruckbereichs (MAP: ca. 50–150 mmHg) durch die sog. Autoregulation konstant gehalten: Auf einen Blutdruckabfall reagieren die Hirnarteriolen mit Vasodilatation, steigt der Blutdruck an, verengen sich die Gefäße. Über die resultierenden Widerstandsänderungen wird die Durchblutung reguliert. Eine maximale Dilatation der Hirnarteriolen (untere Schwelle der Autoregulation) hat eine Zunahme des intrazerebralen Blutvolumens um ca. 200–300% zur Folge und kann dadurch einen signifikanten Anstieg des ICP bedingen.

Bei schwerem SHT ist die Hirndurchblutung speziell in der Akutphase oft kritisch vermindert [Martin et al. 1997; Bouma und Muizelaar 1995]. Es konnte gezeigt werden, dass diese Hypoperfusion mit einem schlechten Outcome korreliert [Kelly et al. 1997]. Posttraumatisch ist die Autoregulationsfunktion der Hirngefäße zumindest in den geschädigten Arealen aufgehoben, sodass sich die Hirndurchblutung mehr oder weniger druckpassiv ändert. Bei gestörter Autoregulation ist also die Perfusion direkt vom CPP abhängig. Der optimale CPP nach schwerem SHT ist nach wie vor Gegenstand der Diskussion.

> Zur adäquaten Durchblutung eines geschädigten Gehirns wird derzeit ein CPP von 50–70 mmHg empfohlen.

Kommt es nach SHT durch ein Hämatom und/oder durch ein fokales oder generalisiertes Hirnödem zu einem Anstieg des ICP, so fällt der CPP häufig auf kritische Werte ab. In Bereichen funktionierender Autoregulation (intaktes Hirnparenchym) resultiert daraus eine Dilatation der Hirnarteriolen, die einerseits mit einer Umverteilung des Bluts zuungunsten von Bereichen mit gestörter Autoregulation (geschädigtes Hirnparenchym) und andererseits mit einer Expansion des zerebralen Blutvolumens einhergeht. Dieses pathophysiologische Szenario führt zu einem **Steal-Phänomen** „Steal-Phänomen" der Durchblutung, d.h., intaktes Hirngewebe wird auf Kosten des geschädigten Gewebes besser perfundiert. Die Mangeldurchblutung im geschädigten Hirnparenchym potenziert den dortigen Schaden und konsekutiv auch das lokale Ödem. Progrediente Ödementwicklung und Expansion des Blutvolumens führen in einem Circulus vitiosus zu einem weiteren Anstieg des ICP, einem konsekutiven Abfall des CPP und münden letztlich in eine ausgeprägte zerebrale Minderdurchblutung mit entsprechend schlechter Prognose ein (s. Abb. 30.3).

Der Verhinderung bzw. Unterbrechung dieses Circulus vitiosus nach schwerem SHT kommt die zentrale Bedeutung in der Behandlung dieser Patienten zu. Deshalb sollte bei schwerem SHT ein CPP von 60 mmHg angestrebt werden [Engelhard et al. 2008].

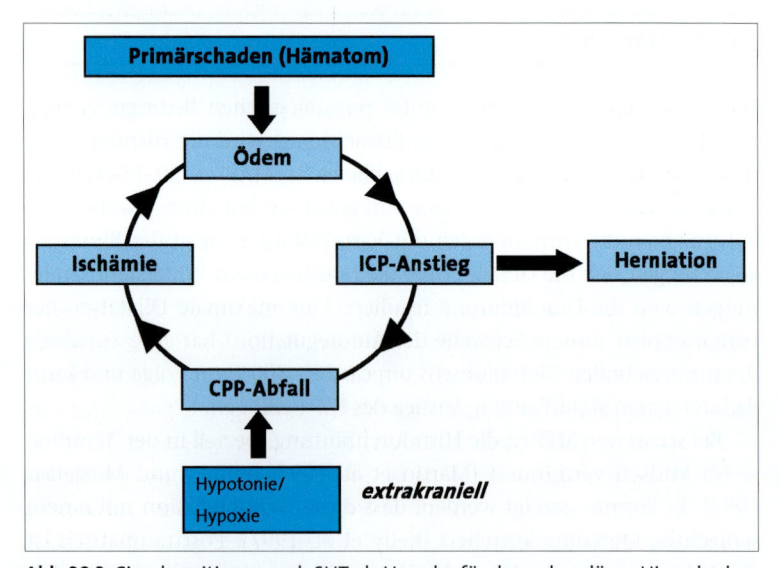

Abb. 30.3: Circulus vitiosus nach SHT als Ursache für den sekundären Hirnschaden

Die Empfehlungen der Fachgesellschaften fordern einen systolischen Blutdruck von über 90 mmHg [The Brain Trauma Foundation 2007; Procaccio et al. 2000]

Zerebraler Sekundärschaden
Der lokale Schlag bzw. die abrupte Dezeleration des Kopfs im Rahmen eines SHT führt zu einem Primärschaden des Hirnparenchyms, der einen regional begrenzten neuronalen Zelltod zur Folge hat. Nach dem aktuellen Stand der Forschung ist dieser Schaden therapeutisch nicht beeinflussbar.

In den ersten Stunden und Tagen nach SHT kann es zur Entwicklung des posttraumatischen zerebralen Sekundärschadens mit konsekutiver Prognoseverschlechterung kommen.

Im Rahmen pathophysiologischer Abläufe treten eine Störung der Blut-Hirn-Schranke, eine Störung der Autoregulationsfähigkeit der Hirngefäße sowie zelluläre Schädigungsmechanismen auf, die ein vasogenes und zytotoxisches Hirnödem zur Folge haben [Marmarou et al. 1994; Tanno et al. 1992]. Dieses posttraumatische Hirnödem zumeist in Kombination mit traumabedingten intrakraniellen Hämatomen führt zu einer intrakraniellen Drucksteigerung und damit zu einer zerebralen Minderdurchblutung. Es resultiert eine sekundäre Parenchymschädigung, die insbesondere in vulnerablen, vorgeschädigten Arealen zum (irreversiblen) Verlust von Neuronen führt, die den initialen Insult überlebt hatten. Häufig ist der sekundäre Hirnschaden ausgeprägter als der primäre und entscheidend für die Prognose des Patienten.

Vasogenes und zytotoxisches Hirnödem

Bei der Entwicklung des zerebralen Sekundärschadens spielen Mediatorsubstanzen wie die exzitatorische Aminosäure Glutamat eine wichtige Rolle [Baethmann et al. 1988]. In erster Linie in experimentellen Untersuchungen konnte die pathophysiologische Bedeutung einer Vielzahl von Substanzen – bspw. von Bradykinin, Arachidonsäurederivaten und Sauerstoffradikalen – nach SHT gezeigt werden. Diese Substanzen schädigen entweder direkt auf zellulärer Ebene das Hirnparenchym oder indirekt über eine Änderung der Hirndurchblutung oder eine Schädigung der Blut-Hirn-Schranke. Die Hoffnung, das tierexperimentell wirksame, neuroprotektive Substanzen wie Glutamatrezeptorantagonisten oder Aminosteroide die mediatorvermittelten sekundären Hirnschäden signifikant reduzieren können, haben sich leider bislang in klinischen Studien nicht erfüllt. Trotz intensiver Forschungsbemühungen liegt bislang kein neuroprotektives Pharmakon für die Therapie des schweren SHT vor.

Aus diesem Grund kommt der optimalen Versorgung des geschädigten Gehirns mit Sauerstoff und Nährstoffen, also der Durchblutung, die entscheidende Bedeutung zu. Demzufolge sind die beiden wichtigsten extrakraniellen Ursachen des sekundären Hirnschadens nach SHT:

Hypotonie und Hypoxämie vermeiden

- **Ungenügender CPP** infolge einer arteriellen Hypotonie (Kreislaufschock)
- **Arterielle Hypoxämie**, z.B. durch Aspiration oder einen instabilen Thorax

In einer prospektiven Studie konnten Chesnut et al. nachweisen, dass bei Patienten mit schwerem SHT, bei denen in der Prähospitalphase ein systolischer Blutdruck unter 90 mmHg gemessen wurde, die Mortalität verdoppelt war [Chesnut et al. 1993].

> Die Häufigkeit von arterieller Hypotonie bzw. Hypoxämie in der Prähospitalphase nach SHT wird mit 10–15% bzw. mit 15–20% angegeben, sodass in erster Linie von einer Optimierung der Erstversorgung eine Verbesserung der Prognose dieser Patienten zu erwarten ist.

30.1.2 Intrakranielle Verletzungsfolgen

Das Ausmaß und der Typ der Verletzungsfolgen nach SHT hängen von der Art und der Lokalisation der Gewalteinwirkung auf den Schädel und damit vom Unfallmechanismus ab. Es werden folgende typische Verletzungsfolgen des Intrakraniums unterschieden:

Typische intrakranielle Läsionen
- Impressions- und Berstungsfrakturen
- Epiduralhämatom
- Subduralhämatom
- Kontusionsblutung
- Diffuser Axonschaden

Am Unfallort wird der erste Eindruck der Schwere des SHT v.a. durch die äußeren Verletzungszeichen von Haut, Galea und Kalotte vermittelt. Entscheidend für die Weiterversorgung und die Prognose des Patienten ist jedoch der Zustand des Intrakraniums. Dementsprechend ist eine solide Kenntnis des erstversorgenden Arztes über die intrakraniellen Verletzungsfolgen, deren mechanistische Grundlagen und die Zusammenhänge mit bestimmten Unfallmechanismen nötig. Nur so können Fehleinschätzungen von Verletzungsmustern verhindert werden. Ein typisches Dezelerationstrauma bei einem Verkehrsunfall mit hoher Geschwindigkeit bspw. hat unter Umständen keinerlei äußere Verletzungszeichen am Schädel zur Folge, resultiert aber in einer massiven Schädigung der Hirnsubstanz. Eine Gewalteinwirkung auf den Gesichtsschädel kann eine klinisch eindrucksvolle Zertrümmerung des Mittelgesichts bedingen, aber durch „Pufferung" der Gewalteinwirkung auf den Hirnschädel das Parenchym verschonen. Andererseits kann ein harmlos anmutender Sturz beim Schlittschuhlaufen zu einer Kalottenfraktur mit Arterienverletzung und lebensbedrohlichem Epiduralhämatom führen, ohne dass der Patient aufgrund der fehlenden Parenchymschädigung initial symptomatisch wäre.

Impressions- und Berstungsfrakturen der Kalotte

Eine intensive Gewalteinwirkung auf den Hirnschädel i.d.R. im Rahmen eines schweren Traumas kann eine Berstungsfraktur der Kalotte zur Folge haben. Eine Dislokation von Knochenfragmenten nach intrakraniell ist möglich, die Prognose des Patienten wird jedoch meist durch ausgeprägte Begleitverletzungen des Parenchyms oder durch begleitende intrakranielle Blutungen bestimmt.

Eine lokalisierte Gewalteinwirkung auf die Kalotte, z.B. durch einen Schlag mit einem harten Gegenstand, kann zu einer Impressionsfraktur, d.h. zu einer Dislokation von Kalottenfragmenten nach intrakraniell führen. Die Hirnschädigung beschränkt sich in den meisten Fällen auf den darunter gelegenen Kortex.

> Bei Kalottenfrakturen muss immer an die Möglichkeit eines Epiduralhämatoms und einer offenen Verletzung gedacht werden.

Epiduralhämatom

Falls eine Kalottenfraktur mit einer Verletzung einer Meningealarterie oder mit einer arteriellen Blutung aus dem Frakturspalt einhergeht, so resultiert eine Blutung in den Epiduralraum, also zwischen Dura und Kalotte. Besonders häufig tritt diese Traumafolge bei Gewalteinwirkungen im Bereich der Schläfenregion auf, da hier der Knochen relativ dünn ist und die Hauptäste der A. meningea media verlaufen. Die eröffneten Arterien sind meist kaliberschwach, sodass das Volumen des Hämatoms nur langsam zunimmt. Aufgrund des arteriellen Drucks im verletzten Gefäß kommt es aber häufig nicht zum Stillstand der Blutung, sondern die Dura wird mit zunehmender Raumforderung langsam von der Kalotte abgelöst (s. Abb. 30.4). In den meisten Fällen sind die Patienten durch die initiale (relativ geringe) Gewalteinwirkung nur kurz bewusstlos. Das Hirnparenchym ist nicht geschädigt, sodass ein asymptomatisches, sog. luzides Intervall von mehreren Stunden folgt. Erst wenn die intrakraniellen Reserveräume aufgebraucht sind, dekompensiert der ICP mit konsekutiver Vigilanzminderung, evtl. fokaler Neurologie (z.B. Hemiparese) und Anisokorie als Zeichen der beginnenden Einklemmung. Da es sich um eine arterielle Blutung handelt, die nicht spontan sistiert, resultiert – unbehandelt – eine transtentorielle Einklemmung.

SHT und Polytrauma

> Beim Epiduralhämatom, das meist durch ein luzides Intervall nach SHT gekennzeichnet ist, besteht eine absolute Notfallindikation zur sofortigen operativen Dekompression.

Infolge des fehlenden parenchymalen Schadens ist bei rechtzeitiger Therapie die Prognose gut (s. Tab. 30.1). Typische Unfallmechanismen,

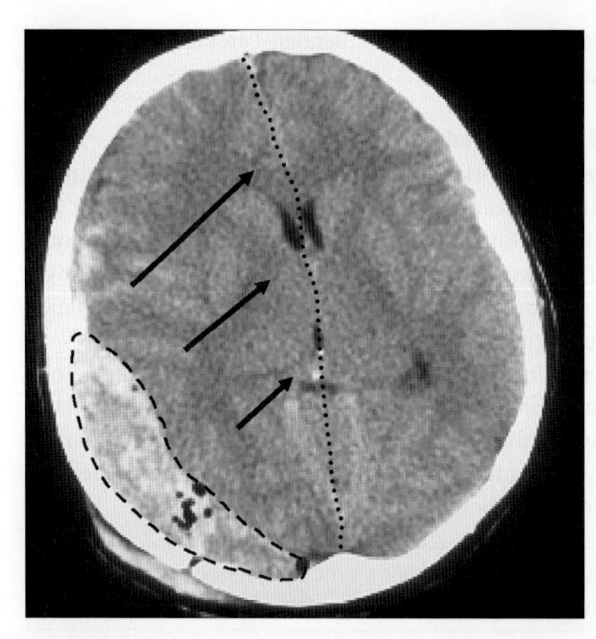

Abb. 30.4: Computertomogramm eines Epiduralhämatoms rechts parietooccipital (gestrichelte Linie) infolge einer rechts occipitalen Kalottenfraktur. Es resultiert eine mäßiggradige Mittellinienverlagerung (gepunktete Linie).

die bei den meist jungen Patienten zu einem Epiduralhämatom führen, sind bspw. Schläge auf die Kalotte mit einem harten Gegenstand oder Stürze aus niedriger Höhe mit dem Kopf auf eine harte Unterlage (Eis beim Schlittschuhlaufen, Treppenstufen u.Ä.).

> Der unauffällige Zustand des Patienten mit Epiduralhämatom bei Ankunft des erstversorgenden Arztes birgt die Gefahr der Fehleinschätzung des Traumas.

Akutes Subduralhämatom
Eine abrupte Dezeleration des Kopfs, z.B. im Rahmen eines Verkehrsunfalls oder eines Sturzes aus großer Höhe, geht mit einer entsprechenden Schleuderbewegung des Gehirns im liquorgefüllten Schädel einher. Bei ausreichend hoher Gewalteinwirkung kommt es durch die Scherkräfte zum Einreißen von Gefäßen an der Hirnoberfläche, insbesondere den Brückenvenen. Die Folge ist eine Blutansammlung in den Subduralraum, also zwischen Dura und Gehirn (s. Abb. 30.5). Aufgrund der Kaliberstärke der Gefäße nimmt die Blutung rasch an Größe zu, sistiert jedoch infolge des geringen intravasalen Drucks spontan, zumal bereits früh nach dem Trauma eine signifikante Erhöhung des ICP eintritt. Die Intensität des Traumas bedingt parallel eine signifikante Schädigung des Hirnparenchyms mit konsekutiver Ödementwicklung v.a. in der betroffenen Hemisphäre. Aus diesem Grund sind die Patienten i.d.R. anhaltend bewusstlos (s. Tab. 30.1).

> Das akute Subduralhämatom ist die Verletzungsfolge nach SHT mit der schlechtesten Prognose.

30.1 Schädel-Hirn-Trauma

Abb. 30.5: Computertomogramm eines akuten Subduralhämatoms über der linken Hemisphäre.
a Trotz der geringen Breite des Hämatoms (gestrichelte Linie) resultiert eine hochgradige Mittellinienverlagerung (gepunktete Linie) infolge des posttraumatischen Hirnödems (signifikanter Parenchymschaden).
b Die Hirndruckerhöhung führt zur transtentoriellen Herniation des Unkus (Pfeile) mit Kompression des Hirnstamms (gepunktete Linie). Die basalen Zisternen sind nicht mehr abgrenzbar.

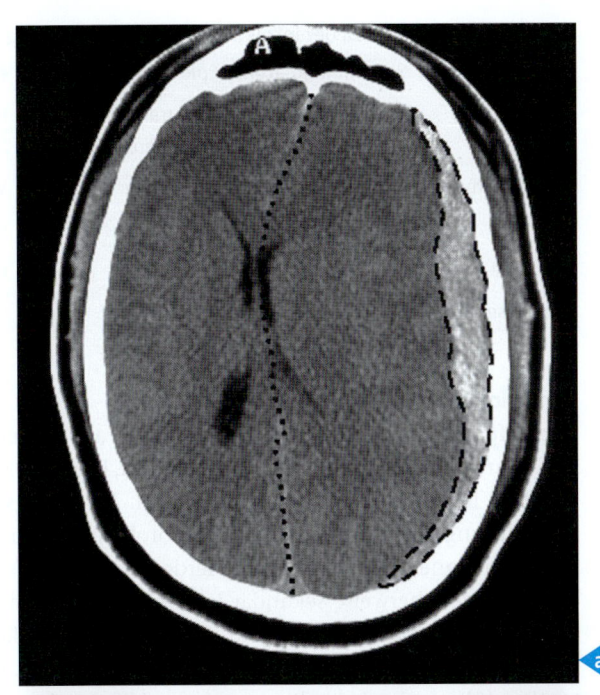

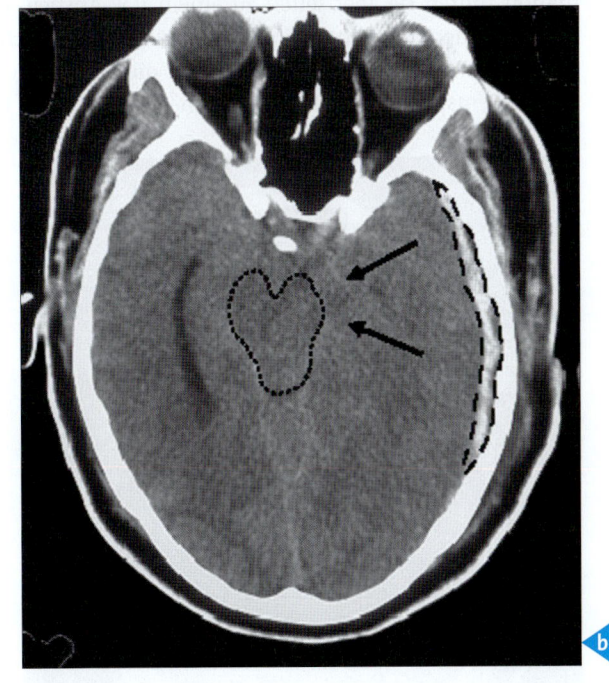

Tab. 30.1: Charakteristika der intrakraniellen Verletzungsfolgen nach SHT

	Subduralhämatom	Epiduralhämatom	Kontusion
Lokalisation	Subdural	Epidural (extrazerebral)	Intraparenchymal
Traumaschwere	Schwer	Oft gering	Variabel
Klinik	Bewusstlosigkeit	Luzides Intervall	Variabel
Therapie	Entlastung	Entlastung	Konservativ
Prognose	Schlecht	Gut	Variabel

Kontusionsblutung

Der Aufprall des Gehirns auf die Kalotte bzw. auf die Schädelbasis beim SHT führt zu einer Prellung des Hirngewebes. Die Folge sind meist randständige, intraparenchymale Einblutungen. Am häufigsten sind Kontusionsblutungen frontobasal oder temporobasal zu verzeichnen, nicht selten im Sinne eines Contrecoup-Herdes (s. Abb. 30.6). Diese Läsionen nehmen typischerweise sekundär innerhalb der ersten Tage nach SHT an Größe und Raumforderung zu. Eine operative Entlastung wird nur bei therapierefraktären ICP-Erhöhungen durchgeführt. In der Notfallsituation führen sie aber selten zu einem ICP-Anstieg. Da das Größenwachstum der Kontusionen im weiteren Verlauf deutlich von der Gerinnungssituation abhängt, trägt dennoch die Erstversorgung des Patienten mit entsprechender Kontrolle eines potenziellen Blutverlusts etc.

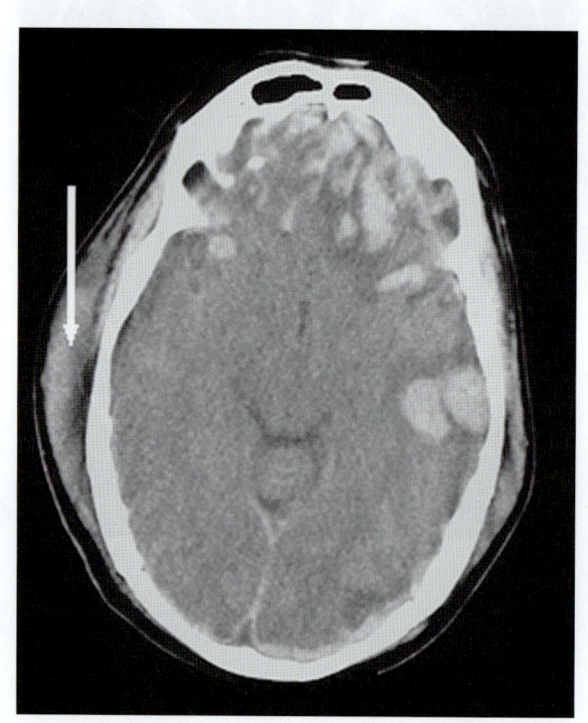

Abb. 30.6: Computertomogramm des Schädels nach SHT. Ein Sturz auf die rechte Temporalregion (Galeahämatom, Pfeil) hat zu einem links temporalen Contrecoup-Herd und bifrontobasalen Kontusionsblutungen geführt.

entscheidend zur Prognose auch dieser intrakraniellen Verletzungsfolge bei.

Diffuser Axonschaden
Vor allem bei jungen Patienten mit Dezelerationstrauma können die auf das Gehirn wirkenden Scherkräfte zu einer Zerreißung oder Zerrung der Nervenbahnen führen, ohne dass die hohe Gewalteinwirkung zu einem intrakraniellen Hämatom führt. Die axonalen Zerreißungen treten dabei häufig im Bereich von Hirnstamm und Balken auf und bedingen eine funktionell entsprechend schwere Hirnschädigung mit anhaltender Bewusstlosigkeit und eingeschränkter Prognose. Morphologisch resultieren kleine stippchenförmige Einblutungen v.a. im Bereich der weißen Substanz sowie nicht selten ein generalisiertes Hirnödem.

30.1.3 Einteilung des SHT

Klassifikation nach Morphologie
Im Hinblick auf morphologische Kriterien unterteilt man das SHT in 2 Kategorien:
- Gedecktes SHT
- Offenes SHT

> Ein offenes SHT liegt vor, wenn eine Verbindung zwischen der Umgebung (d.h. der Luft) und dem intrakraniellen Raum, also dem Gehirn bzw. dem Liquor cerebrospinalis, besteht.

Das Unterscheidungsmerkmal stellt damit die Intaktheit der Dura mater dar. Neben dem direkt offenen SHT (Verbindung über Kopfplatzwunde, Kalottenfraktur und Duraruptur im Bereich der Kalotte) wird das indirekt offene SHT definiert. Dabei besteht die Verbindung über die Nasennebenhöhlen, d.h. über eine Fraktur und Duraeröffnung im Bereich der Schädelbasis. Die Bedeutung der Identifikation des direkt offenen SHT begründet sich in der Infektionsgefahr des Intrakraniums. Zur Vermeidung einer Infektion muss unabhängig vom Schweregrad eine zeitnahe neurochirurgische Versorgung erfolgen. Im Gegensatz dazu ist das indirekt offene SHT, bspw. bei einer Otoliquorrhoe infolge einer Felsenbeinfraktur, von untergeordneter Bedeutung in der Notfallmedizin, da in den meisten Fällen eine Spontanheilung zu verzeichnen ist.
Klinische Zeichen eines offenen SHT sind:
- Austritt von Liquor
- Austritt von Hirnmasse

Selbst bei ausgedehnten Skalpierungsverletzungen mit sichtbarer Kalottenfraktur handelt es sich ohne Verletzung der Dura nicht um ein offenes SHT.

Klassifikation nach Traumaschwere

Die Bedeutung der Erfassung des Schweregrades eines SHT kann nicht genug betont werden.

Abschätzung der Traumaschwere

> Die Traumaschwere stellt einen wichtigen Faktor bei der Abschätzung der Prognose und bei der Abschätzung der zu erwartenden Verletzungsfolgen dar.

Dementsprechend sind die Planung von Diagnostik und Therapie sowie die Auswahl eines geeigneten Krankenhauses primär von der Erfassung des Schweregrades abhängig. Dies erfolgt mithilfe der Glasgow Coma Scale (GCS); diese einfache Skala wurde ursprünglich als eine Verlaufsdokumentation komatöser Patienten durch medizinisches Assistenzpersonal entwickelt (s. Tab. 30.2). Auf eine Definition der Bewusstseinslage wurde bei der GCS bewusst verzichtet, neurologische Herdsymptome und Störungen der Pupillomotorik werden ebenfalls nicht berücksichtigt. Stattdessen werden die Fähigkeiten des Patienten geprüft, auf Aufforderung oder Schmerzreiz die Augen zu öffnen, zu sprechen und die Extremitäten zu bewegen. Maximal erreicht ein Patient 15, minimal 3 Punkte. Die erreichte Punktezahl erlaubt die Zuordnung des Patienten zu einem

- leichten (GCS: 13–15),
- mittelschweren (GCS: 9–12) und
- schweren (GCS: 3–8) SHT.

Tab. 30.2: Glasgow Coma Scale (GCS)

Reaktionen des Patienten		Punkte
Augen öffnen	Spontan	4
	Auf Ansprechen	3
	Auf Schmerzreiz	2
	Kein Öffnen der Augen	1
Körpermotorik		
• auf Ansprechen:	Befolgt Aufforderungen	6
• auf Schmerzreiz:	Gezielte Abwehrbewegung (Schmerzlokalisierung)	5
	Ungezielte Abwehrbewegung	4
	Abnormale Beugung (Dekortikationshaltung)	3
	Streckung (Dezerebrationshaltung)	2
	Keine Bewegung	1
Verbale Ansprache	Orientiert und beantwortet Fragen	5
	Desorientiert und beantwortet Fragen	4
	Ungezielte/inhaltlose verbale Äußerungen	3
	Unverständliche Laute	2
	Keine verbale Äußerung	1
Gesamtpunktzahl		**3–15**

Der initiale Punktewert der GCS korreliert mit der Mortalität nach SHT und erlaubt somit eine Abschätzung der Prognose [Marshall et al. 1991]. Innerhalb der Patientengruppe mit schwerem SHT (primäre Bewusstlosigkeit/Koma) reicht die Mortalität in Abhängigkeit vom initialen GCS-Wert von ca. 15% (GCS: 8 Punkte) bis ca. 75% (GCS: 3 Punkte). Der initiale Punktewert wird durch den erstversorgenden Arzt am Unfallort erhoben, eine erneute neurologische Beurteilung der Patienten nach schwerem SHT, z.B. im Krankenhaus, ist aufgrund der erforderlichen Analgosedierung, Intubation und Beatmung nicht möglich.

> Eine akkurate Bestimmung der GCS **und** die Dokumentation dieses Befundes sind von entscheidender Bedeutung für das weitere Patientenmanagement.

Dokumentation GCS durch Notarzt

Die Einteilung des SHT bspw. nach der Länge der Bewusstlosigkeit und die Bezeichnungen SHT Grad I–III bzw. I–IV, Commotio, Contusio, Compressio sowie die Komastadien I–IV sind obsolet.

30.1.4 Erstmaßnahmen bei der Versorgung von Patienten mit SHT

Die Erstversorgung von Patienten mit SHT am Unfallort hat folgende Ziele:
- Sicherung der Vitalfunktionen Atmung und Kreislauf
- Beurteilung der Bewusstseinslage und des Verletzungsmusters
- Stabilisierung der Halswirbelsäule (HWS)

Die vorliegende Situation (z.B. GCS) ist entsprechend zu dokumentieren und korrekt zu interpretieren, indem die Einlieferung des Patienten in eine seiner Traumaschwere angemessene Fachabteilung erfolgt.

Beurteilung der Bewusstseinslage und des Verletzungsmusters
Vor oder gleichzeitig mit Beginn der Versorgung des Patienten muss versucht werden, die Unfallursache und den Unfallhergang zu rekonstruieren. Neben der u.U. nicht möglichen Eigenanamnese ist die Befragung von Unfallzeugen sinnvoll. Damit können einerseits über den zugrunde liegenden Unfallmechanismus mögliche intrakranielle Verletzungsfolgen abgeschätzt werden (s. Abschn. 30.1.1 Pathophysiologische Grundlagen) und andererseits können nichttraumatische Krankheitsbilder (z.B. Intoxikationen) ausgeschlossen und Fehleinschätzungen vermieden werden.

Die Bewusstseinslage wird nach der GCS beurteilt (s. Abschn. 30.1.3, Klassifikation nach Traumaschwere) und ohne zusätzlichen Zeitaufwand bei dem Erstkontakt mit dem Patienten bestimmt. Die Reaktionen des Patienten auf Ansprache und bei fehlender Reaktion dann auf

Schmerzreize werden lediglich nach dem festgelegten Schema analysiert und dokumentiert.

Fokales neurologisches Defizit und Hirndruckzeichen
Nach der Beurteilung der Patienten anhand der GCS muss untersucht werden, ob der Patient ein fokales neurologisches Defizit aufweist, d.h. ob Paresen der Extremitäten, eine aphasische Störung oder eine unterschiedliche Weite oder Reaktivität der Pupillen vorliegen. Herdneurologische Symptome können oft die einzigen frühen Hinweise auf eine zunehmende intrakranielle Raumforderung sein, die unbehandelt rasch zur lebensbedrohlichen Einklemmung führt (s. Abschn. 30.1.1, Hirndruckanstieg).

Die Untersuchung der motorischen Antwort der Extremitäten gibt Auskunft über die Seitenlokalisation einer supratentoriellen Läsion oder über eine direkte Schädigung des Mittelhirns und des Hirnstamms. Nicht jede festgestellte Parese ist durch eine zerebrale Schädigung bedingt, sondern kann auch Folge von Wirbelsäulenverletzungen (Querschnittslähmung) oder Verletzungen peripherer Nerven sein. Auch eine frakturierte Extremität kann schmerzhaft minderbewegt werden und eine Parese vortäuschen.

Bei der Untersuchung der Pupillen sollten dokumentiert werden:
▲ Durchmesser (als Millimeterangabe)
▲ Symmetrie (liegt eine Seitendifferenz um mindestens 1 mm, also eine Anisokorie vor? Wenn ja, welche Pupille ist weiter?)
▲ Lichtreagibilität (prompt, verzögert, erloschen)
▲ Pupillenform (rund, entrundet)

Pupillenfunktion

> Die Pupillenfunktion ist ein wichtiges Leitsymptom zur Beurteilung der intrakraniellen Situation bei Patienten mit schwerem SHT.

3 Ursachen einer traumatisch bedingten weiten und lichtstarren Pupille müssen unterschieden werden:
▲ **Direktes Bulbustrauma** im Sinne einer lokalen Schädigung des vorderen Augenabschnitts. Hier ist die Pupille meist bei Eintreffen des erstversorgenden Arztes bereits weit und lichtstarr, oft liegen periorbitale Verletzungszeichen vor.
▲ **Periphere Läsion des N. oculomotorius** durch Einklemmung des Nerven im Tentoriumschlitz durch eine raumfordernde intrakranielle Blutung (s. Abschn. 30.1.2 Intrakranielle Verletzungsfolgen).
▲ **Zentrale Läsion des N. oculomotorius** (direkte Schädigung im Kerngebiet) als Konsequenz einer primären Hirnstammkontusion (selten!).

Das Auftreten einer Pupillenerweiterung stellt einen unabhängigen (negativen) prognostischen Faktor nach SHT dar. Im Falle von beidseits weiten und lichtstarren Pupillen, die auf eine transtentorielle Einklemmung infolge einer Hirndrucksteigerung zurückzuführen sind, ist beim

30.1 Schädel-Hirn-Trauma

Erwachsenen ab einem Zeitraum von 60 min von einer irreversiblen Schädigung des Mesencephalons und des Hirnstamms auszugehen. Differenzialdiagnostisch muss bei beidseits weiten und lichtstarren Pupillen (und Bewusstlosigkeit) an die Möglichkeit einer **Intoxikation** gedacht werden. In den letzten Jahren hat v.a. bei Jugendlichen der Missbrauch der sog. Nachtschattengewächse (Engelstrompete, Tollkirsche etc.) stark zugenommen. Eine Überdosierung geht mit Bewusstlosigkeit und beidseitiger Mydriasis einher.

> Liegt nach einem SHT eine einseitig weite Pupille vor oder wird sogar deren Entwicklung im Verlauf beobachtet, ist immer eine raumfordernde Blutung mit entsprechend dringlicher OP-Indikation anzunehmen.

Raumfordernde Blutung bei weiter Pupille

Diese Verdachtsdiagnose bleibt bis zum Ausschluss einer intrakraniellen Raumforderung in der bildgebenden Diagnostik bestehen. Dennoch muss bei der Interpretation einer Anisokorie die Bewusstseinslage mitberücksichtigt werden; eine transtentorielle Einklemmung geht mit einer Vigilanzminderung einher.

Grundlegendes zur Erstversorgung

Die Guidelines for the Management of Severe Traumatic Brain Injury [The Brain Trauma Foundation 2007] wurden in 2007 in ihrer 3. Auflage aktualisiert. Die Richtlinien bzw. Empfehlungen für die Primärversorgung von Patienten mit SHT (Guidelines for Pre-Hospital Management of Traumatic Brain Injury) beinhalten keine Class-I-evidenzbasierten spezifischen Behandlungsstandards, deren Wirksamkeit durch prospektive Patientenstudien mit großen Fallzahlen ausreichend belegt ist [The Brain Trauma Foundation 2002]. Allerdings leiten die Autoren einen universell einsetzbaren Algorithmus zur präklinischen Beurteilung und initialen Therapie der Patienten mit SHT ab:

- Evaluation, Therapie und Stabilisation von Luftweg, Atmung und Kreislauf
- Evaluation der Bewusstseinslage:
  - Auf Ansprache
  - Auf Schmerzreiz
- Procedere in Abhängigkeit vom GCS:
  - GCS 13–15: Transport in ein Krankenhaus mit erweiterter Regelversorgung
  - GCS ≤ 12: Transport in ein Krankenhaus der Maximalversorgung

Stabilisierung der Vitalfunktionen

> Oberste Priorität bei der Behandlung von Patienten mit schwerem SHT hat die schnelle und wirkungsvolle Wiederherstellung physiologischer Atem- und Kreislaufverhältnisse.

Adäquater Perfusionsdruck

Neben der Aufrechterhaltung eines adäquaten Perfusionsdrucks beeinflusst eine ausreichende Oxygenierung entscheidend die Prognose dieser Patienten [Chesnut et al. 1993].

> Die Indikation zur Intubation muss deshalb großzügig gestellt werden.

Kriterien zur Intubation und kontrollierten Beatmung nach SHT:
- GCS < 9 (Bewusstlosigkeit)
- Gesichtsverletzungen mit Blutungen oder Schwellungen im Nasen-Rachen-Raum
- Mangelnde Schutzreflexe (Aspirationsgefahr)
- Bereits stattgehabte Aspiration
- Kombination mit Thoraxverletzung und/oder hämorrhagischem Schock

Komplizierende Faktoren bei der Intubation von Patienten mit SHT:
- Verletzungen des Gesichtsschädels mit Blutungen erschweren die Übersicht.
- Die Patienten sind oft nicht nüchtern oder haben evtl. bereits aspiriert.
- Husten, Niesen oder Pressen sollte vermieden werden, um keine akute intrakranielle Hypertension zu provozieren.

> Mögliche Begleitverletzungen der HWS erfordern eine besonders vorsichtige und schonende Intubation.

Normoventilation

Nach Walls werden Patienten mit SHT nach den allgemein gültigen Richtlinien zur Intubation eines Notfallpatienten behandelt (keine Maskenbeatmung, orotracheale Intubation, Krikoiddruck, axiale Stabilisierung der HWS) [Walls 1993]. Sofern eine suffiziente Spontanatmung des Patienten dies zulässt, sollte eine Präoxygenierung mit 100% Sauerstoff erfolgen. Prinzipiell ist nach SHT eine Normoventilation unter kapnometrischer Überwachung anzustreben (Ziel: endexspiratorischer CO_2-Partialdruck ca. 35 mmHg).

> Eine Hyperventilation ist wegen der Gefahr der zerebralen Minderdurchblutung in der Prähospitalphase zu vermeiden.

In diesem Zusammenhang muss jedoch erwähnt werden, dass die amerikanischen Guidelines for Pre-Hospital Management of Traumatic Brain Injury [The Brain Trauma Foundation 2002] bei Patienten mit Strecksynergismen, Anisokorie oder Mydriasis eine Hyperventilation mit 20 Atemzügen pro Minute beim Erwachsenen mit Hinweis auf einen potenziell erhöhten intrakraniellen Druck empfehlen.

Bei nicht intubationspflichtigen Patienten sollte Sauerstoff per Maske oder Nasensonde verabreicht und die Oxygenierung pulsoximetrisch überwacht werden.

Aus den wenigen Hinweisen in der Literatur (s. Abschn. 30.1.1, Hirndurchblutung und zerebraler Perfusionsdruck) muss man schließen, dass die Hirndurchblutung initial nach schwerem SHT häufig reduziert ist.

> Zur Vermeidung von Sekundärschäden in dem posttraumatisch vulnerablen Hirnparenchym ist die Aufrechterhaltung eines ausreichend hohen CPP wesentliches Therapieziel im Patientenmanagement nach SHT. 60–90% aller polytraumatisierten Patienten haben ein schweres SHT und weisen infolge von Blutverlusten häufig hypotone Blutdruckwerte auf.

Dementsprechend erfolgt nach den Standards der Schocktherapie die Kreislaufstabilisierung mit isoosmolaren Kristalloiden und Kolloiden. Die Infusion von freiem Wasser, wie es bspw. in 5%-Glukose- und Ringer-Laktat-Lösung enthalten ist, sollte aufgrund einer möglichen Störung der Blut-Hirn-Schranke und der potenziellen Entwicklung eines Hirnödems unterbleiben. Die Volumensubstitution sollte bei schwerem und mittelschwerem SHT über 2, bei leichtem SHT über 1 großlumigen peripheren Zugang erfolgen. Therapieziel bei Hypotonie ist ein MAP von 90 mmHg, also ein systolischer Blutdruck von ca. 120 mmHg. Gelingt es nicht, die arterielle Hypotonie innerhalb weniger Minuten durch Volumensubstitution zu beheben, so ist die Verabreichung von Vasopressoren indiziert.

Die Anwendung von hypertonen Lösungen nach SHT ist Gegenstand wissenschaftlicher Debatten und wird mit den spezifischen Maßnahmen bei erhöhtem ICP in Abschnitt 30.1.6 (Spezifische Therapie zur Senkung des erhöhten ICP) separat diskutiert.

Liegt nach SHT eine arterielle Hypertonie vor, so ist dies zumeist Folge einer unzureichenden Analgesierung bzw. Sedierung (Schmerzreaktion). In seltenen Fällen kann auch ein reflektorischer Blutdruckanstieg bei ICP-Erhöhung mit dem Ziel einer Aufrechterhaltung der zerebralen Perfusion (Cushing-Antwort) vorliegen.

> Eine pharmakologische Senkung des Blutdrucks durch vasoaktive Substanzen sollte deshalb unterbleiben (**Cave**: CPP-Abfall!), sondern vielmehr eine ausreichende Analgosedierung des Patienten angestrebt werden.

Keine Blutdrucksenkung

Medikamentöse Behandlung. Zur Aufrechterhaltung einer ausreichenden Kreislauffunktion ist eine Volumentherapie und ggf. der Einsatz von vasoaktiven Substanzen indiziert (s.o.).

Die ausreichende Sedierung und Analgesierung sind besonders bei intubierten und beatmeten Patienten zu gewährleisten.

> Sedativa und Analgetika sind nach Wirkung zu titrieren, um eine Hypotonie durch Überdosierung speziell bei hypovolämischen Patienten zu vermeiden.

Isoliertes SHT Zur Intubation wird die Kombination eines Opioids mit einem Hypnotikum (z.B. Fentanyl und Thiopental), während des Transports die Kombination eines Opioids mit einem Benzodiazepin (z.B. Fentanyl und Midazolam) empfohlen. Prinzipiell ist die Wahl des Wirkstoffs dem erstversorgenden Arzt überlassen; die erfahrene Anwendung einer vertrauten Substanz erscheint hierbei sinnvoller als der Einsatz spezifischer Pharmaka beim SHT, zumal Vorteile einzelner Wirkstoffe nicht belegt sind.

Barbiturate (Thiopental) können aufgrund ihres supprimierenden Effekts auf den Hirnmetabolismus und der konsekutiven Hirndrucksenkung bei Patienten mit isoliertem SHT eingesetzt werden, bergen aber bei Volumenmangel die Gefahr eines Blutdruckabfalls. Dieser negative Effekt ist bei Etomidat geringer ausgeprägt.

Propofol reduziert ebenfalls die zerebrale Stoffwechselrate für Sauerstoff und senkt dosisabhängig die Hirndurchblutung, wobei die zerebrale Autoregulation nicht beeinflusst wird. Die hirndrucksenkende Wirkung von Propofol beruht ferner auf einer Konstriktion der Hirngefäße und der damit verbundenen Reduktion des zerebralen Blutvolumens.

Midazolam und Fentanyl besitzen hingegen nur einen mäßigen hirndrucksenkenden Effekt.

Ketamin galt in der Vergangenheit als kontraindiziert beim SHT, da es zu einem ICP-Anstieg führen kann. Neuere Erkenntnisse messen dem hirndrucksteigernden Effekt allerdings keine Bedeutung bei.

> Die sympathikotonen Effekte des Ketamins scheinen vielmehr, v.a. beim hypotonen Patienten, durch eine rasche Anhebung des CPP die zerebrale Durchblutung zu verbessern.

SHT und Hypotonie Deshalb wird der Einsatz von Ketamin bei Patienten mit SHT und eingeschränkter Kreislauffunktion von einzelnen Autoren sogar als Mittel der Wahl angesehen. Ob die NMDA-antagonistischen Eigenschaften des Ketamins zusätzlich neuroprotektive Potenz besitzen, ist bislang unklar.

Lidocain hat einen stark hustensupprimierenden Effekt und eine gute hirndrucksenkende Wirkung. Aus diesen Gründen empfehlen zahlreiche Autoren die Injektion von Lidocain 1–2 min vor Intubation.

Succinylcholin ist wegen des raschen Wirkungseintritts und der kurzen Wirkdauer bei Notfallpatienten nach wie vor das Muskelrelaxans der ersten Wahl. Zur Vermeidung eines ICP-Anstiegs infolge von Muskelfaszikulationen wird üblicherweise eine Präkurarisierung mit Vecuronium durchgeführt. Ist z.B. aufgrund von Gesichtsverletzungen von einer erschwerten Intubation auszugehen, sollte auf eine Relaxierung des Patienten verzichtet werden. Für den Transport des Patienten ist eine Relaxierung nicht erforderlich.

Wundversorgung. Offene Verletzungen mit Austritt von Liquor und/ oder Hirnsubstanz werden feucht und steril abgedeckt; hier ist eine neurochirurgische Versorgung erforderlich. Bei perforierenden Schädeltraumen sind Fremdkörper grundsätzlich zu belassen, um eine tamponierte Blutungsquelle nicht zu eröffnen.

Der intrakranielle Blutverlust (im Rahmen eines Epidural- oder Subduralhämatoms) ist beim Erwachsenen ohne Bedeutung für die Kreislaufsituation und kann daher keine arterielle Hypotonie bedingen.

> Ein signifikanter Blutverlust wird meist durch extrakranielle Begleittraumen verursacht und stellt eine wichtige Ursache des sekundären Hirnschadens dar.

Eine Kopfplatzwunde kann aber durch verletzte Galeaarterien zu erheblichen Blutverlusten führen. Eine provisorische Blutstillung, die mit Kompressionsverbänden am Unfallort nicht immer gelingt, muss ggf. durch Fassen des blutenden Gefäßes mit einer Klemme erzielt werden.

Wirbelsäulenverletzungen. Die Inzidenz einer begleitenden HWS-Verletzung beim geschlossenen SHT beträgt 1,8% [Ross et al. 1992]. Patienten mit einer GCS von < 8 (schweres SHT) haben ein höheres Risiko für eine zusätzliche HWS-Verletzung, sodass in der Erstversorgung dieser (eingeschränkt beurteilbaren) Patienten immer von einer Wirbelsäulenverletzung ausgegangen werden sollte (s. Abschn. 30.2 Wirbelsäulentrauma).

Begleitverletzung HWS

30.1.5 Auswahl des weiterversorgenden Krankenhauses

Während der Erstversorgung und der Stabilisierung des Patienten muss der Notarzt am Unfallort darüber entscheiden, welche Diagnostik und voraussichtlich welche Therapie erforderlich sind. Diese Entscheidung ist von dem klinischen Zustand des Patienten, also der Traumaschwere, und von dem Vorliegen bestimmter Risikofaktoren abhängig. Der Transport in eine ungeeignete Klinik hätte den Verlust wertvoller Zeit zur Folge.

> Klar ist, dass alle Patienten mit einem schweren SHT (GCS: 3–8, d.h. Bewusstlosigkeit) in eine Klinik mit der Möglichkeit der sofortigen Durchführung einer Computertomographie des Schädels und ggf. der raschen neurochirurgischen Intervention einschließlich intensivmedizinischer Nachbetreuung transportiert werden müssen.

Bei Patienten mit leichtem (GCS: 13–15) oder mittelschwerem SHT (GCS: 9–12) ist das Management, die Diagnostik und damit die Klinikauswahl weniger eindeutig, da die Mehrzahl dieser gering traumatisierten Patienten keiner spezifischen Therapie bedarf. Schwierig ist nun, genau die Fälle zu identifizieren, die ein erhöhtes Risiko für intrakranielle Verletzungsfolgen aufweisen.

> Bei 2–6% kommt es nämlich trotz des guten klinischen Zustands am Unfallort nach einem luziden Intervall aufgrund einer intrakraniellen Pathologie zu einer neurologischen Verschlechterung und u.U. – unbehandelt – zum Tod.

Risikogruppen Aufgrund dieser Erkenntnisse werden die Patienten anhand klinischer Kriterien in 3 Risikogruppen unterteilt [Greenberg 2001]:
- **Geringes Risiko** für intrakranielle Verletzungsfolgen:
  - Symptomfreiheit
  - Kopfschmerzen
  - Schwindel
  - Galeahämatome, Lazerationen oder Riss-Quetsch-Wunden der Weichteile
  - Keine Kriterien der moderaten oder der Hochrisikogruppe

Patienten, die diese Kriterien erfüllen, benötigen kein Computertomogramm des Schädels und können demnach in ein Krankenhaus der Grundversorgung eingeliefert werden. Zu beachten ist, dass Patienten mit einem kurzzeitigen Bewusstseinsverlust bereits nicht mehr in diese Kategorie fallen.
- **Moderates Risiko** für intrakranielle Verletzungsfolgen:
  - Bewusstseinsstörung zum Zeitpunkt des Unfalls oder später (Abfall der GCS)
  - Zunehmende starke Kopfschmerzen
  - Erbrechen
  - Posttraumatische Amnesie oder posttraumatischer Krampfanfall
  - Unklare oder unplausible Anamnese
  - Polytrauma
  - V.a. perforierende Schädelverletzung oder Impressionsfraktur
  - Klinische Zeichen der Schädelbasisfraktur
  - Schwere Gesichtsverletzungen
  - Alkohol- oder Drogenintoxikation
  - Alter unter 2 Jahren oder V.a. Kindesmisshandlung

Bei Vorliegen eines dieser Kriterien empfiehlt sich die Durchführung einer Computertomographie des Schädels, auch wenn kein Punkteverlust auf der GCS zu verzeichnen ist. Stein und Ross fanden bei Patienten mit leichtem (gedecktem) SHT und der typischen Anamnese eines kurzzeitigen Bewusstseinsverlusts oder einer Amnesie für das Ereignis bei einer GCS von 15/14/13 intrakranielle pathologische Befunde in 10%/17%/35% [Stein und Ross 1990].

◢ **Hohes Risiko** für intrakranielle Verletzungsfolgen:
- Bewusstseinsstörung (nicht eindeutig intoxikationsbedingt)
- Verschlechterung der Vigilanz
- Fokales neurologisches Defizit
- Perforierende Schädelverletzung oder Impressionsfraktur

Diese Patientengruppe weist ein hohes Risiko auf, einer dringenden neurochirurgischen Intervention zu bedürfen, und muss daher sofort eine Computertomographie des Schädels erhalten. Demnach sollten diese Patienten, bei denen es sich häufig um mittelschwere SHT handelt, in ein Krankenhaus mit intensivmedizinischer Versorgung und (zumindest konsiliarischer) 24-stündiger neurochirurgischer Operationsbereitschaft transportiert werden.

Obgleich das Vorliegen von Schädelfrakturen die Wahrscheinlichkeit von intrakraniellen Verletzungsfolgen deutlich erhöht, sind Röntgennativaufnahmen des Schädels bei der Beurteilung dieser Patienten infolge ihrer Insensitivität nicht hilfreich. Ingebrigtsen und Romner fanden unauffällige Nativaufnahmen in 75% einer Patientengruppe mit leichtem SHT, die im Computertomogramm intrakranielle Läsionen aufwiesen [Ingebrigtsen und Romner 1996].

Der Transport eines Patienten sollte nach leichtem SHT zumindest mit Kranken- oder Rettungswagen, bei mittelschwerem oder schwerem SHT mit notarztbesetzten Rettungsmitteln erfolgen.

> Bei der Wahl des Luft- oder Landwegs sollte dem Transportmittel der Vorzug gegeben werden, das den Patienten auf dem schnellsten und schonendsten Weg in die nächste geeignete Klinik transportiert.

30.1.6 Spezifische Therapie zur Senkung des erhöhten ICP

Lagerung

Die Oberkörperhochlagerung um 15–30° bewirkt bei Patienten mit Hirndrucksteigerung eine Senkung des Drucks im Intrakranium u.a. durch eine Verbesserung des venösen Abstroms. In den letzten Jahren konnte jedoch gezeigt werden, dass sich der CPP und damit die Hirndurchblutung nicht verbessert und sich bei hypovolämischen Patienten sogar verschlechtern kann. Dennoch wird nach SHT eine leichte Oberkörperhochlagerung bei stabilen Kreislaufverhältnissen nach wie vor empfohlen. Bei Patienten mit Volumenmangel oder V.a. Wirbelsäulenverletzungen sollte der Transport in Flachlagerung erfolgen.

Von größerer Bedeutung bei der Kopflagerung scheint jedoch die Vermeidung einer venösen Abflussstörung zu sein.

Flachlagerung bei Schock

> Eine Verdrehung der HWS oder eine inkorrekt angelegte Zervikalstütze können durch Kompression der Jugularvenen zu massiven ICP-Anstiegen führen.

Ventilation

Keine Hyperventilation

Änderungen der CO_2-Spannung regulieren die Durchmesser der Hirngefäße. Eine Hyperventilation erniedrigt die CO_2-Spannung, führt zu einer zerebralen Vasokonstriktion und damit zu einer Reduktion des intrazerebralen Blutvolumens. Dieser Effekt wurde früher häufig zur Senkung eines pathologisch erhöhten ICP angewendet.

Die hyperventilationsbedingte Vasokonstriktion resultiert aber in einer Senkung der Hirndurchblutung, die nach schwerem SHT bereits initial vermindert ist. Da eine derartige Ischämie die Entwicklung des sekundären Hirnschadens potenziert, sollte die CO_2-Spannung nicht unter 35 mmHg abfallen. Besonders manuelle Beatmung mit dem Ambubeutel birgt das Risiko einer ungewollten Hyperventilation und sollte in der Notfallversorgung unterbleiben. Nur in seltenen Ausnahmefällen kann eine Hyperventilation bis 30 mmHg erwogen werden.

> Angestrebt wird nach SHT eine **Normoventilation** bzw. **Normokapnie**.

Steroide

Während der Einsatz von Kortikosteroiden in der Primärversorgung von Patienten mit SHT viele Jahre kontrovers diskutiert wurde und bei Rückenmarkstraumen deren Einsatz nach wie vor (eingeschränkt) empfohlen ist (s. Abschn. 30.2 Wirbelsäulentrauma), ist inzwischen klar, dass hoch dosierte Steroide die Mortalität bei SHT erhöhen und damit kontraindiziert sind [The Brain Trauma Foundation 2007; Gaab et al. 1994].

Mannitol

> Die Infusion von Mannitol ist eine wichtige und effektive Maßnahme, um akut einen erhöhten intrakraniellen Druck zu senken.

Bei rascher Infusion erhöht Mannitol die Osmolarität im Intravasalraum und führt deshalb über einen osmotischen Gradienten zum Entzug von Wasser aus dem Extrazellulärraum des Gehirns in den Intravasalraum, damit zur Reduktion des intrakraniellen Volumens und so zur Senkung des Drucks im Intrakranium. Durch die plasmaexpandierende Wirkung und die Reduktion der Blutviskosität wird die Mikrozirkulation verbessert, d.h. die Hirndurchblutung und O_2-Versorgung werden optimiert. Die verbesserte Perfusion bedingt eine Konstriktion der Hirngefäße mit konsekutiver Abnahme des intrakraniellen Blutvolumens und damit eine weitere Senkung des ICP.

Die routinemäßige Gabe des Osmodiuretikums Mannitol wird in der Prähospitalphase nicht empfohlen.

> Besteht der klinische Verdacht, dass eine bedrohliche Erhöhung des ICP vorliegt (Pupillenerweiterung, Hemiparese, neurologische Verschlechterung), sollte nach Kreislaufstabilisation die Infusion von 250 ml 20%iger Mannitol-Lösung erwogen werden.

Hypertone Lösungen

Zur präklinischen Therapie der akuten Hypotension bei Hypovolämie und hämorrhagischem Schock sind in Deutschland seit September 2000 2 hypertone isoonkotische Infusionslösungen zugelassen (Small-volume resuscitation). Nach i.v. Bolusinfusion resultiert eine intravasale Hypertonizität, die über einen osmotischen Gradienten zu einer beispiellos schnellen intravasalen Volumenzunahme und damit zur Verbesserung der Makro- und Mikrozirkulation im Schock führt.

In intensivmedizinischen Studien hat sich die Bolusinfusion von hypertoner Kochsalzlösung als potente Therapie eines pathologisch erhöhten ICP erwiesen, auch bei Patienten, bei denen Mannitol keine Hirndrucksenkung mehr bewirkte [Horn et al. 1999]. Dementsprechend empfehlen einige Autoren den Einsatz von hypertoner Kochsalzlösung bei therapierefraktärem Hirndruckanstieg. Experimentelle Studien zeigten einen signifikanten Anstieg von CPP und Hirndurchblutung sowie einen Abfall des ICP nach Applikation von hypertonen Lösungen durch eine Verbesserung sowohl der Makrozirkulation als auch der zerebralen Mikrozirkulation nach experimentellem Trauma oder Ischämie. Vassar et al. konnten eine Verbesserung der Prognose nach schwerem SHT durch die klinische Anwendung von hypertoner Kochsalzlösung in der Prähospitalphase erzielen [Vassar et al. 1993]. Speziell bei Patienten mit SHT in Kombination mit einem hämorrhagischen Schock infolge Polytrauma kann mit hypertonen Kochsalzlösungen die Überlebensrate gesteigert werden [Wade et al. 1997].

Präklinisch Mittel der Wahl

Bei Patienten mit schwerem SHT ist einerseits die rasche Wiederherstellung einer adäquaten Herz-Kreislauf-Funktion entscheidend für die Prognose des Patienten, andererseits gilt es, die zerebrale Situation, die in der Frühphase durch eine Minderdurchblutung gekennzeichnet ist, zu verbessern. Hypertone Infusionslösungen kombinieren beide Effekte durch die Optimierung von Makro- und zerebraler Mikrozirkulation, sodass deren Einsatzspektrum in anderen europäischen Ländern inzwischen erweitert wurde.

> In Deutschland sind hypertone Infusionslösungen nur zur Therapie der Hypovolämie und des Schocks zugelassen, würden sich präklinisch wegen der positiven zerebralen Zusatzeffekte aber auch beim schweren SHT anbieten.

Dementsprechend sollte ihr Einsatz bei SHT mit Hypovolämie/Schock angestrebt werden.

Neuroprotektiva

Ziel: Normotonie, Normoxämie und Normokapnie

Für die Anwendung von Hypothermie in der Behandlung des schweren SHT konnte bislang kein positiver Effekt nachgewiesen werden, wenngleich Subgruppen von Patienten mit initialer Hypothermie oder länger anhaltender Kühlung von der Intervention profitierten [Polderman 2008; Clifton et al. 2001]. In der Prähospitalphase sollte eine Hypothermie nicht aktiv angestrebt werden, zumal eine passive milde Hypothermie meist sowieso nicht zu vermeiden ist.

> Eine Wirksamkeit sog. neuroprotektiver Medikamente bei Patienten mit SHT konnte bislang nicht nachgewiesen werden.

Positive experimentelle Ergebnisse konnten klinische Studien nicht bestätigen (Calciumantagonisten, Glutamatantagonisten, Aminosteroide etc.). Aus diesem Grund ist eine spezifische sekundäre Pharmakotherapie in der Notfallmedizin beim SHT **nicht** indiziert. Vielmehr gilt es, die Sicherung von

- Normotonie (CPP!),
- Normoxämie und
- Normokapnie

zu gewährleisten.

Eine Hirndrucksenkung wird durch die ausreichende Analgosedierung des Patienten angestrebt. Nur bei Hinweisen auf eine bedrohliche ICP-Erhöhung sollte eine Mannitol-Infusion oder bei gleichzeitiger Hypotonie eine Gabe von hypertoner Kochsalzlösung erfolgen.

30.2 Wirbelsäulentrauma

Die Bedeutung von Wirbelsäulenverletzungen geht auf den naheliegenden Zusammenhang mit Verletzungen des Rückenmarks zurück. Obgleich „nur" 20% der Wirbelsäulentraumen mit einer Rückenmarksbeteiligung, d.h. mit neurologischen Ausfallserscheinungen einhergehen, stellen diese in industrialisierten Ländern ein erhebliches gesundheitspolitisches und ökonomisches Problem dar.

Inzidenz

> Die Inzidenz von Rückenmarksverletzungen wird in Deutschland auf 4000 pro Jahr geschätzt, wovon ca. 1000 Betroffene eine komplette Querschnittslähmung erleiden.

Hauptursache sind Verkehrsunfälle (ca. 40%) und Arbeitsunfälle (ca. 20%), v.a. im Baugewerbe, aber auch in ihrer Inzidenz zunehmende Sport- und Badeunfälle (ca. 10%), sodass der Altersgipfel zwischen 20

30.2 Wirbelsäulentrauma

und 40 Jahren liegt. Am häufigsten sind die Brustwirbelsäule (BWS) und die Lendenwirbelsäule (LWS) – speziell der thorakolumbale Übergang – betroffen. Die selteneren Verletzungen der HWS führen jedoch am häufigsten zu neurologischen Ausfallserscheinungen. Infolge der Zunahme von Hochgeschwindigkeitstraumen im Straßenverkehr, die oft zu einer Polytraumatisierung führen, und auch der Zunahme von Sportunfällen haben auch die unfallbedingten Wirbelsäulentraumen in den letzten Jahrzehnten zugenommen. Durch die hohe Gewalteinwirkung beim Polytrauma liegt in 20% der Fälle eine Begleitverletzung der Wirbelsäule vor, die u.U. am Unfallort nicht offensichtlich ist.

> Speziell beim Polytraumatisierten ist immer eine potenzielle Begleitverletzung der Wirbelsäule anzunehmen.

Insgesamt liegen Wirbelsäulenverletzungen aber in nur ca. 2–3% aller vom Notarzt angetroffenen Verletzungen vor, sodass ein routinierter Umgang mit diesem Verletzungsmuster nicht selbstverständlich ist. Gerade bei Wirbelsäulentraumen besteht jedoch aufgrund der möglichen Instabilität der Wirbelsäule ein hohes Risiko einer (zusätzlichen) iatrogenen Schädigung. Dementsprechend kommt der Akutbehandlung des Wirbelsäulenverletzten enorme Bedeutung zu.

30.2.1 Pathophysiologische Grundlagen

Das Rückenmark wird im Spinalkanal von Liquor cerebrospinalis umgeben und durch die abgehenden Nervenwurzeln sowie das Lig. denticulatum locker fixiert. Der Durchmesser des Myelons liegt in den meisten Abschnitten der Wirbelsäule deutlich unter dem Spinalkanaldurchmesser. Diese relative Überdimensionierung des Spinalkanals ist u.a. dafür verantwortlich, dass 80% der Wirbelsäulenverletzungen ohne neurologisches Defizit einhergehen.

> Bei älteren Patienten muss aber infolge einer potenziell vorbestehenden Spinalkanalstenose selbst bei Bagatelltraumen an Rückenmarksverletzungen gedacht werden.

Rückenmarksbeteiligung
Kommt es im Rahmen eines Dezelerationstraumas zu einem „Anschlagen" des Rückenmarks im Spinalkanal, kann es auch ohne manifeste ligamentäre oder knöcherne Verletzungen zu Ausfallserscheinungen kommen. Klassischerweise werden diese Fälle als SCIWORA (spinal cord injury without radiographic abnormalities) bezeichnet, obgleich heutzutage kernspintomographisch pathologische Befunde zu erheben sind. Man unterscheidet morphologisch eine **Commotio spinalis** (reversibler Funktionsausfall ohne nachweisbare strukturelle Schädigung) von einer

Rückenmarksläsionen

Contusio spinalis (morphologisch nachweisbare Läsion mit neurologischem Defizit). Führen Verletzungen der Wirbelsäule zu einer Einengung des Spinalkanals mit Myelonkompression, spricht man von einer **Compressio spinalis** mit entsprechenden Ausfällen. Im Falle einer Durchtrennung des Rückenmarks resultiert ein irreversibler und vollständiger Funktionsausfall.

Spinaler Schock

Eine Schädigung des Myelons durch ein Trauma vom Occiput bis zu LWK 1 bedingt einen akuten Wegfall regulierender Impulse absteigender Rückenmarksbahnen. Dies führt neben der Beeinträchtigung der motorischen und sensiblen Funktionen auch zur vegetativen Denervierung der Beine (bei Paraparese durch thorakales Trauma) oder aller Extremitäten (bei Tetraparese durch zervikales Trauma). Aus dieser „traumatischen Sympathektomie" resultiert eine Vasodilatation mit konsekutiver Umverteilung des intravasalen Blutvolumens und potenzieller relativer Hypovolämie. Dieser Effekt wird durch den herabgesetzten Muskeltonus bei schlaffer Parese noch potenziert, der eine weitere Dilatation venöser Kapazitätsgefäße erlaubt. Die resultierende systemische Hypotension hat ihre Ursache somit hauptsächlich im „Versacken" des Intravasalvolumens in der denervierten Peripherie kaudal des Querschnittsniveaus und kann mit Dopamin als Therapeutikum der Wahl antagonisiert werden. Die periphere Denervation kann zudem zu Hypothermie infolge kutaner Vasodilatation aber auch zu Hyperthermie infolge gestörter Schweißsekretion führen.

Bradykardie Eine Läsion oberhalb von Th5 bedingt zusätzlich eine sympathische kardiale Denervierung mit konsekutiver Bradykardie, die u.U. mit Atropin zu behandeln ist. Problematisch kann in diesen Fällen eine überhöhte Volumenzufuhr sein, da unter Sympathikolyse die kardialen Kompensationsmöglichkeiten eingeschränkt sind (**Cave**: Lungenödem!). Nebenbefundlich kann ein Horner-Syndrom auftreten.

> Der durch die akute Denervierung bedingte sog. spinale Schock distal des Läsionsniveaus kann zu einer Vielzahl von systemischen Komplikationen führen, die notärztlich erkannt und therapiert werden müssen.

Sekundärschaden

Analog zum SHT geht man auch bei dem Rückenmarkstrauma von einer therapeutisch nicht zu beeinflussenden Primärschädigung des Nervengewebes aus, die im Rahmen des akuten Ereignisses auftritt. Die Gewalteinwirkung auf die Wirbelsäule bedingt eine Fraktur, eine Luxation oder einen traumatischen Bandscheibenvorfall mit entsprechender direkter Gewalteinwirkung auf das Rückenmark. In vielen Fällen resultiert eine bleibende Myelonkompression durch die Einengung des Spinalkanals. Im Gegensatz zur globalen Druckerhöhung des Intrakraniums beim SHT handelt es sich um eine lokalisierte Druckwirkung auf das Myelon. Zahlreiche experimentelle Untersuchungen konnten zeigen, dass ein sekundärer Parenchymschaden mit Ödementwicklung, Minderdurchblutung bis zur Ischämie, Autoregulationsstörung, Radikalbildung u.Ä. auch im Rückenmark auftritt und therapeutisch beeinflusst werden kann. Die hoch dosierte Steroidtherapie (s. Abschn. 30.2.5, Medikamentöse Behandlung) beruht auf diesen Überlegungen. Man kann davon ausgehen, dass speziell die Veränderungen in der Akutphase und damit das Patientenmanagement durch den Notarzt für die Prognose entscheidend sind.

> Ähnlich dem Management des SHT-Patienten kommt ausreichenden Kreislaufverhältnissen (adäquater Perfusionsdruck im Myelon) und ausreichender Oxygenierung eine zentrale Bedeutung zu.

Basismaßnahmen

Als Ausblick sei erwähnt, dass in Studien die Initiierung von regenerativem Wachstum medullärer Neurone nach experimenteller Rückenmarksverletzung bereits gelungen ist. Reparative Mechanismen setzen schon in den ersten Tagen nach dem Trauma ein; ein erfolgreiches Aussprossen von Nerven scheint jedoch durch gliale Proteine gehemmt zu werden. In jedem Fall wäre jedoch für die Zukunft eine günstige Beeinflussung dieser Mechanismen denkbar, und erste klinische Studien widmen sich dieser reparativen Strategie.

30.2.2 Einteilung von Wirbelsäulenverletzungen

Wirbelsäulenverletzungen können nach unterschiedlichen Kriterien klassifiziert werden (s. Tab. 30.3). Da offene Verletzungen fast ausschließlich in Kriegszeiten oder bei Schusswaffenkriminalität auftreten, ist die praktische Bedeutung dieser an das SHT angelehnten, morphologischen Unterscheidung in Deutschland zu vernachlässigen.

Die Klassifikation nach der Lokalisation des Traumas berücksichtigt die unterschiedlichen neurologischen Konsequenzen einer Rückenmarksbeteiligung. Eine HWS-Verletzung hat eine Tetraparese/-plegie und eine BWS-Verletzung eine Paraparese/-plegie zur Folge. Im Bereich der LWS ist zu beachten, dass der Spinalkanal ab LWK 2 kein Rückenmark mehr, sondern die Cauda equina beherbergt und damit die neurologische Vulnerabilität sinkt.

Die Mehrzahl der Wirbelsäulentraumen sind Folge einer indirekten Gewalteinwirkung bei Verkehrsunfällen oder Stürzen. Je nach Verletzungsmuster ist auch eine Klassifizierung nach Hyperextension, Hyperflexion, Distraktion, Kompression, Rotation und Translation möglich. Während diese Differenzierung für die operative Therapie von entscheidender Bedeutung ist, kommt ihr in der Notfallsituation ein untergeordneter Stellenwert zu. Gleiches gilt für die Unterscheidung in stabile und instabile Verletzungen, die am Unfallort nicht möglich ist.

Klassifikation

Tab. 30.3: Klassifikationsmöglichkeiten von Wirbelsäulenverletzungen. Die angegebenen Häufigkeiten stellen Näherungswerte dar und differieren je nach untersuchter Population. (*) Für diese Unterscheidungen existieren keine ausreichenden Daten für Häufigkeitsangaben.

Klassifikation	Klassen	Häufigkeit
Morphologie	Geschlossen	100%
	Offen (perforierend)	
Lokalisation	HWS	10%
	BWS	40%
	LWS	40%
	Sakrum	5%
Verletzungsmuster	Direkt	10%
	Indirekt	90%
Stabilität	Stabil	–*
	Instabil	–*
Rückenmarksbeteiligung	Ohne	80%
	Mit	20%
	• inkomplett	65%
	• komplett	35%
Rückenmarksschaden	Commotio spinalis	–*
	Contusio spinalis	–*
	Compressio spinalis	–*
	Durchtrennung	–*

> Am Unfallort gilt jedes Wirbelsäulentrauma bis zum Beweis des Gegenteils als instabil.

Die Bedeutung der Klassifikation nach Rückenmarksbeteiligung für die Weiterbehandlung des Patienten und die Prognose ist offensichtlich und beeinflusst maßgeblich die Vorgehensweise des Notarztes.

30.2.3 Präklinische Diagnostik

Anamnese Prinzipiell erfolgt vor Rettungsmanövern eine kurze Evaluation des Schadensausmaßes. Nach Beurteilung von Ansprechbarkeit sowie ausreichender Zirkulation und Respiration folgen die Befragung nach selbst festgestellten Schmerzen und Ausfallssymptomen und nach Unfallmechanismus sowie die orientierende Abtastung zugänglicher Körperteile. Die Rettung erfolgt schließlich unter Annahme einer aufgetretenen Läsion.

Beurteilung der Bewusstseinslage und des Verletzungsmusters
An erster Stelle bei der initialen Kontaktaufnahme mit dem Patienten steht die Beurteilung der Bewusstseinslage nach der GCS durch Anspre-

chen und ggf. Schmerzreiztestung (s. Abschn. 30.1.4 Erstmaßnahmen bei der Versorgung von Patienten mit SHT).

> Entscheidende Aufgabe des erstversorgenden Notarztes ist es, die Unfallsituation und damit die auf den Verunfallten eingewirkten Kräfte abzuschätzen und dementsprechend eine Wirbelsäulenverletzung in Betracht zu ziehen.

Analog zum SHT sollen deshalb zugrunde liegende Unfallmechanismen erhoben werden. In der Regel setzt eine knöcherne, ligamentäre oder diskogene Verletzung der Wirbelsäule ein erhebliches Trauma (Verkehrsunfall, Gerüststurz etc.) voraus. Aus diesem Grund sollte bei polytraumatisierten Patienten (s. Abschn. 30.2.4, Polytrauma) bis zum Beweis des Gegenteils immer eine Mitbeteiligung der Wirbelsäule vermutet werden und umgekehrt bei offensichtlichen Wirbelsäulentraumen von einer Mehrfachverletzung ausgegangen werden. Ausnahmen stellen u.U. geriatrische Patienten mit Osteoporose oder Patienten mit M. Bechterew dar, deren spinale Vulnerabilität deutlich erhöht ist.

Polytrauma

Verletzungen der Wirbelsäule sind zumeist mit typischen Verletzungsmustern vergesellschaftet, die den Notarzt sofort alarmieren sollten, an eine Beteiligung der spinalen Achse zu denken (s. Abschn. 30.2.4 Typische Verletzungsmuster).

Anamnese
Der Anamnese – ggf. der Fremdanamnese – kommt in der Erhebung von Unfallmechanismus und typischen Verletzungsmustern zentrale Bedeutung zu. Der häufigste direkte Hinweis für das Vorliegen einer Wirbelsäulenverletzung ist der vom Patienten angegebene Schmerz über dem betroffenen Segment. Noch eindeutiger kann die Schilderung eines neurologischen Defizites durch den Patienten sein. Häufig existieren jedoch nur indirekte Hinweise aus dem Verletzungsmuster, zumal eine anamnestische Beurteilung der Patienten nicht unbedingt möglich ist.

Lokale Verletzungszeichen
Neben den typischen auf das Segment bzw. auf den Wirbelsäulenabschnitt zu lokalisierenden Schmerzen können Prellmarken, Hämatome, Fehlstellungen oder prominente Dornfortsätze ggf. mit Stufen- oder Gibbusbildung hinweisgebend sein. Aus diesem Grund sollte die Wirbelsäule abgetastet und inspiziert werden. Da die Patienten jedoch zunächst nicht bewegt werden dürfen, ist dies zumeist nur mit 2–3 Helfern möglich, die unter Zug des Kopfs (Helfer 1) eine axiale Drehung des Patienten an Schultern (Helfer 2) und Becken (Helfer 3) gewährleisten. Je nach Lagerung des Patienten kann die Abtastung auch mit einer flach untergeschobenen Hand möglich sein.

> Bei der kraniokaudalen Ganzkörperuntersuchung („body check") muss die Blutungspotenz von Verletzungen der Wirbelsäule berücksichtigt werden.

Motorische und sensible Funktionen

> Bei der Erstdiagnostik des Wirbelsäulenverletzten nimmt die orientierende neurologische Untersuchung eine zentrale Stellung ein.

Ausgangsbefunde dokumentieren
Die neurologische Untersuchung erlaubt neben der Abschätzung der Traumaschwere auch die Beurteilung von Ausfallserscheinungen im Verlauf und damit die adäquate Entscheidungsfindung bez. des weiteren Procederes in der Klinik (z.B. Notfalloperation bei progredienter Verschlechterung).

Bei V.a. eine Wirbelsäulenverletzung wird der bewusstseinsklare Patient initial aufgefordert, alle 4 Extremitäten zu bewegen. Die Einteilung der Motorik erfolgt dabei in 5 Kraftgrade (s. Tab. 30.4), deren Kenntnis und **Dokumentation** zur Verlaufsbeurteilung unabdingbar sind. Zudem wird beim kooperationsfähigen Patienten die Berührungsempfindung untersucht. Die Markierung des erhobenen Sensibilitätsniveaus mit einem Stift auf der Haut eignet sich ebenfalls zur Verlaufsbeobachtung. Die objektivierten motorischen und sensiblen Ausfälle erlauben eine exakte Zuordnung des Verletzungsniveaus und damit die Höhenlokalisation der spinalen Verletzung (s. Tab. 30.5). Eine Beobachtung des Atemtyps gibt Hinweise auf die Mitbeteiligung der Interkostalmuskulatur und des Zwerchfells (z.B. paradoxe Atmung bei paretischer Interkostalmuskulatur).

> Das Fehlen von neurologischen Ausfällen am Unfallort schließt eine instabile Wirbelsäulenverletzung jedoch keineswegs aus.

Bei bewusstlosen Patienten können mithilfe von Schmerzreizen grobe Hinweise auf die Höhe einer Querschnittsläsion gefunden werden. Die Untersuchung von Durchblutung, Hautkolorit und Hauttemperatur kann weitere Informationen (s. Abschn. 30.2.1, Spinaler Schock) liefern.

Reflexstatus
Bei schwerer Rückenmarksverletzung mit komplettem Funktionsverlust sind distal der Läsion keine Muskeleigenreflexe mehr zu erhalten (spinaler Schock). Vorhandene Reflexe trotz kompletter Lähmung können potenziell auf eine bessere Prognose hinweisen. Aufgrund des zeitlichen Aufwands für eine differenzierte neurologische Untersuchung müssen ein ausführlicher Reflexstatus ebenso wie eine differenzierte Untersuchung der Sensibilität (Berührungsempfinden, Kalt-Warm-Differenzierung, Schmerzempfinden, Tiefensensibilität etc.) in der Notfallsituation i.d.R.

30.2 Wirbelsäulentrauma

Tab. 30.4: Einteilung von motorischen Defiziten in Kraftgrade

Paresegrad	Muskelkraft	Bezeichnung
0	Keine Aktivität	Plegie
1	Sichtbare Kontraktion ohne Bewegungseffekt	Parese
2	Bewegung unter Ausschaltung der Schwerkraft	
3	Bewegung gegen die Schwerkraft	
4	Bewegung gegen Widerstand möglich, aber reduziert	
5	Normal	

Tab. 30.5: Kennmuskeln, sensible Versorgungsareale und Reflexe von Wirbelsäulensegmenten. Das kranialste betroffene Segment gibt das Verletzungsniveau einer Querschnittslähmung an. (*) Bei Läsionen inkl. C4 besteht die Gefahr der Atemlähmung.

Verletzungsniveau	Kennmuskel	Sensibles Areal	Reflex
Tetraparese			
C 4*	Zwerchfell	Schulter	
C 5	Deltoideus	Schulter	
C 6	Bizeps	Daumen	Bizepssehnenreflex
C 7	Trizeps	Mittlere Finger	Trizepssehnenreflex
C 8	Kleine Handmuskeln	Ulnare Finger	
Paraparese			
Th 1–4	Interkostalmuskulatur	Thorax bis Mamillen	
Th 10		Nabel	Bauchhautreflex
L 1		Leiste	
L 4	Quadrizeps	Knie/Schienbein	Patellarsehnenreflex
L 5	Fußheber	Fußrücken	
S 1	Fußsenker	Seitlicher Fußrand	Achillessehnenreflex
S 2–4	Sphinkter	Reithose	Analreflex

unterbleiben. Auch die Prüfung autonomer und sakraler Funktionen, z.B. die Blasen-Mastdarm-Funktion, wird häufig vernachlässigt. Da sich die Bestimmung der Motorik am besten zur Einschätzung und Verlaufsbeurteilung eignet (s. Kraftgrade), sollte sich der Notarzt hierauf konzentrieren.

Querschnittssyndrome

Zeichen einer kompletten Querschnittsläsion sind:
- Fehlende Eigenbewegung/Willkürinnervation
- Schlaffer Muskeltonus

- Sensibilitätsausfall
- Reflexausfall
- Ggf. Priapismus

Ein Querschnittssyndrom ab dem Segment C8 (Parese der kleinen Handmuskulatur) oder höher führt per Definition zur Tetraparese bzw. -plegie, während man ab Th1 von einer Paraparese bzw. -plegie spricht (s. Abschn. 30.2.2 Einteilung von Wirbelsäulenverletzungen). Eine Einteilung der Querschnittssyndrome in einseitige Läsionen (Brown-Séquard-Syndrom) oder zentrale Schädigungsformen hat in der Praxis der Notfallmedizin keine Bedeutung.

Differenzialdiagnose

Entzündliche und ischämische Prozesse

Differenzialdiagnostisch kommen nichttraumatische Querschnittssyndrome infrage. In der Regel handelt es sich um entzündliche oder ischämische Prozesse im Myelon oder um epidurale Raumforderungen mit entsprechender Myelonkompression (Metastasen, Hämatome, Abszesse). Letztere weisen einen subakuten, langsam progredienten Verlauf auf und können daher i.d.R. leicht unterschieden werden. Rückenmarksischämien zeigen zwar einen akuten Beginn, sind aber nicht mit Traumen assoziiert. Typischerweise kann ein Spinalis-anterior-Syndrom mit radikulären Schmerzen, einer dissoziierten Empfindungsstörung und Paresen auftreten. Wichtig ist die klinische Abgrenzung der Querschnittsläsionen von radikulären Läsionen, bspw. durch Wurzelausriss oder Plexusverletzungen, sowie von Verletzungen peripherer Nerven.

Es können auch psychogene Lähmungen auftreten, die nicht selten mit Unfallereignissen assoziiert sind. Die klinische Präsentation ist in diesen Fällen oft auch für den Erfahrenen derart eindrucksvoll und nicht zu unterscheiden, dass richtigerweise das Management und die Diagnostik entsprechend einem spinalen Trauma erfolgen müssen.

Kardiovaskuläre und respiratorische Symptome

Infolge der traumatischen Sympathektomie geht ein spinales Trauma häufig mit Hypotension, oberhalb von Th5 auch mit Bradykardie und potenzieller respiratorischer Beeinträchtigung einher. Eine entsprechende Therapie ist u.a. zur Aufrechterhaltung einer ausreichenden Perfusion des Myelons unabdingbar (s. Abschn. 30.2.1, Spinaler Schock). Bei den häufig polytraumatisierten Patienten gelten selbstverständlich die dort angeführten Behandlungsrichtlinien.

> Auch bei einem offensichtlichen Wirbelsäulentrauma hat die Sicherung der Vitalfunktionen Priorität (s. Abschn. 30.2.5 Erstversorgung).

30.2.4 Typische Verletzungsmuster

In ähnlicher Weise wie beim SHT sind bestimmte Unfallmechanismen mit entsprechenden Verletzungen an der Wirbelsäule assoziiert. Gerade wenn ein Wirbelsäulentrauma nicht offensichtlich ist, ist die Kenntnis dieser Zusammenhänge für eine adäquate notärztliche Versorgung entscheidend.

> Fehlen direkte Zeichen einer Wirbelsäulenverletzung (lokale Schmerzen, neurologische Ausfälle etc.), muss auf indirekte Hinweise geachtet werden.

Lokales Trauma

Die lokale Gewalteinwirkung auf die Wirbelsäule stellt einen seltenen Unfallmechanismus dar, der zu isolierten Verletzungen der spinalen Achse führen kann. Am häufigsten handelt es sich um Arbeitsunfälle. Typisch ist die lokalisierte Verletzung mit entsprechenden Prellmarken und örtlichen Schmerzen.

Prellmarken

Stauchungstrauma

Stürze aus größerer Höhe – von Gerüsten, Dächern, Leitern oder Obstbäumen – sind häufig Ursache von Wirbelsäulenverletzungen infolge eines axialen Stauchungsmechanismus. Bei der klinischen Präsentation dieser Patienten stehen zumeist Frakturen der unteren Extremitäten optisch und anamnestisch (Schmerzen!) im Vordergrund, obwohl die Wirbelsäule als oberstes Glied der Stauchungskette u.U. die größte prognostische Bedeutung hat. Hier sind speziell die LWS und der thorakolumbale Übergang betroffen.

Axiale Stauchung

Polytrauma

Bei polytraumatisierten Patienten muss aufgrund der massiven Gewalteinwirkung prinzipiell an die Möglichkeit einer begleitenden Wirbelsäulenverletzung gedacht werden.

> Jeder Polytraumatisierte muss bis zum Beweis des Gegenteils so behandelt werden, als ob eine Verletzung der Wirbelsäule vorliegt.

Speziell bei Dezelerationstraumen durch Verkehrsunfälle prädisponieren auftretende Peitschenschlagbewegungen von Kopf und Oberkörper zu Verletzungen von HWS und thorakolumbalem Übergang. Schwere stumpfe Thoraxtraumen müssen an eine Verletzung der BWS ebenso denken lassen wie stumpfe Abdominaltraumen an eine Läsion der LWS. Reicht die Wucht eines Unfalls aus, Mesenterium, Milz oder Leber einzureißen, ist eine spinale Verletzung immer möglich. In diesem Zusammenhang ist zu beachten, dass eine Wirbelkörperfraktur auch ohne Begleitverletzungen zu ausgedehnten retroperitonealen Hämatomen bis hin zu Schock und Zeichen eines akuten Abdomens führen kann.

Schädel-Hirn-Trauma
Das SHT, aber auch Mittelgesichtstraumen, sind insbesondere mit Verletzungen der HWS vergesellschaftet (s. Abschn. 30.1.4, Wirbelsäulenverletzungen). Da diese Patienten u.U. nicht ansprechbar sind, ist eine Beurteilung der spinalen Funktionen häufig nicht möglich. Dementsprechend ist bis zum Beweis des Gegenteils von einer Wirbelsäulenverletzung auszugehen.

30.2.5 Erstversorgung

Eine ausführliche Übersicht der Datenlage zur Frühversorgung von Patienten mit Rückenmarksverletzung kann den Clinical Practice Guidelines aus den USA entnommen werden [Consortium for Spinal Cord Medicine 2008], auch wenn sich das dortige Notarztwesen von den europäischen Verhältnissen grundlegend unterscheidet.

> Die präklinische Therapie von Wirbelsäulenverletzten hat erstens die Minimierung des Sekundärschadens im Rückenmark durch Aufrechterhaltung adäquater Vitalfunktionen und zweitens die Vermeidung von iatrogenen (lagerungsbedingten) Zusatzverletzungen zum Ziel.

Sicherung der Vitalfunktionen

Lagerung, Volumen, Analgesie

Selbstverständlich steht auch beim Wirbelsäulenverletzten die Aufrechterhaltung der Vitalfunktionen im Vordergrund. In vielen Fällen handelt es sich um Mehrfachverletzte, sodass schon vor der Lagerung ein venöser Zugang und eine Analgesie notwendig sind. Anzustreben ist eine effektive Schmerztherapie bei erhaltener Beurteilbarkeit des Neurostatus.

Die relative Hypovolämie im Rahmen des spinalen Schocks (s. Abschn. 30.2.1, Spinaler Schock) erfordert die rasche Infusion kolloidaler oder kristalloider Lösungen. Ausgeprägte Bradykardien werden mit Atropin antagonisiert.

> Die Sicherung der Vitalfunktionen hat Vorrang vor der optimalen Lagerung einer potenziellen Wirbelsäuleninstabilität.

Die Indikation zur Intubation ist großzügig zu stellen bei:
- Bewusstseinstrübung mit potenzieller Aspirationsgefahr
- Minderventilation infolge Ausfall der Atemhilfsmuskulatur
- (Hämorrhagischem) Schock mit konsekutiver Oxygenierungsstörung (**Cave**: sekundärer Myelonschaden!)

In jedem Fall muss die Intubation unter achsengerecht gesicherter manueller Immobilisation der HWS in Neutralposition erfolgen. Idealerweise erfolgt sie erst nach Anlage einer Zervikalstütze, wobei nach evidenzbasierten Analysen die (zusätzliche) manuelle Sicherung der Achse vorteilhaft ist [Ahn et al. 2010]. Die orotracheale Intubation ist am Unfallort das Verfahren der Wahl, obgleich indirekte Verfahren möglicherweise schonender sein können.

Rettungs- und Lagerungsmaßnahmen
Die Immobilisation der gesamten Wirbelsäule bei V.a. spinale Verletzung ist Grundlage der Erstversorgung [Ahn et al. 2010]. Nach adäquater Analgesie und ggf. leichter Sedierung sind geeignete Immobilisierungs- und Lagerungsmaßnahmen möglich. Hierbei muss jede unnötige Lageveränderung vermieden werden. Dementsprechend sind eine Absprache und Vorbereitung der Lagerungsmanöver bei Wirbelsäulenverletzten unabdingbar. An erster Stelle, z.B. bereits vor der Rettung eines (eingeklemmten) Patienten, steht die Immobilisation der HWS als beweglichstem Abschnitt der Wirbelsäule, um zusätzliche Myelonschäden durch Manipulationen einer instabilen Verletzung zu vermeiden. Manuell kann hier der **Halsschienengriff** Anwendung finden.

> Die Stabilisation der HWS ist bei entsprechenden Unfallmechanismen (z.B. Polytrauma) obligat.

Aber auch bei weniger schweren Verletzungsmustern sollte von einer **steifen Zervikalstütze** sehr großzügig Gebrauch gemacht werden. Wichtig ist bei allen Manipulationen am Kopf (Intubation, Anlegen der Halskrawatte usw.) eines Patienten mit möglicher instabiler HWS-Verletzung, dass ein nach kranial gerichteter (achsengerechter), leichter Längszug ausgeübt wird. Mit der sehr seltenen Ausnahme der zumeist letalen atlantookzipitalen Dislokation kann durch dieses Manöver ein iatrogenes Schädigungsrisiko minimiert werden. Der Versuch einer Reposition bei Wirbelsäulenfehlstellung sollte am Unfallort jedoch unbedingt unterbleiben. Unabhängig von der zur Anwendung kommenden HWS-Immobilisationshilfe (Stifneck etc.) muss auf deren korrekte Größe und Sitz geachtet werden – einerseits, um die Stabilisationsfunktion sicherzustellen und andererseits, um eine zerebrale venöse Abflussstörung mit potenziell katastrophalen Auswirkungen zu verhindern (s. Abschn. 30.1.6, Lagerung).

Helmabnahme

Insbesondere bei Zweiradfahrern muss an eine HWS-Verletzung gedacht werden. Die Helmabnahme ist wichtige Voraussetzung für die Behandlung dieser Patienten. Wegen der Vielzahl der Schutzhelmtypen ergibt sich häufig die Schwierigkeit der Öffnung des Helmverschlusses. In Abbildung 30.7 sind 4 gebräuchliche Verschlusssysteme dargestellt. Beim Abnehmen des Schutzhelms sind 2 Helfer einzusetzen, wobei ein Helfer sich am Kopf des Patienten befindet und der zweite seitlich neben dem Patienten kniet und den Kopf axial extendiert. Abbildung 30.8 (modifiziert nach DRK-Ausbildungsrichtlinien) zeigt das praktische Vorgehen bei der Helmabnahme.

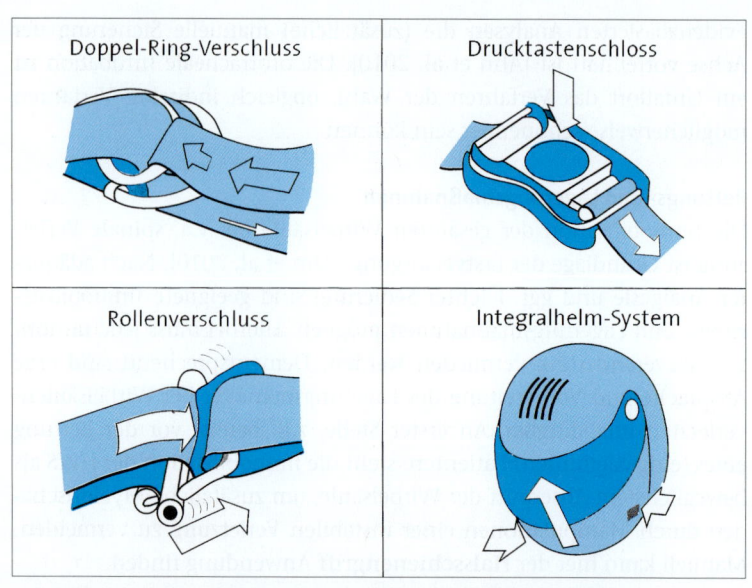

Abb. 30.7: Verschiedene Arten von Schutzhelmverschlüssen

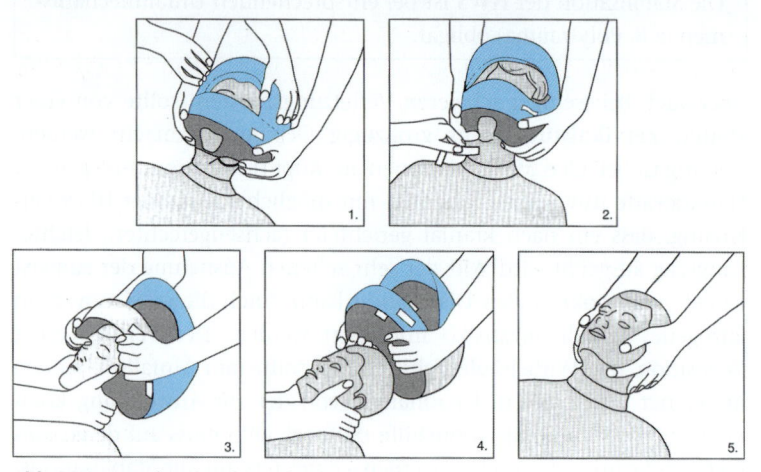

Abb. 30.8: Vorgehen bei der Helmabnahme

Nach Immobilisation der HWS folgt der thorakolumbale Abschnitt der Wirbelsäule. Hier stellt die **Vakuummatratze** das entscheidende Hilfsmittel für den Patiententransport dar. Sofern möglich, sollte der Patient direkt in die Vakuummatratze hinein geborgen und bis zum Krankenhaus in dieser Position belassen werden. Für die Umlagerung eignet sich speziell die **Schaufeltrage**. Alternativ kommt eine Umlagerung mit **Brückengriff** (Anheben nach Umfassen von oben im Grätschenstand) oder **Schaufelgriff** (Anheben nach Umfassen von der Seite) infrage, setzt aber die koordinierte (!) Zusammenarbeit von 4–5 Helfern voraus. Bei in Bauchlage vorgefundenen Patienten kann die sog. **Sandwich-Technik** (dorsale Anmodellierung der Vakuummatratze und Drehung nach entsprechender Fixierung) zur Anwendung kommen. Harte

Gegenstände sollten aus der Kleidung des Patienten entfernt werden, da diese bei Sensibilitätsverlust im Rahmen des Querschnittssyndroms zu Druckstellen mit entsprechender Dekubitusgefahr führen können.

> Jede (weitere) Umlagerung birgt das Risiko einer sekundären Myelonschädigung und sollte daher nur bei vitaler Indikation erfolgen.

Medikamentöse Behandlung
Bei traumatischen Querschnittssyndromen ist die hoch dosierte Behandlung mit Methylprednisolon nach wie vor heftig umstritten. Das sog. Urbason-Schema beinhaltet die Kurzinfusion von 30 mg/kg KG mit anschließender Dauerinfusion mit 5,4 mg/kg KG/h über 23 h. Basierend auf der NASCIS-Studie von 1990 wurde ein neuroprotektiver Effekt – vermutlich durch eine Reduktion des Sekundärschadens – bei Anwendung innerhalb von 8 h nach Trauma gezeigt [Bracken et al. 1990]. Brackens Analysen sind in der neueren Fachliteratur wiederholt sehr kritisch beurteilt worden. Die meisten Autoren kommen dabei zu dem Schluss, dass dem Urbason keine klinisch bedeutsame Verbesserung des Querschnittssyndroms zuzuschreiben ist, aber eine glukokortikoidassoziierte Morbidität und auch Mortalität besteht. Die aktuellsten Richtlinien fassen die Datenlage dahingehend zusammen, dass **keine klinische Evidenz** für jedwede neuroprotektive Substanz einschließlich der Steroide besteht [Consortium for Spinal Cord Medicine 2008]. Studien mit Neurogangliosiden, Gacyclidin, Tirilazad und Naloxon waren ebenfalls negativ.

Auch wenn die Wirksamkeit des Urbason-Schemas noch nicht abschließend geklärt ist, so scheint allenfalls eine sehr frühzeitige Applikation sinnvoll zu sein. Haben sich neurologische Defizite rasch zurückgebildet oder nicht bestätigt, sollte die Therapie unmittelbar beendet werden.

Transport
Die stabile und achsengerechte Lagerung des Patienten (in der Vakuummatratze) muss während des gesamten Transports beibehalten werden. Prinzipiell ist der schnellste und schonendste Transport in die nächste geeignete Klinik anzustreben, wobei häufig dem Rettungshubschrauber wegen der Erschütterungsarmut der Vorzug gegeben wird. In keinem Fall sollte jedoch eine längere Wartezeit auf einen Hubschraubertransport akzeptiert werden, der behutsam gefahrene RTW oder NAW stellt eine absolut suffiziente Alternative dar.

30.2.6 Auswahl des weiterversorgenden Krankenhauses

> Entscheidende Aufgabe des Notarztes ist die Auswahl des weiterversorgenden Krankenhauses nach Einschätzung des Verletzungsmusters.

Diese Beurteilung ist häufig mindestens ebenso bedeutsam wie die adäquate Erstversorgung. Nicht jede Klinik ist in der Lage, die Wirbelsäule traumatologisch zu versorgen. Bei Wirbelsäulenverletzungen sollte jedoch in der Klinik die Möglichkeit einer sofortigen operativen Versorgung gegeben sein. Ob dies durch Unfallchirurgen, Orthopäden, Neurochirurgen oder ein interdisziplinäres Team geschieht, ist unerheblich, entscheidend ist die Qualifikation der lokalen Abteilung. Der optimale Zeitpunkt einer chirurgischen Versorgung beim Wirbelsäulentrauma (Notfall vs. elektiv) wird zwar nach wie vor heftig diskutiert, aber bei bestimmten Konstellationen (z.B. progrediente Neurologie, inkomplettes Querschnittssyndrom bei nachgewiesener Myelonkompression) ist sicherlich die frühestmögliche operative Versorgung anzustreben [Consortium for Spinal Cord Medicine 2008]. Es ist davon auszugehen, dass in Zukunft experimentelle (neuroregenerative) Therapien den Weg aus den Forschungslaboratorien in die Klinik suchen und damit der frühe Transport in spezialisierte Zentren weiter an Bedeutung gewinnt.

Der bewusstseinsklare, neurologisch unauffällige Patient kann in die nächstgelegene Klinik transportiert werden, um eine weiterführende (Röntgen-)Diagnostik durchzuführen. Liegen neurologische Ausfälle vor, so muss eine Fachabteilung mit Wirbelsäulenchirurgie (z.B. Querschnittszentrum) angefahren werden, und handelt es sich um bewusstlose oder potenziell polytraumatisierte Patienten, erfolgt der Transport in ein Traumazentrum (Unfallklinik der Schwerpunktversorgung).

Unabhängig von den wirbelsäulenspezifischen Überlegungen darf die Gesamtkonstellation des Verletzungsmusters (z.B. Polytrauma) mit entsprechendem Versorgungsbedarf nicht außer Acht gelassen werden. Unter Umständen ist nach Diagnostik und Durchführung lebenserhaltender Sofortoperationen ein Sekundärtransport in ein Wirbelsäulenzentrum erforderlich – entweder weil dies nicht für die Primärversorgung infrage kam oder weil die Wirbelsäulenverletzung erst verzögert diagnostiziert wurde.

Literatur

Ahn H et al., Pre-hospital care management of a potential spinal cord injured patient: A systematic review of the literature and evidence-based guidelines. J Neurotrauma (2010), 27, 1–21

Baethmann A et al., Mediators of brain edema and secondary brain damage. Crit Care Med (1988), 16, 972–977

Bouma GJ, Muizelaar JP, Cerebral blood flow in severe clinical head injury. New Horizons (1995), 3, 384–394

Bracken MB et al., A randomized, controlled trial of methylprednisolone or naloxone in the treatment of acute spinal cord injury. New Engl J Med (1990), 322, 1405–1411

Chesnut RM et al., The role of secondary brain injury in determining outcome from severe head injury. J Trauma (1993), 34, 216–222

Clifton GL et al., Lack of effect of induction of hypothermia after acute brain injury. N Engl J Med (2001), 344, 556–563

Consortium for Spinal Cord Medicine, Early acute management in adults with spinal cord injury. J Spinal Cord Med (2008), 31, 403–475

Engelhard K et al., Therapie des schweren Schädel-Hirn-Traumas. Anaesthesist (2008), 57, 1219–1231

Gaab MR et al., „Ultrahigh" Dexamethason in acute brain injury. Results from a prospective randomized double-blind multicenter trial (GUDHIS). Zentralbl Neurochir (1994), 55, 135–143

Greenberg MS (2001) Handbook of neurosurgery, 6th ed. Greenberg Graphics, Lakeland/FL, USA

Horn P et al., Hypertonic saline solution for control of elevated intracranial pressure in patients with exhausted response to mannitol and barbiturates. Neurol Res (1999), 21, 758–764

Ingebrigtsen R, Romner B, Routine early CT-scan is cost saving after minor head injury. Acta Neurol Scand (1996), 93, 207–210

Kelly DF et al., Cerebral blood flow as a predictor of outcome following traumatic brain injury. J Neurosurg (1997), 86, 633–641

Leitlinie zur Primärversorgung von Patienten mit Schädel-Hirn-Trauma. Anästh Intensivmed (1997), 38, 89–93

Marmarou A et al., A new model of diffuse brain injury in rats, Part 1: Pathophysiology and biomechanics. J Neurosurg (1994), 80, 291–300

Marshall LF et al., The outcome of severe closed head injury. J Neurosurg (1991), 75, S28–S36

Martin NA et al., Characterization of cerebral hemodynamic phases following severe head trauma: hypoperfusion, hyperemia, and vasospasm. J Neurosurg (1997), 87, 9–19

Polderman KH, Induced hypothermia and fever control for prevention and treatment of neurological injuries. Lancet (2008), 371, 1955–1969

Procaccio F et al., Guidelines for the treatment of adults with severe head trauma (part II). Criteria for medical treatment. J Neurosurg Sci (2000), 44, 11–18

Ross SE et al., Clinical predictors of unstable cervical spine injury in multiple injured patients. Injury (1992), 23, 317–319

Singbartl G, Cunitz G, Pathophysiologische Grundlagen, notfallmedizinische Aspekte und anaesthesiologische Maßnahmen beim schweren Schädel-Hirn-Trauma. Anästhesist (1987), 36, 321–332

Stein SC, Ross SE, The value of computed tomographic scans in patients with low-risk head injuries. Neurosurgery (1990), 26, 638–640

Tanno H et al., Breakdown of the blood-brain-barrier after fluid percussive brain injury in the rat. Part 1: Distribution and time course of protein extravasation. J Neurotrauma (1992), 9, 21–32

The Brain Trauma Foundation, Guidelines for the Management of Traumatic Brain Injury. J Neurotrauma (2007), 24, Supplement 1

The Brain Trauma Foundation, Guidelines for Pre-Hospital Management of Traumatic Brain Injury. J Neurotrauma (2002), 19, 113–175

Todorow S, Oldenkott P (1986) Praktische Hirntraumatologie, 2. Aufl. Deutscher Ärzte-Verlag, Köln

Vassar MJ et al., A multicenter trial for resuscitation of injured patients with 7.5% sodium chloride. The effect of added dextran 70. The Multicenter Group for the Study of Hypertonic Saline in Trauma Patients. Arch Surg (1993), 128, 1003–1013

Wade CE et al., Individual patient cohort analysis of the efficacy of hypertonic saline/dextran in patients with traumatic brain injury and hypotension. J Trauma (1997), 42, S61–S65

Walls RM, Rapid-sequence intubation in head trauma. Ann Emery Med (1993), 22, 1008–1013

31 Abdominal- und Thoraxtrauma

Peter Lessing

> **Lernziel:**
> Erlernen der (Differenzial-)Diagnostik und Therapie beim Abdominal- sowie Thoraxtrauma im Notarztdienst mit den dort gegebenen Möglichkeiten sowie eine zielgerichtete Versorgung inkl. Transport in geeignete Weiterbehandlung.

31.1 Übersicht

Ziel dieses Kapitels ist die systematische Darstellung der **präklinischen Diagnostik** und Therapie von Abdominal- und Thoraxtraumen. Häufige Begleitverletzungen und Verletzungskombinationen werden dargestellt, Fallstricke aufgezeigt. Wichtig für das Überleben des Patienten sind die Qualifikation des Notarztes, die schnelle präklinische Versorgung und die Auswahl der richtigen Zielklinik. Als Leitlinie für die Versorgung wird ein Vorgehen orientiert an der **ABC(DE)**-Regel des **ATLS**-Kurses des American College of Surgeons (ACS) empfohlen. Allerdings handelt es sich hierbei vorrangig um eine Empfehlung für die innerklinische Versorgung im Schockraum.

Im Jahr 2007 wurde das Prehospital Trauma Life Support Konzept (**PHTLS**), die präklinische Variante des ATLS, unter dem Dach des Deutschen Berufsverbandes Rettungsdienst e.V. (DBRD e.V.) mit Unterstützung der Deutschen Gesellschaft für Unfallchirurgie (DGU) und der Deutschen Gesellschaft für Anästhesiologie und Intensivmedizin (DGAI) eingeführt. PHTLS wurde von der National Association of Emergency Medical Technicians (NAEMT) und dem Committee on Trauma (CoT) des ACS entwickelt. Das Immediate Trauma Life Support Konzept (ITLS) und der European Trauma Course des European Resuscitation Council vermitteln ebenfalls eine prioritätenorientierte, strukturierte Vorgehensweise zur adäquaten Versorgung des Schwerverletzten.

Unfälle sind die Todesursache Nummer 1 bei unter 40-Jährigen in Deutschland. Von den verunfallten Patienten versterben über 20 000 pro Jahr. Über 8000 polytraumatisierte Patienten (ISS ≥ 16) werden jährlich in die Notaufnahmen eingeliefert. Nach Hochrechnung auf Basis einer populationsbezogenen Untersuchung kommen Liener et al. (2004) mit 20 400 schwer verletzten Patienten pro Jahr jedoch zu deutlich höheren Zahlen.

Die Letalität bei diesen Patienten liegt je nach Literaturstelle zwischen 13–34%, die geschlechtsspezifische Verteilung weist mit 65–80% eindeutig auf die Seite der Männer. Obwohl Empfehlungen zur einheitlichen Traumadokumentation vorliegen, wird eine flächendeckende Erhebung aller Unfälle in Deutschland leider nicht durchgeführt, auch existiert keine Morbiditätsstatistik.

Die optimale Versorgung von Traumapatienten ist selbst für den erfahrenen Notarzt mitunter schwierig. Das präklinische Management dieser Schwerstverletzten stellt eine besondere Herausforderung für den Notarzt und die eingesetzten Rettungskräfte dar.

> Es muss eindringlich darauf hingewiesen werden, dass das Abdominal- oder Thoraxtrauma in Europa selten isoliert vorliegt.

Es handelt sich hierbei meist um **polytraumatisierte Patienten**, die im Rahmen dieses Traumas auch ein Abdominal- und/oder Thoraxtrauma aufweisen. Die Prognose des Patienten wird i.d.R. durch ein SHT, ein Abdominal- und/oder Thoraxtrauma wesentlich beeinflusst.

Das **Polytrauma** ist definiert als gleichzeitiges Vorliegen von Verletzungen mehrerer Körperregionen oder Organe, wobei mindestens eine dieser Verletzungen oder deren Kombination lebensbedrohlich ist (s. auch Kap. 33). Die DGU fordert für die Diagnose Polytrauma eine Verletzungsschwere nach dem **Injury Severity Score (ISS)** von ≥ 16 Punkten (s. Tab. 31.1).

Polytrauma, Injury Severity Score

Des Weiteren unterscheidet man das Polytrauma von der nicht lebensbedrohlichen Mehrfachverletzung und der schweren, vital bedrohlichen Einzelverletzung (Barytrauma). In Deutschland beträgt bei diesen schwerstverletzten Patienten der Anteil stumpfer Gewalteinwirkung 95%, lediglich 5% dieser Traumen entfallen auf penetrierende Verletzungen durch Hieb-, Stich- oder Schusswaffen, Explosionen oder Pfählungsverletzungen (s. Tab. 31.2 und 31.3).

Barytrauma

Tab. 31.1: Injury Severity Score (ISS) nach Baker

Körperregion	Verletzungsschwere	Punkte
Weichteile	Gering	1
Kopf/Hals	Mäßig	2
Gesicht	Schwer, nicht lebensbedrohlich	3
Thorax	Schwer, lebensbedrohlich	4
Abdomen	Kritisch, Überleben unsicher	5
Extremitäten	Maximal	6

Die Punkte der 3 am schwersten verletzten Körperregionen werden quadriert und dann addiert.
75 Punkte maximal
> 15 Punkte = Polytrauma
> 24 Punkte = schweres Polytrauma
6 Punkte in einer Region = 75 Punkte per definitionem

Tab. 31.2: Typische Traumaverletzungsmuster (modifiziert nach [American College of Surgeons Committee on Trauma 2004; Beck, Gebhard, Kinzl 2002])

Horizontales Dezelerationstrauma, Verkehrsunfall	• HWS: Luxation, Luxationsfraktur, Distorsion • Thorax: Kontusion, Rippenfrakturen, Sternumfraktur, Contusio cordis, Ruptur der Aorta ascendens • Abdominaltrauma stumpf: Läsion oder Ruptur von Organen • Beckentrauma: Becken(ring)fraktur, Blasenruptur, arterielle und venöse Gefäßzerreißung • Dashboard injury: Patellafraktur, Tibiakopffraktur, Knieluxation, dorsale Hüftluxation • Bewusstlosigkeit: Schädel-Hirn-Trauma (SHT), Intoxikation, Hypoglykämie
Kompressionstrauma	• Deformation von soliden Organen oder Hohlorganen, z.B. Herz, schwangerer Uterus
Fahrradunfall (Lenkerverletzung)	• Bauchtrauma, Milzruptur (!), s.o.
Vertikales Dezelerationstrauma, Sturz aus großer Höhe ($\geq$ 3 m)	• Läsionen der Aorta ascendens, des Aortenbogens • Wirbelfrakturen • Beckenfrakturen, Acetabulumimpression • Frakturen der unteren Extremitäten • Fußfrakturen (Calcaneus) • Bewusstlosigkeit: Schädel-Hirn-Trauma, Intoxikation, Hypoglykämie
Perforierende Verletzung	• Schuss, Stich, Pfählung, Explosion • Verletzung je nach Lokalisation (Ein- und Austrittspforte suchen), häufig Thorax- und Abdominalverletzung

Tab. 31.3: Verletzungsmuster des Polytraumas (N = 2069, nach DGU)

Thoraxtrauma	45%
Schädel-Hirn-Trauma	39%
Extremitätenverletzung	69%
Abdominal- und Beckentrauma	25–35%
Wirbelsäulenverletzung	15–30%

Verkehrs- und Betriebsunfälle, Unfälle im häuslichen Bereich, Freizeitunfälle sowie Sportunfälle tragen zu diversen schweren Traumen bei, deren Unfallmechanismus vom Notarzt erkannt werden muss, da dadurch typische Verletzungsmuster und Therapiestrategien abgeleitet werden können.

Unfallmechanismus Bereits auf der Anfahrt oder dem Anflug versucht man, sich ein Bild über die Situation vor Ort zu machen. Dabei sind Informationen der RLS über Unfallart, Ort, Ursache, Anzahl der Verletzten, besondere Begleitumstände und alarmierte Ressourcen ein erster, wichtiger Hinweis auf das Geschehen. Am Notfallort werden Unfallmechanismus (Sturz aus großer

Tab. 31.4: Sichtung des Notfallortes (modifiziert nach [Beck, Gebhard, Kinzl 2002])

Notfallort	„Erster Blick"
Verkehrsunfall KFZ	Impact an welcher Fahrzeugseite, eingesetzte Sicherheitssysteme, Frontalkollision, Ausmaß des Schadens
Verkehrsunfall Motorrad	Abstand Motorrad – Verletzter, Helm
Verkehrsunfall Schiene	Impact, Schadensausmaß
Unfallhindernis	Anderes Fahrzeug, Baum, Leitplanke, Wand
Arbeitsunfall	Gerüst: Sturzhöhe Quetschung, Einklemmung, Verschüttung
Verletzter	Zustand der Kleidung, externe Verschmutzung (Erde, Öl, Benzin, Wasser, Chemikalien), Schleifspuren, Blut, Erbrochenes, Kot, Urin Zeichen von perforierenden Verletzungen: Pfählung, Stich- und Schusskanal, Stromunfall
Unfallursache	Aquaplaning, Ölspur, Straßenglätte Internistisch/neurologische Ursache bedenken: Myokardinfarkt, diabetisches Koma, intrazerebrale Blutung, Apoplex, Intoxikation, Krampfanfall etc.

Höhe, Unfallart, Aufprallgeschwindigkeit, Explosion, äußere Gewalteinwirkung), diverse Sicherheitssysteme wie Airbag, Haltegurte (Brust-/Beckengurt) und relevante Begleitumstände erfasst. Daraus können Rückschlüsse auf die einwirkenden Kräfte und die möglichen Verletzungen gezogen werden. Der Verletzte wird strukturiert klinisch untersucht, und die notwendigen Maßnahmen werden zielgerichtet eingeleitet.

Die medizinisch fundierte Versorgung am Notfallort und der rasche Transport in ein geeignetes Traumazentrum sind für das Outcome des Patienten entscheidend („3 R"-Regel nach Donald Trunkey: „Get the Right patient to the Right hospital in the Right time"). Das durch Paramedics geprägte amerikanische Rettungssystem („**scoop and run**") weist sehr geringe „On scene"-Zeiten, also eine geringe Verweildauer am Unfallort, auf. Die präklinische Phase ist nur sehr kurz. Im Gegensatz dazu wird das deutsche Notarztsystem mit z.T. lang dauernder Vor-Ort-Versorgung als „**stay and play**" beschrieben. Vor diesem Hintergrund wird ein wirklich qualifiziertes Notarztsystem gefordert, das die als sinnvoll erachteten präklinischen Maßnahmen unter Berücksichtigung des Verletzungsmusters sicher beherrscht und zeitnah umsetzt. Deshalb werden in Deutschland eine rasche präklinische Stabilisierung und ein zügiger Transport in ein **geeignetes Traumazentrum** favorisiert („**treat and transport**").

Auch eine optimale notärztliche Versorgung vor Ort muss – verglichen mit einer effizienteren Versorgung in einem Traumazentrum – als ein Intervall von eingeschränkten Therapiemöglichkeiten gelten.

Scoop and run, stay and play, geeignetes Traumazentrum, treat and run

Prehospital Trauma Life Support (PHTLS), Advanced Trauma Life Support (ATLS)

Durch das PHTLS, das sich grundlegend am ATLS des ACS orientiert, soll eine systematische präklinische Patientenversorgung implementiert werden.

Der rechtzeitigen Auswahl des geeigneten Transportmittels kommt eine wichtige Bedeutung zu. Je nach Verletzungsmuster, Entfernung zur Zielklinik (Traumazentrum), Wetter und Tageszeit kommt ein bodengebundener (NAW) oder luftgestützter (RTH) Transport infrage. Bei bodengebundenen Transportzeiten von über 20–30 min muss ein Transport mit dem RTH erwogen werden. Es ist jedoch unsinnig, nachts an der Unfallstelle längere Zeit auf einen nachtflugtauglichen Hubschrauber zu warten, um den Patienten „schonend" in ein Traumazentrum zu transportieren, das in 30–40 min über Land zu erreichen ist.

Versorgungsqualität

In der Arbeit von Biewener et al. (2005) wird gezeigt, dass bei **vergleichbarer Versorgungsqualität durch das bodengebundene Team** (und gleicher Zielklinik) kein Vorteil der Luftrettung mehr zu erwarten ist. Die Letalität nach Traumen wird durch primäre Therapie in einem Traumazentrum oder einer Klinik mit vergleichbarer Versorgungsqualität signifikant gesenkt.

31.2 Abdominaltrauma

Komplexe Verletzungsmuster, Dezelerationstraumen

Abdominalverletzungen finden sich meist im Rahmen von komplexen Verletzungsmustern. Selten treten sie im Rahmen von offenen, penetrierenden Traumen wie Schuss-, Stich- und Pfählungsverletzungen isoliert auf. Direkte (z.B. Aufprall auf die Lenksäule) und indirekte (Sturz aus großer Höhe) Dezelerationstraumen führen zu Verletzungen des Bauchraums, des knöchernen Beckens und zu Verletzungen des Urogenitalbereichs sowie Gefäßverletzungen und pelvinen Nervenläsionen. Blutungen bei Abdominalverletzungen sind allein oder in Kombination mit Beckenverletzungen in bis zu 40% für die Frühletalität innerhalb von 24 h beim Polytrauma verantwortlich. Bei komplexen Beckenverletzungen mit peripelvinen Verletzungen steigt die Letalität auf ca. 55%.

Diese Zahlen zeigen eindrücklich, dass bei einem Abdominaltrauma immer auch an ein gleichzeitiges Beckentrauma gedacht werden muss. Eine adäquate Blutstillung bei abdominellen Blutungen ist präklinisch nicht möglich, hier wird ein rascher Transport empfohlen, um eine suffiziente chirurgische Blutstillung zu erzwingen.

Nach der Primärrettung und Versorgung des Patienten an der Unfallstelle wird dieser in den Notarztwagen verbracht und dort weiter untersucht und versorgt. Es ist zwingend, dass der schwer verletzte Patient im Notarztwagen vollständig entkleidet wird. Dazu wird seine Kleidung mit einer Schere aufgeschnitten.

31.2.1 Anatomie des Abdomens

Bei den Überlegungen zur Verletzungsschwere ist es hilfreich, sich die innere Anatomie des Abdomens zu vergegenwärtigen. Der **Peritonealraum** besteht grob orientierend aus Ober- und Unterbauch. Der Oberbauch (thorakoabdominal) beinhaltet Diaphragma, Leber, Milz, Magen und Colon transversum. Der Unterbauch enthält den Dünndarm und das Colon sigmoideum.

Die **Beckenhöhle** ist von den Beckenknochen umgeben, sie ist der untere Anteil des Retroperitonealraums. Neben Rektum, Blase und den Iliakalgefäßen enthält sie bei den Frauen das innere Genitale.

Der **Retroperitonealraum** enthält die Aorta abdominalis, die V. cava inferior, den größten Teil des Duodenums, das Pankreas, die Nieren und Ureter und das Colon ascendens und descendens.

Das Abdominaltrauma kann isoliert vorkommen, jedoch tritt es meist in Kombination mit anderen Verletzungen beim Polytrauma auf.

Anatomie des Abdomens, Peritonealraum, Beckenhöhle

Retroperitonealraum

31.2.2 Verletzungsmechanismen

Verletzungsmechanismen bei stumpfen Bauchtraumen

Das stumpfe Bauchtrauma hat in Europa einen Anteil von ca. 95% bei den Abdominalverletzungen. Ein direkter Aufprall auf die Lenksäule oder eine eingedrückte Autotür bei einem Unfall kann ein Kompressions- oder Berstungstrauma der Abdominalorgane zur Folge haben. Diese Kräfte deformieren solide Organe und Hohlorgane, sie können zerreißen. Besonders gefährdet ist hierbei der schwangere Uterus. Diese Verletzungen können auch durch Rückhaltesysteme wie Gurt und Airbag verursacht werden. Ein Dezelerationstrauma entsteht, wenn eine unterschiedliche Bewegung von fixierten und nicht fixierten Organ- oder Körperteilen erfolgt. Prädisponierte Organe hierfür sind Milz und Leber. Zusammen sind Milz und Leber bei 50–70% der Organläsionen nach einem stumpfen Bauchtrauma betroffen (s. Tab. 31.5).

Kompressions- oder Berstungstrauma, schwangere Uterus

Bei einem Sturz aus großer Höhe (≥ 3 m) muss eruiert werden, ob der Sturz akzidentell oder suizidal war, da je nach Kategorie unterschiedliche Verletzungsmuster resultieren. Beim akzidentellen Sturz kommt es

Hämorrhagischer Schock

Tab. 31.5: Häufigkeit von Organverletzungen beim Abdominaltrauma (nach [Staib, Aschoff, Henne-Bruns 2004])

Milz	32%
Leber	20%
Intestinum	12%
Pankreas	6%
Mesenterium	4%
Zwerchfell	3%

in der überwiegenden Anzahl der Fälle zu einem schweren SHT. Bei suizidalen Stürzen kommt es sehr häufig zu Verletzungen der unteren Extremitäten, da die Patienten mit den Füßen voraus springen. Bei beiden Gruppen kommt es oft zu intrathorakalen und/oder intraabdominellen Blutungen durch Gefäßläsionen. Diese Blutungen führen zum schweren hämorrhagischen Schock und sind häufig deletär.

Ein besonderes Augenmerk muss bei Verkehrsunfällen den Sicherheitssystemen des Fahrzeugs gewidmet werden. Zahlreiche Untersuchungen belegen, dass ein **Airbag** nur in Kombination mit dem **Sicherheitsgurt** eine Senkung der Gesamtmortalität und der Verletzungsschwere bewirkt. Nicht angegurtete Fahrzeuginsassen können durch den isoliert ausgelösten Airbag schwerste Verletzungen erleiden. Meist sind airbagassoziierte Verletzungen jedoch leichter Natur. Abschürfungen, Kontusionen, Risswunden und Verbrennungen werden berichtet. Tödliche Verletzungen wie Abriss der V. azygos, Vorhof- und Klappenrupturen, Verletzungen herznaher Gefäße sowie komplette infradiafragmale Dissektion der V. cava inferior und Abriss von Lebervenen werden beschrieben. Ebenso werden schwere intraabdominelle Verletzungen mit Milz- und Leberrupturen beschrieben.

Verletzungsmechanismen bei penetrierenden Bauchtraumen

Penetrierende Verletzungen

Penetrierende Verletzungen sind mit einer Inzidenz von ca. 5% bei abdominellen Verletzungen in Mitteleuropa vertreten. Stich- und Schussverletzungen sowie Pfählungsverletzungen und sehr selten auch Explosionen sind hierfür ursächlich. Schussverletzungen verursachen durch ihre hohe kinetische Energie erhebliche Verletzungen. Je nach Waffenart (Low-velocity- oder High-velocity-Geschosse) oder durch Nähe zur Waffe oder Deformation des Geschosses (Dumdumgeschoss) ergeben sich unterschiedliche Zerstörungen im Körpergewebe. Splitterverletzungen mit z.T. extrem ausgedehnten Verletzungen treten neben kriegerischen Auseinandersetzungen bei Terroranschlägen wie in Madrid und London auf. Diese Anschläge können sich überall unerwartet ereignen. Alle Ein- und Austrittswunden müssen sorgfältig inspiziert werden. Die klinische Untersuchung allein liefert jedoch keine sicheren Ergebnisse bez. der Schädigung von Organen.

Besonderheiten beim schwer verletzten Kind

Besonderheiten beim schwer verletzten Kind

Becken- und Wirbelsäulenverletzungen sind bei Kindern wesentlich seltener, abdominelle Traumen sind jedoch deutlich häufiger als bei Erwachsenen anzutreffen. Durch den physiologischen Zwerchfelltiefstand werden Milz und Leber von den Rippen weniger überdeckt. Die parenchymatösen Organe sind überdies bei den Kindern noch relativ groß, sodass hier ein deutlich höheres Verletzungsrisiko gegenüber den Erwachsenen besteht (s. Tab. 31.6).

31.2 Abdominaltrauma

Tab. 31.6: Vergleich der Verletzungsmuster bei Kindern und Erwachsenen (nach [Gatzka et al. 2005])

Körperregion	Kinder (%)	Erwachsene (%)
Kopf gesamt	90,1	76,3
SHT III	35,8	36,2
Thorax	50,6	66,2
Abdomen	45,7	29,5
Becken	16,0	27,8
Wirbelsäule	14,8	39,3
Extremitäten	60,5	71,7

31.2.3 Symptome und Diagnostik

Die Diagnostik des stumpfen Bauchtraumas und der dadurch resultierenden Organläsionen kann präklinisch in der Frühphase nach dem Trauma sehr schwierig sein. Vor der körperlichen Untersuchung geben Informationen über den Unfallhergang und den dabei aufgetretenen Kräften erste wichtige Hinweise. Soweit möglich, müssen Schwangerschaft, relevante Vorerkrankungen, Allergien und Medikation (v.a. Antikoagulantien und kardiale Medikamente) erfasst werden.

Symptome und Diagnostik beim Abdominaltrauma

Symptome

Leitsymptome des Abdominaltraumas sind die Kreislaufinstabilität und das „gespannte Abdomen". Durch vagale Reflexe ist eine Bradykardie typisch, die anfänglich die Schocksymptomatik verschleiern kann.

In der Frühphase des Abdominaltraumas kann eine **Abwehrspannung** vorliegen, aber auch völlig fehlen. Äußere Verletzungszeichen wie **Prellungen**, **Hämatome**, **Schürfungen** sind wichtige Hinweise auf ein Abdominaltrauma. **Gurtprellmarken** („**seat belt sign**") sind in 61% ein Hinweis auf intraabdominelle Verletzungen. **Offene Verletzungszeichen** und **prolabierende Organe** bzw. Netzanteile dürfen beim Abdominaltrauma nicht übersehen werden. Auf eine **Eintritts-** und **Austrittsöffnung** ist zu achten.

Abwehrspannung, Plazentalösung, Uterusruptur

Es muss nachdrücklich darauf hingewiesen werden, dass bei schwangeren Patientinnen eine **Plazentalösung** (s. Abb. 31.1 u. 31.2) oder eine traumatische **Uterusruptur** nach Trauma vorliegen kann. Dies führt zu einer akuten, rasch progredienten, immer vitalen Bedrohung von Mutter und ungeborenem Kind. Bei der präklinischen Versorgung steht immer das Leben der Mutter im Vordergrund. Es gibt keinerlei Ratio, bei einer hochschwangeren, polytraumatisierten Frau von der üblichen Traumaversorgung abzuweichen.

Bei ansprechbaren Patienten sind **Schmerzen** ein wichtiger Hinweis auf den Ort der Verletzung. Prellungen und Schmerzen im Bereich des linken Rippenbogens sind oft Hinweise auf eine **Milzruptur**. Ebenfalls

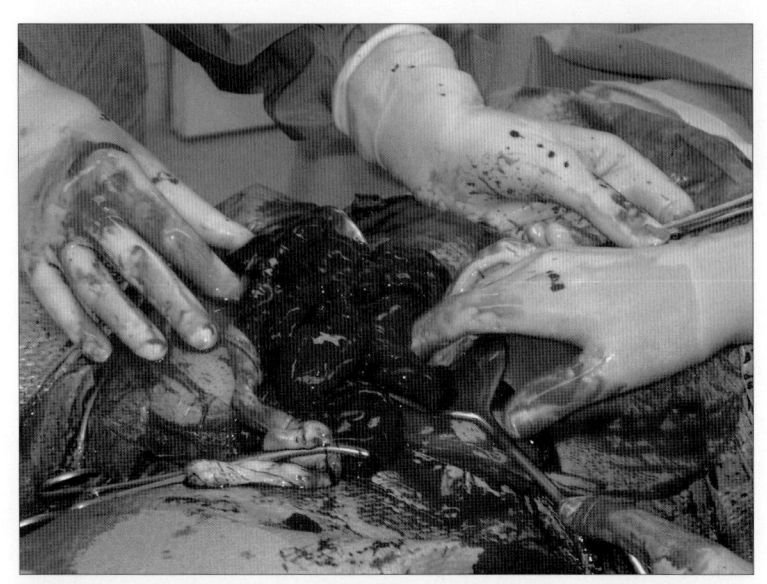

Abb. 31.1: Traumatische Plazentalösung, OP-Situs bei Notsectio, nach Kindesentwicklung

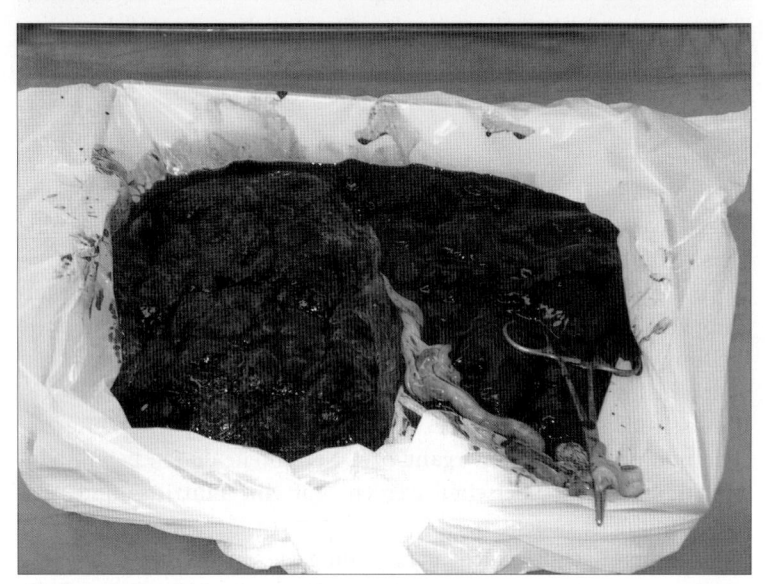

Abb. 31.2: Traumatische Plazentalösung

Milzruptur, Leberverletzungen, Pankreasverletzung, Aortenruptur, Beckendeformierung können Schmerzen, die in die linke Schulter ausstrahlen, Hinweise auf eine Milzverletzung sein. Schmerzen, die in die rechte Schulter ziehen, können Hinweise auf eine **Leberverletzung** geben, Rückenschmerzen können bei **Pankreasverletzung** und **Aortenruptur** richtungweisend sein. **Blutungen** aus dem Urogenitalbereich, **Beckendeformierungen** und Instabilität sowie Beinlängendifferenzen sind Hinweise auf begleitende **Beckenfrakturen**.

31.2 Abdominaltrauma

> Führend beim Abdominaltrauma ist jedoch meist die **Kreislaufinstabilität** des Patienten.

Durch vagale Reflexe ausgelöst, kann eine Bradykardie bei diesen Patienten die Schocksymptomatik zunächst verschleiern. Ebenso kann die Schocksymptomatik durch Betablockertherapie kaschiert werden. Durch Milz- und Leberrupturen (s. Abb. 31.3 u. 31.4) oder durch Verletzungen der großen Gefäße und durch mögliche Begleitverletzungen wie

Kreislaufinstabilität, traumatisch-hämorrhagischer Schock

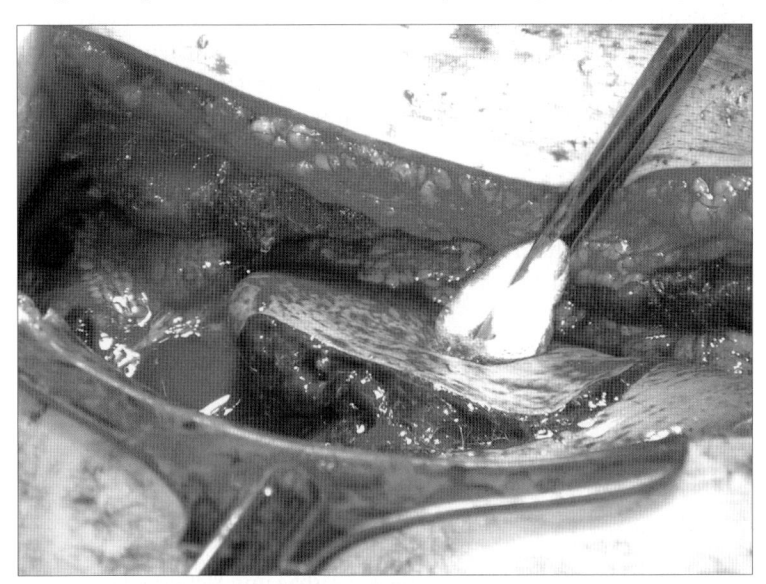

Abb. 31.3: Traumatische Milzruptur, OP-Situs

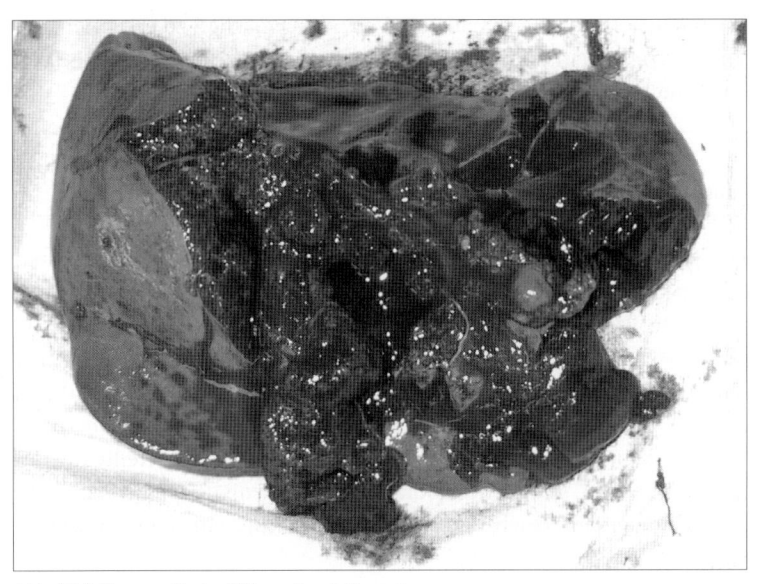

Abb. 31.4: Traumatische Milzruptur, Präparat

Becken- und Thoraxtraumen kommt es rasch zum **traumatisch-hämorrhagischen Schock**.

Blutungen in den Bauchraum gehen häufig mit mehreren Litern Blutverlust einher. Kinder und junge Erwachsene können eine akute intraabdominelle Blutung längere Zeit kompensieren, ein traumatisch-hämorrhagischer Schock bleibt anfänglich verborgen. Die Dekompensation kann jedoch schlagartig eintreten und führt dann zu dramatischen Situationen.

Präklinisch führende Symptome im Falle eines traumatisch-hämorrhagischen Schocks (s. auch Kap. 34) sind nach den Empfehlungen zur Diagnostik und Therapie der Schockformen der Deutschen Interdisziplinären Vereinigung für Intensivmedizin und Notfallmedizin (**DIVI**):

▲ Agitiertheit und evtl. Bewusstseinstrübung infolge zerebraler Hypoxie
▲ Hautblässe und Kaltschweißigkeit infolge Vasokonstriktion bei sympathoadrenerger Aktivierung; ggf. mit Zyanose infolge vermehrter Sauerstoffausschöpfung
▲ Tachypnoe und Hyperventilation infolge Hypoxie und metabolischer Azidose

Agitiertheit, Bewusstseinstrübung, Hautblässe, Zyanose, Tachypnoe, Hyperventilation

Beim traumatisch-hämorrhagischen Schock wird das klinische Bild zusätzlich zu den o.g. allgemeinen Symptomen und Befunden durch das jeweilige Trauma mit den entsprechenden Funktionsausfällen und Schmerzen bestimmt.

Funktionsausfälle, Schmerzen

Diagnostik

Durch moderne Sicherheitssysteme wie Airbag und Sicherheitsgurt sind trotz komplexer und schwerwiegender Verletzungen des Thorax und Abdomens oft nur diskrete äußere Verletzungszeichen zu erkennen.

Wichtig ist ein **standardisiertes Vorgehen bei der präklinischen Untersuchung** des Patienten gemäß ABC(DE)-Schema.

> Es ist unabdingbar, dass die lebensrettenden Sofortmaßnahmen und die orientierende Diagnostik immer parallel verlaufen.

Die klinische Untersuchung des Patienten umfasst in einem ersten Schritt eine neurologisch orientierende Untersuchung, Inspektion, Auskultation, Perkussion und Palpation. Weiter erfolgen die Registrierung und Bewertung von penetrierenden Verletzungen. Hierbei wird immer nach Ein- und Austrittsstelle gesucht. Die Beckenstabilität muss durch manuelle Kompression auf die Beckenschaufel unbedingt überprüft werden, da beim Abdominaltrauma sehr häufig eine Mitbeteiligung des Beckens besteht. Möglicher Blutaustritt aus Penis, Vagina oder Anus geben bei der Untersuchung des Damms wichtige Hinweise auf Verletzungen.

Vorgehen am Notfallort

Unmittelbar nach Eintreffen am Unfallort muss dieser abgesichert bzw. seine Absicherung veranlasst werden, um eine Eigengefährdung oder weitere Gefährdung des oder der Betroffenen abzuwenden.

Primär erfolgt beim Patienten die Beurteilung des Allgemeinzustands. Dabei werden Bewusstseinslage, Hautkolorit (grau, zyanotisch, blass), Kapillarfüllungszeit und Konjunktiven beurteilt. Weiter werden die Atmung (Atemfrequenz, Nachschleppen einer Thoraxhälfte, inverse Atmung) und die Pulsfrequenz (normofrequent, tachykard, bradykard, arrhythmisch) beurteilt. Die notwendigen lebensrettenden Sofortmaßnahmen werden parallel dazu durchgeführt.

Ist das Bewusstsein gestört, erfolgt eine orientierende neurologische Untersuchung. Die motorische Reaktion aller Extremitäten auf Schmerzreize wird geprüft, der Pupillenstatus erhoben (isokor oder seitendifferent, Pupillengröße (eng, mittel, weit) und die Lichtreaktion getestet. Der Wert wird nach der GCS festgelegt (s. auch Kap. 28). Ist das Bewusstsein intakt, soll der Patient auf Aufforderung alle Extremitäten selbst bewegen.

Glasgow Coma Scale

Der entkleidete Patient wird von kranial nach kaudal inspiziert. Prellmarken, Schürfungen, Lazerationen, penetrierende Verletzungen und mögliche Schwangerschaft werden identifiziert.

Sind penetrierende Verletzungen vorhanden, wird immer nach der Ein- und Austrittsöffnung der Verletzung gesucht.

Die seitenvergleichende Auskultation und Perkussion der Lunge werden durchgeführt, um einen ausgeprägten Pneumo- oder Hämatothorax zu identifizieren. Bei der Auskultation des Abdomens wird das Fehlen oder Vorhandensein von Peristaltik beurteilt.

Bei der Palpation des Thorax wird auf ein mögliches Hautemphysem und auf Krepitationen im Thoraxwandbereich geachtet. Bei der Palpation des Abdomens wird nach einer möglichen Abwehrspannung gesucht. Diese kann in der Frühphase nach Trauma jedoch fehlen. Bei der Palpation kann ggf. auch ein schwangerer Uterus identifiziert werden.

Die Stabilität des Beckens wird durch sagittale und laterale Kompression auf die Darmbeinschaufeln geprüft. Beim entkleideten Patienten erfolgt die Inspektion des Damms, um einen möglichen Blutaustritt aus Urethra, Vagina oder Anus zu identifizieren.

Die primäre apparative Diagnostik umfasst Pulsoximetrie, EKG-Monitoring und nichtinvasive Blutdruckmessung sowie initial die Auszählung der mechanischen Herzaktion. Bei intubierten Patienten ist zwingend die Kapnographie einzusetzen.

Die **präklinische Sonographie** wird kontrovers diskutiert. Eindeutige Empfehlungen zum präklinischen Einsatz der Sonographie liegen nach evidenzbasierter Auswertung nicht vor. Wird jedoch präklinisch die Sonographie eingesetzt, muss sie in FAST-Technik (focussed assessment with sonography for trauma) eingesetzt werden und darf nicht länger als 2 min dauern, um lebensrettende Maßnahmen nicht zu verzögern und ein Verweilen am Notfallort zu verhindern.

Präklinische Sonographie

31.2.4 Therapie

Therapie bei Abdominaltrauma

Eine suffiziente Versorgung des Traumapatienten erfordert ein standardisiertes Vorgehen in Untersuchung und Therapie. Die ABC(DE)-Regel gibt hier ein hervorragendes Instrument zum standardisierten, raschen Vorgehen bei Traumapatienten an die Hand:
- A Airway maintenance with cervical spine protection
- B Breathing and Ventilation
- C Circulation with Hemorrhage control
- D Disability: Neurological status
- E Exposure/Environmental control: Completely undress the patient
[ATLS-Konzept des ACS]

Die Sicherstellung der Vitalfunktionen nach der ABC-Regel einschließlich einer präklinisch möglichen Blutstillung hat oberste Priorität.

A Airway: Atemwegssicherung und HWS-Protektion

Airway: Atemwegssicherung und HWS-Protektion

Die Stabilisierung der HWS (z.B. durch Zervikalstütze oder ähnliche Immobilisationssysteme) muss aufgrund der häufigen Wirbelsäulenbeteiligung bei allen Traumapatienten unbedingt erfolgen. Das Atemwegsmanagement bei Schwerverletzten umfasst Überprüfung der Atemfunktion, Freimachen der Atemwege und obligat Sauerstoffgabe mit einem Flow von 6–10 l O_2 pro Minute. Die Sauerstoffgabe erfolgt am besten mit einer Maske, O_2-Nasensonden sind nicht effektiv.

Technische Rettung, Versorgungsöffnung

Ist der Verunfallte im Fahrzeug eingeklemmt, muss das Vorgehen mit dem Einsatzleiter der **technischen Rettung** eng abgestimmt werden. Bei instabilen Kreislaufverhältnissen und schlechter Sauerstoffsättigung muss durch die Feuerwehr eine **Versorgungsöffnung** geschaffen werden, damit der Patient noch im Fahrzeug vor der eigentlichen Rettung intubiert und beatmet werden kann. Ist der Patient kreislaufstabil und die Sättigung unter O_2-Gabe (10 l/min) über eine Maske akzeptabel, kann die Intubation bis nach der definitiven Rettung verschoben werden.

B Breathing: Sicherstellen einer adäquaten Ventilation, Intubation und Beatmung

Breathing: Sicherstellen einer adäquaten Ventilation, Intubation und Beatmung, Rapid Sequence Induction

Nach einer Präoxygenierung mit hohem Sauerstoff-Flow und einer möglichst dicht sitzenden Maske erfolgt bei intubationspflichtigen Patienten die Narkose-Einleitung. Die endotracheale Intubation erfolgt als Rapid Sequence Induction (RSI) oder Crush-Intubation, hierbei wird das Hypnotikum und unmittelbar danach das Muskelrelaxans i.v. appliziert. Dies erfordert selbstverständlich das **sichere Beherrschen** von Maskenbeatmung und Intubation, ein hohes Maß an Erfahrung sowie die Kenntnis alternativer Atemwege (s. auch Kap. 9). Ein Monitoring des endexspiratorischen CO_2 nach erfolgter Intubation ist obligat.

31.2 Abdominaltrauma

Präklinische Intubationsindikationen sind:
- Apnoe, respiratorische Insuffizienz (Sättigung < 90% unter O_2-Gabe)
- Verlegte Atemwege bzw. drohende Verlegung der Atemwege, Larynxtrauma
- Drohende Aspiration, enorale Blutung
- Instabiler Thorax oder offene Thoraxverletzung
- Atemfrequenz < 10/min oder > 29/min
- Bewusstloser Patient, GCS < 9
- Hohe Verletzungsschwere mit Reduktion von Vigilanz und Spontanatmung
- Drohender und manifester Schock
- RR systolisch < 80 mmHg
- Narkose zur adäquaten Schmerztherapie
- Erleichterung/Absicherung des Hubschraubertransports

Als Medikamente zur Narkose-Einleitung dienen z.B. S-Ketamin und Barbiturate wie z.B. Thiopental (Trapanal) in Kombination mit einem Analgetikum (Morphin oder Fentanyl).

Als Muskelrelaxans wird präklinisch Succinylcholin (Lysthenon) in einer Dosierung von 1–1,5 mg/kg KG) wegen seiner schnellen Anschlagszeit und der sehr kurzen Wirkdauer empfohlen (s. Tab. 31.7).

Muskelrelaxans

C Circulation: Schockbehandlung, Volumen und Blutungskontrolle

Beim schwer verletzten Patienten sind innere und äußere Blutungen und Gewebstraumen die Ursache für eine Hypovolämie. Durch Hypovolämie, Hypotonie, Anämie und sympathikoadrenerge Gegenregulation des Organismus kommt es zu einer Reduktion der Oxygenierung und zur Schockentwicklung.

Circulation: Schockbehandlung, Volumen und Blutungskontrolle

Offensichtliche Blutungsquellen werden steril abgedeckt und mit einem **Kompressionsverband** verbunden. Führt dies nicht zum Erfolg, wird an der Extremität eine **manuelle Kompression** der Arterie durchgeführt. In sehr seltenen Fällen kann eine Blutleere durch Aufpumpen einer Blutdruckmanschette notwendig sein (Arm: 250 mmHg, Oberschenkel: 400 mmHg). Der Einsatz von Gefäßklemmen ist obsolet, als einzige Ausnahme gilt der gut sichtbare, spritzende Gefäßstumpf bei einer Amputationsverletzung ohne Replantationsindikation. Starke Blutungen des Mittelgesichts werden mit **Bellocq-Tamponaden** versorgt,

Tab. 31.7: Medikamente zur endotrachealen Intubation

Name	Dosierung i.v.
S-Ketamin	0,5–1,0 mg/kg KG
Thiopental	3–5–7 mg/kg KG
Fentanyl	0,1–0,2 mg **als Bolus**
Succinylcholin	1,0–1,5 mg/kg KG

ggf. mit Blasenkathetern tamponiert. Blutungen in die Körperhöhlen sind durch präklinische Maßnahmen i.d.R. nicht zu stoppen. Hier ist ein rascher Transport in die nächste geeignete Klinik notwendig.

Shaldonkatheter

Zur **adäquaten Volumentherapie** bedarf es beim traumatisierten Patienten großlumiger Zugänge (s. auch Kap. 34). Neben peripheren Venen kann auch die **V. jugularis externa** punktiert werden. Bei schlechten Venenverhältnissen können auch zentrale Venen wie **V. jugularis interna**, **V. subclavia** und **V. femoralis** mit einem großlumigen **Shaldonkatheter** versorgt werden. Ein „normaler ZVK" hat eine zu geringe Durchflussrate (Gesetz von Hagen-Poiseuille), er nützt zur Volumentherapie an der Notfallstelle wenig. Punktionen an verletzten Extremitäten oder im Bereich von arteriovenösen Shunts sollten vermieden werden.

Intraossäre Kanüle

Bei **Kindern und Erwachsenen** kann alternativ eine **intraossäre Kanüle** verwendet werden.

Die präklinische Volumentherapie hat die Verbesserung der Mikro- und Makrozirkulation und dadurch die globale Versorgung der Gewebe mit Sauerstoff zum Ziel. Die Volumentherapie wird uneinheitlich mit **kristalloiden** oder **kolloidalen** Infusionslösungen durchgeführt. Ziel des Therapieregimes ist meist eine Normovolämie und Normotonie. Im Moment werden die Strategien bei Volumentherapie und mögliche negative Effekte der Volumentherapie bei **unkontrollierten Blutungen** diskutiert. Das vorliegende Verletzungsmuster bestimmt im Wesentlichen die Volumentherapie. Beim SHT wird in aller Regel eine aggressive Volumensubstitution mit dem Ziel eines normotensiven Blutdruckwerts empfohlen (s. Tab. 31.8). Gleiches gilt für mehrfach verletzte Patienten mit multiplen Extremitätenfrakturen ohne Anhalt für ein Abdominal- oder Thoraxtrauma, solange durch Kompression die Blutung kontrolliert werden kann.

Permissive - Hypotension

Bei **stumpfen** oder **penetrierenden Abdominal-** oder **Thoraxtraumen** und bei **Blutungen infolge von Beckenverletzungen** kommt es

Tab. 31.8: Volumentherapie – Ziele und unerwünschte Effekte [Beck, Gebhard, Kinzl 2002; Bernhard et al. 2004; Döhnert et al. 2005; Gries, Bernhard, Aul 2003; Kreimeier et al. 2003; Kreimeier et al. 2002]

Ziele der Volumentherapie bei Schwerstverletzten	Unerwünschte Effekte bei unkontrollierter Blutung
Intravasales Volumen wird erhöht	Vermehrter Blutverlust über verletzte Gefäße
Preloaderhöhung (cave: kardiale Dekompensation bei zu rascher Infusionsgeschwindigkeit)	Clotbildung an der Läsion wird beeinträchtigt
Steigerung des Sauerstoffangebotes	Abnahme von Sauerstoffträger (Hb- und Hk-Abnahme)
Makrozirkulation wird verbessert	Verlust von Gerinnungsfaktoren
Mikrozirkulation wird verbessert	Hypothermie

häufig zu unkontrollierten Hämorrhagien in die Körperhöhlen. Diese Blutungen können präklinisch nicht definitiv zum Stillstand gebracht werden. Bei diesen Verletzungen wird eine zurückhaltende Volumentherapie im Sinne einer **permissiven Hypotension** mit möglicherweise geringerer Mortalität diskutiert, wenn kein SHT vorliegt.

Folgt man dem Konzept der permissiven Hypotension, werden alle üblichen präklinischen Maßnahmen ergriffen. **Vasopressoren** und **Inotropika** können zusätzlich zur Volumengabe angewendet werden. Einschränkend gilt jedoch, dass hypotensive Blutdruckwerte (ca. 70–80 mmHg systolisch) bewusst akzeptiert werden. Für dieses Konzept sprechen Theorie und Tierversuche. Bisher mangelt es jedoch an entsprechend validen klinischen Untersuchungen, sodass diese Strategie (noch) nicht generell empfohlen werden kann.

Der Einsatz dieser Therapiestrategie muss dennoch jedem Notarzt bekannt sein. So kann der Notarzt vor Ort im Einzelfall entscheiden, ob das Konzept der permissiven Hypotonie bei diesem Patienten angewendet werden kann.

D Disability: neurologische Untersuchung, GCS

Eine rasche, orientierende neurologische Untersuchung wird durchgeführt. Ist das Bewusstsein intakt, soll der Patient auf Aufforderung alle Extremitäten selbst bewegen. Bei Bewusstlosen wird die motorische Reaktion aller Extremitäten auf Schmerzreiz geprüft, der Pupillenstatus erhoben (isokor oder seitendifferent, Pupillengröße (eng, mittel, weit) und die Lichtreaktion geprüft. Der Initialwert nach der GCS wird festgelegt.

E Exposure: Untersuchung des entkleideten Patienten

Der entkleidete Patient wird von kranial nach kaudal inspiziert. Prellmarken, Schürfungen, Lazerationen, penetrierende Verletzungen und eine mögliche Schwangerschaft werden identifiziert. Der Patient muss vor Hypothermie geschützt werden.

31.2.5 Zusammenfassung

Die Mortalität in der Frühphase nach einem Trauma wird neben dem SHT hauptsächlich durch Massenblutungen im Bereich des Abdomens, durch pelvine Verletzungen und thorakale Verletzungen verursacht. Abdominalverletzungen treten selten isoliert auf, sie sind meist mit anderen Verletzungen kombiniert. Jeder Unfall mit vermuteter direkter oder indirekter Gewalteinwirkung auf Bauchwand, Flanken, Rücken, unterer Thoraxapertur und Becken bedeutet einen V.a. intraabdominelle Verletzung mit der Gefahr eines rasch progredienten traumatisch-hämorrhagischen Schocks. Bei entsprechenden Hinweisen auf ein Abdominaltrauma muss nach einer suffizienten und schnellen Siche-

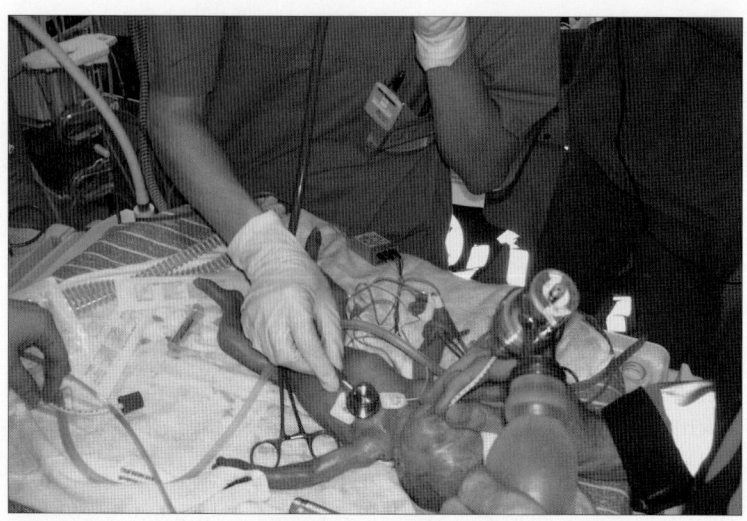

Abb. 31.5: Neugeborenes nach Notsectio im Schockraum

rung der Vitalfunktionen nach dem ABC-Schema schnellstmöglich der Transport in eine geeignete Klinik erfolgen (**treat and run**).

Liegt mit hoher Wahrscheinlichkeit bei einem kreislaufinstabilen Patienten eine massive intraabdominelle Blutung vor und kann das Traumazentrum nicht schnell erreicht werden, muss ggf. primär ein Krankenhaus mit der Möglichkeit zur Laparotomie angesteuert werden.

Bei **Beckenverletzungen** mit vermuteter Blutung wird der Patient in der zusammengebundenen Vakuummatratze mit den Beinen in **Innenrotationsstellung** gelagert. Zusätzlich kann das Becken von außen durch ein Tuch komprimiert werden. Falls vorhanden, muss hier ein Beckenkompressionsgurt bereits präklinisch angelegt werden.

Plazentalösung, Uterusruptur, Notsectioalarm, Notsectio

Erleidet eine schwangere Patientin ein schweres Trauma mit V.a. **Plazentalösung** oder **Uterusruptur** (brettharter Uterus, vaginale Blutung), muss parallel zur Sicherung der Vitalfunktionen der Mutter die Klinik informiert werden, damit dort **Notsectioalarm** ausgelöst werden kann. Die **Notsectio** muss dann im **Schockraum** stattfinden.

Penetrierende Verletzungen

Bei **penetrierenden Verletzungen** wird nach Ein- und Austrittstelle gesucht, die Wunden werden steril abgedeckt. **Fremdkörper** werden in situ belassen. Eine Kürzung durch die Feuerwehr kann bei langen, sperrigen Objekten nach Pfählungsverletzung u.U. erforderlich sein.

Ist eine Intubation und damit eine Narkose oder tiefe Analgosedierung nicht erforderlich, muss auch beim Abdominaltrauma eine adäquate Schmerztherapie durchgeführt werden. Eine nachfolgende Untersuchung darf unter keinen Umständen die **Analgesie** verhindern. Die innerklinischen Möglichkeiten der bildgebenden Diagnostik mit Sonographie und CT sind heute überall verfügbar. Schmerzen, damit der Patient „beurteilbar bleibt", sind damit sicher vermeidbar. Zur präklinischen Analgesie stehen Morphin, Fentanyl und S-Ketamin zur Verfügung.

Eine Voranmeldung des Patienten in der aufnehmenden Klinik erfolgt über die ILS mit Verletzungsmuster, Angaben zur Stabilität des Patienten und der Information, ob der Patient intubiert ist. Diese Voranmeldung ist unbedingt erforderlich, damit das aufnehmende Traumateam vorab informiert werden kann und den Schockraum und die notwendige Logistik bereitstellt. OP und Intensivstation werden nach zentrumsinternen Vorgaben verständigt.

31.3 Thoraxtrauma

Wie das Abdominaltrauma tritt auch das Thoraxtrauma nach einem Unfall meist in Kombination mit anderen Verletzungen auf. Je nach Literaturstelle wird mit einer Inzidenz von bis zu 80% Thoraxverletzungen bei Polytraumen gerechnet. In etwa 25% der traumatischen Todesfälle ist das **Thoraxtrauma** allein, in weiteren 25% der letalen Ausgänge im Rahmen einer Begleitverletzung verantwortlich. In Europa liegt der Anteil der stumpfen Thoraxverletzungen bei mehr als 90%, penetrierende Thoraxverletzungen sind hier mit weniger als 10% vertreten. Bei 30% der Patienten mit Rippenfrakturen treten typischerweise zusätzlich assoziierte intraabdominelle Verletzungen von Milz, Leber, Niere und Zwerchfell auf.

Die Einteilung des Thoraxtraumas erfolgt nach dem Unfallmechanismus. Man unterscheidet stumpf vs. penetrierend, Akzeleration/Dezeleration vs. direktes Trauma, uni- oder bilaterales Thoraxtrauma und nach der Lokalisation der Läsion (Thoraxwand, Lungenparenchym, Mediastinum, große Gefäße). Hierbei ist die Unterscheidung **akut vital bedrohlich** vs. **nicht akut lebensbedrohlich** für die Therapie und das weitere Management entscheidend.

Pathophysiologisch treten **Hypoxie**, **Hyperkapnie** und **Azidose** bei Thoraxtraumen mit all den dadurch entstehenden Problemen gehäuft auf. Die Hypoxie kommt aufgrund der inadäquaten Sauerstoffversorgung des Gewebes zustande. Verantwortlich dafür sind Blutverlust und Ventilations-/Perfusionsstörungen (Kontusion, Atelektase, Pneumothorax, Hämatothorax, offene Thoraxwandverletzung). Hyperkapnie resultiert meistens aus einer inadäquaten Ventilation (Störung der intrathorakalen Druckverhältnisse, Bewusstseinsstörungen, SHT). Die metabolische Azidose entsteht durch Minderperfusion der Gewebe (traumatisch-hämorrhagischer Schock).

Die 12 typischen thorakalen Verletzungen, die unerkannt und nicht therapiert i.d.R. zum Tode führen, werden als das tödliche Dutzend („the deadly dozen") bezeichnet (s. Tab. 31.9). Hierbei werden die akut lebensbedrohlichen Verletzungen, die sofort erkannt und therapiert werden müssen, als „**the lethal six**" bezeichnet. Die typischen Thoraxverletzungen, die leicht übersehen werden, nennt man „**the hidden six**".

Tab. 31.9: 12 vital bedrohliche Thoraxverletzungen („the deadly dozen") [Stahel et al. 2005c; Yamamoto et al. 2005]

„The lethal six"	„The hidden six"
Akute Atemwegsobstruktion	(Gedeckte) Aortenruptur
Spannungspneumothorax	Lungenkontusion
Herzbeuteltamponade	Contusio cordis
Offener Pneumothorax („sucking chest wound")	Tracheobronchiale Verletzungen
Massiver Hämatothorax	Zwerchfellruptur
Instabiler Thorax	Ösophagusruptur

Zu den lethal six, den akut lebensbedrohlichen thorakalen Verletzungen, zählen: akute **Atemwegsobstruktion**, **Spannungspneumothorax**, **Herzbeuteltamponade**, offener **Pneumothorax**, massiver **Hämatothorax** und **instabiler Thorax** bei Rippenserienstückfrakturen. Die hidden six, die eine potenziell lebensbedrohliche thorakale Verletzung darstellen, können präklinisch häufig nicht diagnostiziert werden und müssen in einem zweiten Untersuchungsgang (secondary survey) im Traumazentrum diagnostiziert werden. Hierzu gehören die **gedeckte Aortenruptur**, die **Lungenkontusion**, die **Contusio cordis**, **tracheobronchiale Verletzungen**, **Zwerchfell-** und **Ösophagusruptur**.

31.3.1 Diagnostik

Bei V.a. ein Thoraxtrauma müssen **Sicherung der Vitalfunktionen** und **Diagnostik** parallel verlaufen. Durch die Anwendung des ABC-Schemas werden eine systematische und zeitnahe Registrierung und Therapie der vital bedrohlichen Verletzungen sicher ermöglicht. Nur durch eine suffiziente klinische Untersuchung kann eine akut lebensbedrohliche Störung erkannt werden. Die Abschätzung der Verletzungsschwere ist beim stumpfen Thoraxtrauma für den unerfahrenen Notarzt schwierig. Lebensbedrohliche Folgen des Thoraxtraumas sind Spannungspneumothorax, Blutungen aus dem Herzen, den großen Blutgefäßen und dem Lungenparenchym und die Hypoxie. Die Hypoxie kann durch eine hämodynamische oder respiratorische Störung oder einer Kombination aus beiden verursacht werden.

Zur Basisuntersuchung beim Thoraxtrauma gehören insbesondere Auszählung der **Atemfrequenz**, genaue **Auskultation** im Seitenvergleich, **Inspektion** des Thorax und sorgfältige **Palpation** (s. Tab. 31.10). Durch diese einfachen Maßnahmen können bereits am Notfallort die meisten vital bedrohlichen Verletzungen erkannt werden. Die notwendige Therapie kann dann umgehend eingeleitet und eine entsprechende Zielklinik ausgewählt werden.

Tab. 31.10: Klinische Basisuntersuchung beim Thoraxtrauma

Methode	Befunde
Atemfrequenz	Normale Frequenz, Hypo- bzw. Hyperventilation, Apnoe, Dyspnoe
Auskultation (beidseits!)	Atemgeräusch: AG vorhanden? AG seitengleich? Rasselgeräusche, Giemen, Stridor
Inspektion (beidseits!)	Verletzungszeichen (Prellmarken, Schürfungen, Hämatome, Gurtmarken, sichtbare Blutungen, penetrierende Verletzungen, offene Wunden), Symmetrie des Thorax, Symmetrie der Atemexkursion, paradoxe Atmung, Dyspnoe, Halsvenenfüllung (Einflussstauung)
Palpation (beidseits!)	Krepitation, Instabilität des knöchernen Thorax, Hautemphysem, Schmerz

31.3.2 Stumpfes Thoraxtrauma

Bei der Inspektion und Palpation des Thorax werden die vorliegenden Verletzungszeichen erfasst (vgl. Tab. 31.10). Wichtig sind **Prellmarken, seat belt signs, Hämatome** und **Schürfwunden**. Häufig sind dabei **Rippenfrakturen, Klavikulafrakturen** und eine **Sternumfraktur** zu diagnostizieren bzw. zu vermuten.

Hämatome und Prellmarken über dem Sternum können Hinweise auf knöcherne Verletzungen liefern. Schmerzen bei der Palpation des Sternums sind oft richtungweisend für eine Sternumfraktur. Hierbei muss immer auch an eine Contusio cordis gedacht werden. Diese kann heftigste Rhythmusstörungen hervorrufen.

Die Auskultation liefert Informationen über Qualität des Atemgeräuschs, Rasselgeräusche, Spastik, Stridor, Giemen und mögliche Seitendifferenz. Ein aufgehobenes Atemgeräusch gibt Hinweise auf einen möglichen Pneumothorax oder Hämatothorax auf der entsprechenden Seite.

Heiserkeit, Stridor, Dyspnoe, Tachypnoe und u.U. ein **kollares Hautemphysem** können Zeichen einer **Larynxfraktur** oder einer massiven **Obstruktion** durch Schwellung, Hämatom und/oder Fremdkörper sein.

An technischen Untersuchungs- und Überwachungsmöglichkeiten stehen präklinisch v.a. die **Pulsoximetrie** und das **EKG** zur Verfügung. Beim intubierten Patienten kommt immer die **Kapnographie** zum Einsatz. Eine periphere Sauerstoffsättigung von < 90% bei Gabe von 10 l/min O_2 ist ein Hinweis auf eine schwere respiratorische Insuffizienz.

Akute Atemwegsobstruktion

Kommt es zu einer Verletzung oder Obstruktion der Atemwege, liegt ein unmittelbar lebensbedrohliches Geschehen vor, das sofort therapiert werden muss. Eine akute Gefährdung der Atemwege muss immer vermutet werden, wenn penetrierende oder stumpfe Verletzungen am Hals vorliegen. Die klinischen Zeichen für eine Obstruktion sind Stridor, Heiserkeit, Dyspnoe, Tachypnoe und evtl. ein Hautemphysem im Bereich der oberen Thoraxapertur sowie eine Larynxdislokation. Ebenso kann ein **Inhalationstrauma** (brennendes Auto, brennendes Haus) oder eine Aspiration von Blut und/oder Fremdkörpern zu einer Atemwegsverlegung führen. Patienten mit einem GCS ≤ 9 sind immer aspirationsgefährdet.

Rippenfrakturen

Rippenfrakturen, Rippenserienfrakturen, Rippenstückfrakturen, Lungenkontusionen

Rippenfrakturen können isoliert, als **Rippenserienfrakturen**, uni- oder bilateral auftreten. Frakturen der ersten beiden Rippen sind immer Hinweise auf ein massives Trauma. Bei mehreren Rippenfrakturen (Rippenserienfraktur) oder bei **Rippenstückfrakturen** kann eine Instabilität bzw. eine **Krepitation** des Thorax palpiert werden. Beidseitige Rippenserienfrakturen stellen immer eine akut lebensbedrohliche Verletzung dar, da die **Atemmechanik** nicht mehr funktionieren kann. Rippenserienfrakturen nach massiven Traumen sind oft von **Lungenkontusionen** begleitet, die schwerwiegende Konsequenzen quoad vitam haben können (s.u.). Rippenfakturen können weitere Verletzungen wie Pneumo- und Hämatothoraces hervorrufen. An Abdominalverletzungen wie Milz- und Leberruptur muss ebenfalls immer gedacht werden.

Instabiler Thorax

Instabiler Thorax („flail chest")

Ein **instabiler Thorax** (flail chest) liegt vor, wenn ein Teil der Thoraxwand keine knöcherne Verbindung zum Rest des Brustkorbs aufweist. Er stellt die schwerste Verletzungsform der knöchernen Thoraxwand dar. Durch massivste Gewalteinwirkung kommen Rippenserienfrakturen zustande, bei denen mindestens 2 Rippen an 2 oder mehr Stellen durch das Trauma frakturiert sind. Dies führt immer zu einer schwerwiegenden Unterbrechung der normalen Brustkorbbewegung und zu einer ineffizienten paradoxen Atmung. Bei dieser Verletzung muss durch den massiven traumatischen Impact immer auch mit einer schweren Lungenkontusion gerechnet werden. Diese Verletzungen führen in Kombination mit Schmerz und Schonatmung zu einer lebensbedrohlichen Hypoxie und müssen sofort adäquat therapiert werden. Tritt die Thoraxinstabilität beidseits auf, erhöht sich die Gefährdung des Patienten um ein Vielfaches. Rasches Handeln zur Sicherung der Vitalfunktionen ist unabdingbar.

Lungenkontusion

Lungenkontusion, Lungenversagen

Die hohe Letalität des stumpfen Thoraxtraumas wird zum großen Teil durch **Lungenkontusionen** mitverantwortet. Dabei kommt es durch die Gewalteinwirkung auf den Thorax zum **Parenchymschaden** mit daraus resultierendem Organversagen. Deshalb wird die Lungenkontusion als eine der bedeutendsten Entitäten des Thoraxtraumas angesehen. Die Lungenkontusion wird während der Initialphase bei der

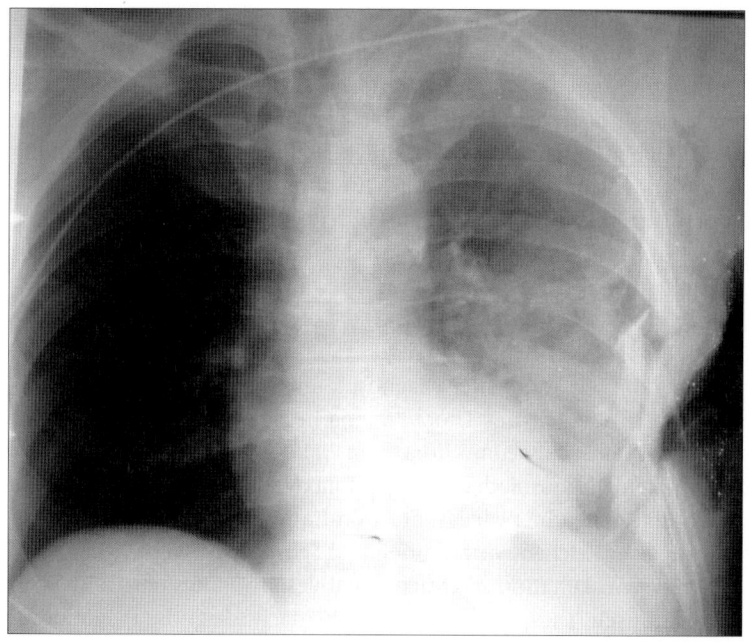

Abb. 31.6: Instabiler Thorax, Rippenserienfraktur durch Schussbruch

Behandlung schwerstverletzter Patienten in ihrer Bedeutung massiv unterschätzt. Der primäre Lungenschaden führt aber über **Mediatorenfreisetzung** und **inflammatorische Prozesse** rasch zu Sekundärschädigungen des Organismus. Dabei kann auch die primär unverletzte, gegenüberliegende Lunge plötzlich ein massives Lungenödem aufweisen. Die schwerste Komplikation der Lungenkontusion ist das **Lungenversagen** („acute respiratory distress syndrome", ARDS).

Contusio cordis

Liegen nach einem stumpfen Thoraxtrauma Verletzungen wie Sternumfraktur, linksseitige Rippenserienfrakturen, instabiler Thorax und eine entsprechende Unfallanamnese (Akzeleration/Dezeleration, Lenkradaufprall, Verschüttung oder Quetschtrauma, ausgelöster Airbag) vor, muss immer an eine myokardiale Kontusion gedacht werden. Charakteristisch für eine Contusio cordis sind **Sinustachykardie**, **ventrikuläre Extrasystolen**, **Rhythmusstörungen**, **AV-Blockbilder** und Veränderungen der **ST-Strecke**. Das Risiko für eine massive posttraumatische Herzrhythmusstörung sinkt nach 24 h signifikant.

Herzbeuteltamponade

Beim Traumapatienten stellt die **Herzbeuteltamponade** die wichtigste Differenzialdiagnose zum Spannungspneumothorax dar. Beiden eigen sind die obere Einflussstauung und die **Schocksymptomatik**. Der Spannungspneumothorax zeigt sich bei der klinischen Untersuchung jedoch mit einem abgeschwächten Atemgeräusch und einem hypersonoren

Klopfschall auf der betroffenen Seite. Die klinische Diagnose der Herzbeuteltamponade wird durch **Hypotension, gestaute Halsvenen** (obere Einflussstauung) und **abgeschwächte Herztöne (Beck-Trias)** gestellt. Es muss jedoch klar darauf hingewiesen werden, dass an der Unfallstelle diese Zeichen extrem schwer zu erheben sind, da die Einflussstauung beim hypovolämen Patient meist fehlt und die Herztöne aufgrund des hohen Lärmpegels nicht exakt auskultiert werden können. So ist diese Diagnose häufig erst im Schockraum durch eine Sonographie (FAST) zu stellen.

Pneumothorax

Pneumothorax

Bei innerklinisch kompletter Diagnostik mit Röntgen-Thorax und Thorax-CT bei Patienten mit Thoraxtrauma liegt je nach Literaturstelle in 9–50% der Fälle ein Pneumothorax vor. Präklinisch sind keine Methoden zur sicheren Diagnostik des Pneumothorax vorhanden. Als präklinische Diagnostik stehen hier wiederum **Auskultation, Perkussion, Palpation** und klinische Zeichen wie **Dyspnoe** und **Schmerz** zur Verfügung.

Erhöhte Beatmungsdrucke

Bei der Auskultation zeigt sich ein **abgeschwächtes** oder **fehlendes Atemgeräusch**. Dieses rechtfertigt die Verdachtsdiagnose Pneumothorax (Evidenzgrad A). Bei intubierten Patienten muss die korrekte Tubuslage verifiziert werden. Liegt der Tubus bei zu tiefer Intubation einseitig (häufiger im rechten als im linken Hauptbronchus), ist das Atemgeräusch einseitig leiser oder aufgehoben. Bei einem **Hautemphysem** besteht stets der V.a. einen Pneumothorax. Instabiler Thorax, Krepitationen, Dyspnoe und **erhöhte Beatmungsdrucke bei intubierten Patienten** sind nur unzuverlässige Hinweise auf einen Pneumothorax (Evidenzgrad C) (s. Tab. 31.11).

Die große Gefahr beim Pneumothorax liegt in der Entwicklung eines **Spannungspneumothorax**. Der zeitliche Verlauf dieser Entwicklung ist

Tab. 31.11: Wahrscheinlichkeit für einen klinisch relevanten Hämato- bzw. Pneumothorax bei verschiedenen Befundkombinationen bei stumpfem Thoraxtrauma (nach [Waydhas, Sauerland 2003a])

Thorakaler Schmerz Sensitivität 57% Spezifität 79%	Dyspnoe Sensitivität 43% Spezifität 98%	Auskultation Sensitivität 90% Spezifität 98%	Wahrscheinlichkeit für Hämato- bzw. Pneumothorax
+	+	+	>99%
+	+	−	40%
+	−	+	89%
+	−	−	2%
−	+	+	98%
−	+	−	12%
−	−	+	61%
−	−	−	<1%

nicht vorhersehbar. Bei intubierten Patienten mit Pneumothorax ist die rasche Entwicklung eines Spannungspneumothorax unter Beatmung jedoch sehr gefürchtet. Bei beatmeten Patienten wird neben **Pulsoximetrie** obligat die **Kapnometrie** gefordert. Die Überwachung des **Beatmungsdrucks** ist ebenfalls obligat, steigt dieser, kann dies ein Hinweis auf einen Spannungspneumothorax darstellen.

Spannungspneumothorax

Beim Thoraxtrauma stellt der **Spannungspneumothorax** eine der am meisten gefürchteten akut lebensbedrohlichen Traumafolgen dar (s. Tab. 31.12). Der Spannungspneumothorax ist eine klinische Diagnose und bedarf keiner radiologischen Bestätigung. Durch eine Verletzung des Lungengewebes oder des Tracheobronchialsystems kommt es zu einem **Ventilmechanismus** und zu einem Eindringen von Luft in den Pleuraraum. Dies führt zu einer kontinuierlichen intrathorakalen **Druckerhöhung** mit einem progredienten **Kollaps** der Lunge und einem **Mediastinalshift** zur Gegenseite. Der venöse Rückstrom zum Herzen wird gedrosselt. Dies führt zu einer **Einflussstauung** und zu einer Abnahme des Herzzeitvolumens. Führend für die präklinische Diagnose des Spannungspneumothorax sind **einseitig fehlendes Atemgeräusch** und **hypersonorer Klopfschall** auf der betroffenen Seite. Obere Einflussstauung, Hypotension, Tachykardie treten als Zeichen der hämodynamischen Problematik auf. Dyspnoe, Tachypnoe und Zyanose sind als Zeichen der respiratorischen Dekompensation zu sehen.

Die respiratorischen Störungen scheinen früher als die hämodynamischen Störungen aufzutreten. Die **Hypotension** (allein aufgrund des Spannungspneumothorax) ist ein **sehr spätes Zeichen**, das erst kurz vor dem Kreislaufstillstand auftritt. Bei beatmeten Patienten mit korrekter Tubuslage weisen stark erhöhte oder steigende Beatmungsdrucke auf einen Spannungspneumothorax hin.

Fehlendes Atemgeräusch und vital bedrohliche Störungen der Respiration und des Kreislaufs machen nach Meinung vieler Experten das Vor-

> Spannungspneumothorax, Mediastinalshift, einseitig fehlendes Atemgeräusch, hypersonorer Klopfschall

> Dekompressionsmaßnahmen

Tab. 31.12: Klinische Diagnostik des Spannungspneumothorax [American College of Surgeons Committee on Trauma 2004; Beck, Gebhard, Kinzl 2002; Gries, Bernhard, Aul 2003; Stahel et al. 2005c; Waydhas, Sauerland 2003a]

Auskultation/Perkussion	• Fehlendes Atemgeräusch • Hypersonorer Klopfschall
Hämodynamik	• Obere Einflussstauung • Tachykardie • Hypotension
Respiration	• Atemnot • Zyanose • Tachypnoe • Abnahme der Sauerstoffsättigung • Trachealverlagerung zur Gegenseite

liegen eines Spannungspneumothorax so wahrscheinlich, dass bei dieser Befundkonstellation auch präklinisch **sofort** die notwendigen **Dekompressionsmaßnahmen** eingeleitet werden müssen. Die Punktion mit einer großlumigen Venenverweilkanüle und die evtl. daraus resultierenden Komplikationen, die aufgrund einer falsch gestellten Diagnose Spannungspneumothorax auftreten können, sind im Vergleich zur Unterlassung einer notwendigen Dekompression untergeordnet.

Bei schweren thorakalen Verletzungen und Verschüttungen muss immer mit einem bilateralen Spannungspneumothorax und evtl. mit einer völlig untypischen Befundkombination gerechnet werden.

Massiver Hämatothorax

Kommt es zu einer Einblutung von mehr als **1500 ml** in die Thoraxhöhle, spricht man von einem **massiven Hämatothorax**. Als Blutungsquellen kommen die Interkostalgefäße, das Lungenparenchym, seltener die A. mammaria interna oder die Hilusgefäße in Betracht. Die häufigste Ursache des massiven Hämatothorax ist eine penetrierende Verletzung,

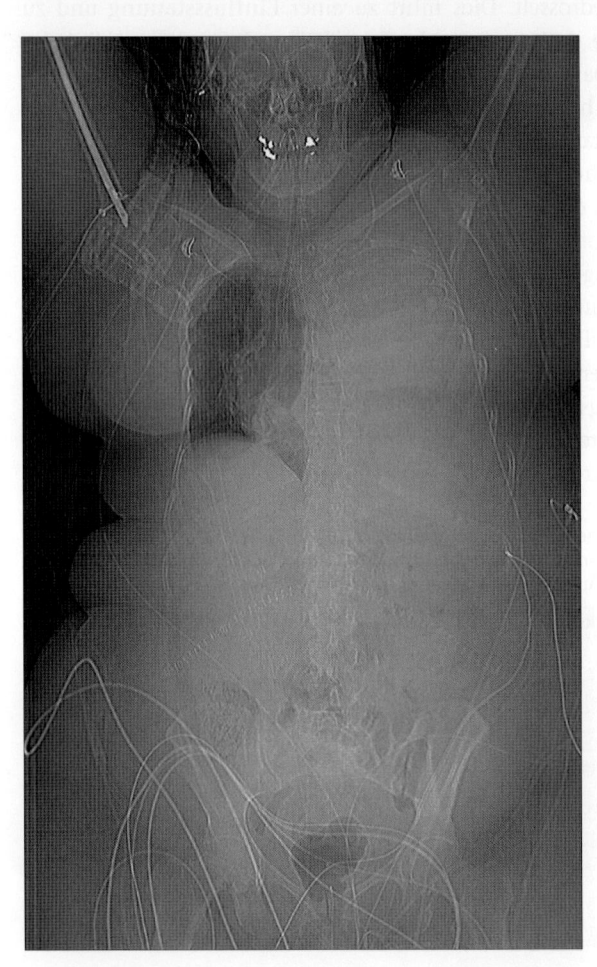

Abb. 31.7: Hämatothorax und Rippenserienfraktur im cCT

jedoch kann er auch bei einem stumpfen Thoraxtrauma auftreten. Bei massiven Verletzungen des Lungenparenchyms resultiert immer ein kombinierter Hämato-/Pneumothorax. Der massive Blutverlust in den Thorax führt per se zu einem traumatisch-hämorrhagischen Schock und zu einer Hypoxie. Das Mediastinum kann wie beim Spannungspneumothorax ebenfalls zur kontralateralen Seite verdrängt werden. Hier kann präklinisch eine Dekompression notwendig werden. Die definitive Versorgung stellt aber auch hier häufig erst die **Thorakotomie** im Traumazentrum dar.

Beim massiven Hämatothorax ist das Atemgeräusch auf der betroffenen Seite nicht auskultierbar. Bei der Perkussion erhält man jedoch einen **gedämpften Klopfschall** und somit die Differenzialdiagnose zum Spannungspneumothorax.

31.3.3 Offenes Thoraxtrauma

Offener Pneumothorax („sucking chest wound")

Große Defekte der Thoraxwand führen hier zu einer offenen Verbindung zwischen Pleuraraum und Außenwelt. Beim spontan atmenden Patienten erfolgt bei einer größeren Eröffnung ein sofortiger Druckausgleich mit einem Kollaps der betroffenen Lunge. Bei einer Verletzung von ca. $2/3$ des Tracheadurchmessers strömt die Luft bei jedem Atemzug durch die Wunde in den Thorax (Weg des geringsten Widerstands) und führt ebenfalls zu einem Kollaps der Lunge. Es resultiert ein offener Pneumothorax. Auskultatorisch und perkutorisch bietet sich der gleiche Befund wie beim Pneumothorax. Bei der Inspektion beurteilt man das Ausmaß und die Ausdehnung der Verletzung. Im Thorax befindliche Fremdkörper werden in situ belassen.

> **Offenes Thoraxtrauma**

Pfählungsverletzungen, Stichverletzungen

Bei diesen Verletzungen sind immer alle thorakalen Strukturen bedroht. Bei **Stürzen** aus großer Höhe (z.B. auf Baustellen, von Tribünen) und bei anderen Unfällen kommt es immer wieder zu **Pfählungsverletzungen**. Dabei können unterschiedlichste Gegenstände (Werkzeuge, Pfähle, Teile der Unfallumgebung) den Thorax penetrieren. Hier kann die technische Rettung sehr schwierig sein und sehr hohe Anforderungen an alle Beteiligten stellen. Manipulationen an diesen Gegenständen müssen vermieden werden. Die im Thorax steckenden Gegenstände werden **in situ** belassen. Allerdings kann es sein, dass die im Thorax steckenden Fremdkörper gekürzt werden müssen, um den Patienten transportieren zu können. Außerdem kann es im Rahmen von Auseinandersetzungen zu im Thorax steckenden Fremdkörpern (z.B. Messer) kommen, diese werden selbstverständlich ebenfalls belassen.

> **Pfählungsverletzungen, Stichverletzungen**

Die durch diese Mechanismen entstehenden Verletzungen wie Hämato-/Pneumothorax, Spannungspneumothorax und offene Brust-

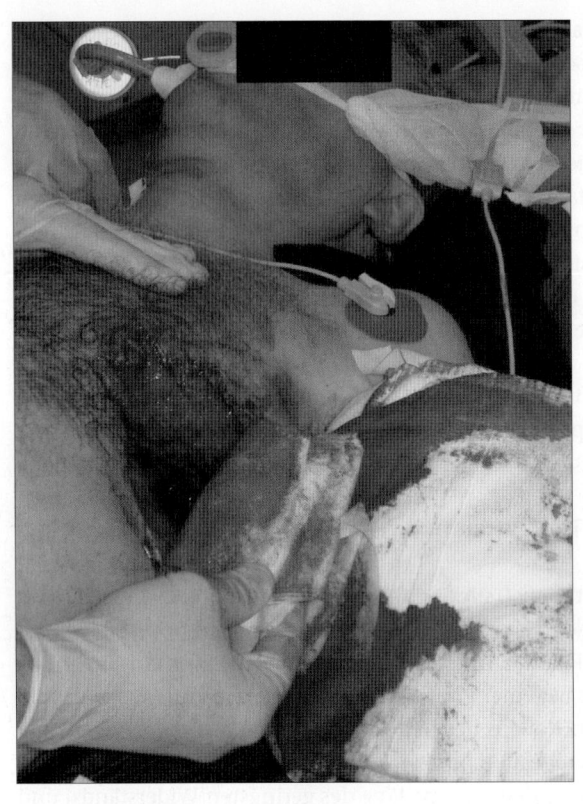

Abb. 31.8: Offener Pneumo-)Thorax, Schrotschussverletzung

korbverletzungen werden wie im entsprechenden Abschnitt beschrieben therapiert. Auch hier gilt, dass eine notwendige Dekompression präklinisch zu erfolgen hat.

Schussverletzungen

Bei **Schussverletzungen** kommt es je nach Geschoss (Low-velocity- oder High-velocity-Geschoss) und Waffe zu den verschiedensten Verletzungen. Hier sucht man immer nach der Ein- und Austrittspforte. Meist ist die Eintrittsstelle des Projektils relativ diskret, die Austrittsstelle kann jedoch sehr groß sein. Schrotschussverletzungen aus der Nähe verursachen große Wunden (s. Abb. 31.8).

Tracheal- und Bronchusverletzungen

Traumatische Verletzungen von Trachea oder Hauptbronchien sind bei stumpfen Thoraxtraumen sehr selten, stellen aber immer eine vitale Bedrohung des Patienten dar. Diese Patienten haben meist ein ausgeprägtes **kollares Hautemphysem**. Typische Zeichen für tracheobronchiale Verletzungen sind **Hämoptysen**, **Weichteilemphysem**, **Spannungspneumothorax** und **persistierender Pneumothorax** trotz adäquater Drainage. Diese Patienten weisen oft ein **Pneumomediastinum** auf. Die Intubation dieser Patienten kann auch für den geübten Notarzt sehr schwierig sein.

Hauptkomplikationen der Thoraxverletzungen
Hauptkomplikationen bei allen Thoraxverletzungen sind der Pneumothorax bzw. der Spannungspneumothorax, die Verletzung der großen Luftwege und Verletzungen kardialer Strukturen bzw. großer Gefäße mit traumatisch-hämorrhagischem Schock. Diese Verletzungen sind immer vital bedrohlich. Jegliche Zeitverzögerung in Diagnostik und Therapie gefährdet das Leben des Patienten.

Hauptkomplikationen der Thoraxverletzungen

31.3.4 Therapie

Wie weiter oben beschrieben, erfordert die suffiziente Versorgung des Traumapatienten ein standardisiertes Vorgehen in Untersuchung und Therapie. Die ABC(DE)-Regel gibt hierfür ein hervorragendes Instrument zum standardisierten, raschen Vorgehen an die Hand (vgl. ausführliche Beschreibung beim Abdominaltrauma). Hier soll noch auf wesentliche Punkte oder spezifische Therapieformen eingegangen werden. Auf die Wichtigkeit der HWS-Immobilisation wird ausdrücklich nochmals hingewiesen.

Beatmung
Die Indikation zur Intubation ist beim Thoraxtrauma großzügig zu stellen. Eine rechtzeitige Intubation kann eine weitere Schädigung des Patienten vermeiden. Die Intubation erfolgt auch hier als RSI (s. Abschn. 31.2.4 – B Breathing; für Medikamente zur endotrachealen Intubation s. Tab. 31.7).

Eine kontrollierte Beatmung mit einer FiO_2 von 1,0 (= 100% O_2) und einem PEEP von 5–8 cmH_2O wird empfohlen. Sehr häufig sind aber auch präklinisch **deutlich höhere PEEP-Werte** und ein **invasives Beatmungsmuster** erforderlich.

PEEP-Werte, aggressives Beatmungsmuster

Zielgrößen nach Intubation sind eine Sauerstoffsättigung von > 95% und Beatmungsdrucke < 35 cmH_2O. Das Erreichen einer adäquaten Ventilation mit Normokapnie kann ohne arterielle Blutgasanalyse (BGA) schwierig oder unmöglich sein, da die Kapnographie zwar CO_2-Werte anzeigt, aber diese Werte sehr häufig aufgrund der pulmonalen Verletzung nicht adäquat mit dem arteriellen pCO_2 korrelieren.

Es besteht immer die Gefahr, dass sich nach erfolgter Intubation und laufender Beatmung ein Pneumothorax in einen Spannungspneumothorax umwandelt. Dieser muss dann unmittelbar entlastet werden (s.o.).

Schockbehandlung und Blutungskontrolle
Zur Volumengabe werden auch bei diesen Patienten i.d.R. mindestens 2 großlumige Zugänge gelegt. Da es gerade bei Thoraxtraumen häufig zu unkontrollierten Hämorrhagien in den Thorax kommt, ist der Patient massiv gefährdet. Auch diese Blutungen können präklinisch nicht defi-

Schockbehandlung und Blutungskontrolle

nitiv zum Stillstand gebracht werden. Deshalb wird hier eine zurückhaltende Volumentherapie im Sinne einer **permissiven Hypotension** mit möglicherweise geringerer Mortalität gerade auch beim Thoraxtrauma diskutiert. Der Notarzt muss dies bei seiner Therapie-Entscheidung berücksichtigen.

Thoraxdrainage, Dekompression
Die Indikation zur **Dekompression** eines Pneumothorax nach Trauma wird nach dem klinischen Zustand des Patienten gestellt. Liegt ein **Spannungspneumothorax** vor, muss die Entlastung **unverzüglich** erfolgen, um die vitale Bedrohung des Patienten zu beenden.

> Diese Entlastung muss auch vor dem Transport in ein in unmittelbarer Nähe gelegenes Krankenhaus erfolgen, der Zeitverlust durch den Transport stellt eine nicht zu vertretende Verzögerung dar.

Indikationen zur Thoraxdrainage am Notfallort sind:
- Spannungspneumothorax (absolut vitale Indikation!)
- Pneumothorax bei einem beatmeten Patienten
- Massiver Hämatothorax
- Hautemphysem bei Thoraxtrauma
- Instabiler Thorax bei Rippenserienfraktur
- Erleichterung/Absicherung des Hubschraubertransports

Entlastungsmöglichkeiten beim Spannungspneumothorax sind:
- Nadeldekompression mit Kanüle
- Pleuradrainage nach Minithorakotomie
- Minithorakotomie ohne Drainage

Ziel aller Entlastungsmöglichkeiten ist die Dekompression oder die Verhinderung eines Spannungspneumothorax. Die Thoraxdrainage ist hochwirksam, aber nicht komplikationsfrei. Sie stellt i.d.R. die definitive Therapie beim Spannungspneumothorax dar und hat die höchste Erfolgsrate. Fehllagen bei präklinisch gelegten Thoraxdrainagen kommen in bis zu 11% der Fälle vor.

Bei einem **massiven Hämatothorax** (> 1,5 l Blut) kann das Mediastinum wie beim Spannungspneumothorax ebenfalls zur **kontralateralen Seite** verdrängt werden. Der massive Hämatothorax bietet alle klinischen Zeichen des Spannungspneumothorax außer dem hypersonoren Klopfschall. Der Klopfschall ist hier **gedämpft**. In diesem Fall ist präklinisch die Anlage einer Thoraxdrainage notwendig. Diese Drainage wird dann mit einem Beutel verbunden, damit das Blut ablaufen kann.

Punktionsort für die Dekompression/Drainage

Es werden 2 mögliche Punktionsorte für die Entlastung angegeben. Es können sowohl der Zugang nach Monaldi im **2./3. Interkostalraum** (ICR) in der **mittleren Klavikularlinie** als auch der Zugang nach Bülau im **4./5. ICR** in der **vorderen (bis mittleren) Axillarlinie** als Zugangsweg verwendet werden. Der 5. ICR in der vorderen Axillarlinie entspricht ungefähr der Mamillenhöhe beim Mann. Diese dient als Landmarke. Unterhalb des 5. ICR sollte präklinisch keine Drainage gelegt werden.

Bei der **Nadeldekompression** eines Spannungspneumothorax wird mit einer großlumigen Kanüle im 2. ICR medioklavikular (Monaldi) punktiert. Ob der Metallmandrin aus der Kanüle entfernt werden soll oder nicht, wird in der Literatur kontrovers diskutiert. Die Gefahr nach der Entfernung des Metallmandrins liegt im Abknicken der Kunststoffkanüle. Dadurch ist keine weitere Entlastung mehr möglich. Waydhas und Sauerland (2003a) beschreiben in ihrem Review, dass die Erfolgsrate der Entlastung beim Spannungspneumothorax durch Anlage einer Drainage signifikant höher liegt.

Stahel et al. publizierten 2005, dass nach der Nadeldekompression bei Spannungspneumothorax im 2. ICR die Anlage einer Thoraxdrainage über eine **Minithorakotomie** zwingend indiziert ist. Eine Dekompression des Spannungspneumothorax ist auch durch eine präklinische Minithorakotomie allein möglich. Bei dieser Technik kann ein Rezidiv des Spannungspneumothorax jedoch nicht ausgeschlossen werden.

Die Anlage einer Thoraxdrainage stellt meistens die definitive Versorgung beim Spannungspneumothorax dar und sollte deshalb zum Einsatz kommen. Bei richtiger Technik (Minithorakotomie, Legen der Drainage ohne Trokar und Führen mit dem Finger) ist auch präklinisch nicht mit einer Erhöhung der iatrogenen Komplikationen zu rechnen. Die Anlage der Drainage mit dem Trokar ist obsolet.

Bei allen erwähnten Techniken muss die Effektivität der Drainage regelmäßig überprüft werden, da eine Verlegung durch Abknicken oder Koagel zum Tode des Patienten führen kann, wenn bei vermeintlicher Therapie des Spannungspneumothorax ein Wiederauftreten nicht bemerkt wird.

Technik der Minithorakotomie. Nach Desinfektion und steriler Abdeckung des Anlageorts wird beim wachen, nicht intubierten Patienten lokal anästhesiert. Mit dem Skalpell erfolgt eine quere Inzision der Haut. Diese Inzision sollte eine Länge von ca. 4 cm haben. Danach werden das subkutane Gewebe und die Interkostalmuskulatur mit einer stumpfen Schere (Lexerschere) stumpf präpariert. Die Pleura wird ebenfalls stumpf eröffnet. Mit dem behandschuhten Finger wird der Pleuraraum getastet und die Drainage ohne Trokar eingebracht. Es folgt die Fixierung der Drainage mit einer Naht. Das Anbringen eines **Heimlichventils** (**Cave**: Gefahr der Verklebung!) und eines sterilen Verbands ist zwingend.

31.3.5 Zusammenfassung

Zusammenfassung des Vorgehens beim Thoraxtrauma

Bei entsprechendem Unfallmechanismus und Verletzungsmuster muss immer an ein Thoraxtrauma gedacht werden und der Patient **rasch** und **zielgerichtet** untersucht und therapiert werden, da die Mortalität durch Thoraxverletzungen sehr hoch ist. Hier kommt der schnellen Sicherung der Vitalfunktionen und den speziellen lebensrettenden Techniken (ABC-Schema) eine besondere Bedeutung zu.

Da eine definitive Therapie bei den meisten thorakalen Verletzungen präklinisch nicht möglich ist, muss auch hier das Prinzip des **treat and transport** und der „**golden hour**" beachtet werden. Eine Voranmeldung im Traumazentrum ist unbedingt erforderlich.

- Jede Hypoxie muss suffizient therapiert werden, die Indikation zu Intubation ist großzügig zu stellen.
- Ein Spannungspneumothorax muss in jedem Fall auch bei kurzen Transportzeiten präklinisch entlastet werden.
- Das Konzept der permissiven Hypotension muss auch hier vom Notarzt in Erwägung gezogen werden.
- Offene Wunden werden immer steril abgedeckt, Fremdkörper in situ belassen.
- Eine kontinuierliche Reevaluation und entsprechende Einleitung von Maßnahmen sind zwingend notwendig.

Literatur

Adams A et al. (2004) Empfehlungen zur Diagnostik und Therapie der Schockformen der IAG der DIVI 2004. http://www.divi-org.de/pdfs/pdf/Empfhlg-IAG-Schock.pdf (25.12.2005)

American College of Surgeons Committee on Trauma (2008) Advanced Trauma Life Support for doctors, 8th ed. American College of Surgeons Committee on Trauma, Chicago

Beck A et al., Algorithmus für den Massenanfall von Verletzen an der Unfallstelle. Ein systematisches Review. Notfall Rettungsmed (2005), 8, 466–473

Beck A, Gebhard F, Kinzl L, Notärztliche Versorgung des Traumapatienten. Notfall Rettungsmed (2002), 5, 57–71

Bernhard M et al., Präklinisches Management des Polytraumas. Anaesthesist (2004), 53, 887–904

Biewener A et al., Einfluss von Rettungsmittel und Zielklinik auf die Letalität nach Polytrauma. Unfallchirurg (2005), 108, 370–377

Boldt J, Fluid choice for resuscitation of the trauma patient: a review of the physiological and clinical evidence. Can J Anesth (2004), 51(5), 500–513

Culemann U et al., Beckenringverletzung. Diagnostik und aktuelle Behandlungsmöglichkeiten. Unfallchirurg (2004), 107, 1169–1183

Culemann U et al., Interdisziplinäres Polytraumamanagement, Teil 2: Klinikaufnahme vital bedrohter traumatisierter Patienten. Notfall Rettungsmed (2003), 6, 573–579

Degiannis E et al., Behandlungen von penetrierenden Verletzungen an Hals, Thorax und Extremitäten. Chirurg (2005), 76, 945–958

Dick WF, Ahnefeld FW, Knuth P (Hrsg) (2003) Logbuch der Notfallmedizin. Springer, Berlin

Dick WF, Baskett P, Empfehlungen zur einheitlichen Dokumentation nach schwerem Trauma – Der Utstein Style. Notfall Rettungsmed (2000), 3, 133–146

Dick WF, Einheitliche Dokumentation bei Traumatisierten. Zu den ITACCS-Empfehlungen. Notfall Rettungsmed (2000), 3, 131–132

Dick WF, Effektivität präklinischer Notfallversorgung. Fiktion oder Fakt? Anaesthesist (1996), 45, 75–87

Döhnert J et al., Die präklinische Versorgung des polytraumatisierten Patienten. Orthopäde (2005), 34, 837–851

Donaubauer B, Kerner T, Kaisers U, Flüssigkeitsmanagement, Präklinische Volumentherapie in der Polytraumaversorgung. Anästhesiol Intensivmed Notfallmed Schmerzther (2006), 6, 412–416

Düsel W et al., Penetrierendes Bauchtrauma aus der Sicht der Bundeswehr. Chirurg (2005), 76, 935–944

Feldmann M, Erfahrungen aus dem Rettungsdienst. Notfall Rettungsmed (2002), 5, 360–362

Fritz H, Bauer R, Präklinische Versorgung des schweren kindlichen Schädel-Hirn-Traumas. Notfall Rettungsmed (2002), 5, 335–340

Gatzka C et al., Verletzungsmuster und klinischer Verlauf polytraumatisierter Kinder im Vergleich mit Erwachsenen. Eine 11-Jahres-Analyse am Klinikum der Maximalversorgung. Unfallchirurg (2005), 108, 470–480

Grebe D et al., Flüssigkeitsmanagement, Pathophysiologische Grundlagen sowie intra- und perioperatives Monitoring. Anästhesiol Intensivmed Notfallmed Schmerzther (2006), 6, 392–398

Gries A, Bernhard M, Aul A, Interdisziplinäres Polytraumamanagement. Teil 1: Präklinisches Polytraumamanagement. Notfall Rettungsmed (2003), 6, 489–500

Jakob H, Brand J, Marzi I, Das Polytrauma im Kindesalter. Unfallchirurg (2009), 112, 951–958

John T, Ertel W, Die Beckenringzerreißung beim polytraumatisierten Patienten. Orthopäde (2005), 34, 917–930

Klein U et al., Erstversorgung bei Thoraxtrauma. Anaesthesist (2006), 55, 1172–1188

Kluth M et al., Airbag assoziiertes Dezelerationstrauma mit kompletter infradiaphragmaler Dissektion der Vena cava inferior (IVC) und Abriss von Lebervenen. Anasthesiol Intensivmed Notfallmed Schmerzther (2004), 39, 24–27

Kreimeier U et al., Neue Strategien in der Volumenersatztherapie beim Polytrauma. Notfall Rettungsmed (2003), 6, 77–88

Kreimeier U et al., Permissive Hypotension beim schweren Trauma. Anaesthesist (2002), 51, 787–799

Kühne CA et al., Traumatische Aortenverletzungen bei polytraumatisierten Patienten. Unfallchirurg (2005), 109, 279–287

Kuhr LP et al., Hb = 1.1 g/dl: erfolgreiche Behandlung nach Polytrauma mit schwerem hämorrhagischem Schock. Unfallchirurg (2003), 106, 586–591

Liener UC et al., Inzidenz schwerer Verletzungen. Unfallchirurg (2004), 107, 483–490

Lienhart HG et al., Vasopressin zur Therapie eines therapierefraktären traumatisch-hämorrhagischen Schocks. Anaesthesist (2007), 56, 145–150

Mahlke L et al., Prophylaktische Beatmung des Schwerverletzten mit Thoraxtrauma – immer sinnvoll? Unfallchirurg (2009), 112, 938–941

Marx T et al., Beeinflussung der Beatmungs- und Liegedauer traumatisierter Intensivpatienten durch Qualität und Dauer der präklinischen Versorgung. Anasthesiol Intensivmed Notfallmed Schmerzther (1994), 29, 278–281

Märzheuser S, Gratopp A, Kindernotfälle, Traumatologische Kindernotfälle (Teil I). Anästhesiol Intensivmed Notfallmed Schmerzther (2009), 44, 440–444

Matthes G et al., Alter und Überlebenswahrscheinlichkeit nach Polytrauma „Local tailoring" des DGU-Prognosemodells. Unfallchirurg (2005), 108, 288–292

Meßmer K, Notwendigkeit neuer Therapiekonzepte für den hämorrhagischen Schock. Anaesthesist (2004), 53, 1149–1150

Nast-Kolb D et al., Das Traumaregister der Arbeitsgemeinschaft der Deutschen Gesellschaft für Unfallchirurgie. Notfall Rettungsmed (2000), 3, 147–150

Nast-Kolb D, Bail HJ, Taeger G, Moderne Diagnostik des Bauchtraumas. Chirurg (2005), 76, 919–926

Nicolai T, Kindliches Polytrauma. Notfall Rettungsmed (2001), 4, 254–255

Nothwang J, Fischer M, Präklinisches Management des Abdominaltraumas. Notfall Rettungsmed (2008), 11, 211–223

Oestern HJ et al., Gegenwärtiger Stand der Traumadokumentation in Deutschland. Notfall Rettungsmed (2000), 3, 151–155

Pape HC et al., Documentation of Blunt Trauma in Europe. Survey of the Current Status of Documentation and Appraisal of the Value of Standardization. Eur J Trauma (2000), 5, 233–247

Rachfuß F et al., Damage-control-Konzept bei Leberverletzungen. Chirurg (2009), 80, 923–928

Raum MR, Waydhas C, Präklinische Volumentherapie beim Trauma. Notfall Rettungsmed (2009), 12, 188–192

Regel G et al., Muß der verunfallte Patient vor dem Notarzt geschützt werden? Unfallchirurg (1998), 101, 160–175

Reith MW, Prioritätenorientiertes Schockraummanagement. Stabilisierung der Vitalfunktionen beim Polytrauma. Notfall Rettungsmed (2004), 7, 279–294

Rommens PM, Heinermann M, Hessmann MH, Notfallmanagement instabiler Beckenfrakturen. Notfall Rettungsmed (2004), 7, 151–160

Schäfer MK, Die Weiterversorgung des kindlichen Schädel-Hirn-Traumas aus der Sicht des Anästhesisten. Notfall Rettungsmed (2002), 5, 349–352

Schmitz D, Waydhas C, Nast-Kolb D, Präklinische Versorgung bei Thoraxtrauma. Notfall Rettungsmed (2007), 10, 255–265

Sido B et al., Das Abdominaltrauma. Orthopäde (2005), 34, 880–888

Stahel PF et al., Aktuelle Konzepte des Polytraumamanagements: Von ATLS zu „Damage Control". Orthopäde (2005a), 34, 823–836

Stahel PF et al., Aktuelle Konzepte des Polytraumamanagements: Von ATLS zu „Damage Control". Notfall Rettungsmed (2005b), 8, 454–465

Stahel PF et al., Die Notfallversorgung des Thoraxtraumas. Orthopäde (2005c), 34, 865–879

Staib L, Henne-Bruns D, Neues zum stumpfen Bauchtrauma. Chirurg (2005), 76, 927–934

Staib L, Aschoff AJ, Henne-Bruns D, Abdominaltrauma Verletzungsorientiertes Management. Chirurg (2004), 75, 447–467

Voelkel WG et al., Die Behandlung des hämorragischen Schocks. Neue Therapieoptionen. Anaesthesist (2004), 53, 1151–1167

Waydhas C, Görlinger K, Gerinnungsmanagement beim Polytrauma. Unfallchirurg (2009), 112, 942–950

Waydhas C, Nast-Kolb D, Thoraxtrauma, Teil II: Management von spezifischen Verletzungen. Unfallchirurg (2006), 109, 881–894

Waydhas C, Sauerland S, Thoraxtrauma und Thoraxdrainage: Diagnostik und Therapie – Ein systematisches Review, Teil 1: Diagnostik. Notfall Rettungsmed (2003a), 6, 541–548

Waydhas C, Sauerland S, Thoraxtrauma und Thoraxdrainage: Diagnostik und Therapie – Ein systematisches Review, Teil 2: Therapie. Notfall Rettungsmed (2003b), 6, 627–639

Weber U, Ertel W, Zeitkorridor („golden hour") ist entscheidend. Standardisierte Abläufe beim Polytrauma. Orthopäde (2005), 34, 821–822

Wölfl CG, Gliwitzky B, Wentzensen A, Standardisierte Primärtherapie des polytraumatisierten Patienten. Unfallchirurg (2009), 112, 846–853

Wölfl CG et al., Prehospital Trauma Life Support (PHTLS). Unfallchirurg (2008), 111, 688–694

Yamamoto L et al., Thoracic trauma: the deadly dozen. Crit Care Nurs Q (2005), 28, 22–40

32 Extremitäten- und Beckentrauma

Peter Lessing

> **Lernziel:**
> Erlernen der (Differenzial-)Diagnostik und Therapie bei Extremitäten- und Beckenverletzungen im Notarztdienst mit den dort gegebenen Möglichkeiten sowie eine zielgerichtete Versorgung inkl. Transport in geeignete Weiterbehandlung.

31.1 Extremitätentrauma

32.1.1 Einführung

Das Vorgehen des Notarztes beim Extremitätentrauma ist immer davon abhängig, ob die Verletzung als singuläre Verletzung einer Extremität oder im Rahmen eines Polytraumas auftritt. Tritt das Extremitätentrauma isoliert auf, stehen Schmerztherapie, Reposition und Lagerung oder Schienung der verletzten Extremität sowie der schonende Transport in eine geeignete Klinik im Vordergrund. Frakturen von Humerus, Femur, Tibia und Becken können zu **massiven Hämorrhagien** und daraus resultierenden Problemen wie Verlust von Sauerstoffträgern und Gerinnungsfaktoren sowie Schock und Azidose führen.

Das grundsätzliche, strukturierte Vorgehen bei schwer verletzten Patienten ist in Kapitel 31 und 33 ausführlich beschrieben. Hier stehen Stabilisierung und Sicherung der Vitalfunktionen sowie **Transportpriorität** häufig im Vordergrund. Der Anteil der Extremitätenverletzungen beim Polytrauma beträgt > 65%. Um bleibende körperliche Beeinträchtigungen zu vermeiden, müssen alle muskuloskelettalen Verletzungen zielgerichtet und schnell abgearbeitet werden.

Präklinisch durchgeführte Maßnahmen wie **Reposition**, **Schienung** und **Lagerung** erscheinen prima vista eher untergeordnet, sind jedoch für das Langzeitergebnis nach Extremitätenverletzung von erstrangiger Bedeutung für die Überlebensqualität des Patienten. Sie dienen der Vermeidung von **Sekundärschäden**.

Patienten nach **BG-Unfällen**, die unter das Verletztenartenverzeichnis fallen (s. Tab. 32.1), sollten – wann immer möglich – in ein Traumazentrum transportiert werden, das eine Zulassung dafür besitzt.

Tab. 32.1: Verletzungsartenverzeichnis (gültig seit dem 01. 01. 2005)

Nr.	Kernverletzungskategorien
1	Ausgedehnte oder tiefgehende Verletzungen der Haut und des Weichteilmantels, Amputationsverletzungen, Muskelkompressionssyndrome, thermische und chemische Schädigungen
2	Verletzungen der großen Gefäße
3	Verletzungen der großen Nervenbahnen einschließlich Wirbelsäulenverletzungen mit neurologischer Symptomatik
4	Offene oder gedeckte Schädel-Hirn-Verletzungen (ab SHT Grad II)
5	Brustkorbverletzungen mit Organbeteiligung
6	Bauchverletzungen mit operationsbedürftiger Organbeteiligung einschließlich Nieren und Harnwege
7	Operativ rekonstruktionsbedürftige Verletzungen großer Gelenke (mit Ausnahme isolierter Bandverletzung des oberen Sprunggelenks sowie von isoliertem Riss des vorderen Kreuzbandes und unkomplizierter vorderer Schulterinstabilität)
8	Schwere Verletzungen der Hand
9	Komplexe Knochenbrüche, insbesondere mehrfache, offene und verschobene Frakturen
10	Alle Verletzungen und Verletzungsfolgen mit Komplikationen, fehlendem Heilungsfortschritt und/oder Korrekturbedürftigkeit

32.1.2 Extremitätenfrakturen

Bei der Untersuchung des entkleideten Patienten sind abnorme Beweglichkeit und Stellung der Extremität, sichtbare Knochenfragmente sowie tastbare Krepitationen sichere Frakturzeichen. Man unterscheidet **geschlossene** und **offene Frakturen**. Bei der Einteilung der offenen Frakturen gibt es mehrere Klassifikationen. Die gebräuchlichsten Einteilungen sind die nach Tscherne und Oestern sowie nach Gustilo und Anderson (s. Tab. 32.2 und 32.3).

Tab. 32.2: Klassifikation offener Frakturen nach [Tscherne und Oestern 1982]

Grad I	Durchspießung der Haut, unbedeutende Verschmutzung, Kontamination, einfache Fraktur
Grad II	Durchtrennung der Haut, umschriebene Haut- und Weichteilkontusion, mittelschwere Kontamination, alle Frakturformen
Grad III	Ausgedehnte Weichteildestruktion, häufig Gefäß- und Nervenverletzung, starke Wundkontamination, ausgedehnte Knochenzertrümmerung
Grad IV	Subtotale (< $1/4$ des Weichteilmantels intakt) und totale Amputationsverletzung

Tab. 32.3: Klassifikation offener Frakturen nach Gustilo und Anderson

Grad I	Hautläsion < 1 cm, Durchtrennung der Haut, Fragmentdurchspießung von innen, geringe bakterielle Kontamination
Grad II	Hautläsion > 1 cm, Fragmentdurchspießung von außen durch direktes Trauma, mittelschwere bakterielle Kontamination
Grad III	Ausgedehnter Weichteilschaden: A: mit noch adäquater Knochendeckung B: Deperiostierung und freiliegender Knochen C: rekonstruktionspflichtige arterielle Gefäßverletzung

Tab. 32.4: Blutverlust bei geschlossenen Frakturen

	Anhalt für Blutverlust bei geschlossenen Frakturen (ml)
Radius	Bis 400
Humerus	Bis 1000
Tibia	Bis 1000
Femur	Bis 2000
Becken	Bis 5000

Neben offenen und geschlossenen Frakturen gibt es noch weitere Differenzierungen. Sind die Frakturenden nicht mehr deckungsgleich, spricht man von **dislozierten Frakturen**. Sind Luxationen (z.B. Hüft-, Sprunggelenk-, Schulter- oder Ellenbogenluxationen) mit Frakturen vergesellschaftet, spricht man von **Luxationsfrakturen**.

Geschlossene Frakturen bluten auch nach innen, d.h., je nach **Lokalisation der Fraktur** muss mit **massivem Blutverlust** gerechnet wer-

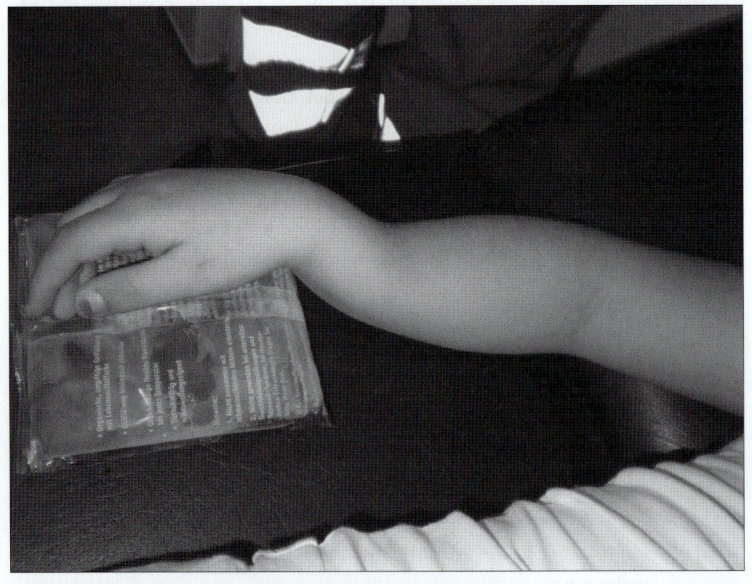

Abb. 32.1: Distale Unterarmfraktur, disloziert, geschlossen

den. Offene Frakturen bluten nach innen und außen, sodass hier der Blutverlust nicht mehr kalkuliert werden kann. Kommt es bei einer Fraktur massiv zur Blutung nach innen, oder kommt es aufgrund des Traumas zusätzlich zu einem Ödem, droht ein **Kompartmentsyndrom**, das schnell operativ entlastet werden muss. Zudem besteht bei ausgeprägter Schädigung der Muskulatur die Gefahr eines Crush-Syndroms.

Abb. 32.2: Distale Unterarmfraktur

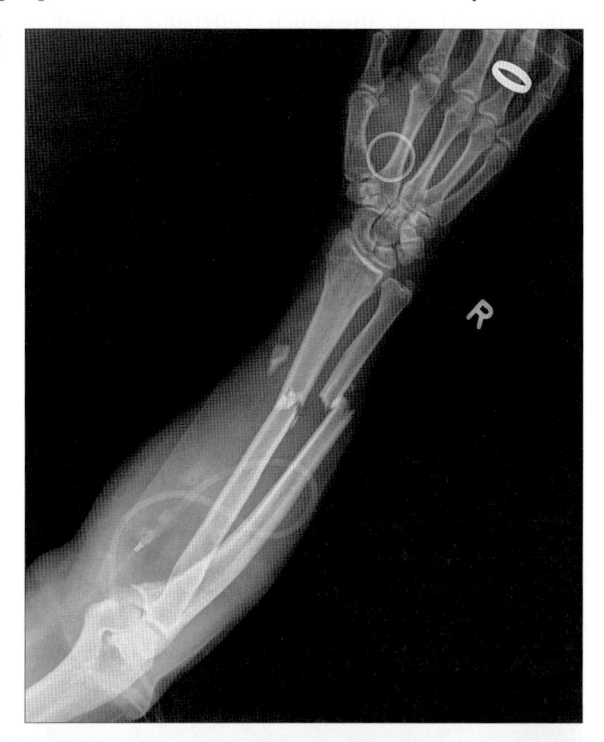

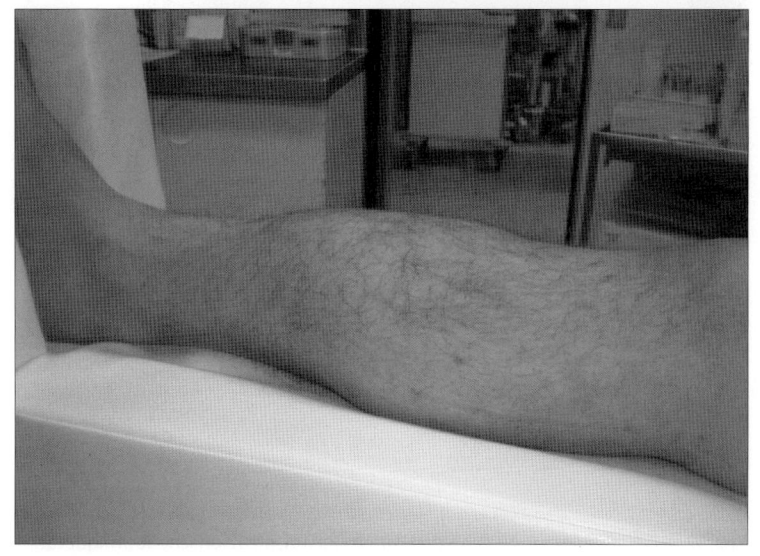

Abb. 32.3: Frakturhämatom bei Unterschenkelfraktur

32.1.3 Gefäßverletzungen und ausgedehnte Weichteilverletzungen

Weichteilverletzungen Bei Extremitätenverletzungen kommt es infolge von Frakturen oder durch äußere Gewalteinwirkungen häufig zu stark blutenden **Gefäß- und Weichteilverletzungen**. Hier unterscheidet man stumpfe von scharfen oder penetrierenden Verletzungen. Komplette Gefäßdurchtrennungen findet man meistens bei scharfen Verletzungen wie Schnitt- oder Stichverletzungen. Sie gehen meist mit massivem Blutverlust einher. Stürze durch Glastüren führen sehr häufig zu solchen massiven scharfen Verletzungen der Extremitäten. Bei bewaffneten Auseinandersetzungen kommt es je nach Waffenart (Low-velocity- oder High-velocity-Geschosse) oder durch Nähe zur Waffe oder Deformation des Geschosses (Dumdumgeschoss) zu unterschiedlichen Zerstörungen der Extremität. **Splitterverletzungen** mit z.T. extrem ausgedehnten Verletzungen treten außer während **kriegerischer Auseinandersetzungen** bei **Terroranschlägen** auf. Bei massiver Blutung, die mit Druckverbänden nicht zu stoppen ist, kann ein Tourniquet angelegt werden (s. Abb. 32.4). Hierbei muss eine insuffiziente Anlage unbedingt vermieden werden, da bei nicht ausreichender arterieller Kompression durch eine venöse Stauung eine Zunahme der Hämorrhagie resultiert. Ein angelegtes Tourniquet sollte erst im OP geöffnet werden. Als Zeitintervall bis zur definitiven Versorgung werden hierfür 2 h genannt. Bei Verletzungen im Rahmen militärischer Kampfhandlungen, wird ein Tourniquet regelmäßig bei stark blutenden Extremitätenverletzungen angelegt. Hierzu wurde ein spezielles **Combat Application Tourniquet (CAT)**

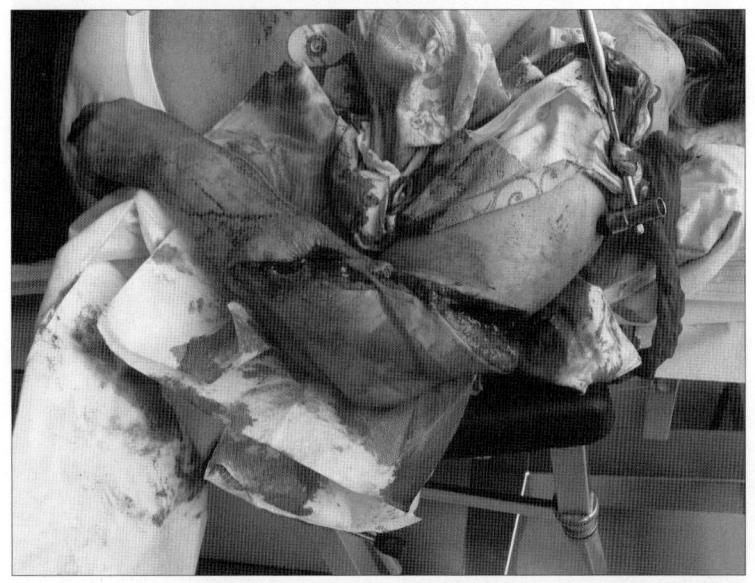

Abb. 32.4: Gefäßverletzung nach Sturz durch Glastür, provisorische Tourniquetanlage

entwickelt. Auch in den neuesten ATLS-Empfehlungen wird bei stark blutenden Verletzungen der Extremitäten ein Tourniquet als hilfreich und lebensrettend empfohlen.

32.1.4 Amputationsverletzungen

Die Amputationsverletzung stellt eine Sonderform der Extremitätenverletzung dar. Hierbei ist es zu einer **kompletten** oder **inkompletten Durchtrennung des Weichteilmantels** gekommen. Nerven und Gefäße sind durchtrennt. Im Rahmen militärischer Einsätze sind durch **Minen** diese Verletzungen häufiger anzutreffen. Amputationsverletzungen werden nach den üblichen Kriterien versorgt. Es muss eine **suffiziente Blutstillung** erfolgen. Kann mit **Druckverbänden** keine suffiziente Blutstillung erreicht werden, muss ein **Tourniquet** angelegt werden. Dies kann durch pneumatische Manschette, Tourniquetsysteme oder improvisierte Tourniquets erfolgen. Der Anlagezeitpunkt muss dokumentiert werden. Ein angelegtes Tourniquet wird erst bei der definitiven Versorgung geöffnet. Eine Anlage von Klemmen oder andere Maßnahmen der Manipulation am Stumpf sind kontraindiziert. Neben der suffizienten Blutstillung wird ein steriler Verband angelegt, und der Stumpf wird geschient. Amputierte Körperteile werden immer asserviert. Das Amputat wird in ein steriles Tuch verbracht und in einen vorbereiteten **Replantatbeutel** gegeben. Stehen keine vorgefertigten Replantatbeutel zur Verfügung, wird das steril eingeschlagene Amputat in einen Plastikbeutel verbracht, der verschlossen wird. Dieser Plastikbeutel wird mit Eiswürfeln umgeben. Das Amputat sollte auf 4 °C

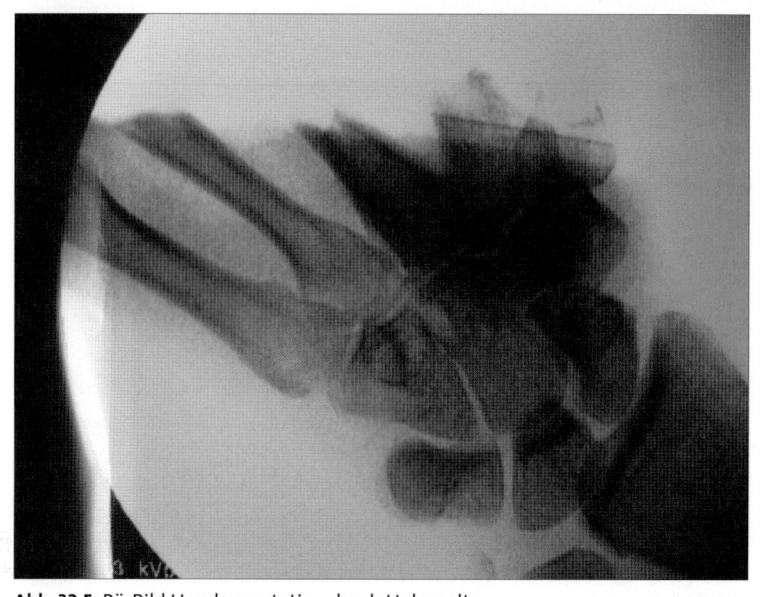

Abb. 32.5: Rö-Bild Handamputation durch Holzspalter

gekühlt werden. Die Entscheidung zur Replantation wird im Traumazentrum getroffen.

Patienten mit Amputationsverletzungen sind immer im Rahmen der Hämorrhagie und des drohenden oder manifesten hypovolämisch-hämorrhagischen Schocks vital gefährdet. Meist kommt es zur **Kontraktion der Arterien**. Dieser Mechanismus funktioniert jedoch nicht immer. Durch massive Volumengabe kann es zur Wiedereröffnung der arteriellen Gefäße kommen. Der Patient verliert dann Sauerstoffträger, Gerinnungsfaktoren und Wärme. Es kommt zu der **letalen Trias: Koagulopathie, metabolischer Azidose** und **Hypothermie**. Eine **kurze Ischämiezeit**, glatte Wundränder und wenig Weichteiltrauma sind für einen Replantationserfolg günstige Voraussetzungen.

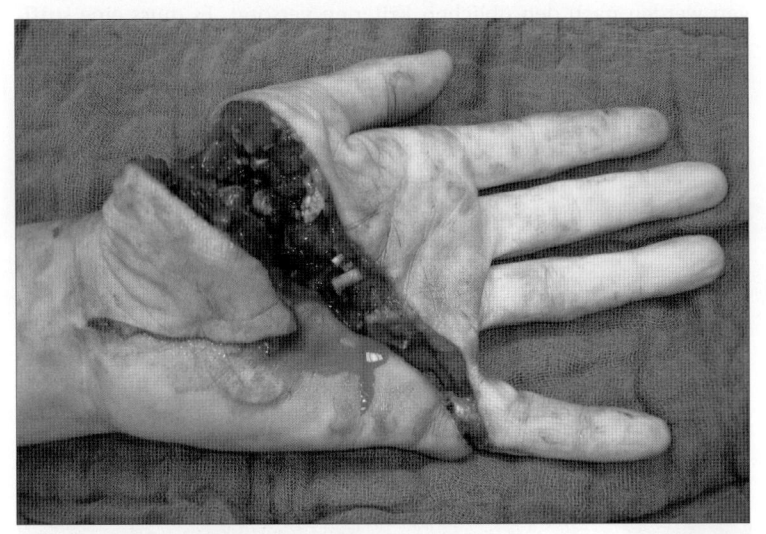

Abb. 32.6: OP-Situs während Replantation

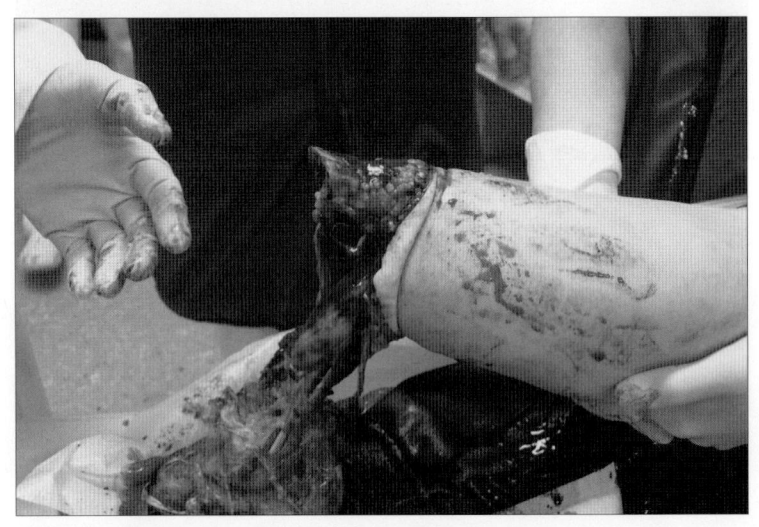

Abb. 32.7: Traumatische Unterschenkelamputation

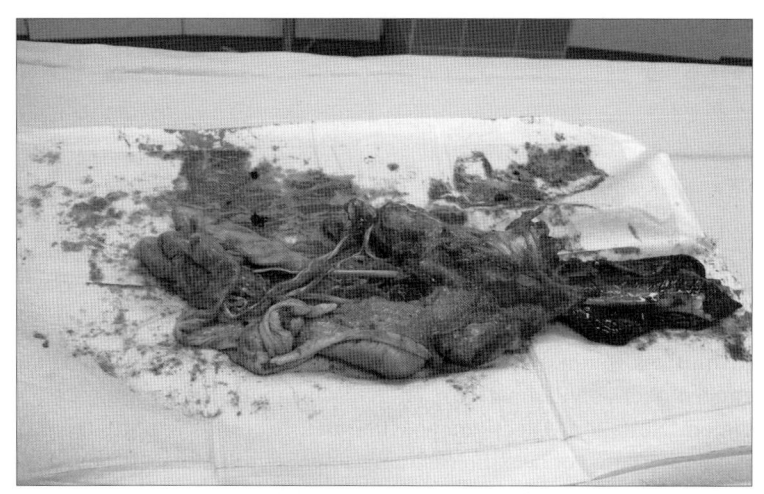

Abb. 32.8: Zerfetztes Unterschenkelamputat

Abb. 32.9: Rö-Bild traumatische Unterschenkelamputation

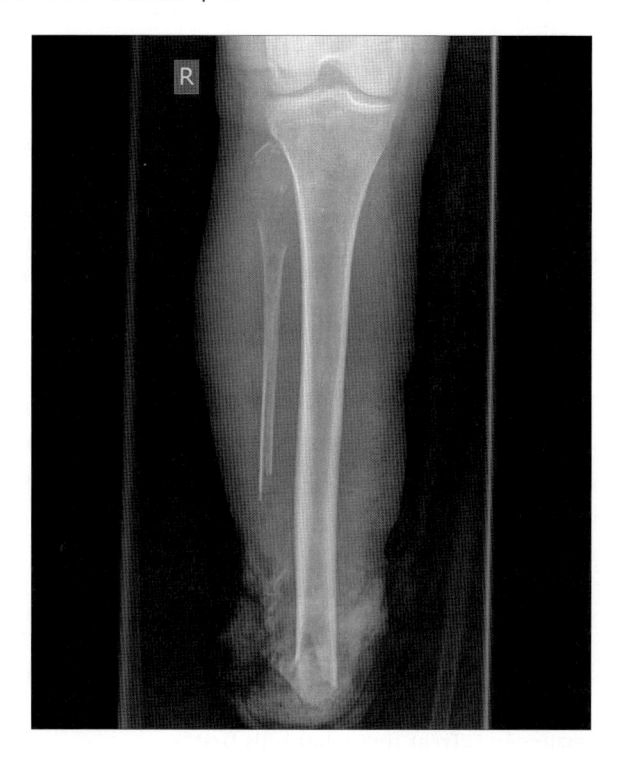

32.1.5 Diagnostik

Die suffiziente Versorgung des Traumapatienten erfordert ein standardisiertes Vorgehen in Untersuchung und Therapie (vgl. Kap. 31 und 33). Die Sicherstellung der Vitalfunktionen nach der ABC-Regel einschließlich präklinisch mögliche Blutstillung haben oberste Priorität.

Der Notarzt muss sich rasch einen Überblick über das **Verletzungsmuster** des Patienten und den zugrunde liegenden **Verletzungsmecha-**

Tab. 32.5: Anamnese nach dem AMPLE-Schema

AMPLE-Schema
• **A**llergies
• **M**edication
• **P**regnancy/Pass illness
• **L**ast meal
• **E**vents/Environment

nismus des Traumas verschaffen. Liegen Einfach- oder Mehrfachverletzungen oder Polytraumata vor, ändert sich ggf. die **Versorgungsstrategie** am Notfallort. Die Therapie einer vital bedrohlichen Störung hat immer Vorrang vor der Untersuchung einer Extremitätenverletzung.

Stürze aus großer Höhe (> 3 m), Herausschleudern aus dem Fahrzeug, Tod eines Mitinsassen im Fahrzeug, angefahrene Fußgänger oder Fahrradfahrer und starke Deformierungen am Fahrzeug sowie Feststellung, ob frontaler oder seitlicher Impact, müssen auch bei scheinbarer Monoverletzung (einer Extremität) immer an ein **Polytrauma** denken lassen.

Eine kurze **Anamnese** sollte bei nicht bewusstlosen Patienten nach dem **AMPLE-Schema** erfolgen (s. Tab. 32.5).

Zur weiteren Diagnostik wird der Patient im Rettungswagen unter Berücksichtigung der Verletzungsschwere und des Wärme-Erhalts entkleidet und untersucht. Eine Ausnahme stellt die Lederhose bei Motorradfahrern dar, die aufgrund der Schienung und des Kompressionseffekts präklinisch belassen werden kann. Extremitäten werden von proximal nach distal untersucht. Die Untersuchung beginnt mit der Inspektion, dann erfolgt die Palpation mit der Überprüfung von **Durchblutung**, **Motorik** und **Sensibilität (DMS)**. Schmuck, Ringe und einengende Utensilien müssen an der verletzten Extremität entfernt werden.

32.1.6 Therapie

Stabilisierung der Vitalfunktionen, Blutstillung
Isolierte Extremitätenverletzungen sind selten vital bedrohlich. Höchste Priorität hat die Therapie der vital bedrohlichen Störungen und Verletzungen („**Treat first what kills first**").

Nachdem Atemwege und Oxygenation entweder unauffällig sind oder gesichert wurden, kommt der **Blutungskontrolle** eine zentrale Bedeutung zu. Hierzu wird die betroffene Extremität gelagert, das zuführende Gefäß proximal der Blutung abgedrückt und dann ein suffizienter Druckverband angelegt. Ggf. muss über den Druckverband eine zweite komprimierende Lage angebracht werden. Hierdurch werden präklinisch die meisten Blutungen gestoppt. Kann durch diese Maßnahmen die Blutung nicht gestoppt werden, z.B. bei massivem Weichteilschaden

32.1 Extremitätentrauma

Abb. 32.10: Rö-Bild Becken- und Femurfraktur

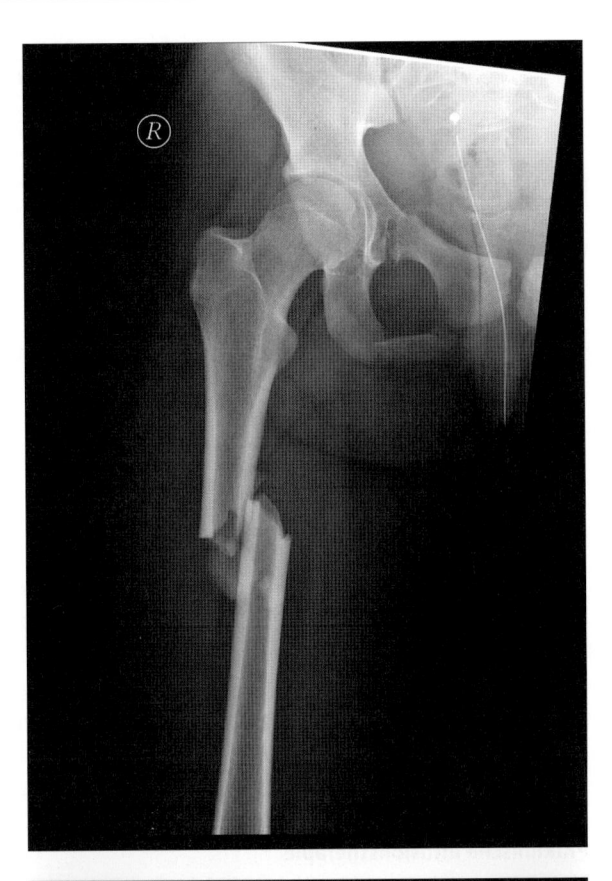

Abb. 32.11: Rö-Bild komplexe Femur- und Unterschenkelfraktur mit Gelenkdestruktion

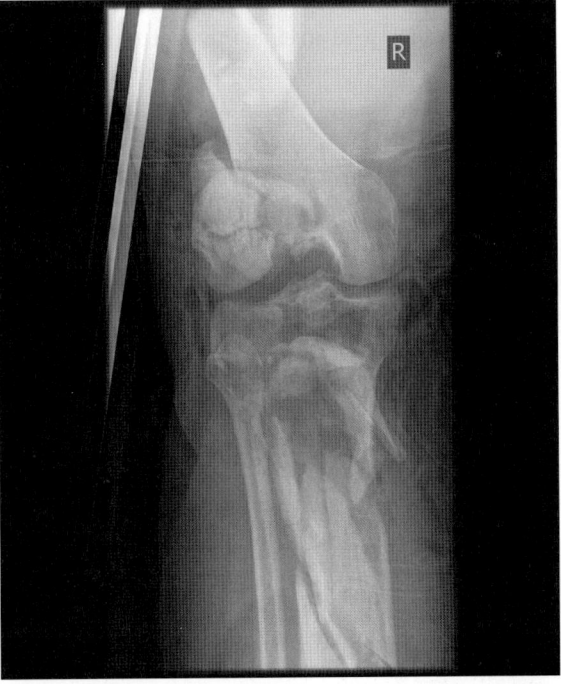

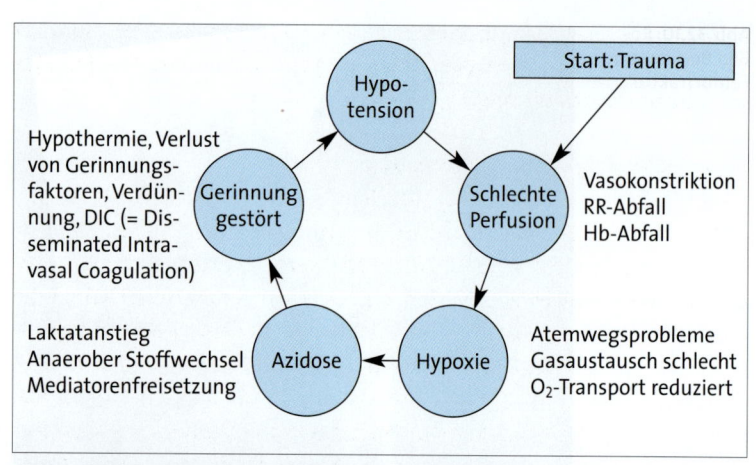

Abb. 32.12: Pathophysiologie des Traumas

Explosions- mit arterieller Blutung oder nach **Explosionsverletzungen**, muss ein
verletzungen Tourniquet suffizient angelegt werden. Hier muss unbedingt die Anlagezeit dokumentiert werden. Die Ischämie der distalen Extremität wird in Kauf genommen. Eine Versorgung innerhalb von 2 h nach Tourniquetanlage ist anzustreben. Durch zielgerichtete Blutungskontrolle kann eine massive Hämorrhagie mit Perfusionsstörung, Hypoxie, metabolischer Azidose, Gerinnungsstörung, Hypotension und damit ein traumatisch-hämorrhagischer Schock frühzeitig verhindert werden.

Präklinische Infusionstherapie

Handelt es sich um eine nicht vital bedrohliche, isolierte Verletzung einer Extremität, wird an einer unverletzten Extremität ein i.v. Gefäßzugang gelegt. Über diesen Zugang können Kristalloide oder bei Bedarf Kolloide infundiert und Analgetika i.v. appliziert werden.

Liegt eine vital bedrohliche Situation oder ein Polytrauma vor, werden mindestens 2 großlumige Zugänge installiert. Nachdem versucht wurde, die Hämorrhagie zu kontrollieren und die Vitalfunktionen zu stabilisieren, kann hierüber infundiert werden. Ist die Blutung nicht definitiv zu stillen (Verletzungen von Becken, Abdomen und Thorax), muss an eine **permissive Hypotension** gedacht werden. Hierbei wird nur zurückhaltend infundiert und ein systolischer Blutdruck zwischen 70 und 80 mmHg angestebt. Folgt man dem Konzept der permissiven Hypotension, werden alle üblichen präklinischen Maßnahmen ergriffen. **Vasopressoren**, wie z.B. Noradrenalin und **Inotropika**, können zusätzlich zur Volumengabe angewendet werden. Einschränkend gilt jedoch, dass hypotensive Blutdruckwerte (ca. 70–80 mmHg systolisch) bewusst akzeptiert werden.

Ansonsten erfolgt die Infusionstherapie mit **Kristalloiden** und/oder **Kolloiden** oder **hypertonen hyperonkotischen Lösungen** nach den Prinzipien der Schocktherapie. Die präklinische Volumentherapie hat die Verbesserung der Mikro- und Makrozirkulation und dadurch die globale Versorgung der Gewebe mit Sauerstoff zum Ziel. Die Volumentherapie wird uneinheitlich mit kristalloiden oder kolloidalen Infusionslösungen durchgeführt. Ziel des Therapieregimes sind meist eine Normovolämie und Normotonie.

Reposition von Frakturen, Immobilisation
Häufig wird der Notarzt mit dislozierten Frakturen konfrontiert. Alle dislozierten Frakturen, auch offene Frakturen, müssen präklinisch achsengerecht reponiert werden. Hierdurch werden sekundäre Schädigungen von Weichteilgewebe, Nerven und Gefäßen vermindert. Gelingt die Reposition unter Analgosedierung nicht, werden keine weiteren Repositionsversuche durchgeführt. Jegliche vermutete oder offensichtliche Fraktur muss vor Transportbeginn immobilisiert werden. Durch die Ruhigstellung kommt es zur deutlichen Schmerzreduktion und Verminderung des Blutverlusts im Weichteilgewebe. Frakturen müssen unter **Immobilisation der benachbarten Gelenke** ruhig gestellt werden.

Immobilisation

Im Rettungsdienst stehen verschiedenste Möglichkeiten der Immobilisation zur Verfügung. Jedoch kann mit dem hier verwendeten Material i.d.R. keine Extension durchgeführt werden. Häufig eingesetzt werden Luftkammerschienen, **Vakuumschienen** und **Sam Splint**. Luftkammerschienen haben den Nachteil, dass durch ihre Kompression auf die Weichteile weitere sekundäre Gewebsschädigungen auftreten können. In der Luftrettung sind sie aufgrund der Druckdifferenzen nicht einsetzbar. Vakuumschienen oder -kissen können bei distalen Frakturen eingesetzt werden. Hier wird der Sam Splint ebenfalls häufig eingesetzt. Femurfrakturen sind wegen ihres Muskelzugs schwierig zu Lagern und achsengerecht zu immobilisieren. Hier haben sich Vakuummatratze und das KED-System (**Kendrick Extrication Device**) bewährt.

Frakturierte Extremitäten werden immer unter **Längszug** immobilisiert.

Analgesie und Anästhesie
Bereits durch eine achsengerechte **Reposition**, **Lagerung** und **Immobilisation** der frakturierten Extremitäten kann eine deutliche **Schmerzreduktion** erreicht werden. Um diese Maßnahmen durchführen zu können, ist jedoch häufig im Vorfeld eine gute **Analgesie** oder gar eine **Anästhesie** notwendig. Vorgehen und Substanzen sind in Kapitel 39 ausführlich beschrieben.

Tab. 32.6: Vorgehen bei Extremitätenverletzungen

Präklinisches Vorgehen bei Extremitätenverletzungen
• Sicherung der Vitalfunktionen
• Blutungskontrolle
• Reposition
• Immobilisation
• Analgesie
• Rascher Transport

32.2 Beckentrauma

32.2.1 Einführung

Die DGU zeigt in ihrem Traumaregister, dass 22,3% der 12 650 Traumapatienten im Zeitraum 2006–2008 mit einem **ISS ≥ 16 (Schwerverletzte)** ein Beckentrauma aufwiesen. Wirken hohe Energien auf das Becken ein, entstehen Beckenfrakturen mit vielfältigen zusätzlichen Läsionen im Beckenbereich.

Beckentraumata treten in ca. 90% der Fälle durch Verkehrsunfälle oder Stürze aus großer Höhe auf. Offene Beckenverletzungen entstehen meist durch Überrolltraumen. Penetrierende Beckenverletzungen werden durch Schuss-, Splitter- oder Stichverletzungen hervorgerufen und sind in ihrer Tendenz zunehmend.

Hohe Letalität

Beckenverletzungen sind je nach Ausmaß und Verletzungsmuster mit einer **hohen Letalität** verbunden. Bei **Komplextraumata**, d.h. bei Beckenfrakturen, bei denen eine Verletzung von Urogenitalsystem, Darm, Arterien, Venen, Nerven, Muskulatur oder Weichteilen vorliegt, liegt die Letalität bei 20%. Bei **instabilen Kreislaufverhältnissen** steigt die Letalität bis auf 33% an. Für die Hämorrhagie beim Beckentrauma sind zu 90% starke venöse und in 10% arterielle Blutungen verantwortlich. Diese Blutungen breiten sich typischerweise retroperitoneal entlang dem M. psoas aus und können sich aufgrund der Instabilität nicht selbst tamponieren. Die Letalität polytraumatisierter Patienten wird durch Beckenverletzungen bei zusätzlichen peripelvinen Begleitverletzungen bis auf 55% gesteigert.

32.2.2 Anatomie des Beckens

Anatomisch betrachtet besteht das knöcherne Becken aus 4 Anteilen. Das Os sacrum (Kreuzbein), das die Verlängerung der Wirbelsäule darstellt und den dorsalen Anteil des Beckens bildet, wird auf beiden Seiten vom Os ilium (Darmbein), der lateralen Begrenzung des Beckens flankiert. Nach kaudal wird das Becken beidseits durch das Os ischii (Sitzbein) und nach ventral beidseits durch das Os pubis (Schambein) begrenzt. Os ilium, Os ischii und Os pubis verschmelzen bis zu Beginn der Adoleszenz zum sog. Os coxae (Hüftbein) und treffen auf jeder Seite im Acetabulum (Hüftgelenkspfanne) zusammen. Caput femoris und Acetabulum bilden das Articulatio coxae (Hüftgelenk). Beide Beckenhälften sind miteinander verbunden, dorsal durch das Ileosacralgelenk und ventral durch die knorpelige Verbindung der Symphysis pubis. Lumbosacral und paravesical befinden sich große **Venenplexus**.

Im Becken befinden sich Dünndarm, Sigma und oberes Rektumdrittel als **intraperitoneale Organe**, sowie **retro-** und **extraperitoneale**

Organe, wie Ureteren, Blase, mittleres und unteres Rektum, sowie innere Genitalorgane, Gefäße und Nerven.

Die Harnblase liegt direkt hinter der Symphyse, bei Frauen vor der Vagina, bei Männern vor dem Rektum.

32.2.3 Beckenfrakturen und typische Verletzungsmuster

Man unterscheidet **Einzelfrakturen** von Beckenrand, Os sacrum, Os ischii und Os coccygis (Steißbein) und Acetabulum, die die Stabilität des Beckens nicht beeinträchtigen, von **Beckenringfrakturen**. Besondere Bedeutung kommt den Beckenring- und **Acetabulumfrakturen** hinsichtlich der diagnostischen und therapeutischen Optionen zu. Bei der vorderen Beckenringfraktur kommt es zu einer Fraktur von Os pubis und Os ischii, bei der hinteren Beckenringfraktur ist das Os ilium frakturiert. Es existieren viele Einteilungen der Beckenfrakturen, präklinisch ist eine genaue Definition der Frakturen meist nicht möglich.

Beckenringverletzungen

Eine der wichtigsten Einteilungen der Beckenringfrakturen ist zurzeit die modifizierte Tile-/AO-Klassifikation. Hier wird aufgrund des Verletzungsmusters und der Stabilität zwischen Typ-A-, Typ-B- und Typ-C-Verletzungen unterschieden.

Typ-A-Verletzungen (ca. 50%) haben einen **stabilen** Beckenring. Meist handelt es sich um Beckenrandfrakturen und isolierte, nur geringgradig dislozierte Frakturen des vorderen Beckenrings. Der hintere Beckenring ist erhalten. Pelvine Begleitverletzungen sind selten.

Typ-B-Verletzungen (ca. 30%) sind **instabil**, vorderer und hinterer Beckenring sind betroffen. Hier handelt es sich um eine komplette vordere Beckenringruptur mit inkompletter hinterer Beckenringruptur, der sacroiliacale Bandapparat ist teilweise intakt, das Becken ist rotationsinstabil. Häufig **pelvine Begleitverletzungen**.

Typ-C-Verletzungen (ca. 20%) zeigen eine komplette Ruptur des vorderen und hinteren Beckenrings und sind **multidirektional instabil** (Rotation und vertikale Bewegung). Pelvine Begleitverletzungen häufig dramatisch.

Schmetterlingsfraktur wird die beidseitige Beckenringfraktur genannt.

Schwerste Hämorrhagien treten v.a. bei **instabilen Beckenringfrakturen** auf. Über die Zerreißung der Venenplexus kommt es zu einem Blutverlust von mehreren Litern, ohne dass hier arterielle Gefäße betroffen sind. **Blasen-** und **Rektumverletzungen** treten als Durchspießungsverletzungen durch Knochenfragmente auf. Die Urethra kann ebenfalls verletzt oder abgerissen sein.

Klassifikation

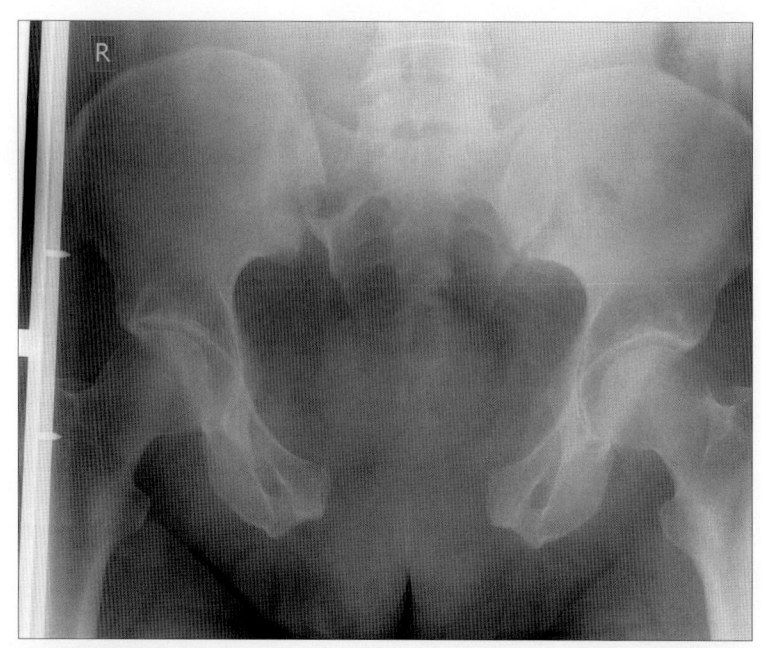

Abb. 32.13: Rö-Becken – „Open book"-Verletzung, instabil, Typ-C-Verletzung

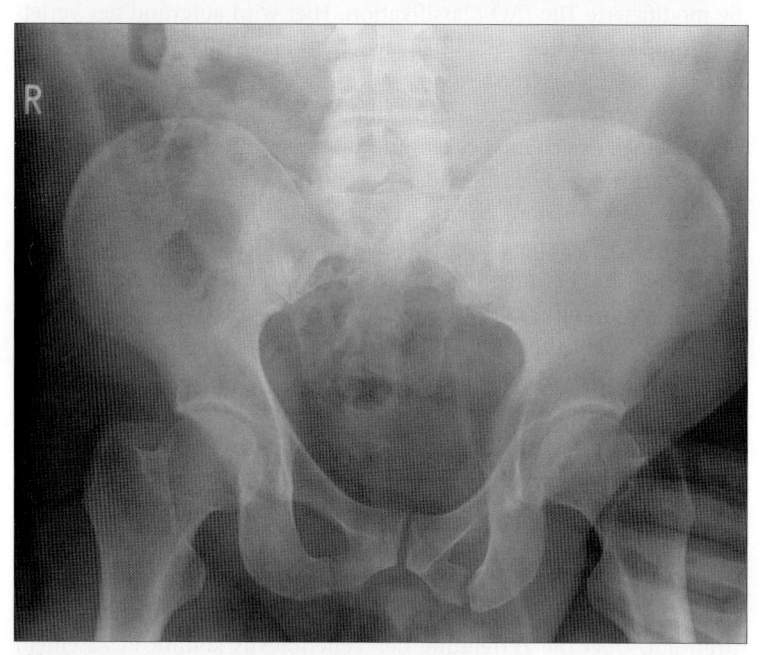

Abb. 32.14: Rö-Becken – multiple Frakturen, instabil

32.2 Beckentrauma

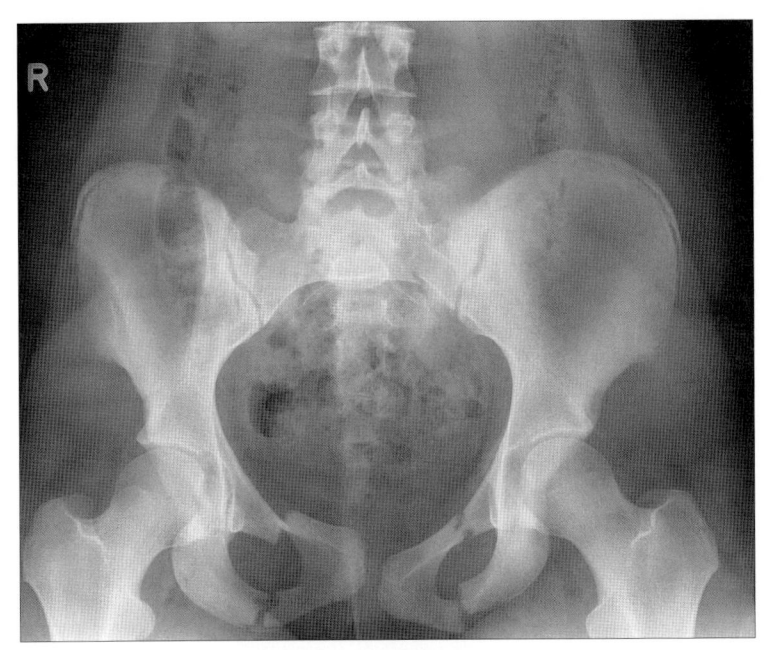

Abb. 32.15: Rö-Becken – vordere Beckenringfraktur bds.

Abb. 32.16: CT-3D-Rekonstruktion – vordere Beckenringfraktur bds.

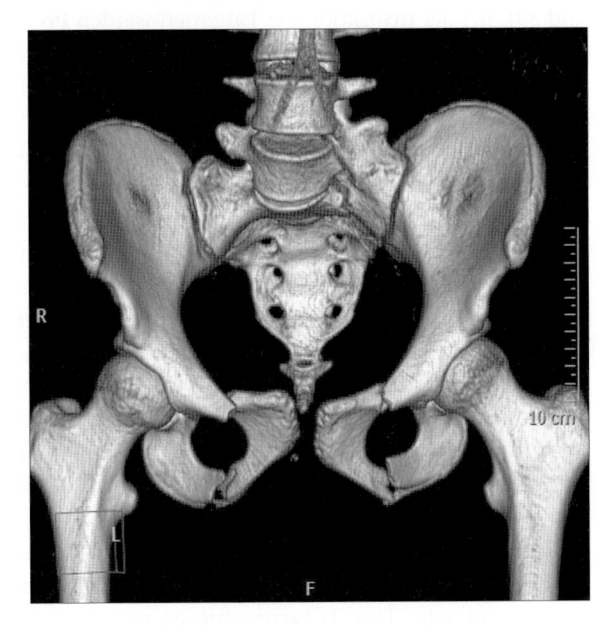

32.2.4 Penetrierende Beckenverletzungen

Penetrierende Beckenverletzungen sind durch eine Zunahme der Kriminalität mit zunehmendem Einsatz **von Schusswaffen** häufiger geworden. Penetrierende Beckenverletzungen gehen bis zu 50% mit schweren **intraabdominellen Verletzungen** einher, isolierte penetrierende Beckenverletzungen sind möglich. Die Iliacalgefäße sind bei einem penetrierenden Beckentrauma durch Geschosse, Splitter und Messerstiche die am häufigsten betroffenen Gefäße. Die **V. iliaca** ist in 60%, **die A. iliaca** in 40% betroffen, beide Gefäße sind bei 10% der betroffenen Patienten verletzt. Die betroffenen Patienten kommen meist im ausgeprägten **hämorrhagischen Schock** in den Schockraum. Die **Letalität** dieser Verletzung liegt bei mindestens 50%. Kommen weitere Gefäßverletzungen, Hypothermie, Laktatazidose und eine intravasale disseminierte Koagulopathie hinzu, erhöht sich die Letalität auf fast 100%.

Hämorrhagischer Schock

32.2.5 Diagnostik

Das Vorgehen entspricht dem bei allen Schwerverletzten (vgl. Kap. 31 und 33). Bei der Inspektion des Patienten werden **Prellmarken**, Hämatome, Abschürfungen, urogenitale Blutungen, **Deformierungen** und **Asymmetrien** des Beckens sowie ggf. **Ein-** und **Ausschussstellen** oder Einstichstellen inspiziert. Die bisher übliche Untersuchung der Beckenstabilität durch kräftigen frontalen und lateralen Druck auf das Becken wird zunehmend kritisch beurteilt. Durch diese Maßnahmen können Frakturen nicht sicher detektiert werden, zudem kann es durch die aufgewendeten Scher- und Druckkräfte zu weiteren Schädigungen mit massiven Organverletzungen und rasch progredientem Blutverlust kommen. Es werden diverse modifizierte Untersuchungsmethoden empfohlen, bei denen die **Untersuchung** mit weniger Kraftaufwand durchgeführt wird. Hierbei können z.B. die Daumen auf die Spina iliaca anterior superior gelegt werden, die anderen Finger umfassen die Beckenschaufel dorsal. Dann wird die Stabilität vorsichtig geprüft. Ergibt sich ein Anhalt für eine Instabilität, wird jede weitere Manipulation unterlassen.

Patienten mit Beckentrauma sind aufgrund massiver Blutungen häufig **kreislaufinstabil**. **Tachykardie** und **Hypotonie** können hier wegweisend sein. Eine Pulsoximetrie ist aufgrund der Zentralisation häufig nicht befriedigend durchführbar.

Eine suffiziente präklinische Diagnostik der Verletzungen des Beckens und des inneren Blutverlusts ist nicht möglich. Becken, Abdomen und Thorax sind präklinsch in gewisser Weise eine diagnostische „black box". Man kann sich eine Vorstellung machen, welche Verletzungen vorliegen könnten, die Diagnostik in der Klinik zeigt jedoch häufig andere Verletzungsmuster.

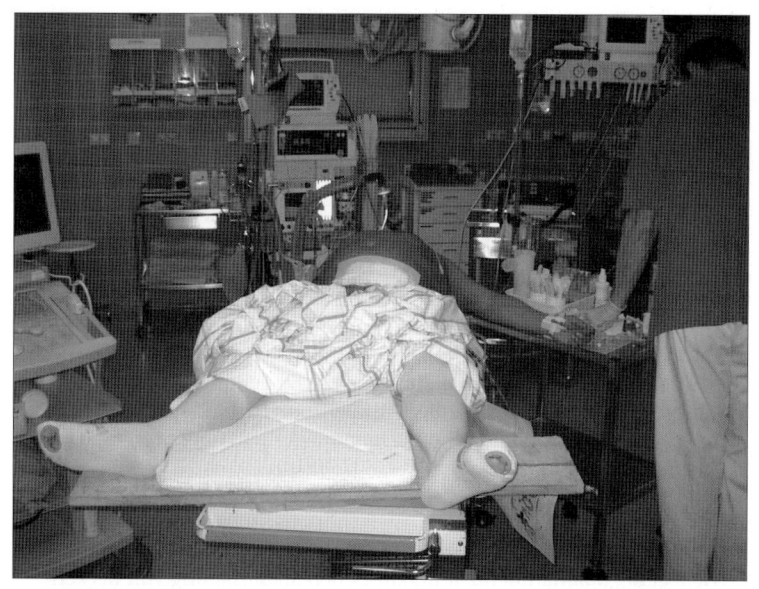

Abb. 32.17: Sekundär zuverlegter Patient mit komplexem Beckentrauma, improvisierte Lagerung auf Brett, da Patient sonst vor Schmerzen nicht zu transportieren war; Intubation sofort nach Aufnahme im Schockraum

32.2.6 Therapie

Das grundsätzliche Vorgehen erfolgt nach dem ABCDE-Schema (s. Kap. 31 und 33).

Bei Beckenringverletzungen kann eine Blutstillung nur durch eine zirkuläre Kompression erreicht werden. Eine Kompression des Beckens erreicht man mit einer zirkulären Kompression, bei der durch Kompression v.a. des dorsalen Anteils eine Blutungsreduktion erfolgt. Mithilfe eines Tuchs kann um das Becken eine ca. 12 cm Breite provisorische Schlinge gelegt werden, die ventral verknotet wird. Auf die korekte Position der Schlinge ist zu achten.

Mittlerweile gibt es mehrere industriell gefertigte **Beckenfixierungen**. Ein Beispiel ist die **SAM Pelvic Sling**, die auch präklinisch oder im Schockraum problemlos anzulegen ist. Diese kann auch während der Diagnostik in der Klinik belassen werden.

Die präklinische **Infusionstherapie** und **Analgesie** respektive **Anästhesie** sind in Kapitel 34 und 39 ausführlich beschrieben. Gerade bei hämodynamisch instabilen Beckenverletzungen oder Polytraumen ohne SHT muss die **permissive Hypotension** in Erwägung gezogen werden.

Nach internationalen Empfehlungen zur Traumaversorgung gehören Beckenfrakturen zu denjenigen Verletzungen, die durch einen **frühzeitigen Transport** in ein geeignetes Traumazentrum profitieren. Eine Vorortstabilisierung ist kaum möglich, weshalb nach dem Grundsatz **„time saves blood and money"** gehandelt werden muss.

Literatur

Alanski M, Verletzungen des Beckenrings und der Beckenorgane. Chirurg (2006), 77, 800–814

American College of Surgeons Committee on Trauma (2008) Advanced Trauma Life Support for doctors, 8th ed. American College of Surgeons Committee on Trauma, Chicago

Bonnaire F, Lein T, Hüftgelenknahe Frakturen/Luxationen. Orthopädie und Unfallchirurgie up2date3 (2008), 395–412

Dávid A, Distale Femurfrakturen. Orthopädie und Unfallchirurgie up2date1 (2006), 9–32

David S, Kuhn C, Ekkernkamp A, Proximale Humerusfraktur des Kindes und Adoleszenten. Chirurg (2006), 77, 827–834

Deutsche Gesellschaft für Unfallchirurgie (2007) Leitlinie Polytrauma. http://www.dgu-online.de/de/leitlinien/polytrauma.jsp (28.07.2010)

Döhnert J et al., Die präklinische Versorgung des polytraumatisierten Patienten. Orthopäde (2005), 34, 837–851

Doll D et al., Penetrierende Beckenverletzung. Chirurg (2006), 77, 770–780

Dovi-Akue D, Hölzl A, Verheyden AP, Femurschaftfrakturen. Orthopädie und Unfallchirurgie up2date4 (2009), 63–84

Fertig B et al., Maßnahmen zur präklinischen Stabilisierung von Beckenfrakturen. Notfall Rettungsmed (2005), 8, 429–433

Gustilo RB, Mendoza RM, Problems in the management of type III open fracture: A new classification of type III open fractures. J Trauma (1984), 24, 742–746

Halter G, Orend KH, Gefäßverletzungen im Thorax, Abdomen und Becken. Chirurg (2005), 76, 411–426

Holanda M et al., Stumpfe Beckenverletzung. Chirurg (2006), 77, 761–769

http://www.bundesaerztekammer.de/page.asp?his=1.128.131 (28.07.2010)

http://www.traumaregister.de/downloads/Jahresbericht_2009.pdf (29.07.2010)

Huber-Wagner S et al., Whole Body Computed Tomography during Trauma Resuscitation – Effect on Outcome. Lancet (2009), 373(9673), 1455–1461

John T, Ertel W, Die Beckenringzerreißung beim polytraumatisierten Patienten. Orthopäde (2005), 34, 917–930

Joos AK et al., Pfählungsverletzungen des Anus und des Rektums. Chirurg (2006), 77, 781–789

Kleber C, Lindner T, Bail HJ, Erstversorgung von Frakturen und Luxationen. Notfall Rettungsmed (2009), 12, 551–560

Lee C, Porter KM, Prehospital management of lower limb fractures. Emerg Med J (2005), 22, 660–663

Perkins TJ, Fracture management – effective prehospital splinting techniques. Emerg Med Serv (2007), 36, 35–39

Raum MR, Waydhas C, Präklinische Volumentherapie beim Trauma. Notfall Rettungsmed (2009), 12, 188–192

Rommens PM, Heinermann M, Hessmann MH, Notfallmanagement instabiler Beckenfrakturen. Notfall Rettungsmed (2004), 7, 151–160

Schlummer T, Gude A, Hüftgelenkluxationsfraktur nach Niedrigenergietrauma. Unfallchirurg (2010), 113, 235–238

Schmidt-Rohlfing B, Reilmann H, Pape HC, Azetabulumfraktur. Unfallchirurg (2010), 113, 217–229

Schnoor J et al., Schockraumversorgung des kombinierten Becken-Thorax-Traumas. Unfallchirurg (2006), 109, 797–800

Shamir MY et al., Multiple Casualty Terror Events: The Anesthesiologist's Perspective. Anesth Analg (2004), 98, 1746–1752

Stegmmaier JC, Präklinische Tourniquet-Applikation. Notfall Rettungsmed (2009), 12, 145–146

Tscherne H, Oestern HJ, Die Klassifizierung des Weichteilschadens bei offenen und geschlossenen Frakturen. Unfallheilkunde (1982), 85, 111–115

Waydhas C, Görlinger K, Gerinnungsmanagement beim Polytrauma. Unfallchirurg (2009), 112, 942–950

Wille AH, Loening SA, Externes Genitaltrauma beim Mann. Chirurg (2006), 77, 790–799

Wölfl CG et al., Prehospital Trauma Life Support (PHTLS). Unfallchirurg (2008), 111, 688–694

Wölfl CG, Gliwitzky B, Wentzensen A, Standardisierte Primärtherapie des polytraumatisierten Patienten. Unfallchirurg (2009), 112, 846–853

33 Polytrauma (inkl. Einsatztaktik)

Mark D. Frank, Max Ragaller

> **Lernziel:**
> Erlernen der (Differenzial-)Diagnostik und Therapie beim Polytrauma im Notarztdienst mit den dort gegebenen Möglichkeiten sowie eine zielgerichtete Versorgung inkl. Transport in geeignete Weiterbehandlung.

In der Bundesrepublik Deutschland erleiden jährlich ca. 35 000 Patienten ein schweres Trauma mit einem ISS von 16 oder höher [Ruchholtz et al. 2008]. Verkehrsunfälle sind die häufigste Ursache für die Polytraumatisierung und stellen insgesamt die häufigste Todesursache bei unter 40-Jährigen dar. Allein 2009 sind in Deutschland 4160 Personen im Straßenverkehr ums Leben gekommen [Statistisches Bundesamt 2010]. Dies sind zwar 7,1% weniger als im Jahr zuvor, und die Zahl bedeutet gleichzeitig den niedrigsten Stand seit 1950, aber dies ist immer noch eine hohe Gesamtzahl, wenn man neben den menschlichen auch die volkswirtschaftlichen Auswirkungen bedenkt. Etwa 50% der durch ein Trauma bedingten Todesfälle treten unmittelbar als Folge extremer Gewalteinwirkung auf. Weitere 30% der Verunfallten sterben am Schock infolge schwerer Blutung innerhalb der ersten Stunden oder im Verlauf im Multiorganversagen (20%) [Schneider et al. 2009; Kauvar, Lefering, Wade 2006]. Diese 50% sind aber prinzipiell therapierbar und ihnen gelten unsere Therapieanstrengungen.

Der Einsatz **Polytrauma** ist mit etwa 0,5–1% aller Einsätze eine eher seltene Aufgabe im Notarztdienst, was zu mangelnder Routine und Defiziten führen kann. Zudem arbeiten die Mitarbeiter des RD und Notärzte häufig unter besonderen Einsatzbedingungen: schlechtes Wetter und niedrige Außentemperaturen, schlechte Lichtverhältnisse, eingeklemmte oder nicht ausreichend zugängliche Patienten. Nicht selten sind mehrere Personen schwer verletzt, oder zunächst scheinbar unkritische Patienten zeigen im Verlauf lebensbedrohliche Störungen.

Für das Überleben eines Patienten spielen neben dem Alter und vorliegenden chronischen Erkrankungen insbesondere die Schwere der Verletzung, die Qualität der initialen Behandlung und die initiale Versorgungszeit eine entscheidende Rolle [Sampalis et al. 1993; Cowley und Dunham 1982].

Das in Deutschland etablierte Prinzip der Vorverlagerung intensivmedizinischer Maßnahmen an den Notfallort erfordert für die präklinische Versorgung von Schwerstverletzten besondere theoretische und

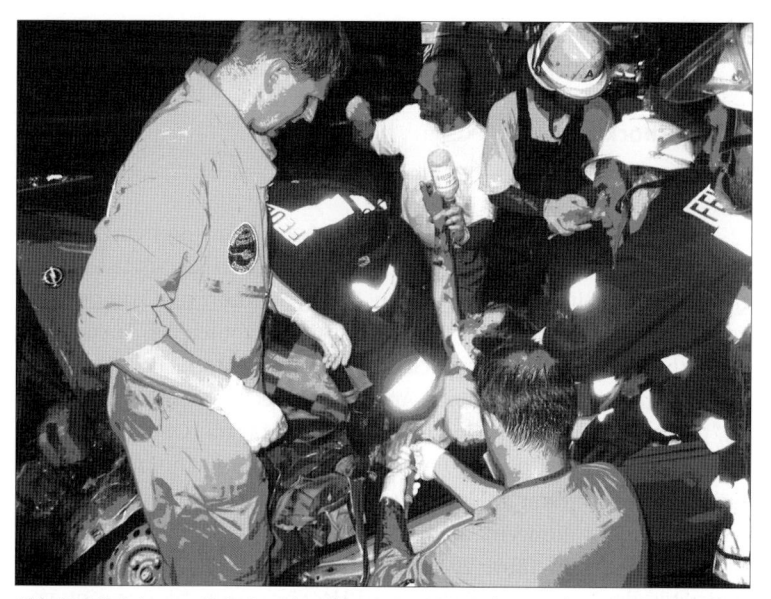

Abb. 33.1: Polytraumatisierter, eingeklemmter PKW-Fahrer nach Frontalaufprall gegen einen Traktor.
Diagnosen: SHT, Thoraxtrauma mit Rippenserienfrakturen bds., Spannungspneumothorax bds. und Hämatothorax re., stumpfes Bauchtrauma, Beckenfraktur, offene Oberschenkelfraktur li., Klavikulafraktur li., proximale Oberarmfraktur li., Z.n. Aspiration.
Maßnahmen: In Absprache mit der Einsatzleitung der Feuerwehr: Intubation im PKW, Anlage einer 8F-Schleuse via V. anonyma re., Anlage einer Thoraxdrainage bds. als Minithorakotomie, Volumengabe.

praktische Fähigkeiten. Sichere Durchführung von endotrachealer Intubation und Beatmung, Anlage großlumiger venöser Verweilkanülen, Applikation einer adäquaten Volumenersatztherapie, Anlage von Thoraxdrainagen, Maßnahmen zur Blutstillung oder die Gabe potenter Analgetika und vasoaktiver Substanzen sind unter den erschwerten präklinischen Bedingungen **auch für erfahrene Notärzte eine medizinische Herausforderung** (s. Abb. 33.1).

Die Bedeutung des Zeitfaktors wird durch den von Cowley geprägten Ausdruck „Golden Hour of Shock" treffend beschrieben [Cowley und Dunham 1982]. Darüber hinaus hat sich mit der qualitativen Verbesserung und Beschleunigung der bildgebenden Diagnostik das innerklinische Polytraumamanagement verändert. Dieser Beitrag soll auf dem Boden der Kenntnis über pathophysiologische Veränderungen und Zusammenhänge beim Polytraumatisierten die präklinische Vorgehensweise erklären und vertiefen.

> Definition Polytrauma: Nach Tscherne bezeichnet der Begriff Polytrauma eine Mehrfachverletzung, d.h. gleichzeitig entstandene Verletzungen verschiedener Körperregionen, von denen eine oder die Kombination mehrerer vital bedrohlich ist [Maghsudi und Nerlich 1998].

33.1 Pathophysiologische Veränderungen beim Polytrauma

33.1.1 Schock

(s. auch Kap. 34)

Die pathophysiologische Situation des polytraumatisierten Patienten ist initial durch einen mehr oder minder ausgeprägten Schockzustand aufgrund von erheblichen **Blutverlusten**, **Stress**, **Schmerz** und kompensatorischer **sympathoadrenerger Reaktion** gekennzeichnet. Das Ausmaß des Blutverlusts ist präklinisch jedoch häufig einzuschätzen. Bei geschlossenen Frakturen können folgende Anhaltswerte gelten: Unterarm bis 400 ml, Oberarm bis 800 ml, Unterschenkel bis 1000 ml, Oberschenkel bis 2000 ml und Becken bis 5000 ml. Durch die Blutung kommt es sowohl zum Verlust von intravasaler Flüssigkeit als auch zum gleichzeitigen Verlust von Sauerstoffträgern (Erythrozyten, Hämoglobin). Die sympathoadrenerge Reaktion führt zu einer Umverteilung der Organperfusion zugunsten der Vitalorgane Gehirn und Herz, während die Perfusion von Darm, Niere, Muskulatur und Haut erheblich vermindert wird: **Zentralisierung des Kreislaufs**. Die Makrozirkulation wird durch eine vorübergehende Umverteilung der Mikrozirkulation stabilisiert [Ragaller 2002]. Durch die aktuelle Traumatisierung der Gewebe und Drosselung der Mikrozirkulation (Kontraktion der prä- und postkapillären Widerstandsgefäße) sowie Freisetzung von zellulären und humoralen Mediatorsystemen (Aktivierung der Gerinnung, Aktivierung des Komplementsystems) versucht der Organismus, eine Blutstillung zu erreichen. Das zelluläre Sauerstoffangebot wird kritisch vermindert und kann durch eine zusätzliche respiratorische Insuffizienz weiter kompromittiert werden (Gewebssauerstoffschuld). Das globale und regionale **Ungleichgewicht von Sauerstoffangebot und Sauerstoffbedarf** führt in den betroffenen Geweben zum anaeroben Stoffwechsel (Glykolyse) mit Laktatbildung und zur Azidose (s. Abb. 33.2). Im Verlauf verstärken Mediatorsysteme lokal die Blutumverteilung, führen zur Zunahme der Permeabilität der Gefäßendothelien und zur Aktivierung von immunkompetenten Zellen (Leukozyten, Makrophagen). Dies induziert einen (zusätzlichen) Verlust von intravasaler Flüssigkeit in den interstitiellen Raum durch Ausbildung eines Gewebsödems. Im weiteren Verlauf kommt es durch die hypoxischen Stoffwechselprodukte zu einer Dilatation der präkapillären Widerstandsgefäße, was die Schocksymptomatik durch die Volumenverschiebung in die Gewebe (Aufhebung der Zentralisation) und weiteren Blutverlust aggraviert [Kreimeier und Peter 1997; Messmer et al. 1996]. Können die pathologische **Schockspirale** und die zunehmende Gewebssauerstoffschuld nicht gestoppt und durchbrochen werden, kommt es zur Entwicklung eines **dekompensierten Schocks** mit konsekutivem Multiorganversagen.

In dieser terminalen Schockphase kann auch die Perfusion der Vitalorgane Gehirn und Herz nicht mehr aufrechterhalten werden. Das Aus-

33.1 Pathophysiologische Veränderungen beim Polytrauma

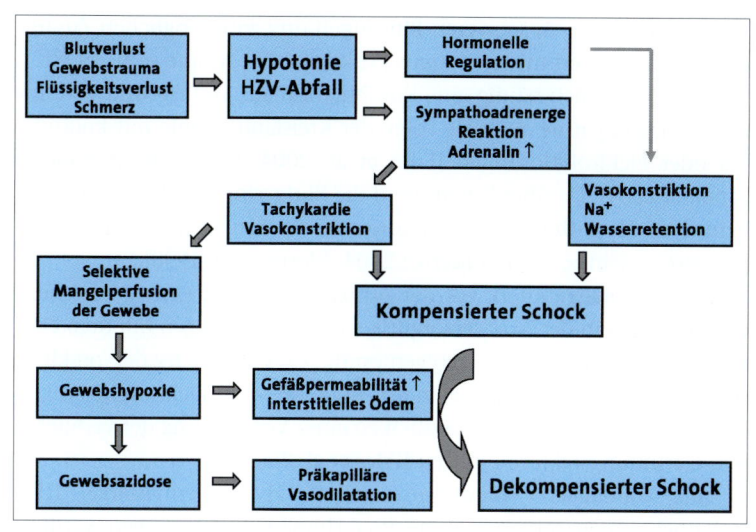

Abb. 33.2: Pathophysiologie des hämorrhagisch-traumatischen Schocks beim Polytrauma

maß der Sauerstoffschuld kann laborchemisch durch Laktatazidose und Basendefizit (BE) erfasst werden, wobei ein erhöhtes Basendefizit mit einer schlechten Prognose korreliert [Ziegenfuß et al. 1998].

Auch wenn es gelingt, die akute Schockphase zu überwinden, drohen dem Patienten in Abhängigkeit von Dauer und Ausmaß der Schockphase durch den **Ischämie-/Reperfusionsschaden** sekundäre Komplikationen, wie akutes Lungenversagen (ARDS), akutes Nierenversagen oder ein Multiorganversagen [Kreimeier und Peter 1997]. Etwa 30% der durch ein Polytrauma bedingten Todesursachen resultieren aus einem schweren Schockgeschehen innerhalb der ersten Minuten bis Stunden, weitere 20% im weiteren Verlauf durch Multiorganversagen auf dem Boden des Schockgeschehens [Schneider et al. 2009; Kauvar, Lefering, Wade 2006].

33.1.2 Schock und Koagulopathie

Bei Blutverlusten aufgrund schwerer Verletzungen spielt die Blutgerinnung für den weiteren Verlauf eine zentrale Rolle. Die primäre Hämostase ist zunächst abhängig von der physiologischen Antwort des Gefäßendothels auf eine Verletzung. Durch diese Gefäßwandverletzung kommt es zur Freisetzung von TF mit Gerinnungsaktivierung und zeitgleich zu einer fibrinolytischen Aktivierung, um eine überschießende Gerinnung zu vermeiden [Fries et al. 2005]. Je nach Ausmaß der Verletzung kommt es zu einem Verlust und Verbrauch von Gerinnungsfaktoren und Thrombozyten.

Neben dem direkten Einfluss des Ausmaßes der Verletzung auf die primäre Hämostase führt beim Polytraumatisierten eine Vielzahl von weiteren Faktoren zu schweren Blutungen und zum möglichen Zusammenbruch des Gerinnungssystems [Mikhail 1999; Moore et al. 1998].

Initial zeigt sich häufig eine Kombination aus Verlust- und Verdünnungskoagulopathie auch als Folge der Kreislauftherapie mit kolloidalen oder Elektrolytlösungen [Fries et al. 2004; Hardy, de Moerloose, Samama 2004]. Darüber hinaus wird die Blutgerinnung durch **Hyperfibrinolyse**, **Hypothermie** und **Azidose** auf das Schwerste beeinträchtigt [Gutierrez, Reines, Wulf-Gutierrez 2004; Moore et al. 1998].

Ausreichende Gewebeoxygenierung

Das Hauptaugenmerk gilt der Aufrechterhaltung einer ausreichenden Perfusion in der Akutversorgung schwerer Blutungen mit dem Ziel, eine ausreichende Gewebeoxygenierung zu sichern. In der präklinischen Phase werden daher meist Kolloide und Elektrolytlösungen infundiert, die allerdings zusätzlich zu einer Verdünnung der verbliebenen Gerinnungsfaktoren führen [Fries et al. 2005].

Alle kolloidalen Volumenersatzmittel (Hydroxyethylstärke, HES, Gelatine) führen mit Ausnahme von Humanalbumin neben Verdünnungseffekten zu einer Störung der Fibrinpolymerisation [Niemi et al. 2006; Nielsen 2005; Fries et al. 2002; Innerhofer et al. 2002; de Jonge und Levi 2001]. Dieser Effekt ist bei höhermolekularen HES-Präparaten (HES 200) ausgeprägter als bei niedermolekularen (HES 130) oder den Gelatinelösungen. Darüber hinaus wurden bei Kolloiden eine verminderte Gerinnselfestigkeit sowie ein vermindertes Gerinnselgewicht beschrieben [Nielsen et al. 2004; Kohler et al. 1998]. Den geringsten Effekt auf die Gerinnung zeigen Elektrolytlösungen, bei denen lediglich Dilutionseffekte die Gerinnung beeinträchtigen können [Schierhout und Roberts 1998]. Allerdings müssen, um dieselben Volumeneffekte wie mit Kolloiden zu erzielen, größere Volumina infundiert werden [Brandstrup et al. 2003].

Ein wesentlicher bei der Infusion hoher Volumina zu beachtender Aspekt ist die Körpertemperatur. Bei der massiven Blutung tritt infolge des hämorrhagischen Schocks eine bedeutsame Störung des Temperaturhaushalts durch Wärmeverluste, Infusion kalter Lösungen und der Autoregulation der Temperatur auf. Zwar konnten bei kardio- und neurochirurgischen Operationen benefizielle Effekte auf das Outcome aufgezeigt werden, im hämorrhagischen Schock und bei Massivtransfusion überwiegen aber die negativen Einflüsse der Hypothermie eindeutig [Hildebrand et al. 2004; Gutierrez, Reines, Wulf-Gutierrez 2004; Mikhail 1999]. Hypothermie beeinflusst die Gerinnung über verschiedene Mechanismen nachhaltig.

Alle enzymatischen Prozesse, so auch die der plasmatischen und zellulären Gerinnung, werden bei Hypothermie erheblich gestört [Cosgriff et al. 1997]. **Ein Abfall der Körpertemperatur um 1 °C führt zu einer Abnahme der Gerinnungsfähigkeit um ca. 10%.** Entsprechend werden Temperaturabfälle bis 34 °C klinisch als moderate Hypothermie und Abfälle auf unter 30 °C als schwere Hypothermie bezeichnet. Hierbei kommt es zu einem Zusammenbruch des ATP-Metabolismus mit allen Konsequenzen für Stoffwechsel und Gerinnung.

Ein wesentlicher Punkt für die Temperaturerhaltung und damit der Aufrechterhaltung bzw. Verbesserung der Gerinnung ist die sog. **Damage Control Surgery** bei Polytraumatisierten [Moore et al. 1998]. Hierzu gehört, dass in der Frühphase der Versorgung nur unmittelbar lebensbedrohliche Verletzungen versorgt und chirurgische Maßnahmen auf das absolute Mindestmaß beschränkt werden (Fixateure, Beckenzwingen, Package). Ziel ist bei diesen Verfahren, lebensbedrohliche Blutungen zu stoppen, anschließend den Patienten auf der Intensivstation zu stabilisieren (Gerinnung, Temperatur) und zu einem späteren Zeitpunkt definitiv zu versorgen.

Ein weiterer Faktor, der die Hämostase merklich beeinflusst, ist eine Azidose, die als Folge der verminderten Sauerstoff- und Substratversorgung der Gewebe im hämorrhagischen Schock entsteht [Gutierrez, Reines, Wulf-Gutierrez 2004; Mikhail 1999]. Das Unterschreiten eines pH-Werts von 7,10 wird als Risikofaktor für die Entwicklung einer fulminanten Gerinnungsstörung angesehen [Grottke und Rossaint 2009; Cosgriff et al. 1997].

Azidose

Die Therapie der Azidose sollte zunächst durch Stabilisierung des Kreislaufs, Optimierung der Sauerstoffversorgung und Normoventilation erfolgen. Ein Ausgleichen mit Natriumhydrogencarbonat erscheint erst bei pH-Werten unter 7,20 sinnvoll.

> Eine frühzeitige und effektive Schocktherapie mit Wiederherstellung der nutritiven Gewebeperfusion ist definitiv die einzige Möglichkeit, diese sekundären Komplikationen zu vermeiden bzw. zu verringern.

33.1.3 Typische Verletzungsmuster

Während in den USA **penetrierende Verletzungen** (Schuss- und Stichverletzungen) dominieren, sind in Deutschland überwiegend **stumpfe Verletzungen** durch Verkehrsunfälle und häusliche Unfälle (Stürze) zu verzeichnen. Bereits aus den Angaben des Unfallhergangs bzw. aus dem Unfallszenario können Rückschlüsse über den Verletzungsmechanismus gezogen werden. Dabei ergeben sich für bestimmte Unfallmechanismen bestimmte typische Verletzungsmuster. So ist z.B. bei der Frontalkollision ein SHT häufiger mit einem Thoraxtrauma bzw. stumpfem Bauchtrauma verbunden. Ein seitlicher Aufprall im Fahrzeug führt oft zu Becken- oder Hüftfrakturen, zu Verletzungen der oberen Extremitäten, kombiniert mit Halswirbelfrakturen durch entsprechende Schleuder- und Scherkräfte an der Halswirbelsäule. Diese schweren Verletzungsmuster konnten durch die Verbesserung der aktiven und passiven Rückhaltesysteme im Auto (Sicherheitsgurt in Kombination mit Frontal- und Seitenairbag) vermindert werden [Pintar, Yoganandan, Gennarelli 2000]. Selten kann jedoch auch der Airbag eine Ursache für Augen und

Gesichtsschädelverletzungen sowie für einen Pneumothorax oder in Einzelfällen für die Verletzung intraabdomineller Organe verantwortlich sein [Rebel, Ellinger, Van Ackern 1996]. Beim Sturz aus großer Höhe stehen neben den oft beobachteten Extremitäten- und Wirbelsäulenverletzungen Dezelerationstraumen der großen intrathorakalen Gefäße oder anderer innerer Organe im Vordergrund. Bei Verkehrsunfällen zwischen Fußgängern und Pkws mit geringen Geschwindigkeiten sind Frakturen der unteren Extremitäten im Zusammenhang mit SHT zu erwarten. Zusätzlich können die beschriebenen Verletzungsmuster durch weitere exogene Faktoren, z.B. Verschmutzung der Wunden, Verbrennung oder Unterkühlung, modifiziert sein. Die Gesamtletalität bei Polytraumatisierten bewegt sich heute zwischen 15 und 30%, wobei es durchaus Verletzungskombinationen gibt, die eine höhere Mortalitätsrate aufweisen. Insgesamt ist ein SHT für etwa 40–50% der Todesfälle verantwortlich, eine unstillbare Blutung für 30–40%, während das Multiorganversagen nach Polytrauma in ca. 10–20% zum Tode führt [Schneider et al. 2009; Kauvar, Lefering, Wade 2006; Ziegenfuß et al. 1998].

Hohe Letalität

Das Bewusstsein über die extreme Gewalteinwirkung auf den menschlichen Organismus im Rahmen eines Unfalls sollte den Notarzt dazu veranlassen, auch „scheinbar" unverletzte Personen zu untersuchen und zu überwachen und ggf. in die Klinik einzuweisen.

33.2 Prioritätenkonzept

Im Rahmen der notärztlichen Versorgung vor Ort sind zunächst das Erkennen des Polytraumas und die Bewusstmachung der vitalbedrohlichen Situation für den Patienten, aber auch für Notarzt und RettAss ein wichtiger Schritt, da die Unterschätzung der Dynamik des Krankheitsbildes für alle Beteiligten fatal wäre. Gerade jüngere Patienten können auch bei schwersten Verletzungen die Vitalfunktionen relativ lange kompensieren. Die diagnostischen Möglichkeiten des Notarztes sind im Vergleich zur Klinik gering und ergeben sich i.d.R. aus seinen 5 Sinnen: Stethoskop, Blutdruckmanschette, Pulsoximetrie und EKG. An einigen Standorten hat sich der Einsatz der Sonographie in der präklinischen Diagnostik etabliert. Dabei darf allerdings die Versorgungszeit bis zur Aufnahme in einer Klinik nicht verzögert werden.

Vitale Bedrohung

Die Problematik beim Polytrauma liegt darin, dass die Kombination zwischen vitaler Bedrohung und komplizierten Verletzungen mehrerer Organsysteme eine Prioritätenfestlegung in der Diagnostik und Therapie vor dem Hintergrund einer äußerst dynamischen Krankheitsentwicklung erfordert. Für die Diagnostik hat sich ein zweizeitiges Vorgehen bewährt:

◢ Diagnostik der Vitalfunktionen
◢ Diagnostik der einzelnen Verletzungen
◢ Reevaluierung der Parameter

Eine wichtige Orientierung bietet dabei das ABCDE-Schema (vgl. Kap. 31).

33.2.1 Diagnostik der Vitalfunktionen

Wie in jeder anderen Notfallsituation ist es auch beim Polytrauma wichtig, die Vitalfunktionen durch eine sog. Blickdiagnostik innerhalb 1–2 min abzuklären.

Bewusstsein
Die Überprüfung der Bewusstseinslage erfolgt durch das Ansprechen des Patienten, Pupillenkontrolle, Kontrolle der Reaktion auf Ansprache, Überprüfung der Spontanaktivität und Überprüfung der Reaktion auf Schmerzreiz. Beim bewusstlosen Patienten kommt der engmaschigen Pupillenkontrolle eine entscheidende Rolle bez. der Diagnostik und Überwachung intrakranieller Verletzungen zu. Die Bewusstseinslage wird durch die GCS quantifiziert und dokumentiert.

Atmung/Gasaustausch
Zur Beurteilung der Atemfunktion werden Spontanatembewegungen, Atemfrequenz und Atemtiefe registriert, und es wird nach Zeichen der Dyspnoe oder Zyanose gefahndet. Bei Patienten mit schweren Blutungen und Anämie können Zeichen einer Zyanose fehlen. Die arterielle Sauerstoffsättigung des Patienten wird mittels Pulsoximetrie bestimmt. Aufgrund der Zentralisierung und regelmäßigen Hypothermie des Patienten kann auch die Pulsoximetrie als Parameter ausfallen [Christ und Lackner 2004]. Die Auskultation der Lunge gibt Hinweise auf pathologische Veränderungen im Thorax (z.B. abgeschwächtes Atemgeräusch bei Pneumothorax oder Hämatothorax). Der Einsatz des $etCO_2$ nach endotrachealer Intubation gilt heute als Standard. Allerdings wird das exspiratorische Kohlendioxid nicht nur vom Grad der Ventilation, sondern auch der Perfusion maßgeblich beeinflusst. Das bedeutet, dass Patienten im Schock niedrige exspiratorische Kohlendioxidwerte trotz ausreichender Ventilation zeigen können. Somit sollte die Messung des exspiratorischen Kohlendioxids nicht nur als Messparameter für die Beatmung gesehen werden. Da bei Patienten mit Herz-Kreislauf-Stillstand die exspiratorische Kohlendioxidmessung aufgrund des fehlenden Kreislaufs niedrige bzw. nicht messbare Werte anzeigen kann, ist die Beurteilung einer korrekten endotrachealen Intubation hierdurch eingeschränkt.

Herz-Kreislauf-System
Die Situation des Herz-Kreislauf-Systems kann durch Pulskontrolle an großen Gefäßen (A. carotis, A. femoralis), durch Einschätzung des Kapillarpulses (capillary refill), durch Abschätzung äußerer Blutverluste sowie

durch HF und RR beurteilt werden. Einen definierten Parameter zur Diagnosestellung **Schock** gibt es dabei nicht. Aufgrund von Kompensationsmöglichkeiten, bestimmten Verletzungen (bspw. spinalen Verletzungen mit Sympathikolyse) oder Medikamenteneinnahme bei chronischen Erkrankungen zeigen manche Patienten insbesondere in der frühen Phase möglicherweise nur geringe hämodynamische Veränderungen.

Haut

Die Haut ist ein wichtiges Organ zur Abschätzung einer Schocksymptomatik. Die Beurteilung der Hautfarbe und Hautoberfläche kann dabei Hinweise auf Anämie, Zentralisierung und Kaltschweißigkeit geben. Wie erwähnt, können Zyanosezeichen bei respiratorischer Insuffizienz im Rahmen einer ausgeprägten Anämie fehlen.

33.2.2 Beurteilung der Verletzungen

Der Sicherung der Vitalfunktionen schließt sich eine individuelle Diagnostik der einzelnen Verletzungen an. Dabei hat es sich bewährt, diese Ganzkörperuntersuchung nach einem einheitlichen Schema, z.B. ZNS, Thorax, Abdomen, Extremitäten etc., durchzuführen.

ZNS

Wirbelsäulenverletzung, Rückenmarksverletzung

Die zerebrale neurologische Situation wird durch die **GCS**, die periphere neurologische Situation durch einen orientierenden neurologischen Status überprüft. Bei der neurologischen Untersuchung muss nach Paresen, Parästhesien, pathologischen Reflexen oder anderen Zeichen einer **Rückenmarksverletzung** gesucht werden. Dieser Status schließt eine genaue knöcherne Untersuchung der Wirbelsäule mit ein, da Spontan- oder Druckschmerz Manifestationen einer **Wirbelsäulenverletzung** sein können. Da bei Mehrfachverletzten i.d.R. eine erhebliche Kraft auf den Körper eingewirkt hat, besteht grundsätzlich der V.a. eine schwerwiegende Wirbelsäulen- und Rückenmarksverletzung. Deshalb sind bei jedem Patienten ein Stifneck und eine Lagerung auf einer Vakuummatratze oder einem Spineboard indiziert. Die Rettungsmaßnahmen, Helmabnahme oder Intubation sollten immer die Verdachtsdiagnose einer schweren Wirbelsäulenverletzung berücksichtigen und müssen deshalb so schonend wie möglich für die Wirbelsäule durchgeführt werden.

Das Vorliegen einer Bradykardie und/oder einer Hypotension kann Zeichen einer Sympathikolyse im Rahmen eines spinalen Traumas der Brustwirbelsäule sein.

Thorax

Die Untersuchung des Thorax sollte neben Auskultation der Lunge und des Herzens eine Untersuchung der Stabilität des Rippenskeletts (Thoraxkompression, Krepitationen, Atemmechanik, Thoraxschmerzen etc.) beinhalten. Insbesondere ist bei beatmeten Patienten auf die Entwicklung eines **Spannungspneumothorax** bzw. **Hämatopneumothorax** zu achten. Die Inspektion von Prellmarken im Bereich des Thorax oder Abdomens gibt weitere Hinweise auf das Vorliegen von thorakalen oder intraabdominellen Verletzungen (Gurtmarken). Eine **Lungenkontusion** kann i.d.R. präklinisch nicht diagnostiziert werden, ist jedoch bei jedem Thoraxtrauma wahrscheinlich. Bei Verletzungen der Lunge zeigt sich im Verlauf nicht selten blutiges Sekret bzw. Blut im Tubus. Herzrhythmusstörungen sind insbesondere beim jungen Patienten ein Zeichen einer **Contusio cordis**, die in der Klinik mit Echokardiographie und Troponin-T-Nachweis gesichert werden kann. Eine therapieresistente Hypotonie bei Thoraxtrauma oder axialem Dezelerationstrauma (Sturz aus großer Höhe, Motorradunfälle) kann auf eine Verletzung der thorakalen Aorta respektive großer intrathorakaler Gefäße, eine Perikardtamponade oder eine Rückenmarksverletzung hinweisen und erfordert einen zeitnahen Transport zur definitiven Versorgung (s. Abb. 33.3).

Abdomen
Bei jedem polytraumatisierten Patienten muss an ein stumpfes Bauchtrauma gedacht werden. Palpation und Auskultation des Abdomens, ggf. im zeitlichen Verlauf, sind unerlässlich. Auch in dieser Situation geben Prellmarken und Unfallmechanismus Hinweise auf innere Verletzungen. Eine aussagefähige Diagnostik zur intraabdominellen Situation

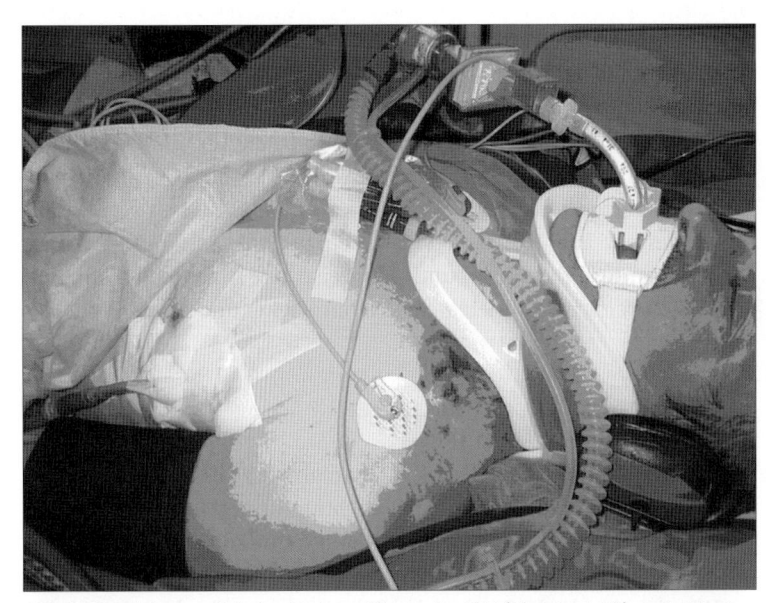

Abb. 33.3: Polytraumatisierter Motorradfahrer im RTH (Christoph 38) nach Primärversorgung. Der Patient war mit hoher Geschwindigkeit in einer leichten Kurve von der Fahrbahn abgekommen.
Diagnosen: SHT, stumpfes Thoraxtrauma mit Hämatopneumothorax li., Beckenfraktur, multiple Extremitätenverletzungen.

ist jedoch erst in der Klinik mittels Sonographie oder Spiral-CT möglich. Ein unter adäquater Volumentherapie nicht stabilisierbarer Kreislauf deutet auf eine Verletzung von großen Gefäßen oder intraabdominellen parenchymatösen Organen hin und erfordert auch hier einen unverzüglichen Transport zur chirurgischen Versorgung. Die notfallmäßige Untersuchung des Abdomens wird durch eine Überprüfung der Beckenstabilität abgeschlossen (manuelle Beckenkompression).

Extremitätenverletzungen

Auch wenn Extremitätenverletzungen mit Fehlstellungen von Gliedmaßen, offenen Wunden und erheblichen Schmerzen oft dramatisch im Vordergrund stehen, spielen sie in Bezug auf die Prognose eine eher untergeordnete Rolle. Die Untersuchung der oberen und unteren Extremitäten verifiziert offene oder geschlossene Frakturen, Gelenks- oder Weichteilverletzungen. Offene Frakturen bedürfen der sterilen Abdeckung bis zur definitiven operativen Versorgung. Stark dislozierte Extremitäten oder Gelenke sollten zur Perfusionsverbesserung, Nervenentlastung und Schmerzlinderung durch Zug entlang der anatomischen Achse unter Analgesie und ggf. Muskelrelaxation reponiert werden (1 Versuch). Zum Transport sollten frakturierte Extremitäten stabil immobilisiert werden.

Reposition und achsengerechte Lagerung

33.2.3 Reevaluierung

Das Erkennen der Situation und das Einschätzen des Zustands des Patienten sind wesentliche Voraussetzungen für das ärztliche Handeln und das Überleben des Patienten. Bei Beurteilungen und Messungen von Vitalparametern handelt es sich grundsätzlich **nur** um Momentaufnahmen. Für eine adäquate Einschätzung des Zustands des Patienten ist insbesondere der dynamische Verlauf von Vitalparametern von Bedeutung. Dies gilt auch für zunächst **scheinbar** harmlose Verletzungen. Nicht erkannte Verletzungen und/oder verspätete Diagnosen können in bis zu 39% der Schwerverletzten auftreten [Pfeifer und Pape 2008].

33.3 Organisation des Einsatzes

Die grundlegende präklinische Zielsetzung ist es, den Patienten schnellstmöglich in eine geeignete Zielklinik zuzuführen. Entsprechend gelten vor Ort eine prioritätenorientierte Behandlung vitaler Bedrohungen sowie die Vermeidung von Sekundärschäden.

Wie sich aus der Definition des Polytraumas ergibt, besteht bei diesen Patienten eine akute vitale Bedrohung durch gleichzeitige Verletzung von mehreren Organsystemen. Es liegt damit eine wesentlich kompliziertere Situation vor als bei anderen isolierten Organerkrankungen. Zusätzlich ist die Situation durch äußere Einflüsse (Dunkelheit, Nässe, Kälte etc.) häufig unübersichtlich und führt eher zur Unterschätzung der Verletzungen und der Dynamik der Schocksymptomatik.

Für den Notarzt ergeben sich im Prinzip 3 wesentliche Aufgaben:
- Einschätzung der Eigengefährdung
- Organisation und Strukturierung der nichtmedizinischen Hilfsmaßnahmen
- Korrekte Einschätzung des Verletzungsausmaßes und therapeutisch adäquates Handeln

Der Notarzt verschafft sich zuerst einen möglichst vollständigen Überblick über die Schadenslage, Zahl der Verletzten, Art des Unfalls, Gefährdung der Patienten und des Rettungsteams durch weiter bestehende exogene Faktoren (z.B. Straßenverkehr, toxische Gase etc.), Zahl der zur Verfügung stehenden Rettungsmittel. Nach dieser primären Einschätzung, die in wenigen Minuten durchgeführt sein sollte, entscheidet der Notarzt zunächst über die Nachforderung von weiteren Rettungsteams (LNA und OrgL bei Großschadensfällen), Rettungsmitteln und anderen technischen Hilfsmitteln, sofern durch die Leitstelle noch nicht alarmiert. Die erforderliche Kommunikation mit der RLS sollte der Notarzt an einen kompetenten RettAss delegieren. Dann beginnt die nach Behandlungsprioritäten gestaffelte Individualversorgung der einzelnen Verletzten.

Überblick über Schadenslage

33.3.1 Ort der Erstversorgung

Eine generelle Aussage zum Ort der Erstversorgung des Patienten kann nicht gegeben werden, da sich bei jeder Verletzung bzw. bei jedem Unfall situativ immer neue Aspekte ergeben können. Ist eine geordnete Rettung und der Transport in das Rettungsfahrzeug ohne weitere Gefährdung für den Patienten möglich, sollte der Patient aus Gründen der **Sicherheit und zur Optimierung der medizinischen Behandlungsmaßnahmen** unter Verwendung der modernen Rettungsmittel (Schaufeltrage, Vakuummatratze, Spineboard, Stifneck) in oder an das Rettungsfahrzeug verbracht werden. In vielen Fällen ist es jedoch auch bei noch nicht geretteten Patienten notwendig, mit der medizinischen Behandlung zu beginnen (Sauerstoffinsufflation, Intubation, venöse Zugänge, Schmerztherapie, Anlage von Thoraxdrainagen etc.). Dabei ist es jedoch wichtig zu beachten, dass die Einleitung der lebensrettenden Maßnahmen bei eingeklemmten Patienten oft äußerst schwierig ist und ggf. eine zusätzliche Gefährdung des Notarztes bzw. des Rettungsteams darstellt. Deshalb muss an dieser Stelle vor übereilten heroischen Rettungsmaßnahmen mit erheblicher Selbstgefährdung (Straßenverkehr, Brandgefahr, Explosionsgefahr, Gefahren der Elektrizität etc.) aufs Eindringlichste gewarnt werden. Bevor die medizinischen Interventionen

Eigensicherung

durchgeführt werden können, überprüft der Notarzt die Sicherheit der Unfalleinsatzstelle und in Absprache mit dem Leiter der technischen Dienste die Sicherheit der Rettungsmaßnahmen (**Eigensicherung**).

33.3.2 Kooperation mit technischen Diensten

Zur Durchführung eines adäquaten Notfalleinsatzes ist insbesondere bei polytraumatisierten Patienten, oft eine **Zusammenarbeit mit anderen Diensten** (Polizei, Feuerwehr, Technisches Hilfswerk, DLRG, Wasserwacht etc.) erforderlich. Der Notarzt sollte sich unmittelbar nach Ankunft an der Einsatzstelle mit der **technischen Einsatzleitung** (falls vorhanden) vor Ort in Verbindung setzen und den Einsatz von technischem Rettungsgerät absprechen. Bei den angesprochenen Organisationen herrscht eine große Kooperationsbereitschaft kombiniert mit hoher **technischer Professionalität** vor. Dieses Potenzial gilt es, in Verantwortung für den Patienten möglichst optimal zu nutzen, damit die Rettungsmaßnahmen schnell und effektiv erfolgen können.

33.3.3 Transport in die Zielklinik

Transportpriorität Nach initialer Behandlung und Therapie von Notfallpatienten stellen sich für den Notarzt nun folgende Fragen:
▲ Zeitpunkt des Transports, Festlegung der Transportprioritäten
▲ Auswahl der Zielklinik
▲ Auswahl des Transportmittels

Bei mehreren Verletzten ist eine Festlegung der Transportprioritäten indiziert. Absolute **Transportpriorität** haben Patienten mit Verletzungen, die sich auch durch eine adäquate präklinische Therapie nicht stabilisieren lassen. Ein weiterer wichtiger bzw. entscheidender Faktor im Rahmen einer adäquaten Transportorganisation ist die **Auswahl der Zielklinik**. Die Entscheidung über die Auswahl der Zielklinik obliegt dem Notarzt, da er aufgrund seiner Kompetenz in der Lage ist abzuschätzen, welche klinische Versorgung für den Patienten notwendig ist. Deshalb ist es unabdingbar, dass der Notarzt über die Diagnose- und Behandlungskapazitäten der umliegenden Akutkrankenhäuser bzw. Spezialkliniken ausreichende Kenntnis hat. Es ist dabei wichtig, dass nicht das nächste Krankenhaus, sondern das **nächstgeeignetste Krankenhaus** ausgewählt wird (z.B. bei Patienten mit SHT sollte grundsätzlich eine Klinik mit der diagnostischen Möglichkeit einer zerebralen CT und einer neurochirurgischen Fachabteilung gewählt werden). Ein Transport in eine nicht geeignete Klinik hat einen erheblichen Zeitverlust bis zur adäquaten Therapie zur Folge und führt ggf. zu einer erhöhten Sterblichkeit [Biewener et al. 2005]. Die frühe Alarmierung bzw. Parallelalarmierung eines RTH kann daher, insbesondere in ländlichen Gebieten, einen Vorteil bedeuten [S3-Leitlinie Polytrauma, Kap. 1.9, S. 116].

Ein integraler Bestandteil einer adäquaten notfallmedizinischen Versorgung ist die **Auswahl eines geeigneten Transportmittels**. Die wichtigste Anforderung an ein Rettungstransportmittel ist die größtmögliche Sicherheit für Patient und begleitenden Arzt bzw. RettAss. Daneben sind optimale Zugangsmöglichkeiten zu dem Patienten während des Transports, Minimierung des Transporttraumas, Minimierung der Transportzeiten durch verkehrsunabhängige Transportsysteme und die Verfügbarkeit rund um die Uhr wichtige Bedingungen. Für ein Polytrauma sind ein mit Notarzt besetzter RTW und RTH geeignet. Im Gegensatz zu den bodengebundenen Rettungstransportmitteln ist der RTH v.a. bei längeren Einsatzwegen aufgrund der erhöhten Geschwindigkeit erheblich schneller und unabhängig vom allgemeinen Verkehrsfluss. Ein Nachteil des RTH ist die eingeschränkte Möglichkeit eines ungehinderten Zugangs zum Patienten, sodass wichtige therapeutische Maßnahmen (z.B. Thoraxsaugdrainage) vor Beginn des Transports durchgeführt werden müssen. Darüber hinaus steht der RTH i.d.R. nur tagsüber für primäre Rettungseinsätze zur Verfügung.

Zeitbedarf entscheidend

Prinzipiell sollte der Notarzt vor Beginn des Transports in die Klinik über die Leitstelle mit der Zielklinik Kontakt aufgenommen und Informationen über den Patienten an den Aufnahmearzt gegeben haben. Je präziser und genauer die **Vorinformationen der Zielklinik** sind, desto besser können die Vorbereitungen für die Patientenaufnahme koordiniert werden.

33.3.4 Übergabe in der Klinik

Die Übergabe an den aufnehmenden, teamführenden Arzt im Schockraum oder in der Notfallaufnahme ist in kurzer, geordneter Form durchzuführen. Es ist dabei notwendig, dass sich für die kurze Phase der Übergabe alle anwesenden Kollegen auf die Angaben des Notarztes konzentrieren, da sonst wichtige Informationen verloren gehen. Das **Notarzteinsatzprotokoll** stellt eine wichtige Informationsquelle über den initialen Zustand des Patienten dar und dokumentiert die sachgerechte Versorgung des Patienten. Darüber hinaus bietet ein sachgerecht geführtes Notarzteinsatzprotokoll für den Notarzt Sicherheit bei späteren Rückfragen oder juristischen Auseinandersetzungen und leistet somit einen Beitrag zur Qualitätssicherung im RD.

33.3.5 Algorithmen der Polytraumaversorgung

Zahlreiche Arbeitsgruppen haben sich in den vergangenen Jahren mit der Entwicklung geeigneter Schockraumalgorithmen beschäftigt. Dies ist unstrittig auch ein Zeichen für die absolute Notwendigkeit eines strukturierten, aber auch durchführbaren Konzepts. Aufgrund der Komplexität der polytraumatisierten Patienten und der Interdisziplinarität ist es in jedem Fall sinnvoll, vorliegende Algorithmen an die jeweiligen Bedingungen der einzelnen Zielkliniken zu adaptieren [Shafizadeh et al. 2010]. Zu nennen sind hier neben zahlreichen regional etablierten Algorithmen das ATLS- bzw. PHTLS-Protokoll (USA), das ITLS-Konzept und der an europäische Verhältnisse angepasste ETC. Gleichzeitig kann aber ein Algorithmus die ärztliche Erfahrung im Umgang mit schwer verletzten bzw. blutenden Patienten nicht vollständig ersetzen.

33.4 Therapieprinzipien

Während im normalen Klinikablauf therapeutische Interventionen nach ausführlicher Diagnostik getroffen werden, gilt in der Notfallmedizin, dass Behandlungsmaßnahmen meist vor Kenntnis der genauen Diagnose erfolgen müssen. Wie bei der Diagnostik wird auch die Therapie nach Prioritäten geordnet durchgeführt.

Oxygenierung

Die Wiederherstellung, Sicherung und Aufrechterhaltung der **Vitalfunktionen** stehen deshalb beim mehrfachverletzten Patienten im Fokus der notärztlichen Behandlungsmaßnahmen. Elementare Therapieprinzipien sind **Sicherung der Atemwege** und der **Oxygenierung**, **Schocktherapie**, **Blutstillung**, **Volumenersatztherapie**, **Immobilisation von Frakturen**, eine suffiziente **Analgesie** und **Anästhesie** sowie **Wärme-Erhaltung** des verunfallten Patienten. Diese Therapiemaßnahmen tragen insbesondere in der ersten Stunde nach dem Trauma wirkungsvoll dazu bei, Morbidität und Mortalität bei Polytrauma zu reduzieren.

load and go vs. stay and play

In diesem Zusammenhang ist auch eine kurze Diskussion der Kontroverse zwischen „load and go" vs. „stay and play" notwendig.

Mit dem Ausbau des Rettungssystems und den ständigen Verbesserungen des Materials sowie der zunehmenden Schulung von ärztlichen Kollegen besteht die Möglichkeit, lebensrettende intensivmedizinische Therapiemaßnahmen auch beim Polytraumatisierten in die präklinische Phase zu verlagern. Am Notfallort werden invasive Maßnahmen begonnen, um den Patienten zu stabilisieren und um die Transportfähigkeit herzustellen (stay and play). Dem gegenüber steht das Konzept des möglichst schnellen Abtransports in ein entsprechendes Traumazentrum (load and go). Während in den USA nach einer primären Versorgung (venöse Verweilkanüle, Sauerstoffinsufflation, Immobilisation) traumatisierte Patienten i.d.R. in Begleitung von Paramedics möglichst rasch in die Klinik transportiert werden, hat sich in Deutschland ein arztgestütztes Rettungssystem mit primärer intensiver Patientenversorgung etabliert. Während einige Studien (USA) das Konzept der primären intensiven Versorgung v.a. wegen des Zeitverlusts (z.B. Anlage eines

33.4 Therapieprinzipien

venösen Zugangs: 10–12 min) und der geringen Effektivität der initialen Volumenersatztherapie (20 ml/min kristalline Lösung) eher ablehnend beurteilen [Liberman, Mulder, Sampalis 2000; Smith et al. 1985] oder Nachteile durch die präklinische Volumentherapie zeigen [Bickell et al. 1994], kommen verschiedene Untersuchungen zu durchaus positiven Ergebnissen durch den intensivtherapeutischen Ansatz in der präklinischen Phase [Rossi 1997; Schmidt et al. 1993].

Der Erfolg einer vorgezogenen, an die Situation angepassten Therapie zeigt sich allerdings nur dann, wenn diese kompetent ohne Zeitverlust erfolgt und dieses Konzept im jeweiligen Rettungssystem etabliert ist [Lechleuthner et al. 1994]. Dazu sind sowohl entsprechende medizinische Kenntnisse und Erfahrungen beim Notarzt und Rettungspersonal wie auch eine ständige Übung der praktischen Fertigkeiten erforderlich. Die schnellstmögliche Zuführung in eine geeignete Klinik bei gleichzeitiger Schocktherapie, d.h. Verringerung des Sauerstoffverbrauchs und Erhöhung des Sauerstoffangebots scheint sinnvoll zu sein. Ziel ist es, die Progredienz des Schocks zu verringern. Dies kann zu einer Verbesserung der Behandlungsergebnisse führen [Rossi 1997].

> Die Alternative zum Konzept von load and go, das bei unkontrollierbarer Blutung und bei kurzen Transportzeiten von Vorteil ist, darf daher nicht stay and play heißen, sondern muss eher mit „work and go" im Sinne von **„diagnostiziere schnell und behandle effektiv"** beschrieben werden.

33.4.1 Intubation und Beatmung

Beim Polytraumatisierten entwickelt sich aus verschiedenen Ursachen häufig eine rasch progrediente respiratorische Insuffizienz, die eine bereits bestehende Gewebshypoxie verstärkt und damit zur Organschädigung beiträgt. Die Sicherung der Atemwege sowie die Oxygenierung des Patienten stehen deshalb im Vordergrund der Primärtherapie. Dieses Ziel wird nach dem mechanischen Freimachen der Atemwege durch eine **großzügige Indikation zur Intubation und Beatmung** erreicht.

Frühe respiratorische Insuffizienz

> Indikationen zur Intubation und Beatmung sind:
> - SHT mit Bewusstseinseintrübung/Bewusstlosigkeit (GCS < 9)
> - Respiratorische Insuffizienz
> - Hämorrhagischer, traumatischer Schock
> - Thoraxtrauma mit respiratorischer Insuffizienz
> - Ausgedehnte Gesichtsschädelverletzungen
> - Verbrennungen im Bereich des Gesichts, des Halses und der oberen Atemwege
> - Ausgeprägte Schmerzsymptomatik (Narkose-Einleitung zur Analgesie)

Die Intubation sollte i.d.R. nach der Rettung des Patienten in geeigneter Lagerung und bei ausreichender Zugänglichkeit des Kopfs unter Berücksichtigung einer möglichen HWS-Verletzung durchgeführt werden. Im Einzelfall ist jedoch die Intubation als lebensrettende Sofortmaßnahme, auch bei eingeklemmten Patienten, indiziert. Darüber hinaus kann es notwendig sein, vor der Rettung des Patienten aus Gründen der Schmerzbekämpfung (schmerzhafte Rettungsmaßnahmen oder Lagerungsmaßnahmen) eine Intubationsnarkose einzuleiten. Für die Durchführung der frühzeitigen Intubation bei polytraumatisierten Patienten ist jedoch eine ausreichende Erfahrung in der Technik der Notfallintubation (RSI, Crash-Intubation) unabdingbar [Crosby, Cooper, Douglas 1998]. Für die Anwendung von Kehlkopfmasken liegen in der präklinischen Medizin nur wenige Daten vor, jedoch kann in manchen Fällen die Beatmung über eine Larynxmaske lebensrettend sein. Ist eine Intubation am Unfallort nicht möglich, kann zur ausreichenden Oxygenierung und Sicherung der Atemwege die Durchführung einer Notkoniotomie notwendig werden. Neben dieser invasiven Maßnahme (Ultima Ratio) haben sich in den letzten Jahren die supraglottischen Atemwegshilfen auch in der notfallmedizinischen Versorgung etabliert. Bei nicht möglicher orotrachealer Intubation ist der Kombitubus oder v.a. der Larynxtubus sinnvoll [Genzwürker, Dhonau, Ellinger 2002]. Dabei ist anzumerken, dass der Larynxtubus durch seine größere Variabilität (6 verschiedene Größen) Vorteile hat und insbesondere auch bei Kindern eingesetzt werden kann. Seit einigen Jahren etablieren sich zunehmend weitere technische Hilfsmittel zur Intubation (bspw. retromolares Intubationsfiberskop nach Bonfils, Videolaryngoskope, Airtraq, Glideskope). Jedoch gilt für alle neuen Hilfsmittel, dass der Umgang trainiert werden sollte, um Gerät und Technik sicher zu beherrschen.

Die Beatmung sollte immer mit einer **FiO_2 von 1,0** erfolgen, da damit die physikalisch im Plasma gelöste Sauerstoffmenge, die bei ausgeprägter Blutungsanämie entscheidend für die Gewebeoxygenierung sein kann, maximiert wird. Hinweise auf klinisch relevante, nachteilige Effekte einer kurzfristigen Beatmung mit einer hohen inspiratorischen Sauerstoffkonzentration (Sauerstofftoxizität, Anstieg der Sauerstoffradikale etc.) gibt es bei Schwerverletzten nicht. Die Patienten sollten, wenn möglich, unter einer Kontrolle des $etCO_2$ **normoventiliert** werden. Allerdings wird der $etCO_2$-Gehalt auch durch die Perfusion beeinflusst. D.h., niedrige $etCO_2$-Werte können auch durch einen niedrigen systemischen Blutdruck verursacht werden. Eine generelle Hyperventilation ist auch bei Patienten mit SHT nicht mehr indiziert. Zielparameter der präklinischen Beatmung sind **pulsoximetrische Sauerstoffsättigung > 90%, $etCO_2$ 35–40 mmHg**.

Die positive Druckbeatmung kann über die Erhöhung des intrathorakalen Drucks zu einer Verminderung des Preloads führen und damit HZV und RR zusätzlich beeinträchtigen. Wird PEEP angewendet, sollte dieser in Abhängigkeit von Sättigung und Hämodynamik titriert werden.

33.4 Therapieprinzipien

Bei jedem Polytrauma mit Thoraxtrauma muss besonders unter maschineller Beatmung sorgfältig auf die Ausbildung eines **Pneumothorax** bzw. **Spannungspneumothorax** geachtet werden. Im Zweifelsfall ist bei Thoraxtrauma, unklarem Auskultationsbefund, Anstieg des Beatmungsdrucks und Verschlechterung der hämodynamischen Situation die Anlage von Thoraxdrainagen indiziert. Dies ist besonders wichtig, wenn als Transportmittel der RTH eingesetzt wird, da in diesem Rettungstransportmittel die Anlage einer Thoraxdrainage während des Transports meist nicht möglich ist.

33.4.2 Analgesie, Anästhesie

Einen wesentlichen Beitrag zur Entwicklung und Aufrechterhaltung des traumatischen Schocks leisten die durch das Trauma bedingten Schmerzen und die damit verbundene Stresssituation für den wachen Patienten. Durch Schmerzen und Stress wird die sympathoadrenerge Reaktion des Organismus verstärkt, der Sauerstoffbedarf und ggf. der Hirndruck werden erhöht. Es ist deshalb, nicht nur aus ethischen Gründen, eine der wichtigsten Aufgaben des Notarztes, die akuten – mitunter unerträglichen – **Schmerzen zu lindern**. Dazu ist es notwendig, möglichst frühzeitig (Rettungsmaßnahmen, Lagerungsmaßnahmen, Transport) eine ausreichende **Analgesie** und **Sedierung** im Rahmen einer Intubationsnarkose durchzuführen. Die Auswahl der zur Verfügung stehenden Medikamente spielt dabei eher eine untergeordnete Rolle. Wichtig ist die Anpassung der Dosis an die jeweilige hämodynamische Situation und an den individuellen Schmerzmittelbedarf (z.B. bei Repositionsmaßnahmen) des Patienten. Als potente Analgetika bieten sich in dieser Situation Opioide und Ketamin an, wobei beide mit einem Sedativum, i.d.R. einem Benzodiazepin, kombiniert werden. Zur Einleitung der Notfallnarkose wurde bisher Etomidat bevorzugt, da hier im Gegensatz zu Thiopental oder Propofol mit keiner negativ inotropen Wirkung zu rechnen ist. Allerdings wird die Entwicklung einer Nebenniereninsuffizienz im Zusammenhang mit der Applikation von Etomidat beim Trauma-Patienten diskutiert [S3-Leitlinie Polytrauma, S. 32]. Muskelrelaxanzien können zur Erleichterung der maschinellen Beatmung beim ausreichend sedierten Patienten eingesetzt werden. Nach Analgesie kommt es zu einer verminderten Ausschüttung von Katecholaminen aufgrund der reduzierten Sympathikusreaktion. Veränderungen der HF und des RR sind häufig zu beobachten. Nicht selten detektiert sich ein durch endogene Katecholamine kompensierter Schock nach Gabe von Opioiden. Diese Reaktion ist ggf. bei Einsatz von Ketamin durch Freisetzung von Noradrenalin durch Sympathikusaktivierung weniger ausgeprägt.

Traumatischer Schock

33.4.3 Volumenersatztherapie

Der traumatisch-hämorrhagische Schock steht in der Initialphase des Polytraumas im Vordergrund. Die exakte Beurteilung von Ausmaß und Dauer des Schocks ist nicht einfach, da weder der externe Blutverlust noch der Verlust in großen Körperhöhlen wirklich quantifizierbar ist. Letztlich sollte man bei polytraumatisierten Patienten grundsätzlich davon ausgehen, dass ein erheblicher Blutverlust vorliegt. Insbesondere jüngere Patienten können durch die sympathoadrenerge Reaktion relativ lange eine „stabile Makrohämodynamik" aufrechterhalten, was zu einer Verschleierung eines bereits erheblichen Volumendefizits führt. Da invasive Parameter, wie intrathorakales Blutvolumen (ITBV), ZVD oder die zentralvenöse Sättigung ($ScvO_2$) zur Abschätzung der Volumensituation nicht vorliegen, müssen klinische Zeichen, wie anhaltende Hypotonie, Tachykardie, Desorientiertheit, Blässe, Kaltschweißigkeit, Verletzungsmuster und Unfallmechanismus zur Beurteilung herangezogen werden. Als präklinisches Monitoring der Volumensituation dienen systolischer Blutdruck, HF und das kapilläre Refilling sowie die einfache Pulskontrolle.

> Ziel der präklinischen Volumenersatztherapie ist die Wiederherstellung eines systolischen Blutdrucks von 80–100 mmHg und einer HF von 100/min, sofern nicht das Vorliegen einer schweren Schädel-Hirn-Verletzung einen höheren zerebralen Perfusionsdruck erfordert [Rossaint et al. 2010].

Für das Polytrauma ist eine **Volumenersatztherapie** über mehrere (sofern möglich) großvolumige periphere Zugänge von zentraler Bedeutung. Bei Nichtgelingen kann eine intraossäre Nadel mittels entsprechenden Bohrers und Systems (bspw. EZ IO, Fa. Vidacare) eingebracht werden, bzw. zentralvenös ein Zugang geschaffen werden. Zeitverluste durch frustrane Versuche sollten unbedingt vermieden werden. Innerhalb der Erstversorgung können **500–1500 ml kristalline Lösungen** appliziert werden (Druckinfusion). Falls nicht ausreichend, können auch kolloidale Lösungen verabreicht werden. Aufgrund der großen Variabilität der Verletzungen kann es keine definierte Volumenmenge als Empfehlung geben. Vielmehr sollten Indikatoren einer vorhandenen Perfusion, wie ein tastbarer peripherer Puls, eine peripher abgeleitete Pulsoximetriekurve, ein capillary refill sowie ein adäquater $ETCO_2$-Gehalt neben dem Blutdruck als Verlaufskriterium, gewertet werden. Je schwerer Trauma und Schock sind, desto ausgeprägter kann die Notwendigkeit einer Volumenersatztherapie sein. Die Überlegenheit einer bestimmten kolloidalen Volumenersatzlösung konnte bislang nicht gezeigt werden [Bunn, Alderson, Hawkins 2003]. Seit einigen Jahren haben sich hypertone Kochsalzlösungen mit Kolloidanteil (Dextran, Hydroxyethylstärke) im Rahmen der **Small-volume Resuscitation** in der Notfalltherapie etabliert. Mit diesen Lösungen ist es möglich, mit einer geringen, schnell injizierbaren Flüssigkeitsmenge (4 ml/kg KG) über 2–4 min einen deutlich größeren Volumeneffekt zu erzielen. Durch die Bolusinjektion der hypertonen Kochsalzlösung (Osmolarität ca. 2400 mosmol) kommt es zur Ausbildung eines osmotischen Gradienten zwischen Intravasal- und Extravasalraum, der zu einer Mobilisation von Flüssigkeit aus den Erythrozyten, dem Interstitium und besonders aus geschwollenen Endothelzellen nach intravasal führt. Dadurch kommt es neben einer raschen Stabilisierung der Makrozirkulation zu einer Verbesserung der nutritiven Gewebeperfusion auf der Ebene der Mikrozirkulation, was günstig bez. der Prävention von Sekundärfolgen erscheint [Cooper et al. 2004; Gurfinkel et al. 2003; Kreimeier und Messmer 2002; Ragaller und Albrecht 2001; Kreimeier und Peter 1997]. Eine Metaanalyse von Wade et al. (1997) zeigte eine 3,5%ige Reduktion der Letalität durch die Anwendung von hypertoner Kochsalzlösungen im Schock [Wade et al. 1997]. Hypertone, kolloidale Lösungen sind somit über den reinen Volumeneffekt hinaus spezifisch wirksame Substanzen im Schock. Zur weiteren nachhaltigen Stabilisierung ist nach erfolgter Small-volume Resuscitation eine Fortführung der konventionellen Volumenersatztherapie unter hämodynamischen Monitoring erforderlich [Kreimeier und Messmer 2002].

Makrozirkulation
Mikrozirkulation

Da beim Polytraumatisierten häufig der Verdacht schwerer Blutungen besteht, sollte der Fokus nicht auf eine Volumengabe vor Ort, sondern vielmehr während des Transports erfolgen, um den Patienten einer kausalen Therapie zuzuführen. Dies bedeutet ggf. auch das Akzeptieren von niedrigen Blutdruckwerten von ca. 70–80 mmHg (Konzept der permissiven Hypotension) [Kreimeier, Lackner, Pruckner 2002]. Hierbei ist der Blutverlust durch den niedrigen Blutdruck verringert. Nach kausaler chirurgischer Blutstillung kann der Blutdruck dann angehoben werden. Bei Patienten mit gleichzeitigem SHT sollte dieses Konzept jedoch nicht eingesetzt werden, da hier der zerebrale Perfusionsdruck nicht ausreichend wäre [Chesnut et al. 1993]. Im Gegenteil: Bei schweren SHT kann es sogar notwendig sein, den Blutdruck mit Volumen und ggf. Katecholaminen anzuheben, um einen ausreichenden Perfusionsdruck zu gewährleisten. Zu diesem Zweck können vasokonstriktorisch wirkende Katecholamine wie Noradrenalin eingesetzt werden. Die Gabe dieser hochpotenten Substanz sollte unbedingt über eine exakte Spritzenpumpe (Perfusor) erfolgen. Bei gleichzeitigen schweren Verletzungen des Schädels und des Thorax, Abdomens oder Beckens ist dies nachvollziehbar ein Dilemma. Hier bleibt in der präklinischen Phase nur nach momentaner Priorität der Verletzungen und der daraus vitalen Gefährdung zu entscheiden.

Die Behandlung des traumatisch-hämorrhagischen Schocks beruht auf 3 Grundpfeilern:
- Blutstillung
- Sauerstoffverbrauch senken
- Sauerstoffangebot im Gewebe erhöhen

Die **Blutstillung** kann i.d.R. an Extremitäten durch Anlegen eines suffizienten Druckverbands erreicht werden. Eher selten sind eine digitale Kompression der großen Arterie oder ein Abbinden einer Extremität zur Blutstillung erforderlich, sollten aber bei nicht ausreichender Blutungsverringerung durch Kompression zeitnah in Erwägung gezogen werden. Einen erheblichen Beitrag zur Blutstillung leisten die adäquate Lagerung und Immobilisierung von Frakturen (Vakuummatratze, Schienung etc.). Die Anwendung von Antischockhosen (MAST) zur Blutstillung bzw. Schocktherapie insbesondere bei Verletzungen an der unteren Körperhälfte kann auf der Basis bislang vorliegender Ergebnisse nicht empfohlen werden [Dickinson und Roberts 2000].

Die Kompression des Beckens bei entsprechender Instabilität kann einen wichtigen Beitrag zur Reduzierung des Blutverlusts leisten. Hierzu können z.B. pneumatische Beckenzwingen oder andere Hilfsmittel eingesetzt werden. Auch ein einfaches längsgefaltetes Laken kann durch Umschlagen um das Becken und diagonalen Zug eine Verbesserung bewirken. Dennoch steht bei allen Situationen mit Blutung klar der Transport in eine geeignete Zielklinik ohne unnötige Zeitverluste im Vordergrund, um eine kausale, d.h. chirurgische Blutstillung zu ermöglichen [Raum und Waydhas 2009].

Sauerstoffverbrauch

Der Sauerstoffverbrauch kann durch Reduzierung von Schmerzen und Stress entscheidend gesenkt werden. In der Praxis bedeutet dies eine suffiziente Analgesie und Sedierung bzw. Narkose. Durch die Verminderung der sympathikoadrenergen Stressreaktion kann es zum Abfall des systemischen Blutdrucks kommen. Letztlich zeigt sich hierdurch die tatsächliche Kreislaufsituation ohne vermehrte endogene Katecholaminausschüttung. Auch bei bewusstlosen Patienten kann und soll der Sauerstoffverbrauch durch Einsatz von Narkosemedikamenten gesenkt werden. Insbesondere bei Patienten mit schwerem SHT ist dies Grundlage der präklinischen Behandlung.

Die Erhöhung des Sauerstoffangebots im Gewebe kann zum einen durch die Gabe von Sauerstoff an sich erfolgen, beim spontan atmenden Patienten zunächst via Insufflation bis zur Durchführung einer Intubation mit anschließender inspiratorischer Sauerstoffkonzentration von 100%. Hierdurch wird auch der Anteil des physikalisch gelösten Sauerstoffs erhöht, was einen wichtigen Beitrag zur Schockbehandlung darstellt.

Die Gabe von Erythrozytenkonzentraten zur Verbesserung des Sauerstofftransportmediums ist erst in der Klinik möglich. Künstliche Sauerstoffträger stehen im klinischen Alltag aber nicht zur Verfügung. Für das Erreichen der noch vorhandenen Erythrozyten im Gewebe sind eine bestimmte Viskosität und ein gewisser Druck erforderlich. Die Gabe von Infusionsflüssigkeit ist daher ein wichtiger Bestandteil der Gewebeoxygenierung. Dennoch ist die Volumentherapie im präklinischen Bereich vor chirurgischer Blutstillung nicht unkritisch, da durch Dilutionseffekte und weitere Einflüsse auf die Blutgerinnung wie Fibrinpolymerisationsstörungen auch nachteilige Effekte zu berichten sind. Ziel der Volumen- oder Flüssigkeitstherapie ist daher nicht die Applikation einer bestimmten Menge, sondern das Aufrechterhalten einer Perfusion und Oxygenierung. Dabei sind ein peripher tastbarer Puls, eine messbare Sauerstoffsättigung peripher, ein messbares $ETCO_2$ oder ein capillary refill positive Merkmale. Der gemessene Blutdruck gibt weitere Hinweise auf den Stand der momentanen Kreislaufsituation. Dabei ist der Verlauf an sich ebenfalls ein wichtiger Parameter.

33.4.4 Therapeutische Ansätze in der frühen Phase der Behandlung der Koagulopathie

Auch wenn eine spezifische Gerinnungstherapie in der präklinischen Phase derzeit nicht möglich ist, so ist die Kenntnis der pathophysiologischen Vorgänge der Gerinnungsstörung beim Polytrauma wichtig. So gibt es zahlreiche Faktoren in der präklinischen Phase, die die Blutgerinnung beeinflussen. Durch das Verständnis dieser Zusammenhänge gilt es, die negativen Auswirkungen so klein wie möglich zu halten.

Bei der Therapie der Koagulopathie infolge massiven Blutverlusts hat die primär chirurgische Blutstillung die höchste Priorität [Rossaint et al. 2010]. Da alle gerinnungsaktiven Plasmabestandteile in der Frühphase der Blutung verloren gehen, erscheint der Ersatz mit FFP i.d.R. die erste Wahl zu sein. Aus dem Ablauf der plasmatischen Gerinnung lässt sich jedoch begründen, dass primär Fibrinogen in größeren Mengen verloren geht, respektive verbraucht wird [White et al. 2010; Fries et al. 2005]. Der akute Fibrinmangel kann aber kurzfristig nicht durch FFP-Präparate ersetzt werden (hohe Volumenmenge, Zeitverzögerung durch Auftauen etc.), sodass die Applikation von Fibrinogenkonzentraten eher pathophysiologisch sinnvoll erscheint und daher primär erfolgen sollte [Schöchl et al. 2010; Fries und Martini 2010]. Nach derzeitigen Erfahrungen sind Fibrinogenspiegel von 2–3 g/l sinnvoll. Unterhalb einer Plasmakonzentration von 1,5–2 g wird die initiale Substitution von 3–4 g Fibrinogen empfohlen [Rossaint et al. 2010].

Neuere Diagnoseverfahren wie die Rotationsthrombelastographie können helfen, solche Fibrinogenmangelblutungen zu detektieren und gezielt zu therapieren [Schöchl et al. 2010]. Mit diesem Verfahren kann darüber hinaus eine schnelle Differenzialdiagnostik zwischen Fibrinogenmangel und einer Hyperfibrinolyse erfolgen. Insbesondere bei Polytraumatisierten ist das Auftreten einer Hyperfibrinolyse häufig. Die frühe Gabe von Antifibrinolytika wie Tranexamsäure kann daher auch ohne Vorliegen von Labortests beim polytraumatisierten Patienten mit schweren Blutungen sinnvoll sein [CRASH-2 trial collaborators 2010].

Diagnoseverfahren

Bei der Therapie der Blutung und Gerinnungsstörung ist zusätzlich wichtig, aufgrund der Interaktion zwischen Erythrozyten und Thrombozyten auf einen ausreichenden Hämatokrit zu achten. Die Beurteilung von Hämatokrit- und Hämoglobingehalt sollte bei der schweren Blutung daher nicht ausschließlich vom Aspekt der ausreichenden Sauerstofftransportkapazität, sondern auch aus der Sicht der primären Hämostase in die therapeutischen Strategien mit einbezogen werden.

Die Zahl der Thrombozyten sollte 50 000 nicht unterschreiten. Gleichzeitig wird ein Hb-Gehalt von 7–9 g/dl als primäres Ziel empfohlen [Rossaint et al. 2010]. Absolute Thrombozytenzahlen sind für die Beurteilung der Gerinnbarkeit allerdings wenig zielführend, da die Aggregationsfähigkeit ebenfalls temperaturabhängig ist.

Hypothermie

In jedem Fall sollte eine Hypothermie des Patienten vermieden werden, da hierdurch die Blutgerinnung erheblich negativ beeinflusst wird. Nahezu alle Patienten mit schwerem Trauma sind unterkühlt. Da ein Aufwärmen kaum gelingt, gilt es, ein weiteres Auskühlen zu verhindern. Dies sollte auch unbedingt ein Ziel in der Präklinik sein. Die Behandlung einer Azidose als weiterer Faktor einer Koagulopathie sollte durch eine adäquate Ventilation unterstützt werden. Die Gabe großer Mengen kolloidaler Infusionsflüssigkeit ist hinsichtlich der negativen Effekte auf die Gerinnung beim Polytrauma zu überdenken [Rossaint et al. 2010; Lison et al. 2009; Spahn und Rossaint 2005].

33.5 Zusammenfassung

Für die Behandlung des Polytraumas ist aufgrund der Komplexität der Verletzungen das Wissen über Diagnostik und Therapie der einzelnen Verletzungen nicht ausreichend, da sich die Verletzungen nicht einfach aufsummieren lassen, sondern potenzieren und eine vitale Bedrohung für den Gesamtorganismus darstellen. In der Konsequenz sollten daher die multiplen Interaktionen der einzelnen Verletzungen mit den Vitalorganen beurteilt werden und in die diagnostischen und therapeutischen Maßnahmen integriert sein. Darüber hinaus unterliegen alle medizinischen Anstrengungen dem Zeitfaktor, der maßgeblich über Erfolg und Misserfolg der präklinischen Behandlungsmaßnahmen entscheidet (Golden Hour of Shock). In der präklinischen Versorgung ist der Fokus auf die Wiederherstellung und Aufrechterhaltung der Vitalfunktionen **und** den zeitnahen Transport in eine geeignete Klinik gerichtet. Neben der Blutstillung stehen dabei die Schocktherapie durch Senkung des Sauerstoffverbrauchs sowie die Erhöhung des Sauerstoffangebots im Vordergrund. Das beinhaltet eine suffiziente Analgesie bzw. Anästhesie zur Reduzierung der sympathikoadrenergen Reaktion sowie eine Normoventilation und Oxygenierung als auch die Gabe von Infusionsflüssigkeit. Eine Hypothermie sollte aufgrund der negativen Effekte auf die Blutgerinnung verhindert, bzw. sollte ein progredientes Fortschreiten der Auskühlung des Patienten verringert werden.

Zur Reduzierung von Hektik, Chaos, Verzögerungen und Fehlentscheidungen können Algorithmen als Leitlinie dienen. Diese sollten auf

33.5 Zusammenfassung

Abb. 33.4, Abb. 33.5: Eingeklemmter Pkw-Fahrer nach Kollision mit einem Baum auf einer Landstraße. Verzögerte Rettungszeit aufgrund der Einklemmung im Bereich der Beine und des Beckens. Diagnose: hämorrhagischer Schock (blasses Hautkolorit, kalte Hände im Rahmen der Zentralisation, Puls um 120/min, RR um 80 systolisch), offene Frakturen der Ober- und Unterschenkel, Fraktur der linken Beckenschaufel sowie linksseitige Rippenfrakturen ohne Anhalt für einen Pneumothorax, SHT 1°. Therapie im Pkw: Sauerstoffinhalation bei suffizienter Spontanatmung, 2 VVK (14 G und 18 G), Infusion von ca. 1000 ml kristalloider und 500 ml kolloidaler Infusionslösung, Analgesie mit 0,2 mg Fentanyl titriert, Anlage Stiffneck, Decke zum Wärme-Erhalt. Nach Rettung aus dem Pkw: Lagerung auf Vakuummatratze, sterile Abdeckung offener Frakturen und Blutstillung durch Kompression, Narkose, Intubation und Beatmung mit einer FiO_2 von 1,0. Transport via RTH. Die Fotos demonstrieren v.a. die Bedeutung der Kommunikation untereinander.

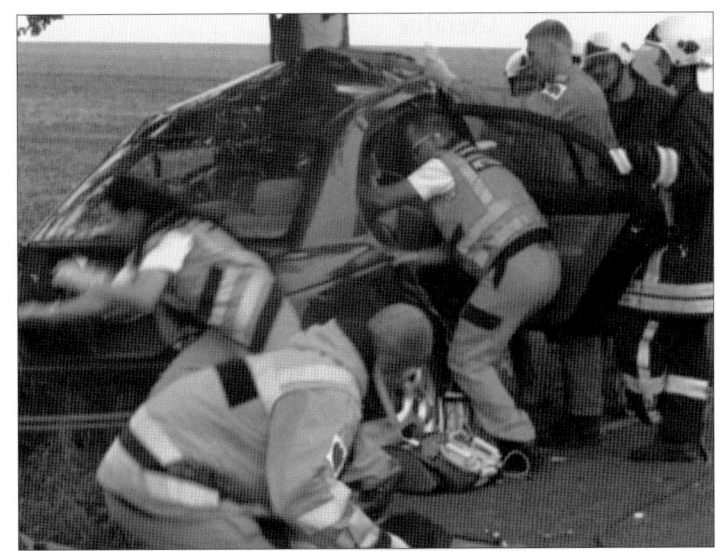

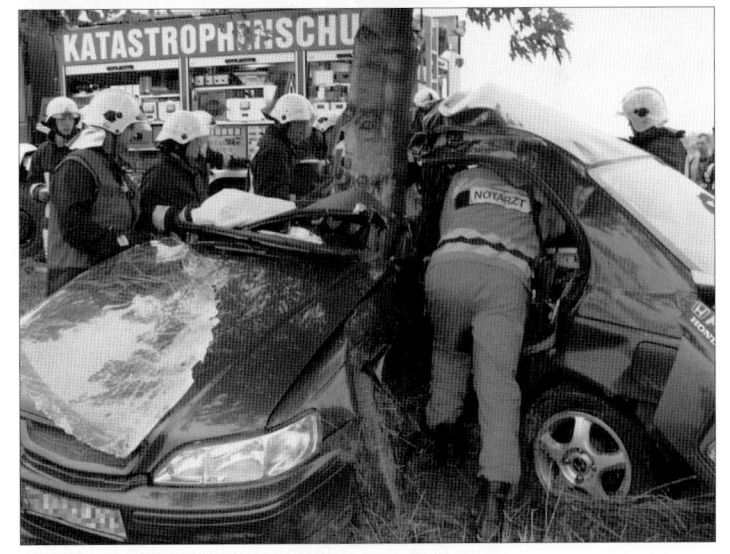

die regionalen Besonderheiten im präklinischen und klinischen Bereich adjustiert werden. Die Umsetzung von solchen Konzepten hat dann durch alle Beteiligten zu erfolgen und muss, um erfolgreich zu sein, immer wieder geübt, hinterfragt und ggf. korrigiert werden, um eine anhaltende hohe Qualität zu gewährleisten. Dies gilt nicht allein für die rein medizinischen Abläufe, sondern auch für die „menschlichen" Faktoren. So ist es möglich, Einflussfaktoren, wie das Verhalten im Team, Kommunikation, Stressverhalten sowie den Umgang mit „Fehlern", durch Training zu verbessern. Dabei gewinnt das sog. CRM-Training (Crew Resource Management) in der Medizin zunehmend an Bedeutung (s. Abb. 33.4, 33.5).

Literatur

Bickell WH et al., Immediate versus delayed fluid resuscitation for hypotensive patients with penetrating torso injuries. New Engl J Med (1994), 331, 1105–1109

Biewener A et al., Einfluss von Rettungsmittel und Zielklinik auf die Letalität nach Polytrauma. Unfallchirurg (2005), 108, 370–377

Bunn F, Alderson P, Hawkins V, Colloid solutions for fluid resuscitation. Cochrane Database Syst Rev (2003), CD001319

Brandstrup B et al., Effects of intravenous fluid restriction on postoperative complications, comparison of two perioperative fluid regimens. A randomized assessor-blinded multicenter trial. Ann Surg (2003), 238, 641–648

Chesnut RM et al., The role of secondary brain injury in determining outcome from severe head injury. J Trauma (1993), 34, 216–222

Christ F, Lackner CK, Präklinische Versorgung des Patienten mit Schock. Internist (2004), 45, 267–276

Cooper DJ et al., Prehospital hypertonic saline resuscitation of patients with hypotension and severe traumatic brain injury: a randomized controlled trial. JAMA (2004), 291(11), 1350–1357

Cosgriff N et al., Predicting life-threatening coagulopathy in the massively transfused trauma patient, hypothermia and acidoses revisited. J Trauma (1997), 42, 857–861

Cowley RA, Dunham CM (1982) Shock trauma/critical care manual. Initial assessment and management, 1st ed. University Park Press, Baltimore

The CRASH-2 trial collaborators, Effects of tranexamic acid on death, vascular occlusive events, and blood transfusion in trauma patients with significant haemorrhage (CRASH-2): a randomised, placebo-controlled trial. Lancet (2010), DOI: 10.1016/S0140-6736(10)60835-5

Crosby ET, Cooper RM, Douglas MS, The unanticipated difficult airway with recommendations for management. Can J Anaesth (1998), 45, 757–776

De Jonge E, Levi M, Effects of different plasma substitutes on blood coagulation: a comparative review. Crit Care Med (2001), 29, 1261–1267

Dickinson K, Roberts I, Medical anti-shock trousers (pneumatic anti shock garments) for circulatory support in patients with trauma. Cochrane Database Syst Rev (2000), CD001856

Fries D, Martini WZ, Role of fibrinogen in trauma-induced coagulopathy. Br J Anaesth (2010), 105, 116–121

Fries D et al., Gerinnungsmanagement bei traumatisch bedingter Massivblutung. Anästhesiol Intensivmed Notfallmed Schmerzther (2010), 45, 552–561

Fries D et al., Gerinnungsmanagement beim Polytrauma. Anaesthesist (2005), 54, 137–144

Fries D et al., Dilutional coagulopathy, an underestimated problem? Anasthesiol Intensivmed Notfallmed Schmerzther (2004), 39, 745–750

Fries D et al., The effect of the combined administration of colloids and lactated Ringer's solution on the coagulation system, an in vitro study using thrombelastograph coagulation analysis (ROTEG). Anesth Analg (2002), 94, 1280–1287

Genzwürker HV, Dhonau S, Ellinger K, Use of the laryngeal tube for out of hospital resuscitation. Resuscitation (2002), 52(2), 221–224

Gurfinkel V et al., Hypertonic saline improves tissue oxygenation and reduces systemic and pulmonary inflammatory response caused by hemorrhagic shock. J Trauma (2003), 54, 1137–1145

Grottke O, Rossaint R, Management der Gerinnungsstörung bei traumainduzierter Hypovolämie und (un-)kontrollierter Blutung. Notfall Rettungsmed (2009), 12, 181–187

Gutierrez G, Reines HD, Wulf-Gutierrez ME, Clinical review, hemorrhagic shock. Crit Care (2004), 8, 373–381

Hardy JF, de Moerloose P, Samama M, Massive transfusion and coagulopathy, pathophysiology and implications for clinical management. Can J Anaesth (2004), 51, 293–310

Hildebrand F et al., Pathophysiologic changes and effects of hypothermia on outcome in elective surgery and trauma patients. American J Surg (2004), 187, 363–371

Innerhofer P et al., The effects of perioperatively administered colloids and crystalloids on primary platelet-mediated hemostasis and clot formation. Anesth Analg (2002), 95, 858–865

Kauvar DS, Lefering R, Wade CE, Impact of hemorrhage on trauma outcome, an overview of epidemiology, clinical presentations and therapeutic considerations. J Trauma (2006), 60, 3–11

Kohler M et al., Thromboembolic complications associated with the use of prothrombin complex and factor IX concentrates. Thromb Haemost (1998), 80, 399–402

Kreimeier U, Lackner C, Pruckner S, Permissive Hypotension beim schweren Trauma. Anaesthesist (2002), 51, 787–799

Kreimeier U, Messmer K, Small volume resuscitation, from experimental evidence to clinical routine. Advantages and disadvantages of hypertonic solutions. Acta Anaesthesiol Scand (2002), 46(625), 638

Kreimeier U, Peter K (1997) Prehospital Fluid Replacement. In: Vincent J-L (Ed), Yearbook of Intensive Care and Emergency Medicine, 383–397. Springer, Berlin, Heidelberg, New York

Lechleuthner A et al., Evolution of rescue systems: a comparison between Cologne and Cleveland. Prehospital Disaster Med (1994), 9, 193–197

Liberman M, Mulder D, Sampalis J, Advanced or basic life support for trauma, meta-analysis and critical review of the literature. J Trauma (2000), 49, 584–599

Lison S et al., Interaktion von Volumentherapie und Gerinnung. Notfall Rettungsmed (2009), 12, 176–180

Maghsudi M, Nerlich M, Polytraumamanagement. Chirurg (1998), 69, 313–322

Messmer K, Compromised Perfusion. Prog Appl Microcirc (1996), 22, 1–186

Mikhail J, The trauma triad of death, hypothermia, acidosis, and coagulopathy. AACN Clin Issues (1999), 10, 85–94

Moore EE et al., Staged physiologic restoration and damage control surgery. World J Surg (1998), 22, 1184–1190

Nielsen VG, Colloids decrease clot propagation and strength, role of factor XIII-fibrin polymer and thrombin-fibrinogen interactions. Acta Anaesthesiol Scand (2005), 49, 1163–1171

Nielsen VG et al., The impact of factor XIII on coagulation kinetics and clot strength determined by thrombelastography. Anesth Analg (2004), 99, 120–123

Niemi TT et al., Gelatin and hydroxyethyl starch, but not albumin, impair hemostasis after cardiac surgery. Anesth Analg (2006), 102, 998–1006

Pintar FA, Yoganandan N, Gennarelli TA, Airbag effectiveness on brain trauma in frontal crashes. Proc Assoc Adv Automot Med Conf (2000), 44, 149–169

Pfeifer R, Pape HC, Missed injuries in trauma patients: a literature review. Patient Safety in Surg (2008), 2, 20, DOI: 10.1186/1754-9493-2-20

Ragaller M (2002) Pathophysiologie des Volumenmangels. In: Boldt J (Ed), Aktuelle Perspektiven in der Volumenersatztherapie, 14–20. UNI-MED, Bremen

Ragaller M, Albrecht DM, Hypertone Lösungen, Volumen auf Pump? Anästesiol Intensivmed Notfallmed Schmerzther (2001), 36(S2), 155–158

Raum MR, Waydhas C, Präklinische Volumentherapie beim Trauma. Notfall Rettungsmed (2009), 12, 188–192

Rebel A, Ellinger K, Van Ackern K, New airbag-associated injuries in traffic accidents. Anaesthesist (1996), 45, 359–362

Rossaint R et al., Management of bleeding following major trauma, an updated European guideline. Crit Care (2010), 14, R52, 1–29

Rossi R, Erstversorgung vor Ort oder schnellstmöglicher Transportbeginn. Anaesthesist (1997), 46, 126–132

Ruchholtz S et al., Rückgang der Traumaletalität. Dtsch Arztebl (2008), 105(13), 225–231

S3-Leitlinie Polytrauma/Schwerverletzten-Behandlung. AWMF Register-Nr. 012/019. Hrsg. von der Deutschen Gesellschaft für Unfallchirurgie

Sampalis JS et al., Impact of in-site care, prehospital time, and level of in-hospital care on survival in severely injured patients. J Trauma (1993), 34, 252–261

Schierhout G, Roberts I, Fluid resuscitation with colloid or crystalloid solutions in critically ill patients: a systematic review of randomised trials. BMJ (1998), 316, 961–964

Schmidt U et al., Primärversorgung des Polytraumas. Vergleich des deutschen und amerikanischen Luftrettungssystems. Unfallchirurg (1993), 96, 287–298

Schneider CP et al., Therapie des hämorrhagischen Schocks. Notfall Rettungsmed (2009), 12, 193–200

Schöchl H et al., Goal-directed coagulation management of major trauma patients using thrombelastometry (ROTEM)-guided administration of fibrinogen concentrate and prothrobin complex concentrate. Crit Care (2010), 14, R55

Shafizadeh S et al., Schockraummanagement von Schwerverletzten. Orthopäde (2010), 39, 771–776

Smith JP et al., Prehospital stabilization of critically injured patients: a failed concept. J Trauma (1985), 25, 65–76

Spahn DR, Rossaint R, Coagulopathy and blood component transfusion in trauma. Br J Anaesth (2005), 95, 130–139

Statistisches Bundesamt (2010)

Wade CE et al., Efficacy of hypertonic 7.5% saline and 6% dextrane 70 in treating trauma: a meta-analysis of controlled clinical studies. Surgery (1997), 122, 609–616

White NJ et al., Coagulopathy and traumatic shock: Characterizing hemostatic function during the critcal period prior to fluid resuscitation. Resuscitation (2010), 81, 111–116

Ziegenfuß T, Polytrauma. Präklinische Erstversorgung und Schockraummanagement. Anaesthesist (1998), 47, 415–431

34 Leitsymptom Schock

> **Lernziel:**
> Erlernen der Ursachen, (Differenzial-)Diagnostik und Therapie anhand des Leitsymptoms „Schockzustand" im Notarztdienst mit den dort gegebenen Möglichkeiten und eine zielgerichtete Versorgung inkl. Transport in geeignete Weiterbehandlung.

34.1 Einleitung

Harald Genzwürker, Jochen Hinkelbein

Definition

Der Begriff Schock besitzt in der Notfallmedizin sehr unterschiedliche Bedeutungen: Der Laie beschreibt damit bspw. den Zustand eines an einem Unfall Beteiligten, der – bedingt durch den hohen Sympathikotonus – blass, aufgeregt und „schockiert" ist, einen Tremor aufweist und sichtlich unter dem Eindruck der Ereignisse steht, oder auch die Reaktion auf den Verlust einer nahe stehenden Person mit entsprechend emotionalen Reaktionen.

Die medizinische Definition des Schocks ist eine gänzlich andere: Der Schock beschreibt ein Missverhältnis von Sauerstoffangebot und -bedarf, ausgelöst durch ein meist akut einsetzendes Kreislaufversagen, in dessen Folge Makro- und Mikrozirkulation gestört sind. Hypotonie und Tachykardie sind lediglich (Spät-)Symptome dieser Minderdurchblutung vitaler Organe. Ihr Vorhandensein allein definiert nicht den Schock, ebenso wenig wie ihre Abwesenheit einen Schockzustand sicher ausschließen lässt.

34.1.1 Definition

Die Interdisziplinäre Arbeitsgruppe IAG „Schock" der DIVI definierte 2005 den Schock als Zustand unzureichender Durchblutung vitaler Organe mit konsekutivem Missverhältnis von Sauerstoffangebot und -verbrauch. Der Begriff Schock hat sich in seiner medizinischen Bedeutung deutlich von den Ursachen hin zu den Folgen verschoben. Als irreversibler Schock wird ein therapierefraktärer Schockzustand bezeichnet.

34.1.2 Diagnosestellung

Schockindex ungeeignet

Der wichtigste Schritt in der Schocktherapie ist die frühzeitige Diagnosestellung. Das Erkennen eines Schockzustands ist allerdings oftmals schwierig, sodass eine rechtzeitige Intervention nicht immer gelingt. Eine Reihe von Scoringsystemen und Indizes zur objektiven Beurteilung des Schocks wurden entwickelt, sie sind aber meist für die retrospektive Auswertung geeignet und in der Akutsituation unbrauchbar. Einfache, schnelle Scores, wie bspw. der nach wie vor relativ gebräuchliche „Schockindex" (Puls/systolischer Blutdruck), sind ungeeignet zur Beurteilung der Prognose des Patienten mit einem Schockzustand – komplexere Scores (z.B. ISS), die verschiedene Parameter berücksichtigen, korrelieren zwar gut mit der Überlebenswahrscheinlichkeit, erfordern aber in der Akutsituation parallel zur vordringlichen Versorgung und Stabilisierung des Patienten im Kopf kaum leistbare und komplexe Berechnungen. Wesentlich hilfreicher als orientierender Parameter ist die schnell und einfach durchführbare Beurteilung der Kapillarfüllungszeit (CRT, Capillary Refill Time) durch Druck auf das Nagelbett der Finger oder Zehen.

Kapillarfüllungszeit

Leicht erkennbare Symptome einer ausgeprägten Makrozirkulationsstörung sind schwach tastbare periphere und zentrale Pulse sowie eine ausgeprägte Tachykardie und Hypotension (s. Tab. 34.1).

Diese Spätzeichen des Schocks sind meist offensichtlich. Bei bestimmten Patientengruppen, wie jungen Menschen mit ausgeprägten Kompensationsmechanismen oder alten Patienten mit entsprechender Dauermedikation, können sie aber sehr verzögert, dann aber schlagartig auftreten.

Ein Pneumothorax/Spannungspneumothorax als Ursache der instabilen Kreislaufsituation muss entweder zuverlässig ausgeschlossen oder umgehend behoben werden. Ziel muss es sein, bereits in der Entstehungsphase eines Schocks erste Warnzeichen wie schlechte Kapillarfüllung, kalte, blasse Haut und eine beginnende Tachykardie zu erkennen.

34.1.3 Schockformen

Wichtiger zweiter Schritt nach dem Erkennen des Schockzustands ist die Identifikation der wahrscheinlichsten Ursache des Schocks, um so

Tab. 34.1: Symptome von Makro- und Mikrozirkulationsstörung

Makrozirkulationsstörung	Mikrozirkulationsstörung
• Tachykardie	• Schlechte Kapillarfüllung
• Hypotension	• Kalte, blasse oder schweißige Haut
• Schwacher Puls	• Oligurie
	• Kalte Extremitäten, Temperaturstufe
	• Zerebrale Hypoxie
	• Periphere Zyanose
	• Erniedrigter Hautturgor

34.1 Einleitung

Ansätze für eine möglichst kausale Therapie zu finden. Bis zur Identifikation auslösender Faktoren muss die Schocktherapie immer rein symptomatisch und ohne Verzögerung erfolgen.

Die Einteilung der Schockformen orientiert sich an der unterschiedlichen Genese des gemeinsamen Endzustands, der ausgeprägten Imbalance von Sauerstoffangebot und -bedarf im Gewebe: Trauma, kardiales

Tab. 34.2: Übersicht über die verschiedenen Schockformen und auslösende Faktoren

Schockform	Ursache	Krankheitsbilder (Beispiele)	Spezifische Maßnahmen
Hypovoläm, „Verbrennungsschock"	Relativer oder absoluter Volumenmangel, Plasmaverlust	Verbrennung, Ileus, Peritonitis, endokrine Komaformen, Diarrhö, Fieber, Plasmaverlust, Elektrolytverlust, Flüssigkeitsverlust, polyurische Nierenerkrankungen, Diabetes insipidus, Diuretika-Abusus, Hyperhidrosis	Volumenersatz, Katecholamine
Hämorrhagisch	Absoluter Volumenmangel, Blutverlust	Trauma mit Blutung, Gastrointestinalblutung, Organverletzung, Gefäßverletzung, Aneurysmaruptur, Extrauteringravidität	Blutungsstillung, Volumenersatz, Katecholamine, Notfalloperation
Kardiogen	Verminderte kardiale Pumpfunktion	AMI, Kardiomyopathie, Myokarditis, Contusio cordis	Analgesie, Akut-PTCA, Lysetherapie, Katecholamine
		Akute Klappendysfunktion, Akute Mitral- oder Aorteninsuffizienz, Septumruptur	Kardiochirurgie, Symptomatische Therapie
		Perikarderguss, Perikardtamponade	Perikarddrainage
	Obstruktion des Blutflusses	Lungenembolie	Lysetherapie
		Spannungspneumothorax, Hämatothorax	Thoraxdrainage
Anaphylaktisch	Störung der peripheren Zirkulation	Insektenstich, Allergie Medikamentengabe	H_1/H_2-Antagonisten, Kortikosteroide, β_2-Mimetika, Katecholamine
Septisch		Infektion, Sepsis oder Urosepsis, „Toxic Shock Syndrome"	Volumengabe, Katecholamine
Neurogen		Spinales Trauma, SHT	Volumengabe, Katecholamine

Ereignis, Anaphylaxie, Sepsis oder seltenere Ursachen des Schocks (s. Tab. 34.2).

Wie bereits oben erwähnt, spielen die Folgen des Schocks bei der Therapie inzwischen eine weitaus größere Rolle als die Ursachen. Die wesentlichen physiologischen und pathophysiologischen Mechanismen sind allen Schockformen gemeinsam und sollen deshalb zum besseren Grundverständnis vorrangig besprochen werden, bevor auf die Besonderheiten einzelner Krankheitsbilder als Auslöser des Schocks eingegangen wird.

34.1.4 Physiologische Grundlagen

Verminderung des Herzzeitvolumens

Wesentliche Stellgröße für die Kreislaufstabilität ist das HZV. Dieses entspricht dem Produkt aus SV und HF. Das SV wird bestimmt durch den venösen Rückstrom zum Herzen (Preload), die myokardiale Pumpfunktion und den peripheren Widerstand (Afterload, Frank-Starling-Mechanismus). Im Ausmaß der Beeinflussung eines einzelnen Faktors oder einer Kombination dieser 3 Faktoren liegen die wesentlichen Unterschiede der einzelnen Schockformen begründet. Die Auslöser können vielgestaltig sein, die gemeinsame Endstrecke ist jeweils eine relevante Verminderung des HZV und somit eine Reduktion des Sauerstofftransports, wodurch letztlich die verminderte Gewebeperfusion und -oxygenierung erklärt wird.

34.1.5 Pathophysiologische Mechanismen

Eine Abnahme des zirkulierenden Blutvolumens von unter 10% führt bei Gesunden zu keinen nennenswerten Effekten. Sowohl HF als auch systolischer Blutdruck bleiben weitgehend unverändert.

Prinzipiell sind die Kompensationsmechanismen des Körpers in umschriebenen Grenzen sinnvoll zur Aufrechterhaltung einer adäquaten Gewebsoxygenierung. Bleibt ein Schockzustand länger bestehen und übersteigt das Ausmaß der Störung die Kapazität der körpereigenen Mechanismen, können diese allerdings den Zustand des Patienten aggravieren und so auch nach Behebung der Ursache für einen Fortbestand des Schocks sorgen (s. Abb. 34.1).

Normotonie trotz Volumendefizit möglich

Blutverluste von mehr als 15% des intravasalen Volumens haben bei gesunden normovolämen Personen zuerst einen verminderten venösen Rückstrom zum Herzen (Preload) und dadurch eine Reduktion des HZV zur Folge (Frank-Starling-Mechanismus). Größere Blutverluste führen zunächst zu einer Reduktion des HZV und erst danach zu einem Blutdruckabfall. Die verzögerte Abnahme des Blutdrucks beruht auf der kompensatorischen Zunahme des peripheren Gefäßwiderstands im Verlauf der sympathikoadrenergen Reaktion. Diese basiert auf der Stimula-

34.1 Einleitung

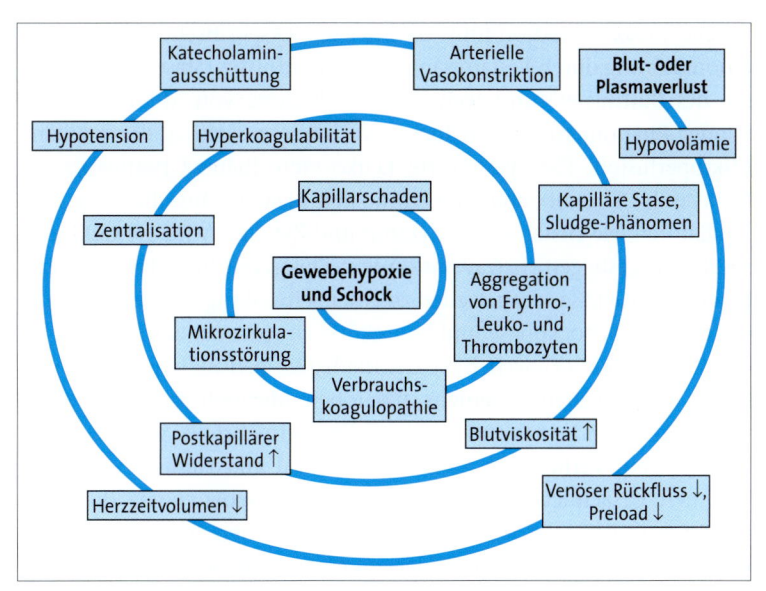

Abb. 34.1: Circulus vitiosus des Schocks: Ohne Therapie kann der Schockzustand durch Kompensationsmechanismen aggraviert werden und resultiert in einer globalen Gewebehypoxie („Schockspirale")

tion des sympathischen Kreislaufzentrums in der Medulla oblongata über Afferenzen aus den Barorezeptoren. Durch eine vermehrte Freisetzung von Katecholaminen und Aktivierung des Renin-Angiotensin-Aldosteron-Systems (RAAS) wird eine Steigerung der HF, der Myokardkontraktilität und des peripheren Gefäßwiderstands erreicht. Es kann deshalb trotz Volumendefizit eine arterielle Normotonie oder – bedingt durch gleichzeitig vorhandene starke Schmerzen – sogar eine passagere Hypertonie vorliegen. Erst im Spätstadium nach hämodynamischer Dekompensation resultiert eine Abnahme des arteriellen systolischen Blutdrucks. Die Messung des systolischen Blutdrucks ist aus diesem Grund ein höchst unzuverlässiger Parameter für die Bestimmung des Ausmaßes des Volumendefizits und zur frühzeitigen Diagnose eines Schockzustands. Relevanter kann der sog. Pulsdruck, die Differenz zwischen systolischem und diastolischem Blutdruck sein: Durch die Katecholaminausschüttung kommt es zur Vasokonstriktion und damit frühzeitig zum Anstieg des diastolischen Drucks.

Pulsdruck

Eine Umverteilung des zirkulierenden Blutvolumens zugunsten des Körperstamms und damit der vitalen Organe wie Gehirn und Herz erklärt sich durch die unterschiedliche Verteilung von Alpha- und Betarezeptoren in den Blutgefäßen. Aufgrund der kapillären Vasokonstriktion an venösen und arteriellen Sphinktern resultiert eine Abnahme der perfundierten Kapillaren und des Perfusionsdrucks der Organe („Zentralisation"), nicht aber im Koronar- und Hirnkreislauf. Äußerlich wahrnehmbares Zeichen der Zentralisation mit Minderdurchblutung von Haut, Muskulatur, Nieren und Splanchnikusgebiet ist die deutliche Blässe durch Kontraktion der Hautgefäße.

Die Vasokonstriktion führt zu einer schockspezifischen Mikrozirkulationsstörung durch Verlangsamung des Blutflusses (Stase). Die Abnahme des Blutflusses führt weiterhin zur Bildung von Mikrothromben (Sludge-Phänomen) und reduziert dadurch zusätzlich die kapilläre Mikroperfusion. Eine gesteigerte Leukozytenadhärenz begünstigt die intravasale Thrombenbildung zusätzlich. Durch Ausschüttung von Mediatoren wie Histamin, Bradykinin und Zytokine wird die Gefäßpermeabilität gesteigert. Extravasation von Flüssigkeit führt besonders im Bereich der Gefäßendothelzellen zu einer Schwellung (lokales Ödem) in der initialen Schockphase und konsekutiv zu einer zunehmenden lokalen Azidose durch Gewebehypoxie. Inadäquat perfundierte und oxygenierte Zellen gehen zu einem anaeroben Metabolismus über, saure Metaboliten wie Laktat und Pyruvat fallen vermehrt an. Schlussendlich kann es zum Verlust von Membranpotenzial und zum Zelluntergang kommen. Ursächlich ist hierfür eine globale Gewebehypoxie, die durch die Störung der Mikrozirkulation weiter aggraviert wird. Die globale Gewebehypoxie führt insbesondere zu einem konsekutiven Schaden in den Endothelzellen. Molekulare Ursache hierfür ist ein Funktionsausfall der Na+/K+-ATPase, der zu einem zellulären Ödem führt (s. Abb. 34.2).

Die Reduktion der Organdurchblutung mit konsekutiver Minderperfusion kann kurz- oder langfristig zum Multiorganversagen bei länger andauernder Unterversorgung schockempfindlicher Organe (Lunge, Leber, Niere, Gastrointestinaltrakt) führen. Im Gastrointestinaltrakt kommt es in besonderem Maße zu einer überproportional starken Perfusionsminderung aufgrund der Freisetzung von vasoaktiven Substanzen. Durch lokale Ischämie wird die Translokation von Bakterien aus dem Darm in die Blutbahn ermöglicht – im Verlauf der anschließenden

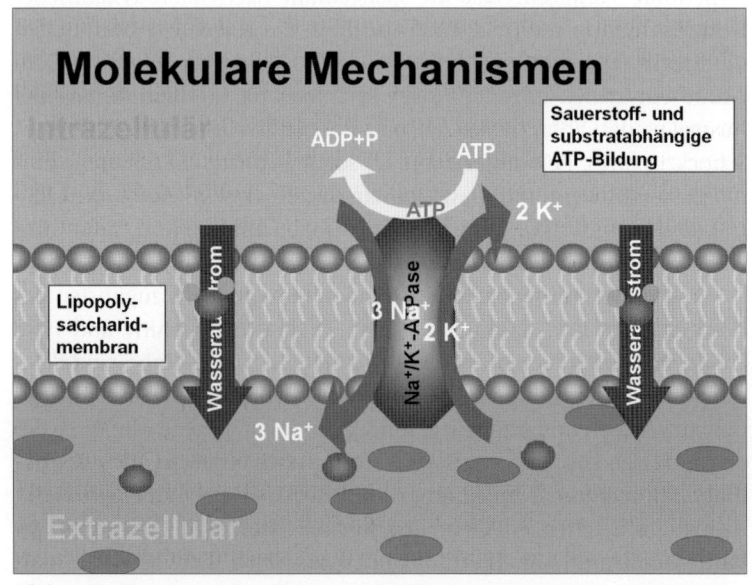

Abb. 34.2: Molekulare Mechanismen des Endothelzellschadens

Intensivtherapie nach Überleben der initialen Phase ein wichtiger Grund für die hohe Mortalität der Patienten.

34.1.6 Hypovolämer Schock

Der Volumenmangelschock ist die in der Notfallmedizin am häufigsten anzutreffende Schockform. Ihr liegt eine akute oder perakute Reduktion des HZV durch Exsikkose, Dehydratation, Verbrennung oder anderweitig verursachte Abnahme des zirkulierenden intravasalen Flüssigkeitsvolumens zugrunde (s. Tab. 34.2). Auslöser des Volumenmangels ist ein Plasmaverlust und keine Blutung. Der Schweregrad des hypovolämischen Schocks ist abhängig vom Ausmaß des tatsächlichen oder relativen Volumenmangels. Führender Faktor ist hier die Reduktion des venösen Rückstroms (Preload), dementsprechend liegt hier auch der wichtigste Therapieansatz.

Die Patienten bieten die klassischen Schocksymptome: Neben einer kalten, blassen Haut und kaltem Schweiß finden sich – abhängig vom Ausmaß der Störung – eine ausgeprägte Tachykardie und Hypotonie.

34.1.7 Hämorrhagischer Schock

Im Gegensatz zum hypovolämen Schock liegt dem hämorrhagischen Schock immer ein Blutverlust, entweder durch ein Trauma oder eine innere Blutung, zugrunde (s. Tab. 34.2). Auch wenn die Anzahl der Verkehrstoten seit Jahren rückläufig ist, stellt das Trauma mit begleitendem hämorrhagischem Schock die häufigste verhinderbare Todesursache bei Kindern und bei Erwachsenen unter 45 Jahren dar.

Blutverlust durch Trauma oder innere Blutung

Auch beim hämorrhagischen Schock ist die Preload-Reduktion durch Abnahme des venösen Rückstroms bestimmender Faktor. Die Symptomatik entspricht der beim hypovolämen Schock. Gravierender Unterschied ist allerdings der fortschreitende Volumenverlust ohne adäquate Stillung der Blutung. In Abhängigkeit von der tatsächlich verlorenen Blutmenge können die Schocksymptome unterschiedlich stark ausgeprägt sein (s. Tab. 34.3). Ziel ist das Erkennen in einer frühen Phase, in den Stadien III und IV ist die Mortalität erheblich.

Der Schockzustand durch protrahierten massiven Blutverlust besitzt in der Notfallmedizin besondere Bedeutung und stellt bei der Therapie außerordentliche logistische Herausforderungen an das Behandlungsteam. Neben dem Erkennen des Schocks an sich kann hier auch durch innere Blutungen die Einschätzung des tatsächlichen Blutverlusts gravierende Probleme bereiten. Dies gilt auch beim Traumapatienten, der erhebliche Blutmengen ohne äußerlich erkennbare Blutung verlieren kann. Wichtig ist in diesem Zusammenhang die Tatsache zu berücksichtigen, dass ein Schockzustand praktisch nie allein durch ein SHT

Tab. 34.3: Schweregradeinteilung des hämorrhagischen Schocks

Grad	Volumenmangel	HF	RR	Klinik
I	< 15%	Normal oder leicht erhöht	Normal	Unauffällig oder minimale Symptome, körpereigene Kompensationsmechanismen reichen aus
II	15–30%	Erhöht	Leicht erniedrigt bis normal	Kapillarfüllung verzögert, Ängstlichkeit, Tachypnoe
III	30–40%	Deutlich erhöht	Erniedrigt	Periphere Vasokonstriktion, Bewusstseinskompromittierung, Tachypnoe
IV	> 40%	Deutlich erhöht	Deutlich Erniedrigt	Kalte und blasse Haut, Bewusstseinskompromittierung

bedingt werden kann – hier muss bei Vorliegen einer Kreislaufinstabilität oder eines Schocks immer nach Begleitverletzungen gesucht werden.

34.1.8 Kardiogener Schock

Ursache des kardiogenen Schocks ist eine rasch einsetzende und fortschreitende Verminderung des HZV, meist als Folge akuten myokardialen Pumpversagens, seltener bedingt durch eine Obstruktion des Blut-

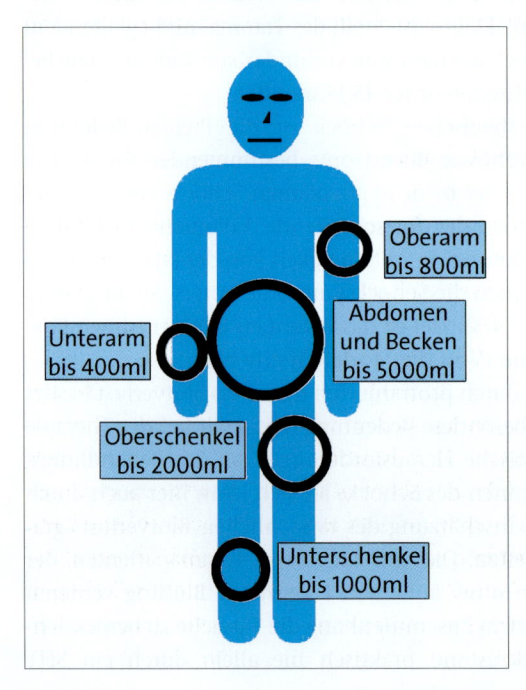

Abb. 34.3: Ausmaß des Blutverlustes in Abhängigkeit von der Körperregion

- Oberarm bis 800ml
- Unterarm bis 400ml
- Abdomen und Becken bis 5000ml
- Oberschenkel bis 2000ml
- Unterschenkel bis 1000ml

flusses (s. Tab. 34.2). Die Mortalität wird von manchen Autoren mit über 80% angegeben, die Inzidenz liegt beim AMI bei etwa 7%.

Die zugrunde liegenden Erkrankungen lassen sich in verschiedene Gruppen einteilen: Eine direkte Funktionsstörung des Myokards wird durch Herzinfarkt, Rechts- oder Linksherzinsuffizienz, ausgeprägte Kardiomyopathie, Myokarditis oder Contusio cordis bedingt. Mechanische Ursachen der verminderten Pumpfunktion sind Schäden des Klappenapparats und der myokardialen Wandstrukturen (z.B. Septumruptur) durch Ischämie oder Trauma sowie Perikarderguss oder -tamponade mit Verminderung der Ventrikelfüllung und koronaren Perfusion. Bradykarde oder tachykarde HRST jeglicher Form und Genese können ebenfalls eine Beeinträchtigung bis hin zum völligen Verlust der kardialen Pumpfunktion verursachen. Eine weitere Untergruppe stellen primär durch eine Behinderung des Blutflusses verursachte Einschränkungen der myokardialen Funktion dar. Hierzu gehören bspw. eine Lungenembolie mit erhöhter Rechtsherzbelastung, ein Hämatothorax oder ein Spannungspneumothorax mit ausgeprägter Erhöhung der intrathorakalen Drucke.

Wird bei den erstgenannten Beispielen der Schockzustand in erster Linie durch eine Beeinträchtigung der Pumpfunktion verursacht, finden sich bei den Krankheitsbildern aus der letzten Gruppe Mischformen mit zusätzlicher erheblicher Veränderung von Pre- und Afterload.

Neben einer ausgeprägten Hypotonie – häufig trotz guter venöser Füllung – finden sich eine kalte, blasse Haut, deutliche Kaltschweißigkeit und i.d.R. eine deutliche Dyspnoe bis hin zum Lungenödem. Gerade bei HRST kann es schwierig sein, bei einer Tachykardie zwischen Ursache und Folge des Schockzustands zu unterscheiden. Bei bradykarden Rhythmusstörungen darf ein Schock keinesfalls ausgeschlossen und übersehen werden.

34.1.9 Anaphylaktischer Schock

Im engeren Sinn gilt die Bezeichnung des anaphylaktischen Schocks nur für ein ausgeprägtes Kreislaufversagen durch eine immunologische Sofortreaktion des Typs 1 oder eine pseudoallergische Reaktion. Häufig werden im Bereich der Notfallmedizin fälschlich alle anaphylaktoiden Reaktionen mit Urtikaria und Ödembildung so bezeichnet.

Als Auslöser kommen prinzipiell alle nur denkbaren Substanzen infrage, häufige Auslöser sind aber Arzneimittel und Eiweißstoffe, wie sie in Nahrungsmitteln, aber auch in Insektengiften vorkommen. Viele Patienten sind über die Unverträglichkeit informiert und verfügen über einen entsprechenden Allergiepass. Der zeitliche Zusammenhang kann nicht immer unmittelbar hergestellt werden, bei ausgeprägten anaphylaktischen Reaktionen handelt es sich aber i.d.R. um einen Zeitraum von Minuten nach Allergenkontakt. Verläufe über mehrere Stunden sind aber auch möglich.

Allergiepass

Zugrunde liegender Faktor des Schockzustands ist eine ausgeprägte periphere Vasodilatation durch eine überschießende Histaminliberation mit gesteigerter Kapillarpermeabilität, die über ein Vasomotorenversagen zu einem relativen Volumenmangel führt. Dementsprechend bestehen mehrere Erfolg versprechende Therapieansätze.

Ein ausgeprägter anaphylaktischer Schock ist neben der manifesten Hypotension und begleitender Tachykardie an den typischen Hautveränderungen wie Erythem, Urtikaria und Quincke-Ödem zu erkennen. Die Patienten können aber auch eine blasse Haut haben. Zusätzlich können ein Bronchospasmus und lebensgefährliche Ödeme im Bereich der oberen Luftwege bis hin zur vollständigen Atemwegsverlegung sowie ein generalisierter Juckreiz vorliegen. Die genannten Symptome können auch nur teilweise vorhanden sein, ein Fehlen einer oder mehrerer der genannten Veränderungen lässt einen anaphylaktischen Schock nicht ausschließen.

34.1.10 Septischer Schock

Im präklinischen Bereich ist diese Schockform – im Gegensatz zur Intensivmedizin – kaum anzutreffen und wird deshalb auch nur selten direkt erkannt. Besonders in der frühen, hyperdynamen Phase mit gesteigertem HZV und guter peripherer Durchblutung kann die korrekte Diagnosestellung erschwert sein und wird meist erst durch eine weitere klinische Abklärung ermöglicht.

Toxineinschwemmung in die Blutbahn
Ursache des septischen Schocks ist eine Toxineinschwemmung in die Blutbahn, die meist aus der Bakterienwand insbesondere gramnegativer Erreger im Rahmen einer Allgemein- oder Lokalinfektion (z.B. Urogenitaltrakt, Lungen) stammen. Es kommt zu einer generalisierten toxingetriggerten peripheren Vasodilatation mit Verlust des peripheren Widerstands und einem relativen Volumenmangel. Im Vollbild des septischen Schocks kommt es zum Multiorganversagen mit entsprechend hoher Mortalität.

Die Patienten fallen durch eine ausgeprägte Hypotension mit Begleittachykardie bei warmer, gut durchbluteter Haut auf. Fieber ist häufig vorhanden, kann aber auch vollständig fehlen. In der Spätphase wird auch hier die Haut blass und kalt, das Bild entspricht dann dem hypovolämen Schock. Septische Hautläsionen können Hinweise auf die korrekte Diagnose geben.

Ein sog. Toxic Shock Syndrome mit fulminantem Verlauf ist besonders bei Frauen beschrieben: Durch Freisetzung von Toxinen aus Staphylococcus aureus kam es nach dem Gebrauch von Vaginaltampons oder dem Einsetzen von Intrauterinpessaren zu Todesfällen.

34.1.11 Neurogener Schock

Diese ebenfalls sehr seltene Schockform findet sich i.d.R. bei spinalen Traumen, seltener bei Intoxikationen oder direkten zerebralen Schädigungen mit Beteiligung der Kreislaufzentren in der Medulla oblongata und im Hypothalamus.

Durch Ausfall der sympathikusvermittelten Vasokonstriktion kommt es durch generelle Vasodilatation zu Blutdruckabfall und einem relativen Volumenmangel. Abhängig von der Höhe der Schädigung bei spinalem Trauma oder dem Ausmaß der zerebralen Beeinträchtigung kann zusätzlich die Stimulation des Herzens durch den Sympathikus gestört oder aufgehoben sein, sodass auch ein Fehlen der Reflextachykardie zum Blutdruckabfall beitragen kann. Die ausgeprägte Hypotension ist das Leitsymptom beim neurogenen Schock.

Spinales Trauma

34.2 Therapie des Schocks

Harald Genzwürker, Jochen Hinkelbein

Wie bei der allgemeinen Beschreibung der Schockformen erläutert, muss die Therapie nach dem Erkennen des Schocks ohne Verzögerung zunächst rein symptomatisch erfolgen. Entsprechend werden zunächst einige allgemein gültige Grundsätze der Schockbehandlung besprochen, bevor auf zusätzliche Ansätze nach Festlegung einer wahrscheinlichen Genese des Schockzustands eingegangen wird.

Wichtiges Grundprinzip ist beim Schock – wie bei allen Notfällen – die gleichzeitige Primärtherapie parallel zur Diagnostik. Orientiert an den geschilderten Mechanismen und der Definition des Schocks ist der Ansatz der Therapie eigentlich eindeutig: Das Missverhältnis von Sauerstoffangebot und -bedarf im Gewebe muss beseitigt werden. Dazu muss neben einem ausreichenden Sauerstoffangebot und einer suffizienten Ventilation auch die Stabilisierung der Kreislaufsituation zum Transport des Sauerstoffs gewährleistet werden. Auch beim Schock gilt das ABC-Schema mit freiem Atemweg, Beatmung und kardiozirkulatorischer Stabilisierung uneingeschränkt. Ein derartiges prioritätenorientiertes Vorgehen erleichtert die Versorgung des Patienten im Schockzustand und hilft, Zeitverluste zu minimieren. Das Rettungsteam muss sich im Zweifelsfall immer wieder auf diese einfachen Zusammenhänge besinnen, denn nur wenn Sauerstoff über den freien Atemweg in die Lunge gelangt, kann er von dort ins Gewebe gelangen. Die wichtigsten Ansätze in der Therapie des Schocks sind:

Basistherapie parallel zur Diagnostik

- Sauerstofftherapie, ggf. Intubation und Beatmung
- Volumentherapie
- Katecholamingabe
- Analgesie

Atemwegs-sicherung

Beim Schockpatienten, gleich welcher Genese, muss die Indikation zur endotrachealen Intubation zur Sicherung des Atemwegs und der Sicherstellung eines adäquaten Sauerstoffangebots und einer sicheren Ventilation großzügig gestellt werden (A und B des ABC-Schemas). Voraussetzung ist – neben der Vollständigkeit der Ausrüstung und entsprechender Ausbildung der Beteiligten – ein sicherer venöser Zugang. Zur Narkose-Einleitung sollten Medikamente verwendet werden, die nicht zusätzlich zur Kreislaufinstabilität beitragen. Bei Patienten, die keiner Intubation bedürfen, ist über die Inhalation möglichst großer Sauerstoffmengen über eine Maske mit Reservoir ein max. Sauerstoffangebot sicherzustellen.

Venöser Zugang

Der sichere venöse Zugang beim Schockpatienten sollte möglichst großlumig sein (mindestens 16 G). Ein zweiter sicherer, ebenfalls großlumiger venöser Zugang erhöht nicht nur die Menge des Volumens, das appliziert werden kann, sondern sorgt auch dafür, dass bei Verlust eines venösen Zugangs durch Unachtsamkeit oder Lagerungsmaßnahmen die weitere Versorgung problemlos erfolgen kann. Sinnvolle Punktionsorte sind Venen am Handrücken, am Unterarm, die V. jugularis externa oder die Cubitalvenen. Präklinisch besteht i.d.R. keine Indikation zur Anlage eines ZVK, die einerseits zeitaufwändig und komplikationsträchtig ist und andererseits nicht zur Erhöhung der applizierbaren Volumenmenge beiträgt. Die Anlage periphervenöser Zugänge sollte frühzeitig erfolgen, bevor die Punktion durch Fortschreiten des Schockzustands zusätzlich erschwert wird. Besonders bei pädiatrischen Patienten ist die frühzeitige Anlage eines intraossären Zugangs zu erwägen. Eine großzügige Volumentherapie sollte beim Schockzustand immer dann erfolgen, wenn keine Hinweise auf eine andere Genese als einen Volumenmangel vorliegen. Dementsprechend wird in der Mehrzahl der Fälle ein Volumenersatz mit den unten beschriebenen Substanzen begonnen. Gleiches gilt für Lagerungsmaßnahmen: Ohne Anhalt für eine kardiale Ätiologie sollten die Beine immer hochgelagert werden, um den venösen Rückstrom zu verbessern. Bei Vorliegen von Verletzung sollten Blutungen gestoppt werden, bei V.a. innere Blutverluste besteht diese Option i.d.R. nicht, und der umgehende Transport zur operativen Blutstillung ist der einzig sinnvolle Ansatz.

Katecholamine

Eine Therapie mit Katecholaminen wie Adrenalin und Noradrenalin zur Erhöhung des Vasotonus ist bei den meisten Schockformen zu erwägen, beim pädiatrischen Patienten werden sie großzügiger eingesetzt. Neue Ansätze zur Therapie bietet Vasopressin als sehr vasokonstriktorische Substanz, die ersten Daten sind vielversprechend. Die Verbesserung der myokardialen Pumpfunktion durch Einsatz von Dopamin und Dobutamin bei Vorliegen einer kardialen Ätiologie ist zu erwägen.

Eine adäquate Analgesie ist wichtiger Bestandteil der Schocktherapie. Sie trägt dazu bei, die sympathikoadrenerge Reaktion des Körpers und damit die unerwünschten Folgen nach Überschreiten der sinnvollen Kompensationsmechanismen zu vermindern. Häufig ist hierzu ebenfalls die Einleitung einer Narkose notwendig.

34.2 Therapie des Schocks

Wichtigster Faktor bei der Versorgung des Patienten im Schockzustand ist die Zeit. Dies soll nicht zu kontraproduktiver Hektik führen, das Denken vor Ort muss aber von einer sorgfältigen Abwägung der Prioritäten geprägt sein. Profitiert der Patient von den getroffenen Maßnahmen, oder muss der umgehende Transport nach minimaler Erstversorgung angetreten werden? Der Auswahl der geeigneten Zielklinik kommt große Bedeutung zu, wie immer gilt es hier, das nächste, geeignete Krankenhaus anzusteuern, um Umwege und damit Zeitverluste zu vermeiden. Zeitaufwändige Transporte eines instabilen Patienten, gleichgültig ob am Boden oder in der Luft, nur um ein Haus der Maximalversorgung zu erreichen, sind i.d.R. genau so wenig zielführend wie ein übermäßig langes Verweilen am Notfallort. Die „golden hour of shock", die viel zitierte erste Stunde ab Eintreten des Notfalls, dient in erster Linie dazu, dem Rettungsteam vor Augen zu führen, dass die Zeit der wichtigste Faktor bei der Versorgung jedes Notfallpatienten ist.

Zeit ist wichtigster Faktor

Nach Erläuterung dieser generellen Ansätze sollen kausale Therapieoptionen nachfolgend für die einzelnen Schockformen kurz besprochen werden.

34.2.1 Therapie des hypovolämen Schocks

Wenngleich für die innerklinische Therapie bei polytraumatisierten Patienten klare interdisziplinäre Handlungsempfehlungen (S3-Leitlinie „Polytrauma", ETC oder ATLS) vorhanden sind und auch das Vorgehen bei Patienten mit Schock beschreiben, fehlen derartige klare Leitlinien für die präklinische Notfallmedizin.

Volumensubstitution

Die oben angeführten Grundprinzipien bei der Schocktherapie finden hier uneingeschränkt Anwendung. Das ABC-Schema mit freiem Atemweg, Beatmung und kardiozirkulatorischer Stabilisierung muss befolgt werden. Zur Erhöhung des venösen Rückstroms müssen ausreichende Volumenmengen in kurzer Zeit infundiert werden, differenzierte Angaben zur Wahl der Substanzen folgen unten.

Der Beginn einer Volumenersatztherapie sollte immer erfolgen, wenn keine Hinweise auf eine andere Ätiologie vorliegen. Beim hypovolämen Schock stellt die Volumensubstitution den entscheidenden, kausaltherapeutischen Schritt dar, über den durch Erhöhung des venösen Rückstroms ein Wiederanstieg des HZV und schlussendlich die Unterbrechung der schockinduzierten sympathikoadrenergen Reaktion angestrebt werden kann.

34.2.2 Therapie des hämorrhagischen Schocks

Auch die Therapie des hämorrhagischen Schocks orientiert sich am ABC-Schema mit freiem Atemweg, Beatmung und kardiozirkulatorischer Stabilisierung. Zusätzlich zur umgehenden Volumentherapie wie beim hypovolämen Schock müssen aber noch 2 weitere Aspekte beachtet werden: Der Verlust von Erythrozyten und damit von Sauerstofftransportkapazität muss unterbrochen werden, und eine reine Volumensubstitution ohne Gabe von Fremdblut wird nicht Ziel führend sein.

Stillung von Blutungen

Wichtiger Teil der Erstversorgung muss im Rahmen der kardiozirkulatorischen Stabilisierung die Stillung von Blutungen sein. Äußerlich zugängliche Blutungen können dabei mit mehr oder minder großem Aufwand vor Ort kontrolliert werden, innerliche Blutungen (Beispiele: Leber- oder Milzruptur, Beckenfraktur) bedürfen einer umgehenden operativen Versorgung zur Blutstillung. Einsatztaktische Hauptaufgabe ist hierbei, jegliche Verzögerungen vor Ort zu vermeiden und eine am kriegsmedizinischen „scoop and run" („Einladen und Losfahren") orientierte Minimalversorgung mit umgehendem Transport ins nächste geeignete Krankenhaus zu organisieren. Eine frühest mögliche Gabe von Blutprodukten mit ungekreuzten Konserven der Blutgruppe 0 negativ sollte durch adäquate Voranmeldung in der Zielklinik ermöglicht werden, präklinisch erfolgt keine Transfusion.

Gerade beim hämorrhagischen Schock ist häufig ein gravierendes Trauma Auslöser des Schockzustands, sodass Wert auf eine ausreichende Analgesie gelegt werden muss.

34.2.3 Therapie des kardiogenen Schocks

Beim kardiogenen Schock stellt in den meisten Fällen die Steigerung der Pumpfunktion den kausalen Therapieansatz dar. Im Rahmen der Erstversorgung nach ABC-Schema mit freiem Atemweg, Beatmung und kardiozirkulatorischer Stabilisierung. Eine übermäßige Volumentherapie ist hier meist nicht hilfreich, der Einsatz von Katecholaminen mit positiv inotropem Effekt ist bei dieser Schockform vorrangig.

Abhängig vom auslösenden Effekt des kardiogenen Schocks bieten sich unterschiedliche Therapieansätze, die bei den kardialen Notfällen ausführlich behandelt werden: Bei einer direkten Funktionsstörung des Myokards bspw. durch einen Myokardinfarkt steht die rasche Rekanalisierung im Vordergrund. Mechanische Ursachen wie Schäden des Klappenapparats oder der myokardialen Wandstrukturen bedürfen abhängig vom Ausmaß einer kardiochirurgischen Versorgung, Perikardtamponade und -erguss müssen entlastet werden. Alle Formen der HRST mit relevanter Beeinträchtigung der myokardialen Pumpfunktion müssen mit Pharmako- oder Elektrotherapie terminiert werden. Lungenembolie, Hämatothorax und Spannungspneumothorax als Beispiele einer durch eine Behinderung des Blutflusses verursachte Einschränkung der myokardialen Funktion werden, wie in den betreffenden Kapiteln dargestellt, behandelt.

34.2.4 Therapie des anaphylaktischen Schocks

Wie bei den anderen Schockformen folgt die Erstversorgung des anaphylaktischen Schocks dem ABC-Schema mit freiem Atemweg, Beatmung und kardiozirkulatorischer Stabilisierung. Bei allen Schwellungen im Bereich der Luftwege muss eine frühestmögliche Atemwegssicherung angestrebt werden, ehe eine vollständige Verlegung eintritt. Bronchodilatatoren können hilfreich sein, um die respiratorische Situation zu verbessern. Volumentherapie und Applikation vasokonstriktorisch wirksamer Katecholamine stehen im Vordergrund der Therapie, stellen allerdings eine rein symptomatische Therapie zur ersten Stabilisierung dar. Kausale Ansätze zur Unterbrechung der Histaminfreisetzung und Abmilderung der überschießenden Immunantwort bieten – neben der offenkundigen Unterbrechung der Allergenexposition – die Gabe von Antihistaminika (H_1- und H_2-Blocker) und Kortikosteroiden. Gerade weil die Substanzen der letztgenannten Gruppe erst nach 30–60 min ihre antiallergische und ödemmindernde Wirkung entfalten, sollten sie so früh wie möglich verabreicht werden.

Atemwegssicherung

Antihistaminika, Kortikosteroide

34.2.5 Therapie des septischen Schocks

Ohne Einschränkungen gelten bei dieser Schockform die oben stehenden Aussagen zur Erstversorgung basierend auf dem ABC-Schema mit freiem Atemweg, Beatmung und kardiozirkulatorischer Stabilisierung. Ausreichende Oxygenierung, Volumen- und Katecholamintherapie sind die Grundpfeiler der Versorgung, Abklärung der Ätiologie, differenzierte Diagnostik und Therapie sind die Domäne der Intensivtherapie.

34.2.6 Therapie des neurogenen Schocks

Auch die Therapie des neurogenen Schocks orientiert sich am ABC-Schema mit freiem Atemweg, Beatmung und kardiozirkulatorischer Stabilisierung. Bei normalem zirkulierendem Blutvolumen stellt die Katecholamintherapie mit Vasopressoren wie Noradrenalin einen wichtigen Therapieansatz dar. Die Behandlung der identifizierten Ursache ist ebenso wichtiger Bestandteil der Therapie.

Vasopressoren

Ein SHT kann i.d.R. nie alleiniger Auslöser eines Schockzustands sein, die Suche nach Begleitverletzungen ist unabdingbar – meist sind diese dann Grund eines hämorrhagischen Schocks.

34.2.7 Prognose

Für die Prognose eines Patienten im Schock ist neben der Ätiologie auch das Vorhandensein von Vorerkrankungen, das Ausmaß der Makrozirkulationsstörung, besonders aber die Zeitdauer des Schockzustands und damit der Mikrozirkulationsstörung entscheidend. Die wirksamste Behandlung des Schocks ist seine Vermeidung, ansonsten muss durch frühest möglichen Therapiebeginn versucht werden, das Ausmaß der Störung nicht zunehmen zu lassen und durch symptomatische und kausale Therapie einzuschränken.

Eine weitere Verbesserung der Prognose ist in erster Linie von einer Optimierung der Akutbehandlung in der Prähospitalphase zu erwarten. Hier liegt der Ansatzpunkt neben der Verfügbarkeit der apparativen und pharmakologischen Ausstattung in erster Linie in der Ausbildung des Rettungsteams mit dem Ziel, alle Faktoren, die zu Zeitverlusten und einsatztaktischen Fehlentscheidungen führen, auszumerzen.

Literatur

Adams HA et al. (2005) Empfehlungen zur Diagnostik und Therapie der Schockformen der IAG Schock der DIVI. Deutscher Ärzte-Verlag, Köln

Bickell WH, Wall MJ, Pepe PE, Immediate versus Delayed Fluid Resuscitation for Hypotensive Patients with Penetrating Torso Injuries. N Engl J Med (1994), 331, 1105–1109

Ellinger K, Hinkelbein J (2002) Volumenersatz in der Notfallmedizin, Kap. 4.3. In: Boldt J (Hrsg), Aktuelle Perspektiven der Volumenersatztherapie. UniMed Science, Bremen

Hinkelbein J, Genzwürker H, Ellinger K, Aktuelle Perspektiven der Small-Volume Resuscitation. Notfallmedizin (2001), 27, 494–498

Hinkelbein J et al., Präklinische Anwendungsmöglichkeiten hypertoner Infusionslösungen bei Patienten mit Schädel-Hirn-Trauma. Anästhesiol Intensivmed Notfallmed Schmerzther (2003), 38, 143–150

Hinkelbein J, Viergutz T, Genzwürker H, Volumenersatztherapie in der Notfallmedizin. Notarzt (2006), 22(3), 79–87

McCunn M, Gordon EKB, Scott TH, Anesthetic Concerns in Trauma Victims Requiring Operative Intervention: The Patient Too Sick to Anesthetize. Anesthesiology Clin (2010), 28, 97–116

Werdan U et al., IAG Schock. Die Definitionen der Schockformen. Intensivmed (2001), 38, 541–553

34.3 Volumenersatztherapie in der Notfallmedizin

Jochen Hinkelbein, Tim Viergutz

In der Notfallmedizin sind insbesondere der hypovolämische Schock („Volumenmangelschock") und der traumatisch-hämorrhagische Schock („Blutungsschock") neben mehreren anderen Schockformen (kardiogener, anaphylaktischer, septischer, neurogener Schock u.a.) von besonderer Bedeutung.

Bei der primären Schocktherapie ist es neben einer adäquaten Oxygenierung und einer suffizienten Analgesie insbesondere vordringlich, die Schockdauer und damit die Zeit der globalen wie auch der fokalen Ischämie und globalen Gewebehypoxie so kurz als irgend möglich zu halten (golden hour of shock). Letztendlich resultiert das protrahierte Volumendefizit – unabhängig von der Schockursache – immer in einer Makro- und Mikrozirkulationsstörung, die zuerst eine regionale, danach globale Gewebehypoxie nach sich zieht (vgl. Abb. 34.1). Integraler Bestandteil der präklinischen Schocktherapie bis zur Krankenhausaufnahme ist entsprechend eine adäquate Volumensubstitution zur hämodynamischen Kreislaufstabilisierung mit dem Ziel, ein ausreichendes zirkulierendes Volumen (Isovolämie, Normovolämie) bis zur Klinikaufnahme aufrechtzuerhalten oder wiederherzustellen, um eine adäquate Gewebeperfusion bzw. Oxygenierung zu erhalten und um die Prognose des Patienten nicht zu verschlechtern. Eine Ausnahme bildet hier der kardiogene Schock, dessen Ursache, Genese und Therapie separat in Abschnitt 34.1 und 34.2 beschrieben wird.

34.3.1 Indikationen und Ziele der präklinischen Volumentherapie

Die moderne Volumentherapie basiert auf der Infusion kristalliner und/oder kolloidaler Infusionslösungen, um die ursprünglichen Volumenausgangswerte möglichst wiederherzustellen und die Gewebeperfusion und damit die -oxygenierung sicherzustellen. Durch die Volumensubstitution wird der Hämatokrit gesenkt und somit eine Verbesserung der Fluidität (Viskosität) des Bluts erreicht. Angestrebt wird ein Hämatokrit um 30%, da hier eine max. Sauerstofftransportkapazität im Blut vorliegt.

Schnelle Hämodilution

Ein ideales Volumenersatzmittel sollte den Volumenmangel und die Hämodynamik (Makro- und Mikrozirkulation) rasch normalisieren, gut steuerbar sein und eine ausreichend lange intravasale Verweildauer besitzen. Daneben sind eine sichere Anwendung und gute Elimination ebenfalls unerlässlich. Unerwünschte Wirkungen auf die Koagulation und Organfunktion sollten nicht vorhanden sein.

Beim hypovolämischen Schock kommt es in besonderem Maße zu einer Hämokonzentration und zum Entstehen von Mikrothromben in kleinsten Gefäßen. Die frühzeitige adäquate Volumensubstitution stellt dabei den entscheidenden kausaltherapeutischen Schritt dar, über den durch Erhöhung des venösen Rückstroms ein Wiederanstieg des HZV und eine Unterbrechung der peripheren Vasokonstriktion (sympathikoadrenerge Stressreaktion mit Katecholaminausschüttung) erreicht wird (s. Abb. 34.1). Eine frühzeitige Blutstillung, die präklinische adäquate Volumensubstitution und weiterhin ein schnellstmöglicher Transport in die nächste geeignete Klinik sind somit die wichtigsten Grundlagen einer optimalen Schocktherapie beim hypovolämischen Schock.

> **Prähospitale Schocktherapie**
> ▲ Schnellstmöglicher Kliniktransport
> ▲ Immer: Ausschluss eines Pneumothorax/Spannungspneumothorax
> ▲ Wenn möglich, mindestens 2 großlumige periphervenöse Zugänge (z.B. 14 G oder 16 G), ggf. intraossärer Zugangsweg
> ▲ Bei kleinen Volumenverlusten: ausreichende Substitution mit Vollelektrolytlösung
> ▲ Bei großen Volumenverlusten mit Beeinträchtigung der Makro- und Mikrohämodynamik: Infusion von mindestens 2 l Volumen in den ersten 10 min (1:1 bis 2:1 kristallin + kolloidal) oder alternativ Bolusinfusion von 4 ml/kg hyperton-hyperonkotischer Infusionslösung (SVR)
> ▲ Bei ausgeprägten Schockzuständen: initiale Bolusgabe einer hyperton-hyperonkotischen Infusionslösung mit anschließender konventioneller Infusionstherapie
> ▲ Ketamin/Esketamin + Midazolam als Analgetikum/Narkotikum erwägen
> ▲ Katecholamingabe erwägen (Ziel: RR > 80–100 mmHg systolisch)

Beim traumatisch-hämorrhagischen Schock muss der Entscheidungsprozess zur Auswahl einer geeigneten i.v. Volumenersatztherapie neben Ursache, Ausmaß und zu erwartender Progredienz des Blutverlusts die Dauer der Prähospitalphase und die Effizienz des verwendeten Volumenersatzmittels berücksichtigen.

Ziel einer effektiven präklinischen Volumentherapie ist deshalb nicht nur die Wiederherstellung der Makrohämodynamik (RR, HZV, kardiale Vorlast), sondern in besonderem Maße auch die Verhinderung und Beseitigung der mikrovaskulären Hypoperfusion durch eine adäquate, effektive und schnelle Volumentherapie. Hierdurch kann eine globale Gewebehypoxie mit konsekutivem Schock wirksam verhindert werden.

Wiederherstellung der Makrohämodynamik und Mikrozirkulation

Die Wirksamkeit der Behandlung des manifesten Schocks weist in der Frühphase mit Beseitigung der Mikrozirkulationsstörung die höchste Effizienz auf (golden hour of shock). Demzufolge ist eine weitere Verbesserung der Prognose in erster Linie von einer Optimierung der Akutbehandlung in der Prähospitalphase zu erwarten.

34.3.2 Applikationswege

Periphervenöse Venenverweilkanülen (VVK)
Wichtigste Voraussetzung einer suffizienten Volumentherapie ist die Schaffung und Sicherstellung eines ausreichenden Volumenflusses zur Durchführung einer adäquaten Volumensubstitution. Der periphervenöse Zugang (periphervenöse VVK, i.v. Zugang) ist der Standardzugang für jeden notfallmedizinischen Patienten und auch Patienten mit akutem Volumendefizit bzw. Schock. Um eine bedarfsgerechte Volumentherapie durchführen zu können, muss die Anlage einer ausreichenden Anzahl und ausreichend großer periphervenöser Zugänge erfolgen. Verschiedene Größen bei periphervenösen Zugängen erlauben eine unterschiedlich schnelle Volumenapplikation (s. Tab. 34.4).

> Großvolumiger periphervenöser Zugang

Die max. mögliche Infusionsgeschwindigkeit ist abhängig von folgenden Faktoren [Brambrink und Noppens 2001; Hinkelbein, Genzwürker, Ellinger 2001]:
- **Durchmesser** und Länge des venösen Zugangs (Widerstand)
- **Flaschenhöhe** (hydrostatischer Druck)
- **Infusionsdruck** (Druck)
- **Viskosität** der Infusion

Vor dem Hintergrund der Überlegung, dass durch die Schaffung eines periphervenösen Zugangs Zeit verloren geht und das Anlegen zudem frustran verlaufen kann, wird in den USA (Paramedicsystem) das Scoop-and-run- bzw. Load-and-go-Prinzip propagiert. Auch im deutschen Notarztsystem müssen Vor- und Nachteile eines schnellen Transports in eine Klinik (z.B. zur operativen Therapie) gegenüber einer präklinischen großzügigen Volumentherapie und Stabilisierung vor Ort und auf dem Transport individuell im Einzelfall durch den Notfallmediziner entschieden werden.

Für Patienten im manifesten Schock werden mindestens 2 großlumige periphervenöse Zugänge (16 G oder 14 G) und die Infusion ausreichender Mengen kristalliner bzw. kolloidaler Lösungen gefordert. Die Anlage der venösen Zugänge sollte die Prähospitalzeit und damit die Phase bis zur definitiven Blutstillung bspw. bei intraabdominellen Blutungen nicht wesentlich verlängern. Im Zweifelsfall sollte dem Trans-

Tab. 34.4: Größe und Flussgeschwindigkeit bei venösen Zugängen [Produktinformation Vasofix Braunüle, B. Braun Melsungen AG]

Farbcode	Größe (Gauge)	Durchmesser (mm)	Durchfluss (ml/min)
Rosa	20 G	1,1	61
Grün	18 G	1,3	96
Weiß	17 G	1,5	128
Grau	16 G	1,7	196
Orange/Braun	14 G	2,2	343

port nach Anlage eines periphervenösen Zugangs der Vorzug gegenüber weiderholten (vergeblichen) Punktionsversuchen gegeben werden.

Alternative Zugangswege

Intraossärer Zugangsweg. Das Haupteinsatzgebiet des intraossären Zugangsweges (s. Abb. 34.4 und Abb. 34.5) war lange Zeit die Schaffung eines Applikationswegs für Medikamente und Infusionen bei Kindern bei Notfällen in der präklinischen Notfallmedizin. Wenn mehr als 90 s für die Schaffung eines periphervenösen Zugangs bei Kindern erforderlich sind oder mehr als 2 frustrane Punktionsversuche durchgeführt

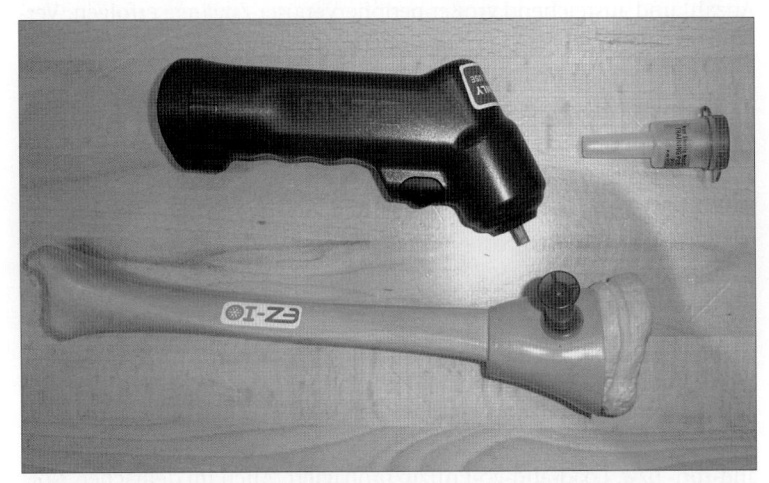

Abb. 34.4: EZ-IO-System für die Anlage eines intraossären Zugangswegs

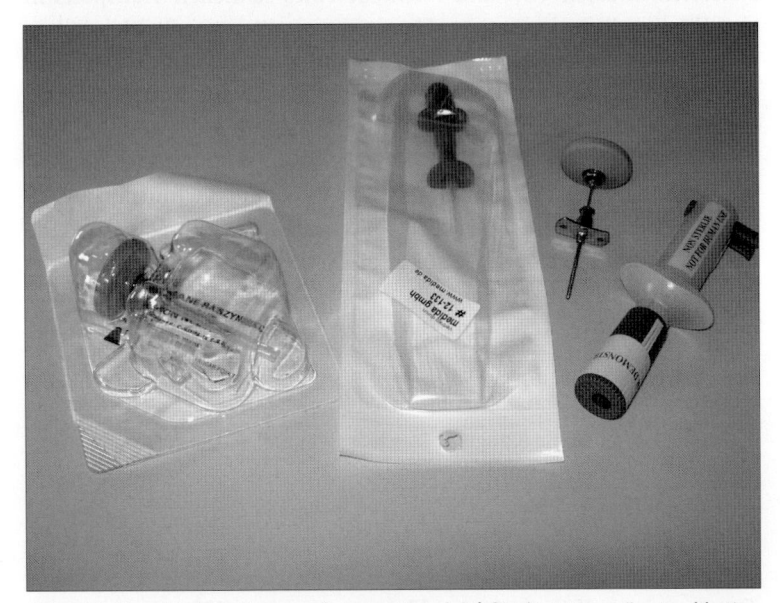

Abb. 34.5: Verschiedene Systeme (Intraossärnadeln) für die intraossäre Applikation von Medikamenten bzw. Infusionslösungen. Von links: Susmane-Raszinski-Nadel, Baxter-Nadel, Cook-Nadel, Bone-Injection-Gun/B.I.G.

wurden, sollte ein intraossärer Zugangsweg generell in Erwägung gezogen werden. Mittlerweile hat der intraossäre Zugang auch beim vital bedrohten Erwachsenen einen hohen Stellenwert für die Zufuhr dringend benötigter Medikamente und Infusionen, was sich auch in den aktuellen Empfehlungen des ERC widerspiegelt, das diese Alternative gleichermaßen bei der Reanimation von Erwachsenen und Kindern empfiehlt.

Die medialseitige Punktion der Tuberositas tibiae ist sowohl einfach als auch schnell durchzuführen und stellt eine sichere Methode mit hoher Aussicht auf Erfolg dar. Der richtig platzierte intraossäre Zugangsweg erlaubt neben einer Volumensubstitution (kristallin oder kolloidal) auch eine Medikamentenapplikation mit praktisch gleichwertiger Wirksamkeit wie die i.v. Applikation [Kreimeier et al. 1997]. Halbautomatischen Systemen (s. Abb. 34.4) sollte der Vorzug gegeben werden gegenüber manuellen Punktionsnadeln (s. Abb. 34.5), da sie eine schnellere und sicherere Anlage erlauben. Eine vorherige Lokalanästhesie der Haut sollte bei ausreichender Zeit vorgenommen werden.

Intraossärer Zugang bei Kindern und Erwachsenen

Auch beim Erwachsenen ist der intraossäre Zugangsweg prinzipiell möglich, wird aber nach wie vor selten genutzt. Untersuchungen der letzten Jahre haben gezeigt, dass etwa 87% aller Notärzte noch nie einen intraossären Zugang platziert haben [Zink et al. 2004].

Zentralvenöser Zugang. Die Anlage zentralvenöser Zugänge ist präklinisch zwar prinzipiell möglich, spielt jedoch in der Notfallmedizin keine nennenswerte Rolle. Aufgrund des geringen Durchmessers und ihrer Länge (hoher Flusswiderstand) können über zentralvenöse Zugänge große Volumina nicht innerhalb kurzer Zeit appliziert werden, der Zeitbedarfs kann hoch sein, sterile Bedingungen sind nicht regelhaft gewährleistet, und die Lagerung des Patienten ist nicht immer adäquat durchführbar. Insgesamt ist deshalb eine höhere Komplikationsrate als unter innerklinischen Bedingungen anzunehmen.

Schockkatheter/Schleuse. Zur max. schnellen Infusion (Rapid Infusion) beim akuten Schock können präklinisch in Ausnahmefällen großvolumige Katheter in die V. jugularis externa, V. subclavia oder V. femoralis eingelegt werden, die verhältnismäßig einfach platziert werden können und einen hohen Durchfluss von Infusionslösungen erlauben (Beispiel: „Percutaneous Sheath Introducer Set" mit 7,0–7,5 F Kathetern). Die präklinische Venenpunktion mit diesen großlumigen Zugängen setzt allerdings angemessene klinische Erfahrung voraus.

34.3.3 Kristalline Infusionslösungen

Elektrolytlösungen

Kristalline Elektrolytlösungen zählen zu den Standardinfusionslösungen in der präklinischen Notfallmedizin [Hinkelbein et al. 2003]. Neben isotoner „physiologischer" Kochsalzlösung (NaCl 0,9%) ohne weiteren Elektrolytzusatz werden v.a. Vollelektrolytlösungen (Elektrolytgehalt entspricht ungefähr dem des Plasmas), Ringer-Lösungen und deren Modifikationen (z.B. Ringer-Laktat-Infusionslösung, Ringer-Acetat-Infusionslösung) in der präklinischen Notfallmedizin eingesetzt. Halbelektrolytlösungen besitzen in der Notfallmedizin keine Indikation.

Der Verteilungsraum der kristallinen Infusionslösungen umfasst den gesamten Extrazellulärraum (etwa 4 × so groß wie der Intravasalraum). Kristalline Elektrolytlösungen besitzen aufgrund von Diffusionsvorgängen nur eine kurze intravasale Verweildauer von etwa 15–20 min (bzw. die Zeitdauer der Infusion) [Hinkelbein et al. 2003; Kreimeier et al. 2002].

Volumeneffekt kristalline Infusionslösungen etwa 30%

Der Volumeneffekt von kristallinen Infusionslösungen ist mit etwa 30% des infundierten Volumens wesentlich geringer als bei Kolloiden [Brambrink und Noppens 2001]. Bis 80% des zugeführten Volumens diffundieren innerhalb der angegebenen Zeit in das Interstitium und können somit potenziell Ödeme verursachen. Mit kristallinen Lösungen ist deshalb nur ein Flüssigkeitsersatz zum Ausgleich kleiner Flüssigkeitsverluste (z.B. Exsikkose), aber kein wirklicher Volumenersatz möglich.

Trotz Gabe großer Flüssigkeitsvolumina lässt sich eine adäquate Gewebeperfusion mit kristallinen Infusionslösungen nicht erreichen. Zum Erreichen einer Normovolämie ist die Applikation des 4- bis 5-fachen Volumenverlusts nötig (Gefahr der Wasserüberladung).

Glukoselösungen

Glukoselösungen zeichnen sich – abhängig vom relativen Glukoseanteil – durch einen hohen Wassergehalt aus und besitzen in Abhängigkeit vom Glukoseanteil eine hohe osmotische Potenz. Sie verteilen sich im gesamten Intra- und Extrazellulärraum. Aufgrund des hohen Wassergehalts besitzen sie nur einen geringen Volumeneffekt und begünstigen intrazelluläre Ödeme. Als unerwünschte Wirkungen können Hyperglykämien, eine Hyponatriämie oder ein Hirnödem auftreten. Diese Effekte sind insbesondere bei begleitendem SHT deletär, weil es hierbei zu beträchtlichen Steigerungen des ICP kommt. Für die präklinische Anwendung von Glukoselösungen in der Notfallmedizin existiert entsprechend keine Indikation zur Volumenersatztherapie.

Glukose 5% kann präklinisch als Trägerlösung für Medikamente (z.B. Amiodaron/Cordarex) genutzt werden, Glukose 40% oder 50% Infusionslösungen zur Therapie einer Hypoglykämie.

Hypertone Kochsalzlösungen

Hypertone Kochsalzlösungen (z.B. NaCl 7,5%) besitzen in der innerklinischen Intensivmedizin einen hohen Stellenwert zur Behandlung therapierefraktärer Hirndruckanstiege. Aufgrund des hohen Kochsalzanteils können sie Flüssigkeit aus dem Extravasalraum nach intravasal rekrutieren und weisen deshalb einen hohen Volumeneffekt (200–400%) auf. Die Wirkdauer ist aufgrund des Elektrolytcharakters der Infusion allerdings sehr kurz (ca. 10–20 min).

Reine hypertone Kochsalzlösungen sind für die präklinische Anwendung bisher nicht verfügbar. Im Rahmen der SVR sind in Deutschland 2 Präparate zugelassen, die zusätzlich zur hochkonzentrierten Kochsalzlösung (7,2% bzw. 7,5% NaCl) über eine kolloidale Komponente verfügen (s.u.).

Small-volume Resuscitation

34.3.4 Kolloide

Kolloidale Lösungen zeichnen sich durch einen primär besseren Volumeneffekt als kristalline Infusionslösungen aus und sollten daher zur initialen Volumentherapie bei Trauma, großen Volumenverlusten und im Schock zusätzlich zu kristallinen Infusionslösungen verwendet werden.

Isoonkotische Infusionslösungen (z.B. HAES 6% oder Gelatine) verbleiben nach Applikation vorwiegend im Intravasalraum, falls kein kapilläres Leck (z.B. Schock, Mikrozirkulationsstörung) vorliegt. Kolloidale Infusionslösungen zeichnen sich weiterhin durch eine lange Verweildauer im intravasalen Raum aus: Durch Erhöhung des onkotischen intravasalen Drucks bewirken sie eine Flüssigkeitsretention und mobilisieren sogar Flüssigkeit von extravasal nach intravasal. Die Wirkdauer beträgt meist Stunden.

Durch die so erreichte Hämodilution entsteht eine Erhöhung der Vorlast durch verbesserte Volumenfüllung des Herzens und eine Verminderung der viskösen Komponente des peripheren Widerstands. Dies führt zu einer Senkung der Nachlast und Herzarbeit [Kreimeier und Meßmer 1996]. Durch eine Verbesserung der Fluidität des Bluts wird eine verbesserte Mikrozirkulation im Schock und damit auch eine bessere Organdurchblutung erreicht.

Künstliche Kolloide
Hydroxyethylstärke (HAES). Die Vorteile der synthetischen Kolloide liegen in ihrer unbegrenzten Verfügbarkeit, guten Lagerfähigkeit, langen Haltbarkeit und der infektionsrisikofreien Übertragung (Stärke, Dextrane). Hydroxyethylstärke erscheint für die präklinische Notfallmedizin insoweit vorteilhaft, als dass sie sowohl das intravasale Volumen als auch die mikrovaskuläre Perfusion und damit das Sauerstoffangebot steigert. Durch primär intravasale Verteilung und die hohe Wasserbin-

dungskapazität wird ein hoher initialer Volumenfülleffekt erreicht. Weiterhin wird Flüssigkeit aus dem Extrazellulärraum rekrutiert.

- Die **Konzentration der Infusionslösung** (z.B. HAES 6% oder 10%) beeinflusst den initialen Volumeneffekt am stärksten. Je höher die Volumenersatzlösung konzentriert ist, desto höher ist der Volumeneffekt.
- Das **mittlere Molekulargewicht** (z.B. 200 oder 400 kDa) beeinflusst v.a. die Verweilzeit im Gefäßsystem und damit die Wirkdauer. Je höher das mittlere Molekulargewicht, desto langsamer wird die Substanz eliminiert und desto länger ist die Wirkdauer.
- Der **Substitutionsgrad der Stärkemoleküle** durch Hydroxyethylgruppen (z.B. 0,4 oder 0,5 = 40% oder 50%) beeinträchtigt die Abbaurate durch Amylasen: Je höher der Substitutionsgrad, desto langsamer der Abbau.

Hyperonkotische Infusionslösungen (sog. Plasmaexpander, z.B. HAES 10%) rekrutieren Flüssigkeit aus dem Extravasalraum nach intravasal und haben deshalb einen Volumeneffekt, der größer ist als die infundierte Menge (> 100%).

Unerwünschte Wirkungen werden prinzipiell für alle Kolliode und damit auch für HAES beschrieben. Zu einer Beeinträchtigung der Hämostase kommt es sowohl durch die starke Zunahme des intravasalen Volumens (Dilutionskoagulopathie) als auch durch Coating-Effekte auf Endothel und Thrombozyten. Koagulopathien haben im Rahmen der frühen innerklinischen Versorgung polytraumatisierter Patienten einen großen Stellenwert. Hydroxyethylstärke wird weiterhin im menschlichen Gewebe abgelagert und in körpereigenen Makrophagen gespeichert. Sowohl bei natürlichen als auch bei synthetischen Kolloiden können Unverträglichkeitsreaktionen auftreten (anaphylaktische oder anaphylaktoide Reaktionen). Diese werden in unterschiedlicher Ausprägung für HAES mit einer Häufigkeit von etwa 0,006–0,085% angegeben [Laxenaire, Charpentier, Feldmann 1994; Arfors und Buckley 1989].

Anaphylaktische Reaktionen bei Applikation aller Kolloide möglich

Gelatine. Gelatinepräparate sind preisgünstige Volumenersatzmittel auf Kollagenbasis (Proteinbasis, meist Rindergelatine) und besitzen neben der geringsten Volumenwirkung auch die geringste Wirkdauer aller synthetischen kolloidalen Volumenersatzmittel.

Drei verschiedene Präparategruppen sind für den präklinischen Einsatz verfügbar: Succinylierte Gelatine (z.B. Gelafundin 4%), Oxypolygelatine (z.B. Gelifundol 5,5%) und harnstoffvernetzte Gelatine (z.B. Haemaccel 3,5%).

Auch die Gabe von Gelatinepräparaten kann zu unerwünschten Wirkungen nach Applikation führen. Die Wahrscheinlichkeit anaphylaktischer Reaktionen wird mit einer Häufigkeit von etwa 0,038–0,852% angegeben [Laxenaire, Charpentier, Feldmann 1994: Arfors und Buckley 1989]. Ergebnisse einer Doppelblindstudie bei der Narkose-Einleitung an allgemeinchirurgischen Patienten haben gezeigt, dass nach Infusion von Gelatine (z.B. Gelafundin, Haemaccel 35) beinahe doppelt so häufig eine Histaminfreisetzungsreaktion abläuft wie bei der Gabe von Ringer-Lösung. Zusätzlich führt auch die Applikation von Gelatinepräparaten zu einer Hemmung der Blutgerinnung. Hinsichtlich der Lagerung ist die Temperaturempfindlichkeit von Gelatinepräparaten zu beachten. In den letzten Jahren haben – nicht zuletzt wegen der neu auf dem Markt verfügbaren HAES-Produkte (z.B. HAES 130/0,4 6%) – gelatinebasierte Infusionslösungen deutlich an Bedeutung verloren.

Dextrane. Dextrane sind Volumenersatzmittel auf Zuckerbasis, werden aber in Deutschland mittlerweile fast nicht mehr eingesetzt, weil sie die höchste Anaphylaxiegefahr aller synthetischen Kolloide aufweisen.

> Hohe Anaphylaxiegefahr

In Abhängigkeit von Konzentration und Molekulargewicht bieten sie einen unterschiedlichen Volumeneffekt: Je höher die Konzentration (6% oder 10%), desto stärker der Volumeneffekt. Das mittlere Molekulargewicht (40 kDa, 60 kDa oder 70 kDa) beeinflusst direkt die Wirkdauer: Je höher das Molekulargewicht, desto länger die Wirkdauer.

Auch Dextrane führen zu einer Beeinträchtigung der Blutgerinnung. Unerwünschte anaphylaktische Reaktionen unterschiedlicher Ausprägung treten in variabler Häufigkeit auf. Die Wahrscheinlichkeit einer anaphylaktischen Reaktion wird mit etwa 0,032–0,286% angegeben [Laxenaire, Charpentier, Feldmann 1994; Arfors und Buckley 1989]. Zur Senkung des Risikos einer Anaphylaxie sollte stets (falls zeitlich möglich) eine Haptenprophylaxe mit dem monovalenten Dextran Promit (Dextran 1) durchgeführt werden. Sie reduziert die Inzidenz schwerer anaphylaktischer Reaktionen um etwa 90%, sodass das Risiko anaphylaktischer Reaktionen für Dextrane nach Haptenprophylaxe etwa 0,001% beträgt [Arfors und Buckley 1989].

Kombinationspräparate (kristalline und kolloidale Komponente)
In den letzten Jahren wurde die Bolusgabe einer stark hypertonen Infusionslösung (7,2–7,5% NaCl) im Rahmen der SVR untersucht.

Hierzu sind seit 2000 in Deutschland 2 unterschiedliche Präparate verfügbar. Durch Kombination einer stark hypertonen Lösung mit einer kolloidalen Komponente (z.B. NaCl 7,2% und 6% HAES 200/0,5 = HyperHAES oder NaCl 7,5% und 6% Dextran 70 = RescueFlow) beträgt der initiale Volumeneffekt etwa 400% der infundierten Menge, und die intravasale Verweildauer wird durch die onkotische Flüssigkeitsretention im Vergleich zu rein kristallinen Infusionslösungen deutlich verlängert (ca. 60 min).

Bei der Anwendung hypertoner Infusionslösungen sind ein initialer Blutdruckabfall oder eine Hypernatriämie im Verlauf zu beachten, sodass die Indikation kritisch gestellt werden sollte. Nach der Applikation ist die Bestimmung der Serum-Natrium-Konzentration empfehlenswert.

Tab. 34.5: Volumeneffekte und Wirkdauer (WD) von Infusionslösungen

Infusionslösung	Beispiele	Volumeneffekt (%)	WD (h)
Vollelektrolytlösung	Sterofundin	30	0,25–0,5
Gelatine 4%	Gelafundin	90	3
Humanalbumin	Albumin-human	100	8
HES 130/0,4 6%	Voluven	100	4–6
HES 200/0,5 6%	Hemohes 6%	110	5
Dextran 60 6%	Macrodex 6%	120	6
HES 200/0,5 10%	HAES-steril 10%	130	5
Dextran 40 10%	Rheomacrodex 10%	150–200	3–4
NaCl 7,2% und 6% HES 200/0,5	HyperHAES	400	0,5–1
NaCl 7,5% und 6% Dextran 70	RescueFlow	400	0,5–1

Humane kolloidale Volumenersatzlösungen: Albumin, Plasmaproteinlösungen (PPL), Plasmaproteinfraktionen (PPF) und Fresh Frozen Plasma (FFP). Albumin ist ein natürliches kolloidales Volumenersatzmittel aus 3,5–25% menschlichem Albumin. Humanalbuminlösungen sind sehr teuer und besitzen nur eine eingeschränkte Lagerbarkeit bei einer hohen Temperaturempfindlichkeit sowie einen geringen Volumeneffekt. Sie besitzen keinen entscheidenden Vorteil gegenüber künstlichen Kolloiden und haben entsprechend keine Indikation in der präklinischen Notfallmedizin. Zusätzlich sprechen ein evtl. Infektionsrisiko und der hohe Preis gegen eine präklinische Anwendung.

Gleiche Einschränkungen gelten bez. der präklinischen Verwendung von anderen Plasmaproteinlösungen (z.B. PPL, PPF, FFP). Auch humane zelluläre Blutprodukte (z.B. EK oder TK) finden in der präklinischen Notfallmedizin aktuell keine Anwendung (Kosten, Lagerbarkeit).

34.3.5 Klassisches Therapiekonzept

Die kombinierte Applikation von kristallinen und kolloidalen Volumenersatzlösungen im Verhältnis 2:1 oder 3:1 über mehrere großlumige periphervenöse VVK stellt das Standardverfahren zur Volumentherapie in der präklinischen Notfallmedizin dar. Eine alleinige Volumensubstitution mit kristallinen Infusionslösungen erscheint nur bei geringen Volumenverlusten vorteilhaft, ist aber bei größeren Blutverlusten aufgrund des geringen Volumeneffekts (nur etwa 30%) nicht sinnvoll.

Volumenverlust bis 10%

Volumenverluste bis etwa 10% des Intravasalvolumens oder etwa 300–500 ml (z.B. bei Exsikkose und Dehydratation) lassen beim gesunden erwachsenen Patienten das HZV und den systolischen Blutdruck meist unbeeinflusst (Blutdruck und Puls meist konstant) – vorausgesetzt es bestand Normovolämie [Kreimeier et al. 2002]. Entsprechend wird die alleinige Applikation isotoner Kochsalzlösung (kleiner Volumeneffekt, nur ca. 30% des infundierten Volumens) als ausreichend betrachtet.

Größere Volumenverluste bis ca. 1000 ml machen sich meist auch beim Gesunden durch einen Anstieg der HF und einen Abfall des RR (oft Spätzeichen) bemerkbar. Zur Therapie hat sich eine großzügige kombinierte Verwendung von kristallinen und kolloidalen Volumenersatzmitteln im Verhältnis 1:1 bis 3:1 als akzeptabel erwiesen. Sie wird bis zur Kreislaufstabilisierung fortgeführt. Somit kann bei Volumenverlusten bis etwa 1000 oder 1500 ml eine weitgehende Normalisierung des RR und der HF erzielt werden. Zum Einsatz kommen additiv oder gleich zu Beginn kolloidale Volumenersatzmittel wie Hydroxyethylstärke (z.B. 6% HAES 200/0,5), Dextrane (z.B. 6% Dextran 60/70) oder Gelatine (Gelafundin, Haemaccel). Der Volumeneffekt kann dann bis zu 130% betragen. Die Gabe von Hydroxyethylstärke ist in jedem Fall der Gabe anderer kolloidaler Infusionslösungen wegen besserer Verträglichkeit vorzuziehen. Bei Dextranen ist eine Vorbehandlung mit einem monovalenten Dextran (Promit) vor Infusionsbeginn wegen evtl. zirkulierender Antikörper unerlässlich.

Volumenverlust > 10%

Zum Ausgleich großer Volumenverluste über 1500 ml (z.B. bei einem traumatisch-hämorrhagischen Schock) ist die konventionelle Volumentherapie aus einer Kombination von kristallinen und kolloidalen Volumenersatzmitteln nicht ausreichend effektiv. Die Infusionsdauer kann wegen großer Infusionsvolumina die Transportdauer übersteigen und deshalb zu einem nicht bedarfsgerechten Volumenersatz führen. Gerade bez. des so wichtigen Zeitfaktors einer effektiven Primärtherapie erscheinen Infusionslösungen als besonders geeignet, die nach Applikation kleiner Volumina das Herzzeitvolumen, den systemischen arteriellen Blutdruck und damit die Gewebsperfusion möglichst schnell normalisieren.

Volumenverlust > 20%

Eine effektive Alternative stellt hierbei die SVR dar. Sie kommt deshalb in erster Linie als initiale Primärtherapie beim hypovolämischen oder hämorrhagischen Schock (Hauptindikation) und Beseitigung oder Verhinderung von Mikrozirkulationsstörungen zum Einsatz.

34.3.6 Therapiekonzept SVR

In den letzten Jahren hat eine besondere Art der Volumensubstitutionstherapie bei der präklinischen Versorgung von Patienten im Schock an Bedeutung gewonnen: die sog. SVR [Ellinger und Hinkelbein 2002; Hinkelbein, Genzwürker, Ellinger 2001]. Es handelt sich hierbei um die periphervenöse Bolusinfusion hypertoner Lösungen (Gehalt an Na-Ionen ist größer als der im Blut, z.B. 7,2% NaCl gegenüber 0,9% im Blut) zur

Small-volume resuscitation

raschen Kreislaufstabilisierung bei Patienten im manifesten hypovolämischen oder hämorrhagischen Schock in einer Dosierung von 4 ml/kg KG.

Bereits 1880 wurden erste Untersuchungen zur Infusionstherapie mit hyperosmolaren Infusionslösungen vom Pharmakologen Nasse durchgeführt, 1936 wurde von rumänischen Chirurgen erstmals die klinische Anwendung hyperosmolarer Infusionslösungen im hämorrhagischen Schock publiziert [Papp und Tepperberg 1936]. Brooks et al. setzten 1963 hyperosmolare Infusionslösungen zur Therapie des experimentellen hämorrhagischen Schocks ein [Brooks et al. 1963]. 1980 berichteten De Felippe und Rocha-e-Silva aus Sao Paulo über die eindrucksvolle Wirkung von 7,5%iger Kochsalzlösung bei Intensivpatienten mit hypovolämischem Schock [De Felippe et al. 1980].

Hämorrhagischer Schock

1984 wurde schließlich der heute gebräuchliche Begriff Small-volume Resuscitation von Nakayama geprägt, der hiermit die peripherintravenöse Gabe hypertoner Infusionslösung zur Kreislaufstabilisierung bezeichnete [Nakayama et al. 1984]. Wade et al. fanden 1994 mit einer Meta-Analyse eine erhöhte Überlebensrate nach Primärtherapie mit 250 ml hypertoner Kochsalzlösung im Vergleich zu Ringer-Laktat-Infusionslösung [Wade et al. 1997].

In Deutschland stehen seit der Zulassung im September 2000 zwei hyperton-isoonkotische Infusionslösungen mit unterschiedlichem kolloidalen Anteil zur Verfügung (HyperHAES und RescueFlow), die sich besonders für die präklinische Primärtherapie bei Patienten mit hämorrhagischem Schock eignen (s. Abb. 34.6).

Ziel dieses Konzepts ist nicht mehr die alleinige Volumensubstitution zur Stabilisierung der Makrohämodynamik, sondern vielmehr eine Verbesserung von Sauerstoffangebot und -versorgung des peripheren

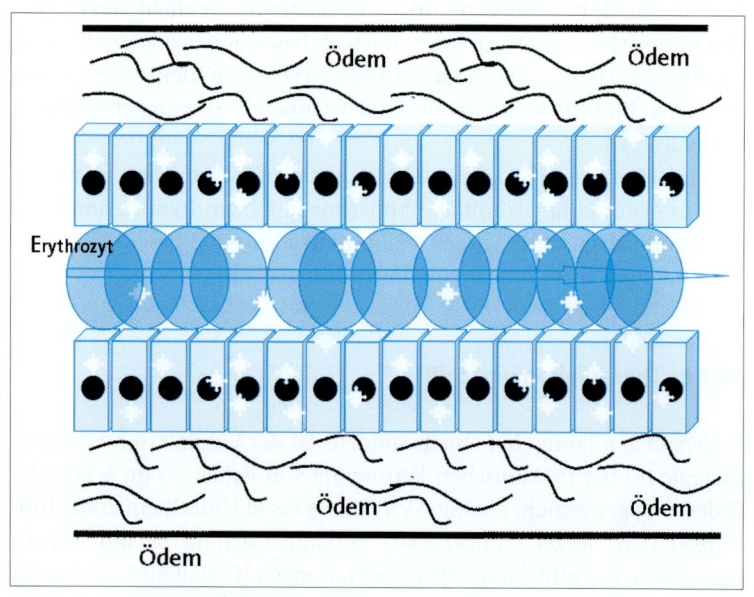

Abb. 34.6: Ausgangsbefund im Schock

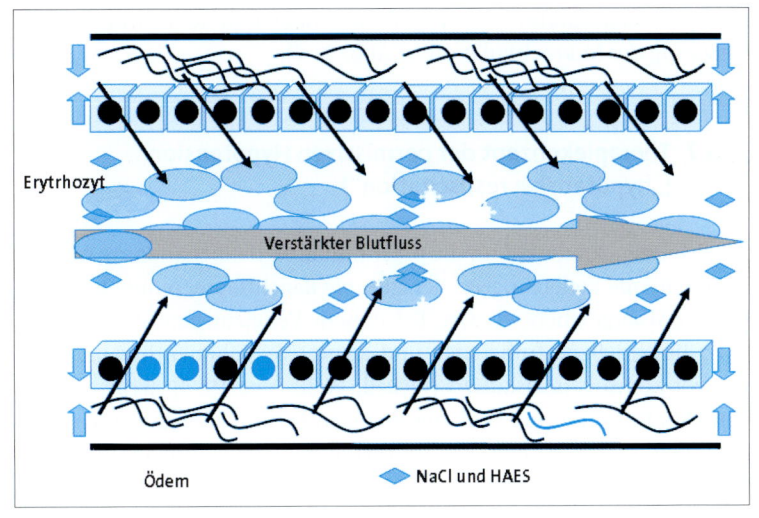

34.3 Volumenersatztherapie in der Notfallmedizin

Abb. 34.7: Effekt der Small-volume resuscitation

Gewebes im Schock durch Verbesserung der Mikrozirkulation. Aufgrund der Infusion hypertoner Infusionslösung innerhalb kurzer Zeit entsteht ein starker osmotischer Gradient von extravasal nach intravasal. Flüssigkeit aus den im Schock angeschwollenen Gefäßendothelzellen und Erythrozyten wird nach intravasal rekrutiert (s. Abb. 34.7). Neben der sofortigen Zunahme des zirkulierenden Plasmavolumens werden auch die Strömungseigenschaften verbessert.

Die Vorteile der SVR kommen in erster Linie beim Einsatz als initiale Volumentherapie zum Tragen. Bei Blutverlusten von bis zu 50% des gesamten Blutvolumens können zusätzlich zu den ausgeprägten Effekten auf die Mirkozirkulation hypertone Infusionslösungen das HZV rasch normalisieren, den systolischen Blutdruck anheben und eine Zunahme des zirkulierenden Plasmavolumens um das ca. 4-Fache des infundierten Volumens erzielen. Die Bolusgabe hypertoner Kochsalzlösungen innerhalb von 2–5 min führt zu einer sofortigen Wirkung aufgrund des entstehenden osmotischen Gradienten.

Initiale Volumentherapie

Aus den bereits in der Frühphase des Schocks angeschwollenen Gefäßendothelzellen der Kapillaren und Erythrozyten im Gefäßsystem wird Flüssigkeit mobilisiert und steht damit wieder innerhalb des Gefäßsystems zur Verfügung. Systolischer Blutdruck und Kreislauffunktion werden durch das schlagartig zunehmende Flüssigkeitsvolumen im Gefäßsystem deutlich erhöht. Neben der Makrozirkulation wird v.a. die Mikrozirkulation im Gewebe deutlich verbessert.

Therapieansätze bieten sich auch beim SHT zur Reduktion eines Gehirnödems und zur Senkung des Hirndrucks, hier werden die Substanzen bisher nur im intensivmedizinischen Bereich eingesetzt [Hinkelbein, Viergutz, Genzwürker 2006].

Die Vorteile und die Überlegenheit der SVR gegenüber anderen Infusionslösungen liegen somit nicht nur in der Verbesserung der systemischen Kreislauffunktion, sondern im Besonderen in der deutlichen Verbesserung der Mikrozirkulation (s. Abb. 34.7).

34.3.7 Therapiekonzept der permissiven Hypotension („hypotensive resuscitation")

Als absoluten Sonderfall für die präklinische Notfallbehandlung müssen penetrierende Verletzungen oder stumpfe Bauchtraumen mit Organverletzungen angesehen werden. Bei diesem Verletzungsmuster wird die oben beschriebene frühzeitige und aggressive Volumentherapie nach wie vor kontrovers diskutiert [Bickell, Wall, Pepe 1994]. Basierend auf einer Studie von Bickel et al. aus den USA konnte gezeigt werden, dass Patienten mit penetrierenden Thoraxtraumen, die permissiv therapiert wurden, eine geringere Mortalität hatten als Patienten mit konventioneller Volumentherapie [Bickell, Wall, Pepe 1994]. Auch bei Patienten mit stumpfen Bauchtraumen konnte nachgewiesen werden, dass die permissive Hypotension sicher angewendet werden kann. Diese Ergebnisse sind allerdings in ihrer Interpretation nicht unumstritten.

Prinzipiell sollte die operative Behandlung unkontrollierter Blutungen hierbei immer vorrangig mitberücksichtigt werden, da eine aggressive Infusionstherapie (zur Steigerung des zirkulierenden Volumens) möglicherweise zu einer Zunahme des Blutverlusts führen kann (Gerinnungsbeeinträchtigung, größeres HZV, höherer systemischer Druck, Thrombusfunktionsverlust, aber auch Zeitverlust) [Osterwalder und Eymard 2000; Kreimeier und Meßmer 1996] und dadurch eine Erhöhung der Mortalität resultieren kann [Bickell, Wall, Pepe 1994]. Bei etwa 25% aller Patienten, die im Schockraum nach einem Polytrauma behandelt werden, kann eine manifeste Koagulopathie nachgewiesen werden. Hierdurch könnte eine verstärkte Blutungsneigung zusätzlich plausibilisiert werden.

Bei Patienten nach Trauma ist im Schock die Steigerung des Intravasalvolumens durch eine konventionelle Volumenersatztherapie immer mit dem Risiko eines gesteigerten Blutverlusts durch Unterhalt oder Wiederbeginn bestehender Blutungen verbunden (Erhöhung des Blutverlusts über verletzte Gefäße). Weiterhin kann eine Beeinträchtigung der Blutgerinnung resultieren, die ebenfalls Blutungen und einen weiteren Verlust von Gerinnungsfaktoren fördert. Eine aggressive Volumentherapie mit großen Infusionsvolumina fördert zusätzlich meist das Auskühlen des Patienten [Kreimeier et al. 2002].

Das Therapiekonzept der permissiven Hypotension hat das Ziel, den systemischen Blutdruck in einem sinnvollen Umfang zu erhöhen, ohne allerdings den Ausgangsblutdruck wieder zu erreichen [Kreimeier, Prueckner, Peter 2000]. Es stellt in erster Linie eine Behandlungsoption für Patienten mit traumatischem Blutverlust durch penetrierende Verletzungen dar, falls keine **Kontraindikationen** vorliegen. Wichtige Kont-

34.3 Volumenersatztherapie in der Notfallmedizin

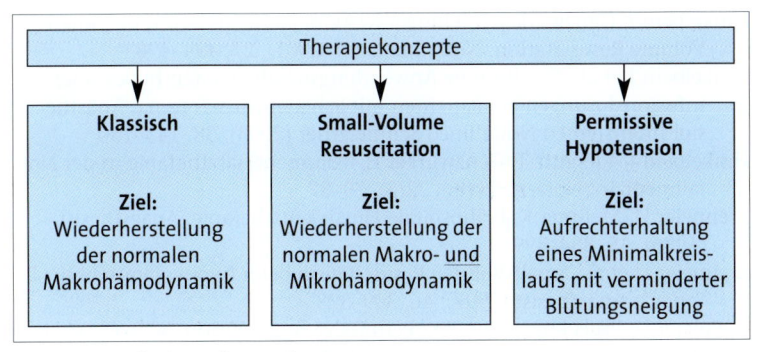

```
                          Therapiekonzepte
         ┌────────────────────┼────────────────────┐
         ▼                    ▼                    ▼
     Klassisch          Small-Volume          Permissive
                        Resuscitation         Hypotension

       Ziel:                Ziel:                Ziel:
  Wiederherstellung   Wiederherstellung der  Aufrechterhaltung
    der normalen       normalen Makro- und   eines Minimalkreis-
  Makrohämodynamik     Mikrohämodynamik      laufs mit verminderter
                                             Blutungsneigung
```

Abb. 34.8: Verfügbare Therapiekonzepte

raindikationen dieses Therapieansatzes sind kardiale Erkrankungen (z.B. KHK, Myokardinfarkt), bei denen eine adäquate koronare Perfusion gewährleistet sein muss, das SHT, dessen Letalität bei einem systolischen Blutdruck unter 90 mmHg infolge des zu geringen zerebralen Perfusionsdrucks erheblich gesteigert ist, aber auch zerebrovaskuläre Erkrankungen. Bei stumpfen Traumen wird dieses Therapiekonzept ebenfalls nicht empfohlen.

Hypotensive Blutdruckwerte werden bei diesem Konzept toleriert. Infundiert werden sollte nur soviel, wie nötig ist, um einen systolischen Blutdruck von etwa 90 mmHg zu halten. Ein schneller Transport ins Krankenhaus ist wesentlicher Teil dieses Konzepts.

Ähnliche Therapiekonzepte werden als „delayed resuscitation" oder „deliberate hypotension" bezeichnet (s. Abb. 34.8). Dabei wird das hypotensive Intervall bis zur operativen Versorgung verlängert [Kreimeier et al. 2002].

Literatur

Adams HA et al. (2005) Empfehlungen zur Diagnostik und Therapie der Schockformen der IAG Schock der DIVI. Deutscher Ärzte-Verlag, Köln

Arfors KE, Buckley PB (1989) Role of artificial colloids in rational fluid therapy. In: Tuma RF, White JV, Messmer K (Eds), The role of hemodilution in optimal patient care, 100–123. Zuckwerdt, München

Bickell WH, Wall MJ, Pepe PE, Immediate versus Delayed Fluid Resuscitation for Hypotensive Patients with Penetrating Torso Injuries. N Engl J Med (1994), 331, 1105–1109

Brambrink AM, Noppens R, Der Notfallpatient im Schock. Notfall und Rettungsmedizin (2001), 4, 4–15

Brooks DK et al., Osmolar and electrolyte changes in hemorrhagic shock. Lancet (1963), 317, 521–526

De Felippe J et al., Treatment of refractory hypovolaemic shock by 7.5% sodium chloride injections. Lancet (1980), 334, 1002–1004

Ellinger K, Hinkelbein J (2002) Volumenersatz in der Notfallmedizin. In: Boldt J (Hrsg), Aktuelle Perspektiven der Volumenersatztherapie. UniMed Science, Bremen

Hinkelbein J, Genzwürker H, Ellinger K, Aktuelle Perspektiven der Small-Volume Resuscitation. Notfallmedizin (2001), 27, 494–498

Hinkelbein J et al., Präklinische Anwendungsmöglichkeiten hypertoner Infusionslösungen bei Patienten mit Schädel-Hirn-Trauma. Anästhesiol Intensivmed Notfallmed Schmerzther (2003), 38, 143–150

Hinkelbein J, Viergutz T, Genzwürker H, Volumenersatztherapie in der Notfallmedizin. Notarzt (2006), 22(3), 79–87

Kreimeier U, Meßmer K, Prähospitale Flüssigkeitstherapie. Anaesthesist (1996), 45, 884–899

Kreimeier U et al., Small-Volume Resuscitation beim hypovolämischen Schock. Anästhesist (1997), 46, 309–328

Kreimeier U, Prueckner S, Peter K, Permissive hypotension. Schweiz Med Wochenschr (2000), 130(42), 1516–1524

Kreimeier U et al., Permissive Hypotension beim schweren Trauma. Anaesthesist (2002), 51(10), 787–799

Laxenaire MC, Charpentier C, Feldmann L, Réactions anaphylactoides aux substituts colloidaux du plasma: incidence de risque, mécanismes. Ann Fr Anesth Réanim (1994), 13, 301–310

McCunn M, Gordon EKB, Scott TH, Anesthetic Concerns in Trauma Victims Requiring Operative Intervention: The Patient Too Sick to Anesthetize. Anesthesiology Clin (2010), 28, 97–116

Nakayama S et al., Small-volume resuscitation with hypertonic saline (2,400 mOsm/liter) during hemorrhagic shock. Circ Shock (1984), 13, 149–159

Osterwalder JJ, Eymard M, Aggressive oder restriktive Volumen-Therapie beim Mehrfachverletzten. Notarzt (2000), 16, 51–55

Papp J, Tepperberg K, Kochsalzbehandlung in der Chirurgie. Chirurg (1936), 11, 445–449

Spahn DR, Sauerstoff transportierende Lösungen – die Kolloide der Zukunft? Anästhesiol Intensivmed Notfallmed Schmerzther (1998), 33, 277–279

Wade CE et al., Efficacy of hypertonic 7.5% saline and 6% dextran-70 in treating trauma: a meta-analysis of controlled clinical studies. Surgery (1997), 122, 609–616

Werdan U et al., IAG Schock. Die Definitionen der Schockformen. Intensivmed (2001), 38, 541–553

Zink W et al., Invasive Techniken in der Notfallmedizin. Anästhesist (2004), 53, 1086–1092

35 Kasuistiken zu 30–33

Lernziel:
Mit den Kursteilnehmern werden in Gruppen von max. 15 Personen mit Bezug zu den Fortbildungsthemen Nr. 30–33 reale Einsatzsituationen im Hinblick auf die durchgeführte Notfalldiagnostik und -therapie inkl. einsatztaktischer Belange und ggf. auch alternative Möglichkeiten im Notarztdienst diskutiert und bewertet.

36 Traumatologie I

Fallbesprechungen

Lernziel:
Mit den Kursteilnehmern werden in Gruppen von max. 15 Personen mit Bezug zu den Fortbildungsthemen aus dem Block C I fiktiv vorgegebene Situationen an einem Einsatzort im Hinblick auf eine korrekte Notfalldiagnostik und -therapie inkl. einsatztaktischer Belange und ggf. auch alternative Möglichkeiten im Notarztdienst diskutiert und bewertet.

Block C 2
Traumatologie II

37 Thermische Schädigungen/Stromunfall – 612
38 (Beinahe-)Ertrinken – 645
39 Analgesie, Sedierung und Narkose inkl. Beatmung im Rettungsdienst – 659
40 Traumatologie II – 689
41 Praktikum Traumatologie – 690

37 Thermische Schädigungen/Stromunfall

Uwe Hoppe, Fred Blaschke

> **Lernziel:**
> Erlernen der (Differenzial-)Diagnostik und Therapie bei thermischen Schädigungen und beim Stromunfall im Notarztdienst mit den dort gegebenen Möglichkeiten sowie eine zielgerichtete Versorgung inkl. Transport in geeignete Weiterbehandlung.

37.1 Verbrennungen

In Deutschland müssen jährlich zwischen 10 000 und 15 000 Patienten mit Verbrennungen stationär versorgt werden – über 1500 bedürfen einer intensivmedizinischen Behandlung in den 37 speziell eingerichteten Zentren für Schwerbrandverletzte. Etwa 75% der Verbrennungsunfälle ereignen sich im häuslichen oder Freizeitbereich, ca. 20% sind Arbeitsunfälle, während etwa 5% der Brandverletzungen durch Suizidversuche oder Gewaltverbrechen hervorgerufen werden.

Komplexe Verletzungsmuster

Abhängig vom Unfallhergang (Verkehrsunfall, Sprung aus dem Fenster bei Bränden, Sturz vom Strommast etc.) muss neben den Verbrennungen auf Begleitverletzungen (thermo-mechanische Kombinationstraumata) geachtet werden, die den Patienten vital bedrohen können und daher absolute Behandlungspriorität besitzen. Dazu zählt auch das Barotrauma der Lunge mit Pneumothorax als mögliche Folge eines Explosionsunfalls.

Bei Verbrennungspatienten Unfallmechanismus eruieren

Da nur bei 0,5–1% aller NEF-Einsätze Brandverletzte zu versorgen sind, kann ein Erfahrungsdefizit bei Notärzten zu erheblicher Unsicherheit in der Behandlung von Verbrennungen führen. Fehlentscheidungen und Versäumnisse in der präklinischen Phase sind im Verlauf nur schwer korrigierbar, sodass gerade den notärztlichen Maßnahmen große Bedeutung für das Schicksal des Brandverletzten zukommt.

37.1.1 Ursachen von Verbrennungen

Physikalische Einwirkungen
Thermische Schäden der Haut und tieferer Gewebe können durch Einwirkung von Temperaturen über 52 °C entstehen. Neben der Art der Hitzequelle bestimmen dabei die Temperaturhöhe, die Einwirkungsdauer

37.1 Verbrennungen

und das Patientenalter die Tiefe der Verbrennung. Folgende Ursachen lassen sich im Wesentlichen voneinander unterscheiden:

- Flammenverbrennungen (Brände, Explosionen)
- Verbrühungen (heiße Flüssigkeiten, Dampf)
- Kontaktverbrennungen (heiße Gegenstände)
- Elektrothermische Traumen (Strom, Blitz)
- Aktinische Verbrennungen (UV-, radioaktive Strahlung)
- Chemische Verbrennungen

Ursachen thermischer Schädigungen

Auf die Epidermis beschränkt bleibt meist die Schädigung durch UV-Strahlung (Sonne, Solarium) und beschäftigt deshalb den Notarzt wenig. Gleiches gilt für die allerdings weitaus ernsteren Läsionen durch die lokale Einwirkung von Radioaktivität. Bei Erwachsenen und Jugendlichen werden die Verbrennungen überwiegend durch offene Flammen verursacht.

Im Kindesalter sind in über 90% der Fälle Verbrühungen Ursache der Verbrennungen. Hierbei kommt es am häufigsten zu Unfällen durch herunterziehen oder verschütten von heißen Flüssigkeiten in Kochtöpfen, Wasserkochern, Tassen und anderen Behältnissen. Die 1- bis 4-Jährigen sind mit Gipfel im 2. Lebensjahr am häufigsten betroffen. Bereits der Inhalt einer Tasse heißes Wasser reicht aus, um über 10% der Haut eines Kleinkindes zu verbrühen.

Chemische Einwirkungen

Zu thermischer Schädigung der Haut kann es bei exothermen chemischen Reaktionen oder Kontakt mit primär heißen Chemikalien kommen. Allerdings steht im Vordergrund meist die ätzende Wirkung von Säuren und Laugen. Die Ingestion saurer und alkalischer Lösungen ist wegen der Gefahr einer Perforation von Ösophagus und Magen besonders problematisch. Symptome sind neben heftigen, vorwiegend retrosternalen Schmerzen periorale Verätzungen und/oder Läsionen in Mundhöhle und Rachen.

Während starke Laugen in die Tiefe vordringende Kolliquationsnekrosen bewirken können, verhindert oder erschwert die für die Säure-Einwirkung typische Proteinfällung mit Ausbildung einer Koagulationsnekrose das stärkere Abtiefen der Läsion (s. Abschn. 37.1.3). Die Therapie aller lokalen Verätzungen besteht in der Entfernung oder Verdünnung der Noxen durch intensive und anhaltende Spülung mit Wasser. Dies gilt besonders für das verätzte Auge, wobei allerdings eine Augenspülung durch den Lidkrampf des Patienten sehr erschwert sein kann. Durch Oberflächenanästhesie mit einem Lokalanästhetikum kann es gelingen, den Lidkrampf zu lösen.

37.1.2 Diagnostik bei Verbrennungen

Ausdehnung

Verbrennungsausmaß bestimmen

Vor allem die Ausdehnung der Verbrennung bestimmt neben dem Alter des Verletzten, seinen Vorerkrankungen und etwaigen Begleitverletzungen die Prognose. Auf der Basis der verbrannten Körperoberfläche (VKOF) errechnet sich die erforderliche Infusionsmenge. Das Verbrennungsausmaß ist letztlich auch ein Hauptkriterium bei der Entscheidung über das Transportziel (Verbrennungszentrum oder nächste geeignete chirurgische Klinik).

Handfläche entspricht 1% der KOF

Die VKOF kann grob mithilfe der Neunerregel nach Wallace abgeschätzt werden (s. Abb. 37.1). Beim Erwachsenen entsprechen Kopf und obere Extremitäten jeweils 9% seiner Körperoberfläche (KOF), die Vorder- und Rückseite des Rumpfs sowie jede der unteren Extremitäten 18%. Den kindlichen Körperproportionen mit im Verhältnis zum Rumpf großer Oberfläche des Kopfs muss bis etwa zum Schulalter Rechnung getragen werden. Unabhängig vom Lebensalter entspricht die Handfläche des Verletzten etwa 1% seiner KOF. Beim Festlegen der VKOF als Grundlage therapeutischer Entscheidungen werden nur 2. und 3. Grades verbrannte Flächen berücksichtigt. Rußgeschwärzte, aber unverbrannte Hautflächen verleiten dabei zur Überschätzung der VKOF; die verzögerte Ausbildung von Verbrennungsblasen begünstigt eine Unterschätzung. Präklinisch wird die Ausdehnung der Verbrennung i.d.R. überschätzt, die Verbrennungstiefe eher unterschätzt. Eine Genauigkeit von ± 5% sollte bei der Ermittlung der VKOF angestrebt werden.

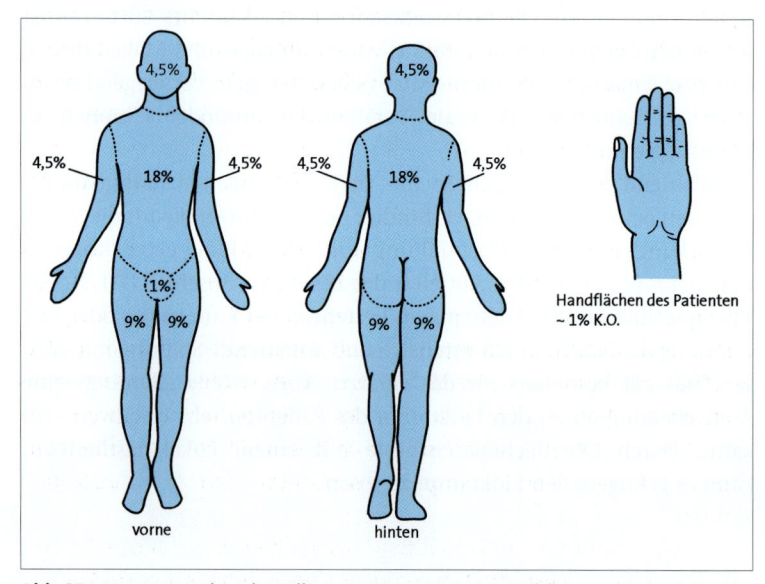

Abb. 37.1: Neunerregel nach Wallace, unter erstem „Mensch": vorne; unter 2. „Mensch": hinten; unter „Hand": Handfläche des Patienten ~ 1% KOF

37.1 Verbrennungen

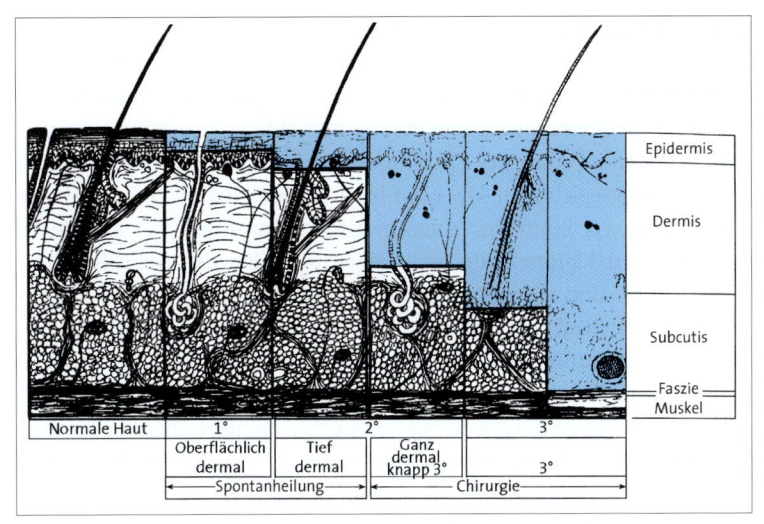

Abb. 37.2: Tiefe von Verbrennungen (in Anlehnung an Zellweger, 1985)

Tiefe

Entsprechend der Tiefe einer Schädigung werden 4 Verbrennungsgrade unterschieden, die fließend ineinander übergehen und erst nach endgültiger Ausbildung der Läsionen – oft Stunden und Tagen nach dem Unfallereignis – definitiv bestimmt werden können (s. Abb. 37.2).

Die **Verbrennung 1. Grades** beschränkt sich auf die Epidermis und heilt innerhalb einiger Tage folgenlos ab. Charakteristisch ist ein schmerzhaftes Erythem.

Die **oberflächlich-dermale Verbrennung 2. Grades** (2a) reicht in die Kutis hinein, ist sehr schmerzhaft und führt zur Blasenbildung. Der feuchte Blasengrund blasst bei Spateldruck mit nachfolgender Rekapillarisierung ab. Die Spontanheilung erfolgt innerhalb von 10–15 Tagen. Bei einer **tief-dermalen Verbrennung 2. Grades** (2b) bleibt die Abblassung des hier meist trockenen Blasengrunds bei Druck aus. Der tief-dermale Schaden heilt unter starker Narbenbildung innerhalb von 3–4 Wo. langsam und schlecht ab und macht i.d.R. Transplantationen erforderlich.

Bei der **Verbrennung 3. Grades** ist die Dermis vollständig zerstört. Charakteristisch ist ein weiß demarkierender, schwarz verkohlter oder gelblich-wachsartiger, trockener Wundgrund. Das Gewebe ist von prallharter Beschaffenheit, Haare und Nägel lassen sich herauslösen. Die Schmerzempfindlichkeit der Wundoberfläche ist typischerweise komplett aufgehoben. Eine Spontanheilung dieser dermalen Verbrennung erfolgt nicht oder nur sehr verzögert von den Wundrändern her. Die Therapie beinhaltet eine obligate Nekrosektomie und Hauttransplantationen.

Von **Verbrennung 4. Grades** wird gesprochen, wenn neben der Dermis die Subkutis, Muskeln, Sehnen oder Knochen betroffen sind.

Einteilung der Verbrennung

Inhalationstrauma

Am Brandort hohe Inzidenz erstickter Patienten

Über 80% der noch am Brandort Verstorbenen haben ein letales Inhalationstrauma erlitten. Bei 25% aller Patienten, die eine Klinik lebend erreichen, liegt ein Inhalationstrauma vor. Durch Inhalation von heißen Gasen kann es zu einer thermischen und chemischen Schädigung von Atemwegsepithelien sowie zur Intoxikation durch CO, Zyanid und anderen Noxen kommen. Anamnestische Hinweise sind Brände in geschlossenen Räumen oder Fahrzeugen und Bewusstlosigkeit. Klinische Zeichen sind rußiges Sputum, verbrannte Wimpern oder Nasenhaare, Gesichtsverbrennungen, Chemosis und enorale Rußablagerungen. Die Inspektion der Schleimhaut des Mund- und Rachenraums auf Hitzeläsionen ist zwingend erforderlich. „Kloßgefühl" im Laryngopharynx, Aphonie und Heiserkeit, v.a. aber ein inspiratorischer Stridor sind Symptome eines (supra-)glottischen Ödems. Jede anhaltende Dyspnoe nach Rauchgasexposition mit und ohne Bronchospastik muss zunächst als Zeichen eines Inhalationstraumas gewertet werden. Keines der klinischen Zeichen ist jedoch pathognomonisch oder gibt Aufschluss über das Ausmaß der Inhalation. Besteht die Indikation zur Intubation, muss die Beatmung unabhängig von der Sauerstoffsättigung bis zum Nachweis normaler CO-Hb-Werte mit einem Sauerstoffanteil von 1,0 erfolgen.

Mit entsprechenden Gasspürröhrchen ist der semiquantitative Nachweis toxischer Rauchgasbestandteile möglich, die Löschzüge der BFW verfügen über entsprechende Messeinrichtungen. Da Menschen- und Sachrettung Priorität haben, können diese Messungen nicht in der frühen Phase des Löscheinsatzes durchgeführt werden. Daher ist ihr Ergebnis nicht repräsentativ für die tatsächliche Belastung des Brandopfers.

Die präklinische Messung der CO-Inhalation mittels CO-Oximetrie ist sehr teuer und nicht flächendeckend verfügbar, wird jedoch gerade in dicht besiedelten Gebieten immer häufiger von FW oder RD vorgehalten. Sie kann, v.a. bei einer größeren Anzahl von Patienten mit Inhalationstraumata, eine Hilfe für die Entscheidung über Versorgungsprioritäten und Transportlogistik sein.

37.1.3 Pathophysiologie der Verbrennung

Lokale Auswirkungen

Das lokale Trauma kann abhängig von Hitzequelle, Einwirkungsdauer und Unfallmechanismus die Haut und tiefere Gewebe in unterschiedlichem Maße betreffen.

Haut. Im verbrannten Gewebe entwickelt sich über Vasodilatation und Zunahme der kapillären Gefäßpermeabilität auf ein Molekulargewicht von über 100000 – also auch für Eiweiße – ein kolloidreiches interstitielles Ödem. Vasokonstriktion, Eiweißdenaturierung durch Hitze, Hämatokritanstieg und Gerinnungsaktivierung resultieren in einer kapillären Stase, im Bereich tieferer Verbrennungen können größere Gefäße thrombosieren.

Somit ist die lokale Verbrennung charakterisiert durch eine zentrale **Nekrose**, die von einer **Zone der Stase** umgeben ist, an diese grenzt eine **Hyperämiezone**. Unterschreiten Oxygenierung und Nutrition in der Zone der Stase den zur Aufrechterhaltung des Strukturstoffwechsels kritischen Wert, spricht man von einer Abtiefung der Verbrennung. Die – nicht thermisch bedingte – Zunahme der Nekrose kann über > 48 h anhalten. Dies zu verhindern, ist Ziel therapeutischer und wissenschaftlicher Bemühungen.

Atemwege, Inhalationstrauma. Das Inhalationstrauma ist keine einheitliche Verletzung. Die Noxen (Hitze, chemische Substanzen, Erstickungsgase) und deren Zielorgane sind unterschiedlich und Kombinationen verschiedener Noxen häufig. Thermische und chemische Noxen bewirken in den Atemwegen Läsionen des respiratorischen Epithels, die von einer Reizung mit entzündlichen Veränderungen über die Ödembildung bis zur Destruktion der Flimmerepithelien und pseudomembranöser Ablösung der Schleimhaut reichen können.

Die Pathogenese des toxisch-alveolären Lungenödems basiert auf einer Schädigung der alveolokapillären Membran. Wird das Inhalationstrauma akut überlebt, stehen respiratorische Komplikationen im Vordergrund, deren Ursachen neben der ödembedingt reduzierten Compliance in der ausgeprägten Beeinträchtigung der mukoziliaren Clearance zu suchen sind. Rezidivierende Atelektasen mit Zunahme des Shuntvolumens führen zu einer negativen Beeinflussung des Ventilation-Perfusions-Verhältnisses. Die Patienten sind zusätzlich durch Pneumonien gefährdet. Alle Inhalationsschäden können schließlich über unterschiedliche Pathomechanismen in ein akutes Lungenversagen münden. Damit bestimmt das Inhalationstrauma als Begleitkomplikation der Verbrennung in erheblichem Maße die Mortalität und die Prognose des Traumas.

Systemische Auswirkungen

Großflächige Verbrennungen von über 10–15% VKOF beim Erwachsenen und 5–10% beim Kind führen besonders in den ersten 12 h zu einer massiven Mediatorenfreisetzung. Folge ist u.a. die sowohl für Wasser als auch für Proteine extrem gesteigerte Permeabilität der Kapillarmembran mit der Ausbildung eines generalisierten Ödems. Die Sequestration betrifft zwar vornehmlich den interstitiellen Raum, doch kommt es durch Dysfunktion der energieabhängigen Kalium-Natrium-Pumpe auch zu einem Zellödem. Die Elektrolythomöostase ist erheblich gestört. Ohne adäquate Flüssigkeitssubstitution entwickelt sich eine vitale Bedrohung durch den protrahierten hypovolämischen Schockzustand. Als Folge von Hypovolämie, Hämokonzentration, Viskositätszunahme und Mikrozirkulationsstörungen sowie Freisetzung exzessiver

Massive Mediatorenfreisetzung führt zu SIRS und MOV

Katecholaminmengen und anderer vasoaktiver Substanzen ist die Organperfusion erheblich vermindert. In der Konsequenz entwickeln sich Gewebshypoxie mit metabolischer Azidose und komplexe Funktionsstörungen von Organen mit nachfolgender Insuffizienz.

Diese „Schockphase" der Verbrennung kann bei entsprechendem Ausmaß des Traumas und/oder unzureichender Therapie in die sog. Verbrennungskrankheit münden.

Verbrennungskrankheit. Mit Rückbildung des beschriebenen Kapillarlecks wird nach 24–72 h das sequestrierte Ödem, das 10–20% des KG betragen kann, rückresorbiert. Gefahr droht in der „Rückresorptionsphase" in erster Linie durch eine Hypervolämie und Herzinsuffizienz mit Ausbildung eines Lungenödems. Die Herzinsuffizienz lässt sich bereits zu einem Zeitpunkt feststellen, zu dem noch keine Hypovolämie vorliegt, und hält an, nachdem die Hypovolämie ausgeglichen ist. Das Verbrennungstrauma wirkt also unabhängig vom Volumenstatus kardiodepressiv. Als Ursache werden neurohumorale Faktoren und myokardial depressive Komplementfaktoren diskutiert. Auch das Auftreten der Takotsubo-Kardiomyopathie bei Verbrennungen wurde beschrieben.

In der Spätphase der Verbrennungskrankheit ist der Patient wegen der posttraumatischen Immunsuppression bis zum endgültigen Verschluss der großen Wundfläche von Infektion und Sepsis bedroht. Besonders beim Patienten mit Inhalationstrauma kann auch die Lunge zum Infektionsherd werden (s.o.).

Die Pathogenese von Dysfunktion und Ausfall verschiedener Organe im Laufe der Verbrennungskrankheit kann mit der klassischen Sepsis assoziiert sein oder einem SIRS entsprechen. Die Primärschädigung einzelner Organe ist jedoch häufig schon in der Frühphase der Verbrennung gesetzt worden: Gewebshypoxie und Azidose durch Minderperfusion im protrahierten Schockzustand münden in den Reperfusionsschaden mit Aktivierung der entsprechenden Mediatorenkaskaden, die den Weg in Richtung Multiorganversagen bahnen.

Katabolie Betroffen sein können Niere, Herz, Gastrointestinaltrakt mit der Leber, Lunge, aber auch das ZNS. Die Entwicklung eines Multiorganversagens wird begünstigt durch Stoffwechselveränderungen beim Brandverletzten, die mit einer massiven Katabolie einhergehen.

Inhalationstrauma

Beim Verbrennungsprozess entstehen unter O_2-Verbrauch Wärme-Energie, CO_2 und HO_2. In Abhängigkeit von verbrennenden Materialien, Verbrennungstemperatur und O_2-Zufuhr werden darüber hinaus unterschiedliche, vorwiegend gasförmige Produkte frei. Brandgase sind damit Gemische zunächst unbekannter Komponenten. Die Menge des sich bei Feuern oder Pyrolyse (Hitzezersetzung) entwickelnden Brandrauchs ist materialabhängig und beträgt je 10 kg Hart-PVC 7000 m³, Polyurethan

22 000 m³ oder Heizöl 25 000 m³. Freiwerdender Ruß (Kohlenstoff) ist primär inert, ihm kann aber als Carrier diverser chemischer Noxen eine maßgebliche Rolle bei der Pathogenese eines Inhalationstraumas zukommen.

Die Inzidenz und das Ausmaß des Inhalationstraumas wachsen mit der Expositionszeit (Aufenthalt in der Brandatmosphäre); sie ist besonders groß bei Bränden oder Explosionen in geschlossenen Räumen. Die Verdachtsdiagnose des Notarztes stützt sich neben den Symptomen des Patienten im Wesentlichen auch auf die Rekonstruktion des Schadensereignisses.

Neben der asphyktischen Erstickung infolge O_2-Mangels lassen sich entsprechend den auslösenden Noxen 3 Arten des Inhalationstraumas voneinander unterscheiden:
- Thermisches
- Chemisches
- Systemisches

Inhalationstrauma hat verschiedene Ursachen

Heiße trockene Gase kühlen – im Gegensatz zu gesättigtem Dampf – durch Wasseraufnahme aus der Schleimhaut während der Passage des oberen Respirationstrakts schnell ab. Eine Hitze-Einwirkung auf die Glottisgegend wird außerdem meist mit einem Laryngospasmus beantwortet, der ein weiteres Vordringen der **thermischen** Schädigung verhindert. Aus diesen Gründen ist das thermische Inhalationstrauma tiefer Abschnitte des Respirationstrakts selten.

Eine vitale Bedrohung stellt das Glottisödem dar, die klinischen Zeichen sind zunehmende Atemnot und inspiratorischer Stridor. Die gezielte Diagnostik umfasst die Inspektion der Schleimhaut von Mundhöhle und Rachen. Periorale Verbrennungen sind verdächtig, jedoch nicht beweisend, da nur ca. 25% der Brandverletzten mit Gesichtsverbrennungen auch ein Inhalationstrauma erlitten haben.

Wasserlösliche **chemische** Rauchgaskomponenten schädigen durch Hydrolyse die Schleimhaut v.a. des oberen und mittleren Atemtrakts. Symptome wie brennender Schmerz in Mund, Nase und Rachen, Speichelfluss, Husten und Würgereiz korrespondieren mit einer anfänglich lokalen Schleimhautirritation. Heftigere und/oder längere Expositionen führen zu entzündlicher Gewebereaktion, Schleimhautulzeration und Gewebedestruktion. Reizsymptome treten unmittelbar beim Kontakt auf (Reizgase vom Soforttyp). Die Beschwerden klingen nach Beenden der Exposition i.d.R. rasch ab. Beispiele für solche Noxen sind Formalin, Ammoniak oder Akrolein. Der Kontakt dieser Substanzen mit den sensorischen Rezeptoren der Bronchialschleimhaut kann eine vagal vermittelte Reflexbronchokonstriktion auslösen.

Bei Inhalation lipophiler Substanzen wie **Phosgen** oder **Nitrosegase** (**Stickoxide**) können Reizerscheinungen im oberen Respirationstrakt ganz oder weitgehend ausbleiben. Nach symptomfreiem Intervall von 24–72 h können sie aber Ursache einer plötzlich auftretenden Dyspnoe sein (Reizgase vom Latenztyp). Angriffspunkt dieser lipophilen Noxen ist die alveolokapilläre Membran; durch Zellmembranschädigung und Surfactantdestruktion entwickelt sich ein toxisch-alveoläres Lungenödem. Erster pathologischer Auskultationsbefund ist eine diskrete Bronchospastik, bei voller Ausbildung des Ödems geht die Dyspnoe mit Giemen und feinblasigen Rasselgeräuschen einher. Häufig bestehen eine Orthopnoe und als Zeichen schwerer Hypoxämie eine ausgeprägte Zyanose.

Die Aufnahme von Gasen, die den O_2-Transport und/oder die zelluläre O_2-Utilisation behindern oder blockieren, führt zu einer **systemischen Inhalationsvergiftung**.

Hohe Affinität von CO an Hämoglobin

Kohlenmonoxid entsteht als Pyrolyseprodukt bei Schwelbränden und bei Explosionen. Da dieses Gas leichter als Luft ist, spielt es als Noxe praktisch nur bei Unfällen in geschlossenen Räumen eine Rolle. Kohlenmonoxid bindet sich an das Hämoglobin, mit Anstieg des CO-Hb am Gesamthämoglobin nimmt die O_2-Transportkapazität ab. Folge ist eine Gewebshypoxie, die durch eine CO-vermittelte Linksverschiebung der O_2-Bindungskurve noch verstärkt wird. Aufgrund der hohen Affinität von CO gegenüber dem Hämoglobin führen bereits weniger als 0,5 Vol.-% CO_2 in der Atemluft in wenigen Minuten zum Tode. Die Symptome subletaler Intoxikationen reichen von Übelkeit und Schwindel über Desorientiertheit bis zum Bewusstseinsverlust, der ab einem CO-Hb von 40–50% zu erwarten ist. Die Praxis zeigt, dass die CO-Hb-Spiegel entgegen der geläufigen Lehrmeinung durchaus nicht streng mit der neurologischen Symptomatik korrelieren. Das viel zitierte kirschrote Hautkolorit als „klassisches" Symptom der CO-Vergiftung sucht man beim Brandverletzten vergeblich.

Blockierung der Zytochromoxidase bedeutet innere Erstickung

Bei Verbrennung bzw. Pyrolyse von natürlichen stickstoffhaltigen Materialien wie Wolle und Seide, synthetischem Schaum- und Dämmstoff wie Polyurethan oder Polyacrylnitril wird **Blausäuregas** frei. Inhalative Resorption von Zyanidgas führt über Blockade der mitochondrialen Zytochromoxidase zur histotoxischen Hypoxie, also zu einer „inneren Erstickung" durch Hemmung der zellulären Oxidation. Bereits eine Konzentration des Gases von 0,2–0,3 mg/ml Luft ist innerhalb weniger Minuten tödlich. Nach Sekunden treten Symptome wie zentrale Krämpfe und Bewusstlosigkeit in Erscheinung, die wenig charakteristisch sind und von denen einer schweren CO_2-Intoxikation nicht zu unterscheiden sind. Zyanidgase sind sehr flüchtig und können deshalb praktisch nur bei Bränden in geschlossenen Räumen gefährlich werden.

37.1.4 Präklinische Therapie bei Verbrennungen

Rettung

Eigenschutz beachten

Die Rettungsmaßnahmen bei Brandunfällen gestalten sich häufig kompliziert und gefährlich, gelegentlich verzögert sich der Beginn notfallmedizinischer Maßnahmen durch eine protrahierte Rettung.

Mit sekundären Explosionen, plötzlichem Wiederentfachen von bereits eingedämmten Feuern, dem Einsturz von Gebäudeteilen oder Bedrohung durch Brandgas in geschlossenen Räumen muss gerechnet werden. Eine Selbstgefährdung der Helfer muss unbedingt vermieden werden. In vielen Fällen bleibt die Menschenrettung deshalb den mit schwerem Atemschutz ausgerüsteten Einsatzkräften der FW vorbehalten. Brennende oder noch schwelende Kleidung ist mit geeigneten Decken, durch Wasser oder Feuerlöscher zu ersticken. Heiße Kleidung ist schnellstmöglich zu entfernen. Mit dem Gewebe verbackene Textilien werden umschnitten und in der Wunde belassen.

Kaltwasserbehandlung

Die sog. Kaltwasserbehandlung darf nicht mit dem Ablöschen der Brandwunde verwechselt werden. Die Kaltwasserbehandlung muss sofort begonnen werden, wenn sie den Effekt haben soll, Hitze-Energie aus dem betroffenen Gewebe abzuleiten. Darüber hinaus hat sie eine unbestritten gute analgetische Wirkung.

Hypothermie vermeiden

Eine Gefahr dieser Maßnahme ist die schneller als erwartet eintretende Hypothermie: Es kommt zur Verschlechterung der Perfusion in der Stasezone der Verbrennung durch Vasokonstriktion, extrem erhöhtem O_2-Bedarf durch kompensatorisches Muskelzittern und in schweren Fällen zu therapierefraktären Herzrhythmusstörungen sowie zu einer Beeinträchtigung der Gerinnung. Auch für den Brandverletzten gilt die Feststellung, dass die Hypothermie die Prognose des Traumapatienten negativ beeinflusst. Die Kaltwasserbehandlung ist deshalb in erster Linie als Maßnahme der Selbst- und Laienhilfe zu sehen.

Empfohlen wird das sofortige Überspülen betroffener Körperpartien mit kaltem Leitungswasser (15–20 °C) für kurze Zeit. Umschriebene Verbrennungen unter 10% VKOF können wegen der guten analgetischen Wirkung auch etwas länger gekühlt werden, ohne dass eine generalisierte Hypothermie zu befürchten wäre. Besondere Zurückhaltung ist bei Kleinkindern und Säuglingen geboten. Die Kaltwasserbehandlung – auch die umschriebene – darf bei diesen kleinen Patienten 2–3 min nicht überschreiten. Kontraindiziert ist die Maßnahme beim Polytraumatisierten mit thermomechanischem Kombinationstrauma und beim Patienten im Schockzustand. Bei Auftreten von Muskelzittern ist die Kaltwasserbehandlung in jedem Fall abzubrechen.

Nur kurze Kaltwassertherapie bei Kleinkindern und Säuglingen

Notärztliche Maßnahmen dürfen durch die Kühlung nicht verzögert werden. Nach Beendigung des Kühlmanövers muss gezielt auf Wärme-Erhaltung geachtet werden. Nasse Tücher sind vom Körper des Patienten zu entfernen.

> Es gilt der Grundsatz: Nach der Hitze droht die Kälte!

Die häufig unkritisch propagierte Kaltwasserbehandlung hat dazu geführt, dass zunehmend Brandverletzte auch während der warmen

Jahreszeit im Zustand kritischer Hypothermie (unter 32 °C) in den Zentren aufgenommen werden. Besonders gefährdet sind narkotisierte Patienten.

Brandwundenversorgung

Sterile Wundabdeckung

Zur Wundbedeckung sind sterile sekretaufnehmende Materialien zu verwenden, die mit der Wunde nicht verkleben. Besser als die klassischen Brandwundenverbandtücher bewähren sich aluminiumbedampfte Wundbedeckungen. Rettungsdecken aus dünner Alufolie sind, da sie kein Sekret aufnehmen, als direkte Wundauflage nicht geeignet, sie tragen aber bei sachgerechter Anwendung als zusätzliche äußere Isolationsschicht effektiv zur Wärme-Erhaltung bei. Von der unkritischen Verwendung von industriell vorgefertigten „Brandwundensets" ist bei zweifelhaftem Nutzen und der Gefahr der Hypothermie abzuraten. Die Verbrennungswunde wird am Unfallort nicht gesäubert, und Blasen werden weder eröffnet noch abgetragen. Antiseptische Substanzen, Salben oder Puder dürfen nicht aufgetragen werden.

Infusionstherapie

Bei jeder Verbrennung über 15% VKOF beim Erwachsenen und 10% VKOF beim Kleinkind ist ein intravasales Flüssigkeitsdefizit zu erwarten, das in einen hypovolämischen Schockzustand münden kann. Die Volumensubstitution muss früh und adäquat einsetzen. Für die Anlage von mindestens einem großlumigen Zugang (14 G/16 G beim Erwachsenen) ist die Punktion peripherer Venen im unverbrannten Gebiet zu bevorzugen. Ggf. ist ein Venenzugang auch im zweitgradig verbrannten Gewebe zu finden. Zirkuläre Extremitätenverbrennungen 3. Grades proximal der Punktionsstelle können wegen der Schrumpfungstendenz der Nekrose innerhalb kurzer Zeit zu Abflussbehinderungen führen. Wichtig ist eine sichere Fixierung der Verweilkanülen, die auf sekretnassem Untergrund oft nur mittels Binde oder besser Fixationsnaht zu realisieren ist. Ist ein i.v. Zugang nicht zu realisieren, kann ein intraossärer Zugang gelegt werden. Hierbei sollte nach Möglichkeit durch intakte Haut punktiert werden. ZVK werden präklinisch i.d.R. nicht mehr vorgehalten. Die Deutschsprachige Arbeitsgemeinschaft für Verbrennungsbehandlung (DAV) empfiehlt zur initialen parenteralen Flüssigkeitssubstitution des Brandverletzten weiterhin ausschließlich kristalline Infusionslösungen (Ringer-Laktat-Lösung). Da für den Schwerbrandverletzten mit seinen großen Flüssigkeitsverlusten und -verschiebungen eine genaue Volumenbilanz unter Einschluss der präklinischen Infusionstherapie von besonderer Bedeutung ist, soll diese Empfehlung im Sinne einer optimalen Abstimmung der notärztlichen auf die klinische Therapie der Brandverletzungszentren befolgt werden. Die Verwendung von Kolloiden kann durch einen Abstrom ins Interstitium bei Kapillarleck zu einer Verstärkung des Ödems mit einer zusätzlichen Verschlechterung der Perfusion in Verbrennungsarealen führen.

> Die erforderliche Flüssigkeitsmenge orientiert sich an der VKOF und dem Gewicht des Patienten. Der Bedarf in den ersten 24 h nach dem Trauma wird nach der **Baxter-(Parkland-)Formel** orientierend berechnet:
> $$4\text{ ml} \times \% \text{ VKOF} \times \text{kg KG}$$
> 25% davon sind in den ersten 4 h zu infundieren.
> Als Faustregel gilt, dass eine mit 50% VKOF verbrannte erwachsene Person mit 75 kg KG in der 1. Stunde nach dem Trauma 1 l kristalline Infusionslösung erhält.
> Für Kinder beträgt die empfohlene Infusionsmenge für die 1. Stunde 30 ml/kg KG bei Verbrennungen > 20% VKOF.

Gewichtsadaptierter Bedarf an Kristalloiden in den ersten 24 h

Ist der Patient unter diesem Infusionsregime kreislaufinstabil, muss nach der Ursache im Sinne eines thermomechanischen Kombinationstrauma gesucht werden. Blutverluste durch schwere mechanische Begleitverletzungen zwingen nicht nur zur Substitution größerer Volumina, sondern machen auch den Einsatz von kolloidalen Lösungen erforderlich.

Analgesie

Großflächige Verbrennungen 2. Grades verursachen besonders starke Schmerzen. Da eine Verbrennung 3. Grades die Zerstörung oberflächlicher Nozizeptoren beinhaltet, ist die Wundoberfläche in diesem Fall typischerweise berührungs- und schmerzunempfindlich. Es sind jedoch fast immer auch Verbrennungen 2. Grades vorhanden, sodass der Patient selten schmerzfrei ist.

Der Verbrennungsschmerz erfordert eine effiziente Schmerztherapie durch Einsatz zentral wirkender Analgetika. Schmerzmittel werden immer i.v. und titrierend verabreicht. Opioide sind unter ausreichender Berücksichtigung ihrer atemdepressiven Nebenwirkung einzusetzen. Nur potente, gut steuer- und antagonisierbare Opioide mit raschem Wirkungseintritt wie Fentanyl oder Morphin, sind zur Analgesie Brandverletzter zu empfehlen. Alternativ zur rein analgetischen Therapie kann als wenig atemdepressive und kreislaufstabilisierende Kombination Ketamin in Verbindung mit Midazolam angewendet werden. Eine ausreichende Analgesie mit Ketamin ist häufig erst mit Dosierungen deutlich über 0,5 mg/kg KG – also im definitionsgemäß narkotischen Wirkbereich – zu erzielen. Dennoch bleibt eine suffiziente Spontanatmung meist erhalten. Effiziente Schmerztherapie setzt aber in jedem Fall Intubationsbereitschaft voraus.

Ist für eine ausreichende Analgesie und/oder zur Herstellung geeigneter Behandlungsbedingungen eine Allgemeinanästhesie erforderlich, hat sich auch zur Narkoseführung Ketamin mit seinem sympathikotonen kreislaufstabilisierenden Wirkprofil beim Brandverletzten besonders dann bewährt, wenn eine Kreislaufinstabilität oder Kombination mit einem mechanischen Trauma vorliegt.

37.1.5 Maßnahmen bei Inhalationstrauma

Pathogenese und Symptomatik der in Abhängigkeit von der auslösenden Noxe verschiedenen Formen des Inhalationstraumas sind in den Abschnitten 37.1.2 und 37.1.3 ausführlich dargestellt.

> Vordringliche Maßnahme ist die unverzügliche Beendigung der Exposition: Verletzte müssen ins Freie gebracht und von kontaminierter Kleidung befreit werden.

Das weitere Vorgehen orientiert sich an der respiratorischen Funktion des Patienten. Zu deren Beurteilung müssen v.a. klinische Kriterien herangezogen werden, da die Pulsoximetrie als „objektives" Monitoring der O_2-Sättigung beim Brandverletzten häufig nicht anwendbar ist. So verhindern Verbrennungen der Akren mit Verkohlung oder starker Verschmutzung und/oder periphere Vasokonstriktion eine Messung aus technischen Gründen. Zeigt das Gerät einen Sättigungswert an, kann dieser falsch hoch ausfallen, wenn der Patient zuvor CO inhaliert hat: Aufgrund eines ähnlichen Absorptionsverhaltens in den Messbereichen des Pulsoximeters kann das Gerät nicht zwischen O_2-gesättigtem und Karboxihämoglobin differenzieren.

Bei unbeeinträchtigter Atmung oder nur geringen Zeichen der Dyspnoe genügt die Gabe von O_2 vorzugsweise über eine Maske. Auf diese Maßnahme darf bei der Versorgung von Patienten mit schweren Verbrennungen auch dann nicht verzichtet werden, wenn kein konkreter V.a. ein Inhalationstrauma besteht. Bietet ein Patient nach Rettung aus der Rauchgasatmosphäre objektive Zeichen der Dyspnoe oder klagt er über Atemnot, kann zunächst ebenfalls versucht werden, durch O_2-Gabe eine Besserung herbeizuführen.

Kriterien für die Intubation und Beatmung des Brandverletzten sind:
▲ Atemstillstand, Schnappatmung
▲ Bewusstlosigkeit oder schwere anhaltende Bewusstseinsstörung
▲ Trotz O_2-Gabe anhaltende Dyspnoe und/oder Zyanose
▲ Inspiratorischer Stridor
▲ Thermische Läsionen in Mund und Rachen
▲ Schwere, therapierefraktäre Bronchospastik
▲ Gravierende mechanische Begleitverletzung (thermomechanisches Kombinationstrauma/Polytrauma)

Vom Verbrennungsausmaß (VKOF) allein ist die Notwendigkeit zur Intubation kaum abzuleiten. Erfahrungsgemäß ist jedoch die Intubation des Schwerbrandverletzten mit einer VKOF > 50% häufig notwendig. Dies gilt besonders für drittgradige zirkuläre Verbrennungen des Rumpfs. Die panzerartige Nekrose führt durch Konstriktion innerhalb kurzer Zeit zu einem dramatischen Rückgang der Compliance und einer entsprechenden Zunahme der Atemarbeit. Analog ist – unabhängig vom Inhalationstrauma – die frühe Intubation eines Patienten mit drittgradigen Verbrennungen der Perioralregion zu empfehlen, solange eine ausreichende Mundöffnung noch möglich ist.

Im Einzelfall beeinflussen auch Alter, Vorerkrankungen und Allgemeinzustand eines Patienten die Entscheidung über eine Intubation. Zusätzlich müssen die Transportumstände, also Zeit und Transportmittel, berücksichtigt werden.

Zur Intubation des Brandverletzten am Notfallort soll ein oraler Low-pressure-cuff-Tubus mit einem Mindestdurchmesser von 7,5 mm (CH 30) gewählt werden. Ein ausreichendes Tubuslumen ermöglicht später die problemlose bronchoskopische Diagnostik. Die Intubation erfolgt mit der Technik und unter den Kautelen einer Crash-Intubation des nichtnüchternen Patienten. Als Narkotikum bietet sich aus bereits ausgeführten Gründen Ketamin in Kombination mit einem Benzodiazepin an, prinzipiell können aber alle zur Narkose-Einleitung geeigneten Substanzen zur Anwendung kommen. Dies gilt auch für Muskelrelaxanzien und schließt – zumindest für die Frühphase der Verbrennung (bis 48 h) – das depolarisierende Relaxans Succinylcholin mit ein. Brandverletzte werden primär grundsätzlich mit einem FiO_2 von 1,0 und – solange der Patient es hämodynamisch toleriert – unter Aufrechterhaltung eines PEEP von 5–8 cm H_2O beatmet.

Beatmung mit FiO_2 1,0

Systemisch applizierte Kortikosteroide sind beim Patienten mit Inhalationstrauma nicht indiziert und können auch ein thermisch bedingtes supraglottisches Ödem nicht beeinflussen. Die immunsuppressive Nebenwirkung der Substanz verbietet ihren Einsatz beim infektgefährdeten Brandverletzten geradezu.

Selten kommt noch die lokale Applikation von Cortisonpräparaten in Aerosolform (Auxiloson-Dosieraerosol) zur Anwendung. Ein Wirknachweis für Kortikosteroide in Aerosolform zur Prophylaxe oder als Therapeutikum des toxisch-alveolaren Schadens steht jedoch weiterhin aus. Auch die Ausbildung eines hitzebedingten Glottisödems wird nicht beeinflusst. Dagegen wird Dexamethason (Auxiloson) über die respiratorische Schleimhaut schnell resorbiert; ein immunsuppressiver Effekt ist deshalb auch bei topischer Applikation zu erwarten. Grundsätzlich müssen bei Anwendung aller Dosieraerosole besonders durch den Ungeübten Zweifel angemeldet werden, ob die Substanzen in der Notfallsituation ihren Wirkort überhaupt erreichen. Die inhalative Gabe von Kortikoiden kann bei dem Brandverletzten mit begleitendem Inhalationstrauma nicht empfohlen werden.

Indiziert sind bei entsprechender Symptomatik Bronchospasmolytika wie Theophyllin oder $β_2$-Sympathomimetika. Auch Ketamin hat in höherer Dosierung (2–4 mg/kg KG) einen guten broncholytischen Effekt.

Bei V.a. eine Zyanidintoxikation kann, sofern vorhanden, der Komplexbildner Hydroxocobalamin (Cyanokit) zum Einsatz kommen. Die Initialdosis beträgt beim Erwachsenen 5 g, bei Säuglingen, Kindern und

Jugendlichen 70 mg/kg KG jedoch maximal 5 g. Es kommt zu einer irreversiblen Bindung von Zyanid, das dabei entstehende Zyanocobalamin wird renal eliminiert. Hydroxocobolamin kann auch bei gleichzeitiger CO-Vergiftung gegeben werden, da es die O_2-Transportkapazität des Hämoglobins nicht beeinträchtigt.

Die Intoxikation durch Brandgasinhalation ist in praxi immer eine Mischintoxikation, wobei ein pathogenetisch relevanter Bestandteil oft das CO ist. Ob Bewusstlosigkeit und Asphyxie beim Inhalationstrauma auf O_2-Mangelatmung, CO und/oder Blausäuregas zurückzuführen sind, kann am Brandort jedoch nicht geklärt werden. Die Therapie mit 4-DMAP auf Verdacht führt bei Patienten mit bereits hohen CO-Hb-Spiegeln durch eine drastische Vergrößerung der Dyshämoglobinfraktion (CO-Hb + MetHb) zu einem Zusammenbruch des bereits eingeschränkten O_2-Transports mit fatalem Ausgang.

Bei Zyaniden Gabe von 4-DMAP

Die Antidottherapie einer **reinen** Zyanidintoxikation (Blausäure) bei einem Chemieunfall besteht in der Gabe von 4-DMAP in einer Dosierung von 3–4 mg/kg KG. Dies führt zu einer sofortigen Umwandlung von 30–40% des Hämoglobins des Patienten in Methämoglobin, an dessen 3-wertiges Eisen sich das Zyanidion bindet. Die Elimination des Zyanids durch enzymatische Umwandlung in Rhodanid kann durch Gabe des Schwefeldonators Natriumthiosulfat (50–100 mg/kg KG) beschleunigt werden. Die Toxizität des Rhodanids wird durch Gabe eines osmotisch wirksamen Diuretikums minimiert.

Es muss beachtet werden, dass Hydroxocobolamin und Natriumthiosulfat nicht gemeinsam gegeben werden dürfen, da sich sonst ein Komplex beider Komponenten bildet, der keine Zyanidbindungsfähigkeit besitzt.

Der prophylaktische ungezielte Einsatz von Antibiotika ist beim Brandverletzten mit und ohne Inhalationstrauma absolut kontraindiziert.

37.1.6 Logistik der Versorgung Schwerstverbrannter

Bei entsprechenden Begleitverletzungen primär in ein Traumazentrum

Nicht selten werden von erstbehandelnden Notärzten angesichts der Verbrennung Begleitverletzungen übersehen. Ein Anteil von 5,6–11,2% der Patienten, die in Verbrennungszentren aufgenommen werden, haben schwere Begleitverletzungen. Verdachtsmomente und Hinweise auf schwerwiegende Begleitverletzungen ergeben sich aus der Rekonstruktion des Unfallhergangs. So muss bei Verkehrsunfällen, Starkstromverletzungen, Explosionen, Sprüngen aus brennenden Gebäuden, bei Befreiung oder Flucht des Patienten aus eingestürzten Gebäuden oder Gebäudeteilen immer an Begleitverletzungen gedacht und gezielt danach untersucht werden. Dazu zählen Verletzungen mit Einblutung in Körperhöhlen wie das SHT, die stumpfe Abdominalverletzung oder ein schweres Thoraxtrauma. Ein (Spannungs-)Pneumothorax muss

37.1 Verbrennungen

erkannt und bereits am Unfallort durch das Einlegen einer Thoraxdrainage entlastet werden. Akut lebensbedrohliche mechanische Traumata haben gegenüber der Verbrennung eindeutig Versorgungspriorität. Dies ist bei der Wahl des Zielkrankenhauses zu berücksichtigen. Einer vorrangigen Versorgung bedürfen auch Verletzungen der Wirbelsäule, Luxationen, soweit sie sich vor Ort nicht reponieren lassen, sowie Frakturen großer Röhrenknochen, deren operative Versorgung nur in den ersten Stunden nach Trauma durch verbranntes Gewebe ohne wesentlich erhöhte Infektionsgefahr möglich ist.

Diagnostik und Behandlung vital bedrohlicher Begleitverletzungen müssen unverzüglich in der nächsten dafür geeigneten Klinik vorgenommen werden. Erst danach ist eine Verlegung über größere Entfernung in ein Verbrennungszentrum zu erwägen.

Nach den Empfehlungen der DGV sollen Patienten mit folgenden Verletzungsmustern zur definitiven Versorgung einem Brandverletztenzentrum oder einer Klinik mit Verbrennungseinheit zugeteilt werden:

Indikationen zur Verlegung in ein Verbrennungszentrum

- Alle Patienten mit Verbrennungen an Gesicht/Hals, Händen, Füßen, Anogenitalregion, Achselhöhlen, Bereiche über großen Gelenken oder sonstiger komplizierter Lokalisation
- Patienten mit mehr als 15% zweitgradig VKOF
- Patienten mit mehr als 10% drittgradig VKOF
- Patienten mit mechanischen Begleitverletzungen
- Alle Patienten mit Inhalationsschaden
- Patienten mit Vorerkrankungen oder Alter < 8 Jahren bzw. > 60 Jahren
- Alle Patienten mit elektrischen Verletzungen

Als direktes Ziel bietet sich eine Spezialklinik für Verbrennungen an, wenn die Transportzeit in das Zentrum 30 min nicht wesentlich überschreitet. Wenn ein luftgestütztes Rettungsmittel zur Verfügung steht, können in der gleichen Zeit deutlich größere Distanzen bis zum Zentrum überwunden werden. Wenn der direkte Transport in ein Zentrum nicht möglich ist, soll der Brandverletzte in das nächstgelegene geeignete Krankenhaus gebracht werden, das über die notwendigen diagnostischen (Begleitverletzungen!), chirurgischen und intensivmedizinischen Einrichtungen verfügt.

Zentrale Vermittlungsstelle

In Deutschland stehen in Verbrennungszentren und Kliniken mit Verbrennungseinheiten 113 Betten für Erwachsene, 45 Betten für Kinder und 12 Betten für Erwachsene oder Kinder bereit (Stand: 09.03.2010, Quelle: Feuerwehr Hamburg; s. Abb. 37.3).

Der Kontakt zu dem aufnehmenden Zentrum kann durch die lokale ILS oder durch die „Einsatzleitung strategische Planung" der BFW Hamburg unter der Telefonnummer (040) 4 28 51 39–98 bzw. der Faxnummer (040) 4 28 51–42 69 hergestellt werden.

Zentrale Vermittlungsstelle für Brandverletzte

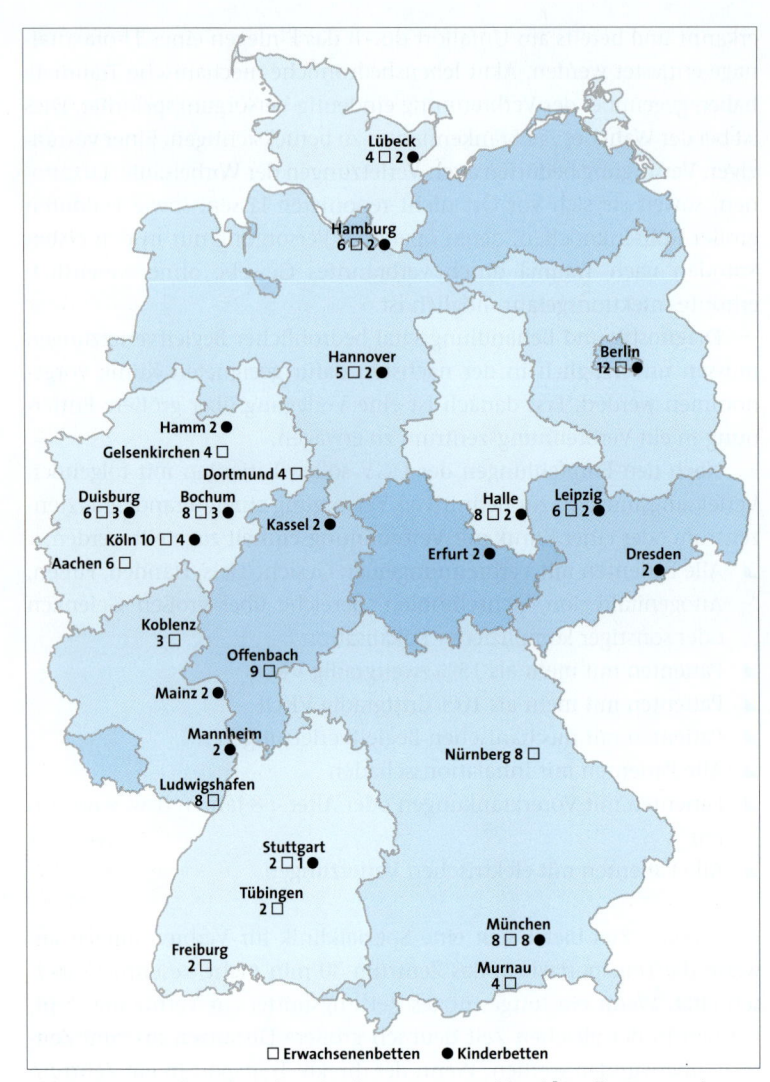

Abb. 37.3: Betten für Schwerbrandverletzte in Deutschland [Quelle: Feuerwehr Hamburg]

Aufgabe der zentralen Vermittlungsstelle für Brandverletzte ist es, auf Anfrage die dem Schadensort am nächsten gelegene geeignete Einrichtung mit freien Kapazitäten und die dort zuständigen Ansprechpartner zu benennen. Die den Transport und die Übernahme betreffenden Einzelheiten sind gemäß der lokalen Gegebenheiten zu regeln.

37.2 Hitzschlag, Hitze-Erschöpfung

Ein Hitzschlag stellt die schwerste Form der Hitze-Erkrankungen dar. Er entsteht, wenn der Körper bei hoher Umgebungstemperatur nicht in der Lage ist, genügend Wärme abzugeben. Ursache ist eine nicht mehr funktionierende Schweißproduktion. Dadurch entwickelt sich ein Wärmestau im Körper. Zeichen eines Hitzschlags sind hohes Fieber und Bewusstlosigkeit. Im Gegensatz zur Hitze-Erschöpfung bzw. zum Hitzekollaps durch Vasodilatation und vermehrte Schweißbildung ist die Haut bei einem Hitzschlag heiß und trocken.

Besonders gefährdet sind Kinder und Personen mit chronischen Erkrankungen (z.B. Diabetes) sowie alkoholisierte oder unter Drogen stehende Menschen. Auch der Aufenthalt in Menschenmassen (z.B. Fußballstadion, Rockkonzert, Fanmeile) bei höheren Temperaturen stellt eine Gefahr dar.

Die (Erst-)Behandlung aller Hitze-Erkrankungen besteht neben dem Verbringen an kühle, schattige Orte in der Gabe von Flüssigkeit. Abhängig vom Patientenzustand kann diese enteral oder parenteral erfolgen. Die Stabilisierung der Vitalfunktionen entspricht dem üblichen Vorgehen in Abhängigkeit von der Erkrankungsschwere.

37.3 Unterkühlung

37.3.1 Epidemiologie und Ursachen der Unterkühlung

Eine Hypothermie entsteht, wenn die Wärmeabgabe des Körpers den Wärmegewinn, der durch Energieverbrauch erzielt wird, längerfristig überschreitet.

Die akzidentelle Hypothermie spielt bei Wasserunfällen (s. auch Kap. 38), bei Ski- oder Bergunfällen in unwegsamem Gelände und bei Lawinenverschüttungen eine entscheidende Rolle. Sie kann sich als Begleitkomplikation überall dort entwickeln, wo ein Unfallopfer in kalter, feuchter oder windiger Umgebung unzureichend gegen die Witterung geschützt auf Rettung warten muss. Eine Kälte-Exposition ist besonders bedrohlich für Personen mit eingeschränkten Kompensationsmöglichkeiten bei Immobilisation, Mangelernährung, neurologischen oder endokrinen Erkrankungen, Intoxikationen, Verbrennungen sowie im Kindes- oder im hohen Alter.

Während die Hypothermie im alpinen oder maritimen Bereich als Komplikation gezielt berücksichtigt, verhindert oder therapiert wird, ist in den übrigen Bereichen der Notfallmedizin die Dunkelziffer unerkannter „Begleithypothermien" sehr hoch. Die Inzidenz beträgt bei Traumapatienten bis zu 50% auch außerhalb der kalten Jahreszeit.

Hypothermie wird häufig nicht erkannt

37.3.2 Pathophysiologie, Symptomatik und Stadien der Unterkühlung

Homoiotherme oder gleichwarme Tiere, also auch der Mensch, verbrauchen 70–80% ihres Grundumsatzes zur Wärmeproduktion. Der Grundumsatz ist von Faktoren wie Geschlecht, Alter, Gewicht, Körpergröße, Muskelmasse, Wärmedämmung durch Kleidung und dem Gesundheitszustand (Fieber) abhängig. Die Körpertemperatur ist physiologisch durch vegetative Zentren im Hypothalamus reguliert und in engen Grenzen stabil. Die Basisenergieproduktion des Organismus genügt bei einer Umgebungstemperatur von 28 °C, Windstille und einer Luftfeuchtigkeit von 50% zur Kompensation des Wärmeverlusts einer unbekleideten Person. Diese sog. Indifferenztemperatur wird als angenehm empfunden.

Einteilung der Hypothermie

Übertrifft der Wärmeverlust mit sinkender Umgebungstemperatur die Wärmeproduktion, und die Köpertemperatur fällt, kommt es zur Hypothermie. Es wird unterschieden zwischen milder (35–32 °C), moderater (32–28 °C), und schwerer Hypothermie (< 28 °C). Willkürliche (Händereiben) und unwillkürliche (Zähneklappern, Gänsehaut) Muskelaktivität steigern die Wärmeproduktion. Dabei nimmt der O_2-Verbrauch des Organismus erheblich zu. Im Rahmen einer sympathoadrenergen Reaktion entwickelt sich eine periphere Vasokonstriktion, die zur Zentralisation des zirkulierenden Blutvolumens führt. Diese Kompensationsreaktionen sind charakteristisch für die milde Hypothermie, das sog. Abwehrstadium. In diesem Bereich setzt bereits die Kältediurese durch eine Zunahme des zentralen Blutvolumens und Ausschüttung des atrialen natriuretischen Peptids (ANP) ein. Der Temperaturbereich oberhalb 32 °C wird auch als „safe zone hypothermia" bezeichnet.

Eine weitere Folge der sympathoadrenergen Reaktion ist die „Dissoziation" von dem noch warmen Körperkern und der kälteexponierten Körperschale. Während unter physiologischen Bedingungen und Normothermie die Temperaturdifferenz zwischen Kern und Peripherie ca. 8–10 °C beträgt, wird auf diese Weise dem Körperkern mit den Vitalorganen vorübergehend eine mit dem Leben vereinbare Temperatur erhalten, während die Körperschale weiter auskühlt.

Durch aktive und/oder passive Bewegung und auch durch abrupte Körperverlagerung der unterkühlten Person kann es zum „Einbruch" kalten Schalenbluts kommen. Die Folge ist ein plötzlicher Abfall der Kerntemperatur in den kritischen Temperaturbereichen. Für dieses Phänomen hat sich der Begriff **Afterdrop** etabliert.

danger zone hypothermia

Im Temperaturbereich unterhalb von 32 °C der sog. danger zone hypothermia versagen die Abwehrmechanismen gegen die Kälte zunehmend. Über ein soporöses Zwischenstadium erlischt allmählich das Bewusstsein, die Pupillen werden unter 30 °C weit, reaktionsträge und schließlich lichtstarr. Die Atmung wird langsam und flach, der Blutdruck schwer messbar. Charakteristisch sind idioventrikuläre Herzrhythmen und Bradyarrhythmien. Im EKG können weitere typische – mit Wiedererwärmung reversible – Veränderungen registriert werden: Neben der Verlängerung der PQ-, QRS- und QT-Zeit sowie Umkehr der T-Welle kann eine anormale terminale Auslenkung des QRS-Komplexes, die sog. J-Zacke (Osborne-Zacke), nachweisbar sein.

37.3 Unterkühlung

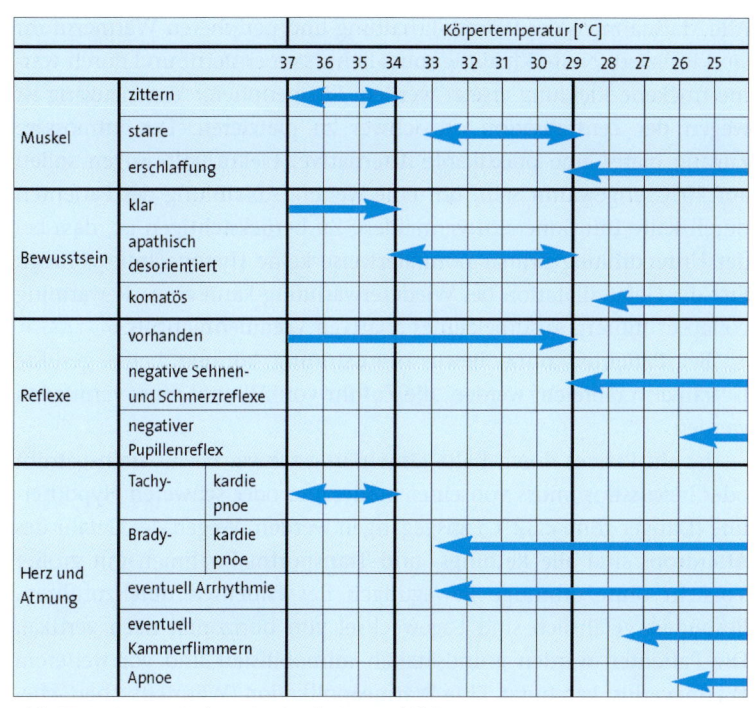

		Körpertemperatur [°C]											
		37	36	35	34	33	32	31	30	29	28	27	26	25
Muskel	zittern		←——→										
	starre					←————————→							
	erschlaffung										←———————		
Bewusstsein	klar	←————→											
	apathisch desorientiert				←————————→								
	komatös									←———————			
Reflexe	vorhanden	←——————————→											
	negative Sehnen- und Schmerzreflexe							←———————————					
	negativer Pupillenreflex										←———		
Herz und Atmung	Tachy- kardie pnoe	←——→											
	Brady- kardie pnoe					←——————————————							
	eventuell Arrhythmie					←—————————							
	eventuell Kammerflimmern									←—————			
	Apnoe										←———		

Abb. 37.4: Diagnostische Kriterien bei Unterkühlung

Bei schwerer Hypothermie unter 28 °C sind alle Organfunktionen eingeschränkt. Mit der Flimmerbereitschaft erhöht sich die Gefahr eines Kreislaufstillstands. Der Patient wird komatös, apnoeisch und schließlich asystol. Diagnostische Kriterien zur Beurteilung der Hypothermie zeigt Abbildung 37.4.

In seltenen Fällen können Patienten mit einer niedrigeren Kerntemperatur als 24 °C gerettet werden. In Kasuistiken sind erfolgreiche mehrstündige Reanimationen ohne manifestes neurologisches Defizit nach akzidenteller Hypothermie mit Körperkerntemperaturen von unter 20 °C beschrieben. Neben der präklinischen Therapie ist die Wahl der Zielklinik entscheidend für das Outcome dieser Patienten.

Zielklinik ist entscheidend für das Outcome

37.3.3 Präklinische Therapie der Unterkühlung

Das Monitoring der Körperkerntemperatur ist von zentraler Bedeutung. Geeignete Geräte sind mit Thermistorsensoren ausgestattet. Konventionelle Geräte sind für tiefe Temperaturen nicht geeignet. Im präklinischen Bereich finden Tympanothermometer immer weitere Verbreitung. Bei Kreislaufstillstand oder Verlegung des Gehörgangs durch Wasser oder Schnee liefern die Geräte jedoch falsch niedrige Werte.

Wird der unterkühlte Patient mit Muskelzittern und ansprechbar vorgefunden, kann auf eine milde Hypothermie geschlossen werden.

Alle Maßnahmen der Wärme-Erhaltung und peripheren Wärmezufuhr sind indiziert. Nasse Kleidung muss behutsam entfernt und durch warme trockene Kleidung ersetzt werden. Ein peripherer Venenzugang ist wegen der Zentralisation oft schwer zu platzieren. Der intraossäre Zugang bietet eine praktikable Alternative. Elektrolytlösungen sollen auf 40 °C angewärmt sein, um eine weitere Abkühlung des Patienten durch kalte Infusionen zu vermeiden. Zu berücksichtigen ist, dass bei der Unterkühlung primär normalerweise keine Hypovolämie vorliegt: Erst die Gefäßdilatation bei Wiedererwärmung kann zum „Rewarming collapse" führen, Ausdruck eines relativen Volumenmangels.

Bei Patienten ohne Bewusstseinsstörung können heiße gesüßte Getränke verabreicht werden, die Zufuhr von Alkohol muss vermieden werden.

Ist ein Patient durch Kälte-Einwirkung schwer bewusstseinsgetrübt oder bewusstlos, muss von einer moderaten oder schweren Hypothermie (Danger zone < 32 °C) ausgegangen werden. Wegen der Gefahr des Afterdrops sind alle Rettungs- und Transportmaßnahmen mit großer Vorsicht ohne unnötige Bewegungen des Patienten durchzuführen. Besonders gefährlich sind Lagewechsel von horizontal nach vertikal. Die Patienten werden grundsätzlich immobilisiert und vor weiterem Wärmeverlust geschützt. Eine Wärmeapplikation (Wärmeflaschen, chemische „exotherme" Wärmebeutel) muss auf den Rumpf des Patienten beschränkt bleiben. Direkter Kontakt zwischen Wärmequelle und Haut ist zu vermeiden, da Temperaturen über 50 °C bei entsprechender Einwirkungszeit Kontaktverbrennungen bewirken. Angewärmte Elektrolytlösungen werden langsam infundiert. Bei der Verwendung von ZVK ist zu berücksichtigen, dass das tief hypotherme Myokard außerordentlich vulnerabel ist und schon der mechanische Reiz des vorgeschobenen Katheters Kammerflimmern auslösen kann.

Bei Ateminsuffizienz oder Atemstillstand wird der Patient intubiert und beatmet, dies gelingt meist ohne Einsatz von Medikamenten. Bei Kreislaufstillstand werden Reanimationsmaßnahmen nach gültigen Richtlinien durchgeführt. Dem Kreislaufstillstand kann bei schwerer Hypothermie eine elektromechanische Dissoziation (EMD) oder eine Asystolie zugrunde liegen, häufiger noch ein Kammerflimmern. Dieses ist bei Körpertemperaturen unterhalb 28 °C durch Defibrillation oft nicht terminierbar. Bei Asystolie, EMD und schweren Bradykardien ist die Anwendung eines externen Demandschrittmachers zu erwägen.

Pharmakokinetik und Pharmakodynamik sind in der Hypothermie schwer kalkulierbar. Antiarrhythmika bleiben bei Körperkerntemperaturen unter 30 °C unwirksam, das tief hypotherme Myokard verhält sich weitgehend katecholaminrefraktär.

> Vor Unterlassung oder übereiltem Abbruch der Reanimationsmaßnahmen muss gewarnt werden. Es gilt der notfallmedizinische Grundsatz: „No one is dead, until he is warm and dead." Die Todesfeststellung darf erst erfolgen, wenn die Reanimation erfolglos bleibt und der Körperkern auf 32 °C erwärmt ist.

Das Zielkrankenhaus muss für die Hypothermiebehandlung geeignet sein. Für Patienten mit schwerer Hypothermie sollten Kliniken ausgewählt werden, die über Erfahrung und die technischen Möglichkeiten wie HLM oder ECMO verfügen.

37.3.4 Lokale Erfrierung

Örtliche Erfrierungen als Folge akzidenteller Kälte-Einwirkung betreffen die Akren, also Zehen und Finger, Nase und Ohren. Erfrierungen entstehen bei Temperaturen unter 6 °C und werden begünstigt durch Nässe, Wind und beengende, einschnürende Kleidung.

Klinisch imponieren weiße, harte asensible Akren mit Schmerzen in der Übergangszone. Analog dem Verbrennungstrauma werden 4 Schweregrade unterschieden. Da sich Blasenbildung bzw. Demarkation der schwarzen Gewebsnekrose erst nach Tagen entwickeln, ist eine Differenzierung für die Notfallmedizin ohne Belang.

Die Maßnahmen beschränken sich auf das vorsichtige Entfernen einengender, nasser oder gefrorener Kleidungsstücke, sofern dies ohne größere Bewegung und Körperverlagerung des schwer unterkühlten Patienten möglich ist (**Cave**: Afterdrop!). Erfrorene Gliedmaßen werden locker und gepolstert eingebunden.

Im Übrigen steht ganz im Vordergrund die meist begleitende Hypothermie, die den Patienten vital bedroht.

37.4 Stromunfall

37.4.1 Epidemiologie des Stromunfalls

Elektrounfälle zählen zu den seltenen Notfällen. Nach statistischen Angaben ereignen sich in Deutschland jährlich etwa 4000 ernste Elektrounfälle, etwa die Hälfte davon sind Betriebsunfälle. Der Anteil der Niederspannungsunfälle beträgt ca. 80%. Letal sind ca. 30% Hochspannungs- und 3% Niederspannungsunfälle. Ein Fünftel der durch Strom Verletzten sind Kinder. Die Zahl der tödlichen Elektrounfälle liegt derzeit bei 200 pro Jahr.

Blitzverletzung   Jährlich werden in Deutschland 10–20 × Blitzschläge als Todesursache registriert. Die Mortalität der Blitzverletzung liegt bei 10–30% und verursacht bei 76% der Patienten dauerhafte Behinderungen.

Bei rund 5% der in Spezialkliniken behandelten Patienten ist eine Stromeinwirkung die Ursache ihrer schweren Verbrennungen.

37.4.2 Physikalische Grundlagen des Stromunfalls

Voraussetzung für das Zustandekommen eines Stromunfalls ist die Einbeziehung des Körpers in einen Stromkreis. Dies kann durch Berührung zweier unter Spannung stehender Gegenstände geschehen, bei guter Erdung reicht die Berührung eines spannungsführenden Leiters als Voraussetzung für die Stromdurchflutung des Körpers. Zum Stromfluss kann es bei Annäherung an Hochspannungsleiter auch durch einen sog. Lichtbogenüberschlag kommen.

Im Organismus entfaltet der Strom
- einen elektrothermischen Effekt (Joule-Wärme) und/oder
- eine elektrophysiologische Reizwirkung.

Welcher der Stromeffekte im Vordergrund steht und das Ausmaß der Schädigung bestimmt, ist neben der Expositionszeit und dem Stromweg durch den Körper abhängig von verschiedenen physikalischen Parametern des wirksam werdenden Stroms.

Spannung, Stromstärke, Widerstand, Frequenz
Die Stromwirkung auf den Organismus ist zunächst abhängig von den Größen Spannung U (V), Stromstärke I (A) und Widerstand R (Ω), die nach dem Ohm-Gesetz $I = U / R$ miteinander in Beziehung stehen. Bei vorgegebener Spannung verhält sich der durch den Körper fließende Strom umgekehrt proportional zum Widerstand. Für die biologische **Stromflussdauer**   Stromwirkung ist außerdem die Kontakt- oder Stromflussdauer maßgeblich. Beim Wechselstrom spielt dessen Frequenz (Hz) für die elektrophysiologische Wirkung besonders am Herzen eine entscheidende Rolle.

Gleichstrom, Wechselstrom, Drehstrom
Stromarten   Strom gleich bleibender Fließrichtung wird als Gleichstrom bezeichnet. Dies gilt für den Strom zwischen den Polen einer Batterie, den Strom des Telefonnetzes oder den Strom von Straßenbahnanlagen. Beim Wechselstrom oszilliert die Polarität des Phasenleiters mit einer definierten Frequenz. Im Netz der öffentlichen Energieversorgung beträgt diese Frequenz 50 Hz, die Züge der Deutschen Bahn werden mit einem Wechselstrom von 16,66 Hz betrieben.

Während der Haushaltswechselstrom einen geerdeten Nullleiter und einen Phasenleiter besitzt, befinden sich in Dreh- und Kraftstromanlagen neben dem Nullleiter 3 zeitversetzte Phasenleiter.

Niederspannung, Hochspannung, Blitz
Die Unterscheidung von Niederspannung (< 500 V) und Hochspannung (> 500 V) entspricht einer technischen Konvention und korreliert ohne eindeutige Grenzschwelle nur ungenau mit der biologischen Stromwirkung.

Niederspannungsanlagen sind mit einem schwarzen und Hochspannungsanlagen mit einem roten Blitz auf gelbem Untergrund gekennzeichnet. Im Stromnetz der Bahn beträgt die Spannung 15 kV, in Überlandleitungen bis 380 kV.

In Blitzen entladen sich während Sekundenbruchteilen einige Millionen Volt mit Strömen von vielen Tausend Ampere. Die elektrische Leistung eines Blitzes kann 10 Mrd. kW erreichen. Dabei entstehen im Blitzkanal Temperaturen von über 30 000 °C (ein Mehrfaches der Sonnentemperatur!) und ein Druck von 2000–4000 kPa (20–40 bar).

Niederspannung

Hochspannung

37.4.3 Pathophysiologie und Symptomatik des Stromunfalls

Beim Hochspannungsunfall steht die elektrothermische Schädigung ganz im Vordergrund. Nur < 5% der durch Strom hoher Spannung Getöteten weisen keine äußeren elektrischen Verbrennungen auf. Beim Niederspannungsunfall überwiegt dagegen die elektrophysiologische Wirkung. Sichtbare Verbrennungen sind selten, bei fast 50% dieser Verletzten finden sich nicht einmal Strommarken.

Ganz allgemein kann eine Beziehung zwischen Stromstärke, Stromflussdauer und Stromwirkung hergestellt werden (s. Abb. 37.5). Ströme unter 0,5 mA werden i.d.R. über die Haut nicht wahrgenommen. Wechselstrom kann in Abhängigkeit von Stärke und Expositionszeit eine tetanische Dauerkontraktion bewirken. Bei Kontraktion antagonistischer

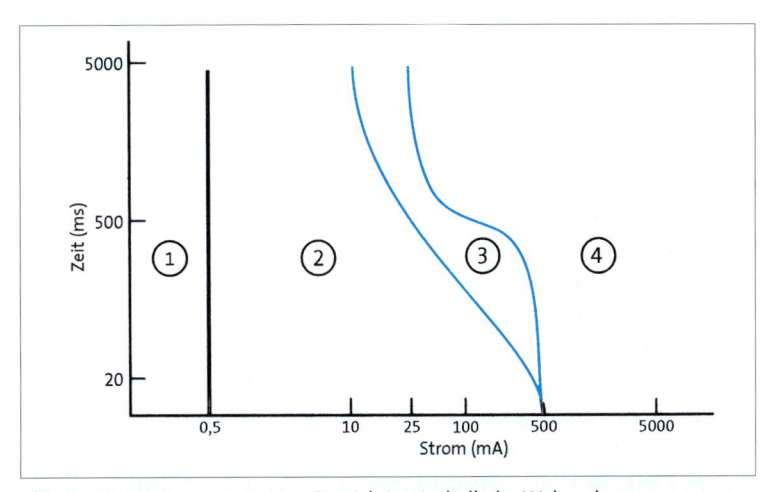

Abb. 37.5: Zeit-Strom-Diagramm: Bereich 1 unterhalb der Wahrnehmungsgrenze; Bereich 2 unterhalb der Loslassgrenze; Bereich 3 Schäden in Abhängigkeit von Dauer, Einschaltzeit und Stromfluss möglich; Bereich 4 Schäden wahrscheinlich

Muskelgruppen dominieren im Arm die Beuger, sodass ein Loslassen nicht mehr möglich ist, das Opfer bleibt am Leiter „kleben". Die Loslassgrenze liegt je nach Wirkdauer zwischen 20 und 500 mA. Fließen größere Ströme, sind Schäden abhängig von Stromdichte und Stromweg möglich, bei Strömen über 100–500 mA sind sie wiederum von der Wirkdauer abhängig.

Strommarken, Lichtbogen

Der menschliche Körper hat einen inneren Widerstand von etwa 500–1000 Ω. Mit Werten zwischen 50 und 100 kΩ ist der Hautwiderstand dagegen wesentlich höher. Ist der Strom stark genug, das Hautgewebe zu zerstören, nimmt der Hautwiderstand innerhalb von 5–10 s drastisch ab. Durchschlägt ein Strom das Integument, entstehen an Eintritts- und Austrittsstelle Strommarken. Die hohe Stromdichte an einer kleinen Kontaktfläche führt zu einer eng umschriebenen tiefen Schädigung. Die Einwirkung des gleichen Stroms über eine große Kontaktfläche kann dagegen ohne äußerlich erkennbare Gewebsschädigung ablaufen. Ein Strom von 30 mA/cm² verursacht eine Strommarke mit Blasenbildung (Verbrennung 2. Grades). Werden an der gleichen Kontaktfläche 75 mA überschritten, ist mit einer Strommarke entsprechend einer Verbrennung 3. Grades zu rechnen. Die Gewebsnekrose der Strommarke besitzt einen vernachlässigbar geringen Widerstand.

Anhand von Strommarken, nach denen gezielt gesucht werden muss, lässt sich der Stromweg durch den Körper rekonstruieren. Dies ermöglicht den Rückschluss auf eine potenzielle Schädigung der in diesem Stromweg gelegenen inneren Organe.

Eigensicherung bei der Rettung beachten

Bei Annäherung an einen Hochspannungsleiter kann durch überspringende Ladung ein Lichtbogen entstehen, die dadurch überbrückbare Distanz beträgt 1 cm/1000 V. Dementsprechend ist bei einer 380-kV-Leitung ein Sicherheitsabstand von mindestens 4 m einzuhalten. Ein Lichtbogen kann durch thermische Wirkung zu großflächigen Verbrennungen 3. Grades führen, ohne dass daraus ein Stromfluss durch den Körper resultiert. Dies wird als „indirekter Stromunfall" bezeichnet. Verursacht ein Lichtbogen neben der Verbrennung auch eine Stromdurchflutung des Organismus, spricht man von einem „direkten Stromunfall". Die Kombination beider Verletzungsarten ist möglich. Sie tritt häufig auf, wenn Jugendliche auf abgestellte Bahnwaggongs klettern und zu nah an die Oberleitung kommen. Die Folge sind häufig Extremitätenverluste und großflächige drittgradige Verbrennungen.

Blitze können ihr Opfer direkt treffen (direct strike). Auch wenn ein Teil der elektrischen Energie über die KOF „abfließt", liegt die Mortalität des Direkteinschlags bei über 80%. Wird ein Objekt in unmittelbarer Nähe getroffen, kann ein Teil der Energie den Luftwiderstand überwinden und auf das Opfer „überspringen" (splash). Da sich beim Blitzeinschlag ein Spannungstrichter im Boden bildet, kann beim Opfer ein Stromfluss von Bein zu Bein, die sog. Schrittspannung (ground strike)

37.4 Stromunfall

zustande kommen. Kontakteffekt (contact voltage) entsteht, wenn der Patient einen vom Blitz getroffenen Gegenstand berührt. Auch eine leitungsvermittelte Energie kann den Patienten etwa beim Telefonieren schädigen.

Stromweg und Organbeteiligung

Der Stromweg verläuft relativ direkt zwischen Ein- und Austrittspunkt, ohne sich an anatomischen Strukturen zu orientieren. Der tatsächlich fließende Strom ist dabei abhängig von der Summe der Gewebswiderstände. Nervengewebe hat den geringsten Widerstand, gefolgt von Blutgefäßen, Muskulatur, Sehnen, Fettgewebe und Knochen. Deshalb kann bei Stromeinwirkung Nervengewebe bereits geschädigt werden, während umgebende Strukturen intakt bleiben. Da die elektrothermische Schädigung tiefer Gewebe weit über die sichtbare oberflächliche Verbrennung hinausgeht, lässt die oberflächliche Läsion keinen Rückschluss auf das Schadensausmaß zu. Die Stromdichte und die thermische Schädigung durch Joule-Wärme sind umgekehrt proportional zum Querschnitt der durchströmten Körperpartie. Dies ist der Grund für die häufig schweren tief viertgradigen elektrothermischen Verbrennungen der Extremitäten bei Hochspannungsunfällen.

> Sichtbare Läsion kein Indikator für entstandenen Schaden

In den Blutgefäßen stromdurchflossener Gewebe kann es zu Koagulationsvorgängen kommen. Neben der direkten elektrothermischen Schädigung kann so eine lokale Unterbrechung der Zirkulation oder Minderperfusion durch Thrombosierung Ursache sekundären Gewebeuntergangs sein.

ZNS. Zentrale neurologische Störungen sind häufig verursacht durch eine direkte Stromdurchflutung von Strukturen des ZNS. Als Symptome akuter ZNS-Beteiligung werden alle Grade der Bewusstlosigkeit, zerebrale Krampfanfälle oder eine zentrale Atemlähmung angetroffen. Abhängig von Stromweg, Stromfluss und Einwirkungsdauer können para- oder tetraplegiforme spinale Lähmungen und Sensibilitätsstörungen, aber auch periphere neurologische Symptome auftreten.

Die direkten Störungen zentralvenöser Funktionen durch Stromdurchflutung zeigen oft eine überraschend schnelle Rückbildung. Länger persistierende Funktionsausfälle sprechen eher für sekundäre ZNS-Schädigung durch Hirnödem, intrakranielle Hämatome oder eine zerebrale Ischämie. Sekundäre Schäden des ZNS auf zerebraler oder spinaler Ebene können stromverursacht sein, entstehen häufig aber auch als typische Begleitverletzungen, z.B. beim Sturz von einem Strommast.

Herz. Synkopen und Bewusstlosigkeit können Symptome akuter Kreislaufinsuffizienz sein, wenn durch mediastinalen Stromfluss hämodynamisch wirksame Rhythmusstörungen oder ein Kreislaufstillstand durch Kammerflimmern ausgelöst werden. Es werden zahlreiche Varianten von Rhythmusstörungen beschrieben, am häufigsten Sinustachykar-

> Obligates EKG-Monitoring

dien mit ventrikulären Extrasystolen, gefolgt von Kammertachykardien und Schenkelblockbildern.

Die Gefährdung durch Ströme, die quer zur Herzachse fließen (Hand – Hand) ist offenbar geringer als durch vertikalen Stromfluss entlang der Herzachse (Hand – Fuß). Bei kurzem Stromfluss spielt für das Zustandekommen lebensbedrohlicher Rhythmusstörungen ähnlich dem R-auf-T-Phänomen der Stromeinfall in die kritische vulnerable Phase der Herzaktion die maßgebliche Rolle. Herzwirksame Wechselströme über 80 mA lösen unabhängig von Herzphase und Einwirkungsdauer meist ein Kammerflimmern aus, bei einer Stromstärke von über 10 A ist eine Asystolie wahrscheinlicher.

Herzrhythmusstörungen sind unmittelbar nach dem Elektrotrauma zu erwarten. Aussagekräftige Untersuchungen zeigen, dass entgegen früherer Auffassung mit verzögert auftretenden Rhythmusstörungen nur selten gerechnet werden muss. Dies gilt nicht für strominduzierte Myokardschäden, die Ursache für Arrhythmien nach freiem Intervall sein können.

Ein Koronararterienspasmus unter dem Einfluss von elektrischer Energie kann eine regelrechte Myokardischämie mit dem Bild einer funktionellen „Angina pectoris electrica" verursachen. Typische EKG-Veränderungen sind jedoch selbst in der Akutphase oft nicht nachweisbar. Der Koronarspasmus durch Stromeinwirkung ist reversibel. Korrelat einer pektanginösen Symptomatik können allerdings ebenso direkt strominduzierte Schädigungen des Myokards sein. ST-Hebungen im EKG können fehlen, wenn die Ausdehnung der Myokardnekrose nicht transmural ist. Die klassischen infarkttypischen EKG-Veränderungen sind auch deshalb nicht zu erwarten, da der stromverursachte Myokarduntergang nicht den anatomischen Versorgungsarealen der Koronararterien entspricht.

Niere. Ein protrahierter Schockzustand kann Ursache eines prärenalen Versagens sein. Führt direkter Stromfluss zu einer parenchymatösen Schädigung des Organs, ist in der Folge ein renales Nierenversagen nicht auszuschließen. Ausgedehnte Muskelnekrosen nach Hochspannungsverletzungen schädigen die Niere durch die Anhäufung von Myoglobin und anderer Proteinabbauprodukte im Sinne des renalen Crush-Syndroms.

Crushniere

Muskulatur. Die Kontraktion der im Stromweg liegenden quergestreiften Muskulatur ist Effekt der elektrophysiologischen Reizwirkung. Wechselstrom verursacht schmerzhafte tetanische Muskelkontraktionen abhängig von Stromstärke und -einwirkungszeit.

Charakteristischerweise kann es wegen gleichzeitiger Kontraktur antagonistischer Muskelgruppen zu Sekundärverletzungen wie Sehnenrupturen, Muskelrissen, Frakturen oder Luxationen kommen.

Strombedingte Kontraktionen von Zwerchfell, Zwischenrippen- und Atemhilfsmuskulatur können zum Atemstillstand führen.

Die Hitze eines Lichtbogens, die bei Stromfluss im Hochspannungsbereich wirksam werden kann, verursacht mit Verbrennung und Denaturierung der Muskulatur häufig tiefe und irreversible Schäden, die für den Verletzten einen Extremitätenverlust bedeuten können.

37.4.4 Präklinische Therapie des Stromunfalls

Die präklinische Therapie des Stromverletzten orientiert sich an Art und Ausmaß der Schädigung und variiert ganz erheblich in Abhängigkeit davon, ob der Verletzte einen Hoch- oder einen Niederspannungsunfall erlitten hat, ob er Begleitverletzungen aufweist oder ob aufgrund von Vorerkrankungen z.B. ein erhöhtes kardiales Risiko erkennbar ist.

Rettung
Trotz aller bei einer Rettung gebotenen Eile hat die Eigensicherung der Helfer im Vordergrund zu stehen. Um jede Gefährdung weiterer Personen zu vermeiden, muss zunächst ausgeschlossen werden, dass sich der Verunfallte noch in Kontakt mit der Stromquelle befindet. In den Bereichen niederspannungsführender Hausinstallationen ist der Stromkreis leicht durch Abschalten des Stroms, Ziehen des Netzsteckers oder direkt am Sicherungskasten zu unterbrechen. Ist dies nicht möglich, muss die verletzte Person mithilfe eines isolierenden Gegenstands (Kunststoff, trockenes Holz) von der Stromquelle weggeschoben werden.

Grundsatz der Eigensicherung

Problematischer gestaltet sich die Rettung bei einem Hochspannungsunfall, wo bereits bei Annäherung an die Anlage die Gefährdung durch Überschlag eines Lichtbogens oder Einwirkung von Schrittspannung droht. Zur Rettung aus dem Gefahrenbereich – z.B. weg von dem Mast einer Hochspannungsleitung – ist die technische Hilfe der FW erforderlich, doch kann auch diese erst tätig werden, wenn der Spannungsträger freigeschaltet ist. Das Abschalten erfolgt durch Fachkräfte der Betreiber von Hochspannungsleitungen wie Energieversorgungsunternehmen, Bundesbahn oder Verkehrsbetrieb.

Beim Hochspannungsunfall sind Sicherheitsregeln zum Ausschluss einer Eigengefährdung zu beachten:
- Einhalten des Sicherheitsabstands
- Freischalten des Stromkreises
- Sicherung gegen Wiedereinschalten
- Erden oder Kurzschließen
- Feststellen der Spannungsfreiheit
- Abdecken oder Isolierung benachbarter, unter Spannung stehender Teile

Vitalfunktionen
Nach Rettung aus dem Gefahrenbereich sind die Vitalfunktionen des Verletzten zu überprüfen, ggf. wiederherzustellen und zu sichern.

ERC-Algorithmus

Beim Kreislaufstillstand wird nach dem verbindlichen Reanimationsalgorithmus (s. Kap. 10) vorgegangen. Ein Kammerflimmern ist mit der üblichen Energievorwahl zu defibrillieren. Untersuchungen zu einer potenziell additiven Myokardschädigung durch die Defibrillation nach strominduziertem Kammerflimmern sind nicht bekannt. Reanimationsbemühungen dürfen keinesfalls frühzeitig abgebrochen werden. Erfolgreiche prolongierte Wiederbelebungen nach Stromeinwirkung einschließlich Blitzunfällen sind in der Literatur beschrieben. Ein Reanimationserfolg bei Stromunfällen ist deutlich wahrscheinlicher als bei allen anderen Formen äußerer Gewalteinwirkung. Auch bei Stromunfällen muss an reversible Ursachen des Kreislaufstillstands wie Spannungspneumothorax gedacht werden.

Auf eine Rekonstruktion des Unfallhergangs darf nicht verzichtet werden. Neben Rückschlüssen auf den Stromweg durch den Körper wird dabei das Augenmerk auch auf mögliche vital bedrohliche Begleitverletzungen gelenkt, die erkannt und im Behandlungsablauf berücksichtigt werden müssen.

Verletzte mit initialen Synkopen, pektanginösen Beschwerden, Rhythmusstörungen oder Zeichen hämodynamischer Beeinträchtigung nach Niederspannungsunfällen, aber auch symptomfreie Patienten, bei denen von einem transmediastinalen Stromfluss ausgegangen werden muss, werden einer kardiologischen Einrichtung zugeführt oder von dort mitbetreut.

Steht die elektrothermische Verbrennung im Vordergrund, empfiehlt sich der Transport in ein Zentrum für Brandverletzte. Bei der Entscheidung über das Transportziel müssen vital bedrohliche Begleitverletzungen besonders berücksichtigt werden.

EKG-Monitoring

Eine EKG-Ableitung ist zum frühestmöglichen Zeitpunkt zu installieren. Die Notfallableitung über Defibrillatorpaddles bietet bei entsprechender Indikation den Vorteil einer unverzüglichen Elektrotherapie. Darüber hinaus ist eine kontinuierliche EKG-Ableitung erforderlich, die Möglichkeit einer Aufzeichnung von Rhythmusstörungen sollte gegeben sein.

Antiarrhythmische Therapie

Spezielle Empfehlungen für eine medikamentöse antiarrhythmische Therapie nach Stromunfällen können nicht gegeben werden. Das therapeutische Vorgehen entspricht den üblichen Prinzipien. Die prophylaktische Gabe von Antiarrhythmika ist keinesfalls indiziert.

Therapie der thermischen Schäden beim Hochspannungsunfall

Die Behandlung von Stromverbrennungen unterscheidet sich nicht grundsätzlich von der Therapie anderer Verbrennungen (s. Abschn. 37.1.4). Die initial erforderliche Infusionstherapie lässt sich jedoch nicht mithilfe der Baxter-(Parkland-)Formel festlegen, da die sichtbare oberflächliche Verbrennung nicht auf das tatsächliche Ausmaß der tiefen elektrothermischen Schädigung schließen lässt. Die Volumenzufuhr muss deshalb großzügig bemessen werden und der klinischen Situation angepasst sein. Insbesondere bei Hochspannungsunfällen muss an die Möglichkeit der Entwicklung einer Crush-Niere gedacht werden. Ein zusätzlicher Volumenbedarf durch Begleitverletzungen ist zu berücksichtigen.

Bei Hochspannungsunfällen mit großflächigen, häufig drittgradigen Lichtbogenverbrennungen am Thorax oder Stromfluss mit potenzieller Schädigung der Atemmuskulatur ist die Indikation zu Intubation und Beatmung großzügig zu stellen.

Die Therapie von Blitzverletzungen erfolgt analog der Behandlung anderer Stromverbrennungen. Die definitive Therapie der Hochspannungsverletzungen muss i.d.R. in Brandverletztenzentren erfolgen. Ein Primärtransport vom Unfallort dorthin verbietet sich jedoch, wenn durch den Transport die Therapie vital-gefährdender Begleitverletzungen verzögert wird. (s. auch Abschn. 37.1.6)

Literatur

Allgöwer M, Burning the largest immune organ. Burns (1995), 21(Suppl 1), S7–S47
Arnoldo BD, Pordue GF, The diagnosis and management of electrical injuries. Hand Clin (2009), 25, 469–479
Ashworth HL et al., Treatment before transfer: the patient with burns. Emerg Med J (2001), 18, 349–351
Bailey B, Cardiac monitoring of children with household electrical injuries. Ann Emerg Med (1995), 25, 612–617
Beneker J, Martens D, Die präklinische Versorgung von Verbrennungspatienten. Intensivmed (2004), 41, 543–554
Blount BW, Lightning injuries. Am Fam Physician (1990), 42, 405–415
Cherington M, Central nervous system complications of lightning and electrical injuries. Semin Neurol (1995), 15, 233–240
Cherington M, Lightning and transportation. Semin Neurol (1995), 15, 362–366
Cooper MA, Emergent care of lightning and electrical injuries. Semin Neurol (1995), 15, 268–278
Crum RL et al., Cardiovascular and neurohumoral response following burn injurie. Arch Surg (1990), 125, 1065–1069
Cuttle L et al., A review of first aid treatments for burn injuries. Burns (2009), 35, 768–775
Deuter U, Inhalationsvergiftung. Notarzt (1992), 8, 10–11
Duppel H, Löbermann M, Reisinger EC, Aus heiterem Himmel vom Blitz getroffen. Dtsch Med Wochenschr (2009), 134, 1214–1217
Erhard J, Verbrennungstrauma. Notfallmedizin (1995), 21, 464–473
Fish R, Electric shock, Part I: Physics and pathophysiology. J Emerg Med (1993), 11, 309–312
Fish R, Electric shock, Part II: Nature and mechanism of injury. J Emerg Med (1993), 11, 457–462

Fish R, Electric shock, Part III: deliberately applied electric shocks and the treatment of electric injuries. J Emerg Med (1993), 11, 599–603

Fontanarosa R, Electrical shock and lightning strike. Ann Emerg Med (1993), 22, 378–387

Gall T et al., Problematik der präklinischen Zyanid-Antidottherape bei Brandverletzten mit Rauchgasinhalation. Notarzt (2000), 16, 56–60

Germann G, Aktuelle Aspekte der Verbrennungsbehandlung. Zentralbl Chir (1993), 118, 290–302

Giessler G, Germann G, Die Akutversorgung von Brandverletzten. Chirurg (2004), 75, 560–567

Haberal M et al., Visceral injuries, wound infection and sepsis following electrical injuries. Burns (1996), 22, 158–161

Hartmann B, Küntscher M, Das Verbrennungstrauma. Intensivmed (2004), 41, 379

Helm M, Akzidentelle Hypothermie bei Traumapatienten. Anaesthesist (1995), 44, 101–107

Hennes H, Thermische Schäden – Verbrennungen und Verbrühungen. Notfallmedizin (1998), 24, 31–37

Herndon DN et al., Inhalation injury in burned patients: effects and treatment. Burns (1988), 14, 349–356

Hoesel LM et al., C5a-blockade improves burn-induced cardiac dysfunction. J Immunol (2007), 178, 7902–7910

Hohlrieder M et al., Management der akzidentellen Hypothermie. Anaesthesist (2007), 56, 805–811

Hoppe U (2002) Beatmung des Brandverletzten. In: Bruck F, Müller F, Steen M (Hrsg), Handbuch der Verbrennungstherapie, 209–222. Ecomed, Landsberg

Hoppe U, Klose R, Das Inhalationstrauma bei Verbrennungspatienten. Intensivmed (2005), 42, 425–439

Hoppe U, Klose R, Keine generelle Empfehlung für Corticoide beim Inhalationstrauma. Notfallmedizin (1998), 24, 338–339

Jester I, Jester A, Notfallmanagement bei der Primärversorgung kindlicher Verbrennungen. Intensivmed (2005), 42, 60–65

Kanz KG et al., Akutversorgung von Elektrounfällen. MMW (2002), 144, 257–260

Knacke PG et al., Kasuistik interaktiv: Großflächige Verbrühung. Das Einmaleins der Brandverletztenversorgung. Anästhesiol Intensivmed Notfallmed Schmerzther (2007), 10, 700–703

Kober A et al., Milde Hypothermie und Trauma im Rettungsdienst. Notfall Rettungsmed (2001), 4, 489–492

Kohn D, Verbrennungstrauma. Anaesthesist (2000), 49, 359–370

Küntscher M, Hartmann B, Zielparameter der Volumensubstitution nach Verbrennungstrauma. Intensivmed (2004), 41, 499–504

Latarjet J, A simple guide to burn treatment. Burns (1995), 21, 221–225

Latenser BA, Critical care of the burn patient: The first 48 hours. Crit Care Med (2009), 37, 2819–2826

Lawrenz B (1989) Behandlung von Unterkühlungen. In: Dittmer H (Hrsg), Der Notfall abseits der Routine, 45–52. Springer, Berlin, Heidelberg, New York, Tokio

Lederer W et al., Blitzschlagverletzung und kardiopulmonale Reanimation. Notfall Rettungsmed (2002), 5, 474–479

Lederer W et al., Electricity-associated injuries I: outdoor-management of current-induced casualties. Resuscitation (2000), 43, 69–77

Lederer W et al., Electricity-associated injuries II: outdoor-management of lightning-induced casualties. Resuscitation (2000), 43, 89–93

Lederer W, Kroesen G, Notfallmedizinische Versorgung von Blitz- und Stromschlagverletzungen. Anaesthesist (2005), 54, 1120–1129
Lee RC, Injury by electrical forces. Pathophysiology, manifestations and therapy. Curr Probl Surg (1997), 34, 677–764
Leopoldo CC et al., Inhalation injury: Pathophysiology and clinical care Proceedings of a Symposium Conducted at the Trauma Institute of San Antonio, TX, USA, 28th March 2006. Burns (2006), 33, 681–692
Lönnecker S, Die Erstbehandlung des schwerbrandverletzten Patienten aus anästhesiologischer Sicht. Unfallchirurg (1995), 98, 184–186
Lönnecker S, Schoder V, Hypothermie bei brandverletzten Patienten – Einflüsse der präklinischen Behandlung. Chirurg (2001), 72, 164–167
Lyne J, Hoch-Volt-Verbrennungen. Therapeutische Trends und Ergebnisse des Burn Trauma Centers Pittsburgh. Notfallmedizin (1995), 21, 161–164
Märzheuser S, Gratopp A, Kindernotfälle Traumatologische Kindernotfälle, Teil 1: Verbrennungen, Ertrinken und stumpfes Bauchtrauma. Anästhesiol Intensivmed Notfallmed Schmerzther (2009), 44, 440–444
Manger A et al., Erstbehandlung Brandverletzter. Notfall Rettungsmed (2001), 4, 421–425
Maurer UM, Wenn der Blitz trifft. Notfallmedizin (1993), 19, 255–259
Maybauer DM et al., Behandlungsstrategien des akuten Rauchgasinhalationstraumas. Der Anaesthesist (2006), 55, 980–988
Mlcak RP, Buffalo MC (2002) Prehospital management, transportation and emergency care. In: Herndon DN (Ed), Total burn care. WB Saunders, Philadelphia
Mozingo D, Acute resuscitation and transfer management of burned and electrically injured patients. Trauma quarterly (1994), 11, 94–113
Mücke K, Beushausen T, Verbrühung und Verbrennung im Kindesalter. Notfall Rettungsmed (2001), 4, 184–188
Muehlberger T, Krettek C, Vogt PM, Der Stromunfall: Neue Aspekte zu Pathophysiologie und Behandlung. Unfallchirurg (2001), 104, 1122–1128
Muehlberger T et al., Emergency pre-hospital care of burn patients. Surgeon (2010), 8, 101–104
Nolan JP et al., On behalf on the ERC Guidelines Writing Group. European Resuscitation Coucil Guidelines for Resuscitation 2010 Section 1. Executive summary. Resuscitation (2010), 81, 1219–1276
Ottomann C, Hartmann B, Die Pathophysiologie des Verbrennungstraumas. Intensivmed (2004), 41, 380–387
Pruitt BA, Cioffi WG, Diagnosis and treatment of smoke inhalation. J Intensive Care Med (1995), 10, 117–127
Purdue GF, Electrocardiographic monitoring after electrical injury – necessity or luxury? J Trauma (1986), 26, 166–167
Ritenour AE et al., Lightning injuries: A review. Burns (2008), 34, 585–594
Römer M, Sänger S, Unterkühlung. Notfall Rettungsmed (2003), 6, 402–406
Romet T, Mechanism of afterdrop after cold water immersion. J Appl Physiol (1988), 65, 1535–1538
Schilling D, Erfolgreiche Reanimation bei verlängerter Hypoxiezeit nach Niederspannungsstromunfall. Notarzt (1995), 11, 223–225
Schöchl H, Erfolgreiche prolongierte Reanimation nach Starkstromunfall. Notfallmedizin (1994), 20, 264–266
Schöchl H, Versorgung tief hypothermer Patienten nach akzidenteller Kälteexposition. Notarzt (1994), 10, 165–169

Sessler D, Complications and treatment of mild hypothermia. Anesthesiology (2001), 95, 531–543

Steen M, Präklinische Diagnostik und Erstversorgung bei Notfallpatienten mit Verbrennungen. Notfallmedizin (1993), 19, 17–23

Tisherman S, Hypothermia and injury. Curr Opin Crit Care (2004), 10, 512–519

Trupkovic T, Giessler G, Das Verbrennungstrauma, Teil 1: Pathophysiologie, präklinische Versorgung und Schockraummanagement. Anaesthesist (2008), 57, 898–907

Voeltz P, Inhalationstrauma. Unfallchirurg (1995), 98, 187–192

Weinberg A, Hypothermia. Ann Emerg Med (1993), 22, 370–377

Wresch P (1998) Thermische Schädigungen. In: Ellinger K, Osswald P, Stange K (Hrsg), Fachkundenachweis Rettungsdienst, 361–380. Springer, Berlin, Heidelberg, New, York Tokio

Yokobori S et al., Takotsubo cardiomyopathie after severe burn injury: a poorly recognized cause of acute left ventricular dysfunction. J Trauma (2010), 68, E77–79

Zack P, Schniers E, Wegener R, Blitzunfall. Rechtsmedizin (2004), 14, 396–401

Zaki SA et al., Transient quadriparesis after electric shock in a child: case report. Ann Trop Paediatr (2010), 30, 65–68

Zellweger G (1985) Die Behandlung der Verbrennungen, 2. Aufl. Deutscher Ärzte-Verlag, Köln

Zilker T et al., Rauchgasinhalations-Intoxikation Ursachen Primärversorgung und Handlungsempfehlungen. Der Notarzt (2010), 26, 95–102

38 (Beinahe-)Ertrinken

Uwe Hoppe, Fred Blaschke

> **Lernziel:**
> Erlernen der (Differenzial-)Diagnostik und Therapie beim (Beinahe-)Ertrinken im Notarztdienst mit den dort gegebenen Möglichkeiten sowie eine zielgerichtete Versorgung inkl. Transport in geeignete Weiterbehandlung.

38.1 Epidemiologie des Ertrinkens

Weltweit ertrinken jährlich mehr als ½ Mio. Menschen. Es muss jedoch von einer großen Dunkelziffer ausgegangen werden, da viele Fälle statistisch nicht erfasst werden. Die höchste Inzidenz in hoch entwickelten Ländern liegt in den Altersgruppen < 5 und von 15–24 Jahren. In den USA sind 40% der Ertrinkungsopfer < 5 Jahre alt.

Die Zahl der Todesfälle durch Ertrinken in Deutschland ging von 1479 (1959) und 911 (1984) über 773 (1991) auf 392 (2008) zurück. Über 75% aller Ertrunkenen sind älter als 45 Jahre. Im Jahr 2008 waren in Deutschland 6,6% der Ertrinkungsopfer Kinder < 5 Jahren. Ein im Vergleich zu anderen Industrieländern eher geringer Anteil. In dieser Altersgruppe sind Ertrinkungsunfälle jedoch 15% aller tödlichen Unfälle.

Von den meisten Ländern werden Ertrinkungsopfer in der Todesursachenstatistik geführt. Beinahe-Ertrinken wird jedoch nicht erfasst. Es gibt Schätzungen, die von bis zu 600 × mehr Beinahe-Ertrinken als Ertrinken ausgehen.

Über 90% aller Ertrinkungsnotfälle in Deutschland ereignen sich in Süßwasser, vorwiegend in öffentlichen Gewässern oder Bade-Einrichtungen.

38.2 Definitionen

Die Definitionen sind uneinheitlich. Am häufigsten werden folgende verwendet:

- **Ertrinken** (Drowning) beschreibt als Todesursache das Ersticken infolge Untertauchens (Submersion) in einer Flüssigkeit. Reanimationsmaßnahmen bleiben erfolglos oder führen zu einer Überlebenszeit von < als 24 h.

> ◢ Unter **Beinahe-Ertrinken** (Near-drowning) versteht man Unfallereignisse, bei denen der Patient noch lebend gerettet oder mit einer mindestens 24-stündigen Überlebenszeit erfolgreich wiederbelebt wird.

In der Notfallmedizin ist die Differenzierung zwischen Ertrinken und Beinahe-Ertrinken jedoch nicht immer möglich und sinnvoll.

Reflektorischer Laryngospasmus beim Eindringen von Wasser in die Trachea

Das Eindringen von Wasser in die Trachea löst zunächst einen reflektorischen Glottisverschluss aus. Der Laryngospasmus kann über den Verlust des Bewusstseins hinaus persistieren. Da in diesem Fall Flüssigkeit nicht in relevantem Umfang aspiriert wird, hat sich dafür der Begriff **trockenes Ertrinken** (Dry drowning) etabliert.

Kommt es nach Lösen des Laryngospasmus dagegen infolge unwillkürlicher Einatmung zur Aspiration größerer Flüssigkeitsmengen, entspricht dies dem **nassen Ertrinken** (Wet drowning). Dieser Pathomechanismus liegt 80–90% aller Ertrinkungsunfälle zugrunde.

Nach Lösen des Laryngospasmus Aspiration

Durch Ausbildung eines Lungenödems nach Flüssigkeitsaspiration kann ein sog. **sekundäres Ertrinken** entstehen.

38.3 Ursachen des Ertrinkens

Die Ursachen und Umstände eines Ertrinkungsunfalls sind vielfältiger Natur. Stürze von Nichtschwimmern ins Wasser, Erschöpfungszustände mit Unterkühlung und Hypoglykämie, akute neurologische bzw. internistische Ereignisse beim Schwimmen, wie zerebraler Krampfanfall oder Myokardinfarkt, Tauchunfälle, Suizide oder Versinken von Fahrzeugen mit darin eingeschlossenen Personen kommen als Ursache infrage. Nach Kopfsprung in seichtes Gewässer kann eine Verletzung des zervikalen Rückenmarks mit konsekutiver Tetraparese Ursache des Ertrinkens sein.

Das als Tauchertod geläufige Ertrinken durch hypoxisch bedingte Bewusstlosigkeit nach willkürlicher Hyperventilation vor dem Abtauchen wird in seiner Bedeutung überschätzt.

Etwa 20–30% der Ertrinkungsunfälle ereignen sich unter dem Einfluss von Alkohol. An begleitende Intoxikationen mit Medikamenten muss besonders beim Suizid durch einen Sprung ins Wasser gedacht werden.

38.4 Pathophysiologie des Ertrinkens

In warmem Wasser sind pathophysiologische Veränderungen v.a. Folgen des gesteigerten hydrostatischen Drucks. Aufgrund der vielfach höheren Inzidenz werden im Folgenden die pathophysiologischen Veränderungen in kaltem Wasser beschrieben.

38.4 Pathophysiologie des Ertrinkens

Hydrostatischer Druck und Vasokonstriktion aufgrund des Temperaturabfalls führen zu einer erhöhten rechtskardialen Vorlast und durch eine erhöhte Ausschüttung von atrialem natriuretischem Peptid (ANP) zu einer gesteigerten Urinproduktion.

Der rapide Abfall der Hauttemperatur hat erhebliche physiologische Konsequenzen. Nach einem unwillkürlichem Atemzug von 2000–3000 ml folgt eine bis zu 10-fach gesteigerte Hyperventilation. Die gesteigerte Atemfrequenz verhindert u.U. eine Atempause von 10–20 s, die notwendig wäre, um in turbulentem Wasser nicht zu aspirieren oder einem gesunkenen Fahrzeug zu entkommen.

Die kardiovaskuläre Antwort des Eintauchens in kaltes Wasser besteht aus einer peripheren Vasokonstriktion, einer um 42–45% gesteigerten HF und einem um 59–100% gesteigerten HZV. Die gesteigerte Herzleistung in Kombination mit erhöhten Katecholaminspiegeln kann zu kardialen Arrhythmien führen.

Andererseits können aber auch primär kardiale Ereignisse im Wasser zu Ertrinken führen. Bei Patienten mit kardialen Vorerkrankungen sollte diese Möglichkeit immer in Erwägung gezogen und bei der weiteren Behandlung berücksichtigt werden. Augenzeugenberichte können bei der Beurteilung der Ertrinkungsursache hilfreich sein. Wenn ein guter Schwimmer ohne äußere Ursache plötzlich „untergeht", ist dies ein deutliches Indiz für eine innere Ursache des Ertrinkens.

Unerwartetes, plötzliches Untertauchen des Gesichts in kaltes Wasser kann reflektorisch einen Vagotonus mit Bradykardie, den sog. Tauchreflex, auslösen. Begünstigt wird der Tauchreflex durch das Tragen eines Taucheranzugs, bei dem nur das Gesicht dem kalten Wasser ausgesetzt wird.

Salzwasser- und Süßwasseraspiration unterscheiden sich in den ausgelösten pathophysiologischen Mechanismen.

Süßwasser bewirkt eine Inaktivierung und Auswaschung des Surfactants. Folgen sind Alveolarkollaps, Atelektasenbildung und Zunahme des intrapulmonalen Rechts-Links-Shunts mit konsekutivem Abfall des paO_2. Die pulmonale Compliance (Dehnbarkeit) nimmt ab. Die aspirierte hypotone Flüssigkeit dringt entlang dem osmotischen Gefälle in die Lungenstrombahn ein und ist bei intakter Zirkulation bereits nach 2–3 min aus den Alveolen verschwunden.

Sufactantauswaschung durch Süßwasser: Complianceabnahme

Intravasale Veränderungen wie passagere Hypervolämie durch Hämodilution, osmotisch bedingte Hämolyse und Elektrolytverschiebungen sind bei Aspirationsvolumina von < 20 ml/kg KG nicht lebensbedrohlich und wenige Stunden nach einem Beinahe-Ertrinken nicht mehr nachweisbar. Aspiration kann jedoch bei Patienten, die eupnoeisch aufgenommen werden und eine normale Röntgenthoraxaufnahme zeigen, innerhalb von 12 h zu einem fulminanten Lungenödem führen. Es ist zu betonen, dass 80–90% aller definitiv Ertrunkenen < 10 ml/kg KG aspiriert haben. Die Entwicklung eines Lungenödems nach Süßwasseraspiration hat mehrere Ursachen (s. Abb. 38.1). Neben Auswaschung des Surfactants und Zunahme des zirkulierenden Blutvolumens kann eine hypoxisch bedingte kardiale Insuffizienz von pathogenetischer Bedeutung sein. Morphologisch entwickelt sich in der Folge das Korrelat zum klinischen Bild eines akuten Lungenversagens (ARDS) mit diffusem Alveolarschaden unter Einengung des Alveolarlumens und Zerstörung der Kapillarendothelien.

Salzwasser besitzt mit ca. 1000 mosmol/l eine im Vergleich zum menschlichen Plasma 3 × höhere Osmolarität. Nach Aspiration tritt unter Schädigung der alveolokapillären Membran Flüssigkeit aus der Lungenstrombahn in die Alveolen ein (s. Abb. 38.2). Das intraalveoläre Ödem bedingt eine Abnahme der Compliance; funktionelle Residualkapazität und verfügbare Gasaustauschfläche vermindern sich.

Hypoxämie als vitale Bedrohung

Obwohl sich die pathophysiologischen Veränderungen unterscheiden, ist die Differenzierung zwischen Süß- und Salzwasserertrinken klinisch nicht relevant. Die **Endstrecke der pathophysiologischen Veränderungen** ist in beiden Fällen identisch: Auf dem Boden der Durchblutung nicht belüfteter Alveolen mit konsekutivem Missverhältnis von Ventilation und Perfusion entwickelt sich eine **Hypoxämie**, die vor Hyperkapnie und Azidose die eigentliche vitale Bedrohung darstellt.

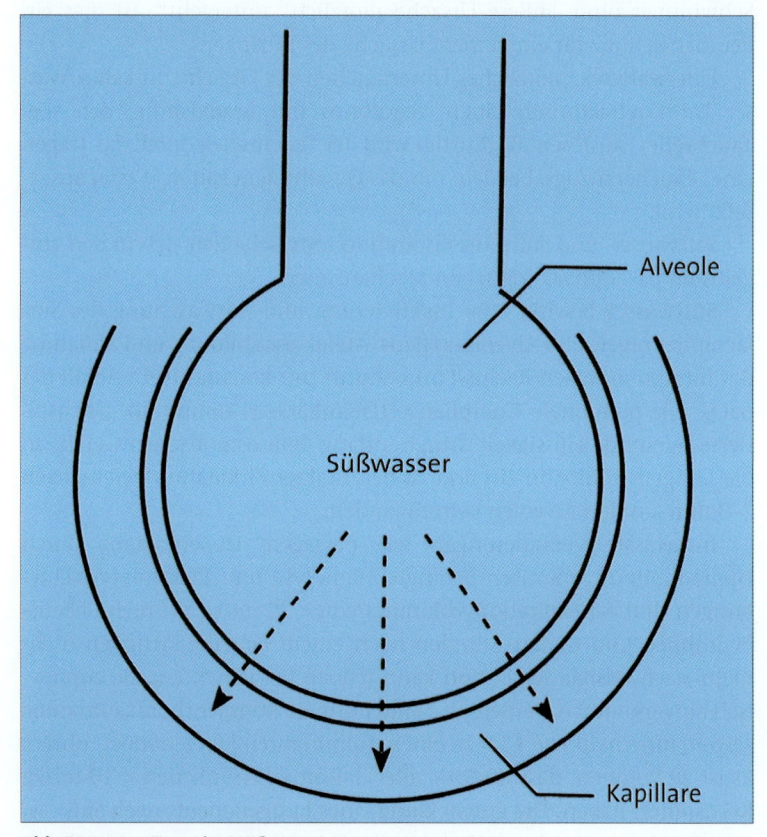

Abb. 38.1.: Vorgänge bei Süßwasseraspiration

38.4 Pathophysiologie des Ertrinkens

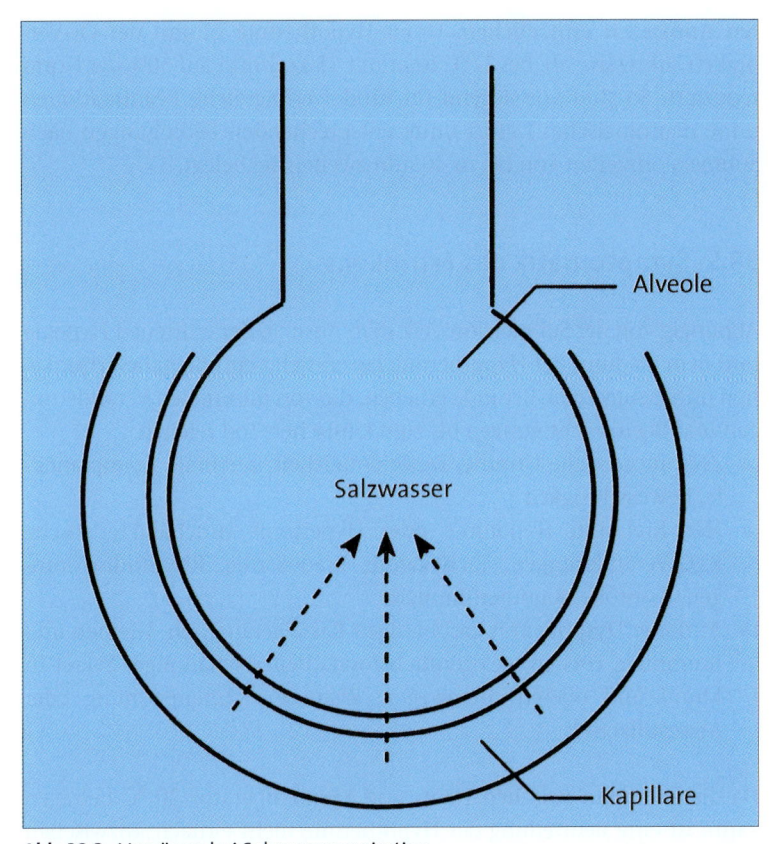

Abb. 38.2.: Vorgänge bei Salzwasseraspiration

Dauer und Schwere der Hypoxie sind entscheidend für das Outcome des Patienten.

Die Mehrzahl aller Ertrinkungsunfälle ereignet sich in kaltem Wasser. Eine daraus resultierende Hypothermie kann sich negativ, im Fall schnellerer und drastischer Abkühlung auch positiv auf die Prognose des Verunfallten auswirken. Der konduktive Wärmeverlust einer bewegungslosen unbekleideten Person im Wasser beträgt mehr als das 20-Fache des Wärmeverlusts in Luftumgebung gleicher Temperatur. Kinder verlieren über ihre im Verhältnis zur Körpermasse große Körperoberfläche besonders schnell an Temperatur. Schwimmbewegungen steigern durch Konvektion den Wärmeverlust um etwa 30%. Unterkühlung und Erschöpfung wirken synergistisch, sodass z.B. die Überlebenszeit in 10°C kaltem Wasser je nach Bekleidung und motorischer Aktivität zwischen 1 und max. 4 h liegen kann. Unterhalb einer Kerntemperatur von 33°C entwickeln sich zunehmend Apathie und Desorientiertheit, bei < 30°C erlischt das Bewusstsein (s. auch Kap. 37). Ertrinken in Wasser mit einer Temperatur von < 5–10°C (z.B. Eiseinbruch beim Schlittschuhlauf) kann bei der zu erwartenden foudroyanten Hypothermie über deren zerebroprotektive Wirkung eine Verlängerung der überlebba-

Nobody is dead until he is warm and dead

ren Anoxiezeit ermöglichen. Unter Hypothermie nimmt der O_2-Verbrauch sukzessive ab, bei 27 °C ist er mit 150 ml/min auf 50% der Norm reduziert. So sind vorwiegend für Kinder erfolgreiche Reanimationen ohne neurologisches Defizit unter entsprechenden Bedingungen nach Submersionszeiten von bis zu 40 min zweifelsfrei belegt.

38.5 Symptomatik des Ertrinkens

Abhängig von der Submersionszeit, dem Ausmaß der erlittenen Hypoxie und dem Stadium der Hypothermie lassen sich beim Beinahe-Ertrunkenen unterschiedliche Befunde erheben, die von minimalen Veränderungen und Beeinträchtigungen bis zum klinischen Tod reichen:
- ZNS: motorische Unruhe, Desorientiertheit, zerebrale Krampfanfälle, Bewusstlosigkeit
- Herz-Kreislauf: Hypotonie oder Hypertonie, uncharakteristische EKG-Veränderungen, Tachykardie, Bradykardie, Rhythmusstörungen, Asystolie, Kammerflimmern
- Atmung: Dyspnoe mit grobblasigen Rasselgeräuschen, Giemen und Brummen, Husten, gelegentlich rosafarbenes schaumiges Sekret in Mund und oberen Atemwegen, Zyanose, Schnappatmung oder Atemstillstand

Da die Differenz zwischen Haut- und Kerntemperatur 20 °C betragen kann, ist eine Beurteilung der Hypothermie nicht einfach. Inzwischen stehen auch für die präklinische Versorgungsphase überwiegend Tympanothermometer zur Verfügung, die jedoch falsch niedrige Werte liefern, wenn sich Wasser im äußeren Gehörgang befindet. Zuverlässiger ist die Messung der Temperatur tief rektal oder ösophageal. Beim Erheben des neurologischen Status ist zu berücksichtigen, dass die Pupillen bei Absinken der Körpertemperatur unter 30 °C zunehmend dilatieren und schließlich starr fixiert bleiben.

38.6 Präklinische Therapie des Ertrinkens

Die **Rettung** variiert mit den Umständen und muss immer ohne jeden Zeitverzug betrieben werden. Dabei sind allerdings mögliche Begleitverletzungen wie HWS-Schädigungen in angemessenem Umfang zu berücksichtigen. Da Wiederbelebungsmaßnahmen auch durch geübte Helfer im Wasser außerordentlich schwierig sind, muss der Verunfallte so schnell wie möglich auf festen Untergrund gebracht werden. Ein unterkühlter Patient muss bei den Rettungsmaßnahmen immobilisiert und in horizontaler Position gehalten werden, um ein weiteres Abkühlen des Körperkerns durch einströmendes kaltes Schalenblut (Afterdrop) zu verhindern (s. auch Kap. 37).

Die **Therapie** orientiert sich am Zustand des Patienten und folgt 4 Hauptzielen:
- Beendigung der Hypoxie
- Kardiovaskuläre Stabilisierung
- Wärme-Erhalt
- Zügiger Transport in ein geeignetes Krankenhaus

Versuche, Wasser aus den tiefen Atemwegen oder der Lunge zu entfernen, sind zu unterlassen. Derartige Maßnahmen sind aufgrund der kurzen Resorptionszeit von Wasser ineffektiv und gefährden den Verunfallten zusätzlich. Das Heimlich-Manöver ist kontraindiziert, es kann dabei zur Regurgitation verschluckter Flüssigkeit und zur Aspiration kommen.

Ist die Atmung regelrecht oder nur gering beeinträchtigt und der Patient nicht bewusstlos, kann sich die Therapie auf die Insufflation von Sauerstoff beschränken. Wegen der Gefahr verzögert auftretender pulmonaler Komplikationen müssen auch zunächst unauffällige Patienten einer klinischen Überwachung für 24–48 h zugeführt werden.

Bei bewusstseinsgetrübte Patienten (GCS ≤ 8) sind – unabhängig vom respiratorischen Befund – wegen der Gefahr der Aspiration umgehend die Atemwege zu sichern. Auch Patienten mit ausgeprägter Dyspnoe, Schnappatmung oder Apnoe bedürfen der unverzüglichen Sicherung der Atemwege und Beatmung. Die Gefahr der Regurgitation und Aspiration ist bei allen Patienten nach Beinahe-Ertrinken massiv erhöht. Mit Verlegung der oberen Atemwege durch Regurgitation ist auch während des Intubationsvorgangs zu rechnen, ein leistungsstarkes Absauggerät muss deshalb bereitgehalten werden.

Sicherung der Vitalfunktion

Die Beatmung erfolgt möglichst früh mit reinem Sauerstoff. Da von einer gemischt metabolisch-respiratorischen Azidose ausgegangen werden muss, soll der Patient zunächst leicht hyperventiliert werden. Der Nutzen einer PEEP-Beatmung von 5–7 cm H_2O zur Wiedereröffnung der Atelektasen und Rekrutierung der funktionellen Residualkapazität ist gut dokumentiert.

Beatmung mit FiO_2 1,0

Die pulsoximetrische Kontrolle der SpO_2 ist bei zentralisierten Patienten oder in der Reanimationsphase verfahrensbedingt häufig schwierig bis unmöglich. Der kapnometrisch bestimmte endexspiratorische pCO_2 kann bei pulmonalen Ventilationsperfusionsstörungen deutlich unter dem arteriellen pCO_2 liegen.

Eine frühzeitige Entleerung des wassergefüllten Magens muss mit einer großlumigen Magensonde vorgenommen werden. Ggf. lassen sich durch diese Maßnahmen die Beatmungsdrücke reduzieren. Dennoch bleibt durch die Aspiration die Lungencompliance häufig reduziert.

Ggf. Transport unter Reanimation in die Klinik

Die Maßnahmen der kardiopulmonalen Reanimation (CPR) müssen, außer bei Vorhandensein sicherer Todeszeichen, ohne Verzögerung einsetzen, da zunächst oft keine Klarheit über die Zeitspanne zwischen dem Unfallereignis und dem Beginn der CPR herrscht. Bei Entscheidungen über die Einleitung von Wiederbelebungsmaßnahmen ist der zerebroprotektive Effekt der Hypothermie zu berücksichtigen. Reanimationsbemühungen können erst nach Wiedererwärmung des Ertrunkenen als erfolglos beurteilt und eingestellt werden. Dies macht den Transport in die Klinik unter Reanimation erforderlich.

Im Rahmen der Reanimation erbrechen 86% der Patienten. Daher ist die Intubation als Atemwegssicherung den anderen Verfahren überlegen. Ein Kammerflimmern muss durch sofortige Defibrillation terminiert werden. Bei Körperkerntemperaturen unter 28 °C kann das Flimmern therapierefraktär sein. Adrenalin wird in üblicher Dosierung und im Intervall verabreicht, Katecholamine, Lidocain und andere Antiarrhythmika bleiben am tiefhypothermen Myokard jedoch ohne Wirkung. Bei schwerer Hypothermie sollte der Patient nach Möglichkeit in eine Einrichtung mit vorhandener HLM oder extrakorporaler Membranoxygenierung (ECMO) transportiert werden. (s. auch Kap. 37).

Kortikosteroide sind bei einem hypoxisch bedingten Hirnödem wirkungslos und vergrößern im weiteren Verlauf allenfalls die Infektionsgefahr. Auch zur Therapie eines „Aspirationssyndroms" sind sie nicht indiziert.

Trotz zerebroprotektiver Wirkung der Unterkühlung ist eine Verlängerung der hypothermen Phase nicht sinnvoll. Deshalb soll zur Vermeidung zusätzlicher Temperaturverluste nasse Kleidung entfernt und der Patient vor weiterer Auskühlung geschützt werden. Bei Versuchen, den Verunfallten aktiv zu erwärmen, muss an die Gefahr eines Afterdrops gedacht werden.

38.7 Tauch- und Druckluftunfälle

Mit zunehmender Popularität und Verbreitung des Tauchsports erhöht sich für den Notarzt die Wahrscheinlichkeit, zu einem Tauchunfall gerufen zu werden. Die Häufigkeit von Dekompressionsunfällen wird auf 1:10000 Tauchgänge beziffert. Auch Druckluftarbeiter in Caisson-Baustellen für den Tunnel- oder Brückenpfeilerbau können Opfer von Dekompressionsunfällen werden. Die Gesellschaft für Tauch und Überdruckmedizin e.V. (GTÜM) hat auf der Internetseite http://www.gtuem.org die Leitlinie Tauchunfall vom 20.04.2008 in englischer und deutscher Version veröffentlicht. Sie entspricht dem Evidenzgrad 2 und ist bis Oktober 2011 gültig. Auf der Internetseite sind eine aktuelle Liste der Behandlungsdruckkammern mit und ohne gesicherter 24-Stunden-Einsatzbereitschaft sowie Telefonnummern der Hotlines für taucherärztliche Beratung verfügbar.

38.7.1 Definitionen, Pathophysiologie und Symptomatik

Tauchunfälle ereignen sich in der Dekompressionsphase eines Tauchgangs und sind gekennzeichnet durch die Bildung freier Gasblasen in Blut und Gewebe. Inertgase lösen sich unter erhöhtem Umgebungsdruck unter Wasser vermehrt in Blut und Gewebe. Pro 10 m Wassertiefe nimmt der Druck um 100 kPa (1 bar) zu. Der Partialdruck der gelösten Gase steigt entsprechend ihres Anteils am Luftgemisch sowie des Umgebungsdrucks. Bei zu rascher Druckreduzierung während des Auftauchens können Gasblasen entstehen.

Luftembolien in Blutgefäßen und Gewebe

Dekompressionserkrankung
International wird die Abkürzung DCI für Decompression Illness, ~ Incident oder ~ Injury verwendet. In Deutschland wird auch der Terminus Dekompressionsunfall verwendet. Abhängig vom Entstehungsmechanismus werden unterschieden:
- Dekompressionskrankheit, Decompression Sickness (DCS)
- Arterielle Gasembolie, Arterial Gas Embolism (AGE)

Dekompressionskrankheit
Die DCS entsteht durch Blasen von Inertgasen in Blut oder Gewebe. Die DCS wird unterteilt in 2 Schweregrade: DCS Typ I mit dem Leitsymptom „muskuloskelettale Schmerzen" und DCS Typ II mit dem Leitsymptom „neurologische Symptomatik".

DCS Typ I:
- Juckreiz („Taucherflöhe")
- Punktförmige Hautrötung
- Schwellung
- Marmorierte Haut
- Muskel- und Gelenkschmerzen (Bends)
- Geschwollene druckschmerzhafte Lymphknoten
- Müdigkeit

DCS Typ II:
- Bewusstseinsstörung, Bewusstlosigkeit
- Schwindel, Erbrechen
- Seh-, Hör, Sprachstörungen
- Spinale Symptomatik: Paresen, Paraplegie, Sensibilitätsstörungen, Blasen- und Mastdarmstörungen
- Dyspnoe (Chokes) mit Husten, Brustschmerzen, Engegefühl, Atemnot
- Sonstige neurologische Symptome
- Muskel- oder Gelenkschmerzen (Bends) bereits während des Auftauchens

Die Symptomatik entsteht innerhalb von Minuten bis Stunden, spätestens bis 24 h nach Auftauchen. Sie kann aber auch bis zu 48 h später auftreten, wenn der Umgebungsdruck, wie beim Fliegen oder der Fahrt über eine Passstraße, geringer wird.

Arterielle Gasembolie (AGE)
Die AGE ist Folge eines Barotraumas der Lunge mit Einriss des Lungengewebes, wenn Luft aus der Lunge während der Reduktion des Umgebungsdrucks nur ungenügend entweichen kann. Neben der AGE können Pneumothorax, Mediastinal- und Hautemphysem auftreten (s. Abb. 38.3).

Weiterhin kann AGE durch Shuntmechanismen bei massiver Blasenbildung im venösen Blut entstehen. Am häufigsten sind ein persistierendes Foramen ovale (PFO) oder die direkte transpulmonale Passage von Gasbläschen.

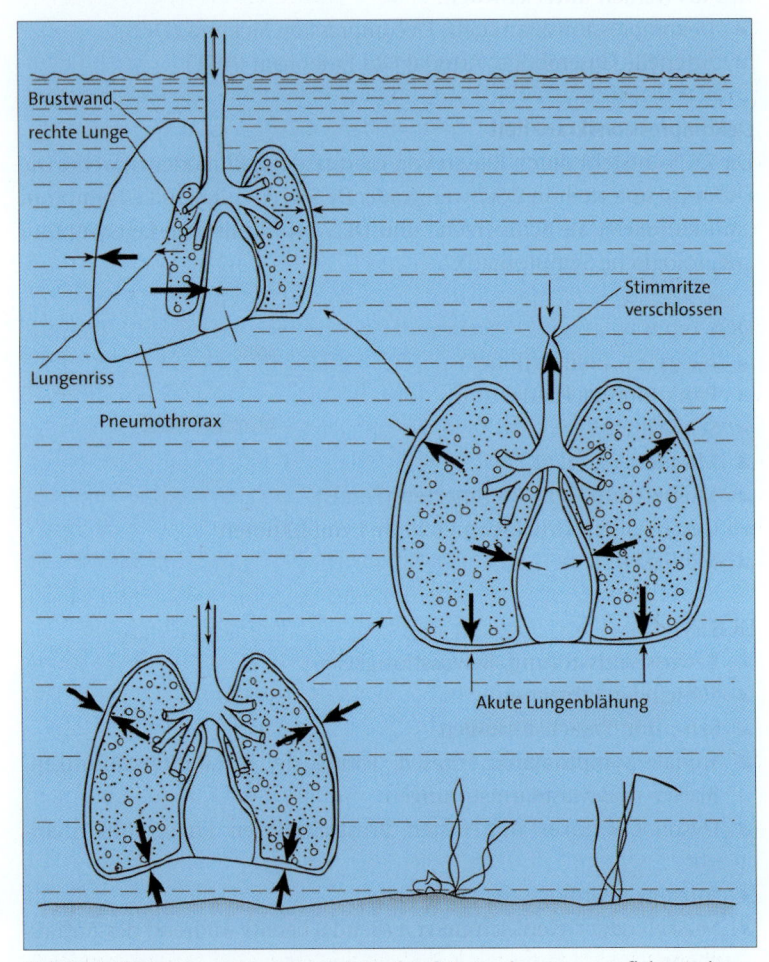

Abb. 38.3.: Barotrauma der Lunge. Bei Panikaufstiegen kann es zu reflektorischen Stimmritzenkrämpfen und akuter Lungenblähung kommen.

Allgemeine Hinweise auf ein Barotrauma der Lunge liefern neben der Unfallanamnese thorakale bzw. retrosternale Schmerzen, Dyspnoe und Hämoptoe. Plötzliche Bewusstlosigkeit, diverse neurologische Symptome, wie Verwirrtheitszustände, Nausea oder Krämpfe, auch apoplektiforme Beschwerden mit oder ohne Seitenbetonung, können als Folge einer zerebralen Luftembolie beobachtet werden. Koronare Luftembolien verursachen eine pektanginöse Symptomatik. Klinisch kann zwischen DCS Typ II und AGE oftmals nicht unterschieden werden.

Diagnose

Entscheidend für die Diagnose Tauchunfall sind folgende Voraussetzungen:

Es wurde komprimiertes Atemgas unter Wasser geatmet. Dabei ist es unerheblich, ob die Luft aus einem Tauchgerät oder einer Luftansammlung unter Wasser kommt. Auch die Zusammensetzung des Atemgases ist unerheblich. Aber auch mehrere tiefe Apnoetauchgänge können einen Tauchunfall verursachen. Weiterhin muss mindestens eines der oben beschriebenen Symptome vorliegen.

Differenzialdiagnostisch sind bspw. Schlaganfall, Epilepsie, Hypoglykämie, Herzinfarkt und muskuloskelettale Schmerzen anderer Ursache zu unterscheiden. Entsprechend der Beliebtheit des Tauchens kommt es immer häufiger vor, dass der Sport von Personen ausgeübt wird, die hierfür nicht die gesundheitlichen Voraussetzungen erfüllen.

38.7.2 Therapie

Druckkammerbehandlung

Einzige kausale **Therapie** ist die schnellstmögliche Rekompression in einer therapeutischen Druckkammer. Die sog. nasse Rekompression, bei der ein Verunfallter erneut taucht, um den Umgebungsdruck zu erhöhen, ist mit erheblichen Risiken verbunden und aufgrund der Behandlungsmöglichkeiten in Mitteleuropa obsolet.

Sauerstoffgabe

Durch die Atmung von möglichst 100% O_2 kann der pO_2 im Blut und Gewebe erhöht werden. Dadurch wird der Partialdruck der Inertgase schneller vermindert, und die Gasblasen, die für die Embolien ursächlich sind, werden schneller abgebaut. Die Atmung von oder Beatmung mit 100% O_2 muss bis zum Erreichen einer Behandlungsdruckkammer fortgesetzt werden.

Flüssigkeitsgabe

Aufgrund des erhöhten Drucks unter Wasser kommt es zu einer Erhöhung der kardialen Vorlast und ANP-gesteuert zu einer gesteigerten Diurese. Sobald sich der Patient außerhalb des Wassers befindet, ist die Vorlast vermindert. Er sollte 0,5–1 l Vollelektrolytlösung pro Stunde i.v. erhalten. Hypotone Infusionslösungen können evtl. vorhandene zentralnervöse Ödeme verstärken und sind daher kontraindiziert.

Thoraxdrainage
Ein Pneumothorax muss spätestens vor der ersten Druckkammerbehandlung mittels Drainage entlastet werden, ein Spannungspneumothorax sofort.

Weitere Therapie

Hypothermie Die Behandlung der Hypothermie erfolgt, wie in Kapitel 37 beschrieben. Eventuell kann die Symptomatik der Dekompressionserkrankung bei der Wiedererwärmung des Patienten durch eine Größenzunahme der Gasblasen verstärkt werden. Es gibt keine Empfehlungen zur medikamentösen Therapie des Tauchunfalls. Für gerinnungshemmende Präparate, Kortikosteroide oder Antiarrhythmika konnte kein Vorteil nachgewiesen werden. Wenn erforderlich (Querschnittsymptomatik), muss ein Blasenkatheter gelegt werden. Der neurologische Status sollte wiederholt erhoben und dokumentiert werden.

Logistik und Transport
Schnellstmöglich sollte Kontakt mit einem erfahrenen Taucharzt aufgenommen werden. Für Deutschland und Österreich kann die DAN-Hotline (Divers Alert Network) unter 00800 326 668 783 (00800 DAN-NOTRUF) gewählt werden. Weitere Rufnummern finden sich auf der Internetseite der GTÜM.

Es sollte das schnellste und schonendste Transportmittel gewählt werden. Erschütterungen während des Transports können zum Ausperlen von Gasblasen führen. Es gibt keine Einschränkung für Helikoptertransporte bei niedrigster vertretbarer Flughöhe. Die Verringerung des Umgebungsdrucks durch Fahrt über Passstrassen muss nach Möglichkeit vermieden werden.

Der Patient sollte in die Notaufnahme der nächsten geeigneten Klink gebracht werden. Dort werden die notwendige Diagnostik und Notfalltherapie durchgeführt. In Absprache mit dem verantwortlichen Arzt der Behandlungsdruckkammer erfolgen die Vorbereitungen für die Druckkammerbehandlung wie Thoraxdrainage, Blasenkatheter oder Parazentese. Keinesfalls darf eine Druckkammer direkt ohne vorherige Anmeldung angefahren werden. Es ist zunächst zu klären, ob die Druckkammer einsatzbereit ist und der Patient für die Behandlung vorbereitet werden muss.

Für die Rekonstruktion des Unfalls ist es erforderlich, die Tauchgangsdaten zu sichern. Der Tauchcomputer sollte in jedem Fall beim Patienten bleiben. Die meisten Druckkammerzentren sind in der Lage, die Daten aus dem Computer auszulesen. Das komplette Tauchgerät sollte zur Rekonstruktion des Unfalls sichergestellt werden.

Literatur

Barbieri S et. al., Helicopter rescue and prehospital care for drowning children: two summer season case studies. Minerva Anestesiol (2008), 74, 703–707

Durchholz C et al., Ertrinkungsunfälle im Kindesalter – eine retrospektive Analyse. Notarzt (2004), 20, 168–172

European Resuscitation Council, Guidelines for resuscitation 2005. Resuscitation (2005), 67(Suppl), S1–S189

Fischer HJ et al., Tauchunfall – was ist zu tun? Der Notarzt (2006), 22, 119–121

Forst H (1995) Beinahe-Ertrinken. In: Madler C (Hrsg), Das NAW-Buch. Urban und Schwarzenberg, München

Fretschner R et al., Erstversorgung und Prognose nach Ertrinkungsunfällen. Anästhesiol Intensivmed Notfallmed Schmerzther (1993), 28, 363–368

Gehring H, Beinahe-Ertrinken – Diskrepanz zwischen Klinik und pathophysiologischen Veränderungen. Notarzt (1993), 9, 110–115

Gesellschaft für Tauch- und Überdruckmedizin (GTÜM) (2008) Leitlinie Tauchunfall. http://www.gtuem.org/198/Tauchmedizin/Leitlinie_Tauchunfall.html (07.06.2010)

Golden FStC, Tipton MJ, Scott RC, Immersion, near-drowning and drowning. Br J Anaesth (1997), 79, 214–225

International Liaison Committee on Resuscitation, International Consensus on Cardiopulmonary Resuscitation and Emergency Cardiovascular Care Science with Treatment Recommendations. Circulation (2005), 112, III1–III136

Knobelsdorf Gv, Druckluft- und Tauchunfälle im Rettungsdienst. Notarzt (1993), 9, 142–146

Lindner KH, Präklinische Diagnose und Erstversorgung nach Ertrinkungsunfällen. Notfallmedizin (1987), 13, 545–552

Märzheuser S, Gratopp A, Kindernotfälle. Traumatologische Kindernotfälle, Teil 1: Verbrennungen, Ertrinken und stumpfes Bauchtrauma. Anästhesiol Intensivmed Notfallmed Schmerzther (2009), 44, 440–444

Müller P, Tauchunfall: Leitlinienkonforme Behandlung. Der Notarzt (2010), 26, 119–134

Muth CM, Kemmer A, Tetzlaff K, Wer darf abtauchen? MMW (2005), 27, 652–656

Muth CM, Kemmer A, Weslau W, Dekompressionsschäden. „Wie eine Rakete nach oben". MMW (2005), 27, 662–663

Muth CM et al., Infrared ear thermometry in water-related accidents – not a good choice. J Emerg Med (2010), 38, 417–421

Neal JM, Near-drowning. J Emerg Med (1985), 3, 41–52

Nolan JP et al., On behalf on the ERC Guidelines Writing Group. European Resuscitation Coucil Guidelines for Resuscitation 2010 Section 1. Executive summary. Resuscitation (2010), 81, 1219–1276

Papa L, Hoelle R, Idris A, Systematic review of definitions for drowning incidents. Resuscitation (2005), 65, 255–264

Quan L, Drowning issues in resuscitation. Ann Emerg Med (1993), 22, 366–369

Schöchl H, Ertrinkungsnotfälle. Notfallmedizin (1994), 11, 588–594

Schröder S, Lier H, Wiese S, Der Tauchunfall. Anästhesist (2004), 53, 1093–1102

Statistisches Bundesamt Deutschland, Todesursachenstatistik. https://www.ec.destatis.de/csp/shop/sfg/bpm.html.cms.cBroker.cls?cmspath=struktur,vollanzeige.csp&ID=1025344 (06.07.2010)

Thüner C, Sefrin P, Ertrinkungsunfälle im Kindesalter. Intensivmed (2006), 43, 111–122

39 Analgesie, Sedierung und Narkose inkl. Beatmung im Rettungsdienst

Tim Viergutz, Jochen Hinkelbein

> **Lernziel:**
> Erlernen der verschiedenen Verfahren und Techniken zur Analgesie, Sedierung, Narkose und zur Beatmung im Notarztdienst mit den dort gegebenen Möglichkeiten sowie eine zielgerichtete Versorgung inkl. Transport in geeignete Weiterbehandlung.

39.1 Analgetika

Schmerz ist nach wie vor das häufigste Symptom, um einen Arzt aufzusuchen bzw. nach einem Arzt zu rufen. Dies gilt in gleichem Maße für den niedergelassenen Arzt wie auch für den ärztlichen Bereitschaftsdienst oder den Notarzt im RD. Die suffiziente Therapie des Schmerzes ist eine der zentralen Aufgaben jedes Arztes.

Schmerz als Warnfunktion

Der Schmerz dient i.d.R. als eine sinnvolle Warnfunktion, um den Körper vor bedrohlichen Schäden zu schützen. Gerade bei potenziell lebensbedrohlichen Notfällen sollten die Folgen des Schmerzes durch eine suffiziente Analgesie vermindert oder gar verhindert werden. Ein erhöhter Sympathikotonus führt zu Tachykardie, Hypertonie und erhöhtem Sauerstoffverbrauch des Herzens. Durch Aktivierung der unterschiedlichsten Mediatorsysteme kommt es zur Störung der Mikrozirkulation und damit zu einer katabolen Stoffwechsellage [Sefrin 1999; Maier 1998; Kontokollias et al. 1997].

In der Vergangenheit wurde die präklinische Analgetikatherapie bei Patienten mit unklaren Krankheitsbildern wegen etwaiger Verschleierung der Symptome in der Klinik und der dadurch erschwerten klinischen Diagnostik oft kontrovers diskutiert oder gar abgelehnt. Aufgrund der heute weit reichenden Diagnostikmöglichkeiten besteht aber keinerlei Grund, einem Patienten in der Präklinik eine suffiziente Schmerztherapie vorzuenthalten. Die sorgfältige Dokumentation der vor Schmerzmittelgabe erhobenen Befunde ist allerdings zwingend notwendig.

Untersuchungen in Deutschland und in den USA zeigten, dass ein defizitäres Schmerzmanagement in der Notfallmedizin vorherrscht. Gründe dafür sind eine unzureichende Ausbildung und eine in vielen Fällen nur schematische und nicht patientenbezogene Schmerztherapie. Außerdem existiert kein Qualitätsmanagement hinsichtlich adäquater Analgesie im RD [Rupp und Delaney 2004; Hofmann-Kiefer et al. 1998].

39.1.1 Ideales Analgetikum

Anforderungs-profile

Das ideale Analgetikum für die präklinische Notfallmedizin beinhaltet folgende Eigenschaften [Maier 1998; Kontokollias et al. 1997]:
- Einfache Handhabung
- Hohe analgetische Potenz
- Rascher/s Wirkeintritt und -maximum
- Mittellange Wirkdauer
- Gute steuerbare Wirkdauer
- Keine oder nur geringe Nebenwirkungen auf die Vitalfunktionen und auf Übelkeit und Erbrechen

Dieses „idealisierte" Analgetikum gibt es bisher nicht. Bei der Auswahl der Medikamente (s. Tab. 39.1) sollte man sich neben dem Wirkprofil in erster Linie auf die Substanzen beschränken, mit deren Umgang man vertraut ist, deren Nebenwirkungen gut bekannt sind und ggf. behandelt werden können [Maier 1998].

Generell wird zwischen Nichtopioidanalgetika (sog. periphere Analgetika) und Opioidanalgetika (zentrale Analgetika) unterschieden, wobei die Auswahl der Substanzen und deren Kombination sich nach der Art und Schwere der Erkrankung bzw. der Verletzung richten.

39.1.2 Nichtopioidanalgetika – periphere Analgetika

COX-Hemmer

Unter dem Begriff periphere Analgetika versteht man Substanzen, die durch eine Hemmung des Enzyms Cyclooxygenase 1 bzw. 2 (COX-1 oder COX-2) die Synthese von Prostaglandin vermindern. Dabei sind die Prostaglandine selbst nicht schmerzauslösend, sie steigern lediglich die Schmerzrezeptorempfindlichkeit, bewirken also eine Hyperalgesie. Periphere Analgetika wirken analgetisch, antipyretisch (fiebersenkend) und antiphlogistisch (entzündungshemmend). Diese 3 Wirkungsqualitäten sind bei den jeweiligen Substanzen unterschiedlich stark ausgeprägt.

Der Begriff periphere Analgetika ist irreführend, da diese Substanzen auch am ZNS (auf der Rückenmarks-, Stammhirn-, und Thalamusebene) wirken. Aus diesem Grund sollte statt des Begriffs periphere Analgetika besser der Begriff Nichtopioidanalgetika benutzt werden. Dabei wird diesen Substanzen oft nachgesagt, sie seien weniger wirksam als z.B. die Opioidanalgetika. Dies ist nur z.T. richtig. Bei bestimmten Schmerzen bzw. Erkrankungen sind gerade diese Nichtopioidanalgetika die Substanzen der Wahl (z.B. Kolikschmerzen), da sie hier oftmals besser wirksam sind als die zentral wirkenden Opioidanalgetika. Das WHO-Stufenschema (s. Tab. 39.2) berücksichtigt, dass es durch die Kombination von Opioidanalgetikum mit Nichtopioidanalgetika zu einer Verstärkung der analgetischen Potenz des Opioidanalgetikums kommt. Dies wird u.a. bei Patienten mit Tumorschmerzen angewandt [Striebel 2002].

39.1 Analgetika

Tab. 39.1: Analgetika bei Erwachsenen

Substanz	Darreichung	Vorteile	Nachteile	Bemerkungen	Dosierungen (70 kg KG)
Metamizol	i.v.	Gute Analgesie, spasmolytisch	Agranulozytose, Kreislaufreaktion	Bei Koliken gut geeignet	1–2 g als KI
ASS	i.v.	Gute Analgesie, bei ACS Koanalgetikum der ersten Wahl	Erhöhte Blutungsneigung, gastrointestinale Nebenwirkungen	Nicht für Kinder und Asthmatiker geeignet!	325–500–1000 mg
Paracetamol	i.v.	Sehr gute Verträglichkeit	Geringe Analgesie, enge therapeutische Breite	Bei Überdosierungen lebertoxisch	1 g als KI
Morphin	i.v.	Gute Analgesie, Sedierung, Vorlastsenkung im Lungenkreislauf	Übelkeit, Atemdepression, Histaminfreisetzung	BTM, v.a. bei kardialen Erkrankungen (ACS, Linksherzinsuffizienz) indiziert	1–3–5–10 mg
Sufentanil	i.v.	Sehr gute Analgesie, Sedierung	Übelkeit, Atemdepression, Thoraxrigidität	BTM	5–10–20 µg
Fentanyl	i.v.	Sehr gute Analgesie, Sedierung	Übelkeit, Atemdepression, Thoraxrigidität	BTM	25–50–200 µg
Alfentanil	i.v.	Sehr gute Analgesie, Sedierung	Übelkeit, Atemdepression, Thoraxrigidität	BTM	0,25–0,5–1,0 mg
Piritramid	i.v.	Gute Analgesie, geringe emetische Wirkung	Relativ später Wirkeintritt	BTM	3,75–7,5–15 mg
Tramadol	i.v.	Gute Analgesie, geringe bis keine Atemdepression	Starke Übelkeit, später Wirkeintritt	Kein BTM! In empfohlener Dosierung oft keine ausreichende Analgesie!	50–100 mg
Ketamin	i.v.	Gute Analgesie, Schutzreflexe und Spontanatmung erhalten	Psychomimetische Effekte, Hirndrucksteigerung	Nicht bei kardialen Notfallpatienten!	0,25–1,0 mg/kg KG
	i.m.				0,5–2 mg/kg KG

Tab. 39.2: WHO-Stufenschema

Stufe I	Antipyretisches Analgetikum, z.B. Paracetamol, ASS, Metamizol, Diclofenac, Ibuprofen
Stufe II	Antipyretisches Analgetikum (wie Stufe I) + schwächer wirkendes Opioidanalgetikum, z.B. Tramadol
Stufe III	Antipyretisches Analgetikum (wie Stufe I) + stark wirkendes Opioid, z.B. Morphin

Die notfallmedizinisch relevanten peripheren Analgetika sind Metamizol (z.B. Novalgin), ASS (z.B. Aspirin) und Paracetamol (z.B. Perfalgan). Als weitere Substanz soll hier noch Butylscopolamin (z.B. Buscopan) erwähnt werden. Es zählt nicht im eigentlichen Sinne zu den Nichtopioidanalgetika, sondern fällt unter die Substanzgruppe der Parasympatholytika. Butylscopolamin hat dennoch bei bestimmten Schmerzereignissen seine Indikation.

Metamizol (z.B. Novalgin, Baralgin, Novaminsulfon)

Metamizol gehört zur Gruppe der Pyrazolderivate. Es wirkt über eine reversible Hemmung der Cyclooxygenase analgetisch, antipyretisch, schwach antiphlogistisch und als einziges Nichtopioidanalgetikum spasmolytisch.

Metamizol ist indiziert bei starken akuten Schmerzen postoperativ, bei Tumorschmerzen, bei Koliken der Gallen- und ableitenden Harnwege sowie bei therapierefraktärem Fieber. Außerdem eignet es sich sehr gut zur Analgesie bei ehemaligen Drogenabhängigen, bei denen Opioide vermieden werden sollen.

Die wesentliche Nebenwirkung besteht in einem Blutdruckabfall bis hin zum Schock, v.a. bei zu schneller i.v. Injektion. Die muskelrelaxierende Wirkung auf die glatte Muskulatur, die man sich zur Behandlung der Koliken zunutze macht, kann auch die Gefäßmuskulatur betreffen, sodass es zu einer Vasodilatation mit nachfolgendem Blutdruckabfall kommt. Deshalb sollte Metamizol nur als Kurzinfusion über mehrere Minuten gegeben werden. Ebenso kann es zu Überempfindlichkeitsreaktionen (z.B. Bronchospasmus, anaphylaktischem Schock) und als Besonderheit in seltenen Fällen zum Auftreten einer **Agranulozytose** kommen. Die Wahrscheinlichkeit für eine durch Metamizol ausgelöste Agranulozytose wird mit 1 Fall bei 5000 bis zu 1 Mio. Anwendungen angegeben.

Empfohlen wird die Gabe von 500–1000 mg alle 6 h, die Maximaldosierung liegt bei 4–5 g/d. Die initiale Dosis im Notarztdienst kann je nach Ausprägung der Schmerzsymptomatik 1 g oder 2 g als Kurzinfusion betragen.

Absolute Kontraindikationen bestehen bei bekannter Überempfindlichkeit gegenüber Pyrazolonen, bei hepatischer Porphyrie, Glukose-6-phosphat-Dehydrogenase-Mangel und bei Säuglingen unter 3 Monaten bzw. unter 5 kg KG. Relative Kontraindikationen bestehen bei vorbestehenden hämatologischen Erkrankungen, Granulozytopenie und Schwangerschaft.

ASS (z.B. Aspirin, ehemals Aspisol)

ASS gehört in die Gruppe der Salicylate. Es wirkt durch eine irreversible Hemmung der Cyclooxygenase bei Thrombozyten aggregationshemmend (bereits ab einer Dosis unter 30 mg/d), analgetisch, antipyretisch und gut antiphlogistisch. ASS liegt dabei als sog. Prodrug vor, das erst durch Esterasen in Salicylsäure und Acetat gespalten wird.

Indikation sind leichte Schmerzen, Fieber, akute und chronische Entzündungen. Durch die Hemmung der Thrombozytenaggregation kommt es insbesondere bei der Thrombose- und Embolieprophylaxe, bei der Prävention von zerebralen Durchblutungsstörungen, bei Patienten mit KHK sowie als Akuttherapie beim ACS zum Tragen. ASS wird im RD nur selten als reines Analgetikum verwendet, da die analgetische Potenz zu gering ist. Außerdem wird bspw. bei Traumapatienten oder blutenden Patienten die Blutungsgefahr durch die Thrombozytenaggregationshemmung verstärkt. Als klassische Indikation für Aspirin gilt das ACS, bei dem es zum einen als Koanalgetikum zu Morphin verwendet wird und zum anderen hilft, durch die Thrombozytenaggregationshemmung das ischämische Myokardareal zu verkleinern.

Hemmung der Thrombozytenaggregation

Ebenfalls gut wirksam ist ASS als „Notfallmedikament" zu Therapiebeginn beim akuten Cluster- oder Migränekopfschmerz. Dabei wird 1 g ASS in Kombination mit Metoclopramid verabreicht.

Typische Nebenwirkungen betreffen den Gastrointestinaltrakt. ASS ist schlecht magenverträglich, d.h., es können bei Ulkusneigung vermehrt Blutungen auftreten. Durch die irreversible Hemmung der Thrombozytencyclooxygenase kommt es über eine mindestens 2 Tage klinisch relevante Thrombozytenaggregationshemmung und damit zu einer potenziell verlängerten Blutungszeit (Blutungsneigung). Weitere Nebenwirkungen sind allgemeine allergische Reaktionen und substanzspezifisch das sog. Aspirin-Asthma. Dabei wird durch ASS oder andere periphere Analgetika (Gruppe der NSAID) ein intrinsisches Asthma ausgelöst. Der Verlauf ist oft schwer und therapierefraktär. Die Erstmanifestation ist nur bei einem Teil der Patienten nach der ersten Einnahme von ASS oder NSAID zu sehen.

Die Dosierungen sind abhängig von der Indikation. Ab einer Dosierung von 30 mg/d p.o. wird es prophylaktisch zur Thrombozytenaggregationshemmung bei der myokardialen und zerebralen Minderperfusion eingesetzt. Bis 2–3 g/d p.o. werden bei Schmerzen und Fieber nötig, beim akuten rheumatischen Fieber zwischen 6–8 g/d. In der präklinischen Notfallmedizin liegt die empfohlene i.v. Sättigungsdosis beim ACS bei 250–500 mg.

Kontraindikationen bestehen bei bekannten Magen- oder Zwölffingerdarmgeschwüren, Blutungsneigung, Schwangerschaft, bei bekannter Überempfindlichkeit gegen ASS und anderen Cyclooxygenasehemmern. Bei Kindern und Jugendlichen bis zum 12. Lebensjahr sollte auf ASS verzichtet werden, da bei gleichzeitiger viraler Erkrankung das lebensbedrohliche Reye-Syndrom (Enzephalopathie und Leberzelldegeneration) resultieren kann. Da die Begleiterkrankungen gerade im RD nicht sofort ersichtlich sind, sollte ASS generell bei Kindern präklinisch nicht gegeben werden.

Paracetamol (z.B. Ben-u-ron, Perfalgan)

Fiebersenkung

Paracetamol gehört zu den Anilinderivaten. Es wirkt durch eine reversible Hemmung der Cyclooxygenase analgetisch, antipyretisch und kaum antiphlogistisch. Bei Kindern führt es im Gegensatz zu ASS nicht zum Reye-Syndrom. Indikationen sind Fieber und leichte Schmerzen. Paracetamol ist wegen der sehr guten Verträglichkeit in der Kinderheilkunde weit verbreitet. Die Indikation ist im RD v.a. bei Kindern mit Fieberkrampf gegeben, um durch Fiebersenkung kausal die Krampfursache zu bekämpfen. Dabei wird Paracetamol als Suppositorium gegeben. Die rektale Gabe bei kindlichen Notfallpatienten mit Schmerzen als Monoanalgetikum ist nicht sinnvoll, da der Wirkeintritt verzögert frühestens bei Eintreffen in der Klinik eintritt. Die Wirkspiegel sind außerdem erniedrigt und die Analgesie damit meist nicht ausreichend. Auch bei der i.v. Gabe beginnt die analgetische Wirkung erst nach 5–10 min, und das Wirkmaximum wird erst nach 1 h erreicht.

Leberinsuffizienz

Die wesentlichen Nebenwirkungen treten bei Überdosierungen oder bei Leberinsuffizienz auf. Während des Abbaus von Paracetamol in der Leber sind Glukuronidierungs- und Sulfatierungsvorgänge erforderlich. Sind diese erschöpft, kommt es durch reaktive Metaboliten zum Leber- und Nierenversagen. Da Paracetamol rezeptfrei in der Apotheke erhältlich ist und die therapeutische Breite recht gering ist, kommen Überdosierungen in akzidenteller oder suizidaler Absicht relativ häufig vor. Als

Antidot: N-Acetylcystein

Antidot kommt N-Acetylcystein zum Einsatz. Ab etwa 4 h nach Ingestion ist die Gabe von 150 mg/kg KG sinnvoll, da dann die körpereigenen Sulfatgruppen in der Leber aufgebraucht sind. Gastrointestinale Beschwerden sind ebenso wie Überempfindlichkeitsreaktionen selten. Eine bedeutende Thrombozytenaggregationshemmung besteht nicht.

Die Dosierungen sind alters- und gewichtsabhängig (3–4 × 10–15 mg/kg KG rektal oder p.o. pro Tag). Erwachsene und Jugendliche über 50 kg KG können bis zu 4 × 1 g Paracetamol pro Tag i.v. (Perfalgan) als Kurzinfusion erhalten. Seit kurzem ist Perfalgan auch für Kinder ab 10 kg KG (entspricht etwa 1 Lebensjahr) zugelassen. Dabei sollte sich die Dosis pro Anwendung ebenfalls an der oben stehenden Empfehlung von 10–15 mg/kg KG orientieren, 4 Anwendungen pro Tag sind möglich. Der Abstand zwischen den Anwendungen sollte mindestens 4 h betragen, die max. Tagesdosis darf 60 mg/kg KG nicht überschreiten [Fachinformation zu Perfalgan 2004].

Kontraindikationen bestehen bei schwerer Leber- und Niereninsuffizienz und einem bekannten Glukose-6-phosphat-Dehydrogenasemangel.

Butylscopolamin (z.B. Buscopan)
Butylscopolamin gehört pharmakologisch nicht in die Gruppe der Nichtopioidanalgetika, sondern in die Gruppe der Parasympatholytika (= Anticholinergika). Der Hauptvertreter dieser Gruppe ist Atropin. Die Wirkungen dieser Substanzen sind alle dem Atropin ähnlich. Butylscopolamin ist nicht liquorgängig und besitzt deshalb keine zentralnervösen Nebenwirkungen. Es wirkt v.a. an der glatten Muskulatur durch Abnahme der Motilität des Verdauungstrakts und der ableitenden Harnwege.

Die Indikation besteht bei Koliken der glatten Muskulatur des Magen-Darm-Trakts, der Gallenwege und der ableitenden Harnwege. Die Gabe erfolgt rektal oder i.v., da bei p.o. Gabe die Wirkung kaum effektiv ist. Als Nebenwirkungen treten u.a. verminderte Schweißsekretion, Mundtrockenheit, Tachykardie und Miktionsbeschwerden auf.

Die Dosierungen betragen 3–5 × 10–20 mg/d p.o. oder rektal und 20–40 mg i.v. Eine additive Kombination mit Metamizol ist empfehlenswert.

Kontraindikationen sind gegeben bei bekanntem Glaukom, Blasenentleerungsstörungen, mechanischem Ileus, Tachyarrhythmien, KHK und Myasthenia gravis. Während der Schwangerschaft sollte eine enge Indikationsstellung erfolgen.

39.1.3 Opioidanalgetika

Unter Opioiden versteht man natürliche oder synthetische Substanzen mit morphinartigen Eigenschaften. Der Begriff zentrale Analgetika ist nicht ganz korrekt, da die Opioidanalgetika nicht nur am ZNS, sondern auch an peripheren Organen wirken. Die Hauptwirkungen werden jedoch am ZNV ausgelöst.

Man unterscheidet die Opioide nach ihrer unterschiedlichen Wirkstärke an den verschiedenen Opioidrezeptoren. Um die Wirkstärke miteinander vergleichen zu können, wird der Begriff analgetische Potenz verwendet. Darunter versteht man die relative Wirkstärke im Vergleich zu Morphin. Je höher die analgetische Potenz eines Opioids, umso niedriger die benötigte Dosis (in mg), um eine vergleichbare Analgesie zu erreichen [Karow und Lang 2010].

Opioidrezeptoren

Man muss beachten, dass die „maximal erreichbare Analgesie" nicht gleich der analgetischen Potenz ist. Niedrigpotente Opioide (z.B. Tramadol) können bis zu einer bestimmten Dosis die gleiche Analgesie wie ein hochpotentes Opioid (z.B. Morphin) bewirken. Steigert man das niedrigpotente Opioid weiter, führt dies jedoch zu keiner weiteren Steigerung der Analgesie, sondern zu einer Steigerung der Nebenwirkungen [Karow und Lang 2010].

Bei den Rezeptoren werden μ-, κ-, σ- und δ-Opioidrezeptoren unterschieden. Die μ-Rezeptoren scheinen für die supraspinale Analgesie ($μ_1$), Atemdepression ($μ_2$), Euphorie, Miosis und Toleranz verantwortlich zu sein. Die κ-Rezeptoren v.a. für die spinale Analgesie und die Sedierung.

Durch die σ-Rezeptoren werden Dysphorie und Mydriasis vermittelt. Die δ-Rezeptoren sind für die stressinduzierte und spinale Analgesie verantwortlich, außerdem modulieren sie die μ- und κ-Rezeptoren. Die Einteilung der Opioidrezeptoren wird in der Literatur im Wesentlichen relativ einheitlich gesehen, in den weiteren Differenzierungen aber uneinheitlich bewertet.

Weiter unterscheidet man die Opioide in reine Agonisten, gemischte Agonisten-Antagonisten, Partialagonisten und reine Antagonisten. In der klinischen Praxis ist es wichtig, die Opioide der verschiedenen Gruppen nicht miteinander zu mischen. So können gemischte Agonisten-Antagonisten die Analgesie der reinen Agonisten aufheben. Dies bedeutet, dass der Patient trotz Gabe eines weiteren Opioids stärkere Schmerzen hat als vor der Gabe.

Atemdepression

Supraspinale Analgesie, Euphorie und Sedierung sind die in der Notfallmedizin gewünschten Wirkungen. Eine relevante Atemdepression resultiert nur dann, wenn das Symptom Schmerz als der stärkste natürliche Antagonist nicht mehr vorhanden ist (schmerz- und wirkungsorientierte Opioidgabe!).

Übelkeit, Erbrechen

Weitere (unerwünschte) Wirkungen betreffen Übelkeit und Erbrechen durch Stimulation der dopaminergen Rezeptoren in der Area postrema. Durch eine zentrale Sympathikolyse kann es zu Bradykardie und Hypotonie kommen, die jedoch meist nur gering ausgeprägt sind. Die Gefahr einer Abhängigkeit besteht durch die kurze Gabe bei starken Schmerzen nicht. Die Auswirkungen auf den Gastrointestinaltrakt bestehen v.a. in einer Tonuszunahme der glatten Muskulatur, wodurch es z.B. im Bereich des Magens zu einer Entleerungsverzögerung kommen kann. Weitere Effekte dieser Wirkungen können spastische Obstipation, Druckanstieg in den Gallengängen und Miktionsbeschwerden sein.

Die Trias der Opioidanalgetikaüberdosierung ist charakterisiert durch Atemdepression bis zur Apnoe, Bewusstseinstrübung bis zum Koma und Miosis (stecknadelkopfgroße Pupillen). Die Therapie besteht in einem Freimachen bzw. Freihalten der Atemwege und – falls notwendig – Beatmung. Die Wirkung kann mit einem reinen Antagonisten aufgehoben werden.

Morphin (z.B. Morphin Merck, MSI)

Morphin ist das klinisch wichtigste Analgetikum und gilt deswegen als Referenzsubstanz der Opioide (analgetische Potenz 1). Es fällt unter das Betäubungsmittelgesetz (BtMG) und die Betäubungsmittelverschreibungsverordnung (BtMVV). Morphin gehört zur Gruppe der reinen Agonisten und besitzt eine hohe Affinität zum μ-Rezeptor (Analgesie, Atemdepression, Suchterzeugung). Die Wirkung tritt bei i.v. Gabe nach etwa 3–5 min ein, das Wirkmaximum wird nach 20 min erreicht.

Die Indikation ist allgemein bei starken Schmerzen gegeben. Gerade bei kardialen Notfallpatienten mit ACS ist Morphin wegen der starken

Analgesie mit begleitender Sedierung das Analgetikum der Wahl. Auch bei Patienten mit akutem Linksherzversagen ist es wegen seiner, noch vor der analgetischen Wirkung einsetzenden, Senkung des pulmonalen Blutkreislaufs von besonderer Bedeutung.

Morphin sollte zur besseren Dosierbarkeit auf 10 ml verdünnt werden. Die Dosierungsempfehlung liegt bei 0,05–0,1 mg/kg KG. Die Dosierungen beim ACS des Erwachsenen liegen initial bei ca. 3–5 mg i.v., danach in 2-mg-Schritten an die Schmerzfreiheit „herantasten". Beim akuten Linksherzversagen sollte man Morphin milligrammweise injizieren. Die weitere Dosierung richtet sich nach der Vigilanz des Patienten. Die Gabe von Morphin sollte bei einer beginnenden Vigilanzminderung beendet werden, wobei darauf geachtet werden muss, dass die Bewusstseinsveränderung nicht mit einer zunehmenden kardialen Dekompensation zusammenhängt.

Die relevanten Nebenwirkungen sind Atemdepression und Sedierung. Deshalb sollte der Patient nach Morphingabe entsprechend überwacht (Pulsoximetrie) und **muss** im Notfall beatmet werden können (Beatmungsbeutel muss griffbereit sein, Intubationsbereitschaft).

Bei Patienten mit bekanntem Asthma bronchiale sollte die Indikation zur Morphingabe wegen der Histaminausschüttung, die einen akuten Asthma-Anfall auslösen kann, sehr streng gestellt werden. Vorsicht ist bei Gallen- und Ureterkolik gegeben, da durch den spasmogenen Effekt der Opioide die Schmerzen verstärkt werden können. Als Kontraindikationen werden erhöhter Hirndruck, akute Pankreatitis und Colitis ulcerosa genannt.

Sufentanil (z.B. Sufenta), Fentanyl (z.B. Fentanyl-Janssen), Alfentanil (z.B. Rapifen)
Bei den Opioiden Sufentanil, Fentanyl und Alfentanil handelt es sich um synthetische Substanzen, deren analgetische Potenz um ein Vielfaches über der des Morphins liegt. Sie gehören ebenfalls zur Gruppe der reinen Agonisten und unterliegen dem BtMG.

Reine Agonisten

Sufentanil ist etwa 1000 × stärker analgetisch wirksam als Morphin und ist damit das potenteste aller Opioide. Die Wirkung tritt nach 1–3 min ein und hält etwa 30 min an.

Fentanyl besitzt etwa die 100-fache analgetische Potenz von Morphin. Die Wirkung tritt nach 1–2 min, das Wirkmaximum nach etwa 5 min ein. Die Wirkdauer wird nach ca. 25 min durch Umverteilung beendet. Bei Nachinjektionen bzw. Dauerinfusion kommt es zu einer erheblichen Wirkungsverlängerung.

Alfentanil wirkt etwa 40 × stärker analgetisch als Morphin. Der Wirkungseintritt ist nahezu sofort, das Wirkmaximum wird schon nach 1–2 min erreicht. Die Wirkdauer ist mit 10–15 min relativ kurz.

Sufentanil, Fentanyl und Alfentanil sind hochpotente Analgetika bei großer therapeutischer Breite. Diese Analgetika werden v.a. in der Anästhesie und Intensivmedizin angewendet. Indikation sind stärkste

Schmerzen, Analgosedierung und eine Narkose-Einleitung bzw. die Narkoseunterhaltung.

Die analgetischen Dosierungen liegen für Sufentanil bei 0,07–0,015 µg/ kg KG (beim 70 kg schweren Patienten mit 5 µg beginnen), bei Fentanyl bei 0,0007–0,0015 mg/kg KG (beim 70 kg schweren Patienten mit 0,05 mg beginnen) und bei Alfentanil bei 0,004–0,008 mg/kg KG (beim 70 kg schweren Patienten mit 0,25 mg beginnen).

Die Nebenwirkungen der Substanzen gleichen denen des Morphins. Zusätzlich besteht bei Sufentanil, Fentanyl und Alfentanil v.a. bei schneller i.v. Injektion die Gefahr einer Thoraxrigidität, die eine Beeinträchtigung der Maskenbeatmung mit sich bringen kann. Bei Verwendung dieser Medikamente ist ein ausreichendes Monitoring (Pulsoximetrie) obligat. Die Sicherung der Atemwege mit endotrachealer Intubation muss sicher beherrscht werden. Kontraindikationen bestehen im Notfall keine.

Piritramid (z.B. Dipidolor)
Piritramid gehört zu den reinen Agonisten und ist etwa 0,7 × so stark wie Morphin. Der Wirkeintritt beginnt erst nach etwa 10 min, das Wirkmaximum tritt nach 20–30 min ein. Durch seine lange Wirkdauer von 6–8 h und der geringeren emetischen Wirkung als Morphin ist es das in der postoperativen Phase am häufigsten verwendete Opioid. Aufgrund seiner ebenfalls geringen kardiovaskulären Effekte wäre es in der Präklinik als Analgetikum gut geeignet, wenn der Wirkungsbeginn schneller eintreten würde. Die übrigen Wirkungen bzw. Nebenwirkungen sind dem Morphin ähnlich, wobei die sedierende Komponente stärker ausgeprägt ist.

Dia analgetischen Dosierungen betragen 0,1–0,3 mg/kg KG (beim 70 kg schweren Patienten etwa 7,5–15 mg i.v., wobei mit 3,75 mg begonnen werden sollte).

Tramadol (z.B. Tramal)
Tramadol hat die 0,1- bis 0,2-fache analgetische Potenz von Morphin. Je nach Autor wird Tramadol zu den reinen Agonisten oder zu den Partialagonisten gezählt. Die Wirkung tritt erst nach 5–8 min ein, das Wirkmaximum wird nach 20–30 min erreicht. Die Wirkdauer beträgt etwa 4 h. Wirkungen und Nebenwirkungen sind dem Morphin ähnlich, jedoch bestehen kaum Atemdepression und kardiovaskuläre Effekte, dafür wird aber regelhaft eine ausgeprägte Übelkeit erzeugt. Da Tramadol keine euphorisierende Wirkung hat und deshalb nicht abhängig machen soll, unterliegt es nicht dem BtMG. Dies dürfte der Grund für die große Verbreitung auch im RD sein.

Die analgetische Wirkung tritt erst spät ein und reicht bei starken Schmerzen meistens nicht aus. Übelkeit und Erbrechen treten relativ häufig auf, besonders bei zu schneller Injektion. Die Gabe als Kurzinfusion wird deshalb empfohlen. Tramadol hat auch bei höherer Dosierung keine hypnotische Wirkung, sodass es als Analgetikum zur Narkose nicht geeignet ist. Tramadol ist aufgrund der oben beschriebenen Wirkungen im RD ungeeignet. Außerdem bindet Tramadol um den Faktor 200 besser an die Opiatrezeptoren als z.B. Fentanyl, d.h., man verbaut sich durch die Gabe von Tramadol die Möglichkeit, ein hochpotentes Opioid einzusetzen bzw. man benötigt deutlich höhere Dosierungen, um Tramadol im Sinne eines kompetitiven Antagonismus vom Opioidrezeptor zu verdrängen.

Die analgetischen Dosierungen betragen 0,5–1,5 mg/kg KG (beim 70 kg schweren Patienten etwa 50–100 mg i.v.).

Naloxon (Narcanti)

Bei Naloxon (Narcanti) handelt es sich um einen reinen Opioidantagonisten mit kompetitiver Hemmung aller Opioidrezeptoren (μ, κ, σ, δ). Indikation ist ausschließlich die opioidbedingte Atemdepression.

Opioidantagonist

Die Antagonisierung muss titrierend durchgeführt werden, da es bei zu schneller Antagonisierung zu überschießenden zentralnervösen Reaktionen kommen kann (Schwindel, Schwitzen, Tremor, Krämpfe, Tachykardie, Blutdruckanstieg). Als Kontraindikation zur Antagonisierung gilt das Vorliegen einer KHK und eines erhöhtem Hirndrucks. Da die Wirkdauer von Naloxon nur 20–30 min beträgt, kann es durch die längeren Wirkdauern der meisten Opioide zu einem Wiederauftreten der Intoxikationserscheinungen (Bewusstseinstrübung, Atemdepression) kommen. Dies kann durch die i.m Injektion von 1 Amp. (0,4 mg) als Depotgabe verhindert werden. Dennoch muss die Indikation zur Antagonisierung immer kritisch gestellt werden.

Zur Dosierung empfiehlt sich die milliliterweise Gabe nach Verdünnung auf 10 ml (1 Amp. Naloxon 0,4 mg/1 ml), bis eine ausreichende Eigenatmung vorhanden ist (evtl. bis zu 0,8 mg nötig).

Naloxon kann auch nasal aufgenommen werden. Mithilfe des Mucosal Atomisation Device (MAD) kann das Medikament schnell und gefahrlos appliziert werden [Barton et al. 2005]. Die Dosierung beträgt 1–2 mg nasal. Ausführliche Details zum MAD s. Abschnitt 39.1.5.

Ketamin (Ketanest), Esketamin (Ketanest-S)

Ketamin hat mit Halluzinogenen, wie z.B. dem LSD, chemische Ähnlichkeit. Es wirkt über einen komplexen Mechanismus an verschiedenen Rezeptoren, z.B. über einen nichtkompetetiven Antagonismus am NMDA-Rezeptor, agonistisch an Opiatrezeptoren sowie über eine Hemmung der peripheren Wiederaufnahme von Katecholaminen. Außerdem hat Ketamin Einfluss auf die zentrale und periphere monoaminerge und cholinerge Übertragung.

NMDA-Rezeptorantagonist

Die Wirkung tritt nach 2–3 min ein, das Wirkmaximum wird nach etwa 5 min erreicht, und die Wirkung endet nach ungefähr 15 min. Danach sollte Ketamin in halber Anfangsdosierung zur Aufrechterhaltung der Analgesie in Abständen von etwa 10–15 min (orientiert am klinischen Bedarf) gegeben werden.

Psychomimetische Effekte

Das ursprünglich verfügbare Ketamin ist ein Racemat aus 2 optischen Enantiomeren, wobei die gewünschten Wirkungen v.a. der rechtsdrehenden S-(+)Form, die unerwünschten Nebenwirkungen der linksdrehenden Form zugeschrieben wurden. So wurde das S-(+)-Ketamin isoliert und Ende 1997 als Esketamin (Ketanest-S) auf den Markt gebracht. Die Vorteile von Esketamin sind eine höhere analgetische und anästhesiologische Potenz sowie eine verkürzte Aufwachzeit. Während der Aufwachphase treten bei Ketamin optische und akustische Halluzinationen auf. Bei Esketamin werden durch die verkürzte Aufwachphase diese psychomimetischen Nebenwirkungen reduziert. Um diese unangenehmen Nebenwirkungen zu mildern, sollte Ketamin immer mit einem Benzodiazepin in niedriger Dosierung kombiniert werden (= Ataranalgesie). Vor der großzügigen Gabe von Benzodiazepinen zur Dämpfung der psychomimetischen Nebenwirkungen muss gewarnt werden, da hoch dosierte Benzodiazepine den günstigen Wirkungen des Ketamin (erhaltene Schutzreflexe, Eigenatmung) entgegenwirken.

Ketamin besitzt eine große therapeutische Breite bei fehlender Organtoxizität. Es kann i.v. und i.m. sowie intraossär und im Notfall auch rektal (bei Kindern!) gegeben werden.

Dissoziative Anästhesie

In niedriger Dosierung wirkt Ketamin fast ausschließlich analgetisch. Bei höheren Dosierungen kommt es zu einem katalepsieähnlichen Zustand mit Bewusstseinverlust bei offenen Augen, Analgesie und einer Amnesie (= dissoziative Anästhesie). In sehr hohen Dosierungen kommt es zusätzlich zu einer bronchodilatierenden Wirkung. Die Schutzreflexe bleiben ebenso wie die Spontanatmung weitestgehend erhalten. Eine Aspiration kann trotzdem nicht mit Sicherheit ausgeschlossen werden.

Ketamin ist das einzige Analgetikum bzw. Narkotikum, das eine sympathomimetische Wirkung (Anstieg von HF und RR um 20–30%) besitzt. Als weitere Nebenwirkung tritt eine Erhöhung des zerebralen Blutflusses mit milder Steigerung des ICP auf. Dies kann bei Patienten mit SHT in Anbetracht der besseren Kreislaufstabilität in Kauf genommen werden. Bei Patienten mit isoliertem SHT, die nicht intubiert werden müssen und einen ausreichenden Perfusionsdruck besitzen, sollte auf Ketamin verzichtet werden. Ketamin verursacht eine gesteigerte Salivation. Durch Vagusaktivierung kann es beim Absaugen oder Intubieren zum Laryngospasmus kommen, weshalb teilweise die zusätzliche Gabe von Atropin empfohlen wird.

Indikationen bestehen zur Analgesie und Anästhesie in der Notfallmedizin, speziell bei eingeklemmten Personen zur technischen Rettung, da bei guter Analgesie und Anästhesie Eigenatmung und Schutzreflexe weitestgehend erhalten bleiben. Sollte in dieser Situation kein periphervenöser Zugang möglich sein, kann Ketamin/Esketamin i.m. oder auch intraossär gegeben werden. Unter einer dissoziativen Anästhesie werden akustische und optische Reize vermehrt aufgenommen, sodass möglichst auf eine ruhige Umgebung geachtet werden soll (Patient vor Applikation informieren, ggf. Hörschutz).

Ebenfalls sehr gut geeignet ist Ketamin/Esketamin z.B. zur Reposition von Frakturen, da durch die sympathomimetische Wirkung die Kreislaufsituation bei einem mäßig vorhandenen Volumenmangel kaum beeinflusst wird. Außerdem kann es zur Narkose-Einleitung von polytraumatisierten Patienten verwendet werden, um die Kreislauffunktion zu stabilisieren. Bei einem vorhandenen SHT kann die sympathomimetische Wirkung des Ketamin/Esketamin hilfreich sein, um einen angemessenen zerebralen Perfusionsdruck aufrechtzuerhalten. Valide Untersuchungsergebnisse hinsichtlich einer potenziell schädigenden Wirkung auf das Gehirn beim SHT (mit erhöhtem ICP) sind nicht verfügbar (s. Kap. 30).

Eine weitere Indikation besteht bei therapierefraktärem Status asthmaticus zur Narkose-Einleitung, da Ketamin/Esketamin in hohen Dosierungen eine bronchodilatierende Wirkung besitzt.

Die i.v. Dosierungen für Ketamin/Esketamin betragen für eine analgetische Wirkung 0,5–1,0 mg/kg KG (i.m. 1,0–2,0 mg/kg KG), für eine narkotische Wirkung 1,0–2,0 mg/kg KG. Für eine bronchodilatierende Wirkung werden 3,0–5,0 mg/kg KG benötigt. Die i.v. Dosierungen für Esketamin sollen theoretisch jeweils die Hälfte von Ketamin betragen, liegen aber bei Orientierung an der Klinik des Patienten meist höher.

39.1.4 Probleme beim Einsatz

Beim Notfallpatienten handelt es sich üblicherweise um einen dem Notarzt unbekannten Patienten mit unbekannter Anamnese. Der Patient empfindet Schmerzen, deren Ursache meist vielfältig ist. Er kann selbst nicht einschätzen, wie schwer er tatsächlich erkrankt oder verletzt ist. Auf der anderen Seite steht das Notfallteam, das unter Zeitdruck mit beschränkten Möglichkeiten einem gewissen Erfolgsdruck ausgesetzt ist, um dem Patienten so schnell als möglich zu helfen. Dies stellt für alle Beteiligten eine Stresssituation dar. Ruhiges, souveränes Auftreten und menschliche Zuwendung sind die Basismaßnahmen jeder präklinischen Schmerztherapie. Adjuvante Basismaßnahmen beinhalten außerdem eine schmerzfreie Lagerung, Immobilisation und v.a. einen schonenden Transport in die Klinik [Sefrin 1999; Kontokollias et al. 1997].

Die Schmerztherapie im Notfall sollte immer i.v. erfolgen, da die Resorption von i.m. oder s.c. verabreichten Medikamenten durch eine ungewisse Pharmakokinetik verzögert und nicht vorhersagbar ist. Auch kann die i.m. Applikation von Medikamenten zu unerwünschten Wirkungen führen (Beispiel: Myokardinfarkt und nachfolgender Fibrinolysetherapie).

Eine Ausnahme besteht bei der Analgesie von Patienten, bei denen kein i.v. Zugang möglich ist: Hier kann bei starken Schmerzen zur Rettung Ketamin/Esketamin (z.B. Ketanest oder Ketanest-S) i.m. injiziert werden kann [Sefrin 1999; Maier 1998; Kontokollias et al. 1997].

Das intravasale Verteilungsvolumen ist beim Notfallpatienten aufgrund von Volumenmangel bei starkem Blutverlust oder erniedrigtem HMV (z.B. bei kardialer Schädigung) potenziell vermindert. Aus diesem Grund müssen die Analgetikadosen oftmals reduziert werden. Durch fraktionierte Gabe kann man sich an das Niveau „herantasten", bei dem der Patient schmerzfrei ist. Generell gilt deshalb: So viel Analgesie wie nötig, so wenig Analgetika wie möglich!

Bei Opioiden gilt: Eine schmerzorientierte Opioidgabe (titrierend in kleinen Dosen, streng nach Wirkung!) verursacht i.d.R. keine relevante Atemdepression, da Schmerz der stärkste natürliche Atemantrieb ist [Karow und Lang 2010].

39.1.5 Analgetika bei Kindern

Für den behandelnden Notarzt ist die adäquate Behandlung eines kindlichen Notfallpatienten mit Schmerzen eine große Herausforderung. Der Umgang mit verletzten oder erkrankten Kindern (und deren Eltern), die Dosierungen der Medikamente sowie die Problematik der sicheren Applikation des Analgetikums stellen meistens Probleme dar.

Applikationsweg der Wahl ist eine i.v. Injektion. Ist dies nicht möglich, können die Medikamente auch intraossär, manche nasal oder rektal gegeben werden. Bei der intraossären Gabe gelten die gleichen Dosierungsempfehlungen wie bei der i.v. Gabe. Ein intraossärer Zugang sollte nur bei nicht zeitgerechter Anlage eines i.v. Zugangs und bei dringlicher Indikation gelegt werden. Ist das Kind bei Bewusstsein, muss dieser Bereich (Einstichstelle und das darunter liegende Periost) mit einem Lokalanästhetikum vorher betäubt werden.

Braucht das Kind schnell eine Analgesie ohne großen initialen Flüssigkeitsbedarf, sollte auch bei bestimmten Notfällen (z.B. eingeklemmtes Kind bei einem Verkehrsunfall, keine Möglichkeit, einen i.v. Zugang zu legen) eine i.m. Injektion nicht mehr erfolgen. Mit der Möglichkeit, bestimmte Medikamente (z.B. Midazolam, Ketamin/Esketamin, Fentanyl, Naloxon) über die Nasenschleimhaut aufzunehmen, sollte die i.m. Injektion der Vergangenheit angehören. Die intranasale Applikation hat folgende Vorteile [Holsti et al. 2007; Borland et al. 2007; Barton et al. 2005; Fisgin et al. 2002]:

- Nase ist in sehr vielen Situationen sehr gut zu erreichen.
- Möglichkeit der medikamentösen Behandlung auch ohne i.v. Zugang.
- Kein spezielles Training erforderlich.
- Keine Gefahr durch Nadelstichverletzungen.

39.1 Analgetika

- Annähernd so schneller Wirkbeginn wie bei i.v. Gabe.
- Schnellerer und problemloserer Applikationsweg im Vergleich zum i.v. oder rektalen Zugang.
- Schnellerer Wirkungseintritt bei zerebralem Krampfanfall im Vergleich zur rektalen Applikation.
- Kostenersparnis durch die Verwendung von vorhandenen i.v. Medikamenten, keine Vorhaltung von speziellen Rektiolen nötig.

Ein bisher ungelöstes Problem bei der nasalen Medikamentengabe stellte die Applikationstechnik dar. Wurden flüssige Substanzen direkt mit einer Spritze in die Nase oder den Rachen gespritzt, konnte ein großer Teil der Flüssigkeit an der Rachenhinterwand hinunterlaufen. Im ungünstigsten Fall kam es zu einer Aspiration des Medikaments. Eine gute Lösung dieses technischen Problems stellt das MAD dar. Das MAD wird auf eine Standardspritze aufgesetzt und zerstäubt das Medikament beim Spritzen durch die feinen Düsen an der Spitze. Das Medikament legt sich wie ein feiner Nebel (10–50 μm kleine Teilchen) auf die Schleimhaut und kann optimal resorbiert werden.

Einige Tipps zur nasalen Medikamentengabe:

- Faustregel zur Dosierung: ungefähr i.v. Dosierung, > ca. 30% niedrigere Plasmaspiegel (aufgrund schnellen Wirkeintritts kein Problem)
- Wiederholungsdosis nach 5–10 min
- Hohe Medikamentenkonzentration, d.h. wenig Volumen
- Ab 1 ml Lösung Gesamtmenge auf beide Nasenlöcher verteilen, dadurch Verdopplung der Absorptionsfläche und somit schnellerer Wirkungseintritt

Kinder sind bez. Medikamenten- und speziell Analgetikagabe keine kleinen Erwachsenen, was an der veränderten Pharmakokinetik (Resorption, Verteilung, Speicherung, Biotransformation, Ausscheidung) und Pharmakodynamik (Wirkort, pharmakologischer Effekt mit Wirkung und Nebenwirkung) liegt. Bei Säuglingen und Neugeborenen kommt es wegen niedriger Eiweißbindungskapazität zu mehr freier Wirksubstanz. Außerdem besitzen Medikamente bei Kindern eine längere Halbwertszeit. Aufgrund eines geringeren Fettgewebsanteils ergibt sich ein geringerer Verteilungsraum für fettlösliche Substanzen und somit ein geringerer Dosisbedarf z.B. für Fentanyl. Diese Punkte führen gerade bei Opiatgabe im 1. Lebensjahr schnell zu Atemdepression mit Apnoe sowie zu Nausea und Emesis. Bei Kindern im 1. Lebensjahr, die wegen starker Schmerzen mit einem Opiat behandelt werden müssen, muss i.d.R. eine endotracheale Intubation mit Beatmung erfolgen, um die Atmung adäquat zu sichern.

In weiteren Lebensabschnitten der Kinder sind die Pharmakokinetik und -dynamik sehr substanzspezifisch, meistens sind die Dosierungen (berechnet für mg pro kg KG) höher als bei Erwachsenen. Die Dosierungen richten sich ebenso wie bei Erwachsenen nach dem KG, da Alter

Tab. 39.3: Analgetika bei Kindern

Substanz	Darreichung	Vorteile	Nachteile	Dosierungen (pro kg KG)	Bemerkungen	Zulassung ab
Metamizol	i.v.	Gute Analgesie, spasmolytisch	Agranulozytose, Kreislaufreaktion	20 mg	Agranulozytose bei Kindern < 12 Jahren seltener als bei Erwachsenen	3 Monaten
ASS	i.v.	Gute Analgesie, antiphlogistisch	Reye-Syndrom	10–15 mg	Nicht erste Wahl!	6 Monaten
Paracetamol	i.v.	Sehr gute Verträglichkeit	Schwach analgetisch, geringe therapeutische Breite	15 mg	Bei rektaler Gabe sehr später Wirkeintritt, Überdosierungen vermeiden	10 kg KG
	Rektal			40 mg initial		3 Monaten
Diclofenac	Rektal	Gute Analgesie, antientzündlich	Nierenfunktionsstörungen, verstärkte Blutungsneigung	1 mg	Bei rektaler Gabe später Wirkeintritt	1 Jahr
Piritramid	i.v.	Gute Analgesie, gering emetisch	Später Wirkeintritt	0,05–0,1 mg	BTM	1 Jahr
Morphin	i.v. Nasal	Gute Analgesie	Übelkeit, Atemdepression	0,1 mg 0,05–0,1 mg	BTM	1 Jahr
Sufentanil	i.v.	Gute Analgesie	Übelkeit, Atemdepression	0,05–0,1 µg	BTM	
Fentanyl	i.v. Nasal	Gute Analgesie, schneller Wirkeintritt	Übelkeit, Atemdepression	0,5–1 µg 0,5–2 µg	BTM	1 Jahr
Ketamin	i.v./i.o. Nasal Rektal	Gute Analgesie, erhaltene Spontanatmung und Schutzreflexe	Psychomimetische Effekte, Hirndrucksteigerung	0,5–2 mg 1–2 mg 10 mg	Analgetika der ersten Wahl!	

und KG bei Kindern recht unterschiedlich ausgeprägt sein können. Es empfiehlt sich, für Kindernotfälle eine Tabelle nicht nur mit den Dosierungen der Analgetika, sondern aller Notfallmedikamente in jedem Rettungsmittel griffbereit zu haben (s. Tab. 39.3).

39.2 Sedierung

39.2.1 Medikamente mit Indikation, Dosierung, Nebenwirkungen, Kontraindikation

Zur Sedierung in der Notfallmedizin werden v.a. Medikamente aus der Gruppe der Benzodiazepine verwendet. Sie eignen sich auch, um eine Narkose einzuleiten oder aufrecht zu erhalten. In einigen Fällen ist zur Sedierung die Gabe von Neuroleptika, die der Gabe von Benzodiazepinen vorzuziehen. Als Beispiele wären dabei Notfälle mit primär respiratorischen Problemen zu nennen (z.B. COPD, Asthma bronchiale) sowie psychiatrische Notfälle.

Diazepam (z.B. Valium, Faustan, Stesolid)

Diazepam gehört zur Gruppe der Benzodiazepine. Durch die lange Wirkdauer (langwirksame Metaboliten) ist es in der Notfallmedizin durch das potentere und besser steuerbare Midazolam verdrängt worden. Diazepam ist fettlöslich. Wegen der unsicheren Resorptionen und schmerzhaften Injektion sollte Diazepam nicht i.m. verabreicht werden. Nach der i.v. Injektion setzt die Wirkung nach 60–90 s ein. Seine pharmakologisch wirksamen Metaboliten sind bis zu 2–4 Tagen wirksam. Die Dosierungen betragen 0,2–1,0 mg/kg KG. Die Nachteile von Diazepam betreffen die Schmerzhaftigkeit bei der Injektion, die Thrombosegefahr sowie die lange Wirkdauer.

Lange Wirkdauer

Midazolam (z.B. Dormicum)

Midazolam gehört ebenfalls zur Gruppe der Benzodiazepine. Midazolam ist wasserlöslich und ist aufgrund seiner hohen Potenz (doppelt so wirksam wie Diazepam) und schnellen Wirkeintritts besonders für die Notfallmedizin geeignet. In niedriger Dosierung (0,03–0,1 mg/kg KG) wirkt es sedierend. Ab einer Dosierung von 0,1–0,2 mg/kg KG kann es zur Hypnose verwendet werden. Außerdem wirkt es anxiolytisch und antikonvulsiv. Midazolam eignet sich zur Sedierung, Narkose-Einleitung und Narkoseaufrechterhaltung. Nach der i.v. Injektion setzt die Wirkung nach 30–60 s ein und ist nach 2–3 min voll ausgeprägt. Bei schneller i.v. Gabe kann es bei älteren und kardiopulmonal vorgeschädigten Patienten zum Atemstillstand und Abfall des Blutdrucks kommen. Wie bei allen Benzodiazepinen kann es bei Midazolam, wie auch bei Diazepam, bei Kindern oder geriatrischen Patienten zu paradoxen Reaktionen kommen.

Gut geeignet für die Notfallmedizin

Cave: Midazolam/Dormicum ist in verschiedenen Ampullengrößen und Konzentrationen vorhanden. Hier besteht Verwechselungsgefahr! 1 mg/ml in einer Ampullengröße von 5 ml (= 5 mg) oder 5 mg/ml in einer Ampullengröße von 3 ml (= 15 mg)

Kontraindikationen für Benzodiazepine
- Myasthenia gravis (wegen einer muskelrelaxierenden Wirkung)
- Unverträglichkeiten gegen Benzodiazepine

> Bei der Kombination von Benzodiazepinen mit Opioiden kommt es zu einem additiven atemdepressorischen Effekt. Es ist daher bei jeder Gabe von Benzodiazepinen eine kontinuierliche und sorgfältige Überwachung der Atemfunktion erforderlich.

39.3 Narkose im Rettungsdienst

Atemwegssicherung, Oxygenierung, Analgesie

Die Durchführung einer Narkose unter den Bedingungen der Akutsituation bedarf – ebenso wie die Sicherung des Atemwegs – einer sorgfältigen klinischen Ausbildung unter elektiven Bedingungen. Wichtige Grundsätze sind neben einer sorgfältigen Indikationsstellung, die sich an den Bedürfnissen des Patienten, aber auch an den Fertigkeiten des Durchführenden orientiert, eine umfassende Vorbereitung sowie die Beschränkung auf einige wenige, dem Anwender vertraute Substanzen.

Indikationen für eine Narkose-Einleitung im Notfall sind die Notwendigkeit einer Sicherung des Atemwegs, die Sicherstellung einer optimalen Oxygenierung oder eine angemessenen Analgesie und Stressabschirmung.

Mehrere Faktoren treffen zusammen, durch die die Risiken einer Narkose-Einleitung im Notfall bestimmt werden:
- Die Anamnese des Patienten ist nicht oder unzureichend bekannt.
- Der Notfallpatient muss prinzipiell als nichtnüchtern und aspirationsgefährdet gelten.
- Durch die Narkose werden ggf. noch erhaltene Schutzreflexe und Eigenatmung des Patienten ausgeschaltet.
- Die personellen, örtlichen und zeitlichen Gegebenheiten sind häufig ungünstig.
- Die Patientenposition kann nicht immer optimiert werden.
- Mit Beatmungs- und/oder Intubationsproblemen muss gerechnet werden.
- Durch die Narkose kann es zur Kreislaufdepression kommen.
- Die Intubation birgt immer die Gefahr einer versehentlichen (unerkannten) ösophagealen Tubuslage. Daher sind eine adäquate Ausbildung und eine fortlaufende Erfahrung unerlässlich.

Diese Parameter müssen in die Entscheidung zur Durchführung einer Narkose einfließen und sollen zu einer engen Indikationsstellung führen, die an den Empfehlungen für die Behandlung einzelner Krankheitsbilder orientiert sind. Die Dokumentation der Ausgangsbefunde vor der Einleitung der Narkose sowie aller durchgeführten Maßnahmen und verabreichten Substanzen sollte Standard sein.

Bei einer Narkose-Einleitung muss sich der behandelnde Arzt im Klaren sein, dass er einem bewusstseinsklaren Patienten mit der Narkose-Einleitung 2 seiner Vitalfunktionen nimmt (Atmung und Bewusstsein). Eine präklinische Narkose-Einleitung muss daher nach strengen Indikationen erfolgen und darf nur vom erfahrenen Anwender durchgeführt werden.

Auf die Techniken zur Sicherstellung der Oxygenierung und Atemwegssicherung, die Vorbereitungsmaßnahmen sowie den Stellenwert einer sorgfältigen Präoxygenierung wird in Kapitel 9 ausführlich eingegangen. Nachfolgend sollen stichpunktartig einige der wichtigsten Medikamente für die Narkose-Einleitung und -durchführung besprochen werden. Andere Substanzen können bei entsprechendem Wirkprofil und Erfahrung des Anwenders selbstverständlich ebenfalls verwendet werden.

39.3.1 Narkosemedikamente

Die Medikamente zur Einleitung einer Notfallnarkose sollen wichtige Voraussetzungen erfüllen: Neben raschem Wirkeintritt ist eine gute Steuerbarkeit mit kurzer Halbwertszeit und fehlender Kumulation wünschenswert. Drei wichtige Substanzgruppen werden in unterschiedlicher Kombination zur Narkose-Einleitung im Notfall eingesetzt: Analgetika, Sedativa/Narkotika und Muskelrelaxanzien. Die Analgesie und Bewusstseinsausschaltung sind dabei wichtige Bestandteile aller Phasen der Narkose, die Relaxation spielt vorrangig bei der Einleitung eine Rolle, ist aber, wie nachfolgend besprochen, nicht unumstritten. Beachtet werden muss, dass beim Notfallpatienten eine Reduktion der nachfolgend genannten Medikamentendosierungen angezeigt ist, wenn ein Schockzustand vorliegt oder das HZV aus anderen Gründen reduziert ist.

3 Säulen der Narkose

Aus der Gruppe der Analgetika ist in erster Linie das Opioid Fentanyl zu nennen, das ebenfalls analgetisch wirksame Ketamin/Esketamin eignet sich gleichfalls (s. Tab. 39.4). Morphin ist zwar eine mögliche Substanz, wegen der langen Dauer bis zum Wirkungsbeginn für die Einleitung einer Notfallnarkose allerdings wenig geeignet. Bei der Verabreichung aller genannten Substanzen zur Analgesie, gerade auch in Kombination mit Sedativa (Analgosedierung), muss jederzeit mit einer Beatmungspflichtigkeit gerechnet werden – entsprechende Vorkehrungen sind zu treffen.

Tab. 39.4: Analgetika zur Narkose-Einleitung und -aufrechterhaltung

Substanz	Handelsname (Beispiel)	Dosierung	Hinweise/ Nebenwirkungen
Fentanyl	Fentanyl-Janssen (1 ml = 0,05 mg = 50 µg)	Narkose-Einleitung: bei Erwachsenen 3,0–5,0 µg/kg KG i.v., bei Kindern 1–10 µg/kg KG i.v. Narkose-Erhalt: Repetitionsgaben nach etwa 20 min (Dosisreduktion)	• Atemdepression • Emesis • Bradykardie • Hypotonie • Thoraxrigidität
Sufentanil	Sufenta (1 ml = 0,05 mg = 50 µg)	Narkose-Einleitung: bei Erwachsenen und Kindern 1,0–5,0 µg/kg KG i.v. Narkose-Erhalt: Repetitionsgaben nach etwa 20 min (Dosisreduktion)	• Atemdepression • Emesis • Bradykardie • Hypotonie
Esketamin	Ketanest-S (**Cave:** 1 ml = 5 mg/25 mg!)	Narkose-Einleitung: bei Erwachsenen und Kindern 0,5–1,0 mg/kg KG i.v. Narkose-Erhalt: Repetitionsgaben alle 10–15 min (0,5 mg/kg KG i.v.)	• Blutdruckanstieg • Tachykardie • Hypersalivation

Etomidat Aus der Gruppe der Hypnotika stellen Etomidat und Thiopental typische Einleitungsnarkotika mit raschem Wirkeintritt und kurzer Wirkdauer dar (s. Tab. 39.5). **Etomidat** wurde lange wegen der geringen respiratorischen und kardiovaskulären Nebenwirkungen bevorzugt zur Narkose-Einleitung von Risikopatienten verwendet. Die Eigenatmung bleibt z.T. noch erhalten. Nachteilig sind die ungenügende Dämpfung der Reflexreaktionen bei der Intubation mit z.T. erheblichem Anstieg von RR und HF sowie das Auftreten von Dyskinesien und Myoklonien. Aktuelle Studien zeigen, dass kritisch kranke Patienten nach Narkose-Einleitung mit Etomidat häufiger Komplikationen wie akutes Lungenversagen und Multiorganversagen erlitten, länger beatmet waren und einen längeren Intensiv- und Krankenhausaufenthalt hatten als Patienten, die nicht mit Etomidat eingeleitet wurden. Ursache hierfür ist die Interaktion von Etomidat mit dem endogenen Cortisolstoffwechsel [Warner et al. 2009]. Entsprechend sollte Etomidat heute im RD nicht mehr verwendet werden.

Thiopental **Thiopental** gehört zur Gruppe der Barbiturate. Es ist das in der Anästhesie weltweit am häufigsten verwendete Hypnotikum. Nach Einzelinjektion setzt die Hypnose nach etwa 20 s ein. Barbiturate dämpfen das Atemzentrum, sodass kurze Zeit nach Injektion eine Apnoe eintritt. Wird die Substanz langsam injiziert, ist der Abfall des RR weniger stark. Bei Patienten mit Hypertonie, Herzerkrankungen und Hypovolämie muss immer mit deutlichen Blutdruckabfällen gerechnet werden. In bis

39.3 Narkose im Rettungsdienst

zu 20% der Fälle können HRST auftreten. Bei zu flacher Narkose kann es zu Husten, Laryngospasmus oder Bronchospasmus führen. Wegen der stark alkalischen Lösung kann es zu starken Injektionsschmerzen führen. Bei einer versehentlichen arteriellen Injektion kommt es zu Gefäßspasmen mit heftigen Schmerzen und nachfolgend eventueller Gangrän und irreversiblen Nervenschädigungen. Bei wiederholten Dosen kommt es zu deutlichen Kumulationen mit deutlich verlängerter Anästhesiedauer. Kontraindikationen zur Narkose-Einleitung mit Barbituraten bestehen bei Patienten mit Bronchospasmus einhergehenden Erkrankungen, Barbituratallergien, AMI, dekompensierter Herzinsuffizienz und bei akuten intermittierenden Porphyrien und Porphyria variegata.

Midazolam eignet sich in erster Linie zum Aufrechterhalt der Narkose, kann aber in entsprechender Dosierung ebenfalls zur Narkose-Ein-

Midazolam

Tab. 39.5: Hypnotika zur Narkose-Einleitung und -aufrechterhaltung

Substanz	Handelsname (Beispiele)	Dosierung	Hinweise/Nebenwirkungen
Etomidat	Hypnomidate (1 ml = 2 mg)	Narkose-Einleitung: Kinder und Erwachsene 0,2–0,3 mg/kg KG i.v.	• Einleitungshypnotikum, **nicht** zur Narkoseaufrechterhaltung • Geringe Beeinflussung der Hämodynamik • Nebennierenrindeninsuffizienz
Na-Thiopental	Trapanal (1 ml = 25 mg)	Narkose-Einleitung: 3,0–5,0 mg/kg KG i.v.	• Einleitungshypnotikum, **nicht** zur Narkoseaufrechterhaltung • Blutdruckabfall • Nicht bei Asthma bronchiale, Porphyrien und dekompensierter Herzinsuffizienz
Propofol	Disoprivan (1 ml = 10 mg)	Narkose-Einleitung: 1,0–2,5 mg/kg KG i.v. Narkose-Erhalt: je nach Klinik (nach etwa 5–10 min) 30–50 mg	• Einleitungshypnotikum • Zur Narkoseaufrechterhaltung geeignet • Blutdruckabfall
Midazolam	Dormicum (**Cave:** 1 ml = 1 mg/5 mg!)	Narkose-Einleitung: Kinder und Erwachsene 0,1–0,2 mg/kg KG i.v. Narkose-Erhalt: Repetitionsgaben nach etwa 20 min (Dosisreduktion)	• Blutdruckabfall • Amnesie

leitung verwendet werden. Es ist dem Diazepam mit seiner langen Wirkdauer und aktiven Metaboliten zu bevorzugen.

Propofol Das in der Anästhesie weit verbreitete **Propofol** ist in der Notfallmedizin wenig gebräuchlich, u.a. wegen der ausgeprägten Kreislaufdepression (v.a. beim Volumenmangel und älteren und/oder schwer kranken Patienten) und der kurzen Lagerungsdauer, wenn keine Kühlmöglichkeit besteht. Vorteile bestehen durch die Möglichkeit einer Sedierung (10–30 mg i.v.) und der Narkoseaufrechterhaltung durch Gabe von Repetitionsdosen (30–50 mg i.v.) und die relativ guten Bedingungen bei der Intubation durch Erschlaffen der pharyngealen Muskulatur ohne Verwendung von Muskelrelaxanzien.

Der Einsatz von Muskelrelaxanzien wird für die präklinische Notfallmedizin kontrovers diskutiert, da sie einerseits die Intubationsbedingungen optimieren helfen können, andererseits die Rückkehr zur Spontanatmung des Patienten unterschiedlich lange unmöglich machen (s. Tab. 39.6) [Holsti et al. 2007; Borland et al. 2007; Barton et al. 2005]. Nicht unterschätzt werden darf dieser Effekt auch bei Succinylcholin: Trotz kurzer Wirkdauer kann die Relaxation 5–10 min anhalten – gelingt es in dieser Zeit nicht, den Patienten in irgendeiner Weise adäquat zu ventilieren, ist eine Hypoxämie unvermeidbar. Im weiteren Verlauf kann durch die unkritische Applikation von Muskelrelaxanzien die Beurteilung des Patienten erschwert sein und der Bedarf an Analgetika und Hypnotika falsch eingeschätzt werden.

Succinylcholin Das depolarisierende Muskelrelaxans **Succinylcholin** hat in der Notfallmedizin oftmals noch hohen Stellenwert. Es ist aber weder das Muskelrelaxans mit der schnellsten Anschlagszeit (Succinylcholin: 30–60 s, Rocuronium: 30–45 s) noch dasjenige mit der kürzesten Wirkdauer (Succinylcholin: 5–10 min; Rocuronium plus Sugammadex: 2–3 min). Wegen der beschriebenen Bradykardien und Asystolien bei der Verwendung von Succinylcholin bei Kindern ist es im Notfall zur Intubation bei Kindern und Säuglingen nicht mehr das Medikament der ersten Wahl. Wird oder muss es dennoch verwendet werden, sollte Atropin in einer Dosierung von 0,02 mg/kg KG (mindestens 0,1 mg) vorgegeben werden, um durch eine Vagolyse Bradykardien und Asystolien durch die direkte Laryngoskopie zu vermeiden. Bedenken muss man jedoch, dass durch die Gabe von Atropin bei Kindern die hypoxisch bedingten Bradykardien kaschiert werden können.

Kurz nach der Injektion von Succinylcholin kann es zu einer großen Freisetzung von intrazellulärem Kalium nach extrazellulär kommen. Bei bestimmten Patienten oder Konstellationen kann der Kaliumanstieg zu einem konsekutiven Herz-Kreislauf-Stillstand aufgrund von Kammerflimmern oder Asystolie führen. Trotz sofortiger Reanimationsbemühungen wird die Mortalität mit 40–55% angegeben. Die Hyperkaliämie kann entweder durch eine Hochregulation der Acetylcholinrezeptoren oder eine Rhabdomyolyse ausgelöst werden. Kontraindikationen für Succinylcholin bestehen daher bei Verbrennungspatienten (nach der

1. Wo. bis zu 2 Monaten nach Verbrennung) sowie bei Patienten mit neuromuskulären Erkrankungen in den ersten 6 Monaten nach Beginn einer Hemiplegie oder Paraplegie. Außerdem bei Patienten mit Myopathien wie Duchenne-Muskeldystrophie oder Becker-Dystrophie, da sie Risikofaktoren für eine succinylcholininduzierte Rhabdomyolyse darstellen.

Bei den depolarisierenden Muskelrelaxanzien Rocuronium (z.B. Esmeron) und Vecuronium handelt es sich um mittellangwirksame Präparate.

Vecuronium weist die geringsten kardiovaskulären Nebenwirkungen unter den depolarisierenden Muskelrelaxanzien auf. Unter der Verwendung von Opioiden und/oder Etomidat kann es zu Bradykardien kommen. Außerdem kommt es in klinisch gebräuchlicher Dosierung zu keiner nennenswerten Histaminfreisetzung. Die Intubationsdosis beträgt 0,08–0,1 mg/kg KG. Nach Injektion der Intubationsdosis treten nach 1,5–2 min gute Intubationsbedingungen auf. Nach einmaliger Injektion hält die Wirkung für etwa 20–30 min an.

Vecuronium

Rocuronium ist ein Vecuronium-Derivat und das nicht depolarisierende Muskelrelaxans mit dem schnellsten Wirkbeginn. In einer Dosis von 0,6 mg/kg KG kann innerhalb von 60–90 s gute Intubationsbedingungen geschaffen werden. Bei einer Erhöhung der Dosis auf 0,9 mg/kg KG können innerhalb von 60 s gute bis sehr gute Intubationsbedingungen geschaffen werden. Durch die relativ schnelle Anschlagszeit wird das Rocuronium vereinzelt schon als Ersatz für das Succinylcholin in der Nicht-Nüchtern-Einleitung verwendet. Durch die hohe Dosierung ist die Wirkung jedoch deutlich länger als bei Succinylcholin. Bei einer Dosis von 0,9 mg/kg KG beträgt die Wirkdauer für Rocuronium etwa 45 min. Dies ist bei einer präklinischen Narkose-Einleitung mit Intubation unbedingt zu bedenken („Can not intubate, can not ventilate"-Situation!). Neuerdings kann jedoch mit dem Medikament Sugammadex (Bridion) eine lebensrettende, vollständige Reversierung in 2–3 min erreicht werden.

Rocuronium

Sugammadex (Bridion) ist ein Cyclodextrin zur Reversierung der neuromuskulären Blockade durch Muskelrelaxanzien vom Aminosteroid-Typ, insbesondere Rocuronium (Vecuronium und Pancuronium). Der Arzneistoff ist seit Ende Juli 2008 von der Europäischen Kommission zugelassen. Wegen des hohen Preises findet der Wirkstoff noch keine breite klinische/präklinische Anwendung. Nach i.v. Gabe von Sugammadex wird das freie Muskelrelaxans „enkapsuliert". Dadurch entsteht ein Konzentrationsgradient für das Relaxans von der neuromuskulären Endplatte in den Intravasalraum, sodass sekundär weitere Moleküle folgen und gebunden werden. Durch diesen Prozess wird die Wirkung des Muskelrelaxans sehr rasch beendet. Im Unterschied zu den bislang verfügbaren Muskelrelaxans-Antagonisten (Acetylcholinesterase-Inhibitoren, wie z.B. Neostigmin) erfolgt damit die Wirkung nicht an der neuromuskulären Endplatte.

Tab. 39.6: Muskelrelaxanzien

Substanz	Handelsname (Beispiel)	Dosierung	Hinweise/Nebenwirkungen
Suxamethoniumchlorid Succinylcholin	Lysthenon Amp. à 100 mg	Narkose-Einleitung: Kinder und Erwachsene 1,0–1,5 mg/kg KG i.v. Bei Kindern zusätzlich Atropin 0,02 mg/kg KG i.v. (mind. 0,1 mg)	• Bradykardie/Asystolie • Enge Indikationsstellung • Im Kühlschrank aufbewahren! • KI: Verbrennungspatienten, Patienten mit Querschnittslähmungen
Vecuronium	Norcuron Amp. à 4 mg und 10 mg	Narkose-Einleitung: Kinder und Erwachsene 1,0 mg/kg KG i.v. Repetitionsdosen (nach etwa 20 min) 0,05 mg/kg KG	• Relativ lange Anschlagszeit • Bradykardien • Trockensubstanz
Rocuronium	Esmeron (1 ml = 10 mg)	Narkose-Einleitung: Kinder und Erwachsene 0,6 mg/kg KG i.v. Narkose-Erhalt: Repetitionsgaben (nach etwa 20 min) 0,15 mg/kg KG i.v.	• Hypotension • Tachykardie • Im Kühlschrank aufbewahren!
Sugammadex	Bridion (1 ml = 100 mg)	Präparat zur Antagonisierung der Wirkung der Muskelrelaxanzien Rocuronium (Esmeron) und Vecuronium (Norcuron) Dosierungen (je nach Relaxanstiefe) 2–4–16 mg/kg KG i.v.	• Urtikaria • Geschmacksstörungen

Im Gegensatz zu den bislang verfügbaren Präparaten vermag Sugammadex auch tiefe neuromuskuläre Blockaden unmittelbar nach Gabe von Rocuronium dosisabhängig innerhalb von 2–3 min aufzuheben. Die Gefahr einer Recurarisierung (Wiedereinsetzen der Muskelerschlaffung) wurde in klinischen Studien bei adäquater Sugammadex-Dosierung bisher nicht beobachtet [Sugammadex Arzneimittelinformation].

Wichtiger Bestandteil der Narkose in der Notfallsituation ist neben der Einleitung und der erfolgreichen Atemwegssicherung auch immer die Fortführung unter kontinuierlicher Überwachung der kardiozirkulatorischen und respiratorischen Parameter. Man muss davon ausgehen, dass viele Patienten im Rahmen der präklinischen Versorgung nur unzureichende Repetitionsdosen erhalten und mit zu geringer Narkosetiefe und Analgesie die Klinik erreichen.

39.4 Beatmung im Rettungsdienst

39.4.1 Indikation

Neben einer stabilen Kreislauffunktion ist eine adäquate Atmung die wesentliche Vorraussetzung für einen ungestörten Gasaustausch. Das Zusammenspiel dieser beiden Vitalfunktionen reguliert den unterschiedlichen Sauerstoffbedarf im Organismus. Kommt es zu einer Störung in diesem System, kann es innerhalb kürzester Zeit zu einer Sauerstoffunterversorgung lebensnotwendiger Organe kommen. Dies führt schnell zu einem lebensbedrohlichen Zustand.

Die Ursachen einer mangelhaften Sauerstoffversorgung des Gewebes sind sehr vielfältig und betreffen einerseits respiratorische Störungen andererseits Störungen des Herz-Kreislauf-Systems sowie Störungen beider Systeme.

Respiratorische Störungen sind bei Notfallpatienten die häufigsten Todesursachen am Notfallort, aber auch während des Transports in die Klinik. Dabei sind die Verlegung der Atemwege bei bewusstlosen Patienten und Aspirationen die Hauptmechanismen.

Respiratorische Störungen sind die häufigste Todesursache am Notfallort oder auf dem Transport

Bei Patienten mit z.B. massivem Blutverlust kommt es durch die insuffiziente Kreislaufsituation infolge des hohen Blutverlusts zu einer verminderten Sauerstofftransportkapazität und damit zu einem verringerten Sauerstoffangebot im Gewebe. Durch eine Beatmung mit 100% O_2 kann der Anteil an physikalisch gelöstem O_2 deutlich erhöht werden. Diese Maßnahme ist in dieser Situation mit der Gabe von 2 EK vergleichbar. Auf diese Weise kann der verminderte Sauerstofftransport durch das Hämoglobin für eine gewisse Zeit kompensiert werden.

Bei einer Beeinträchtigung von Atmung und Kreislauf (z.B. Polytrauma) stellen die frühzeitige Beatmung mit Intubation und eine suffiziente Kreislauftherapie die präklinisch wesentliche Maßnahme dar, um eine adäquate Versorgung der Gewebeoxygenierung sicherzustellen, damit eine Multiorgandysfunktion evtl. verhindert werden kann.

39.4.2 Manuelle Beatmung

Eine manuelle Beatmung ist notwendig, wenn die Eigenatmung des Patienten nicht mehr oder nur noch insuffizient möglich ist.

Die klinischen Parameter, die eine Beatmung notwendig machen, sind [Oczenski et al. 2006]:
- Pulmonale Symptomatik:
  - Atemfrequenz > 35/min
  - Progrediente Dyspnoe
  - Schaukelatmung mit Einwärtsbewegungen des Abdomens
  - Maximaler Einsatz der Atemhilfsmuskulatur

▲ Neurologische Symptomatik:
  – Zunehmende Agitiertheit
  – Zunehmende Einschränkung des Bewusstseins mit konsekutivem Verlust der Schutzreflexe
▲ Kardiovaskuläre Symptomatik:
  – Tachykardie > 140/min
  – Arrhythmien
  – Bedrohliche Hyper- oder Hypotonie

Dabei dürfen die Parameter nicht nur einzeln betrachtet werden, sondern müssen im Verlauf beurteilt werden.

Pulsoximetrie In der Notfallmedizin ist der Einsatz der Pulsoximetrie seit den 1990er Jahren etabliert, um eine evtl. vorliegende respiratorische Insuffizienz beurteilen zu können. Dabei führen pulmonal funktionelle Störungen zu einer Hypoxämie mit O_2-Sättigungswerten < 90%. Bei O_2-Sättigungswerten < 94% ist die Gabe von O_2 dringend indiziert. Eine Indikation zur Beatmung mit O_2 ist bei Werten < 85% angezeigt. Die bekannten Störeinflüsse der Pulsoximetrie müssen jedoch berücksichtigt werden (z.B. reduzierte periphere Durchblutung, periphere Vasokonstriktion, erhöhter Anteil an CO-Hb, Schock bei Blutverlust oder Herzinsuffizienz).

Beatmungsformen Bei der manuellen Beatmung kann zwischen einer assistierten Maskenbeatmung, einer kontrollierten Maskenbeatmung mit einem Handbeatmungsbeutel und einer manuellen Beatmung über einen Endotrachealtubus oder einen supraglottischen Atemweg mit einem Handbeatmungsbeutel oder mit einem Beatmungsgerät unterschieden werden.

Die Beatmung mittels Maske und Handbeatmungsbeutel ist die einfachste Art, einen Patienten zu beatmen. Dabei kann man den Patienten assistiert beatmen, d.h., man unterstützt die Atemzüge des Patienten während seiner Inspiration. Bei der kontrollierten Maskenbeatmung hat der Patient keine Eigenatmung mehr. Man übernimmt damit seine ganze Atemarbeit. Ist der Patient gut mit der Maske zu beatmen, ist eine ausreichende Oxygenierung sichergestellt. Problematisch ist nur, dass bei der Maskenbeatmung kein Aspirationsschutz besteht. Der Patient, der beatmet werden muss, ist im Normalfall bewusstlos und hat somit auch keine ausreichenden Schutzreflexe. Bei einer Maskenbeatmung muss darauf geachtet werden, dass keine hohen Beatmungsdrucke entstehen, da es dadurch zur Blähung des Magens kommt (vgl. Kap. 9).

Durch eine unsachgemäße Maskenbeatmung mit erhöhten Beatmungsdrucken wird dieser Wert schnell überschritten. Durch eine Magenblähung steigt das Regurgitationsrisiko schnell an. Um die Atemwege adäquat zu sichern, ist beim Notfallpatienten i.d.R. eine Intubation erforderlich. Gelingt die Intubation nicht, sind supraglottische Alternativen wie Larynxtubus oder Larynxmaske frühzeitig zum Einsatz zu bringen (vgl. Kap. 9).

Nach der erfolgreichen Intubation, verifiziert durch Sicht auf die Stimmbänder bei der Laryngoskopie und Kapnographie, kann der

Patient über den Beatmungsbeutel beatmet oder an ein Beatmungsgerät angeschlossen werden. Zur Auskultation der korrekten Tubuslage ist die Beatmung mittels Handbeatmungsbeutel effektiver, da die Atemgeräusche meistens besser zu hören sind. Nach der Tubusfixierung und erneuter Auskultation kann dann ein Beatmungsgerät angeschlossen werden.

39.4.3 Maschinelle/automatische Beatmung

Die maschinelle bzw. automatische Beatmung hat den Vorteil, dass der Notarzt oder RettAss die Hände frei hat. Am Beatmungsgerät kann die FiO_2 (meist Air-Mix, oder FiO_2 1,0) das AMV, die AF, der PEEP und die Beatmungsform (kontrolliert, assistiert) eingestellt werden. Zur Einstellung des AZV wird meist eine Menge von 10 ml/kg KG genannt. Dies kann als orientierender Wert hilfreich dienen, eine suffiziente Oxygenierung ohne Hyperventilation des Patienten ist i.d.R. aber bereits mit Atemzugvolumina von 5–8 ml/kg KG möglich. Ein PEEP von 5 cm H_2O beeinflusst die Kreislaufsituation nicht, kann aber die respiratorische Situation verbessern und sollte standardmäßig eingestellt werden. Eine Anpassung des PEEP im Sinne einer Erhöhung ist bei manchen Krankheitsbildern (Beispiel: Lungenödem) sinnvoll.

Hyperventilation vermeiden

Aufmerksam muss beim Auftreten von Hypotonie und Tachykardie sowie erhöhten Beatmungsdrucken die Entstehung eines Spannungspneumothorax unter der Beatmung ausgeschlossen oder andernfalls umgehend behandelt werden. Das Risiko des Auftretens steigt durch die Überdruckbeatmung, eine regelmäßige Überwachung der respiratorischen und kardiozirkulatorischen Parameter beim beatmeten Notfallpatienten ist dementsprechend unabdingbar.

39.4.4 Beatmungsgeräte

Für die Beatmung des Patienten stehen i.d.R. einfache Notfallrespiratoren zur Verfügung (s. Tab. 39.7), die nur wenige Einstellungen erlauben: ein AZV oder AMV, die Beatmungsfrequenz, ein Spitzendruck und ein PEEP. Alarmfunktionen fehlen bei Geräten älterer Bauart völlig, modernere Notfallrespiratoren zeigen zumindest eine Diskonnektion an, z.T. auch eine Unterschreitung eines minimalen AMV und die Überschreitung eines eingestellten Höchstdrucks. Große Bedeutung kommt aus diesem Grund der kontinuierlichen Überwachung des Notfallpatienten nach Anschluss an das Beatmungsgerät zu. Neben kontinuierlicher Pulsoximetrie, EKG-Monitoring und regelmäßiger Blutdruckkontrolle muss die Messung des endtidalen CO_2 Standard sein (Kapnographie, Kapnometrie), um unter Notfallbedingungen jederzeit die korrekte Lage des Endotrachealtubus einerseits und die tatsächlich stattfindende Ventilation des Patienten andererseits überprüfen zu können. Der Einsatz von

Einfache Notfallrespiratoren

Kapnometern dient lediglich einer groben Abschätzung, eine gezielte Anpassung des AZV an das endtidal gemessene CO_2 wie im OP-Bereich üblich macht präklinisch meist keinen Sinn.

Wie für alle medizintechnischen Geräte müssen die Anwender auch für Notfallrespiratoren gemäß Medizinproduktegesetz (MPG) eingewiesen sein und sollten über ausreichende Routine beim Einsatz der Beatmungsgeräte verfügen, um die Patientensicherheit zu gewährleisten.

Tab. 39.7: Vergleich der technischen Daten einiger Respiratoren

Parameter	Oxylog 1000	Oxylog 2000 plus	Oxylog 3000 plus	Medumat Standard a	Medumat Transport
Beatmungsformen	IPPV	VC-CMV, VC-AC, VC-SIMV, SnCPAP	VC-CMV, VC-AC, VC-SIMV, pnCPAP, PC-BIPAP	IPPV, SIMV	SVV, SIMV, IPPV, SPV, PCV, BILVEL, CPAP, ASB
FiO_2	0,6/1,0	0,4/1,0	0,4–1,0	0,6/1,0	0,4–1,0 in 0,1 Schritten
AF	4–54/min	2–50/min	2(5)–60/min	5–40/min	3–60/min
AZV	AMV 3–20 l	100–2000 ml	50–2000 ml	75–4000 ml	50–2000 ml
I:E	1:1,5 fest	1:4–3:1	50:1–1:100	1:1,67 fest 1:1–1:2,33	4:1–1:4
PIP*	25–60 mbar	3–55 mbar	3–55 mbar (über PEEP)	20–60 mbar	10–60 mbar
PEEP	Ventil optional	0–20 mbar	0–20 mbar	Ventil optional	0–30 mbar
Peak Flow		Bis 100 l/min	Bis 100 l/min		Bis 150 ml
Trigger	–	3–15 l/min	1–15 l/min	≥ 6 l/min 1–15 l/min	
Diskonnektion (Alarm)	Ja	Ja	Ja	Ja	Ja
Leckagealarm	Nein	Ja	Ja	Nein	Ja
Akku	**	Etwa 4 h	Etwa 4 h	**	4,5 h
Gewicht	3,15 kg	5,4 kg	5,8 kg	1,1 kg	4,4 kg
Sonstiges	AMV von mind. 3 l***	100 ml VT***	50 ml VT***	Ab 10 kg KG (kontrolliert) Ab 15 kg KG (assistiert)	50 ml VT**

* Inspirationsdruck
** Pneumatischer Antrieb
*** Für Patienten ab …

Die differenzierte Beatmung mit geeigneten Intensivrespiratoren ist i.d.R. nur in ITW oder ITH möglich und bleibt dem intensivmedizinisch Erfahrenen vorbehalten. In der Notfallmedizin spielt sie eine untergeordnete Rolle. Allerdings erlauben die Mittel des regulären RD aus den genannten Gründen keinen qualifizierten Transport beatmeter Intensivpatienten.

Durch die Änderung der DIN-Norm für NEF im November 2009 mit der Forderung nach einem Beatmungsgerät mit verschiedenen Beatmungsmodi (auch die Option der nichtinvasiven Beatmung wird gefordert), ist eine zeitgemäße, adäquate Beatmung der Notfallpatienten möglich. Auch das Monitoring der Beatmung wurde aufgewertet, denn die Kapnometrie wurde durch die Kapnographie ersetzt. Da die Positionen zur Umsetzung der neuen Norm sehr unterschiedlich bewertet werden, bleibt abzuwarten, bis wann der Notfallpatient von dieser zeitgemäßen Norm profitieren kann [Genzwürker und Schnelle 2010].

Literatur

Barton ED et al., Efficacy of intranasal naloxone as a needless alternative for treatment of opioid overdose in the prehospital setting. J Emerg Med (2005), 29, 265–271

Borland M et al., Intranasal Fentanyl or intravenous Morphine for pediatric pain relief. Ann Emerg Med (2007), 49, 335–340

Fachinformation zu Perfalgan (2004) Bristol-Myers Squibb GmbH Pharmazeutisches Unternehmen, Sapporobogen 6–8, 80809 München

Fisgin T et al., Effects of intranasal midazolam and rectal diazepam on acute convulsions in children prospective randomized study. J Child Neurolg (2002), 17, 123–126

Genzwürker H, Schnelle R, Neue DIN-Norm für Notarzteinsatzfahrzeuge: Was hat sich geändert, was muss umgesetzt werden? Rettungsdienst (2010), 430–433

Hofmann-Kiefer K et al., Qualität schmerztherapeutischer Maßnahmen bei der präklinischen Versorgung akut kranker Patienten. Anaesthesist (1998), 47, 93–101

Holsti M et al., Prehospital intranasal midazolam for the treatment of pediatric seizures. Ped Emerg Care (2007), 23, 148–153

Jabre P et al., Etomidat versus Ketamin for rapid sequence intubation in acutely ill patients: a multicentre randomised controlled trial. Lancet (2009), 374, 293–300

Jöhr M (2009) Kinderanästhesie, 7. Aufl. Urban und Fischer, München, Jena

Karow T, Lang R (2010) Allgemeine und Spezielle Pharmakologie und Toxikologie. Selbstverlag

Kontokollias JS et al. (1997) Arzt im Rettungsdienst. Stumpf und Kossendey, Edewecht, Wien

Kretz F-J et al. (2001) Kinder Notfall Intensiv: Lebensrettendes Know-how, 3. Aufl. Urban und Fischer, München, Jena

Kretz F-J, Schäffer J (2006) Anästhesie, Intensivmedizin, Notfallmedizin, Schmerztherapie, 4. Aufl. Springer, Berlin, Heidelberg, New York

Larsen R (2006) Anästhesie, 8. Aufl. Urban und Fischer, München, Jena

Lindena G, Kinderschmerzen-Schmerzenskinder. Manuelle Medizin (2002), 40, 50–52
Maier B, Analgesie und Sedierung. Notfall Rettungsmed (1998), 1, 49–63
Mücke KH, Beushausen T, Verbrühung und Verbrennung im Kindesalter. Notfall Rettungsmed (2001), 4, 184–188
Mutschler E et al. (2009) Arzneimittelwirkungen – Lehrbuch der Pharmakologie und Toxikologie, 9. Aufl. Wissenschaftliche Verlagsgesellschaft mbH, Stuttgart
Oczenski W et al. (2006) Atmen – Atemhilfen. Thieme, Stuttgart, New York
Rupp T, Delaney KA, Inadequate analgesia in emergency medicine. Ann Emerg Med (2004), 43, 494–503
Sefrin P (1999) Notfalltherapie, 6. Aufl. Urban und Schwarzenberg, München, Wien, Baltimore
Stork B, Hofmann-Kiefer K, Analgesie in der Notfallmedizin. Notfall Rettungsmed (2008), 11, 427–438
Striebel HW (2002) Therapie chronischer Schmerzen, 4. Aufl. Schattauer, Stuttgart, New York
Sugammadex Arzneimittelinformation. http://www.bridion.com
Warner KJ et al., Single dose Etomidate for rapid sequence intubation may impact outcome after severe injury. J Trauma (2009), 67, 45–50

40 Traumatologie II

Fallbesprechungen

> **Lernziel:**
> Mit den Kursteilnehmern werden in Gruppen von max. 15 Personen mit Bezug zu den Fortbildungsthemen aus den Blöcken C 1 und C 2 fiktiv vorgegebene Situationen an einem Einsatzort im Hinblick auf eine korrekte Notfalldiagnostik und -therapie inkl. einsatztaktischer Belange und ggf. auch alternative Möglichkeiten im Notarztdienst diskutiert und bewertet.

41 Praktikum Traumatologie

Lernziel:
In Gruppen Kennenlernen und praktische Anwendung der unter 41.1–41.8 genannten Techniken und Hilfsmittel
41.1 Beatmungshilfen alternativ zur endotrachealen Intubation
41.2 Trachealpunktionstechniken, Notkoniotomie-Set
41.3 Thoraxdrainage, -punktion
41.4 Anwendung/Einstellung/Kontrolle automatischer Beatmungsgeräte (bei verschiedenen Verletzungs-/Erkrankungsmustern)
41.5 Hilfsmittel zur Schockbekämpfung
41.6 Ruhigstellungsmittel, Fixierungshilfen bei Verletzungen (Frakturen)
41.7 Lagerungstechniken, Hilfsmittel zur Lagerung und Fixierung
41.8 Transport mit der Trage
Folgende Mindestanforderungen sollen erfüllt sein:
Die für die Anwendung der beschriebenen Behandlungsmaßnahmen erforderlichen und geeigneten Übungsgeräte/Phantome sind in ausreichender Anzahl bereitzustellen.

Block D 1
Sonstige Notfälle II

42 Notfälle aus den Bereichen der HNO-, MKG- und Augenheilkunde – 692
43 Urologische Notfälle – 721
44 Notfälle in Gynäkologie und Geburtshilfe – 741
45 Notfälle in der Pädiatrie (inkl. Erstversorgung des Neugeborenen) – 76
46 Transport und Übergabe des Patienten – 843
47 Sonstige Notfälle – 850
48 Praktikum Pädiatrie – 851

42 Notfälle aus den Bereichen der HNO-, MKG- und Augenheilkunde

> **Lernziel:**
> Erlernen der (Differenzial-)Diagnostik und Therapie bei Erkrankungen/Verletzungen aus dem Bereich der HNO-, MKG- und Augenheilkunde im Notarztdienst mit den dort gegebenen Möglichkeiten sowie eine zielgerichtete Versorgung inkl. Transport in geeignete Weiterbehandlung.

42.1 Notfälle in der HNO-Heilkunde

Joachim Schwalb

Einengungen oder Verlegungen der oberen Atemwege stellen gravierende Probleme dar, die rasch zu einer vitalen Bedrohung des Patienten führen können. Dabei kann es sich um isolierte Veränderungen im Bereich des Mund-Rachen-Raums, des Larynx oder der Trachea handeln oder um Begleiterscheinungen traumatologischer oder – seltener – internistischer Grunderkrankungen.

Da die präklinischen Therapiemaßnahmen meist ähnlich sind, werden zunächst die verschiedenen Erkrankungen besprochen, die zur Alarmierung des Notarztes führen können, und dann allgemeine Empfehlungen für die Erstbehandlung gegeben.

42.1.1 Leitsymptom akute Atemnot/Stridor

Stenosierende Prozesse im Oropharynxbereich
Peritonsillarabszess. Die Peritonsillarabszesse finden sich am häufigsten bei Personen im mittleren Lebensalter, hauptsächlich im 3. Lebensjahrzehnt. Bei Säuglingen und Kindern in den ersten Lebensjahren ist das Krankheitsbild außerordentlich selten anzutreffen. Der prozentuale Anteil von Peritonsillarabszessen bei Kindern bis zum Alter von 10 Jahren liegt nach Literaturangaben bei 1,8%, bei Erwachsenen bis zu 10%.

Chronische Tonsillitis In der überwiegenden Mehrzahl der Fälle entsteht der Peritonsillarabszess auf dem Boden einer chronischen Tonsillitis. Narbenbildungen in den Tonsillen selbst mit Abschnürungen von Krypten und lokale Vernarbungen schaffen Retentionsmöglichkeiten und führen zur Bildung von latenten Entzündungsherden. Dadurch verursachte Entleerungsbehinderungen der tiefsten Krypten werden als wesentliche Ursache für die Abszessbildung angesehen. Als Erreger sind in der Mehrzahl der Fälle β-hämolysierende Streptokokken der Gruppe A, seltener Pneumokokken sowie Staphylokokken anzutreffen.

Ausgehend von den Krypten kommt es zunächst zu einer lokalen peritonsillären Entzündung. Bei unzureichender spontaner Drainage des Krypteninhalts, begünstigt z.B. durch Narbenbildungen nach vorangegangenen Infektionen, entwickelt sich eine zunehmende lokale Einschmelzung des peritonsillären lockeren Bindegewebes mit Ausbildung eines klassischen Abszesses. Klinisch auffällig ist der einseitige Befund mit ausgeprägter geröteter Schwellung im Bereich des Weichgaumens, kloßiger Sprache und eventueller Kieferklemme. Begleitend findet sich häufig ein Uvulaödem, teilweise mit Ausdehnung auf Zungengrund und laterale Pharynxwand, sodass die Patienten Atembeschwerden bekommen. Therapie der Wahl ist die Abszesstonsillektomie oder -spaltung bzw. -inzision unter antibiotischer Abdeckung.

Retropharyngealabszess. Der Retropharyngealabszess kommt in typischer Weise nur bei Kleinkindern vor. Bei Erwachsenen ist diese Erkrankung außerordentlich selten anzutreffen, z.B. als sog. kalter Abszess bei HWS-Tuberkulose (Ausbreitung von dorsal in die retropharyngeal gelegenen Halslymphknoten) oder durch eingespießte Fremdkörper.

Kleinkinder

Bei Kindern tritt der akute Retropharyngealabszess als Folge einer akuten Rhinopharyngitis auf, indem die Erreger Anschluss an das lokale Lymphabflussgebiet finden und in den lokalen Lymphknoten zu einer Gewebe-Einschmelzung führen. Der Lymphabfluss des lymphoepithelialen Gewebes des Nasen-Rachen-Raums bzw. des Pharynx verläuft über die unter der Rachenmuskulatur gelegenen Lymphknoten nach kaudal in den Venenwinkel. Ausgehend von einer akuten Rhinopharyngitis mit bakterieller Superinfektion durch β-hämolysierende Streptokokken, Pneumokokken und Staphylokokken gelangen die Bakterien auf direktem Wege in die erste Lymphknotenstation des Retropharyngealraums und führen hier zu einer lokalen Gewebezerstörung und Abszessbildung.

Bei einer Verletzung der dorsalen Pharynxschleimhaut bzw. sogar der Rachenmuskulatur durch Fremdkörper – i.d.R. handelt es sich hierbei um Fischgräten oder Geflügelknochensplitter – werden Bakterien auf direktem Weg submukös eingebracht und führen zu einer lokalen Lymphadenitis bzw. bei entsprechender Einschmelzung der Lymphknoten zu einer Abszedierung.

Klinisch stehen starke Schmerzen beim Schlucken mit progredienter Dysphagie und kloßiger Sprache sowie eventueller Kieferklemme und Dyspnoe im Vordergrund.

Schluckschmerz Dysphagie

Therapeutisch wird eine operative Abszesseröffnung und -drainage unter antibiotischer Therapie durchgeführt. Bei ausgeprägter Dyspnoe sollte zusätzlich Cortison verabreicht werden, einige Patienten müssen prolongiert intubiert bleiben.

Zungengrundabszess. Der Zungengrundabszess entsteht ausschließlich aus einer Zungengrundangina, vergleichbar dem Peritonsillarabszess. Abszesse des Zungenkörpers oder des Mundbodens sind vom Zungengrundabszess abzugrenzen, weil Ursache und Pathophysiologie nicht mit diesem vergleichbar sind.

Ursache der bakteriellen Zungengrundangina sind i.d.R. Streptokokken, Staphylokokken sowie Pneumokokken. Die bakterielle Entzündung greift auf das peritonsilläre Gewebe oder die Zungengrundmuskulatur über und führt hier zu einer Gewebe-Einschmelzung der Zungengrundmuskulatur mit klassischer Abszessbildung.

Eine lokale Begrenzung bzw. eine relative Barriere gegen die bakterielle Infiltration der Zungengrundmuskulatur besteht aufgrund der besonderen anatomischen Situation durch Fehlen einer bindegewebigen Kapsel nicht. Die lokale Abszedierung greift deshalb unmittelbar auf die Zungengrundmuskulatur über.

Aspirationsgefahr

Rachenfremdkörper. Rachen- bzw. Nasen-Rachen- und Nasenfremdkörper treten häufig auf, wobei überwiegend Kinder betroffen sind, die sich unterschiedlichste Gegenstände über die Nase oder den Mund einführen.

Fremdkörper, die via Nase dem Körper zugeführt werden, bleiben sehr häufig in der Nasenhaupthöhle bzw. im Nasen-Rachen-Raum stecken und führen hier aufgrund ihres Reizes auf die umgebende Schleimhaut zu einer serös-eitrigen Infektion. Die besondere Gefahr besteht in der Aspiration des Fremdkörpers, weshalb beim V.a. eine Fremdkörperingestion immer eine Abklärung indiziert ist.

Stenosierende Prozesse im Larynxbereich

Larynxödem. Das Larynxödem weist eine zunehmende Inzidenz auf, weil die Belastung der Schleimhäute des oberen Respirationstrakts durch wachsende Umweltbelastungen steigt. Das Larynxödem findet sich, im Gegensatz zur Epiglottitis, nahezu ausschließlich bei Erwachsenen. Es beinhaltet eine ödematöse Schwellung der Schleimhäute des Kehlkopfs, wobei die Kehlkopfschleimhaut diffus oder nur isolierte Regionen, wie z.B. die Stimmbänder, betroffen sein können.

Infektion, Allergie, Stich

Ursache ist i.d.R. ein Virusinfekt oder eine Infektion mit gramnegativen Keimen, wie bspw. Haemophilus influenzae, oder eine Zungengrundangina bzw. ein Zungengrundabszess. Als weitere Ursachen sind allergische Reaktionen, infizierte Tumoren, Bestrahlungsfolgen, kardiale Stauungen bei Herzinsuffizienz und Mediastinaltumoren, Insektenstiche, das hereditäre angioneurotische Ödem sowie der C_1-Esterase-Inhibitormangel bekannt geworden.

Die Schleimhaut des Kehlkopfs, insbesondere der Stimmbänder, wird durch ein außerordentlich lockeres Bindegewebe von dem eigentlichen knorpeligen Kehlkopfskelett und der Stimmbandmuskulatur abgegrenzt. Dieser sog. Reinke-Raum bildet die pathophysiologische

Grundlage für die Entwicklung eines Ödems. Mikroskopisch ist bei der Ausbildung des Ödems eine Anfüllung der lockeren Bindegewebsmaschen durch eine eiweiß- und leukozytenarme Flüssigkeit zu erkennen; bei allergisch bedingten Ödemen besteht eine zusätzliche Infiltration mit eosinophilen Zellen.

Epiglottitis. Die Epiglottitis kommt in ihrer typischen Form in der überwiegenden Zahl der Fälle bei Kleinkindern vor und beruht meist auf einer Infektion mit Haemophilus influenzae. Wesentlich seltener ist eine Verletzung, wie sie im Rahmen eines Insektenstichs, z.B. nach Verschlucken einer Biene oder Wespe mit Fruchtsaft, vorkommen kann; u.U. tritt hier zusätzlich noch eine allergische oder pseudoallergische Reaktion auf.

Kleinkindnotfall

Bei der innerklinischen Inspektion ist lediglich eine gerötete und kolbig aufgetriebene Epiglottis zu sehen. Eine Beteiligung der inneren Strukturen des Kehlkopfs bzw. des Hypopharynx ist nicht gegeben.

Ein Insektenstich in den Kehlkopfeingang, insbesondere in die Epiglottis, führt zu einer direkten Penetration mit einer sich außerordentlich schnell entwickelnden bakteriellen Entzündung des submukösen Raums, Ausbildung eines massiven Ödems und ggf. abszedierender Einschmelzung.

Meist geht der Epiglottitis eine zunächst virale bzw. später bakterielle Superinfektion des Nasen-Rachen-Raums voraus. Es handelt sich nicht um eine hämatogen oder lymphogen fortgeleitete Entzündung, sondern um eine direkte Penetration der entzündlich vorgeschädigten Schleimhaut durch die genannten Bakterien.

Recurrensparese. Es handelt sich um eine einseitige, selten auch um eine zweiseitige Lähmung des N. laryngeus inferior mit der Folge eines Stimmbandstillstands in sog. Paramedianstellung.

Gefahr: beidseitige Recurrensparese

Die idiopathische Recurrenslähmung ist ein außerordentlich seltenes Krankheitsbild. Wesentlich häufiger ist sie Folge einer Schilddrüsenoperation und damit abhängig von der Frequenz der Schilddrüsenoperationen. Als Folge einer normalen Strumaoperation wird die Recurrensparese mit einer Häufigkeit von bis zu 1% angegeben, während bei Rezidivstrumaoperationen nach Literaturangaben bei bis zu 20% der Fälle mit einer solchen Lähmung zu rechnen ist.

Eine Vielzahl anderer Ursachen, wie bspw. Schädelbasisfrakturen, stumpfes Halstrauma sowie auch eine Klavikulafraktur, können rein mechanisch den N. vagus bzw. den N. laryngeus inferior schädigen. Als Ursachen sind auch andere Faktoren, wie z.B. eine Neuronitis im Rahmen viraler Infektionen (Influenza, Mumps, Herpes zoster) sowie neurotoxische Medikamente (Vinblastin, Vincristin, Chinin), eine Polyneuropathie bei Diabetes mellitus sowie auch eine Vagusparese im Rahmen des Wallenberg-Syndroms, bekannt geworden. Atemrelevant ist meist nur die beidseitige Recurrensparese.

Larynxtumor. Zu den Larynxtumoren gehören die Karzinome der Supraglottis, Glottis sowie Subglottis, d.h. Karzinome der Epiglottis, der Taschenfalten, der sog. Morgagni-Ventrikel, die Stimmbandkarzinome sowie die subglottische Lokalisation bis in Höhe des Ringknorpels. Ausgenommen hiervon sind die Karzinome des Hypopharynx, in den der Kehlkopf eingebettet ist.

Als Ursachen werden heute im Wesentlichen die Tabakrauchinhalation sowie der Alkoholkonsum angesehen. Eine Vielzahl synergistischer Effekte (Synkarzinogenese), wie z.B. ein Vitamin-A- oder ein Zinkmangel durch alkoholinduzierte Mangelernährung und eine Vielzahl weiterer toxischer Umwelteffekte, werden diskutiert. Weitere Ursachen stellen die chronische Laryngitis mit Epitheldysplasie, Papillome sowie auch die Exposition gegenüber Asbeststaub und Teerarbeiten dar.

> **Auf Stimmbandebene 65% aller Kehlkopftumoren**

Das Bronchialsekret wird über sog. Sekretstraßen durch den Kehlkopf in Richtung Ösophaguseingang transportiert und gelangt via Ösophagus in den Magen-Darm-Trakt. Demzufolge ist die Belastung der Stimmbandebene durch karzinogene Substanzen am höchsten. In Höhe der Stimmbandebene bzw. der Glottis finden sich 65% der Kehlkopfkarzinome.

Stimmbandkarzinome führen sehr früh zu einer Bewegungseinschränkung der freien Stimmbandränder und damit zu einer Heiserkeit als Frühsymptom. In den übrigen Abschnitten des Kehlkopfs infiltrieren insbesondere die Plattenepithelkarzinome außerordentlich früh das Kehlkopfskelett und führen dann bei weiterem Vorwachsen in das Lumen des Kehlkopfs zu einer allmählich zunehmenden Luftnot, wobei sich die Dekompensation dann plötzlich entwickelt.

Hypopharynxfremdkörper/Larynxfremdkörper. Fremdkörper in den tieferen Luftwegen kommen ganz überwiegend bei kleineren Kindern vor. Die Gegenstände werden häufig beim Spielen bzw. Lachen oder auch in einer Schreckreaktion aspiriert. Bei den Fremdkörpern handelt es sich überwiegend um Erdnusskerne, Apfelstückchen, evtl. auch kleine Spielzeugteile aus Holz oder Kunststoff. Bei Erwachsenen sind es u.U. Teile einer Zahnprothese, Nadeln und ähnliche Gegenstände, die sich im Mund befanden.

> **Rachenfremdkörper**
> **– Aspirationsgefahr**
> **– HNO-Vorstellung immer**

Größere Fremdkörper verbleiben im Hypopharynx- bzw. im Larynxeingang. Wenn ein Fremdkörper, ein größeres Apfelstückchen etwa, im Kehlkopfeingang stecken bleibt, kann der Luftweg u.U. völlig blockiert werden und ein sog. Bolustod eintreten. Dies ist jedoch außerordentlich selten, denn ein solcher Fremdkörper wird i.d.R. reflektorisch wieder abgehustet oder er gelangt über den Schluckakt in die Speisewege. Eine Ausnahme bilden Fremdkörper wie kleine Fischgräten oder andere Knochensplitter, die während des Schluckakts im Hypopharynx oder selten auch einmal bei einem Verschlucken im Larynxlumen stecken bleiben können und hier lokal eine Entzündung verursachen. Auch hier muss wie im Fall der Rachenfremdkörper eine Abklärung erfolgen, um entzündlichen Prozessen vorzubeugen.

Stenosierende Prozesse im Trachealbereich

Trachealstenose. Die Trachealstenose ist ein sehr seltenes Krankheitsbild und tritt fast ausschließlich als Komplikation anderer, ebenfalls sehr seltener Erkrankungen auf. Unterschieden wird zwischen Stenosierung durch Kompression von außen und Stenosierung durch entzündliche oder narbige Einengung von innen.

Narbenzug mit Lumeneinengung

Die Ursachen können äußerst vielfältig sein, z.B. eine Kompression von außen durch Struma (s. Abb. 42.1), Tumor der Speiseröhre oder des Mediastinums. Stenosierungen von innen werden meist nach entzündlichen Reaktionen, verursacht durch eine Langzeitintubation mit unkontrolliertem Tubusmanschettendruck, unsachgemäße Endoskopie oder auch Autoimmunerkrankungen, wie z.B. Wegener-Granulomatose, gesehen.

In der Regel entwickelt sich durch eine mechanische Reizung eine lokale Mukositis der Trachealschleimhaut, die sich bei länger einwirkendem Reiz bis zu einer Perichondritis weiterentwickelt. Über eine Chondritis der Knorpelspangen entstehen ausgedehnte zirkuläre Narben bzw. entsteht eine Chondromalazie.

Äußere Verletzungen, z.B. im Rahmen einer Stichverletzung oder nach einer Tracheotomie im Rahmen der Langzeitbeatmung, führen direkt zu narbigen Lumeneinengungen.

Tracheobronchialfremdkörper. Die meisten Fremdkörper, die – überwiegend im Kindesalter – aspiriert werden, gelangen aufgrund ihres geringen Durchmessers sofort in die Trachea. Wenn ein Fremdkörper klein genug ist und nicht ausgehustet werden kann, gelangt er in einen Hauptbronchus. Hier bleiben die meisten Fremdkörper auf der Schleim-

Fremdkörper:
- **Atelektase**
- **Überblähung**

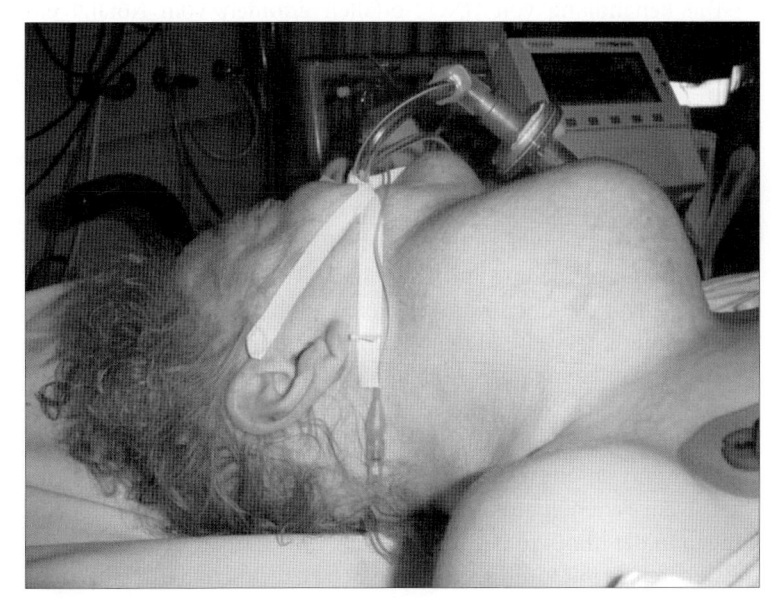

Abb. 42.1: Struma

haut liegen. Entspricht der Fremdkörper dem Durchmesser, kommt es zu einem Totalverschluss des Bronchus mit Absorption der in den tieferen Luftwegen verbliebenen Luft über die Bronchialschleimhaut und Ausbildung einer ausgeprägten Atelektase mit Mediastinalverlagerung zu der betroffenen Seite. Ist der Durchmesser des Fremdkörpers nur geringfügig kleiner als der Bronchus, kann sich ein Ventilmechanismus mit Überblähen der betroffenen Seite ausbilden. Luft gelangt lediglich noch während der Inspirationsphase und damit relativen Dehnung der Bronchien an dem Fremdkörper vorbei, während in der Exspirationsphase mit Reduktion des Bronchialdurchmessers der Fremdkörper den Bronchus vollständig verschließt und die Luft nicht mehr entweichen kann. Es resultiert eine Mediastinalverlagerung zur Gegenseite.

Beim V.a. Aspiration eines Fremdkörpers muss eine Abklärung erfolgen. Die Symptome können unmittelbar auftreten, teilweise liegt das Ereignis beim Auftreten der Atemnot aber auch Tage bis Wochen zurück.

Präklinische Therapie stenosierender Prozesse
Die beschriebenen Krankheitsbilder stenosierender Prozesse in der Region von Larynx, Oropharynx und Trachea sind von dem gemeinsamen Leitsymptom des inspiratorischen Stridors mit konsekutiver Atemnot gekennzeichnet. Sie können somit rasch in dramatische, vital bedrohliche Notfallsituationen übergehen, an deren Ende der Erstickungstod steht.

Der Notarzt hat situativ das klinische Ausmaß der vitalen Bedrohung einzuschätzen, nach dem sich die Invasivität seines weiteren therapeutischen Vorgehens richtet, die den Prinzipien der Sicherung der Atemwege und Stabilisierung des Kreislaufs folgt.

Die Behandlung von HNO-Notfällen erfordert vom Notarzt ein besonders umsichtiges Verhalten. Dies schließt auch eine selbstkritische Einschätzung im Umgang mit zu erwartenden Intubationsschwierigkeiten ein.

Patienten mit Atemnot bei V.a. einen stenosierenden Prozess im Bereich der oberen Atemwege sollten beruhigt werden, aber eine Sedierung sollte unterbleiben. Meist nehmen die Patienten selbst eine sitzende Haltung ein. Die Sauerstoffgabe ist i.d.R. obligat, ebenso die Überwachung von Oxygenierung und Kreislauf. Über einen sicheren periphervenösen Zugang können Kortikosteroide appliziert werden, um durch eine zumindest teilweise Abschwellung die Symptomatik abzumildern.

Vor der Einleitung invasiver Maßnahmen sollte sorgsam abgewogen werden, ob unter den jeweils gegebenen Umständen eine sichere Patientenversorgung im präklinischen Bereich gewährleistet ist oder ob ein Transport des noch stabilen Patienten unter Sauerstofftherapie und intensivem Patientenmonitoring zur Therapie unter optimalen Bedingungen in der Klinik zu bevorzugen ist.

Generell ist mit Intubationsproblemen zu rechnen, wenn Einengungen der Atemwege vorliegen, sodass hier eine adäquate Erfahrung Voraussetzung zur sicheren Atemwegssicherung ist. Zusätzlich sind unnötige Manipulationen zu vermeiden, um ein weiteres Anschwellen, z.B. bei einer Epiglottitis, zu verhindern.

42.1.2 Leitsymptom akute Blutung

Blutungen aus der Nase
Nasenbluten gehört zu den häufigsten Notfallsituationen in der HNO-Heilkunde. Es ist i.d.R. harmlos, kann aber auch lebensbedrohliche Formen annehmen. Blutungen aus der Nase sind eindeutig und können sich entweder nach vorn aus der Nasenöffnung bzw. nach hinten über die Choanae in den Nasen-Rachen-Raum bzw. die Rachen- und Mundhöhle entleeren. Als Ursachen, auch etwa in der Reihenfolge ihrer Häufigkeit, kommen in Betracht:
- Hypertonie und Arteriosklerose bei chronischer Rhinitis
- Verletzungen mit dem bohrenden Finger
- Sog. juveniles Nasenbluten ohne eigentlich erkennbare Ursache
- Frakturen des knöchernen und knorpeligen Nasengerüsts, u.U. mit Beteiligung der Nasennebenhöhlen und der vorderen Schädelbasis
- Infektionskrankheiten wie Grippe, Masern und Rhinitis
- Hämorrhagische Diathesen, wie bspw. Thrombopathien, Leukosen, aber auch der Prothrombinmangel bei Marcumarüberdosierung, der M. Rendu-Osler
- Tumoren der Nase, der Nasennebenhöhlen sowie auch des Nasen-Rachen-Raums

Blutungsquelle meist im vorderen Septumabschnitt

Die Blutungsquelle liegt praktisch immer im vorderen Septumabschnitt. Im hinteren oder mittleren Abschnitt der Nasenscheidewand liegen die Blutungsquellen bei Arteriosklerose, Hypertonie, Frakturen und den hier ansetzenden Tumoren. Die Blutungen sind flächenhaft bei hämorrhagischen Diathesen und der Marcumarüberdosierung.

Eine physiologische Blutgerinnung sowie keine Gefäßschäden vorausgesetzt, sind die Blutungen i.d.R. harmlos und kommen spontan zum Stehen oder lassen sich durch einfachste Maßnahmen schnell beherrschen. Bei Arteriosklerose, Hypertonie, Frakturen der Nasennebenhöhlen bzw. der Schädelbasis sowie auch hämorrhagischen Diathesen einschließlich M. Rendu-Osler sind die Blutungen häufig sehr bedrohlich und die Therapie der entsprechenden Ursache unumgänglich.

Blutungen aus Mundhöhle, Rachen und Kehlkopfbereich
Mit Ausnahme der Nachblutung nach Operationen wie Tonsillektomie oder Zahnextraktion stellen Blutungen aus Mundhöhle, Rachen und Kehlkopfbereich eine außerordentliche Seltenheit dar.

Schwere Blutungen bei Arrosionen der A. lingualis oder A. carotis externa

Unterschieden wird zwischen leichten Blutungen, die keiner weiteren Maßnahme bedürfen, und spontanen Blutungen, die bei Arrosion großer Gefäße lebensbedrohliche Formen annehmen können. Sehr häufig treten leichte Zahnfleischblutungen bei einer Gingivitis bzw. auch nach Zahnextraktion auf. Spontane Blutungen aus einer Gaumenmandel bei einer akuten Tonsillitis sind bereits ausgesprochen selten. Ebenso selten treten apoplektiforme Gaumensegelblutungen auf. Darüber hinaus können Blutungen unterschiedlichsten Schweregrades nach einzelnen Operationen, wie z.B. nach Tonsillektomie oder Operationen an Uvula und Gaumensegel bei Schnarchern und obstruktivem Schlafapnoe-Syndrom, auftreten. Schwerste Blutungen entstehen i.d.R. durch die Arrosion großer Gefäße bei fortgeschrittenen, zerfallenden Tumoren der Zunge, der Tonsillen und des Zungengrunds. Es handelt sich häufig um Arrosionen der A. lingualis oder der A. carotis externa, die dann rasch zu hämodynamisch wirksamen Blutungen mit Atemnot führen können.

Blutungen aus dem äußeren Gehörgang

Spontane Blutungen oder nach einem Trauma

Gehörgangsblutungen können spontan oder nach einem Trauma auftreten. Zu den traumatisch bedingten Blutungen zählen die Pfählungsverletzungen durch Fremdkörpereinwirkung, nach Fraktur der Gehörgangsvorderwand durch Sturz auf das Kinn sowie nach stumpfem Schädeltrauma als Zeichen einer Pyramidenlängsfraktur. Spontane Blutungen aus einem Gehörgang treten überwiegend bei der sog. Grippeotitis auf, einer hämorrhagischen Entzündung des Mittelohrs.

Die traumatischen, direkten Pfählungsverletzungen des Gehörgangs werden i.d.R. durch Fremdkörper wie Büroklammern und Nadeln, d.h. durch technische Hilfsmittel, wie sie teilweise zum Reinigen eines Gehörgangs verwendet werden, verursacht.

Bei einem Sturz auf das Kinn wird die Aufprallenergie über beide Kiefergelenke auf den Boden der Gehörgänge fortgeleitet und kann hier, je nach Intensität, zu einer Fraktur des Gehörgangs mit Einreißen der Gehörgangshaut und auch Verletzung des Mittelohrs führen. Nach einem stumpfen Schädeltrauma mit Ausprägung einer Pyramidenlängsfraktur, d.h. Spalten der Felsbeinpyramide in Längsrichtung mit Zerreißen der Gehörknöchelchenkette und Einreißen des Trommelfells, kann es zu einem Blutaustritt aus dem Gehörgang kommen.

Bei der spontan auftretenden Grippeotitis handelt es sich um eine hämorrhagische Entzündung des Mittelohrs mit Bildung von Blutblasen auf dem Trommelfell und der angrenzenden Gehörgangshaut. Diese Blutblasen können spontan platzen, und es entleert sich eine blutige Flüssigkeit aus dem Ohr. In der Anamnese sind i.d.R. ein grippaler Infekt sowie auch entsprechende Krankheitssymptome mit Fieber, Schmerzen in dem betroffenen Ohr usw. zu eruieren.

Arrosionsblutung aus Halsgefäßen bei Tumoren

Sehr problematisch sind starke Blutungen bei Patienten mit fortgeschrittenen Kopf-Hals-Malignomen. Häufig sind Halsgefäße durch den Tumor infiltriert oder durch Speichel angedaut. Lebensrettend sind nur eine Intubation und eine vollständige Tamponade des Rachens und des Hypopharynx, wenn eine Umstechung nicht gelingt. Ebenso kann u.U. das manuelle Abdrücken von Gefäßen bis zur weiteren Versorgung notwendig sein. Der Umfang der Maßnahmen sollte bei diesen Extremfällen aber auch vom Willen des Patienten bzw. seiner Angehörigen und – wenn bekannt – von der Prognose abhängig gemacht werden.

Umstechung der Intubation und Tamponade

Präklinische Therapie von Blutungen

Blutungen traumatischer Genese im HNO-Bereich treten häufig als Begleitverletzungen beim Polytrauma auf, sodass in aller Regel eine Volumentherapie zur Stabilisierung des Kreislaufs initiiert wird.

Wichtig ist es, eine Blutungsquelle nicht zu übersehen und diese ggf. mithilfe lokaler Blutstillungsmaßnahmen zu behandeln. In vielen Fällen reicht allerdings das Verbinden der Wunde mit sterilen Kompressen. Invasive Manipulationen sollten wegen der Gefahr der bakteriellen Kontamination besonders bei V.a. Begleitverletzungen des knöchernen Schädels in der präklinischen Versorgung vermieden werden.

Bei Blutungen aus dem Nasen-Rachen-Raum, der Mundhöhle oder im Larynxbereich gelten die gleichen Empfehlungen wie bei der präklinischen Therapie stenosierender Prozesse: Die Oxygenierung des Patienten sollte mit allen verfügbaren Mitteln angestrebt werden – die Intubation kann hier extrem problematisch sein und sollte sorgfältig gegenüber weniger invasivem Vorgehen und einem raschen Kliniktransport abgewogen werden.

42.1.3 Trauma

Ober-/Unterkiefer und Mittelgesicht

Frakturen des Mittelgesichts können je nach Ort, Richtung und Aufprallfläche von Gewalteinwirkungen sehr verschiedene Frakturlinienverläufe aufweisen (s. Abb. 42.2). Bei kleinflächiger Gewalteinwirkung kommt es eher zu umschriebenen Frakturen, ansonsten zu Absprengfrakturen, die die tragenden Verbindungen zwischen Mittelgesicht und Schädelbasis betreffen. Diese sind der Stirn-Nasen-Pfeiler, der Jochbeinpfeiler und der Pterygoidpfeiler.

Blow-out-Fraktur Le Fort I–III

Die Mittelgesichtsfrakturen werden unterteilt in zentrale, laterale und zentrolaterale Frakturen. Zu den zentralen Mittelgesichtsfrakturen zählen die Nasenpyramidenfraktur, die Alveolarfortsatzfraktur, die isolierte Absprengung des Alveolarkamms (LeFort I) und die pyramidale Absprengung der Maxilla (LeFort II). Als laterale Mittelgesichtsfrakturen werden die Jochbeinkomplexfraktur, die Jochbogenfraktur, die Orbitarandfraktur

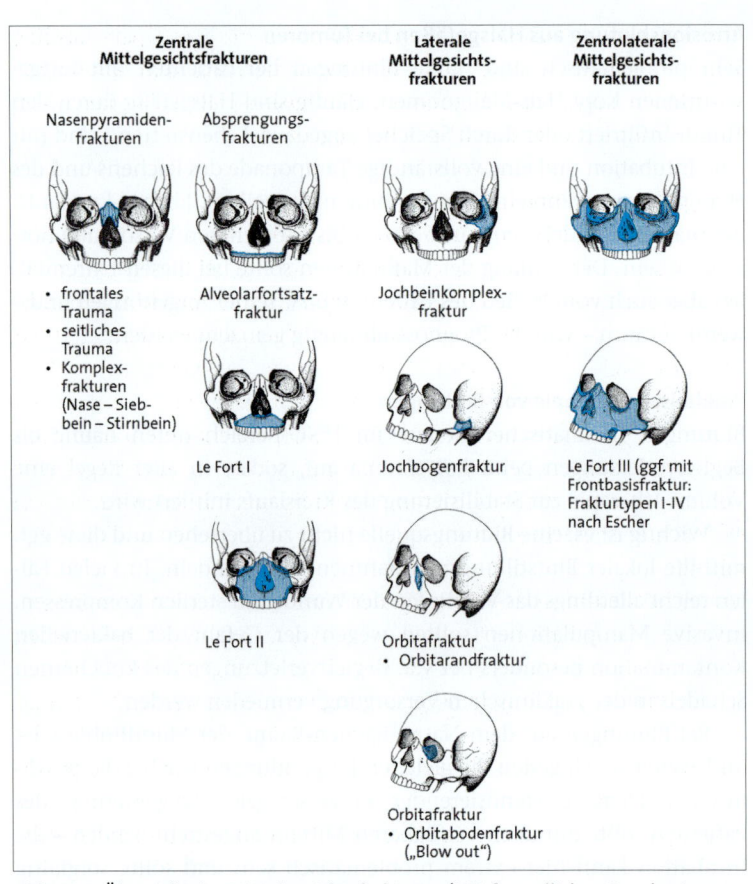

Abb. 42.2: Übersicht der Mittelgesichtsfrakturen (Mit freundlicher Genehmigung aus: Berghaus, Rettinger, Böhme: Hals-Nasen-Ohrenheilkunde. Duale Reihe, Hippokrates Verlag 1996)

sowie die Orbitabodenfraktur (Blow-out-Fraktur) bezeichnet. Bei einer zentrolateralen Mittelgesichtsfraktur liegt ein kompletter Abriss des Gesichtsschädels von der Schädelbasis vor (LeFort III). Diese kann mit einer Fraktur der Frontobasis (Einteilung nach Escher) kombiniert sein.

Dish face, Rhinoliquorrhö

Je nach Art und Richtung der Gewalteinwirkung findet sich typischerweise ein Monokel- bzw. Brillenhämatom. Ein Tellergesicht (dish face) entsteht bei Kombinationsfrakturen, bei denen das Mittelgesicht von der Schädelbasis abgesprengt und imprimiert wird. Die Rhinoliquorrhö weist auf eine rhinobasale Fraktur mit Duraverletzung hin. Des Weiteren kann es zu Visusverlust, Doppelbildern und Riechverlust kommen. Bei der Palpation fallen Stufenbildungen und ggf. eine pathologische Fragmentbeweglichkeit bei Verschiebung des Oberkiefers auf. Aufgrund der meist starken Blutungen aus Weichteilverletzungen gestaltet sich eine suffiziente Beurteilung im Akutstadium der Verletzung als sehr schwierig.

Als primäres Ziel ist die Sicherung der Vitalfunktionen zu sehen. Nach der Wundversorgung mit sterilen Kompressen und dem Transport in die Klinik liefert die CT wichtige Informationen zu Lokalisation und

Ausmaß der Verletzung. Die Indikation zur sofortigen Operation liegt bei einer lebensbedrohlichen Hirndrucksteigerung und konservativ unstillbarer Blutung aus Nase oder Nasennebenhöhlen sowie bei unstillbarer Blutung bei offener Schädelverletzung vor.

Ohr/äußerer Gehörgang

Othämatom und Otserom. Durch ein stumpfes Trauma, wie es häufig bei Kontakt- und Kampfsportarten auftritt, wird ein Ablösen des mit der Haut verwachsenen Perichondriums vom Knorpel bewirkt. Bleibt die Verletzung geschlossen, kann sich zwischen diesen Schichten ein Hämatom oder Serom bilden. Das Trauma ist schmerzhaft, anschließend bestehen aber typischerweise kaum Schmerzen. Durch die schlechte Resorption kann es zu bleibenden Formveränderungen und zur Ausbildung eines irreversiblen „Blumenkohlohres" kommen. Durch den HNO-Arzt wird das Hämatom/Serom operativ ausgeräumt und das Perichondrium refixiert.

Ohr-Knorpel-Verletzung

Scharfe Ohrmuschelverletzung und Ohrmuschelabriss. Bei der Ohrmuschelverletzung liegt der Knorpel über einer mehr oder weniger breiten Fläche frei. Ein Ohrmuschelabriss kann partiell oder komplett sein.

Alle Haut- und Knorpelbrücken müssen unter allen Umständen erhalten bleiben, die Wunde ist steril abzudecken. Das abgetrennte Ohrteil ist idealerweise in feuchter Gaze zu verpacken und in wasserdichter Verpackung in Eiswasser dem Patienten mitzugeben. Die operative Versorgung in der Klinik darf eine Zeitgrenze von 6 h nicht überschreiten.

Zeitfenster 6 h maximal

Gehörgangsverletzungen. Isolierte Verletzungen des Gehörgangs sind hauptsächlich durch Fremdkörper oder unsachgemäße Manipulation bedingt. Meist weist die Anamnese auf ein vorausgegangenes Trauma hin. Begleitverletzungen des Trommelfells, des Mittelohrs, des Kiefergelenks und der Schädelbasis müssen ausgeschlossen werden.

Am Unfallort ist der Gehörgang steril abzudecken. In der Klinik werden Epithelablösungen, wenn möglich, adaptiert. Eine Blutung kann innerklinisch durch eine Gehörgangstamponade mit Gelatine- oder Kunststoffschwämmchen gestillt werden. Isolierte Gehörgangsverletzungen sind meist banal und zeigen eine gute Heilungstendenz.

Hals/Kehlkopf/Trachea

Kehlkopftraumen. Häufig führen Kehlkopftraumen zu endolaryngealen Hämatomen und Schleimhautschwellungen. Frakturen sind an der Crepitatio sowie häufig auch an einem sich rasch ausbreitendem Halsemphysem zu erkennen. Die sofortige Einweisung in die Klinik ist in Intubationsbereitschaft erforderlich. Beim offenen Kehlkopftrauma ist meist schon allein wegen der erheblichen Blutung eine Intubation erforderlich. Eine Tracheotomie mit nachfolgender Endoskopie und operativer Revision des Kehlkopfs ist dann der HNO-Klinik vorbehalten.

Intubation bei laryngealer Blutung

Trachealabriss. Es liegen von Trachealabriss und -einriss wegen ihrer Seltenheit lediglich Einzelfallbeschreibungen vor. Die Inzidenz ist durch die zunehmende Verkehrssicherheit seit Einführung der Gurtpflicht und des Airbags und auch aufgrund verschiedener berufsgenossenschaftlicher Maßnahmen am Arbeitsplatz weiterhin rückläufig.

> Trachea-Abriss:
> Dehiszenzort
> Kehlkopf Trachea

Im Rahmen eines stumpfen Halstraumas kann die Trachea quer abreißen oder bei einer scharfen Verletzung, z.B. mit einem Messer, durchschnitten werden. Weitere außerordentlich seltene Ursachen sind z.B. eine ausgeprägte Quetschung des Thorax mit Abscheren der Trachea in Höhe des Brustbeins.

Im Rahmen eines stumpfen Halstraumas reißt die Trachea i.d.R. dicht unterhalb des Kehlkopfs zwischen Ringknorpel und dem ersten Trachealring ein, oder es kommt zu einer vollständigen Durchtrennung. Die membranöse dorsale Wand der Trachea bleibt hierbei i.d.R. erhalten. Reißt auch diese membranöse Wand (Paries membranaceus), wird die Luftröhre in die Thoraxapertur hineingezogen.

Ausgeprägte Thoraxquetschungen mit Dorsalverlagerung des Brustbeins führen zu einem stumpfen Durchtrennen der Trachealringe oder der gesamten Trachea einschließlich der membranösen dorsalen Wand. Bei vollständiger Durchtrennung zieht sich auch in diesen Fällen die Trachea in den Thorax zurück, sodass eine Dehiszenz von mehreren Zentimetern auftritt.

42.1.4 Verätzungen

Rachen

> Akzidentielle suizidale Verätzung
> – Rachen häufig betroffen
> – Kurze Kontaktzeit

Verätzungen werden durch Laugen und Säuren verursacht, die unterschiedlichste pH-Werte bzw. pk-Werte aufweisen können.

Am häufigsten betroffen sind Kinder, die unbeobachtet Flüssigkeiten trinken, die sie in der häuslichen Umgebung vorfinden. Es handelt sich sehr häufig um Reinigungsmittel einschließlich flüssiger Geschirrspülmaschinenmittel, aber auch um Lösungsmittel unterschiedlichster Zusammensetzung.

Bei Erwachsenen steht meistens eine suizidale Absicht im Vordergrund. In der Regel handelt es sich bei dieser Art des Suizidversuchs um Affekthandlungen. Hierbei werden die Flüssigkeiten aufgenommen, die z.B. am Arbeitsplatz oder in der häuslichen Umgebung gerade erreichbar sind.

Je nach Kontaktzeit – die meisten Substanzen werden sofort wieder abgehustet oder ausgespuckt – entsteht eine kurzfristige Rötung der Schleimhaut, evtl. gefolgt von einer Blasenbildung, wie sie z.B. auch bei thermischen Verletzungen bekannt ist. In Abhängigkeit von der Schwere der Verätzung bilden sich auf der Schleimhaut weißliche, fest haftende Fibrinbeläge, die sich erst nach etlichen Tagen lösen.

Verätzungen des Rachens sind relativ ungefährlich, weil die aufgenommenen Substanzen i.d.R. sofort wieder aus der Mundhöhle entfernt oder auch aus dem Kehlkopf abgehustet werden. Die Kontaktzeit ist meist außerordentlich kurz.

Kehlkopf

Verätzungen des Kehlkopfs kommen praktisch fast nicht vor. Entweder werden die entsprechenden Substanzen in die Mundhöhle aufgenommen und sofort wieder aus der Mundhöhle entfernt oder sie werden hinuntergeschluckt und gelangen in den Ösophagus. In beiden Fällen stehen die Verätzungen der Mundhöhle bzw. des Rachens und der Speiseröhre im Vordergrund. Der Kehlkopf kann lediglich mit beeinträchtigt werden, wenn ausgeprägte Verätzungen im Bereich des Ösophaguseingangs vorliegen. Nennenswerte Verätzungen des Kehlkopfs durch Berufsunfälle mit Freisetzen von ätzenden Stäuben oder Gaszusammensetzungen sind extrem selten.

Kehlkopf-verätzung selten

Ösophagus

Die Verätzungen des Ösophagus stehen bei den Verletzungen durch Säuren und Laugen eindeutig im Vordergrund. Unterschieden wird zwischen Koagulationsnekrosen durch Säuren und Kolliquationsnekrosen durch Laugen.

Verletzungen durch Säuren haben den relativen Vorteil, dass durch die Säuren Proteine in der Schleimhaut, in der submukösen Bindegewebsschicht und auch der darunter liegenden Muskulatur denaturiert und somit die Säuren neutralisiert werden. Die Tiefeneinwirkung ist damit relativ gering.

Laugen bewirken dagegen eine Kolliquationsnekrose, d.h., die lokal betroffene Schleimhaut sowie auch das darunter befindliche Bindegewebe und die Muskulatur können vollkommen zerstört, förmlich aufgelöst werden.

Unter den Ätzmitteln finden sich am häufigsten die in Bäckereien bzw. bei der Herstellung von Seifen und Waschmitteln verwendeten Laugen sowie Salmiakgeist, Essigsäure und auch Salzsäure.

Stenosierung als Folge der Verätzung

In der Folge entwickeln sich häufig Stenosen, die die Nahrungsmittelpassage behindern und u.U. eine lebenslange Bougierungsbehandlung erforderlich machen. Laugen führen in Abhängigkeit von der Menge, der Konzentration sowie der Einwirkungsdauer zu tiefgreifenden Zerstörungen der Speiseröhre, die im Extremfall vollkommen aufgelöst werden kann.

Präklinische Therapie von Verätzungen

Verätzungen der Mundhöhle durch Säuren, Laugen und Inhalation toxischer Substanzen sind initial durch schmerzhafte Schluckbeschwerden gekennzeichnet, wobei sich in der Folge ein Larynxödem mit konsekutiver Atemnot ausbilden kann. Eine orotracheale Intubation zur Sicherung der Atemwege sowie der Beginn einer antiödematösen Cortisontherapie sind frühzeitig indiziert.

Larynxödem/ Atemnot kein Erbrechen

Erscheinen in weniger dramatischen Fällen bei der Inspektion von Rachen und Mundhöhle die Schleimhäute glasig-transparent, ist von einer Laugenverätzung mit Bildung von Kolliquationsnekrosen auszugehen. Neben dem Spülen der Mundhöhle kann dem Patienten saure Flüssigkeit (keine Milch) zu trinken gegeben werden. Erscheinen die Schleimhäute trocken, eher weiß, ist eine Säureverätzung anzunehmen. In jedem Fall ist Erbrechen zu vermeiden (s. Kap. 24).

42.1.5 Spezielle Maßnahmen

Intubation

Aspirationsgefahr, Intubationsprobleme, Atemwegssicherung

Ein Notfall der oberen Luftwege ist schnell mit einer Atemwegsbehinderung oder Aspirationsgefahr verbunden. Versagt die konservative Therapie (sitzende Lagerung, Sauerstoffgabe) bei einer laryngealen oder trachealen Atemwegsbehinderung oder ist diese, wie z.B. bei tumorösen Raumforderungen, nicht Erfolg versprechend, ist in aller Regel die Intubation das Mittel der Wahl. Hierbei kann die Intubation durch Gesichtsdeformitäten, fliehenden Unterkiefer, Kieferklemme, Unbeweglichkeit der Halswirbelsäule, Tumoren im Zungen- oder Larynxbereich, entzündlichen Schwellungen im Epiglottis- und Glottisbereich und Blutungen erschwert sein.

Es ist empfehlenswert, Tuben mit geringerem Durchmesser als gewöhnlich bereitzuhalten. Endoskopisch gestützte Intubationstechniken können hilfreich sein, stehen präklinisch i.d.R. aber nicht zur Verfügung. Supraglottische Atemwegshilfen (Larynxmaske, Larynxtubus) können auch bei diesen Patienten eine Atemwegssicherung erlauben, wenn Maskenbeatmung und Intubation scheitern bzw. keine adäquate Oxygenierung ermöglichen.

Zu bedenken ist, dass mehrfache vergebliche Intubationsversuche u.U. das noch vorhandene Restlumen in kurzer Zeit vollständig zuschwellen lassen und eine Koniotomie oder Nottracheotomie notwendig machen. Häufig ist es daher besser, mit Maske und Sauerstoff zu beatmen bzw. die Spontanatmung zu erhalten, bis weitere Hilfe in einer geeigneten Klinik zur Verfügung steht.

Koniotomie

Koniotomie

Bei akuten Atemnotsituationen, hervorgerufen durch eine Verlegung der oberen Luftwege von der Zahnreihe bis zum Kehlkopf, kann nach frustranen Intubationsversuchen eine Koniotomie notwendig werden.

Als Koniotomie bezeichnet man die Eröffnung des Kehlkopfs von außen zwischen Ringknorpel und Schildknorpel. Dieser sehr dicht unter der Haut gelegene Bereich des Kehlkopfs ist sehr gut palpabel und kann mittels Punktionstechnik oder durch einen horizontalen Schnitt geöffnet werden. Hierzu wird das Lig. cricothyroideum in der Medianlinie inzidiert. Wichtig im weiteren Verlauf ist, dass das in das Lumen eingeführte Instrument vertikal gestellt werden muss und nicht herausgezogen werden darf, bis ein die Atmung sichernder Platzhalter (Koniotomiekanüle, dünner Endotrachealtubus) eingebracht ist, da das Lumen durch sofortige Gewebsverschiebung ansonsten nicht mehr auffindbar ist. Sehr hilfreich sind entsprechende Koniotomiesets.

Es handelt sich in jedem Falle um eine Notfallmaßnahme mit vorübergehender Indikation. Nach diesem Eingriff ist eine Untersuchung durch einen HNO-Arzt notwendig, da der Ringknorpel sehr empfindlich gegen mechanische Schädigung ist. Wegen der Gefahr einer intralaryngealen Stenosenbildung sollte eine Koniotomie innerklinisch sobald als möglich durch eine Tracheotomie ersetzt werden.

Eröffnung einer ehemaligen Tracheotomienarbe

Bei passagerer Tracheotomie wird bei Ende des tracheotomiepflichtigen Intervalls zunächst das Tracheostoma luftdicht abgeklebt. Durch Verzicht auf das Einsetzen einer Kanüle schrumpft das Tracheostoma soweit, das ein chirurgischer Verschluss möglich ist. Bei auftretender Atemnot wird das schrumpfende Tracheostoma, wenn möglich, aufbougiert oder die Trachea im Bereich der Narbenbildung wieder eröffnet.

Umgang mit Tracheostoma und Trachealkanülen

Die zunehmende Inzidenz der Kehlkopfkarzinome bzw. auch die sich weiterentwickelnden therapeutischen Möglichkeiten und die damit einhergehende höhere Überlebensrate sowie eine Vielzahl stumpfer und scharfer Kehlkopftraumen führen dazu, dass der Notarzt vermehrt mit Trägern einer Trachealkanüle zur Sicherung der Atemwege nach erfolgter Tracheotomie konfrontiert wird. Einige grundsätzliche Anmerkungen zum Umgang mit diesen Patienten sollen zusammenfassend dargestellt werden.

Atemnot bei Kanülenträgern. Vorausgegangen ist zunächst eine Tracheotomie, wobei in den meisten Fällen die Notwendigkeit besteht, das Tracheallumen durch Einführen einer Trachealkanüle zu sichern. Atemnot bei Kanülenträgern kann eintreten durch Verlegung der Trachealkanüle oder durch Probleme, die die Trachealkanüle selbst als Fremdkörper in der Trachea verursacht hat. Bei Patienten mit Trachealkanüle können als typische Notfallsituationen Atemnot sowie auch Blutung aus der Kanüle auftreten.

Trachealkanülenblutung, Verborkung als Notfall

Ursache einer Atemnot sind i.d.R. Sekretborken in der Kanüle oder in der Trachea direkt unterhalb der Kanüle. Des Weiteren können Granulationspolster durch den scheuernden Kontakt des Kanülenendes mit der Trachealschleimhaut auftreten und im Rahmen von rezidivierenden lokalen Infektionen auch zu einer narbigen Stenose am Unterrand der Kanüle führen. In Abhängigkeit von den lokalen anatomischen Verhältnissen kann auch beim Wechseln der Kanüle diese falsch eingeführt worden sein und damit ihrer Aufgabe eines Offenhaltens des Tracheallumens nicht mehr nachkommen.

Durch den scheuernden Kontakt des Kanülenendes mit der Trachealschleimhaut und sich hierdurch ausbildende Granulationspolster können auch minimale Sickerblutungen auftreten, die zu einer Aspiration mit relativer Atemnot führen, ggf. auch zu einer bakteriellen Superinfektion im Sinne einer akuten Pneumonie. Außerordentlich selten sind, bspw. nach operativer Revision eines Hypopharynx- oder Kehlkopftumors, die Arrosionsblutung aus einem Tumor bzw. die Tumorverlegung von Kanüle und kaudaler Trachea sowie auch Arrosionsblutungen der A. anonyma durch fehlerhaftes Anpassen einer Kanüle.

Trachealkanülenwechsel mit Mandrin

Im Zweifelsfall sollte eine Trachealkanüle nur entfernt werden, wenn durch Einlage eines Führungsmandrins (z.B. Absaugkatheter) das erneute Einführen mit hoher Wahrscheinlichkeit sichergestellt wird. Sollte eine Maskenbeatmung notwendig werden, muss an den Verschluss des Tracheostomas gedacht werden, um ein Entweichen der Luft an dieser Stelle zu verhindern.

Nasentamponaden

Beidseitige Nasentamponade mit Gegendruck

Für die Tamponade der Nasenhaupthöhle bei stärkerem Nasenbluten stehen als **vordere Nasentamponade** salbengetränkte Gazestreifen, die als Endlosstreifen in die Nasenhaupthöhle eingebracht werden, zur Verfügung. Alternativ können Kompressen verwendet werden. Es ist wichtig, immer beide Nasenhaupthöhlen zu tamponieren, um einen adäquaten Gegendruck zu erzeugen. In schweren Fällen und bei hinteren Blutungen kann man sich mit dem Einführen eines Blasenkatheters oder eines kleinen geblockten Tubus helfen. Besser sind pneumatisch aufblasbare Nasentamponaden oder vorgefertigte Schaumstofftamponaden, die sich bei Kontakt entfalten und oft mit blutstillenden Mitteln beschichtet sind – diese werden aber eher in HNO-Abteilungen verfügbar sein und zählen wegen der eher seltenen **Anwendung** auch nicht zur Standardausstattung arztbesetzter Rettungsmittel.

Bei starker Blutung aus dem Nasen-Rachen-Raum (A. sphenopalatina) kann ggf. als Ergänzung eine **hintere Nasentamponade** (Bellocq-Tamponade) eingebracht werden. Hierbei wird der Nasen-Rachen-Raum durch einen Kugeltupfer abgedichtet, der nasal durch Fäden, die durch einen Absaugkatheter herausgeleitet werden, in den Rachen eingezogen und angedrückt wird. Die Indikation hierzu sollte jedoch wegen der Aspirationsgefahr der im Nasen-Rachen-Raum gelegenen Tupfer nur beim intubierten Patienten gestellt werden. Eine Nasentamponade sollte nicht länger als 2–3 Tage belassen werden, Ballonkatheter sind ab dem 2. Tag sukzessive zu entlasten, da es sonst zu irreversiblen Gewebsnekrosen kommen kann. Eine langfristige Schleimhautpflege ist nach Detamponade notwendig.

42.2 Notfälle in der Mund-, Kiefer- und Gesichtschirurgie

Joachim Schwalb

Für den Notarzt sind Verletzungen im Bereich von Mund, Kiefer und Gesicht in erster Linie im Hinblick auf eine Verlegung des Atemwegs von Interesse. Zusätzlich können in diesem Bereich auftretende (Begleit-)Verletzungen die Beachtung einiger wichtiger Grundsätze zur Verhinderung einer zusätzlichen Schädigung notwendig machen.

Bei Zahnverletzungen handelt es sich um Teilverletzungen oder vollständige Luxationen. Im Gesicht wird zwischen Weichteilverletzungen sowie Verletzungen mit Beteiligung des knöchernen Schädelskeletts differenziert. Die Verletzungen des Gesichtsschädels werden in Abhängigkeit von ihrem Schweregrad, d.h. mit oder ohne Beteiligung von tragenden Knochenregionen bzw. Gesichtspfeilern, unterschieden.

Als Ursachen für die Verletzungen an Zähnen, Gesicht und Gesichtsschädel sind scharfe sowie stumpfe Gewalteinwirkungen in Abhängigkeit von der Quelle der Gewalteinwirkung zu unterscheiden. Allgemein stellen tätliche Auseinandersetzungen sowie Verkehrsunfälle und Berufsunfälle die häufigsten Ursachen dar.

Stumpfe oder scharfe Gegenstände frakturieren Zähne, die dann teilweise oder vollständig herausbrechen. Bei zusätzlicher Gewalteinwirkung auf den Alveolarkamm kann auch dieser frakturieren, wodurch Fragmente dislozieren. Im Extremfall kommt es zu einer kompletten Fraktur.

Stumpfe und scharfe Verletzungen, Frakturen/Nervenläsionen

Scharfe Gegenstände oder Waffen zerschneiden die Gesichtsweichteile und führen bis hin zu massiven Funktionsstörungen, wie bspw. einer inkompletten bzw. kompletten Gesichtslähmung bei Durchtrennung des N. facialis oder zur Beeinträchtigung oder zum Verlust des Sehvermögens bei Beteiligung des Auges.

Bei den Verletzungen des Gesichtsschädels liegen teils relativ harmlose Verletzungen von nicht tragenden Gesichtsstrukturen vor – wie bspw. einer Kieferhöhlen- oder auch Stirnhöhlenvorderwand. Davon zu unterscheiden sind Verletzungen der sog. Gesichtspfeiler, wie lateral sowie medial eines Auges bzw. an der Nasenwurzel entlang verlaufender Stützpfeiler, die zu ausgeprägten Funktionsstörungen, wie bspw. Doppelbilder und Visusverlust, führen können.

42.2.1 Blutungen

Blutungen im Bereich des Gesichtsschädels sind außerordentlich häufig. In der Regel dominieren die harmlosen Blutungen wie Nasenbluten, Blutungen nach Zahnextraktion oder harmlosen kleinen Gesichtsweichteilverletzungen. Lebensbedrohliche Blutungen sind dagegen selten. Sie treten nach umfangreichen Weichteil- oder Knochenverletzungen sowie auch im Rahmen einer Tumorarrosionsblutung auf.

Oberflächliche Blutungen gut stillbar

Ursachen sind scharfe oder stumpfe Gewalteinwirkungen mit entsprechender Verletzung arterieller Gefäße. Scharfe Gewalteinwirkungen zerschneiden Gefäße, während bei stumpfen Traumen die Gefäße häufig zerreißen oder zerquetscht werden, sodass auch zweizeitige Blutungen resultieren können.

Die Blutstillung bereitet i.d.R. keinerlei Schwierigkeiten, weil die Blutungsquellen oberflächlich liegen. Durch leichte lokale Druckanwendung, wie bspw. durch einen Finger der behandschuhten Hand bzw. einen leichten Druckverband, gelingt die Beherrschung der Blutung regelhaft. In Zweifelsfällen kann z.B. am Mundboden oder an der Wange auch die Kompression von innen und außen für eine temporäre Blutstillung sorgen, bis die Blutung dann fachgerecht der endgültigen Versorgung zugeführt werden kann.

42.2.2 Kiefergelenkluxation

Die fixierte habituelle Luxation unterscheidet sich von der traumatischen Luxation dadurch, dass wiederholt einseitig oder auch doppelseitig der Gelenkkopf vor das Tuberculum articulare springt und hier elastisch fixiert liegen bleibt. Die nicht fixierte habituelle Luxation ist eine Funktionsstörung, bei der der Gelenkkopf bei jeder weiten Mundöffnung vor den Gelenkhöcker gleitet, dann aber während des Schließvorgangs des Munds ohne Schwierigkeiten wieder in die ursprüngliche Lage zurück gleitet. Im Rahmen der traumatischen Luxation wird der Gelenkkopf vor den Gelenkhöcker gedrückt und bleibt in dieser Position liegen.

Traumatische Kiefer-Luxation

In der Mehrzahl der Fälle, d.h. bei der fixierten oder auch nicht fixierten habituellen Luxation, wird als Ursache eine Tonussteigerung des M. pterygoideus lateralis durch eine ruckartige maximale Unterkieferbewegung mit weiter Mundöffnung, wie bspw. beim Gähnen, angenommen. Der luxierte Unterkiefer bleibt dabei in Vorbissstellung liegen und kann nicht mehr geschlossen werden. Der traumatischen Luxation liegt eine Gewalteinwirkung von vorn oben nach hinten unten zugrunde, sodass es in diesem Rahmen zu einer maximalen Mundöffnung kommt. Ebenso wird bei der traumatischen Luxation die physiologische Spannung der Gelenkkapsel überwunden. Der Gelenkkopf des Kiefergelenks bleibt ein- oder doppelseitig vor dem Tuberculum articulare liegen.

42.2.3 Mitnahme luxierter Zähne

Die Erfahrung hat gezeigt, dass luxierte Zähne nach fachgerechter Implantation eine außerordentlich hohe Tendenz zum Einheilen aufweisen. Entscheidend für das Einheilen sind einerseits der Verschmutzungszustand des jeweiligen Zahns, andererseits die Zeitspanne, die zwischen Luxation und definitiver operativer Versorgung verstreicht. Aufgefundene Zähne sollten deshalb vorsichtig aufgenommen, im Zweifelsfall unter fließendem Wasser kurz gereinigt und dann schonend mit dem Patienten der kieferchirurgischen Versorgung zugeführt werden, falls keine vital bedrohlichen Verletzungen einer vorrangigen Versorgung bedürfen. Für den Transport ist lediglich zu beachten, dass keine zusätzlichen Druckeinwirkungen bzw. Verunreinigungen stattfinden und darüber hinaus Kontaminationen verhindert werden sollten. Als Transportmedium sind deshalb bspw. Kunststoffbeutel oder ähnliche Behälter gut geeignet. Die Zeitspanne zwischen Luxation und definitiver Versorgung sollte möglichst kurz gehalten werden und wie bei allen primären Wundversorgungen die 6-Stunden-Grenze nach Möglichkeit nicht überschreiten.

6-Stunden-Grenze Zahnreplantation

42.3 Notfälle in der Augenheilkunde

Gangolf Sauder

Verglichen mit anderen lebensbedrohlichen Notfällen, die hier beschrieben und thematisiert werden, nehmen ophthalmologische Notfälle einen normalerweise eher geringeren Stellenwert ein. Diese Tatsache darf aber nicht darüber hinwegtäuschen, dass Ärzte jedweder Fachrichtung im Notarztdienst mit augenärztlichen Notfällen konfrontiert sein werden, deren Übersehen oder unsachgemäßes Behandeln eine manifeste irreparable Organschädigung oder einen bleibenden Visusverlust nach sich ziehen kann. Daher sollen hier v.a. Notfallszenarien vorgestellt werden, bei denen das Einleiten sofortiger Behandlungsmaßnahmen stattfinden muss, u.U. nur minimale Symptome vorliegen, die somit leicht übersehen werden können, und eine hohe interdisziplinäre Bedeutung vorliegt.

Das differenzialdiagnostische Wissen um die Symptome der augenärztlichen Notfälle erleichtert oft auch die Abgrenzung von neurologischen oder internistischen Notfällen, bei denen dann unnötigerweise eine aufwändige apparative Diagnostik betrieben wird oder umgekehrt von einer geringen Krankheitsbedeutung ausgegangen und die wirkliche Dimension des Notfalls unterschätzt wird.

42.3.1 Einfache notfallmäßige Untersuchungsmethoden ohne augenärztliche Spezialgeräte

Auch ohne Spaltlampe und binokulares Ophthalmoskop kann in vielen Fällen eine einfache augenärztliche Diagnostik durchgeführt werden, die dem Notfallmediziner differenzialdiagnostische Hilfe gibt.

Inspektion des Auges mit der Diagnostikleuchte und dem unbewehrten Auge

Präklinische Augendiagnostik

Mit einer einfachen kleinen Diagnostikleuchte lassen sich folgende Untersuchungen durchführen:
- Beurteilung der kornealen Transparenz (Trübungen?)
- Hyposphagma (flächige Blutung unter der Bindehaut) oder Hyphäma (Blutung in die vordere Augenkammer)
- Konjunktivale Injektionen
- Direkte und indirekte Lichtreaktion der Pupille
- Relative afferente Pupillenstörung („Swinging flashlight")
- Motilitätsprüfung
- Ist ein seitengleicher Fundusreflex sichtbar?
- „Sehen Sie das Licht?"
- Sind beide Reflexbilder der Lampe im Seitenvergleich auf der jeweils selben Hornhautstelle? (Beleuchtung der Augen aus ca. 40 cm Entfernung)

Visusprüfung

Lichtscheinprojektion und Aderfigur

Falls keine kleinen Tafeln zur Visusprüfung vorliegen, kann folgendermaßen vorgegangen werden:
- Lichtscheinwahrnehmung.
- Ist die Richtung der Lichteinstrahlung auf das Auge erkennbar (Lichtscheinprojektion), sollte in 4 Richtungen erfragt werden (oben, unten, rechts, links).
- Handbewegung, Fingerzählen.
- Zuhilfenahme eines Textes zum Lesen, der in 30–50 cm Entfernung gehalten wird (Zeitung, Quittung, Personalausweis etc.).

Insbesondere die Prüfung der Lichtscheinprojektion und der sog. Aderfigur sind bei Erkennen durch den Patienten eine gute indirekte Funktionsprüfung. Bei der Prüfung der Aderfigur lässt man den Patienten nach unten schauen und projiziert das Licht der Diagnostiklampe auf die Sklera bei 12 Uhr unter leichtem Hin- und Herbewegen der Lampe. Man fragt den Patienten, ob er sich verzweigende Ästchen sieht. Es handelt sich hierbei um das eigene retinale Gefäßnetz, das unter den genannten Umständen für den Patienten selbst sichtbar wird. Mit einer intakten Lichtscheinprojektion und positiver Aderfigur kann man von einer anliegenden Netzhaut und mindestens von einer geringen Visusleistung bei z.B. eingetrübten Medien, Vorderkammereinblutung oder Glaskörperblutung ausgehen.

Palpatorische Augendruckmessung

Bei der Verdachtsdiagnose Glaukomanfall kann eine palpatorische Augendruckprüfung die Verdachtsdiagnose erhärten, aber **keinesfalls ein akutes Glaukom ausschließen**. Man übt gleichzeitig mit beiden Zeigefingern auf das rechte bzw. linke Auge bei geschlossenen Augen durch das Oberlid einen leichten Druck aus und vergleicht den gefühlten Druck beider Bulbi im Seitenvergleich. Ein Bulbus mit einer Tensio von 70 mmHg würde sich steinhart anfühlen. Bei Unsicherheit kann man seine eigenen Augen zum Vergleich palpieren. Liegt der V.a. eine **Bulbusperforation** vor, ist die **palpatorische Druckprüfung kontraindiziert**, da man dadurch bei eröffnetem Bulbus den Perforationsbefund verschlechtern kann.

Steinharter Bulbus: Glaukom

Konfrontationsperimetrie

Zur Untersuchung und Überprüfung des Gesichtsfelds kann orientierend die Konfrontations- oder Fingerperimetrie angewendet werden. Dabei sitzen sich Untersucher und Patient in ca. 50 cm Abstand gegenüber. Der Patient wird aufgefordert, ein Auge mit der Hand zu verschließen und mit dem freien Auge die Nasenspitze des Arztes zu fixieren. Der Untersucher führt dann die ausgestreckte Hand mit sich bewegenden Fingern von peripher aus allen Richtungen kommend nach immer weiter zentral auf die optische Achse des Patienten zu. Der Patient wird danach gefragt, wann er ohne Verlassen der Fixation die sich bewegenden Finger des Untersuchers sieht. Der Arzt kann daraus grobe Gesichtsfelddefekte, wie z.B. Halbseitenausfälle nach einem Schlaganfall, erkennen.

42.3.2 Differenzialdiagnose des roten Auges in der notfallmedizinischen Praxis

Ein ein- oder beidseitiges rotes Auge mit oder ohne Begleitsymptomatik ist mit der häufigste Grund des Patienten zum Aufsuchen einer Notfallambulanz. Hier sind mit einfachen Mitteln folgende Abgrenzungen vorzunehmen:

Eigenanamnese zur Differenzialdiagnose

- Wann passiert? Wie lange halten die Beschwerden an? Wo passiert (Arbeit, zu Hause, beim Spaziergang)? Was haben Sie gemacht?
- Akutes oder subakutes Auftreten?
- Verletzung/Fremdkörperkontakt in der Anamnese (z.B. Schweißarbeiten)?
- Schmerzhaft oder schmerzlos?

Differenzialdiagnostische Entscheidungshilfen sind in Abbildung 42.3 aufgeführt. Die Schmerzsymptomatik kann in einzelnen Fällen sehr variabel sein und ist u.a. auch abhängig von anderen internistischen Erkrankungen. Als Beispiel kann ein bakterielles Hornhautulkus bei jun-

Augenrötung

Einseitig

Mit Schmerzen
- Erosio corneae
- Hornhautfremdkörper
- Beginnende Konjunktivitis
- Kontaktlinsenproblematik
- Iritis/Uveitis
- Keratitis
- Ulcus corneae
- Skleritis/Episkleritis
- Z.n. Augenoperation
- Chalazion/Hordeolum
- Sekundär bei Lidfehlstellung
- Contusio bulbi
- **Glaukomanfall**
- **Perforation bulbi**
- **Verätzung**

Ohne Schmerzen
- Hyposphagma
- Beginnende Konjunktivitis
- Konjunktivales Hämangiom
- Sekundär bei Lidfehlstellung
- Intraokulare oder intraorbitale Tumore
- Carotis-Sinus cavernosus-Fistel

Beidseitig

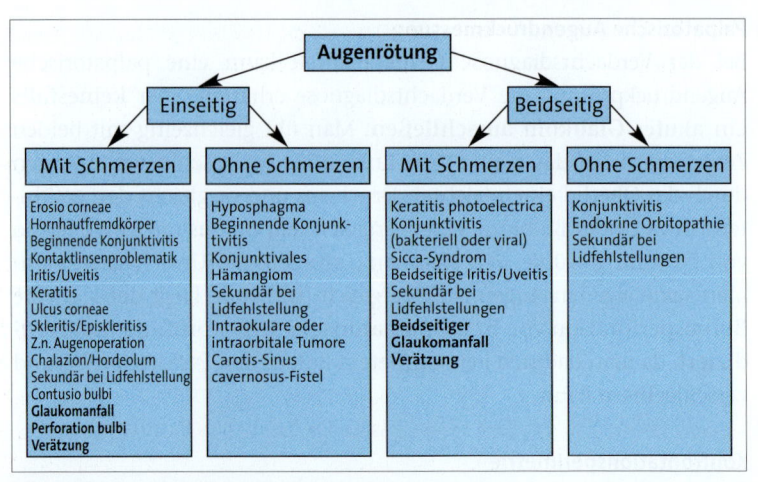

Mit Schmerzen
- Keratitis photoelectrica
- Konjunktivitis (bakteriell oder viral)
- Sicca-Syndrom
- Beidseitige Iritis/Uveitis
- Sekundär bei Lidfehlstellungen
- **Beidseitiger Glaukomanfall**
- **Verätzung**

Ohne Schmerzen
- Konjunktivitis
- Endokrine Orbitopathie
- Sekundär bei Lidfehlstellungen

Abb. 42.3: Differenzialdiagnose des roten Auges

gen, gesunden Kontaktlinsenträgern stärkste Schmerzen hervorrufen, während ein trophisches Ulkus bei einem Diabetiker kaum wahrgenommen wird. Hier ist, wie allgemein gültig, eine sorgfältige Anamnese von großer Bedeutung.

Im Folgenden soll detailliert auf einige in Abbildung 42.3 aufgeführte Notfälle eingegangen werden, die eine sofortige Therapie nach sich ziehen müssen.

Glaukomanfall

Behinderter Kammerwasserfluss und Abflussstörung

Pathogenese. Bei anlagebedingt enger Anatomie im vorderen Augensegment kann es bei starker Erhöhung des transpupillären Widerstands des Kammerwasserflusses aus der Hinter- in die Vorderkammer sowie bei Verlegen des Kammerwinkels durch die Iriswurzel zu einem sprunghaften Anstieg des Intraokulardrucks von normal 12–20 mmHg auf Werte von 40–80 mmHg kommen. Da sowohl eine Durchflusswiderstandserhöhung im Pupillenbereich als auch eine Abflussbehinderung im engen Kammerwinkel ursächlich für einen Glaukomanfall sind, spricht man auch vom Pupillarblock-Winkelblock-Glaukomanfall.

Symptome. Meist bestehen einseitige mittelstarke bis stärkste Schmerzen, Visusminderung, Lichtscheu, rotes Auge, Übelkeit, Erbrechen, Pupillenstarre.

> Beim Tastbefund im Seitenvergleich ist ein steinharter Bulbus durch das geschlossene Oberlid zu palpieren.

Verklebung der Iris oder Ischämie

Verlauf. Unbehandelt führt der Glaukomanfall zu einer irreversiblen Visusminderung bis hin zum totalen Sehverlust. Er stellt eine akute Notfallsituation dar. Wird der Winkelblock nicht medikamentös oder chirurgisch durchbrochen, kann es bei längerem Kontakt von Irisgewebe

Tab. 42.1: Therapie des Glaukomanfalls

Präklinisch	• Sofortige Zuweisung in eine Augenklinik
Konservativ	• 500 mg Azetazolamid (Diamox, Glaupax) i.v., dann 250 mg p.o. 2-mal täglich. Strenge Berücksichtigung des Serumkreatinins. Nebenwirkungen: Hypokaliämie, Niereninsuffizienz, Anämie, Leukopenie, Thrombopenie, Leberfunktionsstörung; Kontraindikationen: Überempfindlichkeit gegen Sulfonamide, Stillzeit • Topische Anwendung von Miotika, 2% Pilocarpin 30 min lang alle 5 min., ggf. auch prophylaktisch einmalige Gabe von Pilocarpin-Augentropfen am Partnerauge • Topische Betablocker, wenn keine Kontraindikationen vorliegen • Bei unzureichender Drucksenkung: Mannitol 20% i.v., Glyzerin p.o. einmalig 1–1,5 g/kg KG unter Zusatz von Zitronensaft und Eisstückchen
Chirurgisch	• Periphere Iridektomie oder YAG-Laser-Iridotomie • Prophylaktische Laser-Iridotomie am Partnerauge • Kataraktoperation im anfallsfreien Intervall, wenn eine trübe und/oder dicke Linse vorliegt.

mit dem Kammerwinkel oder der Hornhautrückfläche zu Verklebungen der Iris kommen sowie zu Irisischämie und -nekrose. Das Risiko für einen akuten Glaukomanfall des zweiten Auges beträt 50% in 5 Jahren.

Therapie (vgl. Tab. 42.1).

> Bei bekanntem Engwinkelglaukom oder Z.n. Glaukomanfall Kontraindikationen von cholinerg wirksamen Medikamenten beachten, die eine Mydriasis auslösen können!

Die Allgemeinsymptome eines Glaukomanfalls (Übelkeit, Erbrechen, evtl. Schwindel, starke Kopfschmerzen) können zu Fehldiagnosen, wie akutem Abdomen, Herzinfarkt, zerebralem Insult, führen.

Akutversorgung von Verätzungen/Verbrennungen
Bei Augenverletzungen durch Kontakt mit Laugen, Säuren oder starker Hitze kann es in Abhängigkeit von der Expositionszeit und der Stärke des Agens zu einer zunächst oberflächlichen Verätzung der Kornea und Bindehaut kommen. Im Falle einer Säureverätzung entsteht eine mehr oberflächliche Koagulationsnekrose, die erst bei Persistenz der Säure über Stunden auch in die Tiefe vordringen kann. Im Falle einer Laugenverätzung kann dieser Befall tieferer Gewebeschichten deutlich schneller ablaufen (Kolliquationsnekrose). Beim Eintreffen beim Verunfallten ist aus diesem Grund trotz der gebotenen Eile und der oft starken Schmerzsymptomatik eine genaue Anamnese hinsichtlich der schädigenden Substanz wichtig (s. Abb. 42.4).

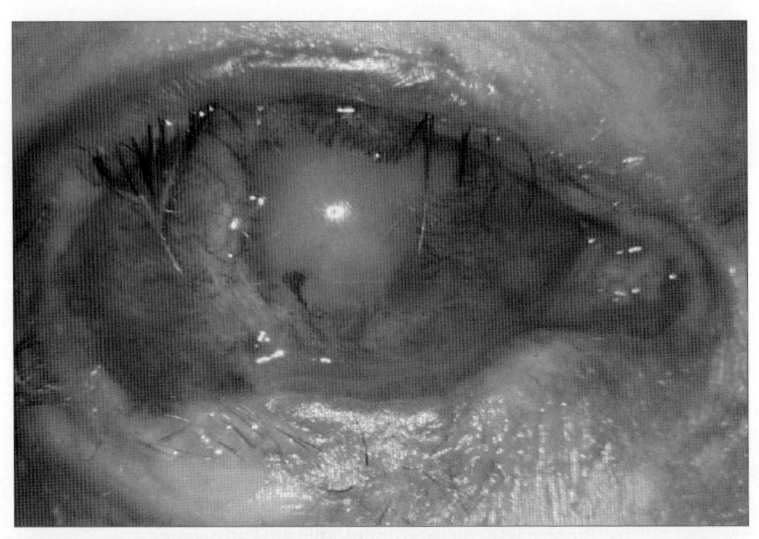

Abb. 42.4: Zustand nach Säureverätzung und allen sofort eingeleiteten Notfallmaßnahmen. 6 Monate nach dem Unfall besteht eine vollständige Hornhauttrübung mit peripheren oberflächlichen und tiefen Vaskularisationen. Ausgedehnte Lidbeteiligung mit Symblepharonbildung. Visus: Lichtschein mit defekter Projektion. Es besteht ein Sekundärglaukom sowie eine Cataracta matura.

Symptome. Starke bis stärkste Schmerzen, Blepharospasmus, starke Rötung des Auges und/oder der Lider. Bindehautchemosis: Bei fortgeschrittener Säure-Einwirkung kann das Auge sowohl im Bindehaut- als auch im Hornhautbereich weiß sein aufgrund der dann nekrosebedingt unterbrochenen Durchblutung der Bindehaut und der starken direkten Schädigung der Hornhaut („gekochtes Fischauge"). Generell gilt: Je trüber die Hornhaut primär ist und je stärker die Ischämie des perikornealen Gefäßnetzes, umso schlechter ist die Prognose.

Spülen bis zum Eintreffen in der Klinik

Therapie. Konservativ: **Spülen, Spülen, Spülen!** Außer bei Verletzungen mit ungelöschtem Kalk, dann müssen vor dem Spülbeginn Kalkfremdkörper vom vorderen Augenabschnitt entfernt werden. Für die Prognose ist eine möglichst rasche und gründliche Elimination der ätzenden Substanz wichtig (Spülung mit Wasser, Ringer-Lösung oder physiologischer Kochsalzlösung, **idealerweise Spülung mit Diphoterine/Previn**). Keine kurzzeitige einmalige Spülung durchführen, sondern möglichst bis zum Eintreffen in die Augenklinik fortsetzen, andernfalls mit feuchten Kompressen Auge und Lid abdecken. Bei Farbe, Teer und Schmauchexposition fetthaltige Salbe applizieren (z.B.: Bepanthen AS).

In der Regel wird mit einer systemischen Antibiose wegen der Gefahr der sowohl endogenen als auch exogenen Endophthalmitis begonnen. Je nach Ausprägung des Befunds erfolgt die Gabe systemischer Steroide. Im Verlauf können lokale Antibiose und Steroidapplikation indiziert sein. Ascorbinsäure ist ebenfalls Bestandteil der Therapie nach Verätzungen und Verbrennungen.

Chirurgisch: Im akuten Zustand müssen ausgedehnte Bindehautnekrosen abgetragen werden. Eine Keratoplastik à chaud kommt in der Frühphase der Erkrankung nur bei Perforation in Betracht. Das weitere chirurgische Vorgehen richtet sich nach Befundausdehnung und Heilungstendenz. Die Prognose von Keratoplastiken ist bei Verätzungen schlecht.

Prellung des Augapfels (Contusio bulbi)
Durch unterschiedlich starke Einwirkung von stumpfer Gewalt auf den Augapfel (Faustschlag, Tennis- oder Squashball, Ast, Sektkorken etc.) kommt es zu einer Prellung des Augapfels mit unterschiedlich starker intraokularer Beteiligung (s. Abb. 42.5). Diese reicht von Hyposphagma über einen leichten intraokularen Reizzustand bis hin zu schweren intraokularen Blutungen insbesondere in die Vorderkammer, traumatischem Irisabriss, Linsensubluxation, aber auch möglichen Netzhautbeteiligungen mit Ödem, Netzhautrissen oder Aderhautrupturen.

Symptome. Diese sind vielschichtig: Ein voller Visus bis lediglich Lichtscheinwahrnehmung ist möglich, dazu Schmerzen, Blendempfindlichkeit, Blepharospasmus. Mit einer diagnostischen Leuchte kann bei aufgehaltenem Auge (ggf. unter Mithilfe topischer Hornhautanästhesie) eine Vorderkammereinblutung oder ein Hyposphagma diagnostiziert werden. Dies ist auch mit nicht augenärztlichen Mitteln in einer Notfallsituation möglich.

Differenzialdiagnosen des Hyphämas sind [Burk und Burk 2005]:
- Stumpfes Trauma
- Perforierende Augenverletzung
- Spontanes Hyphäma:
    - Juveniles Xanthogranulom
    - Persistierender hyperplastischer primärer Glaskörper
    - Hämophilie
    - Purpura
    - Leukämie
    - Intraokulare Neoplasmen
    - Retinoblastom bei Kindern
    - Retinopathia praematuorum
    - Skorbut
- Infektionen:
    - Gonokokken, Herpes simplex, Varicella zoster

Kühlung, keine medikamentöse Mydriasis

Die Erstversorgung besteht in:
- Kühlung
- Topische Steroide (z.B. Dexamethason 0,1% AT stündlich)
- Initial keine medikamentöse Mydriasis wegen der Gefahr der traumatischen persistierenden Mydriasis
- Evtl. Röntgen des Schädels zum Ausschluss von Orbitafrakturen

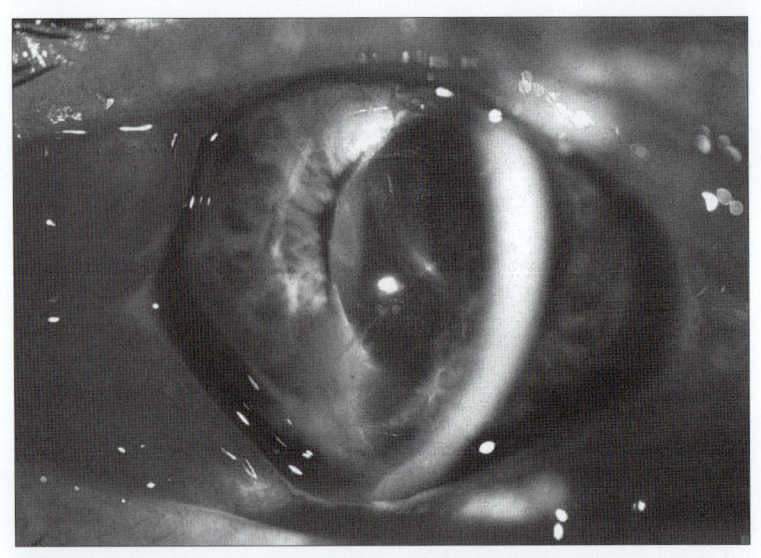

Abb. 42.5: Contusio bulbi nach Faustschlag. Deutliche Bindehautchemosis mit Unterblutung, Hyphäma mit Blutauflagerungen auf der Irisvorderfläche unten, leichte wolkige Fibrinexsudation vor der Linsenvorderfläche.

▲ Motilitätsprüfung als Hinweis auf Orbitabodenfraktur (eingeschränkte Motilität, wenn intraorbitales Fettgewebe oder der M. rectus inferior in der Bruchspalte eingeklemmt sind)
▲ Immer Vorstellung beim Augenarzt!

Akutversorgung von perforierenden Augenverletzungen

Das klinische Bild einer perforierenden Bulbusverletzung kann je nach verursachendem Fremdkörper sehr vielgestaltig sein. Sind große, ausgedehnte Perforationen mit einigen Millimeter großen Metallfremdkörpern oder nach Explosionen i.d.R. sofort als solche zu erkennen, kann eine Perforation mit einem mikroskopisch kleinen metallischen Fremdkörper das Auge für den Betrachter weitgehend unspektakulär aussehen lassen. Auch kann hier im Gegensatz zu großen Perforationen der Augendruck nur leicht subnormal sein.

> Bei einem vom Patienten geschilderten schmerzhaften Trauma am Auge, v.a. mit Fremdkörpereinwirkung, ist so lange von einer Perforation auszugehen, bis vom Augenarzt das Gegenteil bewiesen ist.

Liegendtransport, kein Verband mit Kontakt zum Lid

Bei V.a. Perforation oder bei einer sichtbaren Eröffnung des Augapfels ist jede weitere Traumatisierung des Auges zu vermeiden. Auch sollte kein Verband angelegt werden, der direkten Kontakt zum Lid hat, falls nicht andere Umstände dies zwingend erforderlich machen. Der Kontakt mit dem aus der Wunde austretenden intraokularen Gewebe (Iris, Linse, Uveagewebe) kann eine intraokulare Keimverschleppung fördern und die Strukturen des Auges nachhaltig schädigen. Am besten ist ein unverzüglicher **Liegendtransport** in eine Augenklinik einzuleiten.

Symptome
- Keine bis stärkste Schmerzen
- Von vollem Visus bis Erblindung

Erstversorgung
- Bei gesicherter oder suspekter Perforation keine weiteren lokalen Maßnahmen
- Liegendtransport in die Augenklinik
- Chirurgische Bulbusrekonstruktion
- Immer bildgebende Verfahren (Röntgen, CT) zum Ausschluss oder der Lokalisation eines intraokularen Fremdkörpers

Exophthalmus nach Trauma
Ein schmerzhafter Exophthalmus nach stumpfem Bulbustrauma spricht für eine retrobulbäre Einblutung mit der **Gefahr der Optikuskompression**. Einen gering ausgeprägten Exophthalmus kann man im Notfall am besten erkennen, indem man den Patienten nach unten blicken lässt und den Apex der Kornea in Projektion auf die Lidkante im Seitenvergleich beurteilt.

Optikuskompression

Symptome. Es bestehen eine eingeschränkte Motilität sowohl aktiv als auch passiv, eine erschwerte Lidöffnung, periokuläre Rötung und Schwellung.

Prüfung der Lidöffnung. Bei maximaler Lidspannung und akutem Visusverlust nach Trauma kann eine in der Klinik durchgeführte laterale Kanthotomie eine orbitale Entlastung bringen; eine sofortige chirurgische Dekompression der Orbita ist notwendig.

42.3.3 Pupillenreaktion

Im Folgenden soll lediglich auf die für eine Notfallsituation wesentlichen Aspekte der Pupillenreaktionstestung eingegangen werden. Physiologisch sind Unterschiede der Pupillenweite von bis 0,5 mm. Bis zum 4. Lebensmonat ist die Lichtreaktion der Pupille gering ausgeprägt.

Zur orientierenden Untersuchung der Pupillen auf Anisokorie kann die Größe bei Umgebungsbeleuchtung abgeschätzt oder mit einem Lineal gemessen werden. Die Anisokorie ist Leitsymptom der efferenten Störung. Bei afferenten Störungen sind die Pupillen isokor.

Lichtreaktionsprüfung. Bei der Beleuchtung der Augen mit einem Diagnostiklämpchen von unten verengt sich physiologischerweise die unbeleuchtete Seite um denselben Betrag und in der gleichen Geschwindigkeit wie die bestrahlte (konsensuelle Lichtreaktion).

Konvergenzreaktion. Bei Auslösen der Konvergenz (binokulare Fixation des Untersucherfingers, der rasch an die Nasenwurzel des Patienten geführt wird) kommt es zu einer sog. Konvergenzmiosis.

Störung der Efferenz. Bei Vorliegen einer efferenten Pupillenstörung reagiert die direkt beleuchtete Pupille nicht oder nur geringer ausgeprägt. Die konsensuelle Lichtreaktion des erkrankten Auges bei Beleuchtung des gesunden Auges ist ebenfalls pathologisch. Da die Afferenz des betroffenen Auges funktioniert, ist die konsensuelle Reaktion des gesunden Auges bei Beleuchtung des betroffenen Auges erhalten. Die Konvergenzmiosis kann nicht ausgelöst werden.

Differenzialdiagnostische Abgrenzung

- Amaurotische Pupillenstarre: Die konsensuelle Lichtreaktion des gesunden Auges ist erloschen, die konsensuelle Lichtreaktion des kranken Auges bei Beleuchtung des gesunden Auges erhalten, da hier ja die Afferenz und nicht die Efferenz gestört ist.
- Horner-Syndrom: Wenn im Falle einer Anisokorie beide Pupillen zwar unterschiedlich groß sind, aber gleich gut miotisch reagieren, und die Anisokorie bei Dunkelheit größer wird, liegt der V.a. ein Horner-Syndrom vor, das mit dem Cocaintest augenärztlich differenziert und diagnostiziert werden kann.
- Störung der Afferenz: Eine Störung der Afferenz, z.B. bei Retrobulbärneuritis, kann sehr einfach mit einer Lampe mithilfe des Swinging-flashlight-Tests diagnostiziert werden. Abwechselnd werden beide Augen für 3–5 s mehrmals wechselnd beleuchtet. Bei Beleuchtung verengt sich die Pupille des erkrankten Auges langsamer oder wird sogar weiter, wohingegen das gesunde Auge eine prompte Reaktion auf direktes Licht zeigt. Konsensuell wird die erkrankte Pupille enger als bei direkter Beleuchtung. Die Ursache liegt darin, dass bei afferenter Störung die Wirkung des direkten Lichteinfalls auf der erkrankten Seite nicht so stark wirksam wird wie die konsensuelle Reaktion des erkrankten Auges auf die dilatierende Wirkung des fehlenden Lichts auf der gesunden Seite. Die Konvergenzmiosis ist erhalten.

Literatur

Burk A, Burk R (2005) Checkliste Augenheilkunde, 3. Aufl. Thieme, Stuttgart

43 Urologische Notfälle

Jasmin Katrin Badawi

> **Lernziel:**
> Erlernen der (Differenzial-)Diagnostik und Therapie bei urologischen Verletzungen/Erkrankungen im Notarztdienst mit den dort gegebenen Möglichkeiten sowie eine zielgerichtete Versorgung inkl. Transport in geeignete Weiterbehandlung.

43.1 Leitsymptom Schmerz

43.1.1 Nieren- und Harnleitersteinkolik

Pathophysiologie und Epidemiologie

Eine Kolik entsteht im Rahmen einer Nephrolithiasis, wenn ein in der Niere gebildeter Stein in den Harnleiter eintritt und eine Obstruktion verursacht. Durch die akute Harnstauung steigt der Druck im Nierenbeckenhohlsystem auf ca. 20–45 cm H_2O an. Der Kolikschmerz wird nicht, wie früher angenommen, durch eine Hyperperistaltik der glatten Muskulatur des Ureters verursacht, sondern durch die Zunahme der Wandspannung bzw. die Druckerhöhung proximal des blockierenden Steins. Daher sollten Spasmolytika nicht als Monotherapie verwendet werden. Kolikartige Nierenschmerzen können jedoch auch auftreten, wenn ein Kelchhals durch einen Kelchstein okkludiert wird. Die Nephrolithiasis wird wesentlich durch Ernährungsfaktoren beeinflusst und stellt damit eine Zivilisationskrankheit dar. Ca. 5% der Bevölkerung in westlichen Ländern sind betroffen. Die häufigste Steinart, Calciumoxalat, bildet sich bei hoher Zufuhr von tierischem Eiweiß häufiger. In armen Ländern wie Indien oder Pakistan ist die Häufigkeit der Erkrankung geringer. Heiße und trockene Gegenden sind endemische Steingebiete. In allen Ländern treten Manifestationen der Nephrolithiasis wie die Steinkolik gehäuft im Sommer auf, während sie im Winter selten sind. Unter anderem ist dies bedingt durch die erhöhte Vitamin-D-Produktion in der Haut und eine vermehrte Zufuhr von calcium- und oxalathaltiger Nahrung.

Nierensteine: Kolikschmerz durch Druckerhöhung

> Da Patienten mit Nephrolithiasis meist rezidivierend betroffen sind, ist die Anamnese bzgl. vorhergehender Nierenkoliken oft richtungweisend.

Nierenkolik

Symptome der Nierenkolik
- Plötzlicher Schmerzbeginn.
- Anfallweise auftretender, starker Schmerz: Koliken können Minuten bis Stunden anhalten.
- Wehen- oder wellenartiger Schmerz.
- **Schmerzcharakter**: scharf stechend oder dumpf.
- **Schmerzlokalisation** und **-ausstrahlung**: Die Lage des Konkrements bestimmt die Lokalisation des Schmerzes bzw. die Schmerzausstrahlung:
  - **Proximaler** Ureterstein: Flankenschmerz, Oberbauchschmerz, Rückenschmerzen
  - **Mittlerer** Ureterstein: Mittel- bis Unterbauchschmerzen
  - **Distaler** Ureterstein: Unterbauchschmerz, Ausstrahlung in den ipsilateralen Hoden bzw. die Labien oder Ausstrahlung in den Oberschenkel.
- Motorische Unruhe des Patienten: Patient läuft umher, krümmt sich, presst die Hände auf die schmerzende Region, z.B. auf die Flanke, hockt sich, wälzt sich umher.

> Die motorische Unruhe des Patienten ist ein wichtiges differenzialdiagnostisches Unterscheidungsmerkmal zu anderen Erkrankungen, die das Bild eines akuten Abdomens hervorrufen können.

- Pollakisurie bis in Minutenabständen sowie imperativer Harndrang, v.a. beim distalen und intramuralen Ureterstein
- Übelkeit, Brechreiz, Erbrechen
- Schweißausbruch, Kollapsneigung
- Meteorismus, geblähter Unterbauch bis hin zum paralytischen Ileus
- Fieber, Schüttelfrost, Algurie bei zusätzlichem Harnwegsinfekt, z.B. einer infizierten Harnstauungsniere

> Die obstruktive Pyelonephritis kann in einer letal verlaufenden Urosepsis münden!

Körperliche Untersuchung
- Perkussion des Nierenlagers: klopfschmerzhaftes Nierenlager häufig vorhanden.
- Abdomen: gebläht, keine Peritonitiszeichen.
- Messung von Blutdruck (Hypotonie bei Urosepsis), Puls, Körpertemperatur
- Mikrohämaturie: Bei einem Großteil der Patienten mit Nierenkolik ist diese durch steinbedingte Schleimhautläsion vorhanden, seltener Makrohämaturie (ca. 30%), die bei Steinpatienten häufig nach körperlicher Aktivität auftritt.

Differenzialdiagnosen

Diese sind sehr vielfältig!

Oberbauchschmerzen

- Rechtsseitig: Cholelithiasis (oft Ausstrahlung des Schmerzes in die rechte Schulter oder den Thorax), Cholecystitis, Ulcus duodeni
- Linksseitig: Milzinfarkt, spontane Milzruptur, Ulcus ventriculi
- Rechts- oder linksseitig:
  - Pankreatitis (oft gürtelförmiger Schmerz im Oberbauch, Schmerzausstrahlung in die linke Schulter)
  - Pyelonephritis (Klopfschmerz im Nierenlager, Fieber, erhöhte Infektparameter, Harnwegsinfektzeichen, langsamerer Beginn richtungweisend)
  - Subphrenischer Abszess
  - Nierenabszess bzw. perinephritischer Abszess
  - Niereninfarkt (durch Nierenarterienembolie oder Nierenvenenthrombose: eher selten)

Unterbauchschmerzen

- Rechtsseitig:
  - Appendizitis (Peritonitiszeichen vorhanden, Schonhaltung statt motorischer Unruhe)
  - Ileitis terminalis (M. Crohn)
  - Meckel-Divertikel
- Linksseitig:
  - Akute Sigmadivertikulitis (eher ältere Patienten, Sigmadivertikulose anamnestisch bekannt)
- Rechts- oder linksseitig:
  - Gynäkologische Erkrankungen: Adnexitis, stielgedrehte Ovarialzyste, Extrauteringravidität
  - Inkarzerierte Hernie
  - Andere Darmerkrankungen

> Vergleicht man alle spontan auftretenden Schmerzzustände, hat die Nierensteinkolik mit die höchste Schmerzintensität!

Notfalltherapie

- Beruhigung des Patienten
- Adäquate Analgesie: Medikamente der ersten Wahl:
  - NSAR, z.B. Diclofenac 100 mg i.m. oder als Suppositorium, ggf. kann Diclofenac – je nach Präparatezulassung – auch als Infusion in 250 ml NaCl-Lösung gelöst langsam i.v. appliziert werden (Bolusgabe kontraindiziert). Alternativen: Indometacin, Ibuprofen
  - Metamizol: 1–2,5 g i.v. (max. 5 g/d): **Cave**: Agranulozytose als seltene Nebenwirkung!
  - Alternativ: Glyceroltrinitrat sublingual 1–2 Kps. (1,2–2,4 mg)

- Medikamente der zweiten Wahl: falls wie oben angegeben, keine Schmerzfreiheit erzielt werden kann:
  - Gabe von Morphinderivaten unter Blutdruckkontrolle
  - Pentazocin 30 mg langsam i.v.
  - Pethidin 25–50 mg langsam i.v. oder 50–100 mg s.c.
  - Piritramid 7,5–15 mg langsam i.v.
  - Buprenorphin 0,15–0,3 mg langsam i.v.
  - Tramadol 50–100 mg i.v.

> - ASS-haltige Schmerzmittel sollten nicht verabreicht werden, um Blutungskomplikationen bei erforderlichen interventionellen Maßnahmen zu vermeiden.
> - Spasmolytika allein sind wirkungslos, z.B. Butylscopolamin 20 mg i.v. nur in Kombination mit Analgetikum verwenden, insbesondere bei intramuralen Steinen wirksam.
> - Flüssigkeitsrestriktion während der Kolik, da Gefahr der Fornixruptur durch Steigerung der Diurese mit Druckerhöhung proximal der Obstruktion.

- Bei Schwangeren wird im 1. und 2. Trimenon auch Aspirin empfohlen, im 3. Trimenon Paracetamol. Während der gesamten Schwangerschaft wird Paracetamol als wenig bedenklich eingeschätzt und kann, ggf. in Kombination mit Butylscopolamin i.v., eingesetzt werden. Auch die Gabe von Opioiden ist unter Berücksichtigung der speziellen Anwendungsbeschränkungen möglich.

Ausblick in die urologische Klinik
Bei obstruktiver Pyelonephritis bzw. Urosepsis: Harnableitung durch perkutane Nephrostomie (PCN) oder Ureterschienung zwingend indiziert. Bei therapierefraktären Koliken wird der Schmerz durch instrumentelle Harnableitung des gestauten Nierenbeckens sofort beseitigt.

43.1.2 Akuter Harnverhalt

Harnverhalt

Pathophysiologie
Der akute Harnverhalt entsteht dadurch, dass die Harnblase nicht mehr willentlich entleert werden kann. Als Ursache kommt eine mechanisch infravesikale Obstruktion durch Erkrankungen der Harnblase, der Prostata, der Harnröhre und des Beckenbodens in Betracht:
- Harnblasentumor, -stein, -halssklerose
- Benigne Prostatahyperplasie (häufigste Ursache bei Männern über 45 Jahre)
- Prostatakarzinom
- Prostatitis
- Detrusor-Sphinkter-Dyssynergie, Detrusor-Beckenboden-Dyssynergie

- Harnröhrenobstruktion durch Harnröhrenstenose, -striktur, -klappe, -konkrement, -karzinom
- Peniskarzinom, intraurethrale Fremdkörper, Phimose
- Iatrogene Verletzung nach instrumentellen urologischen Eingriffen
Außerdem gibt es auch funktionelle Blasenentleerungsstörungen:
- Medikamentös induziert, z.B. durch Psychopharmaka, Anticholinergika
- Neurologische Ursachen: Polyradikulitis, Poliomyelitis, Rückenmarkstumoren, spinaler Schock

Symptomatik
- Starke Unterbauchschmerzen suprapubisch.
- Unerträglicher Harndrang, keine suffiziente Miktion oft seit Stunden möglich, nur tropfenweiser Urinabgang.
- Patient ist unruhig, blass, schweißig.

Körperliche Untersuchung
- Inspektion: Vorwölbung bzw. große kugelförmige Raumforderung im Unterbauch median
- Palpation/Perkussion: prall gefüllte Blase suprasymphysär
- Bei leichtem Druck: Schmerz

Sonderfall. Harnverhalt bei neurogener Blasenentleerungsstörung, z.B. nach Bandscheibenvorfall (L1–L5), LWS-Trauma, Operationen im kleinen Becken, diabetischer Neuropathie etc. Meist bestehen keine Schmerzen, oft ist eine Überlaufinkontinenz vorhanden.

Therapie
Sofortige Blasenentlastung durch transurethralen sterilen Katheterismus
  Besser: Einlage eines Dauerkatheters (16 CH, 18 CH), da erneuter Harnverhalt vermieden wird, jedoch auch Einmalkatheterismus (14 CH, 16 CH, 18 CH) möglich. Nach Entfernen des Einmalkatheters besteht die Gefahr des erneuten Harnverhalts, z.B. bei bestehendem Harnwegsinfekt und benigner Prostatahyperplasie. Falls Kontraindikationen für eine transurethrale Katheterisierung vorliegen (V.a. Prostatitis, eitrige Urethritis, Urethraruptur, Urethrastriktur) oder die transurethrale Einlage eines Katheters nicht gelingt, erfolgt die suprapubische Harnableitung. Die Anlage einer suprapubischen Harnableitung sollte möglichst unter sonographischer Kontrolle durchgeführt werden.
  Falls keine Kathetereinlage notfallmäßig möglich ist oder dieser kontraindiziert ist: Rascher Transport in eine urologische Klinik unter suffizienter Analgesie, z.B. Metamizol 1–2,5 g i.v., ggf. Opioide.
  Nach Entlastung sollte eine Sonographie zum Ausschluss einer sekundären Nierenstauung durchgeführt werden. Liegt diese vor, ist eine stationäre Aufnahme mit Kontrolle der Retentionswerte und der Urinausfuhr indiziert (**Cave**: Polyurie nach Entlastung!).

Nach erfolgter Therapie muss die Diagnostik der Ursache und Weiterbetreuung durch einen Facharzt für Urologie erfolgen.

> Jede Harnröhrenkatheterisierung sollte atraumatisch und steril erfolgen!

43.1.3 Akutes Skrotum

Akutes Skrotum

Definition. Unter akutem Skrotum versteht man einen plötzlich einsetzenden, starken Skrotalschmerz. Differenzialdiagnostisch kommen als Ursache insbesondere folgende Erkrankungen in Betracht:
- Hodentorsion
- Akute Epididymitis
- Hydatidentorsion
- Inkarzerierte Skrotalhernie

Im weiteren Sinn müssen auch folgende Erkrankungen in Betracht gezogen werden:
- Orchitis: bakteriell oder viral
- Akute Hydrozele oder Hodentumor
- Hodenruptur/Hodentrauma
- Irritation der Skrotalhaut

Hodentorsion

Hodentorsion

Unter Hodentorsion versteht man eine Samenstrangtorsion durch unzureichende Fixierung des Hodens in der Umgebung. Der Hoden ist um seine Längsachse nach medial gedreht, **partiell** (z.B. um 180°) oder **komplett** (n × 360°). Man unterscheidet eine **intravaginale** Form (innerhalb der Tunica vaginalis testis) von einer **extravaginalen** Form (außerhalb der Tunica vaginalis testis). Die intravaginale Form ist häufiger, die extravaginale kommt v.a. bei Kleinkindern vor. Eine dritte, seltene Form ist die mesorchiale Torsion, die intravaginal einer Torsion zwischen Hoden und Nebenhoden entspricht. Bei der Hodentorsion wird zunächst der venöse Blutabstrom unterbunden, später auch die arterielle Durchblutung gestört. Folge ist die hämorrhagische Infarzierung des Hodens. Die Hodentorsion hat 2 Altersgipfel: zwischen dem 15. und 20. Lebensjahr sowie bei Kleinkindern vor dem 2. Lebensjahr.

> Bei einem schreienden, männlichen Säugling, der nicht beruhigt werden kann, sollte an eine Hodentorsion gedacht werden.

Symptome
- Plötzlich auftretende starke, manchmal vernichtende Skrotalschmerzen
- Anamnestisch ähnliche Ereignisse in der Vorgeschichte

- Ausstrahlung in die Leistenregion möglich
- Brechreiz, Erbrechen (durch peritoneale Reizung)
- Im Extremfall: schockähnlicher Zustand

Körperliche Untersuchung
- Inspektion:
  - Gerötete Skrotalhaut möglich
  - Hodenhochstand (wird auch als positives Brunzel-Zeichen bezeichnet).
- Palpation:
  - Nebenhoden bei partieller Torsion an atypischer Stelle lokalisiert (d.h. nicht dorsal)
  - Druckschmerzhafter Hoden.
  - Initial können Hoden und Nebenhoden palpatorisch voneinander abgegrenzt werden, im weiteren Verlauf ist diese Abgrenzung durch Schwellung von Skrotalinhalt und Skrotalhaut erschwert.
  - Negatives Prehn-Zeichen: Beim Anheben des Hodens: Schmerzzunahme (**Cave**: wichtiger Unterschied zur Epididymitis, wo es zu einer Schmerzabnahme kommt!).
  - Initial kein Fieber, keine Leukozytose, Urinbefund unauffällig.

Therapie
Da nach 4–6 h bereits eine irreversible Hodenschädigung sehr wahrscheinlich ist, muss der Patient unverzüglich in eine urologische Klinik transportiert werden. Kann dort klinisch eine Hodentorsion nicht sicher ausgeschlossen werden, muss die sofortige operative Hodenfreilegung erfolgen. Innerhalb des 6-Stunden-Intervalls ist die Wahrscheinlichkeit einer Erhaltung des Hodens am größten. Nach 12–24 h sinkt die Wahrscheinlich einer Hodenerhaltung durch Freilegung sukzessiv rapide ab. Je länger das Zeitintervall zwischen Torsion und Operation, desto geringer die Erhaltungsrate. Trotzdem ist die operative Freilegung auch nach mehr als 6 h noch sinnvoll. Im Zweifelsfall sollte immer operativ freigelegt werden.

> - Eine in der Klinik häufig durchgeführte Doppler-Sonographie der Hoden gibt keine 100%ige Sicherheit.
> - Gabe von Aspirin als Analgetikum vermeiden, da eine Thrombozytenfunktionsstörung mit vermehrter Blutungsneigung zu Komplikationen bei der Operation führen kann.

Akute Epididymitis

Pathogenese
- Bakterielle Entzündung des Nebenhodens, oft verursacht durch E. coli, Enterobacter, Enterokokken, Proteus, Pseudomonas
- Altersgipfel: 20.–30. und 40.–50. Lebensjahr

Körperlicher Untersuchungsbefund
- Langsame Entwicklung der Schmerzsymptomatik (Stunden bis Tage bestehender Schmerz).
- Fieber.
- Erhöhte Entzündungsparameter: Leukozytose, CRP-Erhöhung.
- Urinbefund: infekttypischer Leukozyten-, Erythrozyten-, Bakteriennachweis.
- Nebenhoden anfangs vom Hoden abgrenzbar.
- Nebenhoden vergrößert, verhärtet, druckschmerzhaft, überwärmt.
- Bei länger bestehender Epididymitis: Hoden und Nebenhoden sind nicht mehr voneinander abgrenzbar.
- Prehn-Zeichen positiv, d.h. Anheben des Hodens führt nicht zu einer Schmerzzunahme, sondern eher zu einer Linderung des Schmerzes.

Therapie
- Schneller Transport in eine urologische Klinik. Während des Transports: Skrotum evtl. hoch lagern und kühlen, wenn dies vom Patienten als angenehm empfunden wird.
- Analgesie, z.B. Novalgin 1 g–2,5 g i.v.
- Keine Gabe von Aspirin, da differenzialdiagnostisch auch eine akute Hodentorsion bestehen könnte, die operativ freigelegt werden muss (Blutungsgefahr).
- In der Klinik erfolgt eine konservative Therapie in Form von Bettruhe, Hodenhochlagerung, Hodenkühlung, Antibiose, Antiphlogistika. Da die Behandlung von Epididymitis und Hodentorsion grundlegend verschieden ist, erfolgt im Zweifelsfall immer eine operative Hodenfreilegung.

> Es gibt keine eindeutig sicheren klinischen Zeichen zum Ausschluss einer Hodentorsion.

Hydatidentorsion

Definition/Klinik
Die Stieldrehung einer Morgagni-Hydatide am Oberpol des Hodens (Appendix testis) oder am Nebenhodenkopf (Appendix epididymidis) erzeugt oft eine sehr ähnliche Symptomatik wie eine Samenstrangstorsion. Die Schmerzintensität kann jedoch auch geringer ausgeprägt sein. Als charakteristisches klinisches Zeichen gilt das „blue dot sign", ein durch die Skrotalhaut sichtbarer blauer Fleck, der der hämorrhagisch infarzierten Hydatide entspricht. Dieser ist jedoch nicht immer vorhanden.

Altersgipfel. Bis zum 16. Lebensjahr

Therapie. Nach schnellem Transport in eine urologische Klinik sollte dort bei diagnostischer Unsicherheit eine operative Freilegung erfolgen. Im Falle einer Hydatidentorsion muss die torquierte Hydatide entfernt werden.

Orchitis
Ätiologie. Bakteriell bedingt durch E. coli, Klebsiella, Pseudomonas oder viral bedingt bei Mumps, infektiöser Mononukleose, Varicella-Zoster-Infektion u.a.

Altersverteilung. Vom Kleinkind bis zum Adulten, die Mumpsorchitis tritt selten vor der Pubertät auf.

Anamnese. Bei viraler Infektion können evtl. typische Symptome erfragt werden. Die Mumpsorchitis tritt typischerweise 4–6 Tage nach der Speicheldrüsenanschwellung auf und ist in 70% der Fälle einseitig.

Körperlicher Untersuchungsbefund
- Anschwellung des Hodens und Nebenhodens bei Epididymorchitis
- Starke Berührungsempfindlichkeit des Hodens
- Gerötete, verdickte, überwärmte Skrotalhaut
- Fieber, Leukozytose
- Urinbefund: unauffällig

Therapie
Nach raschem Transport in eine urologische Klinik zum Ausschluss der wichtigsten Differenzialdiagnose Hodentorsion erfolgt die konservative Therapie in Form von Bettruhe, Hochlagerung und Kühlung des Skrotums, Antiphlogistika, evtl. Antibiotika.

Akute Hydrozele
Pathophysiologie. Auslöser der akuten Form ist die intraabdominelle Druckerhöhung (Husten, Pressen). Ein zuvor verklebter Processus vaginalis peritonei öffnet sich, Peritonealhöhle und Tunica vaginalis testis sind miteinander verbunden, Flüssigkeit tritt in den Skrotalbereich über.

Körperlicher Untersuchungsbefund
- Elastischer „Skrotaltumor", Hoden nicht abgrenzbar, normalerweise kein Berührungsschmerz.
- Kommunizierende Hydrozelen füllen sich im Stehen und entleeren sich im Liegen.
- Mittels Diaphanoskopie kann eine erste richtungweisende Aussage getroffen werden.
- Eine eindeutige Diagnose ist durch die Sonographie möglich.

Hodentumor

Anamnese. Langsame, über Wochen bis Monate sich entwickelnde Hodenvergrößerung

Körperlicher Untersuchungsbefund. Derber, oft harter Tumor skrotal, meist schmerzlos (bei Begleitepididymitis können Schmerzen bestehen)

Altersgipfel. 20.–35. Lebensjahr (junge Männer)

Diagnostik. Die Diagnostik sollte durch einen Facharzt für Urologie durchgeführt werden und umfasst die körperliche Untersuchung, Sonographie und Hodentumormarkerbestimmung.

Therapie. Die meist erforderliche inguinale Orchiektomie ist zwar dringlich, stellt jedoch keinen sofort durchzuführenden Notfalleingriff dar.

Hodentrauma

Hodenruptur/Hodentrauma

Anamnese. Richtungweisend: Unfallmechanismus

Körperliche Untersuchung. Die Inspektion zeigt oft ein Hämatom der Skrotalhaut.

Therapie. Eine operative Versorgung mit Verschluss der gerissenen Tunica albuginea ist erforderlich. Während des Notfalltransports in eine urologische Klinik ist neben der Analgesie ein steriles Abdecken offener Wundbereiche zu beachten.

Leistenhernie

Inkarzerierte Leistenhernie/Skrotalhernie

Ätiologie. Sie entwickelt sich durch Eintreten von Peritoneum mit Omentum oder Darmanteilen in den Leistenkanal und Einklemmung. Treten die genannten intraabdominellen Strukturen bis ins Skrotum, spricht man von einer Skrotalhernie.

Symptomatik. Die allgemeinen Symptome eines akuten Skrotums können mit denen eines akuten Abdomens kombiniert sein (peritonitische Zeichen). Bei Vorliegen von Darmanteilen im Skrotum können evtl. sogar Darmgeräusche über dem Skrotum auskultiert werden.

Therapie. Rascher Transport in eine urologische oder chirurgische Klinik, da eine sofortige operative Revision erforderlich ist.

43.2 Leitsymptom Anurie

43.2.1 Pathophysiologie

Als Anurie bezeichnet man die verminderte Urinausscheidung auf < 100 ml Urin in 24 h. Dabei ist der Urin konzentriert (spezifisches Gewicht > 1030). Die Ursachen sind sehr vielfältig, die Anurie gilt auch als Leitsymptom des akuten Nierenversagens. Man unterscheidet prärenale, renale und postrenale Ursachen der Anurie.

Anurie: < 100 ml Urin in 24 h

- **Prärenal**: Volumenmangel, Hämolyse, Rhabdomyolyse (Trauma), Exsikkose, Hypovolämie unterschiedlicher Ursache, kardiogener Schock, Elektrolytstörungen (z.B. durch lang andauerndes Erbrechen, Diarrhö, Schwitzen), Verschluss der großen Nierengefäße.
- **Renal**: Nephritis (medikamentös-toxisch, allergisch), Glomerulonephritiden.
- **Postrenal**: Obstruktion der ableitenden Harnwege: Bei echter oder funktioneller Einzelniere genügt eine unilaterale Obstruktion des Ureters. Ansonsten liegt eine Obstruktion beider Harnleiter bzw. Nierenbecken vor. Ursachen der Obstruktion können sein: Konkremente, Blutkoagel, Uretertumor, Ureterstriktur, dekompensierte subpelvine Harnleiterabgangsstenose, Ureterkompression von außen durch Tumoren, M. Ormond, Ureterligatur nach abdominellen, auch gynäkologischen, Eingriffen.

> Eine länger bestehende infravesikale Obstruktion kann sekundär zu einer Anurie führen, z.B. Überlaufblase bei benigner Prostatahyperplasie.

43.2.2 Symptomatik

Das Leitsymptom der postrenalen Anurie ist die leere Blase. Im oben angegebenen Sonderfall der infravesikalen Obstruktion ist die Blase voll. Es besteht ggf. eine Überlaufinkontinenz. Zunächst bestehen keine stärkeren Beschwerden. Bei längerem Bestehen der Anurie kommt es zu urämischen Zeichen (Übelkeit, Erbrechen, Diarrhö, Juckreiz, Muskelkrämpfe, Perikarditis, Pleuritis) bis hin zum urämischen Koma. Angedeutet wird dies auch durch eine Somnolenz. Je nach Ursache können jedoch auch Flankenschmerzen und evtl. kolikartige Beschwerden bestehen. Die Begleitsymptome sind abhängig von der Ursache. Der Patient entwickelt eine metabolische Azidose, Hyperkaliämie und evtl. Hyperhydratation.

43.2.3 Therapie

Im Sonderfall der vollen Blase ist eine transurethrale Katheterisierung zu erwägen. Wichtig ist der rasche Transport zur Klinik, damit dort baldmöglichst eine Sonographie vorgenommen werden kann. Da die postrenale Anurie schnell diagnostiziert werden kann, sollte bei unklarer Anurie zunächst die urologische Abklärung eingeleitet werden.

43.3 Leitsymptom urethrale Blutung

43.3.1 Trauma

40% der Urogenitaltraumen entstehen in Deutschland durch Verkehrsunfälle, 26% durch Arbeits- und Sportunfälle. In den USA werden 75% der Traumen bei Gewalttaten mit Schuss- und Stichverletzungen verursacht. Meistens finden sich die Urogenitalverletzungen im Rahmen eines Polytraumas. Nierentraumata machen mit ca. 50% den Großteil aller Urogenitalverletzungen aus, gefolgt von Genitalverletzungen, Blasen- und Harnröhrenverletzungen. Genitalverletzungen treten häufiger als Solitärtrauma auf, weniger häufig im Rahmen eines Polytraumas. Harnleiter- und Nebennierenverletzungen sind insgesamt selten und meist im Rahmen eines Polytraumas zu finden.

Nierentrauma
Ursache/Unfallmechanismus. Bei bestimmten Unfallmechanismen muss an eine Nierenverletzung gedacht werden:
- Thoraxtrauma
- Flankenprellung: Sturz, Tritt, Quetschung (Sicherheitsgurt)
- Schussverletzungen, Messerstichverletzungen, Pfählungsverletzungen (Oberbauch, Flanke)
- Rippenfraktur: kann sekundäres Nierentrauma verursachen
- Iatrogen: perkutane Niereneingriffe, extrakorporale Stoßwellenlithotripsie (ESWL)

> Bei allen Verletzungen des Abdomens an ein Nierentrauma denken!

Symptome
- Charakteristische Symptome fehlen oft, daher kommt der Erhebung des Unfallhergangs eine entscheidende Bedeutung zu.
- Prellmarken.
- Posttraumatische Flankenschmerzen.
- Hämatombedingtes Anschwellen der Flanke.
- Peritonismus.
- Bradykardie, Blutdruckabfall bis hin zum Schock.

Tab. 43.1: Klassifikation der Nierenverletzungen nach radiologischen/pathologischen Befunden

Verletzung	Gradeinteilung	
Leicht (75%)	I A	Kontusion
	I B	Parenchymblutung
Schwer (20%)	II A	Inkomplette Nierenruptur mit subcapsulärem Extravasat*
	II B	Inkomplette Nierenruptur mit perirenalem Extravasat
	II C	Komplette Nierenruptur mit retroperitonealem Extravasat
Kritisch (5%)	III	Multiple Rupturen, Nierengefäßstielverletzungen, Zertrümmerung der Niere

*Extravasat: Hämatom und/oder Urinom

◢ Makro- und Mikrohämaturie: Die Hämaturie ist ein unsicheres Zeichen, das fehlen kann, z.B. durch komplette Verlegung der Ureteren durch Blutkoagel oder bei Nierengefäßstielabriss sowie bei Läsionen ohne Anschluss an das Nierenhohlraumsystem.

Diagnostik
◢ Sonographie zur schnellen Orientierung und dem Erkennen von freier Flüssigkeit, Hämatomen; CT mit Kontrastmittelgabe als Methode der Wahl zur Beurteilung der Ausscheidung ins Hohlsystem
◢ Vgl. auch Tabelle 43.1

Eine andere Klassifikation des Nierentraumas nach der American Association for the Surgery of Trauma (AAST) [Moore et al. 1989], die inzwischen auch von der Europäischen Gesellschaft für Urologie verwendet wird, wurde in den letzten Jahren gehäuft auch in Deutschland verwendet. Hier werden Grad 1–5 anhand des pathologischen Befunds im CT unterschieden (s. Tab. 43.2):

Nierenverletzung

Tab. 43.2: Gradeinteilung nach radiologisch-pathologischem Befund

Gradeinteilung	Radiologisch-pathologischer Befund
1	Kontusion, kein Parenchymeinriss, evtl. subkapsuläres Hämatom
2	Parenchymeinriss < 1 cm, keine Urinextravasation, perirenales, nicht expandierendes Hämatom, begrenzt auf den Retroperitonealraum
3	Parenchymeinriss > 1 cm, keine Urinextravasation, perirenales, nicht expandierendes Hämatom, begrenzt auf den Retroperitonealraum
4	Parenchymeinriss bis ins Nierenhohlraumsystem, Urinextravasation oder Gefäßverletzung eines Segments (Arterie und/oder Vene) mit Hämatom
5	Nieren-„Zertrümmerung" („shattered kidney", multiple tiefe Einrisse) oder Nierenstielverletzung, Nierenstielabriss, Massenblutung

Therapie
- Allgemeine Notfallmaßnahmen wie beim Abdominaltrauma (Analgesie, adäquate Schockbekämpfung, Versorgung von offenen Verletzungen)
- Belassen von Fremdkörpern bei Pfählungsverletzungen

Weiterführende Therapie. Nach genauer Bildgebung werden über 75% der stumpfen Nierentraumen konservativ behandelt. Aktive, persistierende, Hb-wirksame Blutungen können ggf. mittels superselektiver Embolisation radiologisch kontrolliert werden. Ultima Ratio ist die operative Behandlung in Stadium II C, Stadium III, evtl. Stadium II B (bzw. Grad 4, 5, evtl. Grad 3) bei persistierender Blutung und bei allen offenen Nierenverletzungen.

Blasenverletzung

Ca. 85–90% der Harnblasenverletzungen kommen zusätzlich zu anderen Verletzungen vor (Polytrauma). Nur ca. 10–15% sind Solitärverletzungen der Harnblase. Es werden 2 Formen der Blasenruptur unterschieden:
- **Extraperitoneale** Blasenruptur (70%): In 25–35% liegt bei einer Beckenringfraktur eine Verletzung des unteren Urogenitaltraktes vor.
- **Intraperitoneale** Blasenruptur (25%): Ruptur an dem Locus minoris resistentiae, dem Blasendach, z.B. bei gefüllter Blase und plötzlicher abdomineller Druckerhöhung (Sturz, Schlag, Sicherheitsgurt). Seltener entstehen intraperitoneale Rupturen als spontane Blasenruptur bei vorgeschädigter Blase (durch Entzündung, Narbe, Karzinom) oder bei Blasenentleerungsstörungen vielfältiger Ursache.
- In 5% der Fälle liegt eine **kombinierte intra-** und **extraperitoneale** Verletzung vor.

> **Cave:** Bei Verletzungen des knöchernen Beckens immer an Harnblasenverletzungen denken!

Symptomatik
- Unterbauchschmerzen.
- Hämaturie ist ein typisches Symptom.
- Peritonitis, insbesondere bei der intraperitonealen Form.
- Unterschiedliche Miktionsbeschwerden, wie blutige Anurie, Dysurie, imperativer Harndrang.
- Anstieg des Serumharnstoffs (durch Resorption durch das Peritoneum).

> Bei iatrogen erzeugter Perforation im Rahmen transurethraler Eingriffe (z.B. transurethrale Resektion von Harnblasentumoren) ist die Bauchumfangzunahme durch Extravasation der Spülflüssigkeit richtungweisend!

Therapie. Allgemeine Notfallmaßnahmen bei Polytrauma. Bei V.a. Urethraverletzung: keine DK-Einlage oder andere Form der Katheterisierung

Weiterführende Therapie. Diese erfolgt operativ bei intraperitonealen Verletzungen und offenen perforierenden Verletzungen. Bei extraperitonealen Blasenverletzungen ist meist eine Harnableitung transurethral oder suprapubisch kombiniert mit einer Antibiose für 10 Tage bei ansonsten klinisch unauffälligen Patienten ausreichend.

Urethraverletzung

Ursachen/Unfallmechanismus
- Beckenringfraktur: Bei ca. 70% der Beckenringfrakturen kommt es zu einer Verletzung der Harnröhre (meist der hinteren Urethra).
- Direkte Gewalteinwirkung auf den Damm, z.B. Fahrrad- und Motorradunfall.

Ein typischer Unfallmechanismus ist das Straddle-Trauma, bei dem es durch Aufprall auf die Fahrradstange zu einer Verletzung der bulbären (infradiaphragmalen) Urethra kommt!
- Einbringen von Fremdkörpern zur sexuellen Stimulation
- Iatrogen nach Katheterisierungen oder instrumentellen Eingriffen
- Pfählungsverletzung
- Im Rahmen eines Penistraumas (Extremfall Penisamputation)
- Differenzierung der (partiellen oder kompletten) Ruptur in 2 Formen:
  - **Supradiaphragmale** Ruptur: oberhalb des Diaphragma urogenitale
  - **Infradiaphragmale** Ruptur: unterhalb des Beckenbodens

Symptomatik
- Blutung aus Urethra („blutiger Meatus")
- Prellmarken
- Hämatom: perineal oder skrotal bei infradiaphragmaler Form, Hämatom im kleinen Becken bei der supradiaphragmalen Ruptur
- Starke Schmerzen perineal
- Dysurie, imperativer Harndrang, Harnverhalt
- Evtl. volle, hochstehende Blase
- Evtl. äußere Penisverletzungen

Körperliche Untersuchung
- Inspektion: evtl. äußere Verletzungen, ein Hämatom oder ein blutiger Meatus sichtbar.
- Digital-rektale Untersuchung: Bei kompletter Ruptur der Harnröhre supradiaphragmal kommt es zu einer Verlagerung der Prostata nach kranial, die palpiert werden kann.

Therapie
- Allgemeine notärztliche Maßnahmen und rascher Transport in eine urologische Klinik.
- Keine DK-Anlage, da eine inkomplette in eine komplette Ruptur umgewandelt oder eine Via falsa gelegt werden kann. Auch in der Klinik muss vor DK-Einlage zunächst ein retrogrades Urethrogramm zur Darstellung der Harnröhre durchgeführt werden.
- Bei Penisamputation: Wundversorgung, amputiertes Körperteil sichern, da evtl. eine plastische Rekonstruktion möglich ist.
- Bei äußeren Verletzungen: Spätestens in der Klinik sollte an eine Tetanusschutzimpfung gedacht werden.

Weiterführende Therapie
Meist operativ

43.3.2 Tumoren als Ursache von Blutungen

Insbesondere Nierenzellkarzinome und Urothelkarzinome von Nierenbecken, Ureter und Harnblase können Ursache einer **schmerzlosen Makrohämaturie** sein. In selteneren Fällen verursachen Blutkoagel aus dem oberen Harntrakt Nierenkoliken. Weitere Ursachen der schmerzlosen Makrohämaturie sind:
- Blasenhalsvarizen bei benigner Prostatahyperplasie
- Nierenbeckenausgussstein, Nierensteine

Bei der **schmerzhaften Makrohämaturie** muss an eine hämorrhagische Zystitis gedacht werden. Diese ist charakterisiert durch Pollakisurie, Algurie und Makrohämaturie. Die hämorrhagische Zystitis ist bei Frauen relativ häufig Ursache einer schmerzhaften Makrohämaturie. Weiterhin muss bei menstruationsabhängiger Hämaturie bei Frauen an eine Endometriose von Harnblase oder Ureter gedacht werden.

43.3.3 Blasentamponade

Blasentamponade
Bei der Blasentamponade wird das Harnblasenlumen durch Blutkoagel ausgefüllt. Starke Blutungen aus dem Harntrakt unterschiedlichster Ursache sind hierfür verantwortlich. Nach transurethralen Eingriffen kann ebenfalls eine Blasentamponade entstehen.

Symptomatik
- Druckschmerz im Unterbauch
- Kugelige Vorwölbung des Unterbauchs
- Akuter Harnverhalt oder Pollakisurie und Hämaturie

Therapie
Analgesie, z.B. durch Metamizol oder Opioid, Kliniktransport. In der urologischen Klinik muss eine sofortige Ausräumung der Blasentamponade über einen speziellen Katheter oder endoskopisch erfolgen. Selten ist die Koagulation einer Blutung notwendig. Nach dieser Maßnahme ist eine längerfristige Blasenspülung erforderlich.

43.4 Sonstige Krankheitsbilder

43.4.1 Nierenstielabriss

Der Nierenstielabriss (Stadium III in der Klassifikation des Nierentraumas, bzw. Grad 5) gehört zu den lebensbedrohlichen Verletzungen, die unter allen Nierenverletzungen weniger als 5% ausmachen. Typischer Unfallmechanismus ist das Dezelerationstrauma, wie es z.B. beim Aufprall aus großer Höhe – dann oft beidseits – auftreten kann. Durch Einreißen/Abreißen der Nierenvene und Nierenarterie entwickelt sich durch Blutung in die Bauchhöhle schnell ein hämorrhagischer lebensbedrohlicher Schock.

> Typischerweise fehlt beim Nierenstielabriss die Hämaturie.

Therapie
Wichtigste Notfallmaßnahmen sind die Schockbekämpfung und die rasche Einleitung einer operativen Therapie. Wenn nicht umgehend eine Gefäßrekonstruktion durchgeführt wird, endet der Nierenstielabriss letal.

43.4.2 Urosepsis

Pathophysiologie. Die Urosepsis ist eine Sepsis, die von den Organen des Urogenitalsystems ausgeht. Dafür verantwortlich sind meist gramnegative Stäbchenbakterien, die Endotoxine bilden. Hierzu gehören E. coli, Proteus mirabilis, Pseudomonas aeruginosa, Klebsiella. Ausgangsherd können entzündliche Erkrankungen der Urogenitalorgane sein wie Prostatitis, Prostata-Abszess, Epididymitis, Pyelonephritis, Nierenabszess, Nierenkarunkel, paranephritischer Abszess. Häufig liegen auch obstruktive Harnabflussstörungen vor, z.B. bei einem obstruierenden Ureterkonkrement oder einer Nierenbeckenabgangsstenose. Weiterhin sind iatrogene Infektionen möglich, z.B. nach endoskopischen Eingriffen oder Katheterismus. Patienten mit reduzierter Abwehrkraft (Immunsuppression, Autoimmunerkrankung, Diabetes mellitus, Chemotherapie, hohes Alter) sind besonders gefährdet. Durch Einschwemmung der Endotoxine in den Kreislauf kommt es zu den bekannten lebensbedrohlichen Folge-

Urosepsis

Erscheinungen mit Störungen der Mikrozirkulation, des Gerinnungssystems bis hin zur Verbrauchskoagulopathie und zum septischen Schock.

Symptomatik
- Fieber und Schüttelfrost, Tachykardie und niedriger Blutdruck, Tachypnoe, auffällige Ruhelosigkeit des Patienten.
- Laborchemisch kann die zunächst bestehende Leukozytose in eine Leukopenie übergehen.
- Weiterhin charakteristisch ist der Thrombozytenabfall, oft auf Werte unter 50 000/µl.

Therapie
- Flache Lagerung, Blutdruck- und Pulskontrolle auf dem Weg zur Klinik, Schaffung eines großvolumigen periphervenösen Zugangs und Gabe von Infusionen.
- Der Infektionsherd muss beseitigt werden, eine alleinige antibiotische Therapie genügt meist nicht. Besteht eine Harnstauung, z.B. im Rahmen einer infizierten Harnstauungsniere, muss diese sofort entlastet werden. Abszesse, z.B. in Niere oder Prostata, sollten eröffnet werden, evtl. ist auch eine Operation, z.B. bei einer abszedierenden Nephritis, notwendig. Im schlimmsten Fall kommt es zur Nephrektomie.
- Die Patienten bedürfen einer intensivmedizinischen Überwachung, zusätzlich erfolgt selbstverständlich die antibiotische Behandlung.

> Bei 20–40% der Patienten mit Urosepsis führt diese zu einem septischen Schock, der bei ca. jedem 2. Patienten letal endet.

43.4.3 Priapismus

Ätiologie
Schmerzhafte Dauererektion, bestehend seit mehr als 2 h, ohne Libido. Betroffen sind die Corpora cavernosa, nicht jedoch das Corpus spongiosum mit der Glans penis.

Ursachen kann u.a. eine vorhergehende SKAT-Therapie (SKAT: Schwellkörper-Autoinjektionstherapie) im Rahmen einer symptomatischen Behandlung der erektilen Dysfunktion sein. Der Priapismus kann aber auch im Rahmen hämatologischer Erkrankungen wie Leukämie, Sichelzellenanämie, neurologischer Erkrankungen, Gefäßerkrankungen (Vasculitis, Beckenvenenthrombose) sowie nach Traumata (Straddle-Trauma, Rückenmarksverletzung), Drogen- oder Medikamenteneinnahme auftreten. Bei Nichtbehandlung kann es zu einer Schwellkörperfibrose mit dauerhaften Erektionsstörungen kommen. Pathophysiologisch unterscheidet man einen Low-flow-Priapismus (ca. 90%) von einem High-flow-Priapismus (ca. 10%). Beim Low-flow-Priapismus besteht ein verminderter Blutabstrom (mit Hypoxie, Hyperkapnie und Azidose im penilen Blut), beim High-flow-Priapismus ein unphysiologisch hoher Bluteinstrom in die Corpora cavernosa. Typischerweise ist der Low-flow-Priapismus schmerzhafter als der High-flow-Priapismus.

Therapie. Periphervenöser Zugang und Infusion. Analgesie (keine Thrombozytenaggregationshemmer!). Unter Kühlung des Penis, z.B. durch eiskalte Umschläge an der Penisbasis, Transport in eine urologische Klinik. Die Kühlung kann bereits zu einem kompletten Rückgang der Symptomatik führen. In der Klinik weiterführende Maßnahmen wie Injektion von Vasokonstriktoren (Alpha-Agonisten) unter Blutdrucküberwachung, Punktion und Aspiration von Blut, Spülung mit heparinhaltiger Lösung oder im Extremfall operative Maßnahmen.

43.4.4 Paraphimose

Pathophysiologie
Die zurückgestreifte Vorhaut führt bei relativer Vorhautenge zu einer Einschnürung im Bereich des Sulcus coronarius („spanischer Kragen"). Zunächst resultiert eine ödematöse Anschwellung von Glans und Vorhaut, die blaurot verfärbt sind. Bei Nichtbehandlung kann es zu einer Glansnekrose kommen. Die Paraphimose kann sich nach Geschlechtsverkehr entwickeln. Typischerweise tritt sie auch nach DK-Manipulationen auf, z.B. Reinigung der Glans bei DK-Trägern oder DK-Anlage, wenn das Reponieren der Vorhaut vergessen wird.

Therapie
Lokalanästhesie z.B. durch lokal aufgetragenes Xylocain Gel, evtl. zusätzlich Peniswurzelblock. Dann manuelle Kompression des Ödems an Glans und Präputium über einige Minuten. In den meisten Fällen gelingt danach die Reposition der Vorhaut. Ist dies nicht der Fall, kann eine dorsale Längsinzision des Schnürrings und quere Vernähung erfolgen. Nach Rückgang der Entzündung ist eine Zirkumzision empfehlenswert.

> Dorsal bezeichnet am Penis die Vorder-/Oberseite.

43.5 Präklinische Indikation zur Kathetereinlage

Eine präklinische Katheterisierung ist selten indiziert. Eine Indikation kann der Harnverhalt unterschiedlicher Genese, z.B. bei benigner Prostatahyperplasie oder als neurogener Harnverhalt bei Querschnittslähmung oder anderen neurologischen Erkrankungen, sein. Präklinisch können sowohl Einmalkatheter als auch Dauerkatheter eingesetzt wer-

Präklinische Kathetereinlage

den, z.B. Größe 16 CH oder 18 CH. Auf Beachtung entsprechender Hygienemaßnahmen ist zu achten.

Hilfreich ist bei schwierigen Kathetereinlagen die Verwendung von viel (lokalanästhesiehaltigem) Gleitmittel. Hieran niemals sparen! Das max. Volumen, das zwecks Blockung in den Katheterballon passt, ist auf dem Katheteransatz vermerkt, genau wie die Charrière-Zahl. Normalerweise ist eine Blockung mit 10 ml ausreichend.

(**Cave**: Allergie gegen Lokalanästhetika vor Einlage ausschließen!)

Kontraindikationen für eine Kathetereinlage sind Harnröhrenengen, Urethritis, Prostatitis, V.a. Harnröhrentrauma und Epididymitis. Im Zweifelsfall sollte die präklinische Kathetereinlage unterbleiben.

Absolut kontraindiziert ist eine Kathetereinlage bei jeglichem V.a. ein Trauma der Harnröhre, da eine partielle Harnröhrenruptur in eine komplette Harnröhrenruptur umgewandelt werden kann.

Literatur

Arbeitsgemeinschaft der Wissenschaftlichen Medizinischen Fachgesellschaften e.V. (http://www.awmf.org)

Arzneimittel-Kompendium der Schweiz, Documed AG, Basel, Schweiz, 2011

Bektas F et al., Intravenous paracetamol or morphine for the treatment of renal colic: a randomized, placebo-controlled trial. Ann Emerg Med (2009), 54(4), 568–74

Gatti JM, Murphy JP. Current management of the acute scrotum. Semin Pediatr Surg (2007), 16(1), 58–63

Guichard G et al. [Management of renal colic in pregnant women, based on a series of 48 cases]. Prog Urol (2008), 18(1), 29–34

Guidelines der European Association of Urology (http://www.uroweb.org/guidelines)

Moore EE et al., Organ Injury Scaling: Spleen, Liver and Kidney. J Trauma (1989), 29, 1664–1666

Prcić A et al., [Comparative efficiency study, safety and usage of tested drugs in patients with renal colic]. Med Arh (2006), 60(6 Suppl 1), 37–40

Steffens S, Siemer S, Häufige urologische Erkrankungen im Kindesalter. Steinkopff Verlag, 2. Auflage, 2008

Zink RA et al. [Results of the West German multicenter study „Urological traumatology"]. Urologe A (1990), 29(5), 243–50

[No authors listed], Renal colic in adults: NSAIDs and morphine are effective for pain relief. Prescrire Int (2009),18(103), 217–21

44 Notfälle in Gynäkologie und Geburtshilfe

Thomas Dengg

> **Lernziel:**
> Erlernen der (Differenzial-)Diagnostik und Therapie bei Erkrankungen/Verletzungen im Bereich der Gynäkologie sowie im normalen wie auch im pathologischen Geburtsverlauf im Bereich der Geburtshilfe im Notarztdienst mit den dort gegebenen Möglichkeiten, sowie eine zielgerichtete Versorgung inkl. Transport in geeignete Weiterbehandlung.

44.1 Notfälle in der Gynäkologie

Gynäkologische Notfälle sind selten und können sich z.T. sehr dramatisch darstellen. In diesen Fällen wird dann häufig der Rettungsdienst gerufen.

Für die Frau ist dies eine besondere Situation, da die betroffene Körperregion als Tabuzone angesehen wird. Die notfallmedizinische Versorgung erfordert ein ruhiges, einfühlsames und korrektes Auftreten des Rettungsdienstpersonals. Die Gynäkologie mitsamt den notwendigen Untersuchungen und Behandlungen gehört nicht in den Rettungsdienstalltag. Trotzdem sollte auf die Psyche der Patientin von der namentlichen Vorstellung bis zur Übergabe in der Klinik eingegangen und besondere Rücksicht genommen werden. Dafür sollte ein profundes gynäkologisches Basiswissen vorhanden sein, um die Dringlichkeit und Notwendigkeit einer etwaigen Klinikeinweisung einschätzen zu können.

Dabei tragen die gründliche Anamnese und die Inspektion des äußeren Genitale wesentlich zur Diagnosefindung bei.

Die häufigsten Beschwerden bei gynäkologischen Notfällen sind vaginale Blutungen und das Bild eines akuten Abdomens.

Die Frage: **„Schwanger oder nicht schwanger?"** ist für die Differenzialdiagnose unabdingbar.

Auf rektale und vaginale Untersuchungen und vaginale Spekulumeinstellungen sollte man präklinisch verzichten und dies einem gynäkologisch erfahrenen Arzt unter optimalen Bedingungen überlassen.

Zur präklinischen Versorgung der Patientin gehören zunächst die Kontrolle der Vitalparameter (Basischeck), die genaue Anamnese (Datum der letzten Periode/Zyklusanamnese, bekannte gynäkologische Vorerkrankungen) und bei Verletzungen die Inspektion des äußeren Genitale. Eine Entfernung von vaginalen Fremdkörpern ist nur gerecht-

Vitalparameter
Anamnese
Inspektion

fertigt, wenn keine weiteren Verletzungen dadurch entstehen. Fremdkörper bei Pfählungsverletzungen sollten jedoch in der Wunde verbleiben, um nicht noch stärkere Blutungen zu induzieren.

Weiterhin stehen die symptomorientierte Schmerz- und Volumentherapie sowie Blutstillung und Abdeckung von Verletzungen im Vordergrund.

Das Ablehnen ärztlicher Maßnahmen trotz ausführlicher Aufklärung sollte gut dokumentiert werden.

Gliedern lassen sich die Notfälle in der Gynäkologie in:
- Nicht schwangerschaftsbedingte Notfälle mit Blutungen und/oder Schmerzen:
  - Akute Entzündungen (Adnexitis, Douglas- bzw. Tuboovarialabszess, Pelveoperitonitis, Bartholin-Abszess, Endomyometritis, Mastits nonpuerperalis, Sepsis)
  - Tumoren des Uterus, der Adnexe bzw. der Mamma (benigne und maligne)
  - Ovarialzysten (Ruptur, Stieldrehung)
  - Zyklusstörungen (Hypermenorrhö, Postmenopausenblutung, Amenorrhö)
  - Verletzungen, Gewalteinwirkung bzw. Sexualdelikte (Kohabitationsverletzung, stumpfes Bauchtrauma, stumpfes Trauma des Damms, Pfählungsverletzung)
- (Früh-)schwangerschaftsbedingte Notfälle mit Blutungen und/oder Schmerzen:
  - Abort/septischer Abort
  - Extrauteringravidität

44.1.1 Akute vaginale Blutung außerhalb der Spätschwangerschaft

Starke Blutungen

Anamnese
Zyklusanamnese (schwanger/nicht schwanger), Menopausenstatus, bekannter Prolaps, Pessareinlage, bekannte gynäkologische Erkrankungen und vorausgegangene gynäkologische Operationen, Malignom-/Karzinomanamnese

Differenzialdiagnosen
Hypermenorrhö, Abort und EUG (s. Abschn. 44.1.2), Postmenopausenblutung, Blutung bei Uterus myomatosus, Varizen und Ulzera, Blutungen nach gynäkologischen Operationen, Malignom-/Karzinomblutung

44.1 Notfälle in der Gynäkologie

Tab. 44.1: Akute vaginale Blutung außerhalb der Spätschwangerschaft

Anamnese	Diagnose
Sehr starke Blutung während der regulären Menstruation mit Schmerzen (normaler Zyklus ca. alle 28 Tage)	Hypermenorrhö, Dysmenorrhö, Uterus myomatosus, Endometriose
(Oft schmerzhafte) Blutung ab 6–8 Wochen nach der letzten Menstruation, Schwangerschaft nicht auszuschließen	Frühabort, EUG (häufig zyklisch oder Zwischenblutungen in Form von Schmierblutungen) (s. 44.1.2)
Rezidivierende, meist schmerzlose Blutungen über Monate zunehmend, evtl. nach Kohabitation verstärkt	Postmenopausenblutung (je nach Alter), Karzinomblutung (Zervix- bzw. Corpus uteri)
Vorausgegangener gynäkologischer Eingriff (z.B. Hysterektomie, Konisation), oft schmerzlose Blutung	Postoperative Blutung bei z.B. Nahtinsuffizienz
Trägerin von Scheidenpessar bei Gebärmuttersenkung, meist schmerzhafte Blutung	Blutungen aus Varizen oder Druckulzera
Plötzliche Schmerzfreiheit nach progredienter Schmerzsymptomatik mit oder ohne vaginale Blutung	Follikelruptur, Zystenruptur, rupturierte EUG
Vorausgegangener Geschlechtsverkehr (freiwillig/unfreiwillig), meist schmerzhafte Blutung	Kohabitationsblutung, Vergewaltigung
Unfallanamnese, meist schmerzhafte Blutung, Begleitverletzungen	Vaginale Fremdkörper, Pfählungsverletzung, uterine und vaginale Kontusionsblutungen

Symptomatik
- Akute, starke und/oder verlängerte Regelblutung mit oder ohne Anämie
- Plötzlich auftretende vaginale Blutungen, z.B. nach abdominaler oder vaginaler Hysterektomie, Konisation, iatrogener Uterusperforation (**Cave:** vaginale bzw. intraabdominale Blutung ex utero mit Zeichen einer akuten Blutungsanämie mit Kreislaufsymptomatik bzw. einer Peritonealreizung/Peritonitis!)
- Starke arterielle oder venöse Blutung, z.B. bei Karzinomanamnese oder Verletzungen
- Starke vaginale Blutung bei Abort respektive Spätabort bzw. akutes Abdomen mit Blutungsanämie und ggf. Schock bei rupturierter EUG ohne vaginale Blutung

Ursachen
- Abort respektive Spätabort, EUG, Plazentarest post partum
- Z.n. Abortkürettage bzw. diagnostisch fraktionierter Kürettage

- Häufig organische Ursachen wie Myome, Endometriumhyperplasie, Endometriose
- Selten funktionelle Störungen wie hormonelle Dysfunktionen, fibrinolytische Gerinnungsstörungen oder Entzündungen (Endomyometritis)
- Spontanruptur oder Arrosion von Gefäßen im Bereich eines Dekubitalulkus an der Portio uteri oder eines Druckulkus bei Vaginalpessaren
- Lösung von Gefäßligaturen postoperativ oder entzündliche Gefäßarrosionen
- Karzinomblutung (s.u.)

Cave: DD Blutung aus der Harnblase (urologische Ursache) wird bei älteren, pflegebedürftigen Patientinnen häufig zunächst als „Postmenopausenblutung" diagnostiziert und fälschlicherweise der gynäkologischen Abteilung zugewiesen!

Diagnostik
- Kontrolle der Vitalparameter
- Inspektion und Palpation der Bauchdecke
- Inspektion des äußeren Genitale

Sofortmaßnahmen
- Lagerung nach Fritsch (s. Abb. 44.1) bzw. Schocklagerung
- Venöser Zugang, Volumensubstitution
- Klinikeinweisung, -transport

Akute Karzinomblutung
Arrosionen von Gefäßen, spontan oder nach Strahlentherapie, sind meist Grund für die Blutungen.

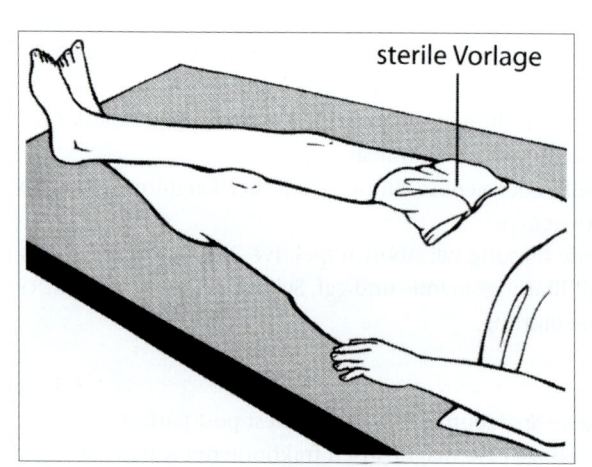

Abb. 44.1: Lagerung nach Fritsch [Distler W, Riehn (2006) Notfälle in Gynäkologie und Geburtshilfe, 2. Aufl. Springer, Heidelberg]

Anamnese
Zyklusanamnese, Menopausenstatus, Zwischenblutungen und Blutungen nach Kohabitation, vorangegangene Tumortherapie (z.B. Operation, Chemotherapie, Strahlentherapie)

Symptomatik
Auftreten von unterschiedlich starken, z.T. lebensbedrohlichen Blutungen aus Karzinomkratern und Exophyten, z.B. bei fortgeschrittenem Zervix- oder Korpuskarzinom, seltener bei Vaginal- oder Vulvakarzinom, aber auch bei fortgeschrittenem exulzerierendem Mammakarzinom

Diagnostik
- Kontrolle der Vitalparameter
- Inspektion und Palpation der Bauchdecke
- Inspektion des äußeren Genitale bzw. der Mammae
- ggf. Asservierung von abgegangenen Gewebsstücken (Mitnahme in die Klinik)

Sofortmaßnahmen
- Sterile Abdeckung bei Vulvakarzinom bzw. Mammakarzinom
- Venöser Zugang, Volumensubstitution
- Feste Tamponade durch Geübten bei stärkerer vaginaler Blutung
- Ggf. Lagerung nach Fritsch bzw. Schocklagerung
- Klinikeinweisung, -transport

Vaginale Blutung nach Verletzungen, Gewalteinwirkung bzw. Sexualdelikten

Anamnese
- Unfall- bzw. Tathergang: exakte Erhebung und schriftliche Dokumentation mit Angaben zu Ort, Zeit und Personen sowie aller Befunde (wichtig v.a. aus forensischen Gründen bei V.a. Vergewaltigung oder sexueller Nötigung)
- Feststellen des Allgemeinzustands der Patientin zur Untersuchungszeit
- Asservation der Kleidung
- Abklärung auf Alkohol- und Drogengebrauch

Symptomatik
Akute vaginale Blutung in unterschiedlicher Stärke, ggf. abdominale Schmerzen entsprechend der Anamnese

Ursachen
Durch die Anamnese der Patientin oder einer Begleitperson lässt sich die Ursache der Blutung leicht klären:
- Deflorationsverletzung

- Verletzung durch vaginal eingedrungene oder eingeführte Fremdkörper
- Verletzung durch Vergewaltigung
- Genitalverletzungen durch Unfälle, z.B. Sturz mit dem Fahrrad oder auf Zaunpfähle oder penetrierende Bauchverletzungen

Diagnostik
- Kontrolle der Vitalparameter
- Inspektion des ganzen Körpers v.a. des äußeren Genitale und der Mammae
  Cave: Blasenverletzungen mit blutigem Urinabgang oder evtl. vaginalem Urinabgang, Rektumverletzungen mit evtl. vaginalem Stuhlabgang, Douglas-Verletzungen evtl. mit Darm- oder Netzanteilen in der Perforationsstelle!

Sofortmaßnahmen
- Kontrolle der Vitalparameter
- Venöser Zugang, Volumensubstitution
- Analgesie
- **Fremdkörper belassen** Eingedrungene und evtl. abgebrochene Gegenstände nicht entfernen, bei Fremdkörpern in der Scheide vorsichtige Entfernung mit Pinzette oder Kornzange möglich, dabei ist auf Verletzungen zu achten
- Sterile Vorlage und Beckenhochlagerung, ggf. Lagerung nach Fritsch
- Klinikeinweisung, -transport
- Im Falle einer Vergewaltigung oder sexuellen Nötigung sofortige Klinikeinweisung zur fachärztlichen Inobhutnahme und ärztlichen Untersuchung nach Sexualdelikten, ggf. unter Hinzuziehen der Kriminalpolizei noch vor Ort oder in der Klinik

Cave: Vergewaltigung und sexuelle Nötigung bedeuten einen massiven Eingriff in die Persönlichkeit des Opfers. Die seelischen Schäden sind oft gravierender als die körperlichen Verletzungen. Deshalb ist Folgendes von Bedeutung:
- Behutsame Exploration ohne störende Einflüsse von außen
- Alle Untersuchungsschritte und Maßnahmen sollten vorher erklärt werden
- Keine persönliche Bewertung und keine individuelle Schuldzuweisung
- Keine Zweifel an der Glaubwürdigkeit des Opfers äußern

44.1.2 Akute Schmerzen

Schmerzen werden von Patientinnen sehr unterschiedlich wahrgenommen und empfunden.

Das akute Abdomen zeichnet sich dabei als ein ernstes, möglicherweise vital bedrohliches Krankheitsbild aus. Dabei können die Ursachen vielfältiger Genese sein.

Symptomatik
- Plötzliche Bauchschmerzen
- Übelkeit, Erbrechen
- Blässe, Kaltschweißigkeit
- Schonende Körperhaltung (meist gekrümmt)
- Peritonealreizung, Abwehrspannung (harte Bauchdecke)
- Druckschmerzen
- Harnverhalt
- Tachykardie
- Evtl. Hypotonie, Fieber

Diagnostik
- Kontrolle der Vitalparameter
- Inspektion und Palpation der Bauchdecke
- Inspektion des äußeren Genitale

Sofortmaßnahmen
- Beruhigung
- Entspannte Lagerung
- Venöser Zugang, Volumensubstitution
- Analgesie, Sedierung
- Wärme-Erhalt, Nahrungskarenz
- Sauerstoffzufuhr
- Klinikeinweisung, -transport

Cave: bei Harnverhalt (z.B. Totalprolaps, s. Abb. 44.5) Legen eines transurethralen Blasendauerkatheters!

Die wichtigsten gynäkologischen **Differenzialdiagnosen** sollen nun im Einzelnen beschrieben werden: **Gynäkologische Differenzialdiagnosen**
- Extrauteringravidität (EUG), Tubarruptur (vgl. Tab. 44.2)
- Abortgeschehen
- Rupturierte Ovarialzyste
- Stielgedrehtes Ovar(Adnexe)/Myom
- Akute Adnexitis (vgl. Tab. 44.2)
- Tuboovarial- bzw. Douglasabszess
- Bartholinitis bzw. Bartholin-Abszess
- Dysmenorrhö

Diagnostik und **Sofortmaßnahmen** für alle oben aufgeführten gynäkologischen Erkrankungen sind:
- Kontrolle der Vitalparameter
- Inspektion und Palpation der Bauchdecke

Tab. 44.2: Differenzialdiagnose von Adnexitis, Appendizitis und Extrauteringravidität [Distler W, Riehn (2006) Notfälle in Gynäkologie und Geburtshilfe, 2. Aufl. Springer, Heidelberg]

Diagnose	Adnexitis	Appendizitis	Extrauteringravidität
Schmerz	Ziehend, beidseitig	Wandernd zum Mc Burney	Einseitig, stechend, krampfartig
Befund	Portioschiebeschmerz, dolente Adnexe, übelriechender, eitriger Flour	Loslassschmerz, Übelkeit, Stuhlverhalten, kein Flour	Portioschiebeschmerz, Schmierblutung, kein Flour
Zyklusanamnese	Beginn oft postmenstruell	Unauffällig	Sekundäre Amenorrhö, β-HCG positiv
Temperatur rektal/axillär	Differenz > 1°C	Differenz > 1°C	Keine Differenz
Labor	Leukozyten erhöht	Leukozyten 10 000/μl	Leukozyten normal
Ultraschall	Freie Flüssigkeit, Ovarien unscharf, Tube darstellbar, Adnextumoren	Genitale unauffällig	Freie Flüssigkeit; leeres Uteruskavum, Tube oft verdickt, selten extrauterine Fruchtblase
Komplikationen	Begleitappendizitis, Pelveoperitonitis, EU, Verwachsungen	Begleitadnexitis, Perforation, Verwachsungen	Tubarruptur, Schock, EU-Rezidiv

▴ Inspektion des äußeren Genitale
▴ Venöser Zugang, Volumensubstitution
▴ Analgesie
▴ Ggf. Lagerung nach Fritsch bzw. Schocklagerung
▴ Klinikeinweisung, -transport

EUG **Extrauteringravidität (EUG)**
Von einer EUG oder Tubarruptur (s. Abb. 44.2) spricht man, wenn sich das befruchtete Ei infolge eines verzögerten oder gestörten Transports in der Tuba uterina eingenistet hat aufgrund:
▴ Eingeschränkter Tubenmotilität
▴ Tubenanomalie wie Stenosen:
 – Postentzündlich durch Adnexitis oder Appendizitis
 – Postoperativ durch Unterbauchoperationen und Sterilisation
 – Endometriose bedingt
 – Bei liegender Spirale

Weitere Einnistungsstellen außerhalb des Cavum uteri sind in 1% der Fälle das Ovar oder die Bauchhöhle. In 99% der Fälle ist es eben die Tube.

Abb. 44.2: Rupturierte Tubargravidität [Dirks, B (Hrsg) (2007) Die Notfallmedizin. Springer, Heidelberg]

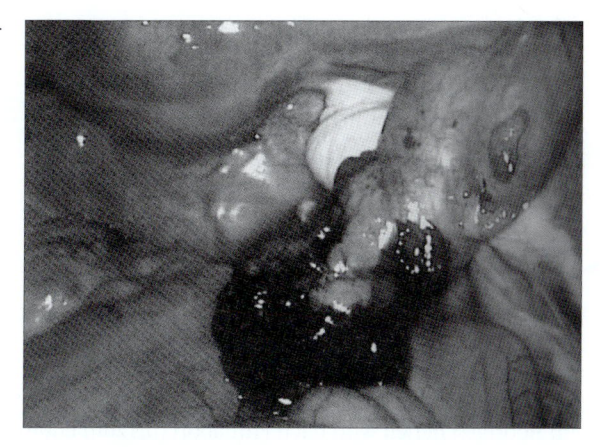

Durch das Wachstum der Schwangerschaft kommt es zur Dehnung des Eileiters mit schmerzhafter Reizung des Peritoneum viscerale und letztlich zur Ruptur der Tube.

Eine EUG, respektive eine rupturierte Tubargravidität kann auch heute noch trotz früherer und besserer Diagnostik in Form der Laborchemie (β-HCG im Urin bzw. im Serum) und der Bildgebung (Transvaginal- bzw. Abdominalsonographie) eine potenziell lebensbedrohliche Situation darstellen, die der sofortigen operativen Intervention bedarf.

Die Gefahr für einen letalen Ausgang gilt es durch den notärztlichen Einsatz zu vermeiden.

Symptomatik
Klinik ist abhängig von der Lokalisation der Tubargravidität.

Implantation im ambulären Tubenteil führt zum **Tubarabort** (6–10 × häufiger als die Tubarruptur) mit chronischem Verlauf (s. Abb. 44.3a):
- Sekundäre Amenorrhö 6–8 Wo., Schwangerschaftstest positiv
- Schwache vaginale Blutung
- Unterbauchschmerz, meist einseitig, wehenartig in Schüben
- Schwächezustände, Kollapsneigung

Implantation im isthmischen Tubenteil führt zur **Tubarruptur** mit akuter Symptomatik (s. Abb. 44.3b):
- Sekundäre Amenorrhö 6–8 Wo., Schwangerschaftstest positiv
- Plötzlicher, starker Zerreißungsschmerz
- Schulterschmerz (N. phrenicus)
- Abwehrspannung der Bauchdecke und akutes Abdomen
- Rapide Verschlechterung des Allgemeinzustands mit folgendem Volumenmangelschock wegen Anämie, bei z.T. massiver intraabdomineller Blutung von rupturierten Tubargefäßen

> Jeder starke Unterbauchschmerz in der Frühschwangerschaft ist bis zum Beweis des Gegenteils eine Extrauteringravidität!

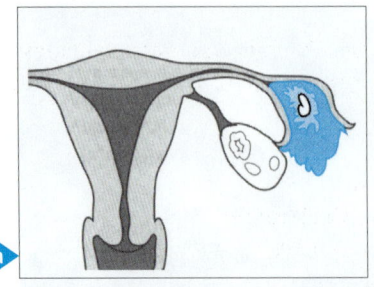

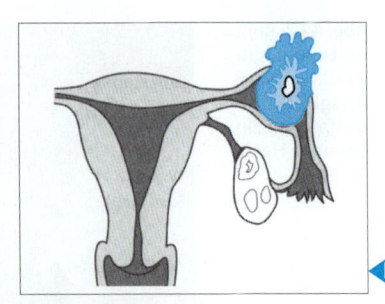

Abb. 44.3: Tubarabort (**a**) und Tubarruptur (**b**) [Distler W, Riehn (2006) Notfälle in Gynäkologie und Geburtshilfe, 2. Aufl. Springer, Heidelberg]

Abort

Ein Abortgeschehen wird nach Frühabort (bis zum Ende des 1. Trimenons, etwa 12.–14. SSW) und Spätabort (etwa 14.–23. SSW) unterteilt. Des Weiteren unterscheidet man den Abortus completus und incompletus. Der sog. Abortus imminens bedeutet eine intakte Schwangerschaft mit vaginaler Blutung unterschiedlichen Ausmaßes. Welches Abortgeschehen vorliegt, kann anhand der Anamnese, des Mutterpasses und klinisch anhand der vaginalen Untersuchung und der Sonographie ermittelt werden.

Der häufigste und sog. Missed abortion (verhaltener Abort) hat für den notärztlichen Einsatz keine Relevanz und soll nur der Vollständigkeit halber erwähnt werden.

Bei begleitendem Fieber über 38 °C handelt es sich um einen febrilen Abort, ab 39 °C um einen septischen Abort.

Ein klinisch festgestellter Abort erfordert die baldige Entleerung der Gebärmutter durch eine Abortkürettage, ggf. unter Antibiotikaprophylaxe/-therapie, um starke Blutungen bzw. aufsteigende Infektionen zu vermeiden oder zu therapieren.

Bei einem spontanen Spätabort kann es zu starken, sichtbaren Blutungen kommen.

Symptomatik

Vaginale Blutung

- Vaginale Blutung (unterperioden- bis überperiodenstark) bis zur anämisierenden Blutung
- Unterbauchschmerzen, ggf. Ausstrahlung, peritoneale Reizung bis zum akuten Abdomen
- Kreislaufdysregulation bis zum Schock

Rupturierte Ovarialzyste

Ovarialzysten sind bei prämenopausalen Frauen physiologisch und treten im Rahmen des Menstruationszyklus mittzyklisch auf. Die Ovulation bzw. Ruptur persistierender Follikel-, Corpus luteum-, Endometriose- oder auch Paraovarialzysten wird häufig von jüngeren Frauen als sehr schmerzhaft empfunden und kann die u.g. Symptome verursachen.

Auch seröse Ovarialkystome bei prä-, peri- und auch postmenopausalen Frauen können rupturieren.

Symptomatik
- Oft akut einsetzender, zunehmender Unterbauchschmerz, anfangs einseitig, dann Ausbreitung über den gesamten Unterbauch, ggf. Ausstrahlung in den Oberbauch
- Abwehrspannung, Druckschmerz
- Möglicherweise Übelkeit, Erbrechen
- Anämie (bei arterieller oder venöser Gefäßruptur)
- Je nach Blutungsstärke Schocksymptomatik

Stielgedrehtes Ovar/Myom
Die Stieldrehung i.A. entsteht durch größenprogrediente persistierende Ovarialzysten/-tumore (Adnextorsion) oder durch gestielte Myome (Muskelknoten des Uterus), die sich bei ruckartigen Bewegungen (Bücken, Drehbewegung) aufgrund der Schwerkraft an der Basis um die eigene Achse drehen (s. Abb. 44.4). Dies bewirkt eine venöse Stauung oder Ischämie und kann in kurzer Zeit bis zur Nekrose führen.

Symptomatik
- Leitsymptom ist der Ischämie- und Dehnungsschmerz als akut einsetzender, meist einseitiger, stechender Unterbauchschmerz
- Evtl. Ausstrahlung in die Flanke und den Oberschenkel
- Peritonealer Reiz, Abwehrspannung
- Möglicherweise Tumor durch Bauchdecke palpabel
- Temperaturerhöhung/Fieber

Akuter Ischämie- und Dehnungsschmerz

Adnexitis
Die Adnexitis wird häufig durch aszendierende Keime von der Scheide ausgelöst. Ursächlich kommen Chlamydien und darmpathogene Keime, in letzter Zeit wieder vermehrt Gonokokken in Betracht. Liegende Intrauterinpessare, Z.n. Abort oder Schwangerschaftsabbruch oder eine Vagini-

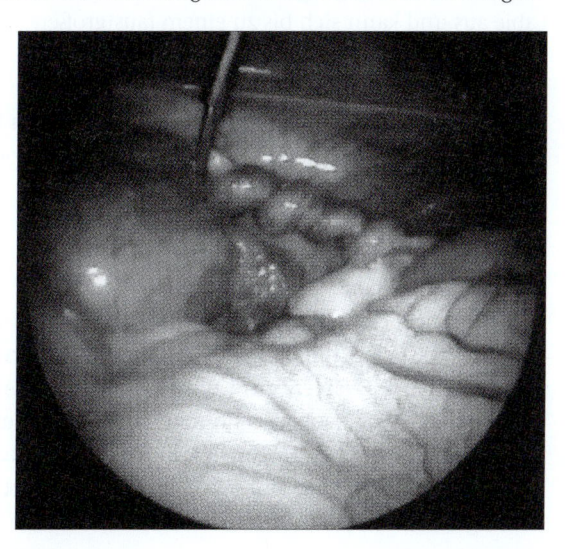

Abb. 44.4: Zystischer Ovarialtumor links mit viermaliger Stieldrehung [Dirks, B (Hrsg) (2007) Die Notfallmedizin. Springer, Heidelberg]

tis begünstigen die Entstehung. Die akute Adnexitis hat einen Gipfel zwischen dem 20. und 30. Lebensjahr und korreliert mit der sexuellen Aktivität und häufig wechselnden Geschlechtspartnern (hohe Promiskuität).

Resultierend können Adhäsionen, Sterilität bzw. eine EUG die Folge sein.

Symptomatik
- Pelveoperitonitis mit Abwehrspannung bis bretthartes Abdomen, Übelkeit, Erbrechen und Meteorismus
- Fieber
- Ggf. übelriechender, gelblich-grünlicher Fluor vaginalis
- Möglicherweise Schmerzen im Oberbauch, perihepatisch (Fitz-Hugh-Curtis-Syndrom)
- Schmerzen beim Geschlechtsverkehr (Dyspareunie)

Tuboovarial- bzw. Douglas-Abszess
Aus einem abgekapselten, alten Adnexitisherd kann ein Tuboovarial- bzw. Douglasabszess entstehen. Sie treten häufiger nach dem 35. Lebensjahr auf. Der Abszess kann sich dann im gesamten Unterbauch mit Folge ausgeprägter Adhäsionen mit o.g. postinfektiösen Komplikationen ausbreiten.

Symptomatik
- Siehe Adnexitis
- Sepsis mit Kreislaufdysregulation

Bartholinitis bzw. Bartholin-Abszess
Die Bartholinitis bzw. der Bartholin-Abszess breitet sich meist einseitig im perianalen Teil der großen Labie durch Verschluss des physiologischen Ausführungsgangs der Bartholin-Drüse im Bereich der kleinen Labie aus und kann sich bis zu einem faustgroßen Tumor entwickeln.

Symptomatik
- Stärkste Schmerzen beim Sitzen, Gehen, auch im Liegen und bei der Defäkation
- Ggf. Spontanperforation/-ruptur

Dysmenorrhö
Als Dysmenorrhö bezeichnet man die schmerzhafte, mit starken Uteruskontraktionen einhergehende Regelblutung. Dabei wird eine primäre Form der Dysmenorrhö von einer sekundären unterschieden.

Die primäre Dysmenorrhö wird während der Adoleszenz und im jugendlichen Alter beobachtet und ist Ausdruck einer dysfunktionellen Störung. Die sekundäre Dysmenorrhö tritt im späteren Alter auf und wird im Zusammenhang z.B. mit einer Endometriose oder einer Myombildung beobachtet.

Symptomatik
◢ Starke bis stärkste Schmerzen im Unterbauch während der Regeblutung

Für den notärztlichen Einsatz seltene, aber hier abschließend und komplettierend zu erwähnende Ursachen für Schmerzen mit gynäkologischer Genese sind:

Harnverhalt bei Totalprolaps des Uterus und der Vagina
(s. Abb. 44.5)

Symptomatik
◢ Langsam zunehmende Dauerschmerzen im Unterbauch im Sinne eines akuten Abdomens

Diagnostik
◢ Totalprolaps meist bekannt und sichtbar

Sofortmaßnahmen
◢ Versuch der transurethralen Blasenkatheterisierung (Richtung kaudal)
◢ Versuch der Reposition (Handschuhe mit Creme benetzen)
◢ Klinikeinweisung, -transport

Ovarielles Überstimulationssyndrom
Komplikation bei Stimulationstherapie zur Ovulationsauslösung mit polyzystischer Vergrößerung der Ovarien, bei der assistierten Reproduktion (Sterilitätsbehandlung) vor oder nach einem Embryonentransfers.

Symptomatik
◢ Abwehrspannung bei z.T. monströsen Ovarialzysten mit Aszitesbildung
◢ Generalisierte Ödeme (Anasarka)

Abb. 44.5: Vor der Vulva sichtbarer Totalprolaps [Dirks, B (Hrsg) (2007) Die Notfallmedizin. Springer, Heidelberg]

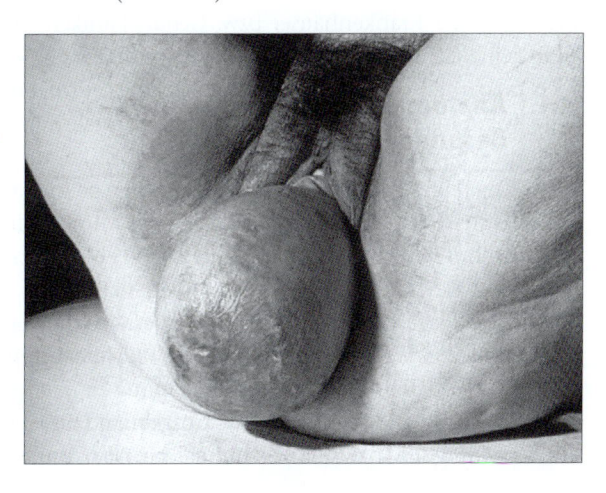

- Übelkeit, Erbrechen
- Hämokonzentration (Hk > 50%), erhöhte Transaminasen, Leukozytose

Sofortmaßnahmen
- Klinikeinweisung, -transport

44.2 Notfälle in der Geburtshilfe

Geburt ist ein normaler Vorgang

Eine Geburt nach vollendeter 37. SSW ist ein normaler Vorgang im Kreislauf des Lebens. Die Geburt während eines Notfalleinsatzes ist als solche zwar eher selten, aber dennoch ein normaler Vorgang. Daher sollte jedem im RD Tätigen der Ablauf einer normalen Geburt bekannt sein. Kenntnisse des normalen Geburtsmechanismus aus Schädellage sind ebenso wie anatomische Grundlagen des Geburtskanals notwendig, um am Einsatzort die vorgefundene Situation richtig bewerten, einschätzen und dann auch leiten zu können. Es gilt bei regelmäßiger Wehentätigkeit zu erkennen, wie weit die Geburt bereits fortgeschritten ist und ob unmittelbar mit der Entbindung des Kindes zu rechnen ist. In diesem Fall müssen Vorkehrungen getroffen werden, die einen normalen Geburtsvorgang unterstützen. Mögliche Komplikationen müssen dabei rasch erkannt und behandelt werden. Dazu gehört nicht nur die Versorgung der Gebärenden, sondern auch das Neugeborene bedarf dann einer entsprechenden Versorgung.

> Bei einem reifen Kind und einer regelhaften Einstellung ist für den Notarzt/Geburtshelfer die wichtigste Frage zu klären:
> - Alles für die Geburt vorbereiten oder versuchen, eine Geburtsklinik zu erreichen?

Geburtsschäden stellen in Deutschland die Nummer 1 bei den in Arzthaftpflichtsachen bezahlten Schadensregulierungen dar. Im Hinblick auf die Dichte der Krankenhäuser bzw. Geburtskliniken in unserem Land, sollte keine Geburt extra muros geleitet werden, wenn es möglich wäre, noch präpartual eine Klinik zu erreichen, d.h. ein neonataler Transport sollte, wenn irgend möglich, durch die antepartuale Verlegung, unabhängig von der SSW und einem Schwangerschaftsrisiko, vermieden werden.

Die regelmäßige Schwangerschaftsvorsorge beim Frauenarzt und die risikoadaptierte Geburtsüberwachung in der Klinik führten in den letzten Jahrzehnten dazu, dass die Geburt im RD eine Rarität darstellt. Häufig überschätzt die Gebärende die Wehentätigkeit, sodass es i.d.R. gelingt, die ausgewählte Geburtsklinik zu erreichen. Dennoch ist es u.a. durch die steigende Zahl an Haus- oder Praxisgeburten denkbar, während eines Notfalleinsatzes die Geburtsleitung zu übernehmen, die richtigen peripartualen Maßnahmen einzuleiten und die Geburt aktiv unterstützen zu müssen, bzw. die postpartualen Maßnahmen zu ergreifen.

44.2 Notfälle in der Geburtshilfe

In diesen Fällen ist schnelles und zielorientiertes Handeln erforderlich. Meist handelt es sich um protrahierte Geburtsverläufe bzw. um postpartuale Blutungskomplikationen, wie Plazentaretention oder atonische Nachblutung. Die entsprechenden Sofortmaßnahmen als konsekutiv oft endgültige Therapie und der schnellstmögliche Transport in die nächstgelegene Geburtsklinik sind in diesen Fällen lebensrettend und unabdingbar.

Bei postpartualen Blutungskomplikationen ist neben der symptomatischen Therapie bereits während des Transports die Gabe von Kontraktionsmitteln (Uterotonika s. Tab. 44.3 und Kap. 44.2.2) zu erwägen. Anfangs werden hohe Blutverluste aufgrund des erhöhten Blutvolumens in der Schwangerschaft lange kompensiert, relativ schnell kommt es jedoch nach der Kompensationsphase zum hämorrhagischen Schock.

Es ist daher sinnvoll, sich auch in der Notfallmedizin mit Schwangerschaft und Geburt auseinanderzusetzen, insbesondere sich mit dem Ablauf einer normalen Geburt sowie der möglichen prä-, ante- und postpartualen Komplikationen nebst Therapie vertraut zu machen. Dies schließt die Erstversorgung des Neugeborenen mit ein.

Bei fraglichem Geburtsbeginn sollte man zunächst klären, ob der bisherige Schwangerschaftsverlauf unauffällig war und wie weit die Schwangerschaft fortgeschritten ist. Hierbei gilt es, eine mögliche Frühgeburt (vor vollendeter 37. SSW) bzw. frühe Frühgeburt (24.–31.SSW) zu erkennen, um sich hierauf ggf. einstellen zu können. Die frühe Frühgeburt stellt per se einen Notfall dar. Komplikationen der jetzigen und auch früherer Schwangerschaften und Geburten sollten ebenso im Rahmen der Notfallanamnese abgeklärt werden. Hierbei liefert der Mutterpass wertvolle Informationen wie SSW, Kindslage, allgemeine und besondere Befunde

Mutterpass

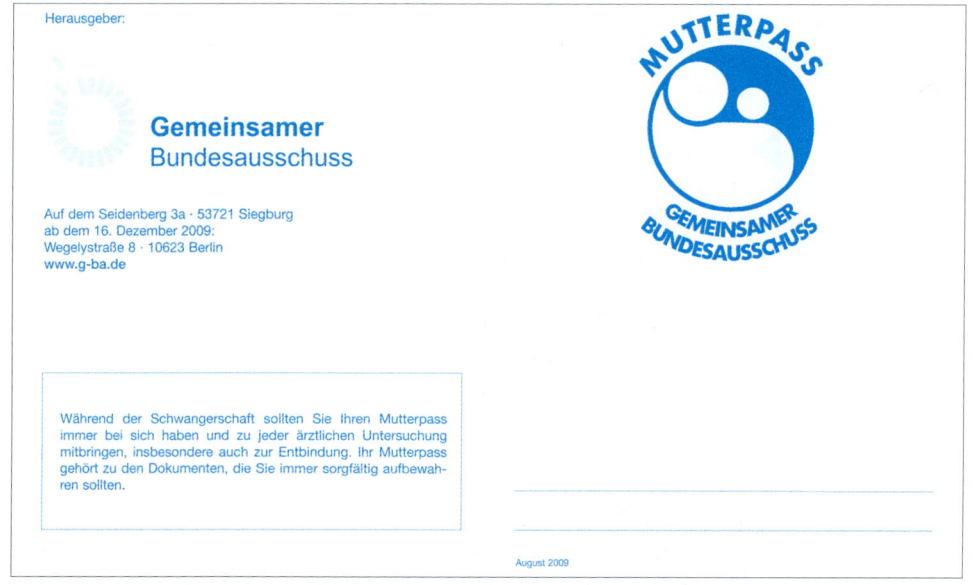

Abb. 44.6: Mutterpass (Gemeinsamer Bundesausschuss)

im Schwangerschaftsverlauf, bzw. Schwangerschaftsrisiken. Hier ist es sinnvoll, sich mit einem Mutterpass vertraut zu machen (s. Abb. 44.6).

Auch die Hebamme vor Ort bei einer abgebrochenen oder abzubrechenden Hausgeburt kann dem nicht erfahrenen Notarzt/Geburtshelfer wichtige und notwendige Informationen über die Kreißende, den Schwangerschaftsverlauf und den eingetretenen pathologischen Geburtsverlauf geben und sollte in den weiteren Verlauf mit einbezogen werden bzw. ihre Hilfe und Erfahrung in Anspruch genommen werden.

Die äußere Untersuchung mittels der 4 Leopold-Handgriffe kann die Lage des Kindes und die Beziehung zum Beckeneingang prüfen (s. Abb. 44.7). Die sterile vaginale Untersuchung sollte jedoch dem Erfahrenem vorbehalten bleiben. Die fetale Herzfrequenz kann Auskunft über den Zustand des Kindes geben, ist jedoch von Ausnahmen abgesehen im RD nicht verfügbar.

Die normale Geburt verläuft in 95% als Schädellagengeburt. Selten liegt eine Beckenendlage mit ihren verschiedenen Formen (4%) oder eine Querlage (1%) vor (s. Abschn. 44.2.3). Schwangere wissen i.d.R. über die Lage des Kindes bestens Bescheid, insbesondere wenn es sich um eine Lageanomalie wie eine BEL oder QL handelt, sodass dies dem bei Geburtsbestrebungen hinzu gerufenen Rettungsdienstpersonal bzw. Notarzt mitgeteilt wird. Der umgehende Transport in eine Klinik, ggf. mit medikamentöser Wehenhemmung (Tokolyse, s. Tab. 44.3), ist obli-

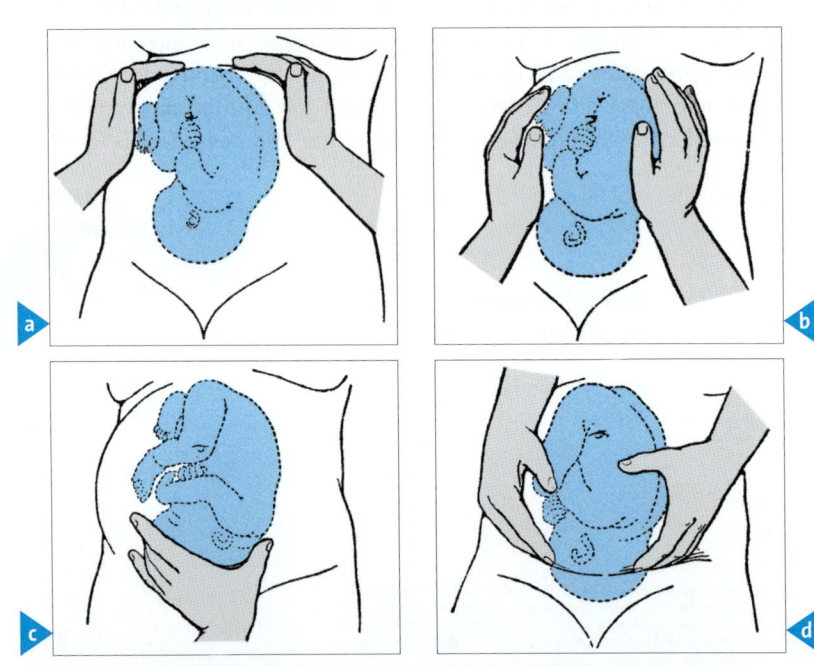

Abb. 44.7: Leopold-Handgriffe: 1. Handgriff (**a**): Feststellung des Fundusstandes; 2. Handgriff (**b**): Erkennung der kindlichen Stellung; 3. Handgriff (**c**): Unterscheidung zwischen Schädel- und Steißlagen; 4. Handgriff (**d**): Höhenstand des vorangehenden Teils in Bezug zum knöchernen Becken [Distler W, Riehn (2006) Notfälle in Gynäkologie und Geburtshilfe, 2. Aufl. Springer, Heidelberg]

gat. Bei Lageanomalien wie Beckenend- oder Querlage muss bei einem Blasensprung auf die Möglichkeit eines Nabelschnurvorfalls (s. Abschn. 44.2.4) geachtet werden. Dabei sollten eine sofortige Beckenhochlagerung, manuelles Hochhalten des vorangehenden Teils von der Scheide aus sowie eine Wehenhemmung erfolgen. Zudem ist eine Anmeldung im Kreißsaal der anzufahrenden Geburtsklinik zwingend erforderlich.

Selbst für den Geburtshelfer in der Klinik ist eine vaginale Beckenendlagengeburt heutzutage eine Seltenheit und obliegt dem erfahrenen Geburtshelfer bzw. beschränkt sich auf Sturzgeburten Mehrgebärender und Geburt des 2. Zwillings bei Geminigraviditäten.

Aus diesem Grund soll bei der Beschreibung des normalen Geburtsvorgangs nur auf die Geburt aus Schädellage (SL) eingegangen werden.

44.2.1 Anatomische Voraussetzung

Für eine spontane vaginale Geburt müssen bestimmte anatomische Voraussetzungen erfüllt sein. Dabei spielt die Breite des Geburtskanals eine wichtige Rolle. Dieser wird vom knöchernen Becken und dem Weichteilansatzrohr gebildet. Der Beckeneingang wird von den Beckenschaufeln, der Symphysenhinterwand und dem Promontorium gebildet und ist queroval. Eine Linie zwischen Symphysenhinterwand und Promontorium, auch als Conjugata vera bezeichnet, beschreibt die engste Stelle, die das Kind während der Geburt durchqueren muss. Nach dem Beckeneingang folgt die nahezu kreisrunde Beckenmitte, begrenzt vom unteren Rand des Beckeneingangs und einer Verbindungslinie zwischen dem unteren Schoßfugenrand und Steißbeinspitze. Der Abschluss des knöchernen Geburtskanals wird vom längsovalen Beckenausgang – vorn aus der Symphyse und seitlich von den Sitzbeinhöckern – gebildet (s. Abb. 44.8). Zum Schluss findet sich das sog. Weichteilansatzrohr. Es setzt sich aus Zervix, Beckenboden, Vagina und Vulva zusammen.

Abb. 44.8: Die Räume des kleinen Beckens. Unter geburtsmechanischen Aspekten wird das kleine Becken in 3 Etagen, den Beckeneingang (**a**), die Beckenmitte (**b**) und den Beckenausgang (**c**) unterteilt [Martius G, Rath W (1998) Geburtshilfe und Perinatologie. Stuttgart, New York, Thieme]

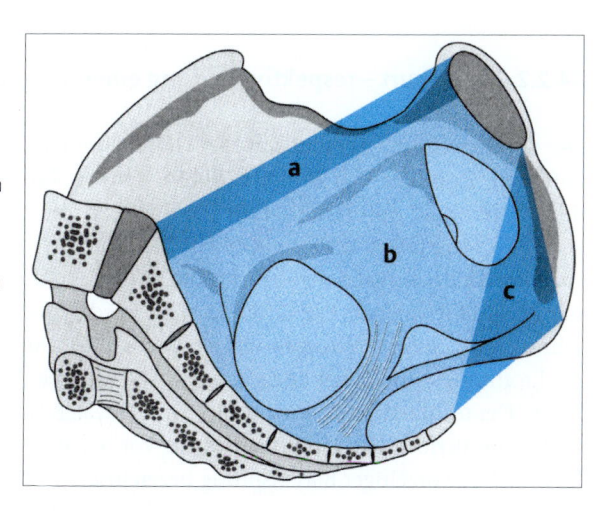

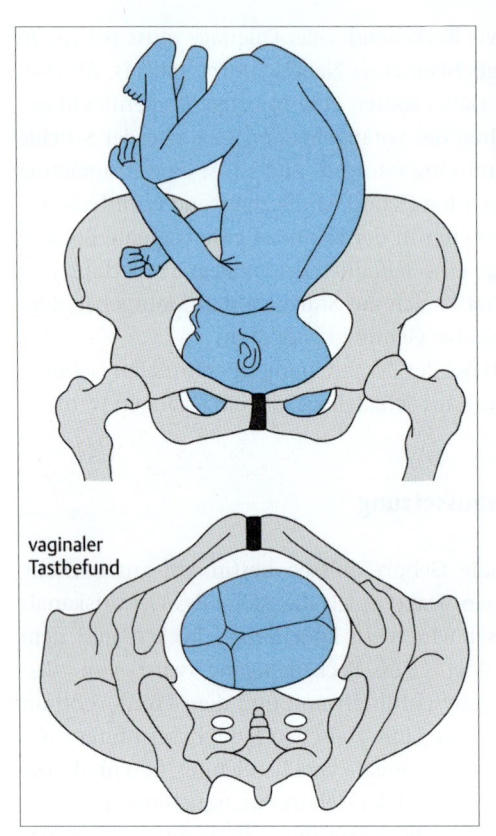

Abb. 44.9: 1. Phase der Geburt in vorderer Hinterhauptslage. Der Kopf hat sich bei 1. Stellung (Rücken links) im Beckeneingangsraum im hohen Querstand eingestellt. Er ist noch nicht gebeugt (fehlende Haltungsänderung). Die vaginale Untersuchung ergibt einen queren Pfeilnahtverlauf. Die Fontanellen stehen auf gleicher Höhe. Die kleine Fontanelle ist der 1. Stellung entsprechend links zu tasten. [Martius G, Rath W (1998) Geburtshilfe und Perinatologie. Stuttgart, New York, Thieme]

vaginaler Tastbefund

Zu Beginn ist beim regelrechten Geburtsmechanismus das kindliche Köpfchen queroval im Beckeneingang (s. Abb. 44.9). Im Verlauf der Geburt übernimmt dann das Hinterhaupt mit der kleinen Fontanelle die Führung, der Rücken dreht sich zur Symphyse, dies wird als vordere Hinterhauptslage bezeichnet. Der Kopf des Kindes setzt die bereits begonnene Beugung und Rotation fort und tritt tiefer (s. Abb. 44.10).

44.2.2 Die Geburt – respektive Leitung einer Notgeburt

Eröffnungsperiode

Der Geburtsvorgang beginnt mit den Geburtswehen, die alle 3–10 min auftreten. Es öffnet sich in der 1. Phase, der sog. **Eröffnungsperiode**, der Muttermund vollständig. Dabei kann es zu Zeichnungsblutungen kommen (Ausstoßen des zervikalen Schleimpfropfs bzw. mäßige Blutung aus Mikroeinrissen der Zervix). Die Muttermundsweite kann dabei nur durch eine vaginale Palpation beurteilt werden und sollte von Unerfahrenen nicht vor Ort vorgenommen werden. Im Durchschnitt dauert die Eröffnungsperiode bei Erstgebärenden 5–10 h, bei Mehrgebärenden 2–4 h. Der rechtzeitige Blasensprung tritt im idealen Fall gegen Ende der Eröffnungsperiode ein. Ein Blasensprung vor regelmäßiger Wehentätigkeit wird als vorzeitiger Blasensprung bezeichnet.

Abb. 44.10: Ende der 2. Phase der Geburt in vorderer Hinterhauptslage. Der Kopf hat den Beckenboden erreicht. Zur Formanpassung an den länglichen Beckenausgang hat er sich vollständig zum tiefen Geradstand gedreht. Die zur Längsrichtung des Langkopfes notwendige Beugung ist abgeschlossen. Die vaginale Untersuchung zeigt am tiefstehenden Kopf den geraden Pfeilnahtverlauf. Die kleine Fontanelle ist in die Kreuzbeinaushöhlung getreten und hier nicht mehr tastbar. [Martius G, Rath W (1998) Geburtshilfe und Perinatologie. Stuttgart, New York, Thieme]

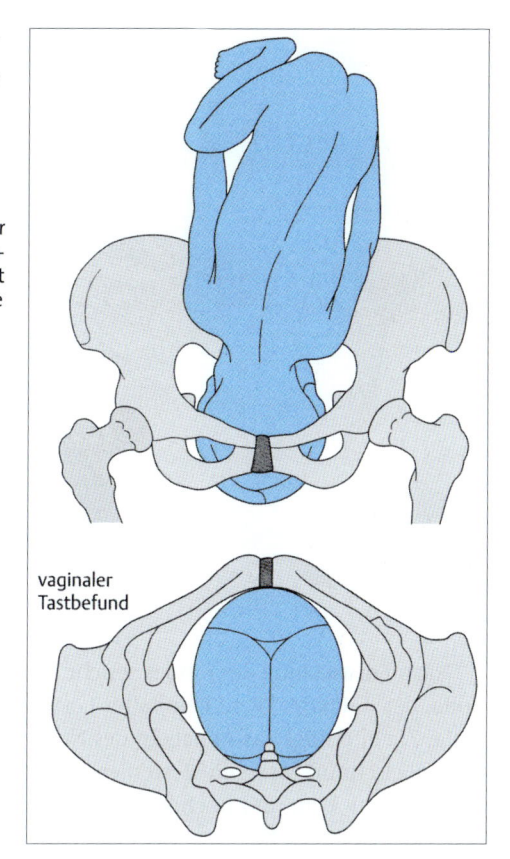

vaginaler Tastbefund

Austreibungsperiode

Die 2. Phase, genannt **Austreibungsperiode**, beginnt ab vollständiger Muttermundseröffnung und endet mit der Geburt des Kindes. Kräftige, verstärkte Wehentätigkeit (sog. Presswehen) kennzeichnet diese Phase. Bei deutlichem Pressdrang presst die Kreißende wehensynchron mit. Der Kopf des Kindes wird schließlich in der Scheide bei klaffender Vulva sichtbar, dem sog. Einschneiden.

Der Damm ist gespannt (wird durch die Dehnung weiß), sodass jetzt die Entwicklung des Kindes im Moment des Durchschneidens des Kopfs mit dem Dammschutz beginnt (s. Abb. 44.11) und die Entscheidung über einen Scheiden-Damm-Schnitt (Episiotomie) zur Erweiterung des Scheideneingangs, bzw. Prophylaxe von Dammriss, Überdehnung und Zerreißung der Beckenbodenmuskulatur zu treffen ist. Beim Durchschneiden des Kopfs sollte das Mitpressen durch Hecheln kompensiert werden. Der Austritt des Kopfs wird zusätzlich durch den Dammschutz schonend und steuerbar geleitet, die Druckentlastung des kindlichen Schädels muss langsam erfolgen, sodass der **Sinn des Dammschutzes** in erster Linie in der Temporegulierung beim Durchschneiden des Kopfs besteht. Nach geborenem Kopf wird zunächst die vordere Schulter (hinter der Symphyse) durch Absenken des Kopfs, danach die hintere Schulter durch Heben des Kopfs in Richtung Schambein entwickelt.

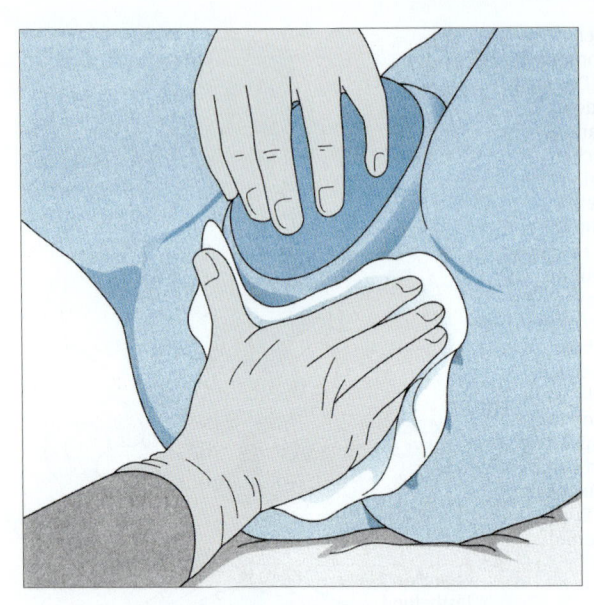

Abb. 44.11: Dammschutz in Rückenlage [Martius G, Rath W (1998) Geburtshilfe und Perinatologie. Stuttgart, New York, Thieme]

Nachgeburtsperiode

Nach Entwicklung des Kindes spricht man von der **Nachgeburtsperiode**, der 3. Phase. Diese beinhaltet Lösung und Ausstoßung der Plazenta. Zuvor erfolgt das Abnabeln des Neugeborenen. Das Abklemmen der Nabelschnur wird mit 2 sterilen Nabelschnurklemmen durchgeführt, einmal 3 cm und nochmals 6 cm vom Hautnabel entfernt. Zwischen den gesetzten Klemmen wird dann die Nabelschnur mit einer sterilen Schere durchtrennt.

Die Neugeborenenerstversorgung schließt sich jetzt unmittelbar an. Hierbei wird der Allgemeinzustand mittels Apgar-Schema bestimmt und dokumentiert (s. Tab. 45.3 in Kap. 45). Ebenso sollte das Neugeborene abgesaugt, abgetrocknet und in warme, trockene Tücher eingewickelt und vor Abkühlung geschützt werden.

Durch die Nachgeburtswehen kontrahiert sich der Uterus mit daraus resultierender Flächenverschiebung zwischen Plazenta und Uterus. Damit kommt es zur Lösung der Plazenta. Aktives Pressen der Mutter in Verbindung mit diesen Uteruskontraktionen führen zur Ausstoßung der Nachgeburt, die üblicherweise nach etwa 20–30 min und mit ca. 250–300 ml Blutverlust einhergeht.

Diesen natürlichen Vorgang der Plazentalösung kann man durch Gabe von Uterotonika (z.B. 3 IE Syntocinon, s. Tab. 44.3) stimulieren und unterstützen.

Hierbei sollte der Arzt auf Folgendes achten:

Hohe Blutverluste möglich

◂ Eine Plazentaretention oder verstärkte Lösungsblutungen, ggf. auch Geburtsverletzungen zwingen zu schnellem Handeln, da der Blutverlust in der Nachgeburtsperiode in wenigen Minuten beträchtlich sein kann. Die Plazentalösung und der Blutverlust müssen beobachtet, beurteilt und dokumentiert werden.

- Unterstützung der Entwicklung der Nachgeburt durch Druck einer Hand auf den Bauch und Fundus uteri mit einem gleichzeitigen leichten kontinuierlichem Zug an der Nabelschnur in Richtung der Führungslinie (cord traction).
- Bei Entfernung der Plazenta und der Eihäute aus dem Geburtskanal muss auf die Vollständigkeit der Eihäute geachtet werden. Drohen die Eihäute ein- bzw. abzureißen, können diese mit einer Klemme gefasst und langsam aus der Scheide herausgezogen werden. Eine Alternative ist das Drehen der Plazenta um die Achse. Dabei entsteht ein festes Bündel, woran dann etwas kräftiger gezogen werden kann. Die Plazenta muss auf Vollständigkeit überprüft werden, da in utero verbleibende Plazentareste oder Nebenplazenten zu einer starken Blutung führen können. Die Plazenta wird asserviert und mit in die Klinik genommen! **Plazenta mitnehmen**
- Beurteilung des Fundusstands (Höhe des Nabels) und Uteruskontraktion. Bei weichem Uterus ist die Gabe von Uterotonika (s. Tab. 44.3) erforderlich, um einen größeren Blutverlust (hämorrhagischen Schock) durch eine atonische Nachblutung zu vermeiden.
- Kontrolle der Vitalparameter.
- Transport von Mutter und Kind in die Klinik.

Die Ausstoßung der Plazenta muss nicht zwingend abgewartet werden, der Transport der Patientin kann bereits vor Ende der Nachgeburtsperiode eingeleitet oder fortgesetzt werden, alternativ können Kind und Plazenta (in utero oder ex utero) auch ohne Durchtrennung der Nabelschnur zusammen in die Klinik transportiert werden. Die immer noch sehr weit verbreitete Ansicht vieler Geburtskliniken, eine außerhalb der Klinik abgelaufene Geburt numerisch als Klinikgeburt zu erfassen, wenn die Nachgeburtsperiode, d.h. die Entwicklung der Plazenta in der Klinik von statten geht, muss etwas kontrovers diskutiert werden.

Laut Personenstandsgesetz (PStG) § 18 ist **die Geburt eines Kindes dem Standesamt, in dessen Zuständigkeitsbereich es geboren ist, anzuzeigen**, d.h., die Geburt und der Geburtsort eines Neugeborenen sind genau an dem Ort, an dem das vollständige Ausscheiden des Kindes aus dem Mutterleib abgeschlossen wird und somit unabhängig von einer Geburtsklinik.

Die Qualitätssicherung vieler QS-Dokumentationen erfassen so z.B. abgebrochene Hausgeburten mit einem sog. Drop-down-Feld als **„Geburt außerhalb der Geburtsklinik"** und somit folgend auch mit einer laufenden Geburtsnummer für die Geburtsklinik.

Dies ist jedoch völlig unabhängig wo und wann die Nachgeburtsperiode stattfindet.

Zugrunde liegend diesem Wissen sollte die Nachgeburtsperiode vom Notarzt nicht unnötig prolongiert und somit das Risiko einer verstärkten postpartualen Nachblutung oder gar atonischen Nachblutung forciert werden.

Komplikationen in der Nachgeburtsperiode sind u.a.:
- Plazentaretention
- Unvollständige Plazenta
- Atonische Nachblutung und Verletzung der Geburtswege

Der Transport in die Klinik ist nach Voranmeldung zügig auszuführen. Währenddessen sollten neben dem üblichen rettungsdienstlichen Management Uterotonika (z.B. 20–50 IE Syntocinon auf 500 ml Ringer-Lösung i.v., s. Tab. 44.3) gegeben werden.

Meist wird der RD oder Notarzt zu Beginn einer Geburt gerufen, z.B. bei regelmäßiger Wehentätigkeit oder vorzeitigem Blasensprung.

In der Regel besteht genügend Zeit, die Kreißende schnellstmöglich, vor der eigentlichen Geburt, in die Klinik zu bringen. Dabei sollten jedoch vor Ort verschiedene Faktoren wie Transportdauer, Straßenverhältnisse, Mehrgebärende berücksichtigt werden. Wichtig ist auch zu klären, welche SSW vorliegt. Nach der 37. SSW sollte zur genaueren Beurteilung das äußere Genitale inspiziert und eine vaginale Untersuchung erwogen werden. Des Weiteren kann anhand der Wehenfrequenz und Wehenstärke oder der Presswehen abgeschätzt werden, ob mit einer baldigen Geburt zu rechnen ist.

Anmeldung in der Zielklinik

Eine Anmeldung in der Zielklinik, um entsprechende Vorbereitungen treffen zu können, sollte nicht versäumt werden.

Es empfiehlt sich, die Schwangere bei unklarem geburtshilflichen Befund liegend zu transportieren. Dies gilt insbesondere bei vorzeitigem Blasensprung und Lageanomalien (s. Abschn. 44.2.3).

Ist die Geburt bereits so weit fortgeschritten, dass ein Transport nicht mehr möglich ist, übernimmt der Notarzt oder eine anwesende bzw. angeforderte Hebamme die Leitung der Geburt.

> Dabei ist die oberste Devise: Ruhe bewahren sowie Beruhigung aller Beteiligten.

Eine grobe Orientierung anhand des Mutterpasses und einer kurzen Anamnese über Entbindungstermin, Schwangerschaftskomplikationen und Risiken sollten erfolgen.

Die Gebärende sollte bequem gelagert werden (Oberkörper leicht erhöht, Beine angewinkelt). Ein venöser Zugang sollte geschaffen werden, trockene Tücher und alle weiteren Materialien sollten vorbereitet sein.

Geburtszeit dokumentieren

Über die Leitung der Geburt (s. Kap. 44.2.2) sollte nicht vergessen werden, die Geburtszeit zu dokumentieren.

Nicht jede Geburt verläuft so reibungslos, wie oben beschrieben. Es gibt einige bedeutende Komplikationen, die gelegentlich eintreten können:
- Lageanomalien (s. Abschn. 44.2.3)
- Nabelschnurvorfall (s. Abschn. 44.2.4)
- Blutungen in der Schwangerschaft oder unter der Geburt (s. Abschn. 44.2.5)

- Hypertensive Schwangerschaftserkrankungen (Präeklampsie, Eklampsie, HELLP-Syndrom) (s. Abschn. 44.2.6)
- Vena-cava-Kompressionssyndrom (s. Abschn. 44.2.7)
- Störung der Geburtsmechanik (Nabelschnurumschlingung, Schulterdystokie) (s. Abschn. 44.2.8)
- Uterusmissbildungen, vorausgegangene Operationen am Uterus (Uterusruptur s. Abschn. 44.2.5)
- Wehensturm, Wehenschwäche
- Frühgeburt
- Mehrlingsgeburt
- Totgeburt

Auf einige dieser Komplikationen wird im Folgenden eingegangen.

44.2.3 Lagenanomalien

Unter den abnormen Kindslagen treten die Beckenendlage (BEL) mit ihren verschiedenen Formen und die Querlage (QL) am häufigsten auf. Bei der QL ist die Längsachse des Kindes quer zur Uteruslängsachse zu finden. Hierbei handelt es sich um eine geburtsunmögliche Lage. Die Sectio caesarea ist für die QL unumgänglich. Im Geburtsverlauf der unbehandelten QL kann resultierend die sog. „verschleppte" Querlage (s. Abb. 44.12) eine besonders komplizierte Notfallsituation darstellen. Hierbei kommt es mit Blasensprung zum Armvorfall, Einkeilen der Schulter und zu einer Abknickung im Bereich der Halswirbelsäule des Feten. Es gilt, zu verhindern:

Sectio unumgänglich

- Drohende Uterusruptur (s. Abschn. 44.2.5)
- Intrauterine Asphyxie
- Intrauterine Fruchttod (IUFT)

Sofortmaßnahmen
- Venöser Zugang
- Tokolyse (s. Tab. 44.3)
- Beckenhochlagerung
- Sofortige Klinikeinweisung, -transport (nach Voranmeldung) in eine Geburtsklinik mit sofortiger Möglichkeit zur Notsectio

Die Ursache der BEL ist bis heute nicht genau geklärt. Aber auch hier sind Veränderungen des Uterus oder fehlende kindliche Aktivitäten maßgeblich. Gelegentlich ist eine familiäre Häufung erkennbar. Bei der Inspektion und Palpation (3. Leopold-Handgriff, s. Abb. 44.7c) ist der Kopf des Kindes im Fundus, der Kuppel des Uterus, zu finden. Auch hier ist der umgehende Transport in die Klinik, eine Tokolyse aber nur bei Wehentätigkeit, Frühgeburtlichkeit oder vorzeitigem Blasensprung erforderlich.

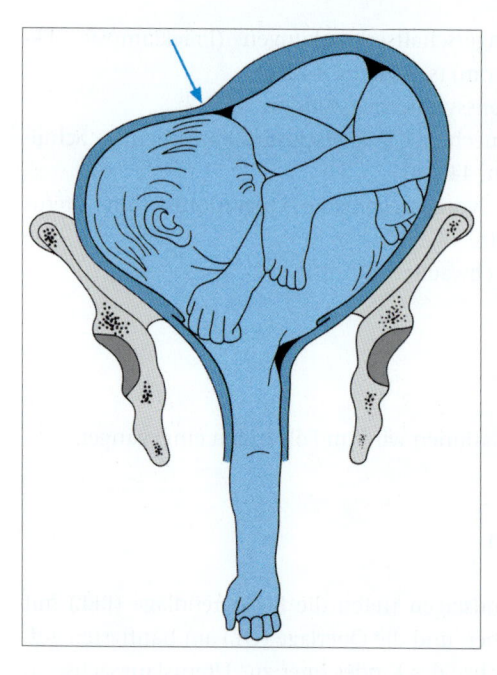

Abb. 44.12: 2. Dorsoposteriore „verschleppte" Querlage mit drohender Uterusruptur. Die Schulter ist tiefer in den Beckeneingang getreten. Der Arm führt. Die zunehmende Retraktion des Corpus uteri hat zu einer starken Ausziehung des unteren Uterinsegmentses geführt. Die Bandl-Furche steht deutlich höher als normal am Ende der Eröffnungsperiode. [Martius G, Rath W (1998) Geburtshilfe und Perinatologie. Stuttgart, New York, Thieme]

Eine Spontangeburt bei BEL wird heutzutage nur noch von wenigen Geburtskliniken unter bestimmten Voraussetzungen angestrebt (s. Abschn. 44.2), i.d.R. wird per Sectio caesarea entbunden.

44.2.4 Nabelschnurvorfall

Bei ca. 0,5% aller Geburten fällt die Nabelschnur bei vorausgegangenem Blasensprung vor den vorangehenden Kindsteil in die Scheide oder sogar vor die Vulva. Die Komplikation besteht dabei in der intrauterinen Mangelversorgung des Kindes mit Sauerstoff (Asphyxie), insbesondere durch Nabelschnurkompression bei Schädellage. Bei Quer- oder Beckenendlagen, Polyhydramnion, Mehrlingsgeburten oder Multiparität geschieht dies häufiger, da bei nicht abgedichtetem Geburtskanal die Nabelschnur sowie auch andere Teile des Kindes (s. „verschleppte" Querlage, s. Abb. 44.12) vorfallen können.

Extreme Beckenhochlagerung

Sofortmaßnahmen
- Extreme Beckenhochlagerung
- Sauerstoffzufuhr
- Venöser Zugang
- Tokolyse (s. Tab. 44.3)
- Hochschieben des vorangehenden Kindsteils von vaginal bis Notsectio möglich
- Sofortige Klinikeinweisung, -transport (nach Voranmeldung) in eine Geburtsklinik mit sofortiger Möglichkeit zur Notsectio

44.2.5 Blutungen in der Schwangerschaft oder unter der Geburt

Eine Blutung in der Spätschwangerschaft – ab der 24. SSW – ist grundsätzlich pathologisch und bedarf der Abklärung. Dabei muss zwischen der mütterlichen und fetalen Blutung unterschieden werden. Bei Geburtsbeginn ist eine sog. Zeichnungsblutung durch Einreißen von Blutgefäßen der Zervix physiologisch. Fetal bedingte Blutungen sind durch Einreißen von Nabelschnur oder Plazentazotten bedingt. Häufig ist die Ursache der Blutung jedoch nicht zu eruieren.

Placenta praevia
Die Placenta praevia ist die häufigste Ursache für eine vaginale Blutung in der Schwangerschaft und beschreibt eine abnorme Plazentation in den zervixnahen Abschnitten des Uterus. Es werden dabei die Placenta praevia marginalis, partialis und totalis unterschieden.

Symptomatik
- Typisch sind rezidivierende, schmerzlose, leichte oder stärkste Blutungen.
- Oft vorher „annoncierende" Blutungen (Anamnese!).
- Ein weicher Uterus.
- **Keine** Schmerzen, Abdomen **nicht** gespannt (DD vorzeitige Plazentalösung).
- Meist keine oder nur geringe Wehentätigkeit.
- Die Vitalparameter korrelieren mit dem Blutverlust.

Bei Einsetzen von Wehen und dadurch Eröffnung des Muttermunds kann es zu einer lebensbedrohlichen Situation für Mutter und Kind kommen. Es können durch eine Verschiebung der Flächen zwischen Uterus und Plazenta in Form von Scherkräften maternale und/oder fetale Blutgefäße eröffnet werden, die mit massivem Blutverlust bis hin zum hämorrhagischen Schock für Mutter und Kind einhergehen. Die Blutung ist daher frisch und hellrot. Eine Differenzialdiagnose zu anderen Blutungsursachen, vornehmlich zur vorzeitigen Plazentalösung, ist am Notfallort jedoch nie sicher zu treffen. Die Schwangerschaft ist im Falle der Placenta praevia totalis und partialis, auch ohne Blutungsereignis, immer durch eine Sectio caesarea zu beenden.

Vorzeitige Plazentalösung
Hierbei handelt es sich um das Lösen einer normal sitzenden Plazenta von der Uteruswand. Dabei kann es präpartal oder unter der Geburt zu einer partiellen oder totalen Lösung mit vitaler Bedrohung des Fetus kommen. Insbesondere nach stumpfem Bauchtrauma (jeder Unfall!) in der fortgeschrittenen Schwangerschaft muss immer an die Möglichkeit einer vorzeitigen Plazentalösung gedacht werden.

In jedem Fall (auch wenn die Patientin sich wohlfühlt und abwiegelt) muss die Schwangere in einer Geburtsklinik vorgestellt werden, wo die Plazentadiagnostik und die Kontrolle des Feten durch Ultraschalluntersuchung erfolgen, bzw. die Notwendigkeit der stationären Observation erwogen werden muss.

Als weitere Ursachen gelten intrauterine Druck- (z.B. Polyhydramnion) und Gerinnungsphänomene, z.B. im Zusammenhang mit einer schweren Gestoseproblematik (HELLP-Syndrom), zumeist jedoch unklarer Genese (50–70%).

Die Blutung ist nicht in jedem Fall nach außen sichtbar. Das heißt, eine Blutung nach innen, durch Bildung eines retroplazentaren Hämatoms, kann nur per Sonographie aufgezeigt werden. Häufiger ist die Blutung nach außen, jedoch entspricht die Blutungsstärke nicht immer dem Grad der Ablösung.

Symptomatik
- Oft keine Schmerzen
- Plötzlicher Dauerschmerz im Unterbauch
- Brettharter, druckschmerzhafter Uterus (DD Placenta praevia) durch Dauerkontraktion
- Vaginale Blutung (80%), Blutverlust nach außen variabel, geringe Blutung auch bei schweren Fällen möglich!
- Volumenmangelschock
- Verbrauchskoagulopathie

> Oft Diskrepanz zwischen vaginalem Blutverlust und Schocksymptomatik. Eine dunkelrote Sickerblutung nach außen darf nicht auf einen minimalen Blutverlust schließen!

Sofortmaßnahmen
Da die Differenzialdiagnose zwischen Placenta praevia und vorzeitiger Plazentalösung am Notfallort nicht getroffen werden kann, entsprechen die Sofortmaßnahmen einander.
- Kontrolle der Blutungsstärke (z.B. durch Vorlagen, Nierenschale etc.)
- **Cave: keine** Tamponade!
- Kontrolle der inneren Blutung anhand von HF und RR
- Lagerung nach Fritsch bzw. Schocklagerung
- Schockbekämpfung (mehrere großlumige venöse Zugänge)
- Sauerstoffzufuhr
- Ggf. Analgesie und Sedierung
- Klinikeinweisung, -transport (nach Voranmeldung) in eine Geburtsklinik mit der Infrastruktur zur Notsectio

> Unter keinen Umständen darf der Notarzt eine Tokolyse beginnen! Partusisten ist ein β-Sympathomimetikum und führt zu einer Gefäßdilatation und u.U. Verstärkung der Blutung!

Unklare präpartuale Blutungen

Die Ursache von etwa $1/3$ aller Blutungen in der Spätschwangerschaft bleibt letztlich unklar.

Die perinatale Mortalität ist aber bei einer Schwangerschaft mit Blutung auf das Doppelte gegenüber einer Schwangerschaft ohne Blutung erhöht. Plazenta-Anomalien werden z.T. als Erklärung herangezogen. Auch die Ruptur des Randsinus, die sog. „Randsinusblutung", wird als Blutungsursache diskutiert, obwohl es hierfür kein morphologisches Korrelat gibt.

Uterusruptur

Die Uterusruptur, also das Zerreißen der Gebärmutter, tritt üblicherweise bei Überdehnung der Uteruswand (Missverhältnis oder Lageanomalie, Wehenmittelüberdosierung), bei einer Vorschädigung des Uterus (Z.n. Sectio, Myomenukleation oder anderer Uterusoperationen) oder nach einem Trauma auf. Weitere und für den Notfalleinsatz irrelevante Ursachen sind vaginaloperative Entbindungen, wie Vakuumextraktion oder Forceps, oder Wendungsoperationen. Man unterscheidet zwischen einer inkompletten (gedeckten) und einer kompletten Ruptur.

Im Verlauf der Geburt kommt es häufig zur Zunahme der Wehentätigkeit bis hin zum Wehensturm. Dabei überdehnt sich das untere Uterinsegment (suprasymphysär stärkste Schmerzen). Das plötzliche Sistieren der Wehen und das Auftreten einer vaginalen Blutung können für die erfolgte Ruptur sprechen. Das Kind kann in die Bauchhöhle eintreten, die Mortalität des Kindes liegt bei 50%. Weiterhin können eine Abwehrspannung des Abdomens, massive innere Blutung mit Schocksymptomatik, Unruhe, Atemnot und fehlende Kindsbewegungen auftreten. Im Gegensatz dazu fehlt bei der inkompletten (gedeckten) Uterusruptur – v.a. bei Z.n. Sectio – der ausgeprägte Rupturschmerz.

Plötzliches Sistieren der Wehen

Sofortmaßnahmen
- Kontrolle der inneren Blutung anhand von HF und RR
- Lagerung nach Fritsch bzw. Schocklagerung
- Schockbekämpfung (mehrere großlumige venöse Zugänge)
- Sauerstoffzufuhr
- Ggf. Analgesie und Sedierung
- Tokolyse (s. Tab. 44.3)
- Klinikeinweisung, -transport (nach Voranmeldung) in eine Klinik mit der Infrastruktur zur Notsectio

Insertio velamentosa

Bei der Insertio velamentosa handelt es sich um freilaufende Nabelschnurgefäße in den Eihäuten. Das Risiko besteht darin, dass diese Gefäße bei einem Blasensprung einreißen und eröffnet werden. Es kommt zur Blutung mit raschem Verbluten des Kindes. Der Verlauf der Gefäße kann nur von einem erfahrenen Ultraschalldiagnostiker oder post partum bei Beurteilung der Plazenta und der Eihäute diagnostiziert werden.

Weitere prä- und intrapartuale Blutungsursachen
- Zervixpolyp
- Portioektopie
- Varizen der Vagina und der Vulva
- Zervixkarzinom (sehr selten in der Schwangerschaft)

Postpartuale Blutungsursachen
Postpartuale Blutungsursachen sind zum einen Geburtsverletzungen wie Dammrisse und Labienrisse, Episiotomien, Scheidenrisse und Zervixrisse, die massiv bluten können, zum anderen eine Plazentaretention als ausbleibende, verzögerte und/oder unvollständige Ausstoßung der Plazenta (s. Abschn. 44.2.2) und die atonische Nachblutung wegen Kontraktionsschwäche der Gebärmutter nach vollständiger Ausstoßung der Plazenta (s. Abschn. 44.2.2).

Als Ursachen hierfür gelten:
- Primäre und sekundäre Wehenschwäche
- Mehrlinge, makrosomes Kind, Polyhydramnion
- Prothrahierter Geburtsverlauf
- Multiparität
- Uterus myomatosus, Uterusanomalie
- Tokolyse
- Kristeller-Manöver

> Bei jeder Form der Plazentaretention besteht die Gefahr der Massivblutung!

Sofortmaßnahmen
- Kontrolle der Blutungsstärke (z.B. durch Vorlagen, Nierenschale etc.)
- **Cave**: keine Tamponade! bei Plazentaretention und atonischer Nachblutung
- Lagerung nach Fritsch bzw. Schocklagerung
- Schockbekämpfung (mehrere großlumige venöse Zugänge)
- Sauerstoffzufuhr
- Harnblase entleeren
- Uterotonika (s. Tab. 44.3)
- **Cave**: nicht bei Inkarzeration der Plazenta, d.h. Retention aufgrund eines Muskelspasmus, sodass die gelöste Plazenta nicht ausgestoßen werden kann!
- Credé-Handgriff bei Plazentaretention (s. Abb. 44.13)
- „Ausdrücken" und „Halten" des Uterus (ähnlich Credé-Handgriff) bei atonischer Nachblutung, bzw. als Ultima ratio am Notfallort bimanuelle Kompression des Uterus (Hamilton-Handgriff) oder Aortenkompression (s. Abb. 44.14 und 44.15)
- Sofortige Klinikeinweisung, -transport

44.2 Notfälle in der Geburtshilfe

Abb. 44.13: Credé-Handgriff [Distler W, Riehn (2006) Notfälle in Gynäkologie und Geburtshilfe, 2. Aufl. Springer, Heidelberg]

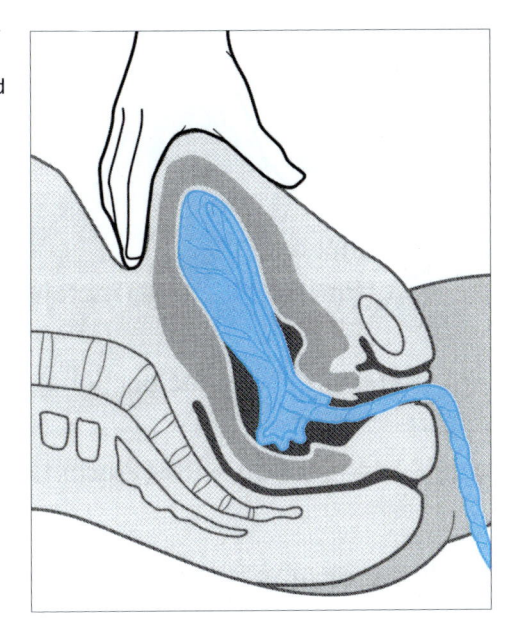

Abb. 4.14: Bimanuelle Kompression des Uterus (Hamilton-Handgriff) [Distler W, Riehn (2006) Notfälle in Gynäkologie und Geburtshilfe, 2. Aufl. Springer, Heidelberg]

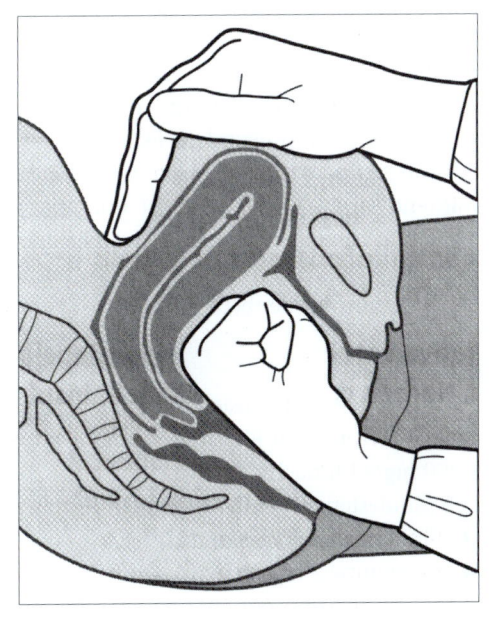

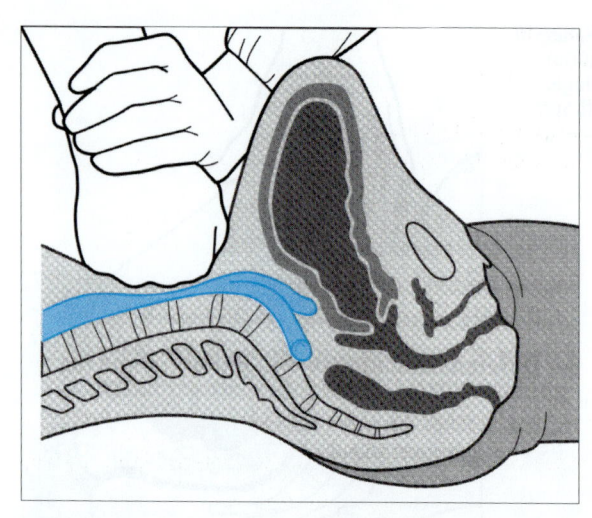

Abb. 4.15: Aortenkompression [Distler W, Riehn (2006) Notfälle in Gynäkologie und Geburtshilfe, 2. Aufl. Springer, Heidelberg]

44.2.6 Hypertensive Schwangerschaftserkrankungen

Präeklampsie (Gestose)/Eklampsie/HELLP-Syndrom

Unter dem Begriff Gestose versteht man die in der Schwangerschaft auftretende Hypertonie und Proteinurie sowie die z.T. generalisierten Ödeme. Für die Notfallmedizin und den RD relevant sind insbesondere die schwere Präeklampsie und die Eklampsie zu nennen. Die hypertensiven Schwangerschaftserkrankungen sind die häufigsten Komplikationen während einer Schwangerschaft und tragen 20–25% zur perinatalen Mortalität bei und stehen an 1.–3. Stelle der maternalen Mortalität. Die Präeklampsie tritt meist ab der 30. SSW auf, selten zwischen der 26.–30. SSW oder im Wochenbett.

Präeklampsie

Die schwere Präeklampsie (drohende Eklampsie) ist definiert als Gestationshypertonie mit Blutdruckwerten ≥ 140/90 mmHg und Proteinurie ≥ 300 mg/24 h nach der abgeschlossenen 20. SSW, sowie, wenn zusätzlich mindestens eines der folgenden Kriterien erfüllt wird:
- Blutdruck ≥ 170/110 mmHg
- Proteinurie ≥ 5 g/24 h
- Nierenfunktionseinschränkung (Kreatinin ≥ 0,9 g/l oder Oligurie < 500 ml/24 h)
- Leberbeteiligung (Transaminasenanstieg, schwere Oberbauchschmerzen)
- Lungenödem oder Zyanose
- Hämatologische Störungen (Thrombozytopenie, Hämolyse)
- Neurologische Symptome (schwere Kopfschmerzen, Sehstörungen, Hyperreflexie)
- Fetale Wachstumsretardierung

Prodromalsymptomatik
- Kopfschmerzen
- Unruhe
- Oberbauchschmerzen, Übelkeit, Erbrechen
- Visusstörungen (Augenflimmern)
- Hyperreflexie

Sofortmaßnahmen
- Beruhigung und Abschirmung von Reizüberflutung — **Reizabschirmung**
- Linksseitenlage
- Sauerstoffzufuhr
- Venöser Zugang und Volumensubstitution
- Kontrolle der Vitalparameter
- Ggf. Antihypertonika (Nifedipin, Mittel der ersten Wahl, s. Tab. 44.3)
- **Cave**: Plazentaminderperfusion! Nicht unter 150/100 mmHg senken!
- Antikonvulsiva (Magnesiumsulfat, Mittel der ersten Wahl, s. Tab. 44.3)
- Ggf. Sedierung
- Klinikeinweisung, -transport

> Aus einer Präeklampsie kann sich jederzeit eine Eklampsie entwickeln!

Eklampsie
Die Eklampsie ist definiert als im Rahmen einer Präeklampsie auftretende tonisch-klonische Krampfanfälle, die keiner anderen Ursache zugeordnet werden können. Sie stellt eine akute Lebensgefahr für Mutter und Kind dar. Die Vorzeichen sind dieselben wie bei der Präeklampsie, nur dass im Rahmen des Krampfanfalls Bewusstlosigkeit sowie Atemstörungen bis zum Atemstillstand hinzukommen.

Krampfanfall

> Nur in etwa 50% mit schwerer Hypertonie assoziiert und selbst bei fehlender Hypertonie oder Proteinurie möglich (14–34% der Fälle)!

Differentialdiagnostisch kann der eklamptische Anfall immer mit einem epileptischen Anfall verwechselt werden. Dabei sind jedoch keine Gestosezeichen vorhanden. Oft liegt eine positive Anamnese bez. einer Epilepsie vor, und es besteht eine retrograde Amnesie für das Geschehen. Weitere **Differentialdiagnosen** sind das Coma uraemicum, das Coma hepaticum, das Coma diabeticum, eine Sinusvenenthrombose, eine Subarachnoidalblutung und eine Intoxikation.

Sofortmaßnahmen
- Siehe Präeklampsie
- Prophylaxe von Aspiration und Zungenbiss durch stabile Seitenlagerung und Gummikeil
- Atemwege freihalten (z.B. Guedel-Tubus)
- Ggf. Diazepam (s. Tab. 44.3)
- Ggf. Intubationsnarkose
- Sofortige Klinikeinweisung, -transport (nach Voranmeldung) in eine Geburtsklinik mit sofortiger Möglichkeit zur Notsectio

Reizabschirmung	Licht-, Lärm- oder mechanische Reize können jederzeit einen (erneuten) Krampfanfall auslösen!

HELLP-Syndrom

Das HELLP-Syndrom ist eine Sonderform der Präeklampsie und definiert als Trias aus:
- (H) Hemolysis = Hämolyse
- (EL) Elevated liver enzymes = pathologisch erhöhte Leberenzyme
- (LP) Low platelets = erniedrigte Thrombozytenzahl (< 100 000/µl)

Cave: In 5–15% liegt keine signifikante Proteinurie und in bis zu 20% der Fälle keine Hypertonie vor, in 15% fehlen gleichzeitig Hypertonie und Proteinurie!

Die maternale Mortalität bei einem HELLP-Syndrom liegt bei 2–24%.

Sofortmaßnahmen
- Siehe Präeklampsie

Vor allem:
- Antihypertensive Therapie einer möglichen hypertonen Krise
- Sofortige Klinikeinweisung, -transport

Die kausale Therapie der Präeklampsie respektive der Eklampsie und des HELLP-Syndroms ist in aller Regel die sofortige Entbindung des Kindes durch Sectio caesarea. Je nach Schweregrad muss der Reifegrad des Kindes bedacht werden. Intrauterin kann dem Kind nur über die Optimierung der mütterlichen Kreislaufverhältnisse geholfen werden!

44.2.7 Vena-cava-Kompressionssyndrom

Häufig ist bei Schwangeren eine schwangerschaftsspezifische Kreislaufregulationsstörung zu beobachten. Der schwangere Uterus komprimiert in Rückenlage der Schwangeren die V. cava inferior und führt sowohl zur Abflussbehinderung der distal gelegenen Gefäßgebiete, so z.B. des uteroplazentaren Raums, als auch zur Minderung des venösen Blutrückflusses zum Herzen. Dadurch kann es zur arteriellen Hypotonie mit den entsprechenden subjektiven Symptomen für die Schwangere und zu einer verminderten uteroplazentaren Perfusion mit den Zeichen einer Sauerstoffminderversorgung des Feten mit konsekutiver Bradykardie im fetalen Herzfrequenzmuster kommen. Die Linksseitenlagerung der Schwangeren beseitigt schlagartig die Beschwerden.

Symptomatik
- Schwindel, Schwäche
- Übelkeit
- Bewusstseinsstörung bis Bewusstlosigkeit
- Maternale Tachykardie
- Fetale Bradykardie
- Kaltschweißigkeit
- Kalte Extremitäten
- Hypotonie

Sofortmaßnahmen
- Linksseitenlagerung!
- Beruhigung und Kontrolle der Vitalparameter
- Sauerstoffzufuhr
- Venöser Zugang, Volumensubstitution
- Ggf. Klinikeinweisung, -transport

Linksseitenlagerung

44.2.8 Schulterdystokie

Die insgesamt sehr seltene Schulterdystokie stellt in der Notfallmedizin für den, in aller Regel fachfremden Notarzt sicherlich eine absolute Rarität dar. Aufgrund ihrer Dramatik, verbunden mit der maternalen und v.a. fetalen Morbidität und Mortalität soll sie hier abschließend erwähnt werden.

Die Schulterdystokie gilt es, zunächst vom Notarzt zu erkennen und obliegt dann in ihrer Behandlung ausschließlich dem erfahrenen Geburtshelfer.

Sie ist definiert als Geburtsstillstand nach der Geburt des Kopfs durch regelwidrige Einstellung der Schultern. Ursächlich ist eine ausbleibende Schulterrotation im Beckeneingang bzw. auf Beckenboden. Risikofaktoren hierfür sind makrosome Feten (> 4000 g), Adipositas und/oder Diabetes mellitus der Mutter und eine Schulterdystokie bei vorangegangener Geburt (10% Wiederholungsrisiko).

Die Prävalenz beträgt 3% bei einem Geburtsgewicht von > 4000 g und 40% bei einem Geburtsgewicht von > 5000 g.

Da es sich bei jeder Schulterdystokie um einen Wettlauf gegen die Zeit handelt, um eine fetale Asphyxie bzw. die intrapartuale Mortalität zu vermeiden, sollte der Kliniktransport unverzüglich erfolgen.

Am Einsatzort, bzw. auf dem Transportweg in die Klinik mögliche **Sofortmaßnahmen**, die durch den Notarzt getroffen werden können sind:

- Wenn möglich, Schneiden einer großen Episiotomie.
- McRoberts-Manöver: Überstrecken nach dorsal und rasches Beugen nach abdominal der Beine in den Hüftgelenken. Manöver kann mehrmals wiederholt werden (s. Abb. 44.16).
- Tokolyse!
- Rubin-Manöver: Beckenhochlagerung und Versuch, durch suprasymphysären Druck von außen die Schulter hinter der Symphyse zu lösen bzw. zu rotieren.
- Ultima ratio am Einsatzort oder auf dem Transportweg: Relaxierung durch Vollnarkose.
- Sofortige Klinikeinweisung, -transport (nach Voranmeldung) in eine Klinik mit Präsenz eines gynäkologisch/geburtshilflichen Facharztes.

Tokolyse | **Kein** Syntocinon! **Sondern** Tokolyse!

Appendix

Auszug aus den **Leitlinien der Gynäkologie und Geburtshilfe Band III** als Entscheidungshilfe für die Klinikeinweisung, -transport geburtshilflicher Notfälle

Die Entbindung von bestimmten Risikoschwangeren benötigt im Hinblick auf Mutter oder Kind spezialisierte Kenntnisse, Fähigkeiten und Ausrüstung, die aus Häufigkeits-, Erfahrungs- und Kostengründen

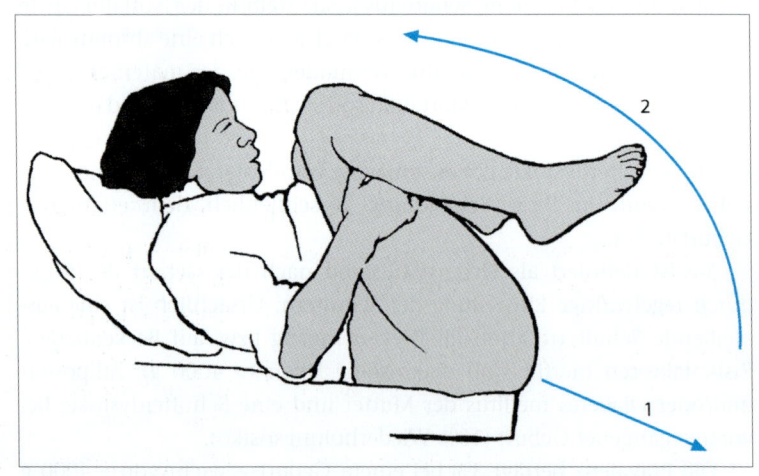

Abb. 4.16: McRoberts-Manöver: Beine in der Hüfte nach dorsal überstrecken (1), danach rasches Beugen in den Hüftgelenken (2) [Distler W, Riehn (2006) Notfälle in Gynäkologie und Geburtshilfe, 2. Aufl. Springer, Heidelberg]

44.2 Notfälle in der Geburtshilfe

nicht an jedem Ort vorhanden sein können. Es ist daher bei den entsprechenden Risikogruppen angezeigt, vor der geplanten oder bevorstehenden Entbindung die Schwangere in ein Krankenhaus der für sie adäquaten Versorgungsstufe zu verlegen. Im Einzelfall muss allerdings abgewogen werden, ob die Verlegung für Schwangere und Kind Gewinn bringt gegenüber den Risiken und Nachteilen eines Transports (bspw. Zeitverlust bei V.a. Asphyxie).

Es werden die Indikationen zur Einweisung von Risikoschwangeren in Krankenhäusern der adäquaten Versorgungsstufe eingeteilt in:

- Versorgungsstufe 1 – Geburtshilfliche Abteilung ohne angeschlossene Kinderklinik:
  - Drohende Frühgeburt ≥ 36 + 0 SSW
- Versorgungsstufe 2A – Geburtshilfliche Abteilung mit angeschlossener Kinderklinik (perinatologische Grundversorgung):
  - Drohende Frühgeburt ≥ 32 + 0 SSW
  - Gemini ≥ 34 + 0 SSW
- Versorgungsstufe 2B – Perinatalzentrum LEVEL 2:
  - Drohende Frühgeburt ≥ 29 + 0 SSW
- Versorgungsstufe 3 – Perinatalzentrum LEVEL 1:
  - Drohende Frühgeburt < 29 + 0 SSW
  - Höhergradigere Mehrlingsschwangerschaften

Tab. 44.3: Wichtige Notfallmedikamente in der Geburtshilfe

Handelsname	Wirkstoff	Indikation	Dosierung	Nebenwirkung
Partusisten® intrapartal	Fenoterol	Notfalltokolyse	1 Amp. (25 µg) auf 4 ml 0,9% NaCl, dann langsam i.v.	Tachykardie, Kopfschmerz, Schwindel, Übelkeit, Tremor, Extrasystolie, Dyspnoe, Lungenödem
Syntocinon® 3 I.E./–10 I.E.	Oxytocin	Förderung und Beschleunigung der Ablösung und Ausstoßung der Plazenta, Weheninduktion, atonische Nachblutung	1 Amp. (3 I.E.) als Bolus i.v. 2–5 Amp. (20–50 I.E.) auf 500 ml 0,9% NaCl als Schnellinfusion i.v.	Herzrhythmusstörung, Übelkeit, Erbrechen, Hypotonie, pektanginöse Beschwerden
Mg 5-Sulfat Amp. 50%	Magnesiumsulfat	Präklampsie/Eklampsie/HELLP-Syndrom	initial 4–6 g i.v. über 10–20 min., Erhaltungsdosis 1–2 g/h	Mg-Überdosierung! CAVE: Atemstillstand
Adalat® 5 mg	Nifedipin	Präklampsie/Eklampsie/HELLP-Syndrom	initial 5 mg oral, ggf. Wiederholung nach 20 min	Erregungszustände, Kopfschmerzen, Schwindel, Übelkeit
Faustan® Injektionslösung	Diazepam	Krampfanfälle, psychische Erregungszustände, Sedierung bei Notfall	1 Amp. (10 mg) langsam i.v., Wiederholung nach Wirkung	Blutdruckabfall, Atemdepression

45 Notfälle in der Pädiatrie (inkl. Erstversorgung des Neugeborenen)

Michael Schroth, Christian Gernoth

> **Lernziel:**
> Erlernen der (Differenzial-)Diagnostik und Therapie akuter Verletzungen/Erkrankungen bei Säuglingen/Kleinkindern und Kindern sowie die Erstversorgung des Neugeborenen im Notarztdienst mit den dort gegebenen Möglichkeiten sowie eine zielgerichtete Versorgung inkl. Transport in geeignete Weiterbehandlung.

45.1 Organisatorische Besonderheiten

45.1.1 Allgemeines

Der Kindernotfall stellt immer ein besonderes Stressmoment mit Unsicherheit infolge mangelnder Routine aller daran Beteiligten dar. In der Tat sind gerade bei kleinen Kindern und Säuglingen die invasiven Techniken (Intubation, Narkose, Venenpunktion) schwierig und erfordern Routine, die i.d.R. nur der Kinderintensivmediziner, Neonatologe oder Kinderanästhesist mitbringen kann. Zusätzlich erschwert die zumeist mangelnde Kooperation des kleinen Patienten in Verbindung mit aufgeregten Eltern oder Angehörigen die Situation erheblich. Aber: Die wenigsten pädiatrischen Notfälle erfordern dieses Gesamtspektrum, viel entscheidender ist, suffiziente Erstmaßnahmen (u.a. Lagerung und Sauerstoffapplikation) und die primären Alternativen (adäquate Oxygenierung durch Maskenbeatmung, Zugang zum Gefäßsystem bedarfsweise i.o.) zu beherrschen.

Alle notärztlichen Maßnahmen sind gerade bei Kindern im Sinne einer primären Stabilisierung oder Verhinderung weiterer Schäden anzusehen und somit auf das Notwendigste zu beschränken, um eine zielführende Diagnostik und Therapie in der Klinik vorzubereiten.

Nur notwendige Maßnahmen Trotz aller theoretisch denkbaren Notfallsituationen ist in der Praxis die Palette der Einsatzindikationen überschaubar, was die Angst vor dem Kindernotfall etwas mindern kann. Die häufigste Einsatzindikation stellt der infektassoziierte Krampfanfall (s. Abschn. 45.6.3) dar, der bei Eintreffen des Notarztes meistens bereits sistiert. Respiratorische Notfälle reduzieren sich zumeist auf unkomplizierte Pseudokrupp-Anfälle, die durch inhalative Maßnahmen oder auch durch die einfache Applikation von Suppositorien beherrschbar sind. Unfälle im Kindesalter sind häufig, in ihrer Schwere allerdings in den meisten Fällen vor Ort für den Notfallmediziner ohne großen Aufwand zu bewältigen.

Ganz entscheidend sind der Umgang und die situationsbezogene Einbindung der Eltern bzw. der Angehörigen, die wesentlich zu einem ruhigen Ablauf des Einsatzes beitragen können. Insgesamt sind eine ruhige Atmosphäre und sicheres Auftreten aller beteiligten Einsatzkräfte in einer pädiatrischen Notfallsituation ein wesentlicher Schritt zur erfolgreichen Absolvierung.

45.1.2 Spezielle Rettungsmittel

Bereits ab Ende der 22. SSW bzw. bei einem Geburtsgewicht < 500 g ist ein Überleben von Frühgeborenen möglich. Im Gegensatz dazu kann ein 12-jähriger Patient bereits 90 kg wiegen. Diese beiden Beispiele machen klar, dass wir im Bereich der Kindernotfallmedizin individuelle Anforderungen an die Transportsysteme stellen müssen.

Transportinkubatoren
Für den Transport extrem thermosensibler Frühgeborener oder auch Neugeborener bis zu einem Gewicht von ca. 5000 g sind sog. Transportinkubatoren (s. Abb. 45.1) zu bevorzugen. Das Monitoring dieser Komplettsysteme umfasst EKG, Pulsoximetrie, Temperaturmessung und nichtinvasive Blutdruckmessung. Die meisten Transportinkubatoren verfügen über eine integrierte Beatmungseinheit mit entsprechender Sauerstoffversorgung. Da Beatmungsprobleme während des Transports nicht selten auftreten, es infolge von Vibrationen zur Mobilisation von Trachealsekret und Verlegung des Tubus kommen kann, muss eine adäquate Absaugmöglichkeit dieses Equipment ergänzen. Darüber hinaus müssen Tubusdislokationen, die aufgrund der relativ kurzen Distanzen v.a. bei oral intubierten Neu- oder Frühgeborenen denkbar sind, bei abrupten Sättigungsabfällen immer mit in die differenzialdiagnostischen Überlegungen einbezogen werden. Es ist trotz vorhandener Kompletteinheit immer darauf zu achten, dass ein funktionierendes manuelles Beatmungssystem (Maske, Beutel) sowie ein Set zur Atemwegssicherung (supraglottische Atemwegshilfen, Laryngoskop mit entsprechendem Spatel und Endotrachealtuben verschiedener Größen) unmittelbar zur Verfügung stehen.

Adäquate Ausstattung notwendig

Die Stromversorgung und damit die Aufrechterhaltung der Zieltemperatur des Inkubators müssen möglichst lückenlos (12 V oder 220 V) gewährleistet werden. Aufgrund der großen Thermolabilität des Kindes sollte der Inkubator nur so viel wie nötig geöffnet werden. Dies kann durch eine adäquate Lagerung des kleinen Patienten im Inkubator durch Seitlagerung des Kopfs zur Öffnung des Inkubators hin sowie die übersichtliche Anordnung der vorhandenen Überwachungskabel und Zugangswege erleichtert werden.

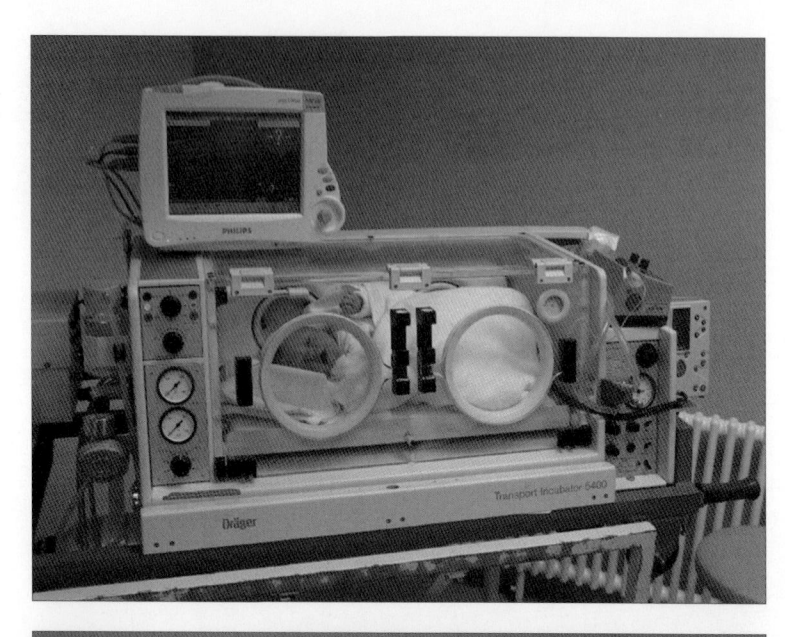

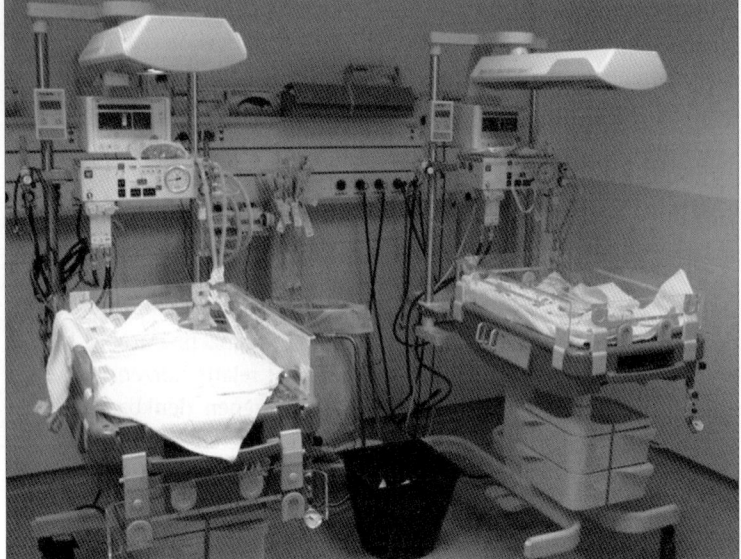

Abb. 45.1: Neonatologische Versorgungseinheit, bestehend aus Transportinkubator mit integrierter Beatmungseinheit und Monitoring sowie neonatologische Reanimations- bzw. Behandlungseinheiten zur Neugeborenen-Erstversorgung

In jedem Fall ist die individuelle Ausrüstung des lokal zur Verfügung stehenden Transportsystems zu prüfen und in seiner Funktion zu beherrschen.

Transport größerer Kinder

Je nach Lokalität und Versorger finden sich verschiedene Kinderrückhaltesysteme (z.B. schlafsackähnliche Konstruktionen), die es ermöglichen, kleine Kinder sicher zu fixieren und entsprechend zu transportieren. Ist dies nicht der Fall, kann aus dem herkömmlichen Trage- und Transportsystem eine adäquate Kindersicherung improvisiert werden. Bewährt haben sich in der Größe flexible Klettsysteme mit eingebrachten Polsterungen, wobei entscheidend ist, Kopf-, HWS- und Brustbereich zu fixieren. Die Lagerung auf einer großen Vakuummatratze kann ebenfalls eine gelungene und sichere Transportalternative darstellen.

In jedem Fall ist wie bei Neugeborenen auch eine Auskühlung oder Überhitzung der Kinder zu vermeiden. Entsprechend muss für adäquate Bedingungen im Fahrzeug und für ausreichend Decken bzw. (Alu-) Folien gesorgt werden.

45.1.3 Spezielle Notarztsysteme

Nahezu alle Geburtskliniken, die vor Ort nicht pädiatrisch (z.B. durch eine Kinderklinik) versorgt sind, kooperieren eng mit der i.d.R. nächstgelegenen neonatologischen Abteilung einer Kinderklinik. Bei Komplikationen wird somit in aller Regel ein neonatologisches Team angefordert, das je nach regionaler Logistik einen RTW mit einem Transportinkubator nachrüstet.

In größeren Ballungszentren organisieren verschiedene Kinderkliniken ein sog. Babynotarztsystem, das entweder aus RTW plus Pädiater/Kinderpfleger als „Baby-NAW" bereits existiert oder im Rendezvous-System als Zubringer des Pädiaters zum Einsatzort fungiert. Dies muss individuell für jeden Bereich in Erkundung gebracht werden.

Stellt sich für den nichtpädiatrischen Notarzt vor Ort heraus, dass er zwingend noch am Notfallort die Hilfe eines Kinderarztes benötigt, sollte es unter logistischer Einbindung der ILS möglich sein, ein entsprechend pädiatrisches Team anfordern zu können oder bei Bedarf mit diesem unmittelbar in Kontakt zu treten. Das Arzt-zu-Arzt-Gespräch kann dem pädiatrisch unerfahrenen Notarzt in Einzelfällen zeitnah weiterhelfen, denn man sollte sich im Fall der Nachforderung eines pädiatrischen Notfallteams im Klaren darüber sein, dass dies in aller Regel nicht zu den Routineabläufen der RLS oder der Kinderklinik gehört und folglich z.T. mit einem enormen Zeitaufwand verbunden sein kann.

45.2 Anatomische und physiologische Besonderheiten im Kindesalter

45.2.1 Respiratorisches System

Anatomische Besonderheiten
Wesentliche anatomische Unterschiede ergeben sich durch den im Verhältnis zum Hals relativ großen kindlichen Kopf. Hinzu kommt noch,

dass die Zunge oft plump und kurz, die Nasenwege, Stimmritze, Ringknorpel und Trachea relativ klein und eng sind. Der Kehlkopf von Kindern steht höher als bei Erwachsenen, die Epiglottis ist lang und U-förmig. Die engste Stelle im Bereich der oberen und mittleren Atemwege stellt der Ringknorpel dar, hier kann es bereits durch minimale Manipulationen zur massiven Anschwellung kommen. Die Trachea ist entsprechend kurz (im 1. Lebensjahr nur 4–5 cm) und der Durchmesser relativ klein (4–11 mm). Rechter und linker Hauptbronchus entspringen bei Neugeborenen beide in etwa dem gleichen Winkel, somit ist eine einseitige Intubation sowohl links- als auch rechtsseitig möglich. Die Nasenatmung bei Neugeborenen ist zur Ventilation von enormer Wichtigkeit, daher können bereits minimale Schleimhautschwellungen im Nasenrachenraum zu einer Atemnot führen (Leitsymptom Nasenflügeln).

Physiologische Besonderheiten
Die Atmungskontrolle wird gesteuert über die SpO_2. Die Atmungsstimulation bei Hypoxie ist allerdings nur adäquat bei Normothermie, bei Hypothermie fehlt dieser Atemantrieb. Die Atmung ist meist sehr unregelmäßig, es zeigt sich oft eine periodische Atmung mit wechselhaften Atempausen von z.T. bis zu 10 s Dauer, was nicht als pathologisch fehlinterpretiert werden darf. Insbesondere kleine Neugeborene und Frühgeborene zeigen aufgrund der Unreife des Atemzentrums eine höhere Inzidenz zu Apnoen, die jedoch bei einer Dauer von > 30 s und Einhergehen mit Sättigungsabfällen entsprechend therapiert werden müssen. Die Lungenvolumina und die Größe des physiologischen Totraums korrelieren wie bei Erwachsenen mit der Körperoberfläche bzw. mit dem Körpergewicht. Die alveoläre Ventilation ist bei kleinen Neugeborenen doppelt so hoch wie bei Erwachsenen. Die Steigerung der Ventilation wird durch eine höhere AF und nicht wie bei Erwachsenen durch eine Steigerung des AZV erreicht (**Cave**: Totraumventilation!). Dies liegt in der Lungencompliance (elastische Retraktionskraft) begründet, die bei kleinen Kindern sehr hoch ist, wodurch die Dehnung des Thorax mit geringem Druckunterschied möglich ist. Aufgrund der erhöhten elastischen Retraktionskräfte ist die funktionelle Residualkapazität als mögliche Sauerstoffreserve deutlich vermindert, und es kommt leichter zum Kollaps von Alveolen, was die verminderte Apnoetoleranz bedingt.

Nach den physiologischen Gesetzmäßigkeiten gemäß Hagen-Poiseuille hängt der Atemwegswiderstand entscheidend vom Durchmesser der Atemwege ab. Bei Kindern mit o.g. geringem Atemwegsdurchmesser ist der absolute Atemwegswiderstand höher als bei Erwachsenen. Somit lässt sich abschätzen, dass, wenn sich der Trachealradius z.B. durch eine Schwellung halbiert, was bei einem Gesamtdurchmesser von 4 mm nur 2 mm entspricht, der Atemwegswiderstand um die 4. Potenz auf das 16-Fache ansteigt. Abschließend ist anzumerken, dass der Hustenreflex bei kleinen Kindern unvollkommen ausgebildet ist.

Erhöhte alveoläre Ventilation

Tab. 45.1: Atemwerte (Atemfrequenz, Atemzugvolumen, paCO$_2$ und paO$_2$) für Neugeborene, Säuglinge, Kleinkinder und Schulkinder

Parameter	Neugeborene	Säuglinge	Kleinkinder	Schulkinder
Atemfrequenz (Züge/min)	40–60	30–40	20–30	18–20
Atemzugvolumen (ml/kg)	6	6–8	6–8	5–7
paCO$_2$ (mmHg)	32–35	35–45	35–45	35–45
paO$_2$ (mmHg)	40–80	65–105	65–105	65–105

Fazit für die notärztliche Praxis
Eine Atemsteigerung bei Kindern wird durch eine höhere AF und nicht wie bei Erwachsenen durch eine vertiefte Atmung erreicht.

Bereits geringe Schwellungen oder Sekretansammlungen in den Atemwegen können bei Kleinkindern zu einer erheblichen Obstruktion und Zunahme des Atemwegswiderstands konsekutiv der Atemarbeit führen (s. Tab. 45.1).

45.2.2 Herz-Kreislauf-System

Anatomische und physiologische Besonderheiten
Kurz nach Geburt kommt es zum physiologischen Verschluss des Ductus arteriosus Botalli. Direkt postpartal ist der Kreislauf aufgrund des noch vorbestehenden Lungenhochdrucks zentralisiert. Der periphere Widerstand ist erhöht, daher sind Kompensationsmechanismen z.B. bei Blutverlusten eingeschränkt. Die HF ist entsprechend „hoch" (s. Tab. 45.2), das SV ist relativ „klein", es herrscht ein ausgeprägter Sympathikotonus. Aufgrund der kardialen Anatomie der Neugeborenen ist deren SV in engen Grenzen. Physiologischerweise bestimmt somit hauptsächlich die HF die Größe des HZV. In der Folge müssen Bradykardien, die bei kleinen Kindern fast immer hypoxiebedingt sind, als lebensbedrohlich erachtet werden, da hier kein adäquates HZV mobilisiert werden kann. Herzfrequenzen > 180/min hingegen werden initial gut toleriert, sind zumeist Ausdruck eines Volumenmangels, von Schmerzen, Fieber oder eines allgemein erhöhten Stoffwechselumsatzes; diese sind in aller Regel in der Prähospitalphase abgesehen von der Volumengabe nicht

> Bradykardien fast immer hypoxiebedingt

Tab. 45.2: Herzfrequenz und Blutdruck in verschiedenen Altersstufen (Frühgeborene, Neugeborene, 6 Monate, 1 Jahr, 3 Jahre)

Alter	Herzfrequenz (Schläge/Min)	Blutdruck (mmHg)
Frühgeborene	120–170	50/30
Neugeborene	115–150	70/40
6 Monate	100–140	90/60
1 Jahr	100–140	100/65
3 Jahre	85–115	100/65

behandlungsbedürftig. Der MAD ist altersabhängig, die Messung ist im Alltag bei den oft unzureichenden technischen Ausrüstungen schwierig und mit Fehlern behaftet (s. Tab. 45.2). Die Rekapillarisierung liefert häufig wertvolle Hinweise. Das Blutvolumen von Kindern ist höher als bei Erwachsenen (80–85 ml/kg). Aufgrund des relativ geringeren intrazellulären Flüssigkeitsanteils können bereits geringe Blutverluste nach Ausschöpfung der interstitiellen Flüssigkeitsreserve zu einem lebensbedrohlichen Volumenmangel führen, der schlecht toleriert und kompensiert werden kann. Der Blutdruck fällt zwar aufgrund eines relativ hohen anteiligen interstitiellen Flüssigkeitsanteils relativ spät ab, dann jedoch proportional zum Blutvolumen, wodurch die Mikrozirkulation rasch zum Erliegen kommen kann.

Aufgrund des gesteigerten Metabolismus bei Kleinkindern ist der Herzindex bzw. das HZV ca. 30–50% höher als bei Erwachsenen. Bereits eine leichte Hypoxie stimuliert die Kontraktilität und erhöht somit das HZV. Jedoch führen eine schwere Hypoxie und eine sekundäre Bradykardie zum lebensbedrohlichen Abfall des HZV (s.o.), weshalb umgehende Maßnahmen zur Stabilisierung ergriffen werden müssen.

Fazit für die Praxis
Der Blutdruck kann bei Kindern aufgrund ihrer ausgeprägten Fähigkeit zur Vasokonstriktion noch im Normalbereich sein, obwohl bereits eine relevante Hypovolämie vorliegt. Bestes Kriterium zur Beurteilung des Volumenstatus ist die Beurteilung der kapillären Perfusion. Kinder regulieren die Steigerung des HZV und somit der Perfusion vorwiegend über die HF, Bradykardien sind aufgrund der entstehenden Minderperfusion immer vital bedrohlich, müssen umgehend therapiert werden und sind zumeist hypoxiebedingt.

45.2.3 Wasser- und Elektrolythaushalt

Physiologische Besonderheiten

Rasche Dehydrierung
Der körpergewichtsbezogene Wassergehalt von Neugeborenen und Kleinkindern ist zwar größer als der von Erwachsenen, es herrscht v.a. bei kleinen Kindern aber ein verhältnismäßig höherer Bedarf an Flüssigkeit (Umsatz von bis zu 150 ml/kg/d; Erwachsene im Vergleich nur 40 ml/kg/d, s. Tab. 45.3). Flüssigkeitsverluste führen sehr rasch zur Volumendepletion und Dehydrierung und werden aufgrund unausgereifter Kompensationsmechanismen nur schlecht toleriert. Der Flüssigkeitsbedarf (s. Tab. 45.3) korreliert gut mit der Stoffwechselaktivität des Kindes. Der Säure-Basen-Haushalt ist wie bei Erwachsenen ebenfalls in engen Schranken gehalten. Geringe Verschiebungen im Wasser- und Elektrolythaushalt resultieren bei pädiatrischen Intensiv- und Notfallpatienten immer in metabolischen bzw. respiratorischen Alterationen des Säure-Basen-Gleichgewichts. pH-Wert und Plasma-Bikarbonat-Konzentra-

45.2 Anatomische und physiologische Besonderheiten im Kindesalter

Tab. 45.3: Flüssigkeitsbedarf pro Tag (Volumen pro Gewicht) in verschiedenen Gewichtsklassen

Körpergewicht	Volumen (ml/kg)
< 1000	200
1000–1500 g	180
1500–2500 g	160
> 2500 g	150
4–10 kg	100–120
10–20 kg	80–120

tionen sind bei Neugeborenen bedingt durch die noch unreife Niere (mangelhafte Bikarbonat-Retention sowie mangelhafte Wasserstoffionenexkretion) niedriger. Prolongiert ausgebildete milde metabolische Azidosen können respiratorisch teilkompensiert werden, fulminant ausgebildete schwere Azidosen, egal welcher Ätiologie (z.B. Herz-Kreislauf-Stillstand, Atemnotsyndrom, Dehydratation, Unterkühlung, Herzinsuffizienz, Infektion und Sepsis) jedoch nicht und führen unbehandelt aufgrund einer verminderten myokardialen Ino- und Chronotropie unaufhaltsam zur vital bedrohlichen reduzierten Makro- und Mikrozirkulation (v.a. zu einem reduzierten zerebralen Stoffwechsel).

45.2.4 Wärmehaushalt und Stoffwechsel

Physiologische Besonderheiten
Die Temperaturregulation bietet bei kleinen Kindern ebenfalls eine sehr eingeschränkte Kompensationsbreite, es droht immer eine rasche Auskühlung. Schnelle Wärmeverluste beruhen auf der relativ großen Körperoberfläche v.a. neugeborener Kinder und deren Unvermögen, mittels effektiven Kältezitterns einen Wärmeverlust zu kompensieren.

> Auf Wärme-Erhalt achten

Für die Thermogenese bietet zwar der erhöhte Metabolismus des braunen Fettgewebes Ersatz, dies geschieht allerdings auf Kosten eines enormen Sauerstoffverbrauchs auf Zellebene, der rasch in einer schweren metabolischen Azidose endet (s.o.). Die wesentlichen weiteren Folgen der Hypothermie, v.a. postpartal, sind die Ausbildung einer hypoxischen Hypoxydose, einer Hypoglykämie, einer Surfactantinaktivierung sowie einer hieraus resultierenden erhöhten Mortalität. Beachtet werden muss vor diesem Hintergrund, dass der basale Stoffwechsel und somit Sauerstoffbedarf von Neugeborenen und Säuglingen im Vergleich zu Erwachsenen in Ruhe bereits erhöht sind.

Fazit für die Praxis
Wärmeverluste und Flüssigkeitsverluste bei kleinen Kindern sind unbedingt zu vermeiden bzw. rasch zu behandeln. Eine oft nur schwer kom-

pensierbare metabolische Azidose ist in der Endstrecke die Folge und bedingt die Ausbildung eines Multiorganversagens mit entsprechend erhöhter Mortalität.

45.3 Neugeborenenerstversorgung

45.3.1 Allgemeines

Grundlagen und Prinzipien der Erstversorgung von Neugeborenen werden im Folgenden kurz geschildert. Geburtshilfliche Erstmaßnahmen werden in den entsprechenden Kapiteln behandelt. Hinsichtlich der differenzierten und speziellen Versorgung Frühgeborener wird auf die entsprechende Fachliteratur verwiesen.

Erfahrungen auf dem Gebiet der Neugeborenenerstversorgung werden im Idealfall im Rahmen der klinischen Routineversorgung Neugeborener durch neonatologische Abteilungen gesammelt.

Definitionen
- Reifes Neugeborenes: jedes nach der vollendeten 37. SSW mit Lebenszeichen geborene Kind bis zur Vollendung der ersten 4 Lebenswochen
- Säugling: jedes vital geborene Kind vom 2. bis zum 12. Lebensmonat
- Frühgeborenes: jedes lebend geborene Kind vor Vollendung der 37. SSW
- SGA (small for gestational age, „Mangelchen", Mangelgeborenes): jedes Geborene mit einem Geburtsgewicht unter der 10. Perzentile
- Hypertrophes Neugeborenes: jedes geborene Kind mit einem Geburtsgewicht über der 90. Perzentile
- Übertragenes Neugeborenes: jedes nach der vollendeten 42. SSW geborene Kind

Geburt
Siehe Abschn. 44.2.2

> Zum wichtigsten Grundsatz in der Erstversorgung Neugeborener gehören die Aufrechterhaltung und die Schaffung von Wärme und das zwingende Vermeiden jeder Wärmeverluste, die das Outcome und die Prognose der Kinder wesentlich verschlechtern. Ein Auskühlen des Kindes führt in letzter Konsequenz zur schweren Azidose, Hypoxie und Hypoglykämie und oft zur Inaktivierung des kindlichen Surfactants in der Lunge.

45.3.2 Versorgung des Neugeborenen ohne Komplikationen im Detail

Absaugen

Prinzipiell ist nach einer normalen, unkomplizierten vaginalen Geburt mit klarem Fruchtwasser kein Absaugen des Kindes notwendig. Indikationen zum Absaugen sofort nach der Entbindung ergeben sich bei merk- und hörbarer Verlegung und Beeinträchtigung der Atemwege oder auch bei grünem, blutigem oder übel riechendem Fruchtwasser.

Wird abgesaugt, dann zuerst Mund vor Nase, um eine reflektorische Inspiration des Neugeborenen und damit eine mögliche Aspiration zu vermeiden. Beim Absaugen muss die ausgeprägte vagale Innervation der Schleimhaut des Pharynx beachtet werden, sodass allein durch eine forcierte Absaugmaßnahme eine Bradykardie mit Apnoe, in seltenen Fällen ein reflektorischer Herzstillstand provoziert werden kann.

Zum Absaugen selbst verwendet man Absaugkatheter mit einem Durchmesser von mindestens 10 CH, dies richtet sich im Wesentlichen jedoch nach der Ausstattung der einzelnen Rettungssysteme. Es sollte der Sog entsprechend den kindlichen Verhältnissen mittels Fingertipventil angepasst und nur kurzfristig angewendet werden, um Schleimhautschäden mit konsekutiver Obstruktion der Atemwege zu vermeiden.

Bei Vorliegen von grünem Fruchtwasser kann (passives Abfließen erleichternde Lagerung vor Absaugen), bei mekoniumverschmiertem Mund und Oropharynx sollte in jedem Fall vor der Beatmung eine endotracheale Absaugung erfolgen. Hierzu wird unter laryngoskopischer Kontrolle der Absaugkatheter direkt in die Trachea eingeführt, nur so kann effektiv ein Absaugen aus den trachealen Strukturen und damit der Lunge gewährleistet werden. Gerade bei der Mekoniumverschmierung sollte zwingend eine Masken-Beutel-Beatmung vermieden werden und nach Möglichkeit eine sofortige Intubation bzw. alternativ die Einlage eines supraglottischen Atemwegs mit gastralem Entlastungskanal erfolgen. Des Weiteren kann ein oral oder ösophageal einliegender Absaugkatheter, durch einen nasal in den Pharynx eingebrachten Endotrachealtubus (Nasen-CPAP) ergänzt, die überbrückende Möglichkeit einer Oxygenierung mit reduziertem Aspirationsrisiko darstellen.

Endotracheale Absaugung

Beim Absaugvorgang selbst wird durch beide Nasenlöcher und tief in den Magen abgesaugt, dies liefert Informationen über evtl. vorhandene Atresien (Choanal- oder Ösophagusatresie).

Abtrocknen und Stimulation

Bereits unmittelbar nach Geburt wird das Neugeborene in möglichst warme Tücher eingehüllt und abgetrocknet. Beim Abtrocknen selbst werden zur Stimulation Rücken und Thorax des Kindes gerieben. Die Käseschmiere sollte belassen werden. Auch hier ist auf das Vermeiden von Wärmeverlusten zu achten. Das Kind sollte, wenn dies der klinische

Zustand erlaubt, der Mutter möglichst schnell zur taktilen Stimulation auf den Bauch gelegt werden. Tücher sollten mehrfach gewechselt und das Kind sollte bei Bedarf nochmals abgetrocknet werden (Verlust von Wärme über Konvektion). Fehlen warme Tücher, kann das Kind z.B. in Alufolie oder eine Plastiktüte gepackt werden.

Abnabeln
Ziel ist ein Abnabeln nach etwa 1 min zur Vermeidung einer maternofetalen Übertransfusion bzw. eines Blutverlusts des Neugeborenen. Nach einer vaginalen Spontangeburt wird die Nabelschnur zunächst durch 2 Klemmen (Abstand handbreit) abgeklemmt und in der Folge mit einer sauberen Schere durchtrennt. Es sollte initial ein Nabelschnurstumpf von ca. 20 cm am Kind verbleiben. Im Anschluss wird ca. 1 cm oberhalb der Bauchdecke (oberhalb eines eventuellen Bauchnabels) eine sicher verschließbare Plastikklemme angelegt und der Rest der überstehenden Nabelschnur nochmals abgeschnitten und verworfen. Hierfür sind keine speziellen Desinfektionsmaßnahmen notwendig. Auch das sterile Verpacken des Nabelstumpfs ist obsolet. Der Stumpf kann völlig normal, ohne Umwicklung (z.B. mit sterilen Tupfern) mit in die Windel eingehüllt werden.

Beurteilung des Kindes (Apgar) und Durchführung der U1
Eine gute Beurteilung von vitalen Neugeborenen ist gemäß Apgar-Schema möglich (s. Tab. 45.4); der Apgar-Wert sollte 1 min, 5 min und 10 min nach Geburt bestimmt und entsprechend dokumentiert werden.

Direkt im Anschluss an eine Geburt sollte die Vorsorgeuntersuchung U1 des Kindes stattfinden. Diese ist wenig umfangreich, schnell durchführbar und liefert eine nochmalige Orientierung über den Zustand des

Tab. 45.4: Apgar-Schema und entsprechende Interpretation nach Punkten

Parameter	0 Punkte	1 Punkt	2 Punkte
Atmung	Fehlt	Langsam und regelmäßig	Kräftiges Schreien
Puls	Fehlt	< 100/min	> 100/min
Gestik	Schlaff	Partielle Beugung der Extremitäten	Aktive Bewegung
Aussehen	Blass, zyanotisch	Extremitäten zyanotisch, Stamm rosig	Rosig
Reflexe	Keine	Grimassieren	Kräftiges Schreien
Interpretation			
7–10 Punkte	Normal	Gesund	
4–6 Punkte	Mäßige Depression	(Asphyxia livida)	
0–3 Punkte	Schwere Depression	(Asphyxia pallida)	

Kindes. Das Kind wird inspiziert im Hinblick auf Geburtstraumata (Klavikulafraktur, Plexuslähmung, Hämatome u.a.). Grobe Fehlbildungen werden dokumentiert. Es wird nochmals die respiratorische Adaptation (Zyanose, Stöhnen, Knorksen, AF, Nasenflügeln) beurteilt. Herztöne werden auskultiert, es sollte die adäquate Perfusion (Pulse) überprüft und dokumentiert werden.

Die Durchführung der Vorsorgeuntersuchung U1 ist nicht zwingend die Aufgabe des erstversorgenden Notarztes, der Wärme-Erhalt steht an der Einsatzstelle im Vordergrund. Die wichtige Vitamin-K-Prophylaxe ist Aufgabe der aufnehmenden Klinik. Eine sog. Credé'sche Augenprophylaxe ist heute nicht mehr gesetzlich vorgeschrieben.

45.3.3 Versorgung des Neugeborenen mit Komplikationen im Detail

Definitionen
- Asphyxie: Schädigung von Fetus und Neugeborenen durch Hypoxie und/oder Ischämie mit nachfolgender Organschädigung unterschiedlichen Ausmaßes (funktionelle und biochemische Störungen)
- Respiratorische Anpassungsstörung: ausgeprägte Tachypnoe (AF meist > 80/min), zusätzlich oft Nasenflügeln, Zyanose und Einziehungen; meist deutlich hörbares Knorksen

Neugeborenenreanimation
Im Wesentlichen gelten die Aussagen zur Kinderreanimation in Abschn. 45.4 sowie in Kapitel 10. An dieser Stelle werden einige Besonderheiten der Reanimation Neugeborener gesondert dargestellt. Die Lektüre des entsprechenden ausführlichen Kapitels der Leitlinien des ERC (Stand: Oktober 2010, in deutscher Fassung frei verfügbar unter http://www.grc-org.de) sei empfohlen.

Der Algorithmus des ERC zur Neugeborenenreanimation bietet eine wichtige Orientierungshilfe für das Vorgehen in dieser Ausnahmesituation (s. Abb. 45.2).

Wie bei allen anderen Notfallsituationen ist ein prioritätenorientiertes Handeln der Schlüssel zum Erfolg. Der Wärme-Erhalt steht auch bei der Reanimation des Neugeborenen im Vordergrund, die Beatmung ist i.d.R. die wichtigste aller Maßnahmen.

Überprüfung der Atem- und Herz-Kreislauf-Funktion
Wenn bei der initialen Beurteilung nach dem Apgar-Schema (s. Abschn. 45.3.1) festgestellt wird, dass das Neugeborene keine suffiziente und regelmäßige Spontanatmung entwickelt oder eine HF < 100/min hat, muss mit Reanimationsmaßnahmen begonnen werden.

Freimachen der Atemwege und adäquate Belüftung der Lunge müssen sichergestellt sein, da dadurch einerseits die meisten Probleme

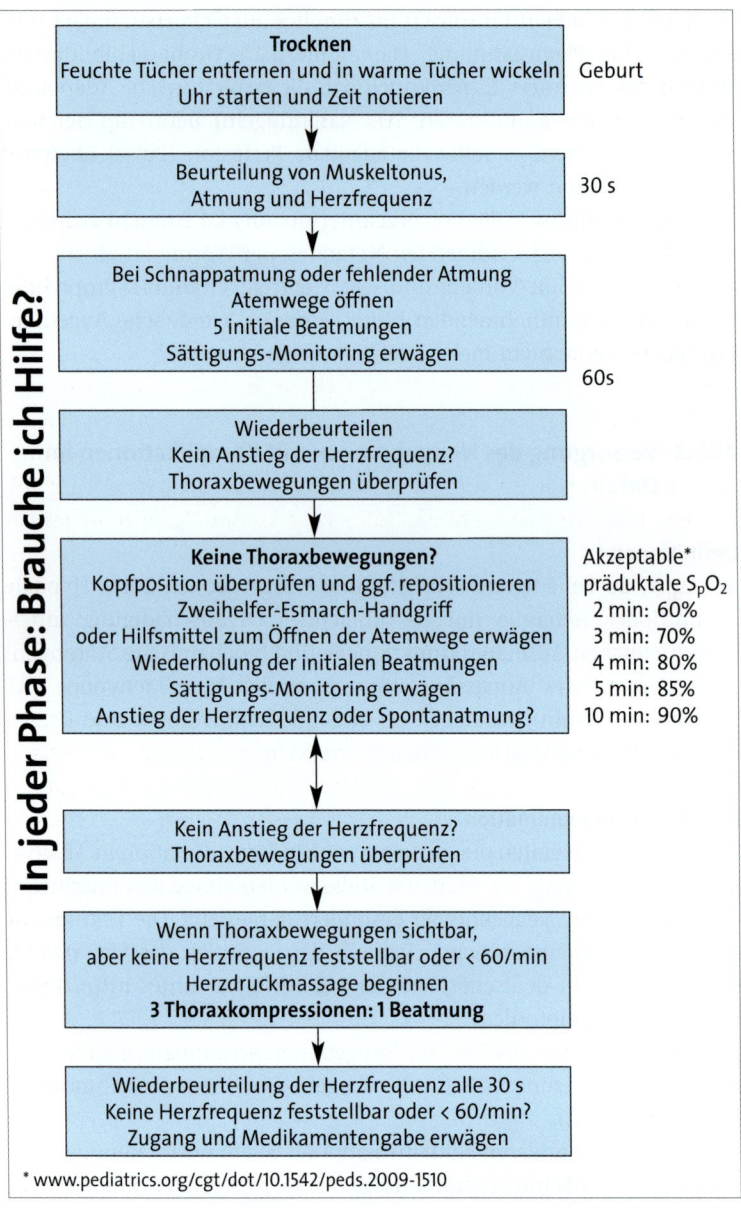

```
                    ┌─────────────────────────────────────────┐
                    │              Trocknen                    │
                    │ Feuchte Tücher entfernen und in warme   │ Geburt
                    │ Tücher wickeln Uhr starten und Zeit     │
                    │             notieren                     │
                    └────────────────────┬────────────────────┘
                                         ▼
                    ┌─────────────────────────────────────────┐
                    │     Beurteilung von Muskeltonus,         │  30 s
                    │      Atmung und Herzfrequenz             │
                    └────────────────────┬────────────────────┘
```

Abb. 45.2: Algorithmus Neugeborenenreanimation [Richmond und Wyllie 2010]

Flussdiagramm (von oben nach unten):

- **Trocknen** — Feuchte Tücher entfernen und in warme Tücher wickeln. Uhr starten und Zeit notieren. (Geburt)
- **Beurteilung von Muskeltonus, Atmung und Herzfrequenz** (30 s)
- Bei Schnappatmung oder fehlender Atmung: Atemwege öffnen, 5 initiale Beatmungen, Sättigungs-Monitoring erwägen
- Wiederbeurteilen: Kein Anstieg der Herzfrequenz? Thoraxbewegungen überprüfen (60 s)
- **Keine Thoraxbewegungen?** Kopfposition überprüfen und ggf. repositionieren; Zweihelfer-Esmarch-Handgriff oder Hilfsmittel zum Öffnen der Atemwege erwägen; Wiederholung der initialen Beatmungen; Sättigungs-Monitoring erwägen; Anstieg der Herzfrequenz oder Spontanatmung?

Akzeptable* präduktale S_pO_2:
- 2 min: 60%
- 3 min: 70%
- 4 min: 80%
- 5 min: 85%
- 10 min: 90%

- Kein Anstieg der Herzfrequenz? Thoraxbewegungen überprüfen
- Wenn Thoraxbewegungen sichtbar, aber keine Herzfrequenz feststellbar oder < 60/min: Herzdruckmassage beginnen. **3 Thoraxkompressionen: 1 Beatmung**
- Wiederbeurteilung der Herzfrequenz alle 30 s. Keine Herzfrequenz feststellbar oder < 60/min? Zugang und Medikamentengabe erwägen

In jeder Phase: Brauche ich Hilfe?

* www.pediatrics.org/cgt/dot/10.1542/peds.2009-1510

gelöst werden, andererseits alle weiteren Maßnahmen zum Scheitern verurteilt sind, wenn die Lungen nicht ausreichend ventiliert werden. Nachdem das Neugeborene umgehend abgetrocknet und in trockene Tücher gewickelt wurde, sollten Überwachung der Oxygenierung und Kreislaufmonitoring erfolgen – eine Pulsoximetrie unter Verwendung entsprechender Sensoren (alternativ Versuch mit einem Erwachsenensensor am Vorfuß oder am Handteller) und eine EKG-Ableitung bieten wichtige Hinweise zum Zustand des Kindes.

Technik und Durchführung der Neugeborenenreanimation

Die Hauptursache einer (seltenen) postpartalen Reanimationspflichtigkeit ist zumeist eine inadäquate Sauerstoffversorgung. Somit ist die Beatmung die wichtigste und effektivste Maßnahme im Zuge der Neugeborenenreanimation. Hypoxie bei Neugeborenen bedeutet immer auch Bradykardie und somit Kreislaufdepression mit vital bedrohlich reduzierter Perfusion. Für die Beatmung müssen entsprechende Hilfsmittel verfügbar sein (s. Abschn. 45.9.4).

Beatmung wichtigste Maßnahme

Die ersten 5 Beatmungen sollen mit Raumluft „blähend" mit erhöhtem Inspirationsdruck, gehalten über jeweils 2–3 s erfolgen, um die Entfaltung der Lungen zu erreichen. Die Effektivität der Beatmung kann mittels Thoraxexkursionen beurteilt werden. Häufig ist bereits binnen 30 s ein Anstieg der HF festzustellen. Ist die Spontanatmung trotz freier Atemwege weiter insuffizient, wird mit einer Frequenz von 30/min weiter beatmet, wobei der Inspirationsdruck nun nicht mehr länger aufrechterhalten wird, sondern die Dauer der Ein- und Ausatmung jeweils etwa 1 s beträgt.

Steigt die HF nicht auf Werte > 100/min an, müssen die adäquate Belüftung der Lungen und das suffiziente Freimachen der Atemwege überprüft werden. Ein oropharyngealer Guedel-Tubus in passender Größe kann sich hier als wichtiges Hilfsmittel erweisen.

Bei einer HF < 60/min muss mit Thoraxkompressionen begonnen werden, die jedoch nur Aussicht auf Erfolg haben, wenn die Ventilation adäquat ist. Die Pulskontrolle ist nachrangig und unzuverlässig. Für das Verhältnis von Thoraxkompressionen zur Beatmung wird 3:1 empfohlen, d.h. auf 3 Kompressionen folgt 1 Beatmung. Die Arbeitsfrequenz der Thoraxkompressionen beträgt 120/min, optimalerweise durchgeführt mit 2 nebeneinander auf dem unteren Drittel des Sternums liegenden Daumen, während die Hände den Brustkorb des Neugeborenen umfassen (s. Abb. 45.8). Die Maßnahmen sollen alle 30 s überprüft und erst beendet werden, wenn die HF sicher > 60/min liegt.

Thoraxkompression

Die Schaffung eines i.v. Zugangs zur Medikamentenapplikation ist nicht vorrangig, aber im Verlauf sinnvoll (s. Abschn. 45.9.4). Hier bietet sich die Anlage eines Nabelvenenkatheters an. Hierzu wird versucht, die Nabelvene anatomisch zu lokalisieren (s. Abb. 45.3). Die meisten Rettungssysteme verfügen nicht über geeignete Nabelvenenkathetersysteme oder ZVK in einer adäquaten kleinen Größe (z.B. 4 F). Als überbrückende Notfallmaßnahme kann ein PVK (16 oder 18 G) eingeführt werden. Eine weitere wichtige Alternative stellt die Anlage eines i.o. Zugangs dar (s. Abschn. 45.9.4).

Nabelvenenkatheter

Atemstörungen

Die häufigste Atemstörung, die in der präklinischen Versorgung Neugeborener zu finden ist, stellt die Tachypnoe aufgrund einer verzögerten Fruchtwasserresorption (sog. nasse Lunge) dar. Bei den Kindern findet sich ein stöhnendes, oft knorksendes Atemgeräusch. Auch hier ist die

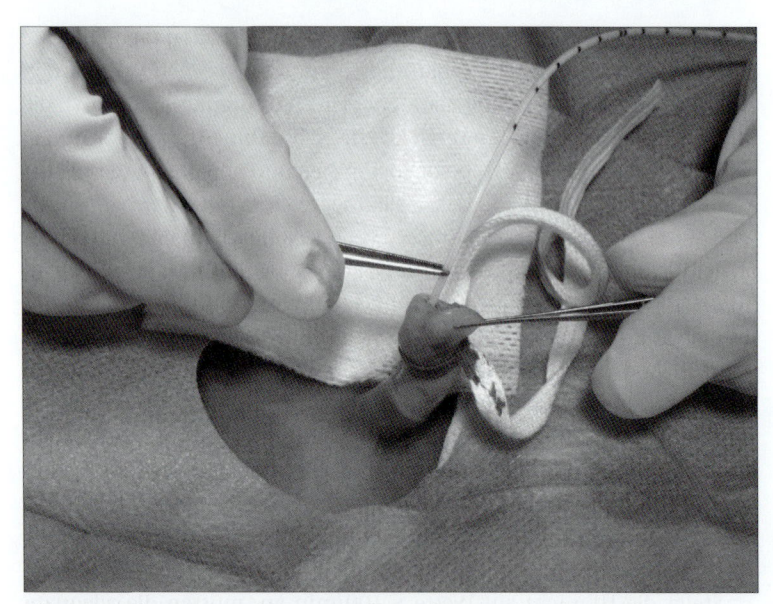

Abb. 45.3: Anlage eines Nabelvenenkatheters. Dargestellt ist das Einführen des Katheters in die Nabelvene des mittels Skalpell angefrischten Nabels, der zuvor durch ein Nabelbändchen fixiert wurde.

Sicherstellung der adäquaten Ventilation die wichtigste und effektivste notfallmedizinische Maßnahme.

Neugeborenenkrämpfe

Neugeborenenkrämpfe verbergen oft ein breites Spektrum an Differenzialdiagnosen (Hypoxie, Hirnblutungen, Stoffwechselentgleisungen, Hypoglykämie). Die entsprechende Abklärung ist vor Ort sehr schwierig. In jedem Fall sind die adäquate Oxygenierung und Ventilation des Kindes sowie eine Normoglykämie sicherzustellen. Bei Persistenz von Krämpfen sollten antikonvulsive Maßnahmen eingeleitet werden (z.B. Gabe von Diazepam rektal). Da schwere Hypoglykämien, z.B. nach schwerer Hypoxie oder Asphyxie, häufige Ursachen für Krampfanfälle sein können, ist bei Vorliegen eines erniedrigten Blutglukosespiegels die Infusion von Glukose 10% indiziert (5 ml/kg/h, 1–2 ml als Bolus i.v.).

Medikamente
- Diazepam 2,5 mg (< 3 Monate), 5 mg (3 Monate bis 2 Jahre), 10 mg (> 2 Jahre) rektal
- Diazepam 0,3–0,5 mg/kg i.v.
- Glukose 10% 1–2 ml als Bolus i.v. oder 5 ml/kg/h als Dauerinfusion

45.4 Reanimation von Kindern

45.4.1 Allgemeines

Die nachfolgend dargestellten Maßnahmen und Abläufe entsprechen den Leitlinien des ERC vom Oktober 2010. Die ausführliche deutsche Fassung ist frei verfügbar unter http://www.grc-org.de und bietet neben den reinen Handlungsempfehlungen auch wichtige Hintergrundinformationen. Säuglinge sind gemäß ERC älter als 4 Wo. und jünger als 1 Jahr, als Kinder gelten alle Patienten zwischen einem Jahr und dem Erreichen der Pubertät.

Die Reanimation eines Kindes stellt für den Notarzt und sein Team sicher eine sowohl emotionale als auch technische Ausnahmesituation dar. Nur die wenigsten Einsatzteams vor Ort besitzen ausreichend Erfahrung im Zusammenspiel in dieser Situation. Daher wird es von Nutzen sein, wesentliche, einfache Prinzipien zu beherrschen und sich auf ein prioritätenorientiertes Handeln festzulegen. Um dies zu erleichtern, orientieren sich die Empfehlungen des ERC zur Kinderreanimation im Wesentlichen an den Abläufen der Erwachsenenreanimation, wie sie in Kapitel 10 vorgestellt werden. Der Schwerpunkt liegt auch bei Kindern auf der Durchführung suffizienter Basismaßnahmen, ergänzt – aber nicht unterbrochen – durch indizierte erweiterte Maßnahmen.

45.4.2 Basic Life Support

Am Anfang jeder Kinderreanimation stehen einfache Sofortmaßnahmen. Das ABC-Schema gilt uneingeschränkt. Ggf. wird beim bewusstlosen Kind mit erhaltener, suffizienter Spontanatmung die stabile Seitenlage durchgeführt (s. Abb. 45.4), bei fehlender Eigenatmung erfolgen Beatmung und Herzdruckmassage.

Auch für den Ablauf der Kinderreanimation fasst ein entsprechender Algorithmus die wichtigsten Maßnahmen in der Frühphase der Behandlung zusammen (s. Abb. 45.5). In Abweichung vom Ablauf beim Erwachsenen sollen Wiederbelebungsmaßnahmen für 1 min durchgeführt werden, bevor Hilfe geholt wird („call fast"), es sei denn, bei dem betroffenen Kind ist eine kardiale Erkrankung bekannt. In diesem Fall gilt das „Call first"-Prinzip mit Notruf vor dem Beginn der Maßnahmen uneingeschränkt wie beim Erwachsenen.

Freier Atemweg, Beatmung

Bei einem bewusstlosen, nicht erweckbaren Kind stehen das Freihalten des Atemwegs und die Überprüfung der Atmung im Vordergrund. Dazu soll in Rücklage der Unterkiefer des Säuglings oder Kindes angehoben werden, ggf. unter Verwendung des Esmarch-Handgriffs (Vorschieben des Unterkiefers). Mit einem oropharyngealen Guedel-Tubus in passen-

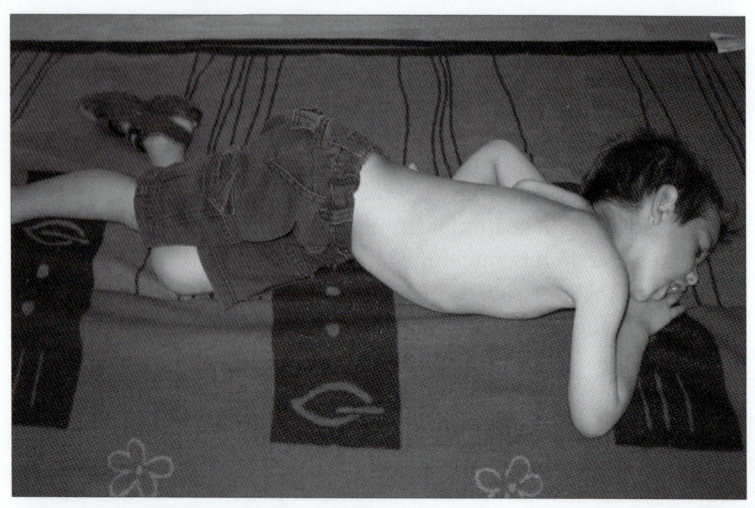

Abb. 45.4: Kleinkind in stabiler Seitenlage

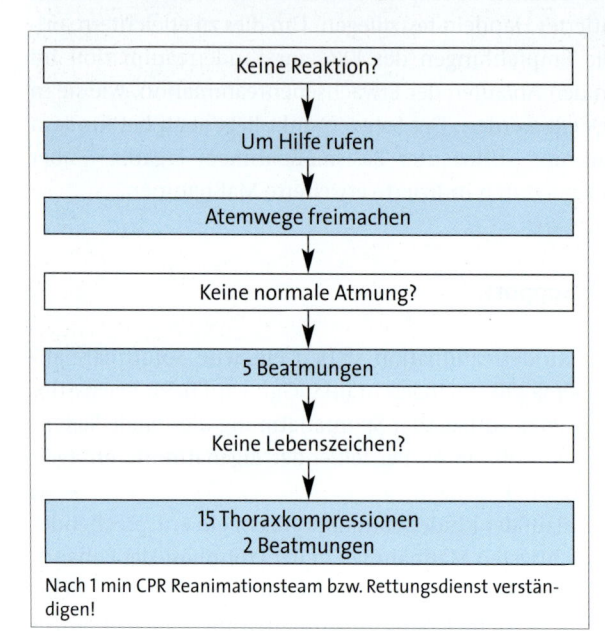

Abb. 45.5: Ablauf der Basisreanimation im Säuglings- und Kindesalter [Richmond und Wyllie 2010]

```
Keine Reaktion?
     ↓
Um Hilfe rufen
     ↓
Atemwege freimachen
     ↓
Keine normale Atmung?
     ↓
5 Beatmungen
     ↓
Keine Lebenszeichen?
     ↓
15 Thoraxkompressionen
2 Beatmungen
```
Nach 1 min CPR Reanimationsteam bzw. Rettungsdienst verständigen!

der Größe kann die Erreichung dieses wichtigen Ziels erheblich unterstützt werden. Ist bei freiem Atemweg keine oder keine normale Atmung feststellbar, sollen 5 initiale Beatmungen erfolgen. Dabei soll auf entsprechende Thoraxexkursionen geachtet werden, um die Effektivität der Maßnahmen zu beurteilen.

Thoraxkompression
Wird eine Pulskontrolle überhaupt durchgeführt (s. Abb. 45.6), sollen dafür nicht mehr als 10 s verwendet werden. Vorrangig soll auf Lebenszeichen wie Spontanbewegungen, Husten oder eine normale Atmung

geachtet werden – fehlen diese oder wird bei einem bewusstlosen Kind eine Pulsfrequenz < 60/min festgestellt, soll umgehend mit Thoraxkompressionen begonnen werden.

Die Technik der Thoraxkompression unterscheidet sich bei Säuglingen und Kindern, der korrekte Druckpunkt liegt aber jeweils in der unteren Sternumhälfte (s. Abb. 45.7). Ziel ist, das Sternum um etwa $1/3$ des Thoraxdurchmessers einzudrücken, wobei die Kompressionsfrequenz mindestens 100/min, höchstens 120/min betragen soll. Bei Patienten unter einem Jahr soll durch einen einzelnen Helfer mit 2 Fingern komprimiert werden, während bei 2 oder mehr Helfern die Kompression mit beiden nebeneinander liegenden Daumen erfolgen soll, während die Hände den Thorax umfassen (s. Abb. 45.8). Bei Kindern über einem Jahr soll die Thoraxkompression mit dem Handballen einer Hand erfolgen, wobei abhängig von der Größe des Kindes auch die beidhändige Technik angewendet werden kann.

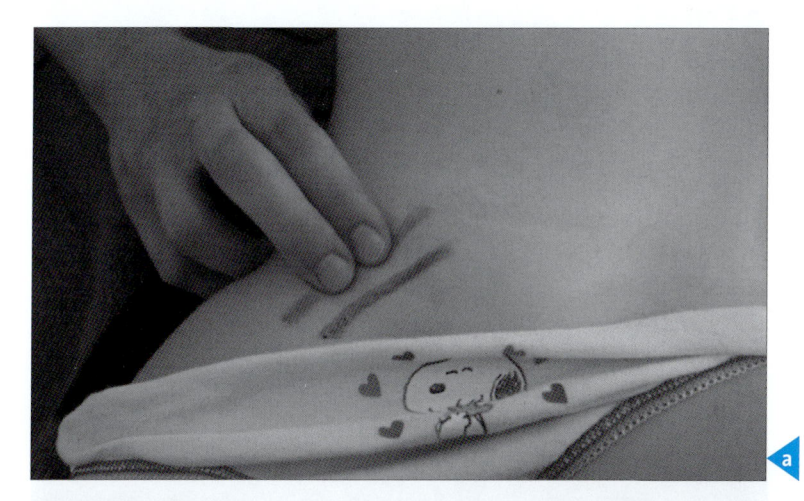

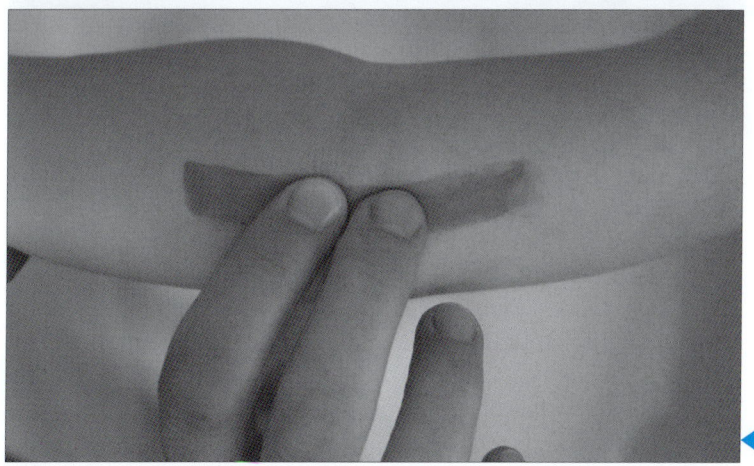

Abb. 45.6: Pulskontrolle bei Kindern im Bereich der Arteria femoralis (**a**) und Arteria brachialis (**b**)

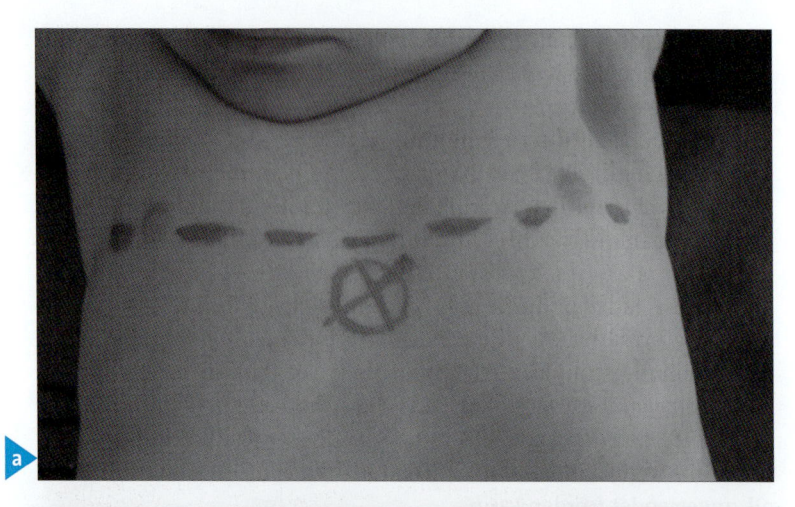

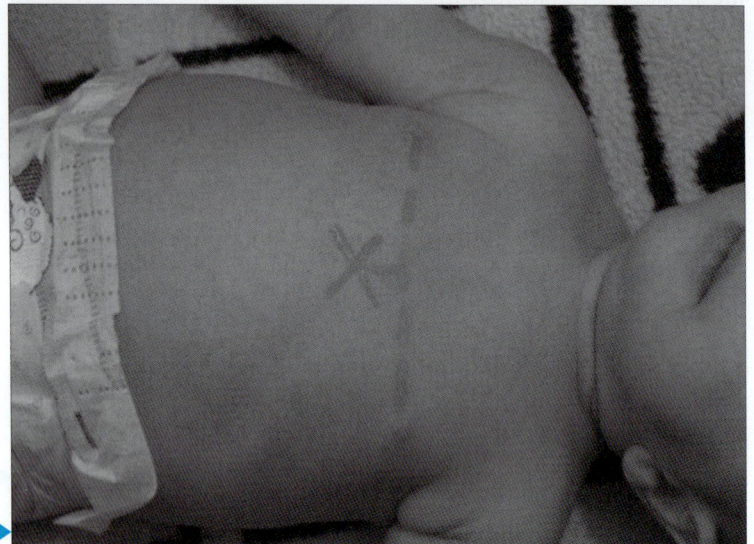

Abb. 45.7: Darstellung der Lage des Druckpunktes zur Thoraxkompression für Kleinkinder (**a**) und Säuglinge (**b**)

Defibrillation

Bei Kindern sind kardiologische Ursachen eines Herz-Kreislauf-Stillstands sehr selten, respiratorische Auslöser stehen im Vordergrund. Bei Kindern mit entsprechenden kardialen Vorerkrankungen kommen jedoch auch defibrillationswürdige Herzrhythmusstörungen vor. Spezielle Kinderpaddels werden in Analogie zur Defibrillation bei Erwachsenen so angesetzt, dass das Herz genau zwischen beiden Elektroden zum Liegen kommt (s. Abb. 45.9). Die Energiewahl beträgt 4 J/kg, wobei biphasische Geräte bevorzugt werden sollten. Je nach Gerätetypus sind die Energiebereiche stufenlos einstellbar; wenn nicht, muss im Zweifelsfall die nächst höhere Energiestufe gewählt werden. Geeignete AED-Geräte (automatische externe Defibrillatoren) mit passenden Klebe-

Abb. 45.8: Thoraxkompression bei Säugling und Kleinkind (**a**) 2-Finger-Methode, (**b**) Masken-Beutel-Beatmung und 2-Daumen-Technik

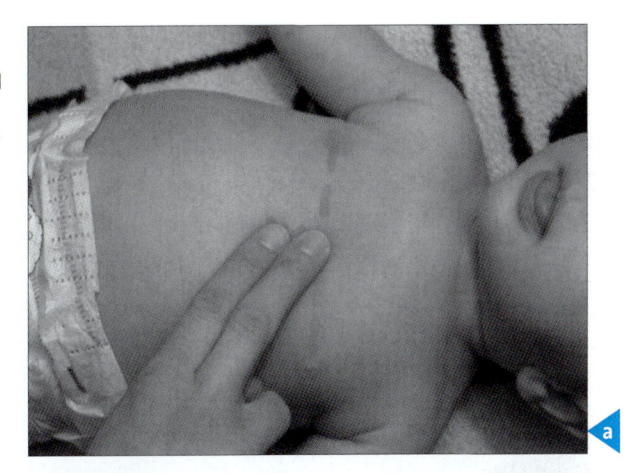

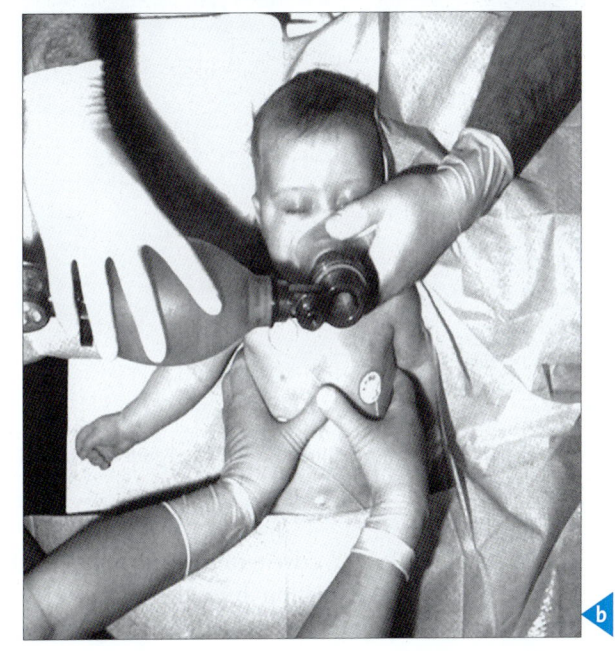

Elektroden sind mittlerweile auch für den pädiatrischen Bereich verfügbar.

45.4.3 Pediatric Advanced Life Support

Die erweiterten Maßnahmen ergänzen wie beim Erwachsenen die Basismaßnahmen, ersetzen diese aber nicht. Auf kontinuierliche Durchführung der Beatmung und Thoraxkompression durch 2 Helfer ist zu achten. Bei intubierten Kindern kann die Thoraxkompression ohne Unterbrechungen durchgeführt werden. Die Beatmungsfrequenz sollte dann dem Alter angepasst werden (s. Tab. 45.1).

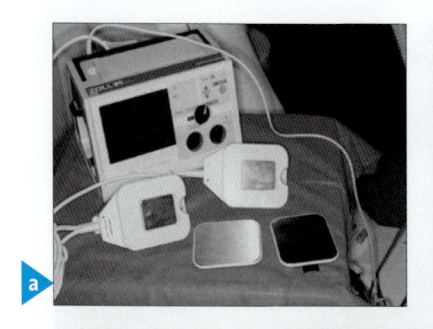

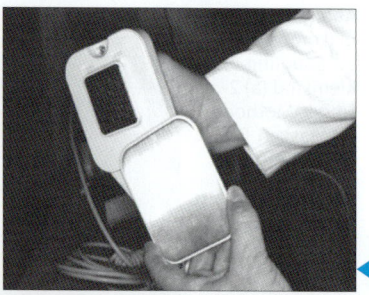

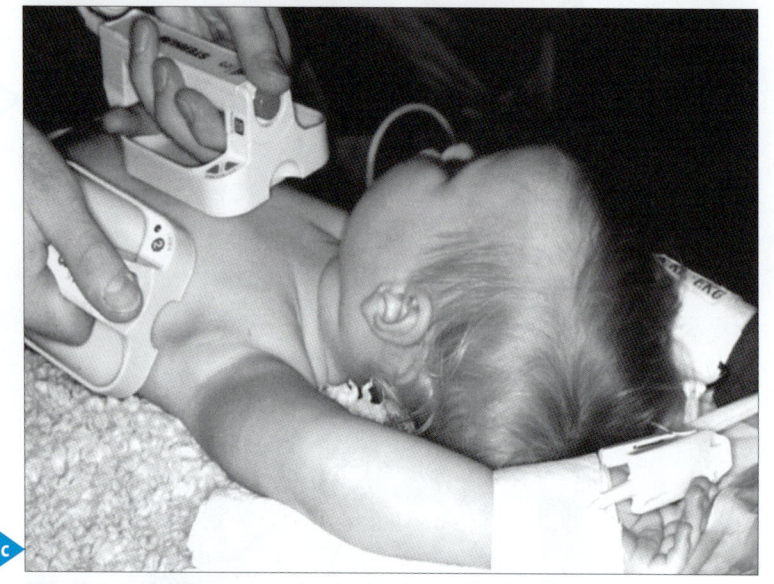

Abb. 45.9: Defibrillator mit Kinder- bzw. Baby-Paddels (**a, b**) und deren Positionierung bei einem Kleinkind (**c**)

An erster Stelle der erweiterten Maßnahmen steht ebenfalls die Sicherstellung der Ventilation bzw. die adäquate Oxygenierung des Patienten. Dies erfolgt i.d.R. durch eine sofortige Maskenbeatmung und im Verlauf durch endotracheale Intubation (s. Abschn. 45.9.4). Als Alternative können auch im Kinderbereich geeignete supraglottische Atemwegshilfen eingesetzt werden (s. Abschn. 9.6). Die Angaben aus Kapitel 10 zu den Abläufen einer Reanimation gelten uneingeschränkt. Anzumerken ist, dass bez. der Wirksamkeit der einzelnen Pharmaka in der Reanimationssituation aus dem pädiatrischen Bereich noch weniger Daten vorliegen als für Erwachsene, sodass an dieser Stelle gebräuchliche intensivmedizinische Dosierungen aufgeführt sind. In Ermangelung geeigneter Alternativen bleibt Adrenalin in einer Dosierung von 10 µg/kg KG alle 3–5 min (i.v. oder i.o.) das Standardmedikament bei der kardiopulmonalen Reanimation. Bei schockrefraktärem Kammerflimmern wird Amiodaron mit einer Dosierung von 5 mg/kg KG i.v. oder i.o. eingesetzt.

45.1 Organisatorische Besonderheiten

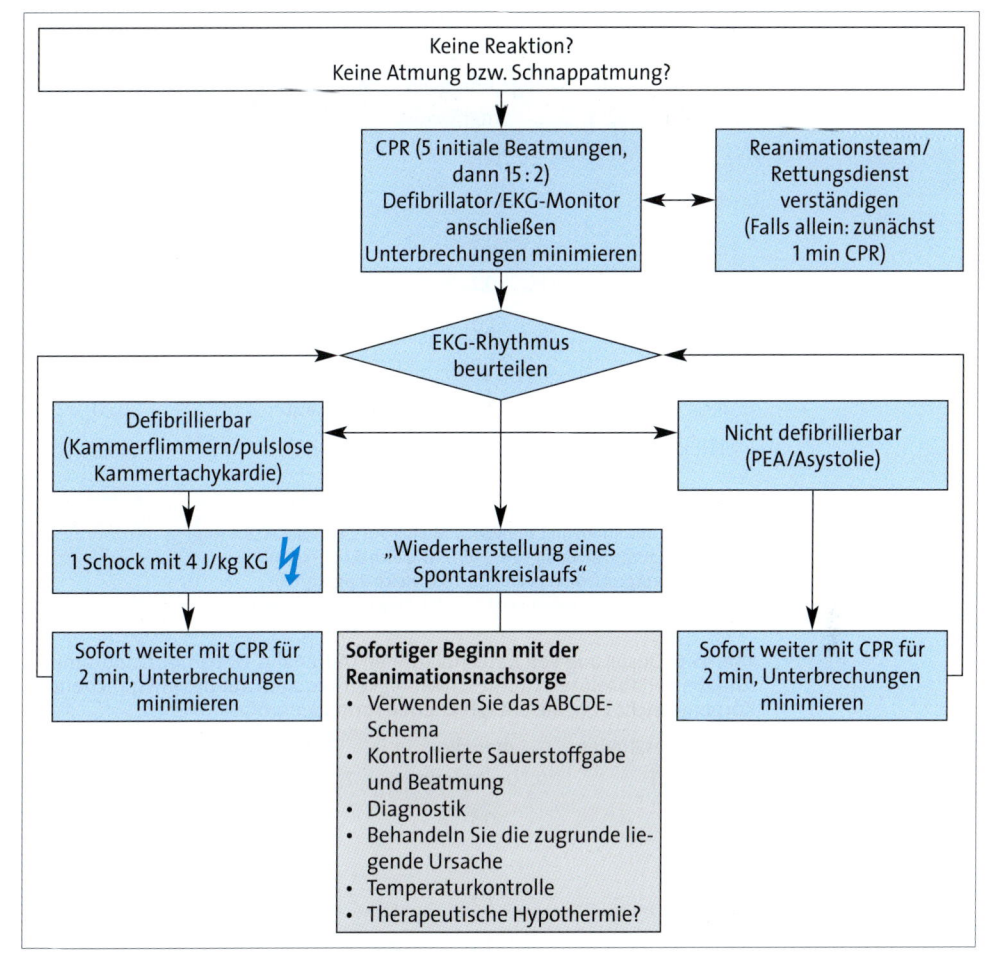

```
┌─────────────────────────────────────────────────┐
│           Keine Reaktion?                       │
│           Keine Atmung bzw. Schnappatmung?      │
└─────────────────────────────────────────────────┘
                    │
        ┌───────────▼───────────┐      ┌──────────────────┐
        │ CPR (5 initiale       │      │ Reanimationsteam/│
        │ Beatmungen,           │◄────►│ Rettungsdienst   │
        │ dann 15:2)            │      │ verständigen     │
        │ Defibrillator/EKG-    │      │ (Falls allein:   │
        │ Monitor anschließen   │      │ zunächst         │
        │ Unterbrechungen       │      │ 1 min CPR)       │
        │ minimieren            │      │                  │
        └───────────┬───────────┘      └──────────────────┘
                    │
              ◄EKG-Rhythmus►
               beurteilen
          │                    │
  ┌───────▼────────┐    ┌──────▼──────────┐
  │ Defibrillierbar│    │ Nicht defibri-  │
  │ (Kammerflim-   │    │ llierbar        │
  │ mern/pulslose  │    │ (PEA/Asystolie) │
  │ Kammertachy-   │    │                 │
  │ kardie)        │    │                 │
  └───────┬────────┘    └──────┬──────────┘
          │                    │
  ┌───────▼────────┐    "Wiederherstellung eines
  │ 1 Schock mit   │     Spontankreislaufs"
  │ 4 J/kg KG ⚡   │
  └───────┬────────┘
          │
  ┌───────▼────────┐  ┌─────────────────────┐  ┌──────────────┐
  │ Sofort weiter  │  │ Sofortiger Beginn   │  │ Sofort weiter│
  │ mit CPR für    │  │ mit der             │  │ mit CPR für  │
  │ 2 min, Unter-  │  │ Reanimationsnach-   │  │ 2 min, Unter-│
  │ brechungen     │  │ sorge               │  │ brechungen   │
  │ minimieren     │  │ • Verwenden Sie das │  │ minimieren   │
  │                │  │   ABCDE-Schema      │  │              │
  │                │  │ • Kontrollierte     │  │              │
  │                │  │   Sauerstoffgabe    │  │              │
  │                │  │   und Beatmung      │  │              │
  │                │  │ • Diagnostik        │  │              │
  │                │  │ • Behandeln Sie die │  │              │
  │                │  │   zugrunde liegende │  │              │
  │                │  │   Ursache           │  │              │
  │                │  │ • Temperaturkon-    │  │              │
  │                │  │   trolle            │  │              │
  │                │  │ • Therapeutische    │  │              │
  │                │  │   Hypothermie?      │  │              │
  └────────────────┘  └─────────────────────┘  └──────────────┘
```

Abb. 45.10: Algorithmus der erweiterten Reanimationsmaßnahmen im Säuglings- und Kindesalter für professionelle Helfer [Richmond und Wyllie 2010]

Ähnlich wie in den Empfehlungen zur Reanimation von Erwachsenen sollte bei prolongierter Ischämiezeit und einer potenziellen zerebralen Hypoxie die therapeutische Hypothermie mit einer Zieltemperatur von 32–34 °C für einen Zeitraum von mindestens 72 h erwogen werden.

Wie beim Erwachsenen sollten auch im Kindesalter wichtige Differenzialdiagnosen und reversible Ursachen erwogen werden, wenn suffiziente Reanimationsmaßnahmen nicht zur Wiederherstellung eines Spontankreislaufs führen.

Tab. 45.5: Dosierung von Katecholaminen (Adrenalin, Dopamin, Dobutamin), Angabe als Absolutmenge bezogen auf das entsprechende Körpergewicht

Gewicht des Kindes (kg)	Menge Adrenalin (mg)	Menge Dopamin (mg)	Menge Dobutamin (mg)
1	0,15	3,0	7,0
3	0,45	9,0	20,0
4	0,6	12,0	30,0
5	0,7	15,0	35,0
7	1,0	20,0	50,0
10	1,5	30,0	70,0
15	2,2	45,0	105,0
20	3,0	60,0	140,0
30	4,5	90,0	200,0

Angabe der absoluten und sinnvollen Menge auf 24 ml NaCl 0,9% (mg)
Adrenalin: Laufgeschwindigkeit 1 ml/h ist gleich 0,1 µg/kg/min
Dopamin: Laufgeschwindigkeit 1 ml/h ist gleich 2 µg/kg/min
Dobutamin: Laufgeschwindigkeit 1 ml/h ist gleich 5 µg/kg/min

Tab. 45.6: Dosierung von Katecholaminen (Adrenalin, Dopamin, Dobutamin), Angabe der absoluten Laufgeschwindigkeit bezogen auf das entsprechende Körpergewicht bzw. die entsprechende Ampullengröße

Gewicht des Kindes (kg)	Adrenalin 0,1 µg/kg/min	Dopamin 2 µg/kg/min	Dobutamin 5 µg/kg/min
1	0,3	–	–
3	0,9	–	0,2
4	1,2	0,1	0,2
5	1,5	0,1	0,3
7	2,1	0,2	0,4
10	3,0	0,2	0,6
15	4,5	0,4	0,9
20	6,0	0,5	1,2
30	9,0	0,7	1,8

Angabe der absoluten Laufgeschwindigkeit (ml/h)
Annahme: 1 Ampulle Adrenalin 1:1000 (1 ml mit 1 mg) auf 50 ml NaCl 0,9%
Annahme: 1 Ampulle Dopamin (50 ml mit 250 mg) pur.
Annahme: 1 Ampulle Dobutamin (50 ml mit 250 mg) pur.

45.5 Verhalten bei plötzlichem Kindstod

45.5.1 Ätiologie

Der plötzliche Kindstod (SIDS, Sudden infant death syndrome) ist in seiner Ätiologie bis zum heutigen Tage ungeklärt, auch wenn viele aktuelle Literaturstellen und Daten potenzielle Risikofaktoren sehr exakt beschreiben und eine Klärung implizieren. Ergibt eine Obduktion keine erkennbare organische Ursache für den plötzlichen Tod eines zuvor völlig gesunden Kindes, liegt die Vermutung eines SIDS nahe. Der plötzliche Kindstod ist eine der häufigsten Todesursachen im ersten Lebensjahr.

Ausschlussdiagnose

45.5.2 Diagnostik

Wichtig, nicht nur aus forensischer Sicht, ist eine exakte Anamnese (Medikation, Vorerkrankungen, Auffindesituation und Lage des Kindes, Zimmertemperatur, potenzielle Risikofaktoren). Die Diagnose ergibt sich aufgrund des irreversiblen Herz-Atem-Kreislauf-Stillstands, der mit den üblichen Methoden festzustellen und entsprechend zu dokumentieren ist (EKG, klinischer Befund).

45.5.3 Notärztliche Erstmaßnahmen

Allgemeines
Alle in der Folge beschriebenen Abläufe sind durch den verantwortlichen Notarzt exakt zu dokumentieren!
   In erster Linie stehen die korrekte Feststellung des Todes sowie eine lege artis durchgeführte Leichenschau am entkleideten Patienten, allerdings i.d.R. durch einen Polizeiarzt, da bei Anhaltspunkten für einen ungeklärten oder nichtnatürlichen Tod nach der Feststellung des Todes zunächst keine weiteren Manipulationen erfolgen dürfen.

Organisatorische Verpflichtungen
Jeder unklare Todesfall ist entsprechend zu kennzeichnen. Je nach Konzipierung des Leichenschauscheins muss dokumentiert sein, dass die „Todesursache nicht geklärt" ist. Auf keinen Fall sollte der Tod eines Säuglings als „natürlich" deklariert werden. Sollte ein entsprechender Terminus nicht existieren, muss handschriftlich über die Ungeklärtheit des Todes informiert werden.
   In jedem Fall muss die Polizei hinzugezogen werden.

Umgang mit den Eltern

Die Eltern sollten in dieser belastenden Situation in die Abläufe, Maßnahmen und Gedankengänge des Notarztes einbezogen werden. Spekulationen sollten unterlassen werden und sind wenig hilfreich ebenso wie Eltern in einen anderen Raum wegzuschicken.

Es ist sinnvoll, die Eltern mit der Diagnose „plötzlicher Kindstod" zu konfrontieren. Den Eltern sollte erklärt werden, dass im Rahmen eines solchen ungeklärten Todes die Polizei bzw. in der Folge die Rechtsmedizin auf jeden Fall involviert werden muss. Es ist ebenso wichtig, dass den Eltern vermittelt wird, dass alle folgenden organisatorischen Abläufe nicht gleichzusetzen sind mit Schuldhaftigkeit oder Fehlverhalten der Eltern.

Im Fall eines SIDS ist der Notarzt der Betreuer und initiale Ansprechpartner für die Eltern. Das impliziert nicht, dass die Eltern schon zu Beginn „überschüttet" werden müssen mit Informationen. Lassen Sie den Eltern Zeit, das Geschehene zu verarbeiten. In diesem Zusammenhang können auch Phasen, in denen nicht gesprochen wird, hilfreich sein.

Krisenintervention

Oft signalisieren die Eltern, Kontakt zu vertrauten Personen (Kinderarzt, Pfarrer, Verwandte) aufnehmen zu wollen. Hierbei sollten sie entschieden unterstützt werden. Je nach regionaler Verfügbarkeit kann auch die begleitende Hilfe eines Notfallseelsorgers bzw. Kriseninterventionsteams angeboten werden (vgl. Kap. 27).

Die Erfahrung zeigt, dass nicht alle Mitarbeiter des Rettungsteams vor Ort gleich gut mit der Situation umgehen können. Hierbei ist es die Aufgabe des Notarztes, eine adäquate und vor allen Dingen ruhige und sachliche Stimmung zu erzielen: Auf eine ggf. notwendige Nachbetreuung der Mitarbeiter ist ebenfalls zu achten, wenn sich bei der Einsatznachbesprechung Anhaltspunkte für einen zusätzlichen Gesprächsbedarf ergeben.

Unerlässlich sind wenige, aber sehr sinnvolle medizinische Beratungsdetails durch den betreuenden Arzt im weiteren Verlauf: Es sollte bei stillenden Müttern die Möglichkeit des Abstillens angesprochen werden. Bei gleichaltrigen Geschwistern kann eine Versorgung mittels Heimmonitoring sinnvoll werden. Bei erneutem Kinderwunsch sollte ebenfalls die häusliche Monitorüberwachung des Kindes erwogen werden. Diesbezüglich sollte an den niedergelassenen Hausarzt, Gynäkologen und Kinderarzt verwiesen werden.

45.6 Leitsymptom Bewusstseinsstörung

45.6.1 Allgemeines

Die möglichen Ursachen für eine Störung des Bewusstseins im Kindesalter sind vielfältig. Es muss betont werden, dass die zentrale Aufgabe des

45.6 Leitsymptom Bewusstseinsstörung

präklinisch tätigen Notarztes die symptomatische Versorgung des Kindes, somit die Aufrechterhaltung oder Wiederherstellung der Vitalfunktionen sein muss.

Nichtsdestotrotz sind eine symptomorientierte Anamnese und zielgerichtete körperliche Untersuchung für die Diagnosefindung und die im Anschluss oft spezielle Therapie in der versorgenden Klinik von enormer Bedeutung.

In der Folge sollen zunächst allgemeine Prinzipien zur Versorgung bewusstloser Kinder besprochen werden, um im Anschluss auf spezielle Krankheitsbilder eingehen zu können.

Vitalfunktionen stabilisieren

45.6.2 Bewusstseinsstörung

Ätiologie

Als Auslöser für Beeinträchtigungen des Bewusstseins ist zunächst zwischen zentralen und nichtzentralen Ursachen zu unterscheiden. Zentrale Ursachen finden sich z.B. in Infektionen, die das Gehirn direkt betreffen (Meningitis, Enzephalitis) oder infolge traumatischer Läsionen (SHT, Kindesmisshandlung, intrazerebrale Blutungen). Im Rahmen eines Krampfanfalls können zerebral hypoxische oder ischämische Zustände auftreten.

Nicht primär zentrogene Ursachen für die quantitative Bewusstseinsstörung finden sich im schweren Schock, bei septischem Geschehen oder bei einer schweren Exsikkose mit Hypovolämie.

Häufig stecken metabolisch toxische Ursachen hinter dem Bewusstseinsverlust (z.B. Entgleisung des Glukosestoffwechsels, Störungen des Harnstoffzyklus mit konsekutiver Hyperammonämie).

Intoxikationen (akzidentell oder suizidal durch z.B. Alkohol, Benzodiazepine, Opiate, Antidepressiva) sind ebenfalls eine differenzialdiagnostisch zu beachtende Ursache für Alterationen des Bewusstseinszustands.

> - Ein schneller Beginn der Bewusstseinsstörung (binnen 24 h) bei ansonsten unauffälliger Anamnese spricht differenzialdiagnostisch für eine Hypoglykämie oder akzidentelle Intoxikation (z.B. durch Medikamente).
> - Ein schlagartiger Beginn der Bewusstseinsstörung (binnen Minuten) spricht für das Vorliegen eines Krampfanfalls, einer Synkope diverser Ätiologie oder einer akuten und schweren intrakraniellen Blutung.
> - Eine langsam voranschreitende Bewusstseinseintrübung (binnen Tagen) spricht am ehesten für eine (zerebrale) Infektion, eine metabolische Störung oder für eine progrediente, intrakranielle Raumforderung.

Klinischer Befund

Die folgenden Definitionen sind rein theoretischer Natur und sollten weder die klinische noch therapeutische Vorgehensweise des Notarztes beeinflussen:

- Somnolenz beschreibt den Zustand der Schläfrigkeit, der Patient kann durch leichte äußere Reize erweckt werden.
- Sopor ist ein Zustand ähnlich wie Tiefschlaf, massive äußere Reize sind zum Erwecken notwendig.
- Koma ist hingegen der Zustand des völligen Bewusstseinsverlusts, der Patient ist nicht erweckbar, die Augen sind meistens geschlossen.

Diagnostik

In jedem Fall ist in erster Linie ein Herz-Atem-Kreislauf-Stillstand auszuschließen. Somit ist ein kurzer, orientierender Basis-Check (Atmung, Kreislauf, neurologischer Status) allem anderen voranzustellen. Zur Kurzanamnese gehört die Frage nach Vorerkrankungen, Ereignissen und Dauer einer möglichen Symptomatik vor der akuten Notfallsituation (Fieber, Unfall, Verwirrtheit, Schwindel, Schmerzen) sowie möglichen Begleitsymptomen (Krampfanfall, Kaltschweißigkeit, Durchfall oder Erbrechen, vermehrtes Durstgefühl).

Hinweise für ein mögliches Trauma liefern Hämatome oder sonstige Verletzungen. Hinweise für eine metabolische Ursache des Bewusstseinsverlusts kann ein Foetor (z.B. Ammoniak) liefern.

Der Grad der Bewusstlosigkeit kann mittels GCS dokumentiert werden (s. Abschn. 45.8.2 und Tab. 45.7).

Wie im Erwachsenenalter auch sollte bei jeder unklaren Bewusstlosigkeit eine BZ-Kontrolle erfolgen.

Notärztliche Erstmaßnahmen und Therapie

Es sei betont, dass ungeachtet der Ätiologie das Wiederherstellen der Vitalfunktionen oberste Priorität besitzt. Bei Verdacht oder definitivem Vorliegen eines Herz-Atem-Kreislauf-Stillstands ist unverzüglich mit Reanimationsmaßnahmen zu beginnen (s. Abschn. 45.4).

Bei suffizientem Kreislauf, jedoch bewusstlosem Kind sollte nach konsequenter Durchführung der allgemeinen Maßnahmen der Atemwegssicherung (Kinn-Anhebe-Manöver ggf. Esmarch-Handgriff, leichtes Überstrecken des Kopfs) eine adäquate Oxygenierung sichergestellt werden (Applikation von Sauerstoff über eine Gesichtsmaske, ggf. manuelle Beatmung mittels Beatmungsbeutel). Im Anschluss daran muss die Anlage eines PVK erfolgen.

Die Atmung des Patienten sollte im Folgenden kritisch überprüft werden:

- Sind die Ventilation und Oxygenierung spontan und ausreichend?
- Bestehen adäquate Schluckreflexe?

45.6 Leitsymptom Bewusstseinsstörung

Tab. 45.7: Glasgow Coma Scale, modifiziert für das Kindesalter (nach [Reilly et al. 1988])

		Punkte
Verbale Antwort > 24 Mon.	Voll orientiert	5
	Verwirrt	4
	Unpassende Worte	3
	Unverständliche Laute	2
	Keine Antwort	1
Verbale Antwort < 24 Mon.	Fixiert, verfolgt und erkennt Objekte und Personen, lacht	5
	Fixiert und verfolgt inkonstant, erkennt Personen nicht sicher	4
	Nur zeitweise erweckbar, trinkt/isst nicht mehr	
	Motorische Unruhe, nicht erweckbar	3
	Tiefe Bewusstlosigkeit, keine motorische Reaktion auf visuelle, akustische oder sensorische Reize	2
		1
Motorische Antwort	Greift gezielt auf Aufforderung	6
	Gezielte Abwehr eines Schmerzreizes	5
	Ungezielte Beugebewegung	4
	Ungezielte Beugebewegung an den Armen, Strecktendenz an den Beinen, Dekortikationshaltung	3
	Extension aller 4 Extremitäten auf Schmerzreize, Dezerebrationshaltung	2
	Keine motorische Antwort auf Schmerzreize	1
Augenöffnen	Spontanes Augenöffnen	4
	Augenöffnen auf Anruf	3
	Augenöffnen auf Schmerzreiz	2
	Kein Augenöffnen auf jegliche Reize	1

Auswertung: Maximal 15, minimal 3 Punkte. Datum und Uhrzeit notieren.

Indikation zur Intubation

So kann schnell abgeklärt werden, ob eine erweiterte Atemwegssicherung (supraglottische Atemwegshilfen, endotracheale Intubation) notwendig sein wird. Allein das Beurteilen nach einem Score-System (z.B. GCS, s. Tab 45.7) und vor allen Dingen die Indikationsstellung allein aufgrund eines Punktesystems sind nur bedingt empfehlenswert. Entscheidend sind der klinische Befund und Verlauf nach Durchführung o.g. Erstmaßnahmen. Sind hierdurch eine adäquate Oxygenierung und Ventilation gewährleistet, ist ausdrücklich davor zu warnen, das potenzielle Risiko einer erweiterten Atemwegssicherung durch endotracheale Intubation einzugehen.

Ist der Patient suffizient spontan atmend, sollte eine stabile Seitenlage durchgeführt werden (s. Abb. 45.4). Der Transport erfolgt in die nächstliegende Klinik im Idealfall mit pädiatrischer Versorgungsmöglichkeit.

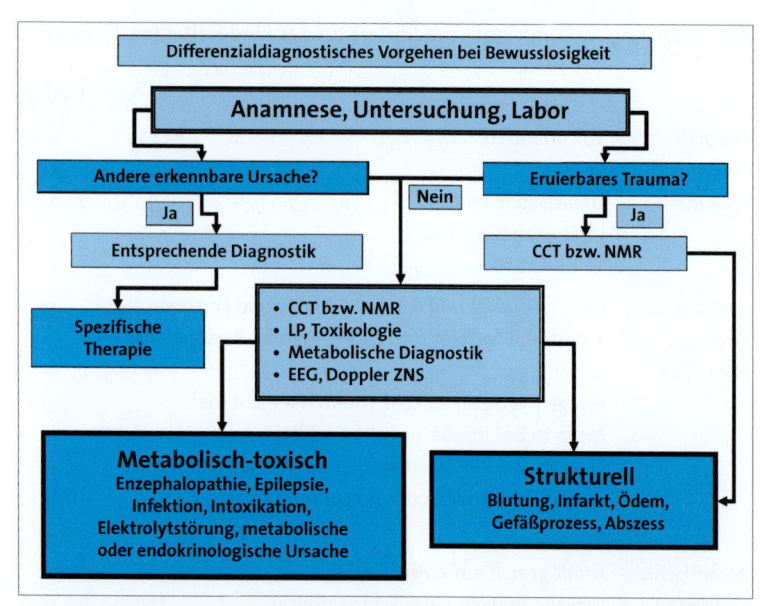

Abb. 45.11: Differenzialdiagnostisches Vorgehen bei Bewusstlosigkeit. Schematisches Fluss-Schema der intensivmedizinischen Abklärung und Ursachensuche

Ausblick

Abbildung 45.11 gibt einen orientierenden Überblick über das sinnvolle differenzialdiagnostische Vorgehen im weiteren klinischen Verlauf bei Vorliegen einer unklaren Bewusstlosigkeit.

45.6.3 Spezielle Krankheitsbilder

Exsikkose

Ätiologie und **klinischer Befund.** Anamnestisch ergeben sich oft Hinweise auf einen vorangehenden Infekt (Durchfall, Erbrechen). Insbesondere Säuglinge reagieren sehr labil auf Flüssigkeitsverluste und weisen nur insuffiziente Kompensationsmechanismen auf. Exsikkierte Kinder wirken matt und schlapp, zeigen oft eine sehr trockene Haut und Schleimhäute. Bei Säuglingen findet sich oft eine eingesunkene Fontanelle, stehende Hautfalten lassen sich gut im Bereich der Bauchhaut erkennen. Ein Volumenmangel bedingt bei Kindern unter Ausbildung der Zeichen der Zentralisation eine Erhöhung der HF, im Spätstadium bei schwerer metabolischer Azidose eine Bradykardie. Eine im Verlauf auftretende Bewusstlosigkeit ist bei adäquater Beobachtung durch die Eltern die Seltenheit.

Infusionstherapie **Notärztliche Erstmaßnahmen** und **Therapie.** Ganz entscheidend ist die gezielte Rehydratation des Kindes, im Idealfall unter Berücksichtigung des Elektrolythaushalts. Dies impliziert eine gezielte Labordiagnostik und verdeutlicht, dass eine adäquate Rehydratationsmaßnahme innerklinisch erfolgen sollte. Zeigt sich vor Ort eine schwere Exsikkose mit Bewusstlosigkeit, sollte bereits mit einer Infusionstherapie begonnen werden. Eine initiale Kurzinfusion von 10–15 ml/kg z.B. Vollelektrolytlösung, ggf. mit Glukosezusatz bei Hypoglykämie, über 15 min ist bereits eine adäquate Maßnahme.

Eine Dauerinfusion lässt sich über den Tagesbedarf des Kindes grob abschätzen. Praktikabel ist die Annahme eines Volumenbedarfs von 100 ml/kg/d, entsprechend als NaCl 0,9%, Glukose 5% oder alternativ auch Ringer-Lösung. Die Anlage eines Venenzugangs impliziert eine BZ-Messung (z.B. BZ-Stix). Bei BZ-Werten < 60 mg/dl sollte in kurzer Zeit (15 min) 0,5 g/kg Glukose appliziert werden, um weitere Hypoglykämien zu vermeiden.

Blutzuckerkontrolle

Medikamente
- Vollelektrolytlösung ggf. mit 1% Glukose 10–15 ml/kg i.v. als Bolus über 15 min
- NaCl 0,9%, Glukose 5%, Ringer i.v. 100 ml/kg/d als Dauerinfusion
- 0,5 g/kg i.v. Glukose bei Hypoglykämie (z.B. 1 ml G50%/kg)

Ausblick. Unter Berücksichtigung der Ätiologie der Exsikkose wird in erster Linie die Rehydratation der Kinder im Vordergrund der klinischen bzw. intensivmedizinischen Behandlung stehen. Die i.d.R. differenzierte Infusionstherapie orientiert sich am geschätzten Flüssigkeitsverlust sowie am individuellen Elektrolytstatus und Säure-Basen-Haushalt der Kinder. Bei Bedarf kann zur besseren Steuerung der Rehydratationstherapie die Anlage eines ZVK sinnvoll sein.

Krampfanfälle
Ätiologie. Die Ätiologie von Krampfanfällen im Kindesalter umfasst genau wie die differenzialdiagnostische Abklärung einer möglichen Bewusstlosigkeit (s. Abschn. 45.6.2) nahezu das gesamte Spektrum der Kinderheilkunde. Die entsprechende ätiologische Zuordnung eines Krampfanfalls wird in der notärztlichen Versorgung vor Ort immer schwierig sein, ist allerdings für das Vorgehen und für die Therapie des Krampfanfalls zumeist unerheblich. Trotz allem sei durch folgende Aufzählung das breite Ursachenspektrum von kindlichen Krampfanfällen dargestellt:
- Primär zerebral:
  - Infektionen (Enzephalitis, Meningitis, Enzephalopathie)
  - Zerebrale Raumforderungen (Blutungen bei SHT, Hirntumoren)
- Primär nichtzerebral:
  - Metabolische Ursachen (Hypoglykämie, Hyperammonämie)
  - Störungen des Wasser- und Elektrolythaushalts (Dehydratation, Hyperhydratation)
  - Intoxikationen (akzidentell durch Medikamente)

Klinischer Befund. Neurologische und neuropädiatrische Fachgesellschaften sind sich in der klinischen Einteilung von kindlichen Krampfanfällen uneins. Einfach und präklinisch praktikabel stellt sich die Frage nach der Dauer und dem Muster des vorliegenden Krampfanfalls (z.B. generalisiert tonisch-klonisch, kurz dauernder Krampfanfall, prolongierter Krampfanfall oder Status epilepticus). Ein prolongierter Krampfanfall dauert i.d.R. länger als 2 min, ein Status epilepticus dauert länger als eine $1/2$ h oder zeichnet sich durch sich dauernd wiederholende Krampfanfälle in kurzen Abständen aus, ohne dass der Patient im Intervall wieder das Bewusstsein erlangt. Eine Sonderform stellt der sog. Infektkrampf oder Fieberkrampf dar, der oftmals durch einen (viralen) Infekt mit oder auch ohne Fieber, am häufigsten jedoch im Rahmen des Fieberanstiegs ausgelöst wird.

Diagnostik. Die Initialdiagnostik umfasst einen grob orientierenden Basis-Check und die Erhebung einer knappen Anamnese, wie es bereits bei Vorliegen einer Bewusstlosigkeit dargestellt wurde. Am wichtigsten ist auch hier die Überprüfung der Vitalfunktionen.

Notärztliche Erstmaßnahmen und **Therapie.** Das notärztliche Vorgehen lässt sich in 2 Kategorien unterteilen. Entscheidend ist hierbei die Frage, ob der Krampfanfall bei Eintreffen des Notarztes noch besteht oder nicht.

Krampfanfall vorüber
Der Anfall besteht nicht mehr: Bei Vorliegen eines Infekts als mögliche Ursache des Krampfanfalls und bei Fieber ist ein antipyretisches Suppositorium (z.B. Paracetamol) zu applizieren ggf. in Kombination mit physikalisch fiebersenkenden Maßnahmen (s.u. Fieberkrampf). Bei Vorliegen einer Exsikkose entsprechend Beginn der Rehydratation, bei Vorliegen einer Hypoglykämie entsprechende Korrektur. Der Patient ist im Zweifelsfall in stabiler Seitenlage (s. Abb. 45.4) zu transportieren, die Atemwege müssen entsprechend freigehalten werden.

Anhaltender Krampfanfall
Der Anfall besteht noch: Liegt ein Krampfanfall von anamnestisch länger als ca. 2 min vor, sollte er durchbrochen werden. Da die Anlage eines PVK schon unter „optimalen" Bedingungen schwierig sein kann, ist leicht vorstellbar, dass sich dies bei einem krampfenden Kind umso schwieriger darstellt. Hier empfiehlt sich alternativ die rektale oder nasale Applikation eines Benzodiazepins, wobei für die nasale Gabe von Medikamenten spezielle Zerstäuberaufsätze verwendet werden sollten. Bleibt der Erfolg aus, sollte diese Maßnahme wiederholt werden. Die Oxygenierung des Patienten ist sicherzustellen. Gelingt die Anlage eines i.v. Zugangs, stellen Thiopental und Clonazepam wesentliche Alternativen in der Behandlung eines Krampfanfalls dar. Bei Vorliegen eines Status epilepticus oder bei einem medikamentös nicht beherrschbaren Krampfanfall kann in seltenen Fällen die Einleitung einer Narkose sinnvoll sein. Dies kann sowohl mit Propofol als auch mit Thiopental erfolgen, ist allerdings in der präklinischen pädiatrischen Notfallmedizin nahezu niemals notwendig. Zur Behandlung des Krampfanfalls sind,

wie dargestellt, auch repetitive Gaben der einzelnen Antikonvulsiva gewünscht bzw. empfohlen. Beachtet werden sollte aber, dass die Kumulation der Präparate im Verlauf atemdepressiv wirkt und somit in der Folge eine Intubation notwendig werden kann.

Medikamente
- Diazepam 2,5 mg (< 3 Monate), 5 mg (3 Monate bis 2 Jahre), 10 mg (> 2 Jahre) rektal
- Diazepam 0,3–0,5 mg/kg i.v.
- Midazolam 0,2–0,4 mg/kg nasal/bukkal
- Clonazepam 0,1–0,5 mg/kg i.v.
- Phenobarbital 10 mg/kg i.v.
- Thiopental 5 mg/kg i.v. (mit anschließender Narkose, s. Abschn. 45.9.4)
- Propofol 1–3 mg/kg i.v. (höhere Dosis mit anschließender Narkose)

Sonderfall: Fieberkrampf
Ätiologie. Es handelt sich um einen meist schnell sistierenden, bilateralen klonischen oder tonisch-klonischen Krampfanfall im Rahmen eines fieberhaften (viralen) Infekts, wobei das Auftreten der Krampfanfälle zumeist parallel mit dem Ansteigen des Fiebers stattfindet. Das Prädilektionsalter liegt zwischen dem 6. Lebensmonat und dem 5. Lebensjahr. Klinisch wird ein sog. komplizierter Fieberkrampf abgegrenzt (anamnestisch hinweisend hierfür sind: Erstereignis, fokal begrenzter Krampfanfall, Dauer > 15 min, 2. Krampfanfall binnen 24 h).

Klinischer Befund. Bei Eintreffen des Notarztes sind die Kinder meist wach und ansprechbar, der Krampfanfall ist vorüber. Die Kinder sind infektwarm, es imponiert zumeist ein banaler (z.B. Luftwegs-)Infekt, der oftmals schon anbehandelt wurde. Nur selten sind die Kinder bewusstlos oder gar zyanotisch.

Diagnostik. Die Anamnese sollte im Wesentlichen eine grobe Orientierung über mögliche Ursachen des Krampfanfalls darstellen. Zur Abgrenzung zu einem komplizierten Fieberkrampf sind Informationen über das Alter des Kindes, familiäre Disposition, Informationen über zurückliegende Krampfanfälle und die Dauer des Krampfanfalls sinnvoll.

Notärztliche Erstmaßnahmen und **Therapie.** In der Regel sind präklinisch nahezu keine notärztlichen Maßnahmen notwendig oder sinnvoll. Die Anlage eines i.v. Zugangs nach stattgehabtem Krampfanfall ist in aller Regel nicht sinnvoll. Man bedenke, dass im Rahmen der klinischen Aufnahme bei Anlage eines Venenkatheters gleichzeitig Blut abgenommen und dem Kind somit ein zusätzlicher Stich erspart werden kann. Hat das Kind unbehandelt noch Fieber, empfiehlt sich die Gabe eines antipyretisch wirkenden Suppositoriums. Zum Senken des Fiebers

Temperaturkontrolle

sind auch kalte Umschläge oder Wadenwickel (bei warmen Extremitäten) geeignet. Es sei besonders in der kalten Jahreszeit darauf geachtet, dass trotz aller fiebersenkenden Maßnahmen die Kinder nicht auskühlen sollten. Die prophylaktische Gabe eines Antikonvulsivums ist nicht oder nur bei besonderer Anamnese (häufige Rezidive oder statusähnliches Bild) indiziert. Nach einem Krampfereignis sollten Kinder in jedem Fall einer stationären Abklärung zugeführt werden. Oft ist es üblich, Kinder nach scheinbar unkompliziertem Fieberkrampf an den Kinderarzt oder Hausarzt zur Verlaufskontrolle zu überweisen – von diesem Verhalten sollte Abstand genommen werden. Metabolische oder Elektrolytentgleisungen nach Krampfanfall sind im Verlauf, wenn unbehandelt, lebensbedrohlich und allein aus der klinischen Symptomatik oft nicht erkennbar.

Medikamente
- Diazepam 2,5 mg (< 3 Monate), 5 mg (3 Monate bis 2 Jahre), 10 mg (> 2 Jahre) rektal
- Diazepam 0,3–0,5 mg/kg i.v.
- Clonazepam 0,1–0,5 mg/kg i.v.
- Midazolam 0,2–0,4 mg/kg nasal/bukkal
- Paracetamol ca. 20 mg/kg rektal bei Einmalgabe (max. 60 mg/kg/d)
- Ibuprofen-Saft ca. 10 mg/kg p.o.

Ausblick. Ziel der klinischen Betreuung wird die ätiologische Klärung des Krampfanfalls und seiner evtl. gezielten Therapie sein. Hierzu kann häufig eine Lumbalpunktion notwendig sein. Bei komplizierten oder unklaren Verläufen sollte eine Bildgebung durchgeführt werden. Die weiterführende antikonvulsive Therapie ist komplex. Das differenzialdiagnostische Vorgehen unterscheidet sich nahezu nicht von der Abklärung einer Bewusstlosigkeit.

Sonderfall: Störungen des Glukosestoffwechsels
Ätiologie. Störungen des Glukosestoffwechsels umfassen die gesamte Differenzialdiagnose metabolischer Störungen im Kindesalter. Hyperglykämien (BZ-Werte wesentlich > 200 mg/dl) sind denkbar, allerdings selten und oft Begleitsymptom anderer Grunderkrankungen. Nur selten ist eine notärztliche Therapie vor Ort möglich. Hypoglykämien (BZ-Werte < 40 mg/dl) umfassen ein ebenso breites Spektrum, bedürfen allerdings der sofortigen Intervention und sind in aller Regel gut therapierbar.

Hypoglykämien häufiger

Klinischer Befund. Bei beiden Entitäten zeigen sich oft sehr unruhige, agitierte Kinder. Im Fall einer Hyperglykämie, die evtl. lange Zeit vorbestehend sein kann (z.B. Verlauf über 1 Wo.), zeigt sich oft eine zunehmende Exsikkose (bedingt durch nicht kompensierte osmotisch bedingte Polyurie). Kinder mit schwerer Hypoglykämie (im Extremfall nicht messbarer BZ) sind meistens bewusstlos.

Diagnostik und **Therapie.** Die Diagnostik (BZ-Stix) und Anamnese (Insulineinnahme? Polyurie? Nykturie? Familienanamnese) unterscheiden sich nicht wesentlich von der Erwachsenennotfallmedizin. Hyperglykämien können vor Ort, außer symptomatisch, nicht behandelt werden. Als Infusionslösung eignet sich NaCl 0,9%, da in den meisten Fällen nebst entgleistem Glukosestoffwechsel nicht selten schwere Elektrolytverschiebungen zu finden sind.

Die Akutbehandlung der Hypoglykämie kann bei wachen, kooperativen Kindern ungezielt durch orale Zufuhr (Säfte) erfolgen. Bei bewusstlosen Kindern sollte Glukose (0,5 g/kg) peripher appliziert werden. Engmaschige BZ-Kontrollen im Verlauf sind einfach durchzuführen und sollten Informationen über die Dynamik des BZ-Verlaufs liefern.

Blutzuckerkontrolle

Medikamente
◢ Glukose 0,5 g/kg i.v.

Schädel-Hirn-Trauma
Siehe Abschn. 45.8.2

Intoxikationen
Siehe Abschn. 45.9.1

45.7 Leitsymptom Atemnot

45.7.1 Allgemeines

Erkrankungen und akute Störungen der Atmung bei Kindern sind bedrohlich. Die klinische Symptomatik besteht häufig aus einer Tachypnoe, Husten, Nasenflügeln (sehr diskretes, aber wichtiges Symptom), sternalen bzw. interkostalen Einziehungen, Stridor (in- und exspiratorisch), Tachykardie, Bradykardie (bei klinisch relevanter Hypoxie) und Zyanose.

Die Anamnese und ein Basis-Check sind möglichst knapp und kurz zu halten, um eine mögliche Unruhe des Kindes nicht zu aggravieren. Die Beobachtung des Kindes, sofern keine lebensrettenden Sofortmaßnahmen zu ergreifen sind, liefert die besten Informationen.

Unter Umständen und bei entsprechender Erfahrung kann eine vorsichtige Sedierung des Kindes sehr wertvoll sein (Empfehlung nur bei liegendem venösem Zugang). Invasive und unnötige Untersuchungen sind zu vermeiden (Racheninspektion, Ohrinspektion u.a.).

Die pulsoximetrische Messung der peripheren Sauerstoffsättigung ist aufgrund vieler möglicher Fehlerquellen (fehlende Routine des Rettungspersonals in der adäquaten technischen Durchführung bei Kindern, mangelhafte technische Ausstattung, schlechte periphere Perfusion des Kindes) kritisch zu betrachten, kann jedoch ungeachtet möglicher ungenauer Absolutmesswerte ein wertvolles Hilfsmittel darstellen.

45.7.2 Fremdkörperaspiration

Ätiologie
Sehr häufig sind Kleinkinder im Alter von 1–5 Lebensjahren betroffen. Bei Krabblern sind alle auf dem Boden liegenden Gegenstände als Aspirat denkbar. Am häufigsten werden Nüsse, Karotten oder kleinere Plastikteile aspiriert. Kommt ein gleichzeitig bestehender Infekt der oberen Atemwege hinzu, kann ein Aspirationsereignis begünstigt sein.

Klinischer Befund
Berichtet wird meist von plötzlich beginnenden Hustenattacken, die in einer generalisierten Zyanose mit Dyspnoe enden können. Die Kinder sind sehr agitiert und oft zeigen sich nur schwer zu durchbrechende Hustenanfälle. Wird die Diagnose verschleppt, ähnelt der klinische Verlauf der einer obstruktiven Bronchitis oder Pneumonie. Die Kinder imponieren dann durch in- und exspiratorischen Stridor, Dyspnoe, sehr flache Atmung, haben oft Fieber und sind schlapp.

Diagnostik
- Klinischer Befund und Anamnese
- Blutgasanalyse (Klinik)
- Röntgen-Thorax bzw. Durchleuchtung am Bildwandler (Klinik)

Notärztliche Erstmaßnahmen und Therapie

Beruhigung des Kindes
Ruhe ist für Kinder mit Atemnot ein wichtiger und nicht zu unterschätzender Faktor. Die Eltern müssen intensiv ins Geschehen einbezogen werden.

Die Anlage eines peripheren Venenzugangs erfolgt nur bei bedrohlichem Krankheitsbild und bei klinischer Symptomatik, die ein sofortiges Handeln notwendig macht (z.B. Intubation).

Bei ausgeprägtem Stridor kann bei Akzeptanz durch das Kind eine Inhalation mit Bronchospasmolytika (z.B. Salbutamol, Fenoterol) erfolgen. Additiv kann die Gabe eines Steroids (z.B. Prednison rektal oder alternativ i.v.) erfolgen.

Sauerstoffgabe
Bei Zyanose sollte eine Sauerstoffvorlage erfolgen (3–5 l/min sind ausreichend). Eine „schlechte" Monitorsättigung ohne entsprechende Klinik sollte allein niemals die Indikation für das Kind belastende Maßnahmen (Versorgung mit einer eng aufliegenden Sauerstoffbrille o.Ä.) darstellen.

Bei Säuglingen und sehr kleinen Kindern kann in Kopftieflage mittels kräftiger Schläge zwischen die Schulterblätter versucht werden, den Fremdkörper abhusten zu lassen. Bei größeren Kindern kann versucht werden, durch Schläge auf den Rücken, ggf. durch Thoraxkompressionen den intrathorakalen Druck zu erhöhen und so den Bolus herauszubefördern. Abdominelle Kompressionen sollten vermieden werden.

45.7 Leitsymptom Atemnot

Generell sollte diese Maßnahmen nur bei vitaler Indikation durchgeführt werden.

Für den äußerst seltenen Fall, dass das Kind aufgrund einer stattgehabten Aspiration zyanotisch, dyspnoeisch bzw. apnoeisch ist (vitale Indikation), sollte nach Möglichkeit eine Intubation durchgeführt werden (s. Abschn. 45.9.4). Auch wenn bei dieser Gelegenheit (direkte Laryngoskopie) der Fremdkörper sichtbar scheint, sind heroische Extraktionsversuche zu unterlassen. Die Gefahr des Laryngospasmus, der Verletzung mit konsekutiver Blutung fragiler Strukturen, des vagal induzierten Erbrechens sowie einer Bradykardie bei Hypoxie gebieten eine zügige Intubation ohne Verzögerung.

Medikamente
- Inhalation mit β_2-Mimetikum (z.B. Fenoterol) 2–5 Hub, alternativ/ergänzend Salbutamol-Inhalation (verdünnen auf 0,25 mg/ml Inhalatlösung)
- Prednison 2 mg/kg i.v.
- Prednison 100 mg rektal (alle Altersklassen)
- Ultima Ratio: Intubation (s. Abschn. 45.9.4)

Ausblick
Die adäquate Versorgung in der Klinik erfolgt mittels einer bronchoskopischen Fremdkörperextraktion unter optimalen Bedingungen, eine entsprechende Klinik ist als Transportziel auszuwählen.

45.7.3 Subglottisch stenosierende Laryngotracheobronchitis (Krupp-Syndrom oder Infektkrupp)

Ätiologie
Die stenosierende Laryngotracheobronchitis tritt bevorzugt im Alter zwischen 6 Monaten und 3 Jahren auf, häufig in den kälteren Monaten (September bis Februar), meist nachts und in den frühen Morgenstunden. Am häufigsten ist diese Infektion viraler Genese (Parainfluenza, Adenoviren, RSV, Rhinoviren).

Klinischer Befund
Die Kinder sind meistens in gutem Allgemeinzustand. Am auffälligsten ist ein rauer, dumpfer, tiefer, oft als „bellend" beschriebener Husten. Bei nahezu allen Kindern finden sich Symptome eines viralen Infekts der oberen Luftwege (z.B. Schnupfen, Konjunktivitis). Die Kinder haben oft fast normale Temperatur (< 38 °C), zumeist kein hohes Fieber. Die Kinder speicheln nicht und haben i.d.R. keine Schluckbeschwerden.

Am Wichtigsten ist die differenzialdiagnostische Abgrenzung zur lebensbedrohlichen Epiglottitis (s. Tab. 45.8).

Bellender Husten

Tab. 45.8: Differenzialdiagnostische Abgrenzung von Infektkrupp und Epiglottitis, Angabe von Ätiologie und klinischer Symptomatik

Parameter	Infektkrupp	Epiglottitis
Ätiologie	Virale Infektion (meist RS-Viren, Adeno- oder Parainfluenza-Viren), entzündliche Einengung des subglottischen Raumes, dadurch Laryngotracheitis, oft mit Bronchitis und Rhinitis	Perakut verlaufende Infektion und Sepsis, fast ausschließlich bakteriell durch Haemophilus influenzae Typ B, phlegmonöse Schwellung von Zungengrund, Epiglottis und Stimmbandbereich, Epiglottis schwillt hochrot an, wird tumordick und kann innerhalb von Sekunden den Larynx obstruieren.
Klinisches Bild	Dramatisch jedoch weniger akut	Dramatisches Bild und akuter Notfall
Prädispositionsalter	0,5–3 Jahre, langsam beginnend, oft mit grippalen Allgemeinsymptomen	3–6 Jahre, stürmischer Beginn, oft keine Prodromi
Haltung im Bett	Liegend	Sitzend nach vorn gebeugt, hyperextendierter Hals, fast meningeal, offener Mund
Fieber	Unter oder um 38°C	> 38°C
Inspiratorisches Geräusch	Juchzend, bellend	Schnarchend
Exspiratorisches Geräusch	Tönend, laut	Karchelnd, kloßig
Husten	Bellend und laut	Nur leises Räuspern
Stimme	Heiser bis aphon	Leise, kloßige Sprache
Speichelfluss	Mehr oder weniger	Stark

Diagnostik

Der klinische Gesamtaspekt führt sehr leicht zur Verdachtsdiagnose. Unnötige Untersuchungen (z.B. Racheninspektion, Pulsoximetrie bei rosig vitalem Kind) sollten unterbleiben. Der klinische Basis-Check kann schnell erfolgen.

Notärztliche Erstmaßnahmen und Therapie

Die Versorgung des stabilen Kindes findet in der gewohnten Umgebung des Kindes, im Idealfall auf dem Arm der Eltern statt.

Inhalationstherapie — Die wesentliche Behandlungsstrategie stellt die Inhalation feuchter Luft dar (Fenster öffnen, Badezimmer mit laufender Heißdusche). Sind die technischen Voraussetzungen gegeben (Ultraschallvernebler, andere Inhalationsgeräte), kann eine apparative Inhalation durchgeführt werden. Bei milder Symptomatik genügt die Vernebelung von 10 ml NaCl

0,9%. Bei Ruhestridor, Ruhedyspnoe, Zyanose oder Blässe sollten 1–2 mg Adrenalin mit 10 ml NaCl verdünnt und vernebelt werden. Der Effekt tritt rasch ein, lässt aufgrund der kurzen Halbwertszeit aber auch relativ schnell wieder nach, weshalb bei Wirkeintritt die sorgfältige Überwachung dennoch fortgesetzt werden muss. Additiv sollte Prednison oder Prednisolon als Zäpfchen (100 mg) verabreicht werden.

Die Anlage eines PVK ist in den wenigsten Fällen indiziert und sollte unter kontrollierten Bedingungen in der Klinik geschehen.

Bei komplizierten Verläufen (z.B. Apnoe, Verschlechterung unter Initialtherapie) sollte die Indikation zur Intubationsnarkose geprüft werden.

> Die Intubation bei Vorliegen einer subglottischen Schwellung kann auch dem in der Kinderintubation Geübten große Probleme bereiten, daher sollte die Indikation sehr bedacht gestellt sein.

Medikamente
- Inhalation NaCl oder Adrenalin (1–2 mg in 10 ml NaCl)
- Prednison 2 mg/kg i.v.
- Prednison 100 mg rektal (alle Altersklassen)

Ausblick und Anmerkung
Stationär werden inhalative Maßnahmen fortgeführt und intensiviert sowie evtl. durch systemische Therapiemaßnahmen ergänzt. Eine Antibiotikatherapie ist in aller Regel nicht indiziert.

Auf eine diffizilere Stadieneinteilung der klinischen Symptomatik wurde bewusst verzichtet, da dies in der Akutsituation dem pädiatrisch Ungeübten oftmals große und unnötige Probleme bereitet und in der Akutsituation keine spezifisch divergenten Maßnahmen impliziert.

45.7.4 Epiglottitis

Ätiologie
Es sind hauptsächlich Kinder zwischen 3 und 6 Jahren betroffen. Im Gegensatz zum Infektkrupp (s. Abschn. 45.7.3) stellt die Epiglottitis ein hochakutes und meist lebensbedrohliches Krankheitsbild dar. Haupterreger dieser bakteriellen Entzündung der Epiglottis und deren angrenzenden Strukturen ist Haemophilus influenzae. Dank der bei nahezu allen Kindern durchgeführten HiB-Impfung sind schwere Verläufe selten geworden.

Klinischer Befund
Die Kinder sind schwer krank, oft kaum ansprechbar und lethargisch. Die Temperatur ist i.d.R. erhöht (> 38 °C). Es zeigt sich nur ein leises Hustengeräusch. Wenn überhaupt Lautäußerungen möglich sind, dann

Fieber, schwer krank

nur sehr leise, kloßig und karchelnd. Die Kinder zeichnen sich aus durch eine Dysphagie, unkontrollierter Speichelfluss ist oft die Folge.

Diagnostik
Der klinische Befund ist eindrucksvoll und wegweisend. Ein Sättigungsmonitoring ist obligat durchzuführen.

Notärztliche Erstmaßnahmen und Therapie
Sofortige Sauerstoffapplikation ist von Priorität. Die Kinder sollten nach Möglichkeit in sitzender Haltung transportiert werden. Erlaubt es der klinische Zustand, ist der sofortige Transport ohne Umschweife sinnvoll. Die Racheninspektion sollte unterbleiben. Es reicht oftmals eine einmalige Manipulation an der Epiglottis aus, um diese massiv und blutig anschwellen zu lassen (s. Abb. 45.12).

Bei schwerer Ateminsuffizienz oder Dyspnoe sollte eine assistierende Maskenbeatmung (s. Abschn. 45.9.4) mit PEEP begonnen werden. Eine Intubation sollte nur unter maximal günstigen Bedingungen (auf der Intensivstation) erfolgen.

Ausblick und Anmerkung
Eine antibiotische Therapie muss in der Klinik sofort eingeleitet werden. Die Inspektion, wenn notwendig, muss in Bronchoskopiebereitschaft erfolgen. Eventuell ist eine Dauersedierung notwendig.

Die Koniotomie unter Verwendung spezieller Sets ist in seltenen Fällen eine zu bedenkende Alternative und kann die Ultima Ratio darstellen, die Atemwege zu sichern (vgl. Kap. 9).

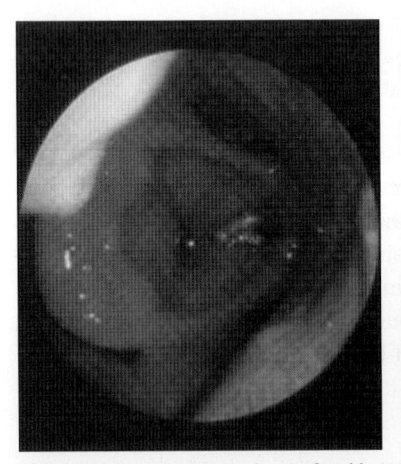

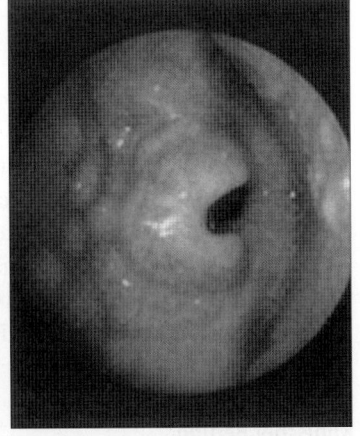

Abb. 45.12: Bronchoskopischer Befund bei Vorliegen einer Epiglottitis. Die Atemwege und insbesondere die Larynxstrukturen sind hochentzündet und äußerst verletzlich. Der Kehlkopfeingang ist maximal eng

45.7.5 Asthma bronchiale

Ätiologie
Die Ätiologie des Asthma bronchiale oder anderer chronisch obstruktiver Atemwegserkrankungen im Kindesalter ist mannigfach und für den Notarztdienst zumeist unerheblich. Die Stadien des Asthma bronchiale lassen sich in verschiedene Schweregrade unterteilen, die dann wiederum Auswirkung auf die Wahl bzw. Kombination der Dauertherapie haben. Relevant für die notärztliche Einsatzindikation ist ein dekompensiertes Asthma bronchiale oder der sog. Status asthmaticus, der definiert ist als eine anhaltende oder progrediente Dyspnoe/Orthopnoe ohne Besserung trotz mehrfacher, richtig dosierter Inhalation von Bronchospasmolytika.

Klinischer Befund
Die Kinder imponieren durch Dyspnoe, oft zeigt sich ein ausgeprägter exspiratorischer Stridor, der jedoch im Sinne einer leisen Lunge („silent lung") als Zeichen der massiven emphysematösen Überblähung der Lunge fehlen kann. Die Kinder sind unruhig, oft herrschen Erstickungsängste vor. Das Kolorit der Kinder ist fahl, schweißig und zyanotisch.

Diagnostik
Insbesondere die Medikamentenanamnese und die klinische Untersuchung (Auskultation) sind wegweisend.

Notärztliche Erstmaßnahmen und Therapie
Wie bei allen Atemwegsnotfällen im Kindesalter steht auch hier der ruhige Umgang mit der Gesamtsituation im Vordergrund. Oftmals sind die Patienten so agitiert, dass vernünftige Therapiemaßnahmen (z.B. Inhalationen) nicht mehr kooperativ möglich sind. In diesen Fällen scheint eine vorsichtige Sedierung sinnvoll zu sein. Hier ist die atemdepressive Wirkung der meisten Sedativa zu beachten.

Prinzipiell eignen sich alle bereits durch den Patienten begonnenen Therapiemaßnahmen zur Intensivierung oder Wiederholung. Die Therapie sollte im Sitzen stattfinden. Inhalativ verabreicht werden β_2-Mimetika (z.B. Fenoterol, Salbutamol) sowie Prednison i.v. oder rektal. Ein wesentliches Element in der Therapie ist Sauerstoff. Eine adäquate Oxygenierung ist unerlässlich, theoretische Erwägungen, dass durch eine Sauerstofftherapie der Atemantrieb reduziert bzw. genommen wird, spielen für den Notarzt in der Akutsituation keine Rolle. Die inhalative Therapie wird unterstützt durch eine systemische Applikation von Prednison. Auch wenn Ketamin in speziellen Dosierungen eine spasmolytische Wirkung zugeschrieben wird, raten wir aus Erfahrung vom Einsatz dieses Präparats zur Sedierung nicht intubierter Patienten aufgrund einer regelmäßig bei Kindern zu findenden Hypersalivation ab.

Sauerstoffgabe wichtig

Lässt sich die pulmonale Spastik nicht kompensieren, kann es in seltenen Fällen notwendig sein, den Patienten noch vor Ort zu intubieren, hier kann Ketamin-S in einer Dosierung von 1–3 mg/kg KG bei Narkoseinduktion supplementär bronchospasmolytisch wirken.

Medikamente
- Inhalation mit β_2-Mimetikum (z.B. Fenoterol) 2–5 Hub
- Prednison 2 mg/kg i.v.
- Prednison 100 mg rektal (alle Altersklassen)
- Ggf. Theophyllin 5 mg/kg i.v. als Kurzinfusion über 15 min, dann 10 mg/kg/d als Dauerinfusion
- Ultima Ratio: Intubation (s. Abschn. 45.9.4)

Ausblick
Innerklinisch wird die bereits begonnene inhalative bzw. systemische Therapie fortgesetzt. Nach der Akutphase muss die Dauertherapie des Patienten kritisch überprüft und ggf. modifiziert werden.

45.8 Trauma

45.8.1 Allgemeines

Die Behandlungsprinzipien beim verunfallten Kind entsprechen denen beim Erwachsenen. Die Erfahrung zeigt allerdings, dass oft wesentliche Strategien, die in der präklinischen und v.a. traumatologischen Notfallmedizin bei Erwachsenen selbstverständlich und Routine sind, bei Kindern vernachlässigt werden. Hierzu zählen in erster Linie die Analgesie und die Indikationsstellung zu invasiveren Maßnahmen, wie z.B. das Durchführen einer Intubationsnarkose, wenn indiziert.

In der Folge sollen anhand des SHT, des Torso- und Polytraumas diese Prinzipien verdeutlicht werden.

45.8.2 Besonderheiten beim Schädel-Hirn-Trauma

Ätiologie
Ein SHT ist im Kindesalter zu 60–80% mit einem Polytrauma vergesellschaftet, der Häufigkeitsgipfel liegt im Grundschulalter. Häufigste Ursachen sind häusliche Unfälle, wie auch z.B. der Sturz vom Wickeltisch.

Es gilt immer, die Umstände bzw. den Unfallmechanismus (Zeitpunkt, Sturzhöhe, Sturz auf welches Material, z.B. Beton, Teppichboden oder Asphalt u.a.) kurz zu eruieren.

Zu klären ist die Frage nach einer möglichen Benommenheit, Schwindel oder Bewusstlosigkeit, Erbrechen, Blutungen oder sonstigen Auffälligkeiten.

Klinischer Befund

Nach Gewalteinwirkung gegen den Kopf finden sich je nach Schwere der Läsion unterschiedliche Symptome. Führend sind oft vegetative Symptome (Kopfschmerzen, Schwindel, Übelkeit, Erbrechen). Eine retrograde Amnesie ist theoretisch denkbar, bei Kindern allerdings schwer überprüfbar. Je nach Schwere des Traumas zeigen sich u.U. auch offene Verletzungen. Aufgrund der abhängig vom Alter des Kindes noch vorhandenen knorpeligen Kraniosynostosen können auch bei blanden äußeren Kopfverhältnissen schwerwiegende intrakranielle Verletzungen vorliegen, weswegen auch diskrete Symptome, wie z.B. eine Liquorrhö oder Nasenbluten, erkannt und entsprechend dokumentiert werden müssen. Entscheidend ist auch die Beurteilung der Pupillomotorik (einseitig, beidseitig konsensuell, direkt und indirekt). Bei Vorliegen einer schweren intrakraniellen Blutung wird klinisch die Bewusstlosigkeit, im Extremfall ein sekundärer Herz-Kreislauf-Stillstand imponieren, dem oberste Versorgungspriorität gilt.

Diagnostik

Wesentlich ist eine rasche Orientierung über den neurologischen und kardiozirkulatorischen Zustand des Kindes (Basis-Check). Die Reaktion auf Ansprache und Schmerzreize kann gemäß dem für Kinder modifizierten GCS (s. Tab. 45.7) beurteilt werden, der Stellenwert eines solchen Score-Systems sollte allerdings nicht zu hoch angesehen werden. Ein Score kann dazu dienen, bereits erhobene klinische Befunde zu unterstützen und im Verlauf zu beurteilen, er sollte aber nicht allein ausschlaggebend für die weitere Behandlung sein. Im Wesentlichen muss die Frage beantwortet werden, ob das Kind ansprechbar, erweckbar oder definitiv bewusstlos ist. Der Schädel und das gesamte äußere Integument sind auf Verletzungen, Prellmarken und Hämatome zu untersuchen. Die klassische „Stufenbildung" bei der Schädelfraktur zeigt sich selten. Bei Säuglingen und Neugeborenen bietet die in aller Regel noch offene Fontanelle die Möglichkeit, einen eventuellen Hirndruck zu dokumentieren („vorgewölbte Fontanelle"). Umgekehrt schließt ein normaler Fontanellenbefund eine intrakranielle Blutung allerdings nicht aus! Im Rahmen der neurologischen, orientierenden Untersuchung sollte, wie bereits erwähnt, die Überprüfung der Pupillomotorik nicht fehlen.

Glasgow Coma Scale

Notärztliche Erstmaßnahmen und Therapie

Oberstes Versorgungsprinzip ist die Aufrechterhaltung bzw. Wiederherstellung einer adäquaten Oxygenierung und Ventilation sowie des Kreislaufs. Ungeachtet der Ätiologie muss bei Vorliegen oder auch bei begründetem V.a. einen Herz-Kreislauf-Stillstand (dies ist in der Tat in der Praxis nicht immer exakt zu eruieren!) unverzüglich mit Reanimationsmaßnahmen (s. Abschn. 45.4) begonnen werden.

Eine eigentliche, exakt definierte Therapie des SHT gibt es nicht, es gilt, weitere Schäden durch Vermeidung von Hypotension, Bradykardie,

Hyperventilation, Hypoglykämie und Hypovolämie zu vermeiden. Punkt häufigster und größter Diskussion stellt die Indikation zur Intubation dar. Für die präklinische Notfallmedizin gilt beim pädiatrischen SHT: Hat der Patient eine suffiziente Spontanatmung und sind Schluckreflexe vorhanden (unabhängig von der Vigilanz), ist die Sauerstoffapplikation über Maske die sinnvollste Maßnahme. Einem in der Kindernotfallmedizin Unerfahrenen ist abzuraten, eine vor Ort immer improvisierte Intubationsmaßnahme einzuleiten. Bei bewusstlosen Patienten mit mangelhafter Spontanatmung und bei fehlendem Schluckreflex und somit einer präexistenten Aspirationsgefahr muss die Durchführung einer erweiterten Atemwegssicherung mittels supraglottischen Hilfsmittels oder der Intubation empfohlen werden. Die Gesamtpunktezahl aus dem Scoring, z.B. GCS, sollte zur Beurteilung dieser Fragestellung nur unterstützend herangezogen werden!

Sollte eine Intubation indiziert sein, empfehlen wir als Medikamente zur Induktion einer Sedierung bzw. Hypnose z.B. Thiopental oder Midazolam. Eine adäquate Analgesie kann mit Fentanyl erzielt werden. Der Einsatz von Muskelrelaxanzien wird kontrovers diskutiert (vgl. Abschn. 39.3.1).

Entscheidend ist immer das Aufrechterhalten einer adäquaten Analgosedierung (z.B. Fentanyl, Midazolam), um potenzielle Steigerungsphasen des Hirndrucks abzufangen. Gleichzeitig muss auf einen adäquaten Blutdruck geachtet werden, um eine adäquate Hirnperfusion zu gewährleisten (vgl. Kap. 30).

Die Beatmung wird nach üblichen Standards durchgeführt. Mit den verfügbaren Geräten muss man u.U. bei der adäquaten Versorgung eines pädiatrischen Notfallpatienten kompromiss- und improvisationsbereit sein. Man sollte nicht blind versuchen, den Patienten zu „hyperventilieren" – wohl wissend, dass subnormale pCO_2 Werte (< 35 mmHg) die zerebrale Perfusion extrem reduzieren, wenn nicht gar zum Erliegen bringen, was dann die Entstehung eines Hirnödems fördert statt potenziell mildert.

Allenfalls milde Hyperventilation

Wichtig zur Behandlung und Aufrechterhaltung des Kreislaufs ist eine adäquate Volumenzufuhr. Optimal ist der Einsatz isotoner Infusionslösungen. Der Einsatz hyperton-hyperonkotischer Kochsalzlösungen bleibt vorwiegend für die innerklinisch intensivmedizinische Behandlung reserviert und ist aber als Ultima Ratio Therapie bei kreislaufinstabilem Kind mit Zeichen des ICP einsetzbar (z.B. 2–4 ml/kg KG HyperHAES). Die Zielinfusionsmenge bei Kindern sollte 100–120 ml/kg/d betragen, bei Vorliegen eines ausgeprägten Volumenmangels im Zusammenhang mit einem Polytrauma muss diese Menge nach oben angepasst werden und orientiert sich an dem geschätzten Volumenverlust (mindestens 2 venöse Zugänge).

Der Transport sollte bei isoliertem Schädelhirntrauma mit leicht erhöhtem Oberkörper erfolgen. Um einen optimalen Blutabfluss über die zentralen Kopfvenen zu gewährleisten, sollte auf eine strikte Kopfmittellage geachtet werden.

Der Transport sollte je nach regionaler Beschaffenheit in die nächstgelegene geeignete Klinik erfolgen. Natürlich wäre ein Zentrum mit neurochirurgischer und pädiatrisch intensivmedizinischer Versorgung optimal. Dies bedeutet allerdings nicht, dass hierfür in der Initialphase lange Transportzeiten in Kauf genommen werden sollen. Man muss bedenken, dass eine Versorgung im Rettungsmittel vor Ort, unabhängig von der Invasivität, immer nur improvisiert sein kann. Eine ernstzunehmende Alternative stellt die Einweisung in die nächste geeignete Klinik dar, die nach Möglichkeit den Patienten weiter stabilisiert, mit einem adäquaten Monitoring versorgt, Indikationen (z.B. OP-Notwendigkeit) überprüft und weiterbehandelt. Von hier aus kann dann eine Sekundärverlegung unter optimierten Bedingungen erfolgen.

Ausblick
Traumatologische Notfälle unter Einbeziehungen des Schädels erfordern ein hohes Maß an interdisziplinärer Zusammenarbeit (Neurochirurgie, Unfallchirurgie, Anästhesie, Kinderintensivmedizin). Zu den wesentlichen Behandlungsprinzipien zählen im Verlauf die operative Sanierung bei Bedarf sowie der konservative Versuch, Hirndruck und Hirnödem zu vermeiden bzw. zu kompensieren.

45.8.3 Besonderheiten beim Torsotrauma

Ätiologie
Das Torsotrauma ist in ca. 20% mit einem Polytrauma kombiniert. Die Letalität ist hoch und liegt bei ca. 15%. Die Hauptgefahr entsteht durch knöcherne Thoraxverletzungen, Organverletzungen und Zwerchfellrupturen. Ursächlich ist in den allermeisten Fällen ein schweres Unfalltrauma.

Klinischer Befund
Ein Thoraxtrauma darf niemals isoliert vom Gesamtbefund des verunfallten Kindes betrachtet werden. Leitsymptom ist jedoch aufgrund der Lokalisation die Dyspnoe unterschiedlicher Ausprägung. Die Kinder haben im Extremfall Erstickungsängste, große Schmerzen und weisen oft eine ausgeprägte Zyanose auf. Bei leichteren Thoraxtraumata ist auf diskrete Befunde wie Nasenflügeln oder kostale Einziehungen zu achten.

Leitsymptom - Dyspnoe

Diagnostik
Anamnese, Unfallhergang und klinischer Befund müssen immer an ein Thoraxtrauma, auch als Begleittrauma denken lassen. Die Auskultation, die theoretisch bei Vorliegen eines einseitigen Spannungspneumothorax seitendifferent sein müsste, ist in der Praxis – man denke an Umgebungslärm, Schreien des Kindes u.a. – nicht immer nachvollziehbar.

Entscheidend ist der klinische Aspekt. Eine Zyanose ist leicht zu erkennen, bei noch vorhandener adäquater peripherer Perfusion hilft auch die Pulsoximetrie weiter, um eine evtl. beginnende oder bereits klinisch manifeste Hypoxie zu beurteilen. Im Rahmen des Basis-Checks sollte auf äußere Verletzungen geachtet werden.

Notärztliche Erstmaßnahmen und Therapie
In aller Regel lässt sich eine präexistente Zyanose oder Ateminsuffizienz mittels Sauerstoffvorlage über Maske kompensieren. Eine erweiterte Atemwegssicherung im Sinne einer möglichen Intubation muss bei Vorliegen einer schweren Ateminsuffizienz oder gar bei Atemstillstand erwogen werden. Ist das Vorliegen eines Pneumothorax ursächlich für die Atemnot, wäre die optimale Therapie das Anlegen einer Pleura- bzw. Thoraxdrainage. Dies ist allerdings in den wenigsten Fällen bereits in der präklinischen Phase des Notfalls notwendig. 95% aller schweren Torsotraumata lassen sich mithilfe einer adäquaten Beatmung mit entsprechend gewähltem PEEP stabilisieren und, was der wesentliche Therapieansatz sein muss, adäquat oxygenieren. Das Anlegen einer Thoraxdrainage – v.a. bei kleinen Kindern – muss geübt sein, die Indikation muss klinisch großzügig, präklinisch allerdings mit größter Zurückhaltung gestellt werden.

Oxygenierung als vorrangiges Ziel

Ausblick
Neben der Behandlung des Polytraumas kann es klinisch intensivmedizinisch notwendig sein, relativ zügig eine Pleura- bzw. Thoraxdrainage anzulegen. Indikationen hierfür sind ein Spannungspneu, traumatischer Pneu, Pneumothorax mit respiratorischer Einschränkung (Beatmungspflichtigkeit) oder ein Hämatothorax. Das Vorliegen einer Lungenkontusion kann im Verlauf der Behandlung eine differenzierte Beatmung (z.B. Hochfrequenzoszillationsventilation, NO-Beatmung) notwendig machen. Die Gefahr des Lungenversagens mit in der Folge auftretendem schwerem ARDS ist immer gegeben. In seltenen Fällen kann der Einsatz der HLM notwendig sein.

45.8.4 Besonderheiten beim Polytrauma

Ätiologie
Beim Polytrauma handelt es sich um ein Verletzungsmuster, bei dem mehrere Körperregionen betroffen sind, wobei entweder durch die Schwere der Einzelverletzung oder durch die Summe der Verletzungen Lebensgefahr besteht. Die häufigste Ursache im Kindesalter sind Verkehrsunfälle, wobei die Altersgruppe von 6–12 Jahren am häufigsten betroffen zu sein scheint.

Klinischer Befund

Je nach Schwere und Gewalt des Traumas sind unterschiedliche Verletzungsmuster denkbar. Die Symptomatik und Therapie des SHT sowie des Thoraxtraumas werden getrennt dargestellt.

Diagnostik

Die Erhebung einer orientierenden Kurzanamnese (z.B. zum Unfallhergang sowie Unfallmechanismus) ist wichtig.

Es schließt sich ein orientierender Basis-Check an, der in erster Linie und vordringlich klären muss, ob eine Reanimationssituation vorliegt oder nicht. Zur ersten Orientierung ist ein Minimalmonitoring mit Pulsoximetrie sinnvoll. Die weitere Untersuchung orientiert sich an den Funktionssystemen Atmung, Kreislauf und neurologischer Status.

Notärztliche Erstmaßnahmen und Therapie

Die theoretischen Behandlungsprinzipien unterscheiden sich nicht wesentlich von der Erwachsenentraumatologie (vgl. Kap. 33). Trotz allem gibt es Punkte, die es gerade im Kindesalter zu beachten gilt.

Bei Vorliegen eines Herz-Atem-Kreislauf-Stillstands ist unabhängig vom Verletzungsmuster sofort mit der kardiopulmonalen Reanimation zu beginnen, es sei denn, es zeigen sich Verletzungen, die mit dem Leben bzw. Überleben nicht vereinbar sind.

Bei den geringsten Anzeichen einer Ateminsuffizienz sollte unverzüglich eine Sauerstoffapplikation und -inhalation gewährleistet sein. Genau wie bei der Behandlung des SHT muss auch hier betont werden, dass aus kinderintensivmedizinischer Sicht im Zweifel die Indikation zu einer erweiterten Atemwegssicherung mit Beatmung großzügig gestellt werden muss. Aber auch hier muss bedacht werden, dass der in der Versorgung von Kindernotfällen Ungeübte ungeahnte, unkontrollierbare und dann in jeder Weise lebensbedrohliche Komplikationen provozieren kann, die in aller Regel vor Ort nicht beherrschbar sein werden. Deshalb gelten auch hier die exakte Abwägung und Prüfung der Indikation zu invasiveren Maßnahmen.

Eine ähnliche Aussage muss getroffen werden, wenn es um die Anlage großlumiger Zugänge geht. Sicher ist richtig, dass ein polytraumatisiertes und potenziell hypovolämes Kind von großlumigen Zugängen und von einer adäquaten Infusionstherapie profitiert, gerade auch unter dem physiologischen Hintergrund, dass bereits geringe Blutverluste zu einem lebensbedrohlichen Volumenmangel führen, der schlecht toleriert und kompensiert werden kann. Oft bleibt dies allerdings Theorie, und es zeigen sich größte Schwierigkeiten, überhaupt einen einzigen adäquaten Zugang finden zu können. Sollte die Punktion einer peripheren Vene (zweimalige frustrane Punktion) schwierig bis unmöglich sein, sollte eine alternative Technik (Anlage einer i.o. Kanüle) gewählt werden (s. Abschn. 45.9.4). Denn es ist in jedem Fall zu vermeiden, allein aufgrund einer schwierigen bis unmöglichen Venenpunktion viel Zeit am Unfallort zu verlieren. Wichtig erscheint in diesem Zusammenhang das Setzen von Zeitgrenzen (5, 10 min), um den Transport in die versorgende Klinik nicht allzu sehr zu verzögern.

Spritzende Blutungen, die oft lebensbedrohlich imponieren, können durch suffiziente Druckverbände oder durch die Kompression quellennaher großer Gefäße relativ schnell beherrscht werden.

Die Analgesie oder Analgosedierung ist nach Dokumentation des klinischen bzw. neurologischen Status großzügig durchzuführen. Aktuelle Daten belegen, dass verletzte oder polytraumatisierte Kinder ungleich schlechter analgetisch versorgt sind als Erwachsene. Als Medikation bieten sich Fentanyl oder Ketamin (s.o.) an.

Der Transport des Patienten sollte in die nächstversorgende Klinik stattfinden, die Lagerung ist je nach Verletzungsmuster vorzunehmen. Wunden sollten steril und zweckmäßig, nicht „kunstvoll" abgedeckt sein. Grob dislozierte Extremitätenfrakturen sollten nach Möglichkeit anatomisch sinnvoll – nicht zwingend korrekt – reponiert werden (DMS beachten und dokumentieren). Wesentliches Ziel ist die Vermeidung von Perfusionsstörungen in dem betroffenen Areal. Je nach technischer Ausstattung sollten alle Wirbelsäulenabschnitte immobilisiert werden (HWS-Stütze, Vakuummatratze, KED).

Fazit für die Praxis
Die Versorgung eines kindlichen Polytraumas stellt höchste Anforderungen, v.a. auch an technisch manuelle Fertigkeiten. Trotz allem sollte ein verunfalltes Kind aufgrund seiner geringen Toleranz gegenüber Volumenverlusten und einer generalisierten Hypoxämie schnellstmöglich einer operativen und intensivmedizinischen Versorgung zugeführt werden.

45.9 Spezielle Notfallsituationen

45.9.1 Intoxikationen

Allgemeines
Ganz entscheidend bei Vergiftungsnotfällen im Kindesalter ist die akribische, anamnestische Vorarbeit (die nicht immer der Notarzt alleine leisten muss). Möglichst genau sollte nach dem fraglichen Zeitpunkt der Einnahme des potenziell toxischen Agens geforscht werden. Gezielt ist nach der fraglichen Substanz zu suchen. Alle fraglichen Behälter (Zigarettenstummel, Schachteln, leere und volle Blister, Pflanzen, Nahrungsmittel u.Ä.) sind zu asservieren. Dies ist bereits ein wesentlicher Beitrag zum Gelingen der Behandlung des Patienten.

Für die Vergiftung mit sehr spezifischen Substanzen wird auf die entsprechende Fachliteratur verwiesen. In der Folge sollen wesentliche Prinzipien der notärztlichen Erstversorgung sowie die häufigsten Intoxikationsmöglichkeiten im Kindesalter genannt werden (vgl. auch Kap. 24).

Klinischer Befund
Bei der Erhebung des klinischen Befunds ist in erster Linie die Beurteilung der Vitalparameter entscheidend. Bei Vorliegen eines Herz-Atem-Kreislauf-Stillstands ist unverzüglich mit Reanimationsmaßnahmen zu beginnen. Bei der Überprüfung der Atmung ist sowohl auf eine ausreichende Spontanatmung als auch auf das Vorhandensein eines adäquaten Schluckreflexes zu achten.

Diagnostik
Die differenzialdiagnostische Abklärung bereitet bei unklarer Intoxikation oftmals große Probleme und wird ohne klinische Logistik nicht gelingen.

Notärztliche Erstmaßnahmen und Therapie
An oberster Stelle steht unabhängig vom Intoxikationsmuster, wie bereits erwähnt, die Aufrechterhaltung der Vitalfunktionen.

Primäre Giftentfernung
Die sog. primäre Giftentfernung bei kindlichen Intoxikationen ist nur noch bedingt durchführbar: Die Haut sollte von evtl. benetzten Kleidungsstücken befreit werden. Über die Haut können fettlösliche Substanzen sehr wohl in großer Menge resorbiert werden, daher ist bei Kontamination auf eine ausreichende Reinigung des äußeren Integuments zu achten. Dies kann durch Abwaschen mit klarem Wasser geschehen (Auskühlen vermeiden).

Sollten Giftstoffe (z.B. Kalk) mit Schleimhäuten (z.B. Auge) Kontakt gehabt haben, empfiehlt sich, soweit dies vom Kind toleriert wird, eine Spülung, auch hier mit klarem Wasser.

Eine primäre Giftentfernung aus dem Magen-Darm-Trakt hingegen ist sehr differenziert zu betrachten. In den meisten Fällen ist eine Entfernung aus dem Magen bei schnell erfolgender Resorption wenig Erfolg versprechend und stellt oft eine unkalkulierbare Gefahr für das Kind dar. Eine Entfernung mittels Erbrechen, Magenspülung oder im weiteren Verlauf apparativ (Gastroskopie) wird kaum mehr empfohlen. Auch die Durchführung von Einläufen oder die Gabe von Laxanzien ist umstritten. Explizit sei betont, dass das Auslösen von Erbrechen nur in seltenen Fällen indiziert und durchführbar ist. Zur primären Giftentfernung wäre es sicher die effektivste Maßnahme, deren Erfolg und Wirksamkeit allerdings aufgrund der aktuellen Datenlage nicht erwiesen ist.

Auslösen von Erbrechen meist nicht indiziert

Strikt kontraindiziert ist das Auslösen von Erbrechen nach Ingestion von Säuren oder Laugen. Hier sollte ausreichend Wasser getrunken werden, um eine mögliche Verdünnung zu erzielen. Nach Ingestion von schäumenden Substanzen ist das Auslösen von Erbrechen aufgrund einer nicht kalkulierbaren Aspirationsgefahr ebenfalls strikt kontraindiziert. Bei bewusstlosen Kindern verbietet sich das Provozieren von Erbrechen ebenso.

Auch die früher „beliebte" Magenspülung ist umstritten, selten indiziert und in ihrer Wirksamkeit nicht hinreichend belegt. Im Kindesalter ist die sichere Durchführung einer Spülung in den meisten Fällen nur nach Intubation kontrolliert durchführbar. Insgesamt scheidet diese Maßnahme für die notärztliche Erstversorgung aus.

Die Gabe von Aktivkohle stellt ebenfalls eine Möglichkeit der primären Giftentfernung dar (1 g/kg p.o.). Diese ist auch ohne voriges Erbrechen oder Magenspülen denkbar und effektiv. Praktikabel ist diese Maßnahme oft nicht, da es vor Ort oft schwierig sein wird, v.a. kleinere Kinder von der aktiven Aufnahme einer entsprechenden Substanz zu überzeugen. Kohle ist bei Ingestionen mit Säuren und Laugen wirkungslos.

Maßnahmen zur sekundären Giftentfernung (z.B. Hämodialyse) sind lediglich klinisch bzw. intensivmedizinisch realisierbar.

Häufige Substanzen
Zigaretten/Nikotin. Die Indikation zur Durchführung entsprechender Maßnahmen richtet sich nach dem Alter des Kindes und der aufgenommenen Menge (s. Tab. 45.9). Eine präklinische Therapie ist nicht sinnvoll oder notwendig.

Alkohol. Je nach Region werden Patienten bis zur Vollendung des 17. Lebensjahrs als „Kinder" behandelt, somit sind Alkoholintoxikationen oft keine Seltenheit. Die Versorgung orientiert sich an den Prinzipien der bei Erwachsenen durchgeführten.

Paracetamol, Acetylsalicylsäure (ASS). Vor Ort sind keine Maßnahmen zu erwägen. Eine zügige stationäre Einweisung sollte jedoch immer erfolgen. Hier kann je nach Aufnahmemenge über das weitere Vorgehen entschieden werden. Eventuell spezielle Therapiemaßnahmen (Gabe von Acetylcystein bei Paracetamol-Intoxikationen) sind in ihrer Effektivität umstritten und in der präklinischen Notfallmedizin nicht indiziert.

Tab. 45.9: Indikation zur Kohlegabe nach Zigaretteningestion in Abhängigkeit der aufgenommenen Menge und des entsprechenden Alters

Alter	Aufgenommene Menge
6–9 Monate	> 1/3 Zigarette oder 1/2 Kippe
9–12 Monate	1/3–3/4 Zigarette oder 1/2–1 Kippe
1–5 Jahre	1/2–1 Zigarette oder 1–2 Kippen
6–12 Jahre	3/4–1,5 Zigaretten oder 2–3 Kippen
über 12 Jahre	1–2 Zigaretten oder 2–3 Kippen

Benzodiazepine, Opiate. Bei diesen Präparaten ist eine gezielte Antidottherapie (Flumazenil, Naloxon) möglich. Allerdings sollte die Indikation hierfür exakt gestellt sein. Ist das Kind von seiner Vigilanz nicht oder nur unwesentlich eingeschränkt, besteht zunächst sicher kein Handlungsbedarf. Zu bedenken gilt ferner, dass die Antidotbehandlung bei Kindern zu massiven und rapiden Entzugserscheinungen (sog. Horrortrips) führen kann, die auszulösen es in den meisten Fällen zu vermeiden gilt. Ferner ist die Halbwertszeit der Antidota zumeist viel kürzer als die der zu antagonisierenden Substanz, was nicht selten repetitive Gaben notwendig macht.

Medikamente
- Naloxon 0,1–0,2 mg/kg i.v., titrierend
- Flumazenil 0,05–0,1 mg/kg i.v., titrierend

Fazit für die Praxis
Zusammenfassend lässt sich betonen, dass der anamnestische Aufwand, den der Notarzt anzustellen hat, i.d.R. viel höher ist als der akute Handlungsbedarf. Bei aller kriminalistischen Suche dürfen ganz allgemeine Dinge der pädiatrischen Erstversorgung (Schutz vor Auskühlung) nicht vergessen werden.

Es werden bewusst hier keine Notrufnummern aufgeführt, da die Kommunikation mit den existierenden Giftnotrufen, wenn zwingend notwendig, über die zuständige RLS organisiert werden muss.

45.9.2 Verbrennungen und Verbrühungen

Ätiologie
Die häufigste Ursache für Verbrennungen bzw. Verbrühungen im Kindesalter sind Haushaltsunfälle.

Klinischer Befund
Die Tiefe der Verbrennung orientiert sich anatomisch an der Beteiligung der entsprechenden Hautschicht:
- 1. Grades: Nur die Epidermis ist betroffen, es zeigt sich eine Rötung, extrem schmerzhaft.
- 2. Grades: Epidermis und Dermis sind betroffen; sie kann oberflächlich (2a) oder tief und Blasen bildend (2b) sein. Eine adäquate Unterscheidung zwischen 2a und 2b ist frühestens nach 48 h möglich.
- 3. Grades: Epidermis, Dermis, subdermales Fett sind gleichermaßen betroffen, das Areal ist weißlich und grau, zumeist schmerzfrei.
- 4. Grades: Hier zeigt sich bereits eine massive, irreversible Zerstörung des gesamten Hautareals (verkohlt, schwarz).

Bei Kindern kommt es bedingt durch eine thermische Läsion zu großen Flüssigkeitsverlusten infolge ihrer im Vergleich zu Erwachsenen relativ großen Körperoberfläche. Die Kinder sind aufgrund geringer Kompensationsmechanismen zur Steigerung der Perfusion tachykard und schnell in einem Schockzustand.

Diagnostik

Zur orientierenden Abschätzung des Ausmaßes der Verbrennung dienen zum einen die Beurteilung der Verbrennungstiefe sowie die Beurteilung des Ausmaßes der Verbrennung. Hier gibt es verschiedene, gleich gute Schätzhilfen zur Verbrennungsausdehnung:

- Am einfachsten und schnellsten anwendbar ist die Handflächenregel, die besagt, dass eine Handinnenfläche des Kindes ca. 1% der betroffenen Körperoberfläche entspricht.
- Die Neunerregel besagt, dass verschiedenen Körperabschnitten jeweils 9% der Körperoberfläche zugeordnet werden können (s. Abb. 45.13).

Notärztliche Erstmaßnahmen und Therapie

Die notärztliche Therapie einer Verbrennung bzw. Verbrühung basiert auf 3 Säulen: Wundbehandlung mit Kühlung, Analgosedierung und Infusionstherapie.

Oft ist eine adäquate Versorgung des Kindes erst nach Sedierung möglich, da die Kinder in dieser Ausnahmesituation maximal agitiert und nur äußerst schwer zu beruhigen sind.

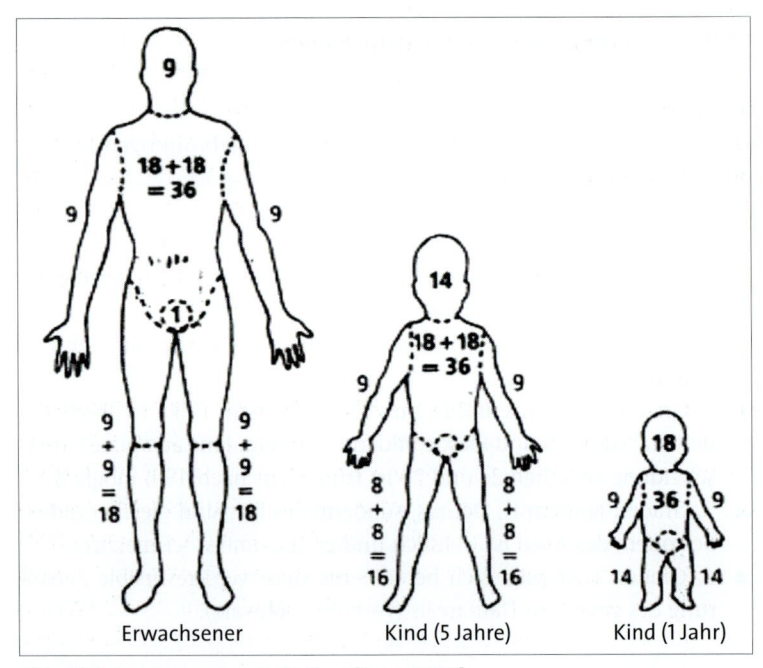

Abb. 45.13: Neunerregel nach Wallace [Kohn 2000]

Wundbehandlung und Kühlung

Die Wunden sollten mit den entsprechenden Materialien, die individuell für die Brandwundenversorgung zur Verfügung stehen (z.B. Metalline), versorgt werden. Stark verunreinigte Wunden werden nur grob gereinigt. Eine Kühlung erfolgt durch (Leitungs-)Wasser im Rahmen der Erstversorgung durch Laien. Dieses sollte in seiner Temperatur nicht zu kühl gewählt werden, um weitere, thermische Hautläsionen zu vermeiden. Normal temperiertes Wasser genügt i.d.R. Nach Ankunft des Notarztes sollten Kühlungsmaßnahmen nicht fortgesetzt werden, um eine prognostisch ungünstige Hypothermie zu vermeiden (vgl. Kap. 37). Auf keinen Fall sollten Externa auf die Wunde aufgebracht werden. Ebenfalls ist das Öffnen von Brandblasen strikt zu unterlassen.

Hypothermie vermeiden

Analgesie und Sedierung

Die erste Komponente der analgetischen Therapie in der Frühphase sollte eine adäquate Kühlung sein. Medikamentös ist oft der Einsatz von potenten Analgetika (Fentanyl, Ketamin) sinnvoll. Bei massiver Agitation des Kindes kann eine zusätzlich Sedierung (Diazepam, Midazolam) hilfreich sein.

Infusionstherapie

Die spezifische Infusionstherapie im klinischen Verlauf ist sehr komplex und orientiert sich im Wesentlichen an Alter, Gewicht, Ausmaß und Tiefe der Verbrennung. Kinder werden in der Frühphase nach thermischem Trauma meist eher überinfundiert, wenn es gelingt, einen peripheren Venenzugang zu schaffen.

In Analogie zur Versorgung polytraumatisierter Kinder (s. Abschn. 45.8.4) gilt auch hier, dass nicht allzu viel Zeit in frustrane Punktionsversuche geopfert werden darf. Gelingt die Anlage mehrerer Venenzugänge, sollte eine Bolusapplikation von 20 ml/kg angestrebt werden. Als Infusionslösungen eignen sich Ringer- oder NaCl-0,9%-Lösungen. Gelingt die Venenpunktion nach 2 Versuchen nicht, kann die Anlage einer i.o. Infusion sinnvoll sein (s. Abschn. 45.9.4). Wenn korrekt platziert, ist ihre Güte der eines suffizienten Venenkatheters gleichzusetzen, und sie kann ebenso uneingeschränkt eingesetzt werden.

Transport

Der Transport verbrannter Kinder sollte nach Möglichkeit in die nächstliegende geeignete Klinik erfolgen, auch wenn dieses Haus u.U. keine ausgewiesenen Verbrennungsbetten oder eine entsprechende Logistik (z.B. Verbrennungschirurgie) aufweisen sollte. Wichtig ist die adäquate und schnelle (Vor-)Versorgung der Patienten, die in einem Haus niedriger Versorgungsstufe wahrscheinlich suffizienter stattfinden kann als unter improvisierten Bedingungen vor Ort. Parallel zur stabilisierenden klinischen Erstversorgung kann die Sekundärverlegung in ein entsprechendes Zentrum diskutiert und organisiert werden.

Nächstgeeignetes Krankenhaus

Ausblick

Die Versorgung brandverletzter Kinder ist sehr komplex. Die chirurgische Versorgung unterscheidet sich nicht wesentlich von der von Erwachsenen. Die Infusionstherapie kann sich z.B. an den Infusionsrichtlinien gemäß Parkland orientieren (s. Kap. 37).

Sonderfall: Rauchgasinhalation

Wie auch bei Erwachsenen ist bei Kindern die zeitversetzte Ausbildung eines toxischen Lungenödems möglich. Somit sind Kinder auch nach unklarer Rauchgasexposition immer stationär zu beobachten. Der inhalativen Verabreichung eines Steroidpräparats wird keine Bedeutung mehr beigemessen. Sollte die Applikation von Steroiden indiziert sein, empfiehlt sich die parenterale Gabe.

Medikamente
- Prednison 2 mg/kg i.v.
- Prednison 100 mg Supp.

45.9.3 Beinahe-Ertrinken

Ätiologie

Pathophysiologisch stellt die Submersion bei Kindern einen Vorgang dar, der bedingt durch willkürliches Luftanhalten zu Panik und Aspiration und in letzter Konsequenz zu einem Laryngospasmus führt. In der Folge dieses Laryngospasmus kommt es zur Hypoxie mit der möglichen Folge des Multiorganversagens. Wesentlich für das Outcome und die klinischen Reaktionen der Patienten ist das Ausmaß der Hypothermie (leicht: 32–35 °C, mäßig: 28–32 °C, schwer: < 28 °C).

Diagnostik

Ein grob orientierender Basis-Check sollte Informationen zu Vitalfunktionen, Begleitverletzungen, neurologischem Status und zur Temperatur liefern. Anamnestisch sollte in Erkundung gebracht werden, wie lange die Submersionszeit gewesen sein könnte (beobachtetes vs. unbeobachtetes Ereignis).

Notärztliche Erstmaßnahmen und Therapie

Ganz entscheidend während der notärztlichen Versorgung ist das Vermeiden einer weiteren Auskühlung. Entsprechend sollte die Körpertemperatur des Kindes nach Möglichkeit regelmäßig überprüft werden. Der Messort sollte idealerweise rektal sein. Alternativen (Mundhöhle, Ohr, Stirn u.a.) sind weniger zuverlässig. Liegt keine Reanimationssituation vor, sollte der Patient im Fall einer Hypothermie nach Möglichkeit aktiv bzw. passiv vorzugsweise am Körperstamm erwärmt werden (s. Tab. 45.10). Liegt ein Herz-Kreislauf-Stillstand vor, werden Reanimations-

Tab. 45.10: Erwärmung nach Beinahe-Ertrinken

Körpertemperatur des Kindes (°C)	Maßnahme
34–36	Passive Erwärmung und aktive externe Erwärmung
30–34	Passive Erwärmung und aktive externe Erwärmung am Stamm
< 30	Aktive interne Erwärmung

maßnahmen eingeleitet, die sich nicht von den standardisierten Maßnahmen unterscheiden (s. Abschn. 45.4). Über die Dauer der Durchführung von Reanimationsmaßnahmen beim unterkühlten Kind existieren unterschiedliche, z.T. widersprüchliche Aussagen. Bewährt hat sich die plakative Faustregel: „A hypothermic patient is not dead until warm and dead" [Southwick 1980]. Bei Vorliegen einer Hypothermie < 32 °C empfehlen wir, Reanimationsmaßnahmen auch unter Transport bis zum Eintreffen in der Klinik fortzuführen. Bleibt trotz 20–30-minütiger professioneller Reanimation der Patient apnoeisch oder pulslos mit Asystolie im EKG, ist nicht hypotherm (Temperatur > 32 °C) und sind die Pupillen weit ohne Lichtreaktion, kann erwogen werden, die Reanimation vor Ort abzubrechen. Wie beim Erwachsenen handelt es sich um eine sorgfältig abzuwägende Einzelfallentscheidung.

Bei Hypothermie längere Reanimation

Ausblick

Klinische Kriterien für eine evtl. gute Prognose bei Klinikaufnahme sind das Fehlen von Elektrolytverschiebungen, ein Alter > 3 Jahre, eine Submersionszeit von weniger als 5 min, ein Spontankreislauf, der nach weniger als 10 min Reanimation wiedererlangt wird, ein pH-Wert bei Aufnahme > 7,1 sowie fehlender Bewusstseinsverlust. Bei persistierender Hypothermie ohne wesentliche metabolische (Laktat-)Azidose kann im Einzelfall die Kompensation des Kreislaufs mittels HLM diskutiert werden.

45.9.4 Spezielle Maßnahmen

> *Nicht die Vorhaltung aller Möglichkeiten gibt Sicherheit,*
> *sondern die Beherrschung weniger Methoden ist entscheidend,*
> *um in der Notfallsituation bestehen zu können.*
> [Ragaller 2003]

Abschätzen von Alter und Gewicht
Dies wird anhand der Tabelle 45.11 dargestellt.

Zugangswege für Infusionen und Medikamente
Periphervenöser Zugang. Am häufigsten gelangen Venenverweilkatheter zum Einsatz. Gängige Größen in der Pädiatrie sind 20 G (rosa), 22 G

Tab. 45.11: Abschätzung von Alter, Gewicht sowie entsprechende Größe des peripheren Venenverweilkatheters, Tubusgröße und Intubationstiefe in der jeweiligen Altersklasse

Alter	Gewicht (kg)	Kanülengröße (G)	Tubusgröße		Intubationstiefe gemessen ab	
			ID (mm)	Ch	Zahnreihe (cm)	Nasenflügel (cm)
Frühgeborene	bis 0,5	26	2,0	10	–	7,0
	0,5–1,0	26	2,5	12	–	7,5
	1,0–2,0	26	2,5–3,0	12–14	–	8,5–9,5
	2,0–2,5	26	3,0	14	–	10,5
Neugeborene	2,5–4,0	26	2,5–3,5	12–16	–	11–12
1–6 Monate	bis 7,0	24–26	3,0–3,5	14–16	13	15
6–18 Monate	7,0–12,0	22–24	3,5–4,0	16–18	13	15
2 Jahre	14,0	22	4,5	20	14	16
4 Jahre	17,0	20–22	5,0	22	15	17
6 Jahre	21,0–25,0	20	5,5	24	17	19
8 Jahre	30,0	18–20	6,0	26	19	21
10 Jahre	37,0–40,0	16–18	6,5	28	20	22
12 Jahre	45,0–50,0	14–18	7,0	30	21	23

(hellblau), 24 G (gelb) und 26 G (lila). Die Indikation zur Anlage eines PVK sollte immer genau geprüft werden. Ferner ist anzumerken, dass bei Anlage des Venenkatheters in der Klinik immer auch gleichzeitig Blut entnommen werden kann, was in aller Regel vor Ort unter improvisierten Bedingungen nicht adäquat durchgeführt werden kann. Die Punktionstechnik ist vergleichbar zur Punktion erwachsener Venen. Die Fixierung sollte, v.a. bei kleinen oder unkooperativen Kindern gut und rasch geklebt sein (s. Abb. 45.14 u. Abb. 45.15). Im Unterschied zu vielen

Sorgfältige Fixierung

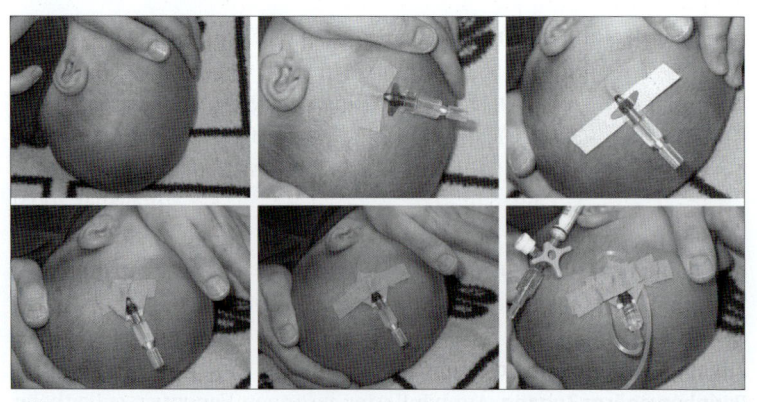

Abb. 45.14: Darstellung der Anlage und Fixierung eines peripheren Venenkatheters mit Schlauchzwischenstück und Zuspritzmöglichkeit im Bereich einer Skalpvene

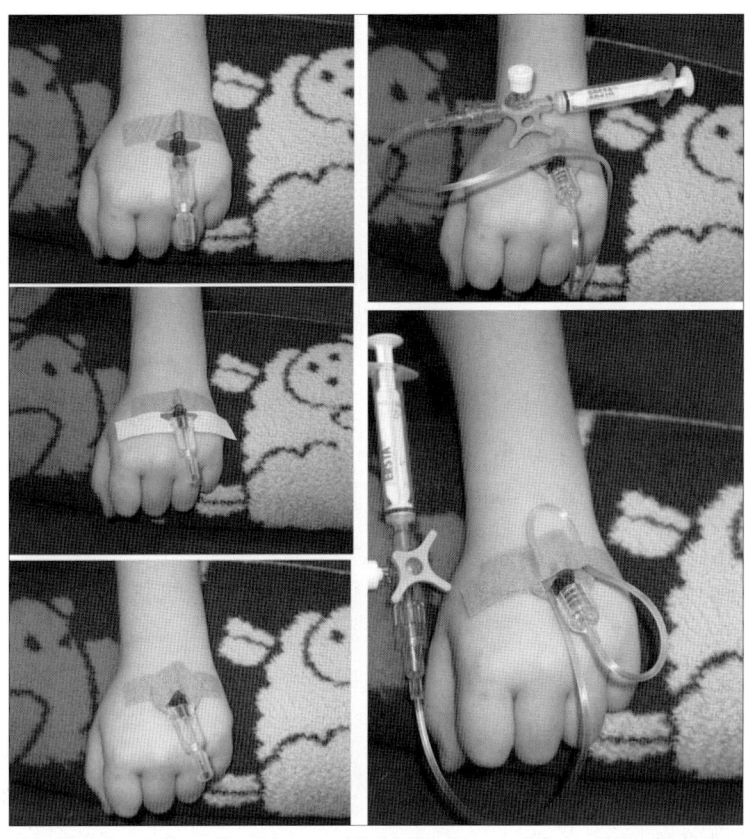

Abb. 45.15: Darstellung der Anlage und Fixierung eines peripheren Venenkatheters mit Schlauchzwischenstück und Zuspritzmöglichkeit im Bereich des Handrückens

Erwachseneneninfusionen sollte zwischen Verweilkatheter und Infusionsleitung ein kleines Schlauchzwischenstück mit Dreiwegehahn bzw. Zuspritzmöglichkeit geschaltet sein. Geeignete venöse Punktionsorte finden sich bei Kindern im Bereich der Kopfhaut, am Handrücken sowie im Bereich der Füße. Kopfhautvenen stellen sich beim Schreien des Kindes oder auch in Kopftieflage besser dar. Eine Punktion der V. jugularis externa ist ebenfalls relativ unkompliziert in Kopftieflage mit aufgesetzter NaCl-Spritze möglich. Die Stauung peripherer Venen sollte stets manuell durch einen Helfer und nicht mit einem Stauschlauch erfolgen. Die manuelle Stauung sollte nicht übereifrig und zu fest sein, dies löst noch mehr Panik beim Kind aus und stoppt im Extremfall die Perfusion der Extremität, was eine Punktion der Vene wesentlich erschwert.

Intraossärer Zugangsweg. Die Indikation für die Anlage einer i.o. Infusion ist die Notwendigkeit eines schnellen Zugangswegs bei unmöglicher peripherer Punktion, z.B. in einer Reanimationssituation, im hypovolämischen Schock, beim zentralisierten Kind oder nach Verbrennung oder Verbrühung. Als Kontraindikation lassen sich Frakturen der ipsilateralen Extremität, eine schwere Sepsis oder eine schwere Infektion im

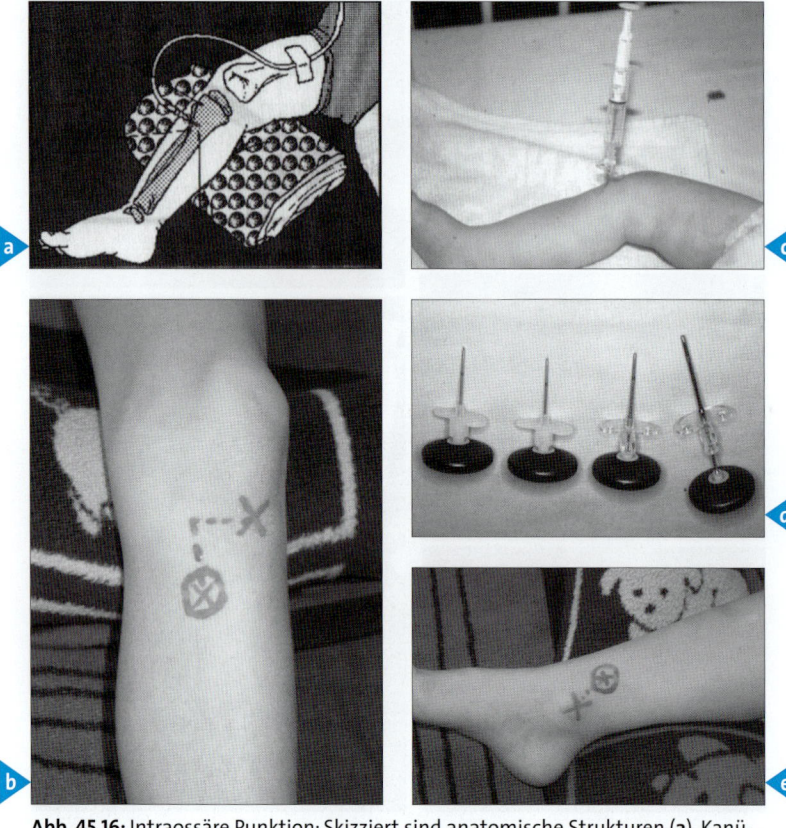

Abb. 45.16: Intraossäre Punktion: Skizziert sind anatomische Strukturen (**a**), Kanülen in diversen Größen (**d**), Punktionsort am Bein eines Schul- und Kindergartenkindes (**b, e**), sowie angelegte Kanüle in situ (**c**).

Bereich der Punktionsstelle anführen. Der Punktionsort liegt typischerweise im Bereich der Mitte der medialen Seite der proximalen Tibia, 1–2 cm unterhalb der Tuberositas tibiae, alternativ im Bereich der medialen Seite der distalen Tibia direkt oberhalb des Innenknöchels (s. Abb. 45.16). Zur Punktion sollten entsprechende Intraossärnadeln verwendet werden.

Das Bein sollte sorgfältig unterpolstert werden. Zunächst erfolgt eine oberflächliche Desinfektion der Punktionsstelle. Dann wird die Stichrichtung in ca. 45° zur Hautoberfläche vom benachbarten Gelenk weg gewählt. Die Punktionstiefe liegt ca. 1 cm unter der Haut. Nach erfolgreicher Durchstoßung der Kompakta „fällt" man in das weiche Knochenmark, das sich ohne große Probleme aspirieren lassen sollte. Die Kanüle wird dann entsprechend fixiert und kann wie ein peripherer Venenzugang genutzt werden.

Komplikationen sind beschrieben (Fehllage, lokale Entzündung und Abszesse, Osteomyelitis, Frakturen, Verletzungen der Epiphysenfuge, Fettembolien), treten aber selten auf und sollten bei genauer Indikationsstellung nicht von der Punktion abhalten.

Endotracheale Medikamentenapplikation. Die endotracheale Applikation von lebensrettenden Medikamenten (z.B. Adrenalin) ist über einen liegenden Beatmungstubus jederzeit und einfach möglich, doch sind Wirkeintritt und Wirkmenge der applizierten Substanzen nicht adäquat abschätzbar, weshalb die i.v. oder i.o. Gabe unbedingt zu bevorzugen sind. Darüber hinaus gibt es nur vage Dosierungsrichtlinien, exakte pharmakokinetische Daten existieren nur bedingt. Adrenalin sollte 3- bis 10-fach höher dosiert werden als bei der i.v. Applikation.

Nabelvenenkatheter
Siehe Abschnitt 45.3.3

Infusionstherapie. Eine gezielte und komplexe Infusionstherapie ist in der pädiatrischen Intensivmedizin ein ganz wesentlicher Baustein einer adäquaten Therapie. In der präklinischen pädiatrischen Notfallmedizin genügen allerdings einige wenige Prinzipien, die es ermöglichen sollen, die Zeit bis zum Beginn einer klinischen Therapie zu überbrücken.

Ein Verständnis für die wesentlichen physiologischen Unterschiede gerade im Wasser- und Elektrolythaushalt wird vorausgesetzt (s. Abschn. 45.2.4). Die speziell in Kinderkliniken eingesetzten pädiatrischen Infusionslösungen sind gut geeignet, den Wasser-, Glukose- und Elektrolytbedarf von Kindern in den unterschiedlichen Gewichts- und Altersstufen zu decken. Im Bereich der präklinischen Versorgung sollten hier Kompromisse eingegangen werden, da es nicht realistisch sein kann, eine für jede Altersklasse adäquate Infusionslösung vorzuhalten.

Am besten eignet sich zur Notfallinfusion bei Kindern isotonische Vollelektrolytlösung oder Glukose 5%. Eine Ringer-Laktat-Lösung enthält in Bezug auf das Körpergewicht der Kinder i.d.R. einen hohen Laktatanteil und ist somit weniger geeignet. Dies sollte aber nicht davon abhalten, Ringer zu infundieren, wenn vor Ort keine adäquate Alternative greifbar ist.

Steuern lassen sich die Infusionsgeschwindigkeit bzw. -menge bei pädiatrischen Patienten gut. Zum initialen Volumenersatz (Hypovolämie, schwere Exsikkose) eignet sich eine Dosierung von 10–20 ml/kg einer Vollelektrolytlösung. Diese sollte nach Möglichkeit in 15–30 min appliziert sein, was bei der geringen Durchflussrate der kleinen peripheren Venenverweilkatheter oftmals Probleme bereitet. Am besten lässt sich diese Kurzinfusion mit einem Perfusor steuern. Der weitere Basisbedarf sollte mit ca. 100–120 ml/kg/d berechnet werden. Dies ergibt i.d.R. eine Laufgeschwindigkeit von ca. 4–5 ml/kg/h. Auch hier sollte eine Vollelektrolytlösung ausreichend sein, Glukose kann abhängig von den BZ-Werten substituiert werden.

Bei pädiatrischen Notfallpatienten sollte das ungezielte Zuspritzen von Präparaten in die Infusionslösung, wie es bei erwachsenen Notfallpatienten oft praktiziert wird, unterlassen werden, da hier ungeahnt hohe Wirkstoffkonzentrationen in kurzer Zeit und vor allen Dingen völlig unkontrolliert anfluten können.

Ist die Indikation zur Applikation kolloidaler Infusionslösungen (z.B. HAES 6%) gegeben, kann dies ebenfalls über einen PVK erfolgen und sollte eine Dosierung von 40 ml/kg nicht überschreiten. Da diese Lösungen hyperosmolar sind, muss hier ständig die korrekte und suffiziente Lage des Venenkatheters überprüft werden, da Paravasate im Verlauf zu schweren Nekrosen im Bereich der Infusion führen können.

Medikamente
▲ Volumenbolus 10–20 ml/kg i.v. über 15 min
▲ Volumenbasisbedarf 100–120 ml/kg/d oder 4–5 ml/kg/h i.v.
▲ Kolloidaler Volumenersatz (HAES 6%) 10 ml/kg i.v. über 15 min

Airway-Management
Ungeachtet der Ätiologie des Kindernotfalls ist das Freihalten bzw. die Sicherung der Atemwege ganz entscheidend für die notärztliche Therapie und nicht zuletzt für das Überleben der Kinder. Entsprechend sollen die wichtigsten, für die präklinische Notfallmedizin relevanten Dinge dargestellt werden.

Freimachen und **Freihalten der Atemwege.** Das Freimachen der Atemwege ist von ganz entscheidender Bedeutung (vgl. Abschn. 45.3.3 und 45.4.2 sowie Kap. 9). Dies kann manuell über Kinn-Hebemanöver oder mittels Esmarch-Handgriff, bei bolus- oder flüssigkeitsbedingter Verlegung mittels Absaugen erfolgen. Hierbei gilt zu beachten, dass jede Stimulation im kindlichen Oropharynx auch zu einer Stimulation des Nervus vagus mit nachfolgender Bradykardie führen kann. Liegt bereits eine behandlungsbedürftige Hypoxie mit Normokardie vor, kann dies im Extremfall zu einer massiven Kreislaufdekompensation infolge der hervorgerufenen Bradykardie führen. Eine Möglichkeit, dies zu umgehen bzw. zu behandeln, ist die Applikation von Atropin.

Die Lagerung (z.B. stabile Seitenlage) trägt entscheidend zum Freihalten der Atemwege bei. Das Einbringen eines Guedel-Tubus kann auch beim nicht völlig bewusstlosen Kind eine adäquate Hilfe darstellen, einen atemwegsverlegenden Zungenprolaps zu vermeiden. Viele Kinder empfinden dies jedoch, gerade bei Vorliegen somnolenter Zustände, als extrem unangenehm, würgen, wehren sich und erbrechen oft, was wiederum die Aspirationsgefahr erhöht. Die Anwendung eines Wendl-Tubus ist in der pädiatrischen Notfallmedizin aufgrund des Blutungsrisikos obsolet.

Sauerstoff ist wichtigstes Medikament

Sauerstoffgabe. Wichtigstes Medikament bei respiratorischen Notfällen im Kindesalter ist Sauerstoff. Dieser kann bei oftmals schlechter Toleranz dicht sitzender Gesichtsmasken alternativ über eine Sauerstoffleitung dem Kind vor Mund und Nase vorgelegt werden und so den Effekt einer Sauerstoffdusche erfüllen. Es ist nicht sinnvoll, das Anlegen einer Gesichtsmaske zu erzwingen, denn oft entwickeln die Kinder Panik, was die Oxygenierungssituation per se massiv verschlechtern kann.

Sauerstoff in der Notfallmedizin ist niemals schädlich! Pathophysiologische Gedankenspiele, Sauerstoff könnte den Atemantrieb stoppen oder gar in der Folge zu einer Retinopathie oder ähnlichen Dingen führen, haben in der Notfallmedizin bei den kurzen Behandlungszeiten keinen Stellenwert, und es gilt, in jedem Fall eine Hypoxie zu vermeiden. Eine Applikation von 3–5 l/min ist i.d.R. ausreichend.

Maskenbeatmung
Wie an vielen Stellen bereits erwähnt, ist die Durchführung von invasiven Techniken in der Kindernotfallmedizin oftmals innerklinisch schon erschwert, dies steigert sich aufgrund der Begleitumstände und Dynamik der jeweiligen Situation in präklinischen Ausnahmesituationen noch erheblich. Somit sei auch hier betont, dass einfachere, aber effektive Maßnahmen immer als Erstes in Betracht gezogen werden müssen und ein schrittweises Vorgehen mit vorheriger Überlegung von Alternativmöglichkeiten entscheidend zum Behandlungserfolg gerade in der Notfallmedizin beiträgt. So stellt eine adäquate Masken-Beutel-Beatmung den ersten wichtigen Schritt zur Ventilation und Oxygenierung eines Notfallpatienten dar, sie ist neben dem Einsatz von supraglottischen Atemwegshilfen u.a. die entscheidende Rückfallebene zur oft erschwerten endotrachealen Intubation. Allerdings muss auch diese Technik sicher beherrscht werden und muss unter kontrollierten Bedingungen geübt worden sein, weshalb gemäß den gängigen Empfehlungen zur Atemwegssicherung bei erschwerter oder inadäquater Maskenbeatmung eine supraglottische Atemwegshilfe (Larynxtubus oder Larynxmaske) frühzeitig einzusetzen ist.

Maskenbeatmung üben

Materialien zur Maskenbeatmung. Wesentlicher Bestandteil ist der Beatmungsbeutel, wie er von unterschiedlichen Firmen vertrieben und auf den Rettungsfahrzeugen zur Verfügung gestellt wird. Ideal ist aufgrund seiner Größe ein sog. Kinderbeutel (250–450 ml). Hier sei daran erinnert, dass Kinder ihr AMV vorwiegend über die Atem- bzw. Beatmungsfrequenz steigern und nicht über höhere Atemzugvolumina, respektive höhere Atemwegsdrücke. Die Beutel sollten mit einem Überdruckventil ausgestattet sein.

Ein O_2-Reservoir sollte eingesetzt werden, oft bestehend aus einem langen Schlauchstück am Ende des Beatmungsbeutels, denn es erhöht die inspiratorische Sauerstoffkonzentration auf über 90%. Entscheidend sind eine Anschlussmöglichkeit und eine entsprechende Zufuhr von Sauerstoff in den Beatmungsbeutel, der Flow sollte ohne Verwendung eines Sauerstoffreservoirs 10 l/min nicht unterschreiten.

Bei der Wahl der Beatmungsmaske sollte darauf geachtet werden, dass Mund und Nase dicht abgeschlossen werden. Hierzu können, je nach Anatomie und Größe des kindlichen Gesichts, mehrere Maskengrößen und -formen infrage kommen. Die Angabe der Maskengröße verwirrt und ist für den Notarzt uninteressant. Entscheidend ist, dass direkt am Patienten die korrekte Maskenposition und somit die optimale Maske herangezogen werden.

Bei jeder Maßnahme, die im Bereich der Atemwege manipuliert, muss eine suffiziente Absaugung bereitgehalten werden (Testen und Einschalten vor Beginn einer wie auch immer gearteten Manipulation an den Atemwegen). Absaugkatheter in diversen Größen gehören zwingend zur Ausstattung.

Technik und Durchführung der Maskenbeatmung. Entscheidend, um eine ausreichende Ventilation des Kindes zu erzielen, ist die adäquate Lagerung. Im Gegensatz zur Erwachsenenmedizin, wo es i.d.R. sinnvoll zu sein scheint, aufgrund der anatomischen Verhältnisse den Kopf zu reklinieren, kann dies bei sehr kleinen Kindern oft kontraproduktiv sein. Es hat sich bewährt, dass die optimale Lagerung des kindlichen Kopfs dann zu finden ist, wenn beide Nasenöffnungen exakt zur Decke weisen. Der Kopf ist dann meist weder massiv re- noch antekliniert und befindet sich in einer sog. Neutral- oder Schnüffelstellung. Die optimale Lagerung des Kopfs stellt sich allerdings erst unter probatorischer Beatmung ein. Hierzu ist es anfänglich notwendig, den Kopf unter Ausführung der ersten Atemhübe in der Längsachse mit einer fächernden Bewegung vorsichtig wechselnd zu re- bzw. zu anteklinieren und klinisch zu evaluieren, in welcher Position eine maximale Thoraxexkursion erzielt werden kann (s. Abb. 45.17).

Die Maske wird dann mit einer Hand (Daumen und Zeigefinger) auf dem Gesicht des Kindes dichtgehalten (sog. C-Griff). Die Mandibula des Kindes kann mit einem Finger leicht nach vorn gezogen werden. Allerdings sollte man hierbei vermeiden, auf den weichen Mundboden des Kindes zu drücken, um eine Verlegung der oberen Atemwege und auch einen ungewollten Vagusreiz zu vermeiden.

Bei der eigentlichen Beatmung, die in einer dem Kindesalter angepassten Beatmungsfrequenz durchgeführt werden sollte (s. Tab. 45.1), ist darauf zu achten, dass sich der Thorax adäquat hebt, nur dann ist durch eine adäquate Ventilation auch eine Oxygenierung gewährleistet. Dies impliziert, dass der Oberkörper des Kindes zur besseren Inspektion entkleidet sein muss. Der Druck auf den Beatmungsbeutel sollte aus physiologischen Gründen nicht zu hoch gewählt werden, ein unnötiges Überblähen und ein Abdriften der Luft in den Magen wären die Folge (vgl. Abschn. 9.3).

Ein assistierendes Beatmen ist zur Unterstützung denkbar und folgt den Atemexkursionen des dann i.d.R. noch spontan, aber nicht mehr suffizient atmenden Kindes.

Intubation

Die Indikation zur präklinischen Intubation bei Kindern muss sorgfältig geprüft werden. Sollte eine Intubation notwendig werden, müssen die logistische und apparative Versorgung des Kindes sowie als Rückfallebe-

45.9 Spezielle Notfallsituationen

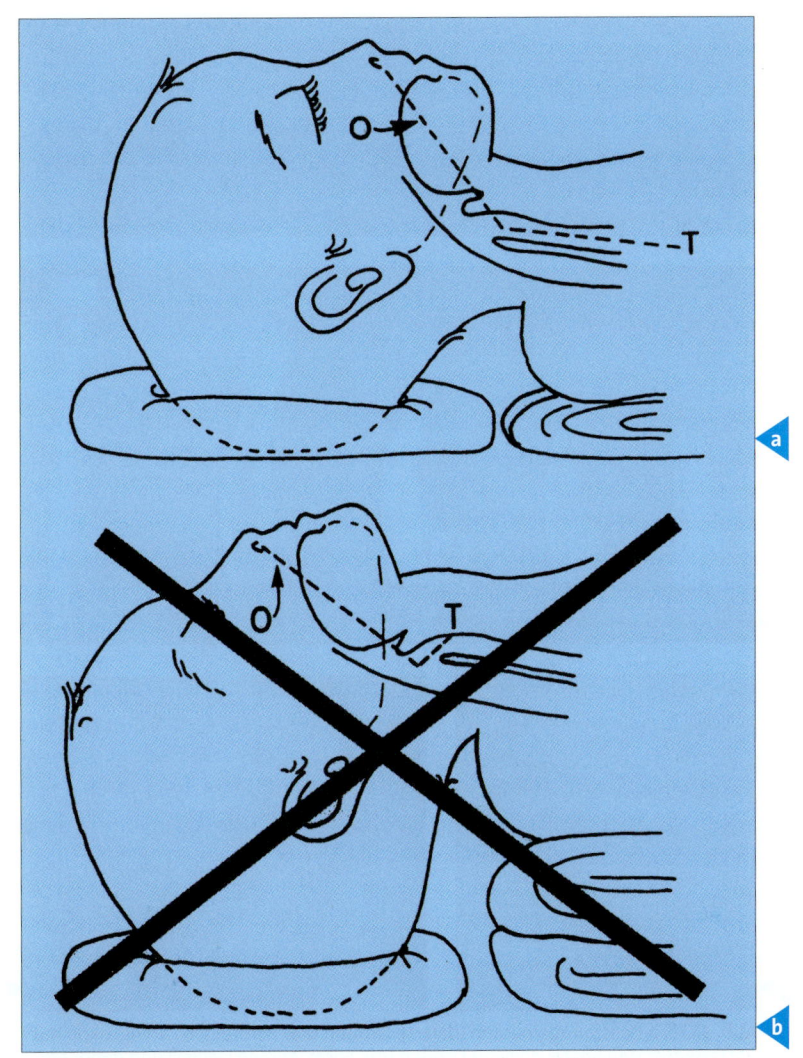

Abb. 45.17: Schnüffel- bzw. Neutralposition des Kopfes, **a** korrekte Lage, **b** reklinierte und zumeist insuffiziente Position

ne das Vorhalten einer alternativen Atemwegssicherung in vollem Umfang gewährleistet sein.

Materialien und Medikamente zur Intubation. Es müssen alle zur Intubation notwendigen Materialien vorhanden sein. Diese unterscheiden sich nicht wesentlich von den bei Erwachsenen verwendeten. Zur Vorbereitung zählt bereits das adäquate Durchführen einer Masken-Beutel-Beatmung (s. Abb. 45.18).

Tubus. Die Größe des Tubus kann anhand von Erfahrungswerten abgeschätzt werden (s. Tab. 45.11). Die einfache Formel 4 + (Lebensalter / 4) eignet sich ebenfalls. Eine weitere Hilfe bietet das Nagelbett des kleinen

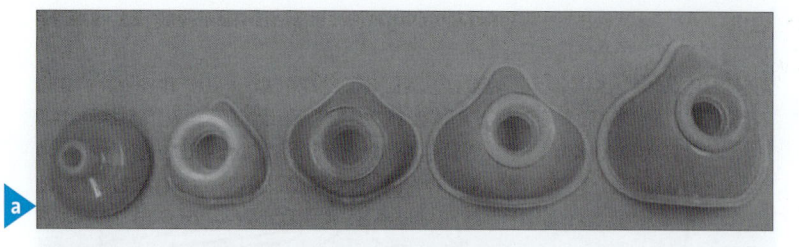

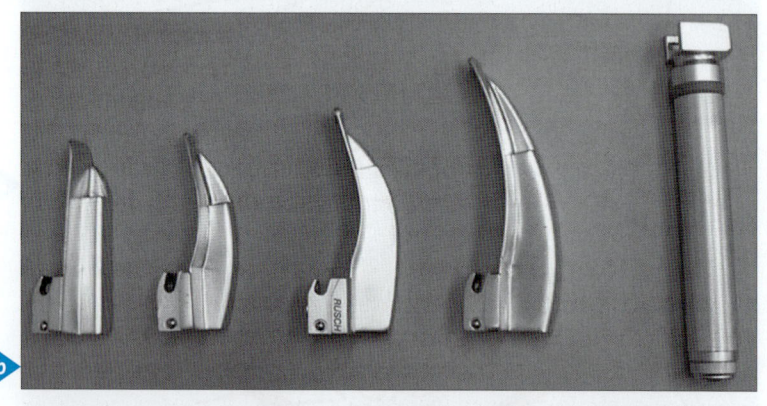

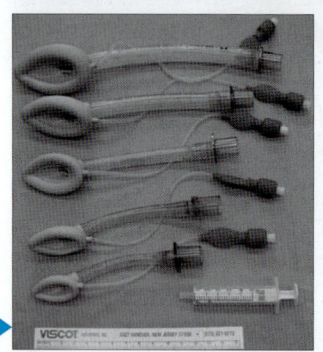

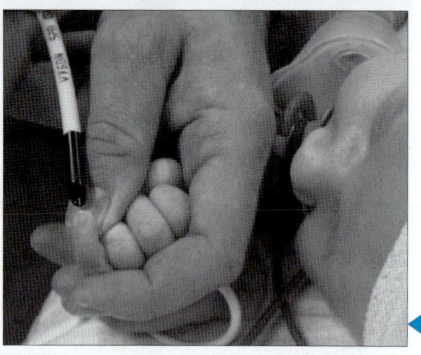

Abb. 45.18: a Beatmungsmasken (diverse Größen und Formen); **b** Laryngoskop mit Batteriegriff und Spatel diverser Größen und Form, gerade (Miller) und gebogen (MacIntosh); **c** Larynxmasken; **d** Abschätzung der Tubusgröße mittels Finger-Vergleich

Fingers des Kindes, das der Dicke des Tubus entsprechen sollte. Galt früher die Empfehlung, ein Kind mit einem ungeblockten Endotrachealtubus oral zu intubieren, sollten heute gerade in Notfallsituationen Tuben mit Cuff verwendet werden, die mittlerweile in für Kinder geeigneten Versionen verfügbar sind. Hier ist der Cuff mittels 2 ml Spritze vorsichtig und unter auskultatorischer Kontrolle der Dichtigkeit zu entfalten, eine Cuffdruckkontrolle wird empfohlen. Der Tubus sollte in jedem Fall vor Verwendung in der Verpackung angefeuchtet werden (z.B. mittels NaCl 0,9%).

Laryngoskop. Etabliert hat sich bei kleinen Kindern und Säuglingen die Intubation mit einem geraden Spatel (Miller), hierbei wird die Epiglottis, die in diesem Alter oftmals noch langstreckig und U-förmig verläuft, „aufgeladen". Klein- und Schulkinder können wie Erwachsene mit einem gebogenen Spatel (MacIntosh) eingestellt werden. Es gibt diverse Spatelgrößen, deren Nummerierung und Bezeichnung für die Praxis irrelevant ist. Der Intubierende allein muss entscheiden, welcher Spatel seiner Meinung nach am besten zur individuellen Kehlkopfanatomie des Kindes passen könnte. Wichtig vor der Laryngoskopie sind die Überprüfung des Batterie- oder Ladezustands sowie die Überprüfung einer ausreichenden Leuchtkraft des Laryngoskops. Arbeitet man noch mit sog. Warmlichtspateln, sollte überprüft sein, dass das Lämpchen am distalen Ende des Spatels fest sitzt.

Medikamente. Alle Medikamente aufzuzählen, die zur Intubation des Kindes geeignet sind, würde den Rahmen sprengen. Prinzipiell sollte der Intubierende diejenigen Präparate wählen, mit denen er die größte Erfahrung hat.

In aller Regel besteht die Medikation zur Intubation aus mehreren Säulen. Im Wesentlichen müssen eine Analgesie, eine Sedierung bzw. Hypnose und bei Bedarf eine Muskelrelaxierung erzielt werden.

Die folgende Darstellung bezieht sich auf Medikamente, die für die präklinische Notfallmedizin bei Kindern geeignet sind, sie kann aber nur eine punktuelle, unvollständige Aufzählung sein.
- Analgesie: Fentanyl (Cave: Thoraxrigidität!), Ketamin (Cave: Hypersalivation, Laryngospasmus!)
- Sedierung/Hypnose: Midazolam, Thiopental, Etomidat
- Muskelrelaxierung: Rocuronium, Vecuronium

Technik und Durchführung der Intubation. Alle in der Folge beschrieben Maßnahmen sollten immer unter steter Absaugbereitschaft und unter maximal vor Ort möglichem Monitoring (EKG, Pulsoximetrie, Blutdruck, Kapnometrie nach Intubation) durchgeführt werden.

Ganz entscheidend ist eine ausreichende Präoxygenierung des Kindes mittels Masken-Beutel-Beatmung oder, wenn noch spontan atmend, Vorhalten von Sauerstoff (Sauerstoffdusche).

Der Kopf wird in Neutralposition verbracht. Der Larynxspatel (linke Hand) gleitet am Gaumendach entlang nach unten, die Spitze ist meist unterhalb des Larynx und wird zurückgezogen, bis die Stimmlippen sichtbar sind. Bei Säuglingen kann ein Aufladen der Epiglottis mittels eines geraden Spatels die Sicht auf die Stimmlippen erleichtern. Der Tubus wird dann nach Lokalisation des Kehlkopfeingangs mit der rechten Hand eingeführt, so weit, bis das distale Tubusende hinter den Stimmritzen verschwunden ist. Eine **Notfallintubation** bei Kindern sollte in aller Regel **oral** erfolgen.

Bei Auftreten einer Bradykardie handelt es ich meist um einen akuten Stimulus des sehr eng im Bereich des kindlichen Oropharynx verlaufenden Nervus vagus. Praktisch muss man abwägen, ob deshalb der

Intubationsversuch abzubrechen ist oder ob eine Intubation, die offensichtlich kurz vor dem Gelingen steht, fortgeführt werden sollte. Eine medikamentöse Vagolyse mit Atropin ist möglich.

Gelingt ein Intubationsversuch (nach ca. 30 s) nicht, sollte zur Aufrechterhaltung der Oxygenierung eine adäquate Masken-Beutel-Beatmung fortgeführt werden. Ist diese nicht möglich oder misslingt die Intubation auch beim 2. Versuch, ist alternativ eine supraglottische Atemwegshilfe einzusetzen.

Kontrolle der Tubuslage

Nach Intubation erfolgt unmittelbar im Anschluss die Erfolgs- und Lagekontrolle. Der wichtigste klinische Aspekt ist, dass der Patient seitengleiche Thoraxexkursionen aufweist. Beweisend für die Tubuslage sind aber die eindeutige Sicht auf den zwischen den Stimmlippen liegenden Tubus sowie die Messung von endtidalem CO_2 mittels Kapnographie. Das Atemgeräusch sollte seitengleich auskultierbar sein. Da bei kleinen Kindern und Säuglingen der Abgang beider Hauptbronchien im Gegensatz zu Erwachsenen oftmals in nahezu gleichem Winkel erfolgen kann, können einseitige Intubationen gleich häufig beide Seiten betreffen. In diesem Fall ist eine Lagekorrektur durch vorsichtiges Anziehen des Tubus unter Auskultation durchzuführen.

Stellt sich nach erfolgreicher Intubation ein ausgesprochenes Tubusleck heraus (Auskultation, Abblasen von Luft), muss abgewogen werden, ob eine Umintubation vor Ort erfolgen muss oder ob unter adäquater Oxygenierung der Transport in die weiterversorgende Klinik erfolgen kann. Aus der Gefahr der inadäquaten Größenauswahl des ungecufften Endotrachealtubus mit konsekutiver Leckage sowie Hypoventilations- und Hypoxiegefahr resultiert die Überlegung in der Notfallsituation auf einen entsprechend eine Stufe kleineren Endotrachealtubus mit Cuff zurückzugreifen.

Die Fixierung des Beatmungstubus ist ebenso wichtig wie die Intubation selbst, gerade dann, wenn vor Ort noch umfangreiche Lagerungsmaßnahmen anstehen. Bereits direkt nach Intubation sollte der Tubus mittels Daumen und Zeigefinger fest fixiert werden und nur unter exakter Kontrolle und Vorsicht zum Fixieren losgelassen werden. Die anschließende Fixierung erfolgt zweckmäßig mit Pflaster, nicht mit Mullbinden. Zur Entlastung des Magens sollte eine Magensonde eingelegt werden.

Jede Lageveränderung und jeder Wechsel des Beatmungssystems eröffnet die Möglichkeit einer Tubusdislokation und erfordert immer wieder die Überprüfung der Tubuslage, auskultatorisch und optisch in Ergänzung zur Kapnographie.

Mögliche Probleme und Komplikationen. Das häufigste und evtl. gefährlichste Problem liegt darin, den Kehlkopfeingang nicht darstellen zu können, was eine Intubation erheblich erschwert oder unmöglich macht. Hier sollte dann eine adäquate Masken-Beutel-Beatmung ggf. die Einlage einer supraglottischen Atemwegshilfe zur Aufrechterhaltung der Ventilation durchgeführt werden. Unnötige, überhäufige und frustrane Intubationsversuche können zur massiven Anschwellung des verletzlichen Kehlkopfeingangs führen, was dann selbst dem Erfahrenen eine Intubation erschwert.

Oftmals werden die Kinder zu tief intubiert, was eine einseitige Ventilation zur Folge hat. Dys- und Komplettatelektasen der Gegenseite sind die Folge. Somit sind die Kontrolle der Tubustiefe am Mundwinkel und die Auskultation zur Bestimmung der seitengleichen Lage von enormer Wichtigkeit.

Sollte ein Säugling (z.B. technisch) nicht intubierbar und eine supraglottische Atemwegshilfe nicht unmittelbar verfügbar sein, kann der Tubus nasal in den Oropharynx eingelegt werden. Das andere Nasenloch sowie der Mund sollten verschlossen werden, eine Ventilation ist dann auch oft über den oropharyngeal liegenden Tubus möglich (sog. Nasen-CPAP).

Beatmung und Geräte
Hinsichtlich der differenzierten Beatmung von Kindern verweisen wir auf entsprechende Lehrbücher. Im Übrigen ist die technische Ausstattung der meisten Rettungssysteme leider nicht an Kinderbedürfnisse angepasst. Gerade die Beatmungseinheiten lassen hier viel zu wünschen übrig. Konkret sind viele Beatmungsgeräte für kleine Kinder und v.a. Säuglinge oftmals gänzlich untauglich. Es kann am sinnvollsten sein, die Kinder manuell am Beatmungsbeutel zu beatmen und so in die Klinik zu transferieren. Ist eine maschinelle Beatmung durchführbar, sollte sie mit FiO 1,0 erfolgen. Die eingestellte Beatmungsfrequenz sollte der physiologischen AF des Kindes entsprechen (s. Tab. 45.1). Das AZV sollte maximal 6–8 ml/kg KG betragen. Das AMV liegt zumeist bei ca. 150 ml/kg/min. Beatmungsdrucke sind prinzipiell so zu wählen, dass eine adäquate Thoraxexkursion respektive Ventilation zustande kommt. Meist sind Beatmungsdrucke < 25 cm H_2O ausreichend. Der PEEP sollte 4–6 cm H_2O betragen.

Literatur
Biarent D et al., European Resuscitation Council Guidelines for Resuscitation 2010. Section 6. Paediatric life support. Resuscitation (2010), 81, 1364–1387

Kohn D, Burn trauma. Preclinical and clinical care from an anesthesiologist's point of view. Anaesthesist (2000), 49, 359–370

Nolan JP et al., International Consensus on Cardiopulmonary Resuscitation and Emergency Cardiovascular Care Science with Treatment Recommendations, Part 1: Executive Summary. Resuscitation (2010), 81, 1219–1276

Ragaller M, Der gesicherte Atemweg – ein sicherer Weg für den Anästhesisten. Anaesthesist (2003), 52, 375–376

Soar J et al., European Resuscitation Council Guidelines for Resuscitation 2010. Section 8. Cardiac arrest in special circumstances: electrolyte abnormalities, poisoning, drowning, accidental hypothermia, hyperthermia, asthma, anaphylaxis, cardiac surgery, trauma, pregnancy, electrocution. Resuscitation (2010), 81, 1399–1431

Richmond S, Wyllie J, Versorgung und Reanimation des Neugeborenen. Sektion 7 der Leitlinien zur Reanimation 2010 des European Resuscitation Council. Notfall Rettungsmed (2010), 13, 665–678

Richmond S, Wyllie J, Lebensrettende Maßnahmen bei Kindern („paediatric life support"). Sektion 6 der Leitlinien zur Reanimation 2010 des European Resuscitation Council. Notfall Rettungsmed (2010), 13, 635–664

Southwick FS, Dalglish PH, Recovery after prolonged asystolic cardiac arrest in profound hypothermia. A case report and literature review. JAMA (1980), 28, 1250–1253

Wyllie J, Richmond S, European Resuscitation Council Guidelines for Resuscitation 2010. Section 7. Resuscitation of babies at birth. Resuscitation (2010), 81, 1388–1398

46 Transport und Übergabe des Patienten

Luc Aniset, Harald Genzwürker

> **Lernziel:**
> Erlernen der mit dem Transport/der Übergabe von Notfallpatienten zusammenhängenden Aufgaben und Erwartungen im Notarztdienst.

Der Transport eines Notfallpatienten setzt i.d.R. die am Notfallort oder im Transportmittel durchgeführte Herstellung der Transportfähigkeit voraus. Bei instabilen Patienten wird man zugunsten eines schnellen Transports auf diese zumindest teilweise verzichten müssen (sog. load and go). Bei jedem Einsatz gilt es abzuwägen, welche Maßnahmen unmittelbar durchgeführt werden müssen, weil sie unmittelbare Konsequenzen für das Überleben des Patienten haben, und welche auch zu einem späteren Zeitpunkt in der Klinik stattfinden können, um unnötige Zeitverluste zu verhindern.

Die Transportphase gehört mit zu den kritischsten Phasen eines Notarzteinsatzes. Der stabile oder instabile Patient ist einer Vielzahl von äußeren Einflüssen und Stressoren ausgesetzt, die u.U. zu einer weiteren Verschlechterung seines Zustands führen können. Hierzu zählen insbesondere:

- Lageveränderungen durch den Transport vom Notfallort zum Transportmittel
- Angst und Schmerzen durch Transportmaßnahmen (z.B. Umlagerung, Drehleiterreinsatz)
- Zuschauer
- Klimatische Gegebenheiten (Hitze, Kälte, Regen, Wind)
- Beschleunigungs- und Bremsvorgänge und Erschütterungen während des Transports
- Akustische Stressoren (Sondersignal, Fluglärm)

Sicherung der Vitalfunktion

Die qualifizierte Übergabe des Notfallpatienten an den Arzt des aufnehmenden Krankenhauses sichert die Fortführung der notärztlichen Therapie im Rahmen der Stabilisierung kritisch kranker Patienten und bildet den Grundstein einer optimalen klinischen Weiterversorgung.

46.1 Herstellung der Transportfähigkeit

Nach durchgeführten lebensrettenden Sofortmaßnahmen (Freimachen/-halten der Atemwege, Reanimationsmaßnahmen, Stillung einer arteriellen Blutung, Schockbekämpfung) muss der Patient durch weitere Maßnahmen so weit klinisch stabilisiert sein, dass ein Transport ohne weitere Verschlechterung des Gesamtzustands zu erwarten ist. Folgende Bedingungen sollten vor Antritt des Transports erfüllt sein:
- Freie und gesicherte Atemwege, ausreichende Oxygenierung
- Kreislaufstabilität
- Schmerzfreiheit

Ggf. sind die Atemwege durch Intubation oder durch andere geeignete alternative Hilfsmittel (z.B. Larynxtubus) zu sichern, und die Oxygenierung ist durch eine kontrollierte Beatmung zu gewährleisten. Bei eingeschränkter Oxygenierung ohne Intubationsnotwendigkeit stellt die Anwendung der nichtinvasiven Beatmung (NIV) mittels Masken-CPAP eine weitere Option dar. Die Kreislaufstabilität wird durch einen ausgeglichenen Volumenstatus und ggf. die Gabe von kreislaufwirksamen Medikamenten erreicht. Schmerzen als negative Stressoren sind v.a. vor Umlagerungsmaßnahmen durch eine suffiziente Analgesie zu minimieren. Vor dem Antritt des Transports muss der Notfallpatient i.d.R. zum Transportmittel verbracht werden – in bestimmten Einsatzsituationen auch unter dem Aspekt, unter besseren Umgebungsbedingungen eine Transportfähigkeit herzustellen. Das Verbringen zum Transportmittel erfolgt unter fortlaufendem Monitoring (Reanimationsbereitschaft), O_2-Gabe und mit mindestens einem gut laufenden und gesicherten periphervenösen Zugang. Erst nach Verbringen zum Transportmittel, optimaler Lagerung des Patienten, ggf. nochmaliger Überprüfung der Tubuslage und dem Erfüllen der o.g. Punkte kann der schonende Transport erfolgen. Vor dem Transport in einem Luftrettungsmittel ist die Indikation zur Intubationsnarkose und der Anlage von Thoraxdrainagen großzügiger zu stellen, da Maßnahmen während des Flugs nur sehr eingeschränkt möglich sind. Vor der Abfahrt oder dem Abflug sollten zusätzlich folgende Bedingungen erfüllt sein:
- Patient und Notarzt sind entsprechend gesichert (das Stehen im RTW während der Fahrt muss die absolute Ausnahme bleiben).
- Die medizinische Ausrüstung ist gesichert (keine ungesicherte Ausrüstung auf Ablagen).
- Patientenunterlagen und patienteneigene Medikamente sind an Bord.
- Das Zielkrankenhaus ist vorverständigt.
- Aufklärung der Angehörigen über das Zielkrankenhaus.
- Benötigte Medikamente/Materialien sind vorbereitet und griffbereit.

Ebenso ist drauf zu achten, dass während des Transports alle Geräte an speziellen, zugelassenen Halterungen befestigt und betrieben werden (Überschlagschutz). Im Fall eines Unfalls droht sonst ein erhebliches Verletzungspotenzial, und zusätzlich drohen haftungsrechtliche Konsequenzen.

46.2 Auswahl des Transportmittels

Die Auswahl des Transportmittels ist eine obligate notärztliche Entscheidung. Wenn ein erforderliches Transportmittel vor Ort nicht zur Verfügung steht oder der Zustand des Notfallpatienten es erfordert (z.B. Lufttransport), muss ein entsprechendes Transportmittel bei der ILS angefordert werden. Der Notarzt ist der ILS bez. Auswahl des Transportmittels weisungsbefugt. Es sollte immer beachtet werden, welche Zeitverluste entstehen können, wenn nicht ein bereits vor Ort befindliches Rettungsmittel zum Transport eingesetzt wird, sondern die Nachforderung eines anderen Fahrzeugs oder eines Hubschraubers erfolgt.

Grundsätzlich kann der Notarzt entscheiden, ob er den Notfallpatienten während des Transports im Rettungsmittel begleitet oder ob er die sachgerechte Durchführung und Begleitung des Transports an entsprechend qualifiziertes Rettungsdienstpersonal delegiert.

Patienten, bei denen auszuschließen ist, dass während des Transports eine Verschlechterung ihres Zustands auftritt, die eine sofortige notärztliche Intervention erforderlich macht, können ohne Arztbegleitung befördert werden (Patienten bis NACA 3). Bei Patienten, deren Zustand keine vitale Gefährdung erkennen lässt, kann auch ein KTW zum Einsatz kommen (Nichtnotfallpatienten, NACA 1 ggf. NACA 2), wenn überhaupt ein Transport notwendig ist. Regelhaft wird dann aber der vor Ort befindliche RTW den Krankentransport durchführen. Gründe, den Patienten nicht zu begleiten, können sein:
- Fehlalarmierung des Notarztes bei eindeutigem Nichtnotfallpatienten
- Soziale Indikation
- Geringfügige Verletzungen oder Erkrankungen
- Folge-Einsatz (nach Einholen weiterer Informationen über die Leitstelle und Einzelfallabwägung)

Sollte sich ein Notfallpatient bereits in einem KTW befinden und wird der Notarzt nachgefordert (z.B. Zustandsverschlechterung bei Krankentransport/Behandlungsfahrt), empfiehlt sich die parallele Nachalarmierung eines RTW. Dieser erlaubt durch sein größeres Raumangebot und die umfangreichere Ausstattung eine adäquate Versorgung von Notfallpatienten.

Notfallpatienten werden grundsätzlich in für Notfallpatienten geeigneten Transportmitteln befördert (RTW mit/ohne Notarzt-Beglei-

Notarzt-Begleitung

tung, NAW, RTH). Notfallpatienten, bei denen aufgrund des Erkrankungs-/Verletzungsbildes und/oder nach erfolgter Therapie des Notarztes nicht mit einer Zustandsverschlechterung während des Transports zu rechnen ist, können auch ohne Notarztbegleitung durch entsprechend qualifiziertes Rettungsdienstpersonal (regelkompetenter RettAss) im RTW befördert werden. Notfallpatienten, bei denen eine Zustandsverschlechterung nicht ausgeschlossen werden kann oder die einer kontinuierlichen Beobachtung und Behandlung durch einen Notarzt bedürfen, werden vom Notarzt in einem geeigneten Transportmittel (RTW beim Rendezvous-System, NAW beim Stationssystem) begleitet. Ein RTH als Transportmittel bietet Vorteile hinsichtlich der Überbrückung großer Distanzen. Die Wahl eines RTH als Transportmittel ist insbesondere in folgenden Fällen in Erwägung zu ziehen:

- Der Transport führt in ein weiter entferntes Zentrum (Verbrennungsklinik, Traumazentrum).
- Das weit entfernte Zielkrankenhaus muss schnell erreicht werden (z.B. ST-Hebungsinfarkt und langer Transportweg).

Aufgrund der räumlichen Enge eines RTH sind vor dem Abflug alle medizinischen Maßnahmen durchzuführen, die während des Flugs nur eingeschränkt durchzuführen wären. Hierzu zählen u.a. die Anlage von Thoraxdrainagen und die Durchführung einer Intubationsnarkose. Patienten, bei denen aufgrund ihres Zustands das Eintreten einer reanimationspflichtigen Situation nicht auszuschließen ist, eignen sich aufgrund der räumlichen Enge ebenfalls kaum für einen RTH-Transport. Die Defibrillation während des Flugs ist zwar prinzipiell möglich, doch sind alle Reanimationsmaßnahmen während des Flugs aufgrund des notwendigen Ablegens der Sicherheitsgurte durch die medizinische Crew mit einem hohen Risiko vergesellschaftet. Bei kardial instabilen Patienten muss die Indikationsstellung zum Transport im Luftrettungsmittel daher besonders kritisch erfolgen.

Sonderrechte auf dem Transport

Die Anordnung von Sonderrechten beim bodengebundenen Transport ist eine Aufgabe des Notarztes. Hier besteht eine Weisungspflicht gegenüber dem Rettungsdienstpersonal. Patientenzustand, tatsächlicher Zeitgewinn und das zirka 8-fach erhöhte Unfallrisiko bei Fahrten mit Sonderrechten sind gegeneinander abzuwägen. Sonderrechte sollten immer dann angeordnet werden, wenn eine Stabilisierung des Zustands vor Ort nicht erreicht werden kann (sog. load and go) oder bei stabilem Patientenzustand die notwendige Krankenhausaufnahme schnell erreicht werden muss (z.B. Zeitfenster zur PTCA beim Myokardinfarkt oder Lysebeginn beim Schlaganfall).

46.3 Auswahl des Zielkrankenhauses

Die Auswahl des Zielkrankenhauses ist eine notärztliche Aufgabe. Sie orientiert sich an folgenden Faktoren:
- Erkrankungs-/Verletzungsmuster des Patienten
- Entfernung zu den infrage kommenden Krankenhäusern
- Spezialeinrichtungen (Herzkatheterplatz, Neurochirurgie, Druckkammer)
- Aufnahmebereitschaft/Intensivkapazitäten
- Patientenwunsch

Es ist das Krankenhaus anzufahren, das für den jeweiligen Patienten zeitnah eine adäquate Versorgung sicherstellen kann. Hierzu zählen u.a. eine durchgängige Aufnahmebereitschaft, verfügbare Interventionsmöglichkeiten und ggf. benötigte Spezialeinrichtungen. Die Verfügbarkeit eines Intensivbetts ist kein primäres Kriterium für die Auswahl einer Klinik – bis Diagnostik und Therapie abgeschlossen sind, lassen sich häufig entsprechende Kapazitäten oder ggf. eine Weiterverlegung organisieren. Jeder Patient hat Anrecht auf eine Aufnahme in das nächste geeignete Krankenhaus. Kein Patient darf wegen fehlender Aufnahmekapazitäten abgelehnt werden.

Jedes öffentliche Krankenhaus ist zur Aufnahme eines Notfallpatienten zumindest zur Erstversorgung gesetzlich verpflichtet. In einigen Rettungsdienstbereichen wird von der ILS ein sog. Bettennachweis geführt, in dem die freien Kapazitäten der einzelnen Krankenhäuser angegeben sind. Wenn aus medizinischen oder organisatorischen Gründen (Distanz, Abkömmlichkeit aus dem eigenen Notarztbereich) nichts dagegen spricht, sollte der Wunsch des Patienten bez. der Wahl des Zielkrankenhauses berücksichtigt werden, besonders wenn der Patient dort wegen der gleichen Problematik vorbehandelt wurde. Die Anmeldung des Patienten kann über die ILS erfolgen – unter Angabe von Erkrankungs-/Verletzungsmuster, ungefährer Eintreffzeit, getroffenen Maßnahmen und unmittelbar benötigter Fachdisziplinen (Anästhesie, Radiologie, Innere, Unfallchirurgie etc.) und Einrichtungen (Schockraum, CT etc.). In vielen Bereichen hat sich die direkte Kontaktaufnahme des Notarztes mit den Kollegen der aufnehmenden Klinik bewährt, um Informationsverlusten bei der Weitergabe durch mehrere Beteiligte vorzubeugen. Der Notarzt ist der ILS bez. Auswahl der Zielklinik weisungsbefugt.

Aufnahmepflicht

46.4 Übergabe des Patienten

Die Übergabe des Patienten erfolgt am Zielkrankenhaus im direkten Arzt-zu-Arzt-Gespräch, i.d.R. in der Notaufnahme oder im Schockraum. Bei der Übergabe im Schockraum erfolgt die Übergabe, wenn möglich, im Beisein der Vertreter aller beteiligten Fachdisziplinen (Anästhesie,

Unfallchirurgie, Neurochirurgie etc.). Inhalte der Patientenübergabe sind:
- Personalien, Alter
- Notfallmeldung/Ereigniszeitpunkt
- Situation vor Ort
- Patientenzustand bei der Erstuntersuchung
- Arbeitsdiagnose
- Vorerkrankungen, Allergien, Medikation, letzte Mahlzeit
- Ärztliche Maßnahmen und Medikamentengaben
- Transport- und Zustandsverlauf
- Besonderheiten

Alle Untersuchungsbefunde und alle getroffenen Maßnahmen sollten nicht nur in mündlicher, sondern auch in schriftlicher Form weitergegeben werden.

46.5 Dokumentation

Über den Notarzteinsatz ist eine lückenlose Dokumentation zu führen. Hierzu stehen entsprechende Vordrucke (Notarztprotokolle) mit Durchschlag für die Patientenakte und den Notarzt zur Verfügung. Die üblichen Protokolle orientieren sich an den Empfehlungen der DIVI und beinhalten den Minimalen Notarztdatensatz (MIND). Verschiedene Protokolle sind maschinenlesbar und bieten zusätzlich zur reinen Einsatzdokumentation auch die Möglichkeit der Datenauswertung im Rahmen des Qualitätsmanagements. Erfasst werden sollen vorrangig:
- Einsatztaktische Daten (Einsatzzeiten, Einsatzort)
- Personalien
- Akutanamnese und Untersuchungsbefund
- Arbeitsdiagnose
- Schweregrad der Verletzungen oder Erkrankungen (NACA-Score, MEES)
- Ärztliche Maßnahmen und Medikamentengaben
- Zeitlicher Verlauf der Vitalparameter und der getroffenen Maßnahmen
- Zwischenfälle, Ereignisse, Komplikationen
- Vorerkrankungen, Dauermedikation
- Ggf. Kontakte (Angehörige, Hausarzt)

Neben der allgemeinen Dokumentation sollten – wie in allen Bereichen der Medizin – Zwischenfälle adäquat dokumentiert werden (Intubationsschäden, technische Defekte oder organisatorische Mängel). Auch sollten alle nicht vom Notarzt selbst durchgeführten medizinischen Maßnahmen als solche kenntlich gemacht werden (z.B. Intubation durch Rettungsdienstpersonal vor Eintreffen des Notarztes). Eine Kopie des Notarztprotokolls verbleibt in der Patientenakte, die andere dient zur Einsatzabrechnung, statistischen Auswertung sowie juristischen Absicherung und verbleibt i.d.R. am Notarztstandort.

Neuere Entwicklungen ermöglichen die Online-Einsatzdokumentation z.B. mittels spezieller tragbarer Erfassungsgeräte auf Touchscreen-Basis (s. Abb. 46.1). Neben dem Einlesen der Versichertenkarte können zeitnah alle getroffenen Maßnahmen erfasst werden. Freitextfelder ermöglichen das Schreiben einer Anamnese, eine Verbindung zum Überwachungsmonitor überträgt die Vitalparameter ins Gerät. Ein im Rettungsmittel installierter Drucker erzeugt den Papierausdruck in Form eines Notarztprotokolls. Nach Abschluss des Einsatzes ist eine Weiterverarbeitung der Daten möglich. Eine weitere Form der adjuvanten Dokumentation besteht in Fotoaufnahmen, z.B. zur Bilddokumentation von Verletzungen, Auffindesituation, Unfallstelle und Schäden an Unfallfahrzeugen. Die Neufassung der DIN 75079 für Notarzteinsatzfahrzeuge (Stand: November 2009) empfiehlt das Mitführen einer Digitalkamera. Nicht selten ergeben sich nach dem Einsatz noch Fragen v.a. von Ermittlungsbehörden, daher sollte die Indikation zu einer derartigen Dokumentation großzügig gestellt werden.

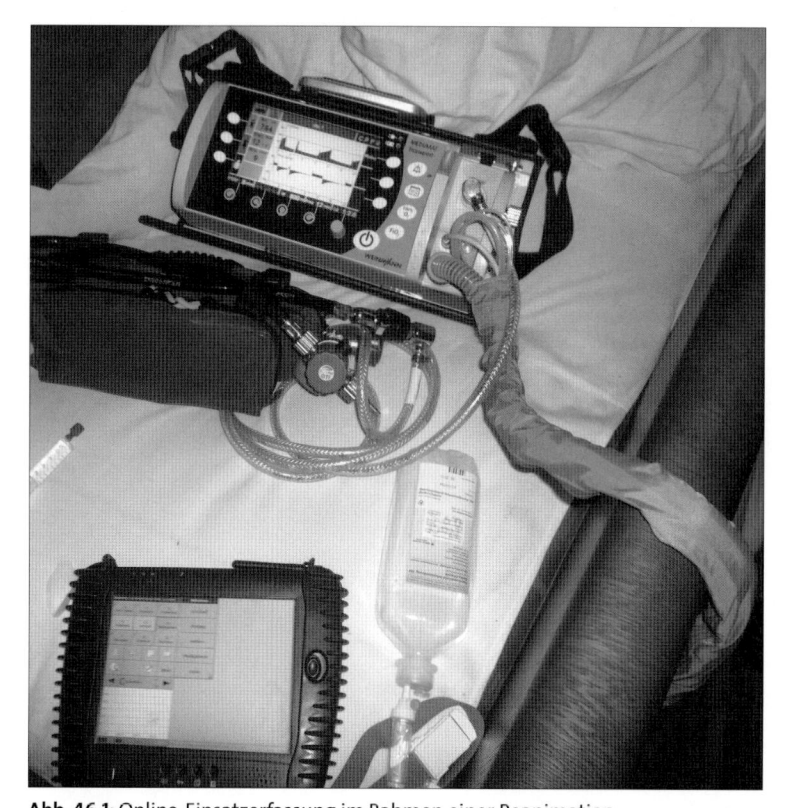

Abb. 46.1: Online-Einsatzerfassung im Rahmen einer Reanimation

47 Sonstige Notfälle

Fallbesprechungen

> **Lernziel:**
> Diskussion und Bewertung in Gruppen von max. 15 Personen mit Bezug zu den Fortbildungsthemen aus den Blöcken B 2 und D 1 fiktiv vorgegebene Situationen an einem Einsatzort im Hinblick auf eine korrekte Notfalldiagnostik und -therapie inkl. einsatztaktischer Belange und ggf. auch alternative Möglichkeiten im Notarztdienst.

48 Praktikum Pädiatrie

> **Lernziel:**
> In Gruppen Kennenlernen und Üben der praktischen Anwendung der unter 48.1–48.7 genannten Techniken oder Hilfsmittel.
> 48.1 venöser und intraossärer Zugang
> 48.2 Maskenbeatmung
> 48.3 Intubation, maschinelle Beatmung
> 48.4 Reanimation
> 48.5 Defibrillation
> 48.6 Mittel zur Lagerung, Fixierung und zum Transport
> 48.7 Kinder-Notfallkoffer im Rettungsdienst
> Folgende Mindestanforderungen sollen erfüllt sein:
> Die für die Anwendung der beschriebenen Behandlungsmaßnahmen erforderlichen und geeigneten Übungsgeräte/Phantome sind in ausreichender Anzahl bereitzustellen.

Block D 2
Einsatztaktik

49 Koordination der medizinischen mit der technischen Rettung – 854
50 Einsatztaktik beim Massenanfall von Verletzten/Erkrankten – 871
51 Demonstration technischer Rettungsmöglichkeiten – 890
52 Sichtungsübung „Großschadenslage" inkl. Auswertung – 891

49 Koordination der medizinischen mit der technischen Rettung

Jörg Oberkinkhaus, Thorsten Finteis

> **Lernziel:**
> Kennenlernen der Aufgaben und originären Maßnahmen der FW, insbesondere im Rahmen einer gemeinsamen Tätigkeit an einer Einsatzstelle, und in der Lage sein, bei derartigen Einsätzen als Notarzt an einer reibungslosen Kooperation mitzuwirken.

Im rettungsdienstlichen Alltagsgeschehen sind für den Notarzt im Wesentlichen folgende Einsatzsituationen gemeinsam mit der FW denkbar:
- Verkehrsunfall (Pkw/Lkw)
- Retten aus Höhen und Tiefen
- Brandeinsatz
- Gefahrguteinsatz (CBRN-Gefahren: chemische, biologische, radiologische, nukleare)
- Befreiung aus Zwangslagen

In den folgenden Abschnitten werden verschiedene Einsatzsituationen und ihre Durchführung aufgezeigt.

49.1 Kooperation mit der Feuerwehr

Das Aufgabenspektrum der FW lässt sich kurz, aber umfassend durch das Motto „Retten – Löschen – Bergen – Schützen" darstellen.

Feuerwehr bundeseinheitlicher Standard

Die Feuerwehren übernehmen den Bereich des vorbeugenden und abwehrenden Brandschutzes sowie der technischen Hilfeleistung und sind in einigen Bundesländern in den RD integriert. Die Tätigkeit der FW findet ihre gesetzliche Grundlage in den Brand- und Katastrophenschutzgesetzen der jeweiligen Bundesländer. Neben den Berufsfeuerwehren sind es v.a. die Freiwilligen Feuerwehren, die ein breit gefächertes Aufgabenspektrum wahrnehmen, daneben existieren auch Werk- und Betriebsfeuerwehren. Die Ausstattung der Feuerwehren richtet sich nach lokalen und regionalen Gefahrenschwerpunkten und ist gesetzlich geregelt.

Gewandelt hat sich das Aufgabenspektrum der Feuerwehren. Stand vor vielen Jahren noch die Brandbekämpfung im Vordergrund, so überwiegt jetzt der Bereich der technischen Hilfeleistungen nach Unglücksfällen aller Art.

Die Vorgehensweise der Feuerwehren ist in Feuerwehrdienstvorschriften (FwDV) geregelt, hierdurch wird ein bundeseinheitlicher Standard in der taktischen Vorgehensweise und der Ausbildung festgelegt.

Aufgrund der gesetzlichen Grundlagen ist der Einsatzleiter der FW grundsätzlich der Gesamteinsatzleiter und damit auch der Gesamtverantwortliche an der Einsatzstelle.

Einsatzleiter Feuerwehr = Gesamtleiter

Der Notarzt wird bei gemeinsamen Einsätzen als medizinischer (und nicht als taktischer) Einsatzleiter tätig, dennoch liegt die Gesamtverantwortung für das Einsatzgeschehen beim Einsatzleiter der FW, dies gilt auch für den Organisatorischen Leiter Rettungsdienst (OrgLRD). Im System der Einsatzführung sind Notarzt und OrgLRD als Leiter ihres Abschnitts zu sehen, die dem Gesamteinsatzleiter als Fachberater dienen.

Im Einsatzmanagement sind die Zuständigkeiten definiert: Der RD gibt die medizinische Notwendigkeit der Rettungsmaßnahmen und die Reihenfolge der Patientenbefreiung vor, die FW informiert über ihre technischen Möglichkeiten und deren Vor- und Nachteile.

49.2 Rettung von Personen in Zwangslagen

Neben den aufgeführten Einsatzsituationen wird der Notarzt auch bei Einsätzen zur Rettung aus Zwangslagen gerufen:

Zwangslage: medizinische und psychologische Betreuung nötig

- Tiefbauunfälle (Verschüttung, nachrutschendes Erdreich)
- Einsätze in Gärkellern, Silos, Schächten (toxische Gase)
- Maschinenunfälle (eingeklemmte Extremitäten)
- Wasser- und Eisrettung (Taucheinsatz, Eisrettungsschlitten, Leitern)
- Notfall-Türöffnungen (hilflose Person)
- Einsätze mit stecken gebliebenen Aufzügen (Angstreaktionen)

Neben der medizinischen Behandlung ist hierbei auch die psychische Betreuung des ansprechbaren Patienten von großer Bedeutung.

Ist die FW aufgrund des Meldebildes nicht automatisch mitalarmiert worden, muss der Notarzt nach Eintreffen an der Einsatzstelle und entsprechender Lage-Erkundung umgehend aufgrund der Gefahrensituation die Nachforderung der FW zur technischen Rettung veranlassen.

49.3 Durchführung der technischen Rettung und Kooperation

Durch den technischen Fortschritt in der Kfz-Industrie (Airbag, Seitenaufprallschutz, Gurtstraffer) hat die Verletzungsschwere bei Verkehrsunfällen abgenommen, jedoch stellt die Einsatzindikation eingeklemmter Patient für alle beteiligten Einsatzkräfte von FW und RD immer wieder eine Herausforderung dar.

3 Phasen bei Rettung Eingeklemmter (Kfz)

Der qualitative Wandel in der Notfallmedizin und die Entwicklung leistungsfähiger technischer Rettungsgeräte ermöglichen mittlerweile eine optimierte medizinische und technische Rettung.

Der Einsatzablauf lässt sich in 3 Phasen aufteilen, die aufeinander aufbauen und so dem Einsatz eine Struktur geben. Die erste Phase umfasst alle Maßnahmen, die unmittelbar nach dem Eintreffen an der Einsatzstelle notwendig sind, die weiteren Phasen beinhalten die Versorgung und Rettung des Patienten aus dem Fahrzeug. Durch den Notarzt muss in einer ersten Sichtung des Patienten festgelegt werden, ob der Patientenzustand als kritisch zu bewerten ist. Kritische Patienten sind vital bedroht und unter dem Aspekt der „golden hour" zügig und lageabhängig unter Ausschluss einzelner Phasenelemente aus dem Fahrzeug zu befreien sowie nach dem Prinzip von „treat and run" einer geeigneten Versorgungseinrichtung zuzuführen.

49.3.1 Fahrzeugaufstellung – Absicherung – Brandschutz – Lage-Erkundung – räumliche Ordnung der Einsatzstelle

Die Einsatzfahrzeuge sind so aufzustellen, dass eine ungehinderte An- und Abfahrt auch von nachrückenden Kräften möglich ist und die Durchführung des Einsatzes nicht behindert wird. Zweckmäßig ist hierbei, die Rettungsmittel auf der Unfallseite der Straße in Schrägparkposition aufzustellen (s. Abb. 49.1).

Eigenschutz zuerst

Für den Einsatz der FW muss ein Entwicklungsraum freigehalten werden, um das notwendige technische Gerät ohne Verzögerung zur Rettung an das Unfallfahrzeug zu bringen.

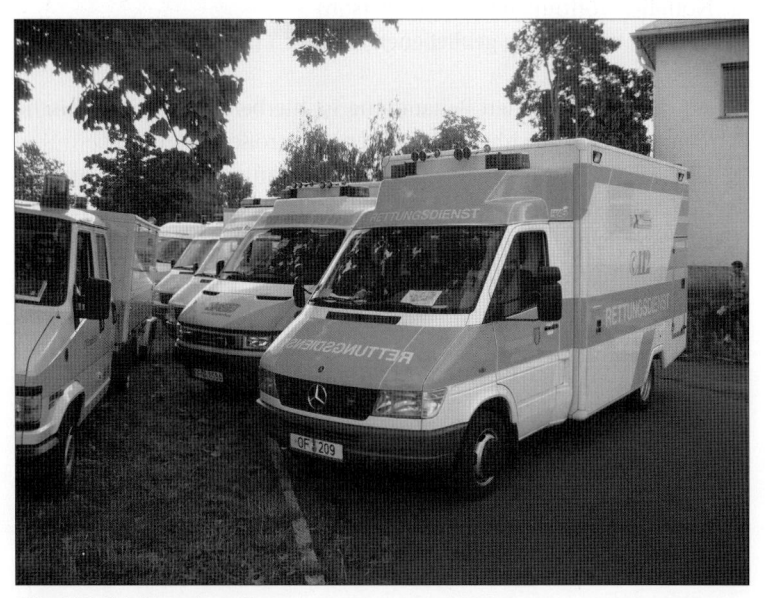

Abb. 49.1: Schrägparkposition

An der Einsatzstelle sind zur Sicherung der Einsatzkräfte und betroffener Personen umgehend Absicherungs- und Absperrmaßnahmen einzuleiten. Dies ist vor Eintreffen der FW durch den RD/Notarzt selbst sicherzustellen (Warndreieck, Warnblinker, Blaulicht, Arbeitsscheinwerfer, Warnwesten für Arzt und RettAss). Bei Dunkelheit ist die Einsatzstelle grundsätzlich durch die FW auszuleuchten, dies schafft nicht nur bessere Arbeitsbedingungen, sondern auch eine weiträumige Erkennbarkeit.

Aus Sicherheitsgründen ist bereits frühzeitig der Brandschutz an der Einsatzstelle sicherzustellen, um so bspw. bei einer Entzündung auslaufenden Benzins vorbereitet zu sein. Durch die Besatzung des ersteintreffenden Rettungsmittels kann bereits mit dem bordeigenen Feuerlöscher des NEF ein Basisschutz sichergestellt werden. Nach Eintreffen der FW übernimmt diese den Brandschutz (Pulverlöscher und Schnellangriffseinrichtung mit Wasser). Eine zusätzliche Erhöhung der Sicherheit wird durch das Ausschalten der Zündung und Abklemmen der Batterie des Unfallfahrzeugs erzielt. Hierbei reduziert sich die Brandgefahr, und die Energieversorgung der Airbagauslösevorrichtung wird unterbunden. Trotz Deaktivierung der Fahrzeugbatterie kann die Funktion des mehrstufigen Airbagssystems durch Energiepuffer für bis zu 30 min aufrechterhalten werden. Daraus ergibt sich während des Einsatzes ein Gefährdungspotenzial für alle beteiligten Einsatzkräfte im Wirkbereich der Airbagkomponenten.

Brandgefahr

Weiteres Gefährdungspotenzial besteht auch durch alternative Antriebstechniken (Gasantrieb, Elektroantrieb, Hybridantrieb) sowie durch auslaufende Batteriesäure, Metall- und Glassplitter und durch mitgeführte Ladung (z.B. Druckgasflaschen, Chemikalien).

Eine instabile Position eines Unfallfahrzeugs (z.B. Böschung, Brückengeländer) bedarf der Sicherung durch die FW, bevor ärztliche Maßnahmen erfolgen können.

Für den Notarzt bedeuten die möglichen Gefahren an der Einsatzstelle die konsequente Verwendung der persönlichen Schutzausrüstung, d.h., Feuerwehrhelm mit Visier, Feuerwehr- und Infektionsschutzhandschuhe, Schutzkleidung und Sicherheitsschuhe sind der Standard und nicht die Ausnahme. In einem weiteren Schritt sind die Lage an der Einsatzstelle und die Situation des/der Patienten zu ermitteln: Einsatzstelle komplett abgehen/umrunden, noch nicht behandeln (!), keine Einsatzentscheidungen auf Vermutungen aufbauen. Bei der Erkundung orientiert sich der Notarzt an folgenden Fragestellungen:

Schutzausrüstung

- Anzahl der Patienten
- Eingeklemmte Patienten
- Schweregrad der Verletzungen
- Anzahl der Leichtverletzten
- Herumirrende Patienten
- Aus dem Fahrzeug geschleuderte Patienten (z.B. leerer Kindersitz)

▲ Anzahl der Rettungsmittel (Faustformel: pro Patienten ein Rettungsmittel + 1 Rettungsmittel als taktische Reserve bei unübersichtlichen Lagen)
▲ RTH erwägen (schonender und schneller Transport)

Lagemeldung Eine qualifizierte Lage-Erkundung ist bei einer weitläufigen Einsatzstelle nicht in wenigen Minuten durchführbar, deshalb dürfen keine alarmierten Rettungsmittel voreilig abbestellt werde. Die Praxis zeigt, dass im Regelfall eher zu wenig Rettungsmittel an der Einsatzstelle verfügbar sind. Ein umfangreiches Angebot an Einsatzmitteln und -kräften lässt sich vor Ort leichter reduzieren, als einen Kräftemangel kompensieren und Nachalarmierungen veranlassen zu müssen.

Das Ergebnis der Lage-Erkundung wird als Lagemeldung der Leitstelle mitgeteilt, hierbei wird auch noch einmal der genaue Einsatzort gemeldet (Autobahnkilometer mit Fahrtrichtung, Anfahrtsmöglichkeiten, Zugänglichkeit zur Einsatzstelle). Wichtiger Bestandteil der ersten Phase ist die räumliche Organisation der Einsatzstelle, hierbei hat sich eine Einteilung in Arbeitszonen bewährt.

Arbeitszonen Im direkten Arbeitsbereich am Kfz (Rettungsbereich), der sich durch räumliche Enge auszeichnet, befinden sind nur die Personen, die unmittelbar mit der Rettung und Versorgung beschäftigt sind. In diesem beengten Arbeitsbereich ist aus Platzgründen nur die für die unmittelbare Patientenversorgung notwendige medizinische Ausrüstung vorzuhalten (Notfallkoffer, Beatmungsgerät, EKG-Gerät, Absaugpumpe, Zervikalstützen). Der Patient wird dadurch nicht einem unnötigen Stress durch zu viele Personen und Material ausgesetzt, der Arbeitsbereich wird nicht „verstopft" (Bildung einer „Rettungstraube").

Eine weitere Zone dient als Materialbereich und damit als Bereitstellungszone aller benötigten Arbeitsgeräte, alle unmittelbar nicht benötigten Geräte werden dort abgelegt (Trage mit Vakuummatratze, Schaufeltrage, Spineboard etc.).

Entfernte Fahrzeugteile (abgeschnittenes Dach, entnommene Glasscheiben etc.) werden an einem festgelegten Schrottabladebereich gesammelt.

49.3.2 Erstzugang – Erstdiagnostik – Basismaßnahmen

Erstversorgung Ist der Patient ohne technische Maßnahmen von außen zugänglich, bspw. durch Fehlen der Windschutzscheibe oder eine geöffnete Tür, können die Erstdiagnostik und erste Versorgung durch das Rettungsdienstpersonal noch vor Eintreffen der FW erfolgen.

Ist dies nicht möglich, wird durch die FW ein Erstzugang zum Fahrzeuginnenraum geschaffen, z.B. durch Entfernen der Heck-/Frontscheibe, Öffnen der Heckklappe oder einer Tür mittels technischen Geräts.

49.3 Durchführung der technischen Rettung und Kooperation

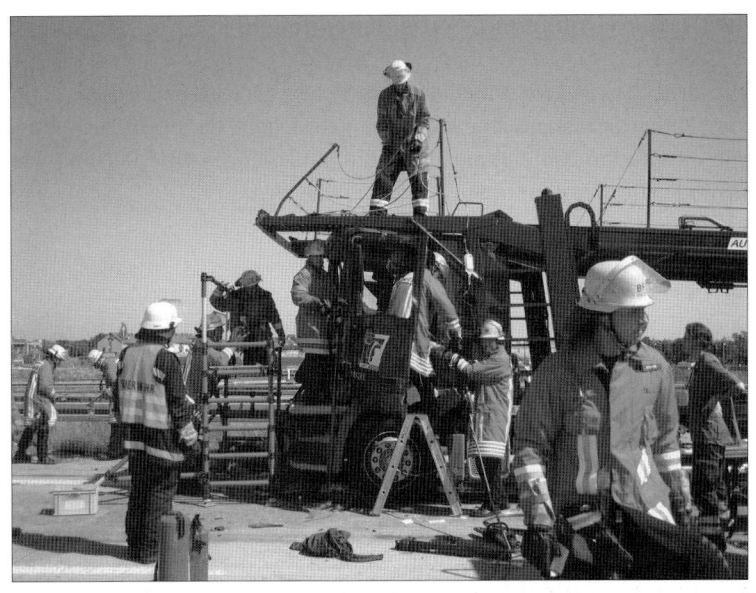

Abb. 49.2: Technische Rettung eines eingeklemmten Lkw-Fahrers

Bei Lkw-Unfällen wird aufgrund der Fahrzeughöhe ein Erstzugang zum Patienten über ein Steckleiterteil der FW ermöglicht, später wird zur Optimierung des Arbeitsraums eine Rettungsplattform aufgebaut, die einen Zugang von 3 Seiten und eine Arbeitshöhe auf Patientenniveau ermöglicht (s. Abb. 49.2). Die Fahrerkabine wird auf der Vorderachse durch Spanngurte stabilisiert. **Rettungsplattform**

Eine erste Einschätzung der Patientensituation ist bereits aufgrund der Fahrzeugdeformierung und sichtbarer Deformierungsstellen im Kfz möglich (Deformierung des Lenkrads durch den Aufprall mit dem Thorax, Kopfabdruck in der Frontscheibe).

Die FW sichert das Unfallfahrzeug gegen Wegrollen durch Keile. Ein in instabiler Position liegendes Kfz (abschüssiges Gelände) mit Gefahr des weiteren Abrutschens wird durch geeignete Maßnahmen (Seilwinde, Mehrzweckzug, Abstützmaßnahmen) gesichert. **Abrutschsicherung**

Grundsätzlich wird jedes Unfallfahrzeug durch Rüsthölzer oder Stufenkeile unterbaut. Durch diese Maßnahmen wird jegliche Bewegung des Kfz verhindert, dadurch können alle weiterführenden Rettungsmaßnahmen erschütterungsfrei für den Patienten durchgeführt werden (z.B. bei Wirbelsäulenverletzungen).

Ein Mitglied des Rettungsteams steigt durch den neu geschaffenen Erstzugang zur Erstversorgung und Patientenbetreuung in das Unfallfahrzeug. Neben der Patientenüberwachung und Durchführung medizinischer Maßnahmen dient er als „Sensor" für die technischen Rettungsmaßnahmen der FW. Denn er kann aus Sicht des Verletzten mögliche Patientengefährdungen durch die Arbeiten am Kfz frühzeitig erkennen und direkt an die Feuerwehreinsatzkräfte an Schere und Spreizer melden.

49.3.3 Dachentfernung – Patientenbefreiung

Um dem RD ein größtmögliches Arbeitsfeld zu schaffen, ist abhängig vom Patientenzustand eine konsequente Dachentfernung anzustreben. Die erweiterten Maßnahmen und die patientengerechte Rettung aus dem Kfz können so optimaler durchgeführt werden.

Schneller Zugangsweg: Dachentfernung

Die Entfernung des Dachs bringt folgende Vorteile:
◢ Sie ist schnell durchführbar.
◢ Das Rettungsdienstpersonal hat erweiterten Bewegungsraum.
◢ Der Zugang zum Patienten ist von mehreren Seiten möglich.
◢ Schaufeltrage, Spineboard sind optimal einsetzbar.
◢ Eine Crash-Rettung ist bei sich verschlechternder Patientensituation problemloser und schonender möglich.

Für die Dachentfernung müssen die noch intakten Scheiben vorbereitend möglichst splitterfrei entfernt werden, dabei ist der Patient im Idealfall durch eine durchsichtige schnittfeste Plane vor der möglichen Splitterwirkung zu schützen und durch einen Betreuer im Unfallfahrzeug über alle Maßnahmen zu informieren.

Lageabhängig ist eine vollständige Dachentfernung anzustreben, jedoch kann auch aus situationsbezogenen Gründen nur eine partielle Dachentfernung im Bereich der Vordersitze erfolgen. Der Einsatz von Spineboard und Schaufeltrage zur Rettung aus dem Kfz ist dann aber nur eingeschränkt möglich.

Rettungszylinder

Ist der Patient nach Frontalzusammenstößen, Kollisionen mit Bäumen oder Brückenpfeilern im Fuß-/Beinraumbereich eingeklemmt, wird für den Notarzt durch die FW ein Zugang geschaffen, damit er die Einklemmungssituation besser beurteilen kann. In einem weiteren Schritt wird festgelegt, ob der Vorderwagen zur Raumgewinnung durch Einsatz eines hydraulischen Rettungszylinders gefahrlos hoch gedrückt werden kann. Diese Maßnahme bringt auch eine Entlastung für die Bereiche Thorax und Abdomen. Eingeklemmte Füße des Patienten können mittels hydraulischen Pedalschneiders befreit werden.

Spineboard

Parallel zur technischen Rettung werden durch den RD die weiteren notwendigen Maßnahmen zur Patientenrettung getroffen: Durch die Bereitstellung von Schaufeltrage/Spineboard kann der Patient achsengerecht über den Heckbereich eines Pkw gerettet werden, auch die seitliche Entnahme des Patienten aus dem Führerhaus eines Lkw ist so patientenschonend möglich.

Der Patient wird dann auf der bereitstehenden Trage mit aufgelegter Vakuummatratze gelagert. Beim Pkw werden Schaufeltrage/Spineboard zwischen Patient und Sitz geschoben, und der Patient wird dann vorsichtig auf Schaufeltrage/Spineboard gezogen. Eine frühzeitige Voranmeldung des Patienten in einem geeigneten Krankenhaus durch die Leitstelle/direkt via Mobiltelefon des NEF vermeidet eine unnötige Verlängerung der Standzeit am Notfallort (golden hour).

49.4 Drehleitereinsatz im Rettungsdienst

49.4.1 Einsatzmöglichkeiten

Neben den klassischen Feuerwehraufgaben (Menschenrettung, Brandbekämpfung, Ausleuchten von Einsatzstellen) lässt sich die Drehleiter auch für die Belange des RD einsetzen.

Patienten können liegend aus Häusern, von Dächern oder Baukränen gerettet werden (s. Abb. 49.3). Auch für die Rettung aus Gewässern oder von Eisflächen lässt sich die Drehleiter verwenden.

Durch die Verwendung von Zusatzgeräten (Rollgliss) kann an der Drehleiter auch eine Abseilvorrichtung installiert werden, die u.a. den Einsatz der Schleifkorbtrage oder des KED-Systems ermöglicht (s. Abb. 49.4).

Mittels Rollgliss und KED-System können Patienten auch aus Gruben und Schächten gerettet werden.

Die Einsatzgrenzen der Drehleiter ergeben sich aus der Beschränkung der Korbbelastung sowie aus der typabhängigen Leiterlänge und Ausladung.

Für den Einsatz der Trage besitzt die Drehleiter eine spezielle Tragenhalterung, die am Korb befestigt wird, um 360° schwenkbar ist und eine Aufnahmemöglichkeit für Rolltragen ohne Untergestell bietet.

Für Einsatzorte außerhalb der Rettungshöhe einer Drehleiter oder baulich vorhandene Rettungswege werden durch einige Feuerwehren spezielle „Höhenrettungsgruppen" vorgehalten. In der Praxis kommen diese Einheiten bspw. bei der Rettung von Patienten von hohen Baukränen, Industrieanlagen (Schornsteine, Schächte, Getreidesilos), im

Schleifkorbtrage

Rollgliss

Höhenrettung

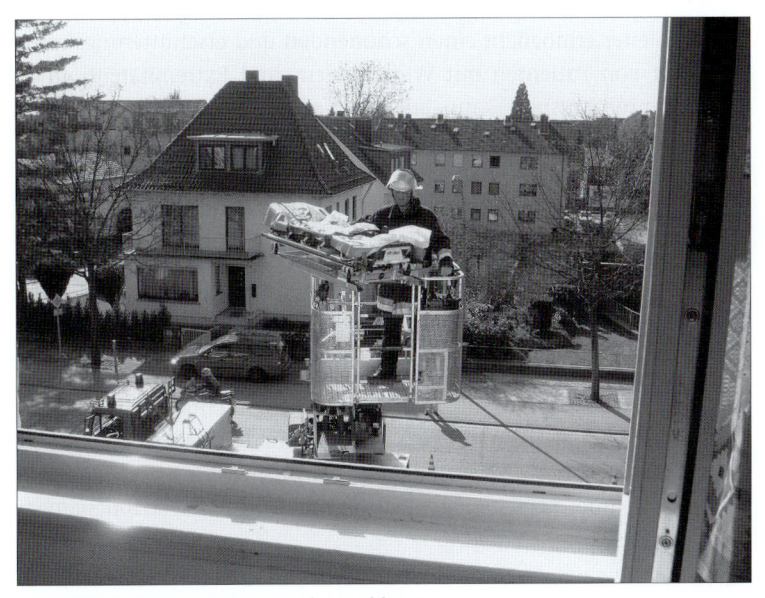

Abb. 49.3: Patientenrettung mit der Drehleiter

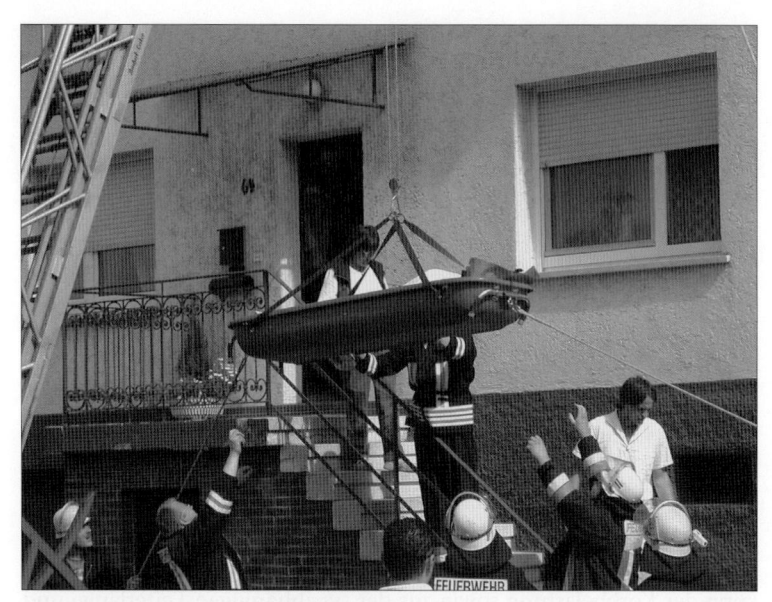

Abb. 49.4: Abseilen der Schleifkorbtrage

unwegsamen Gelände (Steilhang, Steinbruch), aber auch zur Rettung von Fallschirmspringern und Gleitschirmfliegern aus Bäumen zum Einsatz. Zu berücksichtigen ist jedoch eine gewisse Vorlaufzeit bis zum Herstellen der Einsatzbereitschaft solcher Einheiten. Alternativ ist auch der Einsatz eines RTH mit Winde zu erwägen.

49.4.2 Vorteile des Drehleitereinsatzes

Die Drehleiter ermöglicht einen schonenden und erschütterungsfreien Transport von Patienten mit Wirbelsäulen- und Extremitätentrauma. Der Patiententransport kann auch zur schnellen Überwindung von Höhen und Tiefen mithilfe der Drehleiter durchgeführt werden.

Der Einsatz der Drehleiter stellt auch eine sichere Alternative zum Patiententransport durch extrem enge Treppenhäuser (Wendeltreppe, Altbauten) dar.

49.4.3 Nachteile des Drehleitereinsatzes

Der Drehleitertransport ermöglicht keine uneingeschränkte Weiterführung von Therapiemaßnahmen (z.B. Reanimation), d.h., der Patient muss transportfähig sein. Auch die psychische Belastung des Transports für Patient und begleitendes Rettungsdienstpersonal (Höhenangst) muss berücksichtigt werden.

49.5 Einsatztaktik bei Brandeinsätzen

Wird der RD gemeinsam mit der FW eingesetzt, sind von rettungsdienstlicher Seite her gesehen bestimmte Verhaltensregeln unumgänglich, um den Einsatz für alle Beteiligten geordnet ablaufen zu lassen.

49.5.1 Fahrzeugaufstellung

▲ Windrichtung beachten (Schadstoffwolke)
▲ An- und Abfahrtswege freihalten
▲ Entwicklungs- und Aufstellflächen für die FW beachten (Notarzteinsatzfahrzeug nie direkt vor brennendem Gebäude parken – hier ist der Platz für die Drehleiter!)
▲ Keine Aus- und Einfahrten zuparken, z.B. Hofzufahrt
▲ Keine Ober- und Unterflurhydranten zustellen (Hydrantenschilder geben Hinweis)

Feuer: Einsatztaktik beachten

49.5.2 Gefahren – Personenrettung – Lage-Erkundung

Im Einsatzbereich eines brennenden Hauses lauern vielfältige Gefahren, etwa herabfallende Dachziegel, berstende Fensterscheiben, platzende Eternitabdeckung und v.a. auch Brandrauch.

Brandrauch breitet sich schneller aus als der Brand selbst, auch kleinere Brände erzeugen große Mengen an Brandrauch, der eine hohe Toxizität hat (Abb. 49.5).

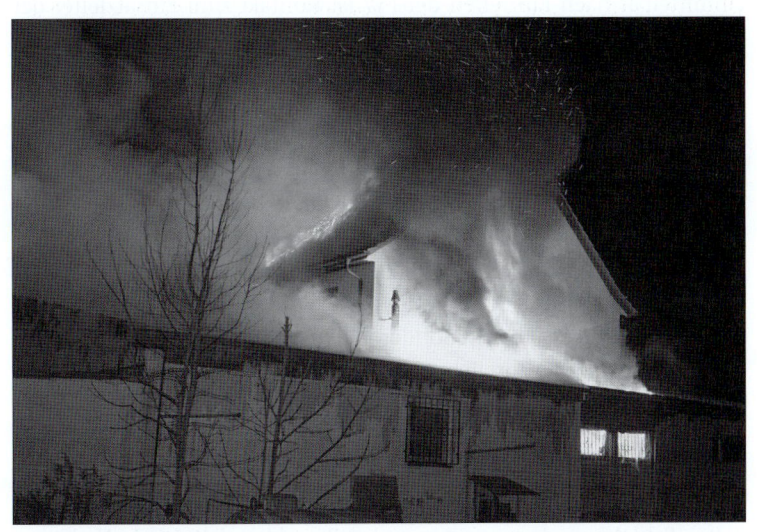

Abb. 49.5: Wohngebäudebrand – vielfältige Gefahren für Patienten, Betroffene und Einsatzkräfte

Auch innerhalb eines Gebäudes sind vielfältige Gefahren vorhanden. Durch beschädigte Elektro- oder Gasleitungen oder das Öffnen von Türen besteht für alle Einsatzkräfte die Gefahr der Durchzündung von Rauchgasen und Stichflammenbildung (sog. Flash Over).

Eine vorgefundene Ausgangslage kann sich gerade in der Anfangssituation rasch ändern, wenn sich neue Hinweise auf bisher unbekannte Gefahren ergeben. So können vielfältiges Lagergut, ein Heizöllager oder Druckgasflaschen (Explosionsgefahr) das Gefahrenpotenzial eines Kellerbrandes massiv erhöhen. Daher hält sich der RD immer außerhalb des Gefahrenbereichs auf.

Die Rettung aus dem Gefahrenbereich ist Aufgabe der FW. Die Übergabe von Verletzten an den RD erfolgt an einem definierten Übergabepunkt **außerhalb** des Gefahrenbereichs.

Häufig werden Notrufe lückenhaft abgesetzt, und der Anrufer kann keine detaillierten Angaben zum Geschehen machen. Die Leitstelle ist zur Einsatzplanung (Einsatz von LNA, Alarmierung weiterer Rettungsmittel) auf möglichst umfassende Informationen durch die ersteintreffenden Rettungsmittel angewiesen. Eine Lage-Erkundung erfolgt unter Beachtung des Eigenschutzes, die folgende Rückmeldung an die Leitstelle soll folgende Punkte enthalten:

Platz des Notarztes: außerhalb Gefahrenzone

- ▲ Genaue Einsatzstelle (Straße, Anfahrtsweg)
- ▲ Objektart/Objektnutzung (z.B. Einfamilienhaus, Hochhaus, Kindergarten, Kaufhaus, Industrieanlage)
- ▲ Brandart (z.B. Keller-, Zimmer-, Wohnungs-, Dachstuhlbrand)
- ▲ Personen im Objekt (Treppenhaus erkennbar verqualmt – Fluchtwege?)
- ▲ Anzahl der Betroffenen und Verletzten (Beteiligte befragen)

Unmittelbar nach Eintreffen der FW ist Kontakt zum Einsatzleiter der FW aufzunehmen und diesem die bisherigen Erkenntnisse mitzuteilen.

Eine Bewertung des Patientenguts in quantitativer und qualitativer Hinsicht kann nur durch den Notarzt erfolgen, er beurteilt Verletzungsart und Verletzungsschwere und die Anzahl der benötigten Rettungsmittel. Analog zum Einsatzgeschehen „Verkehrsunfall" dürfen anfahrende Rettungsmittel nicht abbestellt werden, bevor die Lage eindeutig beurteilbar ist. Zur Identifizierung von Patienten mit brandereignisbedingter CO-Intoxikation ermöglichen mobile Messgeräte eine CO-Hb-Erfassung bereits an der Einsatzstelle.

Kooperation Feuerwehr – Notarzt

Bei Brandmeldealarm in Sonderobjekten (Krankenhaus, Altenheim) kann der Notarzt vorsorglich zusammen mit der FW alarmiert werden (Bereitstellung). Der Notarzt sucht den Kontakt zum Einsatzleiter der FW.

Die Einsatzstelle wird erst nach Rücksprache mit der Einsatzleitung der FW verlassen. Dabei ist es unerheblich, ob es sich um einen vermutlichen Fehlalarm oder um einen realen Brand handelt. Ist ein Verletzter erstversorgt und eine Transportbegleitung durch den Notarzt erforderlich, kann der Notarzt die Einsatzstelle auch in diesem Fall erst dann verlassen, wenn der Einsatzleiter der FW hierüber informiert wurde.

Der RD kann auch zum Eigenschutz der Feuerwehrkräfte vor Ort angefordert werden (z.B. Atemschutzeinsatz, Arbeiten in einsturzgefährdeten Bereichen).

49.6 Gefahrguteinsatz

Die erhöhte Produktion und Verarbeitung von gefährlichen Stoffen und die damit verbundenen Gefahrguttransporte führen regelmäßig zu Einsätzen der Feuerwehren und des RD aufgrund von Gefahrstofffreisetzungen (s. Abb. 49.6).

Aber nicht nur Transportunfälle auf der Straße, Schiene und Gewässern, sondern auch Leckagen und Unfälle in betrieblichen Einrichtungen sowie Brände und Explosionen können eine Gefahrstoffexposition verursachen. Bereits bei Standardeinsätzen wie der Brand eines Pkw oder eines Altkleidercontainers werden umfangreiche Schadstoffkonzentrationen, z.B. von Zyaniden und nitrosen Gasen, freigesetzt. Im Bereich der Katastrophenmedizin hat eine Neuorientierung stattgefunden, der frühere Bereich der ABC-Gefahren (atomaren, biologischen, chemischen) hat sich zu CBRN-Gefahren (chemische, biologische, radiologische, nukleare) gewandelt. Hiermit werden alle Möglichkeiten der Ausbreitung eines entsprechenden Stoffs berücksichtigt, bspw. durch einen Anschlag.

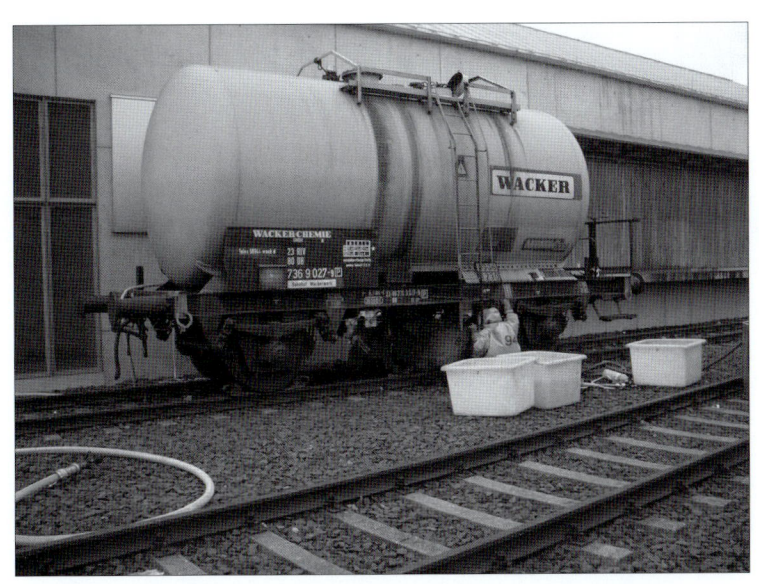

Abb. 49.6: Gefahrguteinsatz nach Stoffexposition bei einem Kesselwagen

49.6.1 Gefahrgutkennzeichnung

Gefahrgut Warntafeln

Die Kennzeichnungspflicht für Gefahrgut basiert auf gesetzlichen Grundlagen und ist abhängig von Menge und Art des Stoffs. Transportfahrzeuge, aber auch Transportbehälter und einzelne Versandstücke werden international einheitlich gekennzeichnet.

Die Kennzeichnung ermöglicht den Einsatzkräften eine quantitative und qualitative Beurteilung des Gefahrguts; anhand der Kennzeichnungen kann der Notarzt bereits frühzeitig über die Leitstelle aufgrund von Datenbanken und Nachschlagewerken wertvolle Stoffinformationen und Handlungsanweisungen erhalten.

Zur Gefahrgutkennzeichnung werden orangefarbene Warntafeln mit und ohne Kennzeichnungsnummern verwendet sowie „Gefahrzettel", die ein der Gefahr entsprechendes Symbol aufweisen.

Die orangefarbenen Warntafeln (30 × 40 cm; s. Abb. 49.7) kennzeichnen Gefahrguttransporte auf der Straße und im Schienenverkehr. Die Tafeln ermöglichen eine sichere Identifizierung des Gefahrguts, auch aus der Entfernung heraus.

Im oberen Teil der Tafel befindet sich die Gefahrennummer, mit der die Gefahr des transportierten Gefahrguts charakterisiert wird. Wenn der Gefahrennummer ein X vorangestellt ist, reagiert der Stoff heftig mit Wasser (**Cave**: Löschwasser, Regen, Schnee!). Im unteren Teil der Tafel befindet sich die Stoffnummer (UN-Nummer), die von der UNO dem jeweiligen Gefahrgut zugeteilt wurde und weltweit einheitlich ist.

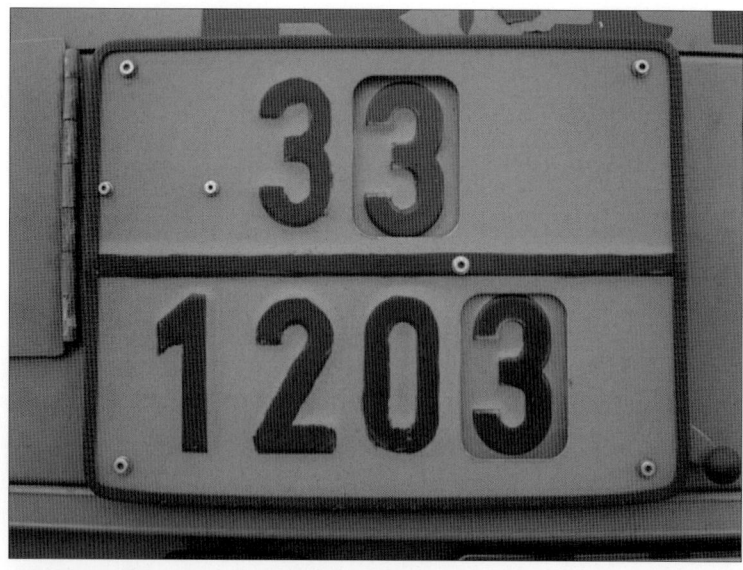

Abb. 49.7: Gefahrgutkennzeichnung, hier: Benzin

49.6.2 Einsatzgrundsatz – Problemfelder

> Für Gefahrguteinsätze gilt der Einsatzgrundsatz: Unbekannte Stoffe gelten so lange als gefährliche Stoffe, bis das Gegenteil eindeutig bewiesen ist!

Auch bei einem vermuteten Gefahrstoffaustritt wird der Einsatz so abgewickelt, als sei der Stoffaustritt gesichert. Der FW stehen für den Gefahrguteinsatz umfangreiche Messtechniken zur Verfügung, um eine quantitative und qualitative Analytik vornehmen zu können (Prüfröhrchen, Warngeräte zur Detektion explosiver Gase und zur Ermittlung der Umgebungssauerstoffkonzentration, Geigerzähler, Gaschromatographen). Spezielle medizinische Datenbanken für Gefahrguteinsätze (z.B. Meditox, Memplex) informieren den Notarzt über notwendige Behandlungs- und Prophylaxemaßnahmen.

Im Gegensatz zum regulären Notfalleinsatz kann der Zugriff des Notarztes auf den Patienten möglicherweise erst nach umfangreichen und zeitaufwändigen, aber nötigen Sicherungsmaßnahmen durch die FW erfolgen.

Verzögerte Versorgung des Patienten

Diese Situation der verzögerten Hilfsmöglichkeit stellt auch für die Einsatzkräfte eine psychische Belastungssituation dar, ist aber einsatztaktisch unumgänglich. Durch den Notarzt ist weiterhin stoffabhängig eine bis zu mehreren Stunden verzögerte Reaktion (Latenzzeit) auf den Giftstoff zu berücksichtigen. Bislang symptomfreie Betroffene können noch Stunden später zu Patienten werden (z.B. toxisches Lungenödem nach Rauchgasinhalation). Verschiedene Einsatzkonzepte sehen eine Aktivität von Notarzt und Rettungsdienstpersonal im Gefahrenbereich vor, hier handelt es sich dann um speziell ausgebildete Rettungsdienstmitarbeiter. Diese Konzepte existieren noch nicht bundesweit, sondern sind auf einzelne Rettungsdienstbereiche beschränkt.

Nicht immer ist das Vorliegen einer Gefährdung durch Gefahrgut oder Gefahrstoffe sofort erkennbar, weil die Fahrzeuge nicht gekennzeichnet oder nicht kennzeichnungspflichtig sind (z.B. 30 t Brennspiritus, verpackt in 1-Liter-Flaschen). Andere Beispiele sind der Gasflaschentransport im Lieferwagen eines Gas- und Wasser-Installateurs (Acetylen), aber auch der Transport von größeren Mengen Bauschaum durch den Heimwerker. Aber auch Unfälle im häuslichen Bereich können zur Bildung und Freisetzung von Gefahrstoffen führen, wie unsachgemäß verwendeter Sanitärreiniger im Badezimmer, eine während des Ladevorgangs explodierende Autobatterie im Keller eines Hauses oder ein Suizid mit Pflanzenschutzmitteln. Hier kann sich rasch eine Kontamination des Rettungsteams und der Ausrüstung ereignen.

Gefahr erkennen – dann denken!

Wird der Gefahrgutunfall erst durch den RD als solcher erkannt, bspw. bei der Freisetzung von Chlorgas in einem Schwimmbad oder bei einem Verkehrsunfall oder betrieblichen Unfall, ist umgehend die FW anzufordern.

49.6.3 Lage-Erkundung – Personenrettung

Die Weichen für eine erfolgreiche Einsatzabwicklung werden auch durch das ersteintreffende Rettungsmittel gestellt, ein definierter Algorithmus (**GAMS**) beschreibt die ersten Handlungsmaßnahmen und gibt den Rahmen der erforderlichen Lage-Erkundung vor. Der GAMS-Algorithmus für den Gefahrgutunfall wird im Folgenden erläutert.

G = Gefahr erkennen
- Gefahrnummer
- Stoffnummer
- Größe der Leckage
- Austritt von flüssigen, festen, gasförmigen Substanzen
- Ausmaß des Schadens/beteiligte Fahrzeuge

A = Absichern der Einsatzstelle und Abstand halten
Für den Gefahrguteinsatz sind Absperrgrenzen festgelegt, diese richten sich nach der Art des Stoffs und können nach entsprechender Stoffidentifizierung auch dynamisch gehandhabt werden:
- Chemikalienaustritt: 50 m zum Objekt
- Radioaktiver Stoff: 25 m zum Objekt
- Explosivstoffe: 100–1000 m zum Objekt

Zu beachten ist die Ausbreitung und Zugrichtung einer möglichen Schadstoffwolke.

M = Menschenrettung
Eigenschutz beachten. Die Menschenrettung aus dem Gefahrenbereich ist analog zum Brandeinsatz Aufgabe der FW, die hier mit Schutzanzügen und geeigneter Atemschutztechnik den Patienten rettet.

S = Spezialkräfte anfordern (Feuerwehr)
Durch die FW erfolgen die Personenrettung und Dekontamination sowie die fachgerechte technische Einsatzabwicklung.

49.6.4 Dekontamination

> **Erst Dekontamination, dann ärztliche Versorgung möglich**

Ziel der Dekontamination ist die Beseitigung der Kontamination von Mensch und Material durch Gefahrstoffe aller Art, die Verhinderung einer Kontaminationsverschleppung und die Vermeidung einer weiteren Schädigung durch Resorption.

Die Dekontaminierung erfolgt an einer speziell eingerichteten Dekontaminationsstelle an der Absperrgrenze zur Gefahrenzone, hier wird jede Person dekontaminiert, die den Gefahrenbereich verlässt. Der sog. Dekoplatz stellt den Ausgang aus der sog. Sicherheitszone dar.

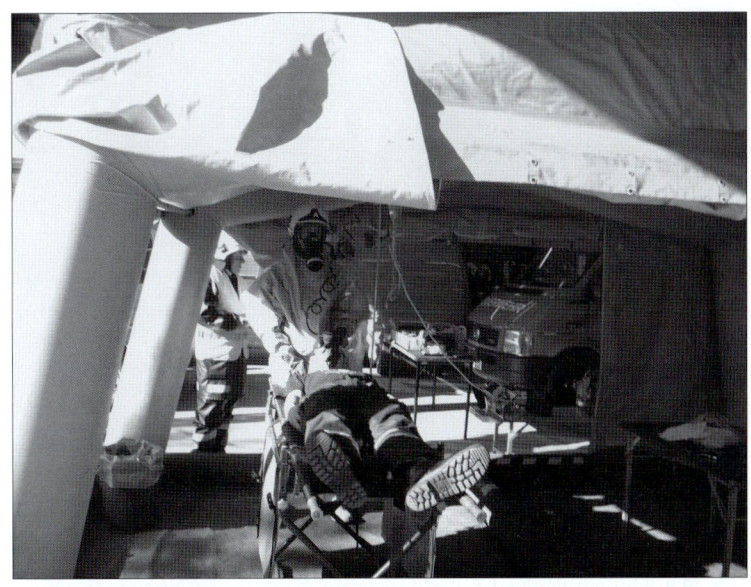

Abb. 49.8: Patientendekontamination

Der Patient wird zur Dekontamination vollständig entkleidet, mit großen Mengen kaltem Wasser gespült, auf eine „saubere" Trage umgelagert und dann dem RD übergeben. Die Sichtung des Patienten durch den Notarzt kann im Regelfall also erst nach der Dekontamination erfolgen (Abb. 49.8).

49.7 Zumutbarkeit der Versorgung durch den Notarzt an außergewöhnlichen Orten

Das mögliche Gefahrenpotenzial einer Einsatzstelle und die Auffindungssituation des Patienten erschweren u.U. eine regelgerechte Notfallversorgung. Die Eigengefährdung des Notarztes aufgrund der Gefahrenlage an der Einsatzstelle schränkt die Zumutbarkeit der Hilfeleistung ein. Eine Patientenversorgung findet außerhalb des Gefahrenbereichs statt, die dafür notwendige technische Rettung des Patienten wird durch die Komponenten der technischen Rettung durchgeführt (FW, THW, Wasserrettungsdienst etc.).

Der Notarzt verfügt im Regelfall nicht über die notwendige Ausbildung, Fähigkeit und Ausstattung, um den vielfältigen Gefahren an der Einsatzstelle wirksam begegnen zu können. Neben der notwendigen einsatzspezifischen Schutzkleidung und Sonderausrüstung (Brandeinsatz, Gefahrguteinsatz, Wasserrettungseinsatz etc.) ist eine umfangreiche Sonderausbildung notwendig.

Aber auch individuelle Faktoren des Notarztes sind zu berücksichtigen, wie bspw. Höhenangst beim Drehleitereinsatz (Patiententransport), bei Rettungsmaßnahmen in großer Höhe oder auch Platzangst

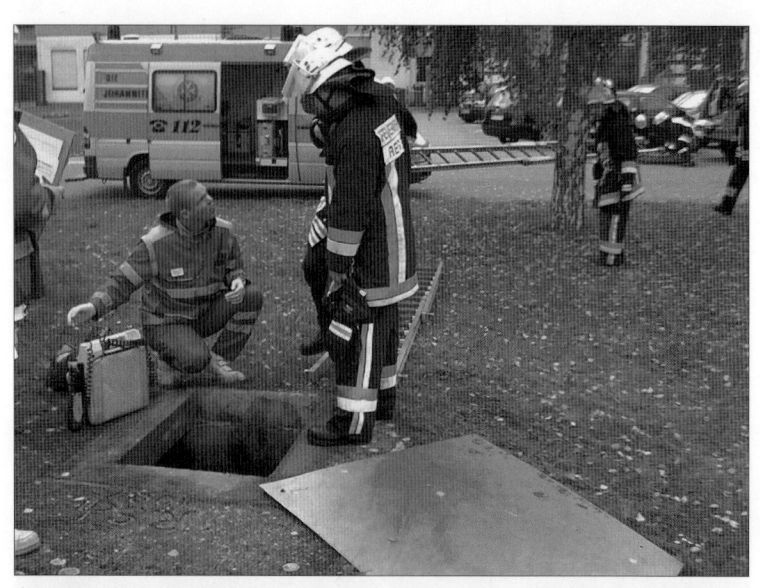

Abb. 49.9: Rettung aus einem Schacht – ist der Einstieg für den NA zumutbar?

(Patientenversorgung in engen Gruben und Schächten, verschütteter Patient, s. Abb. 49.9).

Erscheint dem Notarzt eine reguläre Patientenversorgung aufgrund der vorhandenen Rahmenbedingungen nicht möglich, sind umgehend Komponenten der technischen Rettung nachzufordern, um den Patienten dem Notarzt zuzuführen.

Literatur

Bittger J (1996) Gefahrgutunfälle. In: Großunfälle und Katastrophen – Einsatztaktik und -organisation, 121ff. Schattauer, Stuttgart

Oberkinkhaus J, Ersteintreffendes Rettungsmittel – Einwicklung eines Ablaufschemas. Rettungsdienst (2009), 4, 26ff./(2009), 5, 30ff.

Oberkinkhaus J, Technische Rettung des Traumapatienten – Höhen, Tiefen und Transportmanagement. Rettungsdienst (2005), 10, 66ff.

Spengler B, Eichelsbrönner N, Für den Rettungsdienst relevante Tatbestände. Rettungsdienstrecht in der Praxis (2001), 60

50 Einsatztaktik beim Massenanfall von Verletzten/Erkrankten

Harald Genzwürker, Klaus Ellinger

> **Lernziel:**
> Kennenlernen der Besonderheiten des Verhaltens und der notfallmedizinischen Versorgung beim Massenanfall Verletzter/Erkrankter und weiterer Großschadenslagen gegenüber der sonst üblichen individualmedizinischen Versorgung im Notarztdienst sowie in der Lage sein, die notärztliche Tätigkeit bis zum Eintreffen des LNA darauf einzustellen.

Nicht nur spektakuläre, medienwirksame Großereignisse bringen den Regelrettungsdienst an seine Grenzen. Selbst in Rettungsdienstbereichen mit städtischer Besiedlungs- und Versorgungsstruktur kann ein größerer Verkehrsunfall mit mehreren Schwerverletzten zu ungünstigen Zeiten ohne Zweifel ein Missverhältnis zwischen den zu versorgenden Verunfallten und den verfügbaren Hilfsmitteln erzeugen.

Der Massenanfall von Verletzten oder Erkrankten beschreibt den relativ großen Übergangsbereich zwischen alltäglicher notfallmedizinischer Individualversorgung und der Katastrophenmedizin mit dem Zusammenbruch der regionalen Infrastruktur. Jeder einzelne Notarzt muss deshalb darauf vorbereitet sein, als Ersteintreffender am Schadensort in enger Abstimmung mit den anderen Fachdiensten die organisatorisch-einsatztaktische Führung des medizinischen Bereichs zu übernehmen, bis der LNA eintrifft und diese Aufgabe erfüllen kann.

Die Versorgung des individuellen Patienten muss zunächst in den Hintergrund treten, um frühzeitig das Ausmaß der Schadenslage erkennen, eine qualifizierte Lagemeldung geben und so die Nachalarmierung der benötigten Kräfte in die Wege leiten zu können. Ziel ist es, für alle Patienten das zum jeweiligen Zeitpunkt beste Ergebnis erreichen zu können.

50.1 Individualversorgung

Aus der täglichen Routine sind es Notärzte und Mitarbeiter des RDs gewohnt, sich zu dritt oder zu viert um einen Notfallpatienten kümmern zu können. Dies erlaubt selbstverständlich eine individuelle Maximalversorgung ohne zeitlichen Verzug.

50.1.1 MANV

Beim Auftreten größerer Zahlen von Verletzten oder akut Erkrankten kommt es – unabhängig von der Zahl der tatsächlich Betroffenen – zu einem Missverhältnis der verfügbaren Rettungskräfte und -mittel sowie der zu versorgenden Patienten. Dies führt zwangsläufig zu einer Zeitverzögerung, wobei das Ziel die möglichst frühzeitige individuelle Versorgung aller Betroffenen bleibt. Die regionalen Infrastrukturen des betroffenen Bereichs (Kommunikations- und Straßennetz, Krankenhäuser, Wasserversorgung etc.) sind intakt, sodass dieses Ziel früher oder später erreicht werden kann. Die rechtzeitige Alarmierung ausreichender Kräfte zum frühestmöglichen Zeitpunkt ist eine wichtige Voraussetzung.

50.1.2 Katastrophe

Dieser von den Medien und der Bevölkerung häufig missbräuchlich verwendete Begriff beschreibt eigentlich ein Schadensereignis, das durch Beeinträchtigung der regionalen Infrastruktur, der personellen und materiellen Ressourcen ohne überregionale oder auch internationale Hilfe nicht zu bewältigen ist. Die Versorgung des individuellen Patienten tritt hierbei zurück hinter die Etablierung einer funktionalen Mindestversorgung.

50.2 Ersteintreffender Notarzt beim MANV

Die wichtigsten Erstmaßnahmen des ersteintreffenden Notarztes sind organisatorisch-einsatztaktischer Natur. Vor dem Beginn einer medizinischen Versorgung gilt es, einen Eindruck von der Art und dem Umfang der Schadenslage zu gewinnen und die zuständige ILS möglichst frühzeitig zu informieren. Abhängig von der Art des Ereignisses muss die eigene taktische und medizinische Lage beurteilt werden.

Die Unübersichtlichkeit des Schadensorts und ein Informationsdefizit erschweren in der Anfangsphase eine gezielte Rettung. Ziel des ersteintreffenden Notarztes ist es, sich vor Initiierung von Rettungsmaßnahmen ein vollständiges Bild der Gesamtsituation zu verschaffen, um dann auch weitere Kräfte gezielt einbinden zu können. Erste organisatorische Maßnahmen und Entscheidungen müssen in dieser unstrukturierten „Chaosphase" getroffen werden, um einen frühzeitigen Beginn der medizinischen Versorgung zu erreichen. Wichtig ist das Bewusstsein um die Dynamik größerer Schadenslagen: Die Lagebeurteilung kann bis zum Abschluss des Einsatzes niemals endgültig sein und muss neue Erkenntnisse jederzeit berücksichtigen. Wird die Lage neu bewertet, sind ggf. auch entsprechende Maßnahmen zu ergreifen und Entscheidungen zu modifizieren.

Eine erste Lagemeldung kurz nach Eintreffen an der Schadensstelle soll es der Leitstelle erlauben, zum frühestmöglichen Zeitpunkt adäquat zu reagieren – nicht immer ist aufgrund der ersten Meldungen das tatsächliche Ausmaß des Ereignisses erkennbar. Weitere Lagemeldungen müssen folgen, vor dem verfrühten Abbestellen bereits alarmierter Einsatzkräfte muss gewarnt werden.

50.3 Ursachen für den Massenanfall von Verletzten/Erkrankten

Die Ursachen für das Auftreten größerer Zahlen von Verletzten oder akut Erkrankten sind vielfältig. Wichtig ist dabei, die gemeinsamen Grundprinzipien der Vorgehensweise unabhängig vom auslösenden Ereignis zu berücksichtigen. Die einsatztaktischen Überlegungen dienen dem Management einer großen Patientenzahl. Um eine strukturierte Vermittlung wichtiger Grundsätze zu ermöglichen, soll das Vorgehen anhand eines Massenanfalls von Verletzten besprochen werden.

Auslöser für eine hohe Anzahl Verletzter können Unglücke mit großen Fahrzeugen (Bussen und Bahnen), Massenkarambolagen, Flugzeugabstürze, Schiffsunglücke, aber auch der Einsturz von Gebäuden oder Brücken sowie industrielle Explosionen und Brände sein. Dazu kommen Ereignisse bei Großveranstaltungen – die Flugschau in Ramstein und die Loveparade in Duisburg sind nur Beispiele für die gravierenden Folgen, die ein Unglück im Zusammenhang mit großen Menschenansammlungen haben kann.

Die Liste muss leider aufgrund der Erfahrungen der jüngeren Vergangenheit auch um terroristische Akte wie Sprengstoffanschläge ergänzt werden.

50.3.1 Schadensbereich

Der Zugang zum eigentlichen Schadensbereich ist bei großen Unfällen häufig stark eingeschränkt. Ein Abschreiten oder Umfahren des gesamten Unfallbereichs ist i.d.R. nicht möglich, sodass ein umfassender Überblick nur schwer gewonnen werden kann. Witterungsbedingte Einflüsse oder fehlendes Tageslicht verschärfen diese Unsicherheit. Das Ausmaß der Schadensstelle, die Anzahl der tatsächlich oder möglicherweise Verletzten bleibt zunächst unklar und muss geklärt werden, bevor durch punktuelle Individualversorgung die adäquate Rettung aller Betroffenen verzögert wird. Die Kommunikation mit den anderen Fachdiensten (Polizei, Feuerwehr) trägt in dieser Phase wesentlich zur Einschätzung der Gesamtlage bei.

50.3.2 Gefährdungsbereich

Wichtigstes Prinzip auch bei Großschadenslagen ist die Sicherstellung des Eigenschutzes der Helfer. Zu klären ist, ob neben einer Absicherung der Einsatzstelle (Straßensperrung, Warnung des herannahenden Verkehrs) weitere Maßnahmen zur Abwendung zusätzlicher Gefahren (Explosionen, aktive Stromleitungen etc.) getroffen wurden oder noch notwendig sind.

Neben dem eigentlichen Schadensbereich gilt es, einen potenziellen Gefährdungsbereich zu erkennen, der durch den Austritt giftiger Substanzen, Explosionen und Ähnliches beeinträchtigt werden könnte. Dies erfordert auch die Berücksichtigung von Größen wie Besiedelungsstruktur, Windrichtung und weiteren Parametern. Der Gefährdungsbereich ist ebenfalls abzusichern, Evakuierungsmaßnahmen müssen frühzeitig initiiert werden, um ein Ansteigen der Verletztenzahlen zu vermeiden.

Eine Ausweitung der Schadenslage ist auch lange nach Einsatzbeginn durch unerwartete Ereignisse möglich. Eine hohe Anzahl von Schaulustigen am Schadensort erhöht die Anzahl potenziell Betroffener bei Explosionen, dem Abrutschen ungesicherter Gebäudeteile oder dem Austritt von Gefahrstoffen. Dies kann zu schweren Folgeunfällen führen, die erneut Rettungskräfte erforderlich machen und binden. Eine Sicherstellung der notfallmedizinischen Versorgung bis zum Abschluss der Rettungsarbeiten sollte deshalb gewährleistet sein.

50.3.3 Sichtung

Grundvoraussetzung für die Behandlung großer Patientenzahlen beim MANV ist die Zuweisung von Behandlungs- und Versorgungsprioritäten. Dieses Vorgehen wird als Sichtung bezeichnet (der aus dem militärischen Bereich stammende Begriff Triage ist mittlerweile ungebräuchlich). Die Sichtung von Verletzten/Erkrankten ist eine ärztliche Aufgabe und entscheidet in erster Linie über Dringlichkeit der Versorgung und Art und Umfang der Behandlung sowie im weiteren Verlauf über den Zeitpunkt, die Art und das Ziel des Transports.

Sichtung ist ärztliche Aufgabe

Sichtung ist ein dynamischer Prozess, beeinflusst durch die Zahl der Verletzten und Erkrankten einerseits und die zur Verfügung stehenden Ressourcen andererseits. Beide Größen sind einem Wandel unterworfen. Die Sichtung muss bei größeren Schadenslagen und lange andauernden Einsätzen ggf. wiederholt werden, die initiale Einstufung des einzelnen Patienten kann jederzeit modifiziert und angepasst werden.

Durch die Sichtung soll sichergestellt werden, dass die Patienten, die sofort medizinische Hilfe benötigen, um zu überleben oder vor Dauerschäden bewahrt zu werden, diese auch erhalten. Weiteres wichtiges Prinzip ist es, die zur Verfügung stehenden Behandlungs- und Transportkapazitäten nicht durch Leichtverletzte einerseits oder durch moribunde Patienten anderseits zu blockieren. Derartige Entscheidungen werden den ersteintreffenden Rettungskräften bereits beim typischen nächtlichen „Discounfall" abverlangt, nicht erst beim Absturz eines Verkehrsflugzeugs, sind den Beteiligten in diesem Zusammenhang aber meist nicht in vollem Umfang bewusst.

Ziel der Sichtung ist es, einer möglichst großen Zahl von Patienten trotz des bestehenden Missverhältnisses zwischen Behandlungsbedürftigkeit und verfügbaren materiellen und personellen Ressourcen ein Höchstmaß an Versorgung zugänglich zu machen – idealerweise kommt diese den Prinzipien einer individualmedizinischen Versorgung sehr nahe.

Durchführung der Sichtung
Um einen ersten Überblick über die reine Anzahl der Verletzten zu gewinnen, ist es sinnvoll, in der ersten Einsatzphase auch das medizinische Assistenzpersonal in die organisatorisch-einsatztaktischen Aufgaben einzubinden und eine reine Zählung durchführen zu lassen. Die tatsächliche Sichtung wird aufgrund ihrer potenziell weitreichenden Konsequenzen für den individuellen Patienten (Verzögerung oder Unterlassung der Behandlung) aber durch einen Arzt durchgeführt.

Die Beurteilung der Behandlungsbedürftigkeit soll den Allgemeinzustand (Bewusstsein, Atmung, Kreislauf), die Art und Schwere der Verletzung/Erkrankung und den Zeitpunkt des Eintritts der Schädigung berücksichtigen. Ein strukturiertes Vorgehen (allenfalls orientierender Bodycheck von Kopf bis Fuß) empfiehlt sich. Pro Patient sollte dabei inklusive Dokumentation nicht mehr als eine Minute vergehen, die Verfügbarkeit einer Schreibkraft erweist sich als positiv. Die Einbindung in die individualmedizinische Versorgung zu diesem Zeitpunkt ist zu unterlassen, lediglich einfache Maßnahmen wie das Verbringen Bewusstloser in die stabile Seitenlage (oder besser die reine Anordnung dieser lebensrettenden Sofortmaßnahmen und die Durchführung durch Assistenzpersonal) sind denkbar.

Die Sichtung und auch Registrierung aller Patienten und das Festlegen der initialen Schweregrade sind unabdingbar. Die verwendeten Materialien sind dabei zweitrangig.

Zu diesem frühen Zeitpunkt werden wichtige Entscheidungen bez. des weiteren Einsatzverlaufs getroffen. Der Zustand der Patienten ist im Verlauf der medizinischen Versorgung nicht statisch, weshalb es jederzeit notwendig werden kann, eine erneute Sichtung des einzelnen oder aller Patienten durchzuführen und die Schweregrade neu festzulegen. Die Sammlung der Patienten und Betroffenen in einem überschaubaren Bereich erleichtert das weitere Vorgehen.

Organisatorische Probleme

Im Bereich des RDs wirft das Auftreten einer großen Zahl von Patienten in erster Linie organisatorische Probleme auf, die es frühzeitig zu lösen gilt.

Die Unübersichtlichkeit der Schadensstelle erschwert in der Anfangsphase – möglicherweise auch im Verlauf des Einsatzes – die gezielte Rettung. Wie bereits erwähnt, muss neben der Kommunikation mit der ILS und den eigenen Kräften auch der Kontakt mit den anderen Fachdiensten wie Polizei und Feuerwehr hergestellt und eine Abstimmung der Vorgehensweise erreicht werden.

Zu Beginn und über einen unterschiedlich langen Zeitraum besteht ein Missverhältnis zwischen der Patientenzahl und den verfügbaren Notärzten, Rettungskräften und Transportmitteln. Dem Bestreben der Notfallmediziner und des Assistenzpersonals, sich einzelnen Patienten zuzuwenden, statt die Lagebeurteilung und die primäre Sichtung als vorrangige Ziele zu erkennen, gilt es, rechtzeitig entgegenzuwirken. Der Abtransport einzelner Patienten entzieht der Einsatzstelle neben dem Transportmittel auch dessen medizinisches Personal und Material. Aus diesem Grund ist zu Beginn ein Transportverbot zu verhängen, um nicht erneut individuelle Versorgung über die Gesamteinsatztaktik zu stellen. Kein Patient soll ohne Kenntnis und Zustimmung der medizinischen Einsatzleitung den Schadensort verlassen.

Zunehmend wird die Arbeit der Rettungskräfte durch die frühe Präsenz der Medien an den Einsatzstellen beeinträchtigt. Dieser gesellschaftlichen Entwicklung muss sich der Notarzt vor Ort stellen, die Versorgung der Patienten sollte dadurch nicht beeinträchtigt werden. Generell sind Pressevertreter an die Einsatzleitung zu verweisen.

Sichtungskategorien

Feststellung der Behandlungspriorität

Die Zuordnung der Patienten mit unterschiedlicher Behandlungspriorität erfolgt durch die Einteilung in Sichtungskategorien (I–IV und Tote). Lange Zeit fand eine Systematik Anwendung, die aus dem Katastrophenschutz stammte. Als Ergebnis einer Konsensuskonferenz im März 2002 wurden modifizierte Sichtungskategorien vorgestellt, die sowohl für den Einsatz beim MANV als auch für den Katastrophenfall geeignet sind (s. Tab. 50.1).

Tab. 50.1: Sichtungskategorien Konsensuskonferenz 2002

Sichtungskategorie		
I (rot)	Akute, vitale Bedrohung	Sofortbehandlung
II (gelb)	Schwer verletzt/erkrankt	Dringende Behandlung
III (grün)	Leicht verletzt/erkrankt	Spätere (ambulante) Behandlung
IV (blau)	Ohne Überlebenschance	Betreuende (abwartende) Behandlung
–	Tote	Registrierung

50.3 Ursachen für den Massenanfall von Verletzten/Erkrankten

Die Kategorie IV („ohne Überlebenschance") ist dabei ausschließlich für Patienten vorzusehen, die aufgrund ihrer Schädigung keine Überlebenschancen unter den besonderen Bedingungen des auslösenden Ereignisses und der zur Verfügung stehenden Versorgungsmöglichkeiten haben.

Tote werden nicht in einer gesonderten Sichtungskategorie geführt, werden aber nach Todesfeststellung durch den Arzt, der die Sichtung durchführt, gesondert gekennzeichnet und auf jeden Fall – wie alle anderen Patienten – registriert.

Die Transportentscheidung wird nach den Empfehlungen der Konsensuskonferenz 2002 nach Durchführung der Sichtung und erfolgter Therapie am Notfallort gefällt, da erst zu diesem Zeitpunkt eine qualifi-

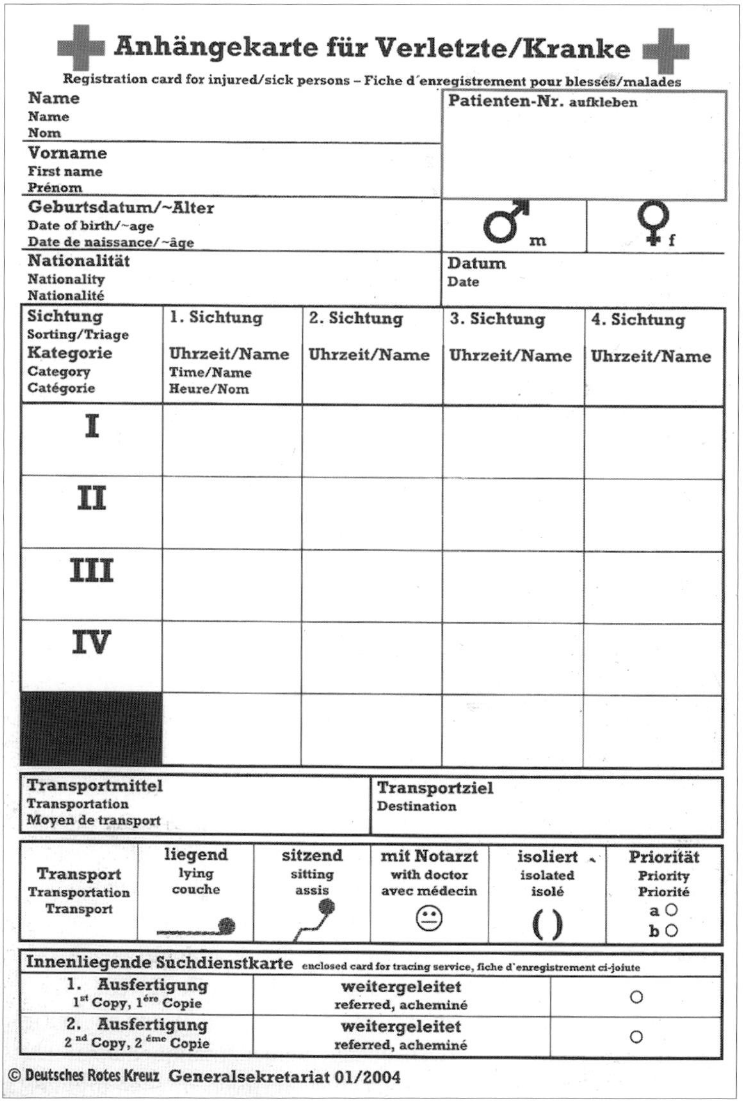

Abb. 50.1: Verletztenanhängekarte: Vorderseite

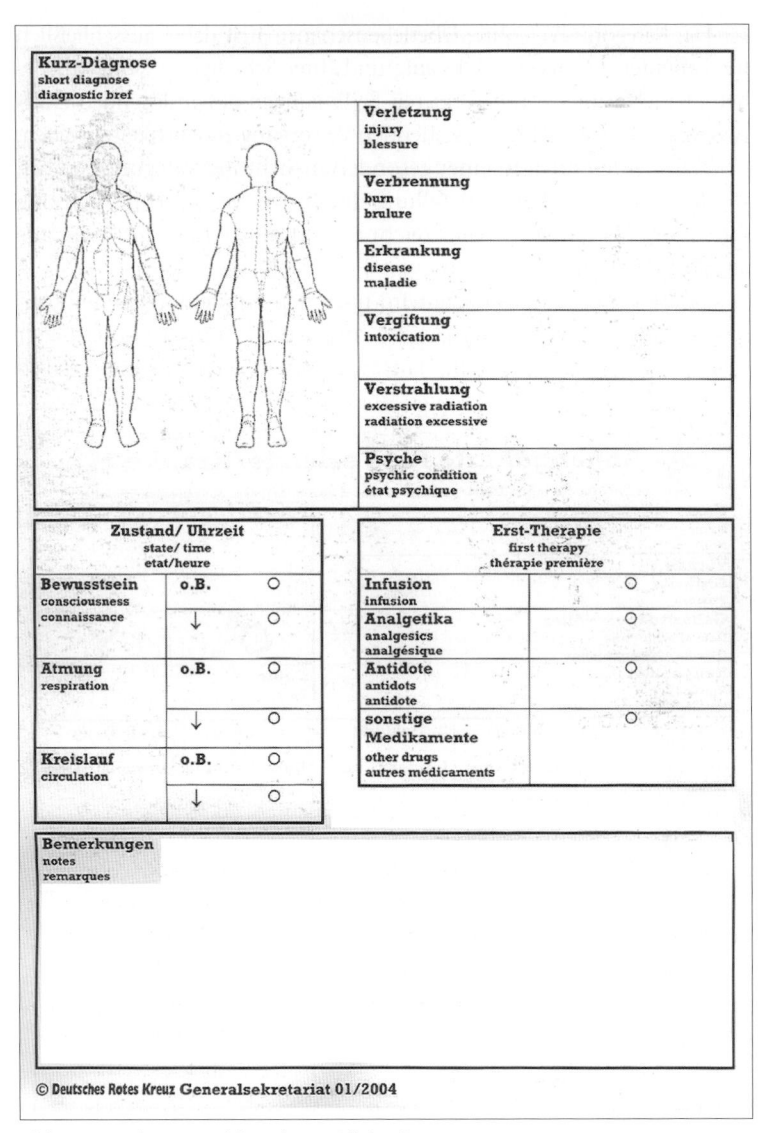

Abb. 50.2: Verletztenanhängekarte: Rückseite

zierte Entscheidung möglich ist. Die Transportentscheidung stellt somit einen zusätzlichen Schritt nach erfolgter Zuordnung einer Behandlungspriorität dar. Als Entscheidungsgrundlage soll die Unterscheidung in Patienten mit hoher und niedriger Transportpriorität dienen.

Die verwendeten Dokumentationsmaterialien unterscheiden sich leider häufig von Rettungsdienstbereich zu Rettungsdienstbereich, doch gibt es mittlerweile auch überregional standardisierte Unterlagen und z.B. Verletztenanhängekarten (s. Abb. 50.1 und 50.2) mit eindeutiger Nummerierung auch bei bereichsübergreifender Zusammenarbeit. Es ist Aufgabe der Notärzte, sich mit den örtlichen Gegebenheiten und Regularien für die Bewältigung eines MANV vertraut zu machen.

50.3.4 Beurteilung der vorhandenen Kapazitäten

Bereits auf der Anfahrt zur Einsatzstelle werden erste Informationen gesammelt: erste Meldung, Anzahl und Art der alarmierten Kräfte, Rückmeldung eintreffender Rettungsmittel. Die Behandlungskapazitäten des ersteintreffenden Notarztes beim Massenanfall von Patienten nach Lagebeurteilung und erster Sichtung ist abhängig von der Anzahl des verfügbaren Personals, dessen Qualifikation, den verfügbaren Transportmitteln und deren medizinischer Ausstattung sowie den erreichbaren Weiterbehandlungsmöglichkeiten in Krankenhäusern. Die Festlegung des Personaleinsatzes, der Zuteilung von Material und der Umfang der medizinischen Versorgung erfolgt in Abhängigkeit vom Sichtungsergebnis orientiert an der Anzahl der Betroffenen und der Art und Schwere ihrer Verletzungen bzw. Erkrankungen.

50.3.5 Meldung an die Leitstelle

Die enge Kommunikation mit der – i.d.R. integrierten – Leitstelle stellt einen wichtigen Aspekt bei der erfolgreichen Bewältigung größerer Schadenslagen dar. Wie bereits oben erwähnt, kann eine erste Lagemeldung kurz nach Eintreffen an der Schadensstelle der Leitstelle erlauben, zum frühestmöglichen Zeitpunkt adäquat zu reagieren – nicht immer ist aufgrund der ersten Meldungen das tatsächliche Ausmaß des Ereignisses erkennbar.

Wenn die erste Sichtung abgeschlossen ist, sollte dieses Ergebnis der Leitstelle umgehend mitgeteilt werden. Von Seiten der medizinischen Einsatzleitung vor Ort sollte eine Abstimmung mit der Leitstelle erfolgen, ob die bereits vor Ort oder auf der Anfahrt befindlichen Rettungsmittel und Hilfskräfte ausreichen oder ob weitere Alarmierungen, ggf. auch überregional, notwendig sind, falls dies nicht ohnehin aufgrund der Erkenntnisse unmittelbar bei Einsatzbeginn geschehen ist. Ziel muss es sein, eine suffiziente Versorgung an der Schadensstelle zu erreichen, andererseits aber auch ein Überangebot zu vermeiden, das in den abgebenden Bereichen zu unnötigen Engpässen führt. Hilfreich ist in diesem Zusammenhang die Übermittlung einer möglichst genauen Anzahl der Verletzten/Erkrankten und die Art und Schwere der zu behandelnden Krankheitsbilder. Präzise Lagemeldungen erleichtern der Leitstelle die Disposition der vorhandenen personellen und materiellen Ressourcen.

Weitere Lagemeldungen müssen selbstverständlich bei jeder Änderung der Lage vor Ort erfolgen, ganz besonders bei noch nicht abgeschlossenen Ereignissen.

50.3.6 Ziel der Erstversorgung

Der Behandlungsumfang wird unter Berücksichtigung der verfügbaren personellen und materiellen Ressourcen und der Zahl der Betroffenen festgelegt. Die Behandlungspriorität wird, wie oben erwähnt, durch das Sichtungsergebnis bestimmt.

50.3.7 Leitender Notarzt

Die medizinische Einsatzleitung vor Ort wird zum frühestmöglichen Zeitpunkt von dem in den RettDG der Länder verankerten LNA übernommen (s. Tab. 50.2). Voraussetzung ist neben der Verfügbarkeit eines funktionierenden LNA-Systems wiederum die frühzeitige Aktivierung durch umgehende Rückmeldung an die Leitstelle, falls der LNA nicht aufgrund des initialen Meldebildes direkt alarmiert wurde. Wie der ersteintreffende Notarzt in der Anfangsphase wird der LNA nicht unmittelbar selbst notfallmedizinisch tätig, sondern stellt das Bindeglied zur technischen Einsatzleitung, der Leitstelle und den Kliniken dar. Die Alarmierung des LNA erfolgt i.d.R. aufgrund der bei der Leitstelle hinterlegten Indikationskataloge, er kann aber vom Notarzt vor Ort bei Bedarf auch bei unterschwelligen Ereignissen angefordert werden.

Wesentlicher Bestandteil der Tätigkeit eines LNA ist die Etablierung einer medizinischen Einsatzleitung als Ansprechpartner und Entscheidungsinstanz. In Anbetracht der Fülle der Aufgaben (s. Tab. 50.3) wird der LNA sinnvollerweise vom Organisatorischen Leiter Rettungsdienst (OrgL),

Tab. 50.2: Qualifikationsanforderungen an den LNA

Empfehlungen der BÄK v. 25.02.1988, bestätigt durch den Ausschuss „Notfall-/Katastrophenmedizin und Sanitätswesen" der BÄK v. 29.03.2007	
1	Umfassende Erfahrungen in der Notfallmedizin, regelmäßiger Einsatz im Notarztdienst
2	Nachweis des Fachkundenachweises „Rettungsdienst" oder einer anerkannten gleichwertigen Fortbildung
3	Besondere Kenntnisse und Erfahrungen in der Erkennung und intensivmedizinischen Therapie von Notfällen aus dem Bereich der Anästhesie, Chirurgie, inneren Medizin, Gynäkologie, Pädiatrie und Toxikologie
4	Eine Gebietsarztanerkennung eines Gebietes mit Tätigkeit in der Intensivmedizin
5	Besondere nachweisbare Kenntnisse über die Grundsätze der Versorgung von Verletzten und Erkrankten unter Gesichtspunkten des Massenanfalls und der katastrophenmedizinischen Organisationserfordernisse
6	Detailkenntnisse der regionalen Infrastruktur des Rettungswesens, des Gesundheitswesens und des Katastrophenschutzes; darüber hinaus Kenntnisse der Einsatztaktik von Polizei und Feuerwehr

50.3 Ursachen für den Massenanfall von Verletzten/Erkrankten

Tab. 50.3: Aufgaben des LNA [BÄK v. 25.02.1988, bestätigt durch den Ausschuss „Notfall-/Katastrophenmedizin und Sanitätswesen" der BÄK v. 29.03.2007]

1.	Beurteilung der Lage
1.1	Taktische Lage
	• Art des Schadens
	• Art der Verletzungen/Erkrankungen
	• Intensität/Ausmaß der Schädigung
	• Zusatzgefährdungen
	• Schadensentwicklung
1.2	Eigene Lage
	• Personalkapazität
	• Materialkapazität
	• Transportkapazität
	• Zusatzgefährdungen
	• Stationäre und ambulante Behandlungskapazität
2.	Feststellung des Schwerpunktes und der Art des medizinischen Einsatzes
	• Sichtung
	• Medizinische Versorgung
	• Transport
3.	Durchführung des medizinischen Einsatzes
	• Festlegung der Behandlungs- und Transportprioritäten
	• Festlegung der medizinischen Versorgung
	• Delegation medizinischer Aufgaben
	• Festlegung der Transportmittel und Transportziele
	• Festlegung medizinischen Materials und Materialbedarfs
	• Medizinische Dokumentation
4.	Koordination mit der Einsatzleitung
5.	Beratung in medizinischen Fragen

einem RettAss mit entsprechender Zusatzqualifikation unterstützt. Ebenso wie beim Organisationsgrad der Leitenden Notärzte existieren aber auch in diesem Bereich abhängig von länderspezifischen Regelungen und regionalen Gegebenheiten erhebliche Unterschiede bez. der Verfügbarkeit und Erreichbarkeit. Die medizinische Einsatzleitung, die einen Schadensort nach mehr als 30 min erreicht, wird i.d.R. keine Gelegenheit mehr haben, den Einsatzablauf entscheidend zu beeinflussen.

LNA und OrgL bilden gemeinsam eine Einsatzleitung, die die medizinischen Kräfte koordiniert. Schwerpunkte in der Arbeit bilden dabei – entsprechend der jeweiligen Qualifikation – die prioritätenorientierte

Koordination der eigentlichen Patientenversorgung auf Seiten des LNA und die Zuordnung der Patienten zu einzelnen Rettungsmitteln in enger Absprache mit der Leitstelle auf Seiten des OrgL. Eine Abstimmung der beiden Führungskräfte ist essenziell für eine erfolgreiche Abwicklung der Einsätze und stellt eine wichtige Grundlage für die Kommunikation mit den anderen Fachdiensten dar.

Der LNA (oder die Gruppe der Leitenden Notärzte im Rettungsdienstbereich) stellt nicht nur im konkreten Einsatzfall, sondern auch im Vorfeld von Großveranstaltungen, bei Fragen zur Gefährdung von Einsatzpersonal oder bei drohenden Schadenslagen einen wichtigen Ansprechpartner und Berater hinsichtlich medizinischer Belange dar.

50.3.8 Einsatzablauf

Die wichtigsten Grundsätze der Tätigkeit des ersteintreffenden wie des LNA wurden oben bereits genannt:
- Etablierung einer medizinischen Einsatzleitung, Kontakt mit anderen Fachdiensten
- Einschätzung der Schadenslage (auslösendes Ereignis, Patientenzahl etc.)
- Lagemeldung, Nachforderung weiterer Einsatzkräfte
- Sichtung und Dokumentation

Für den konkreten Einsatzablauf sollen nachfolgend einige Punkte vertieft werden, um die Umsetzung eher abstrakter Überlegungen in das konkrete Einsatzgeschehen zu erleichtern.

Typische Fehler finden sich i.d.R. bei der Nachforderung von Rettungsmitteln, Personal und Material und der Festlegung des Behandlungsorts, des Umfangs der medizinischen (Erst-)Versorgung sowie bei der Zuweisung zu Transportmitteln und -zielen.

50.3.9 Behandlungsbereich

Bei ausgedehnten Schadensstellen bieten sich 2 Vorgehensweisen an, die sich – in Abhängigkeit von der Situation vor Ort – ergänzen:
- Festlegung eines Behandlungsbereichs und Sammeln der Patienten und Betroffenen
- Aufteilung der Schadensstelle in mehrere Einsatzabschnitte

Die Festlegung konkreter Behandlungsbereiche erlaubt eine rasche Übersicht und ermöglicht der Einsatzleitung, ihre umfangreichen Zusatzaufgaben zu bewältigen.

Nach Rettung aus dem unmittelbaren Gefahrenbereich sollten Patienten an definierten Übergabestellen vom RD übernommen werden. Die Weiterverteilung orientiert sich an den o.g. Sichtungskategorien. Wichtig ist die Festlegung von Behandlungsbreichen für die Verletzten unterschiedlicher Kategorien, aber auch die Einrichtung einer Sammelstelle für Leichtverletzte/Betroffene.

Wichtiges Kriterium bei der Festlegung der Behandlungsbereiche und Sammelstellen ist neben der Erreichbarkeit vom Schadensort wie vom Straßennetz aus bspw. auch die vorherrschende Windrichtung und die Lage außerhalb des Gefährdungsbereichs.

50.3.10 Fahrzeughaltebereiche

Die Übergabestellen von der medizinischen (Erst-)Versorgung vor Ort an die Rettungsmittel sind klar zu definieren. Für die nachrückenden Kräfte sollten klare Wartebereiche definiert sein – dies gilt für RTW ebenso wie für RTH.

Frühzeitig sollte auf Etablierung einheitlicher und getrennter Zu- und Abfahrtswege geachtet werden, um die Behinderung an- wie abfahrender Rettungsmittel zu minimieren und Verzögerungen zu vermeiden.

Häufig stellen die Fahrzeuge der ersteingetroffenen Einsatzkräfte im weiteren Einsatzablauf erhebliche Hindernisse dar; hier gilt es, allen Beteiligten immer wieder die elementare Bedeutung der Zugänglichkeit von Einsatzstellen und der korrekten Positionierung der Einsatzfahrzeuge vor Augen zu führen.

Die Fahrzeugbesatzungen sollten im Einsatzgeschehen nicht getrennt werden, um langwierige Suchaktionen zu vermeiden, ehe ein Rettungsmittel in einer späteren Einsatzphase für Patiententransporte zur Verfügung steht.

50.3.11 Personal und Delegation ärztlicher Maßnahmen

Besonders beim Massenanfall von Notfallpatienten muss auf die Fähigkeiten des nichtärztlichen Personals in großem Umfang zurückgegriffen werden, um frühzeitig eine Individualversorgung aller Patienten erreichen zu können. Bei der Anordnung von Maßnahmen sind die unterschiedlichen Ausbildungsstände der eingesetzten Kräfte wichtiges Kriterium für den Umfang der Delegation ärztlicher Maßnahmen. Dies unterstreicht die Forderung nach einer eindeutigen Kennzeichnung von RettAss und RettSan wie auch weiterem sanitätsdienstlichem Personal ohne eigentliche rettungsdienstliche Qualifikation.

Die Delegation von Maßnahmen wie venösem Zugang oder Medikamentengabe erfordert eine eindeutige Dokumentation und die Überprüfung der korrekten Durchführung.

Die Einbindung von Fremdkräften gestaltet sich häufig schwierig. Für alle eingesetzten Kräfte, seien es gezielt nachgeforderte Rettungsmittel oder zufällig anwesende Ärzte und Rettungsdienstmitarbeiter, gilt: Die Qualifikation muss der medizinischen Einsatzleitung bekannt sein, um eine sinnvolle Einbindung in das Einsatzgeschehen zu ermöglichen.

50.3.12 Zusätzliche Kräfte des Rettungsdienstes

In vielen Rettungsdienstbereichen sind seit Jahren Schnelleinsatzgruppen (SEG) etabliert. Dieses wichtige Bindeglied zwischen regulärem RD und KatS erlaubt bei überschwelligen Ereignissen eine rasche Verstärkung des RD. Nicht nur personell und mit zusätzlichen Rettungsmitteln, sondern auch mit medizinisch-technischem Material kann eine Entlastung des Missverhältnisses von Behandlungsbedarf und -angebot an der Schadensstelle erreicht werden.

Beachtet werden muss bei der Alarmierung von SEG wie bei der Nachforderung der medizinischen Einsatzleitung der wichtige Grundsatz, dass nur eine frühe Alarmierung ein frühes Eintreffen ermöglicht.

Ein Nachteil der SEG ist die große Inhomogenität der unter dieser Bezeichnung verfügbaren Einheiten: neben Gruppierungen, die im Alarmfall NAW und RTW besetzen, gibt es auch reine Betreuungseinheiten ohne Rettungsdienstpersonal. Beide können – abhängig vom Schadensereignis – einen wichtigen Beitrag zur Bewältigung des Einsatzes leisten. Ebenso unterschiedlich ist die Ausstattung der SEG bez. des mitgeführten Materials wie Zelte, Medikamente und Infusionen, Sauerstoff etc. Hier spielt die Kenntnis der regionalen Strukturen eine wichtige Rolle bei der Entscheidung der Einsatzkräfte vor Ort wie auch der RLS, welche Kräfte nachalarmiert werden.

Durch die Einrichtung sog. Medical Task Forces (MTF), die bereichs- und länderübergreifend eingesetzt werden können, werden wichtige

Tab. 50.4: MTF – Medical Task Force

Leistungsmodul	Mindeststärke und -qualifikation	Mindestausstattung
Führung	3 / 2 / 1 / 6 1 Arzt 2 Zugführer 2 Gruppenführer	Kombi
Erstversorgung	1 / 8 / 9	AW Land + Kombi oder GW-E + Kombi
Behandlung	1 / 8 / 9	GWSan + Kombi oder ArztTrW + Kombi
Transport	0 / 4 / 4	2 KTW oder GRTW
Betreuung und Logistik	1 / 8 / 9	LKW + Kombi
Technik und Sicherheit	1 / 3 / 4	Fahrzeug, Technik, Sicherheit

standardisierte Strukturen geschaffen (s. Tab. 50.4). Auch hier gilt, dass Kenntnisse über die regionalen Verfügbarkeiten sowohl bei den Einsatzkräften, aber auch bei den Leitstellen vorhanden sein müssen.

50.3.13 Dokumentation

Für alle Einsatzkräfte gilt: Die Dokumentation der Daten von Patienten und Betroffenen ist eine wichtige Aufgabe, die der Einsatzleitung während des Einsatzes eine rasche und eindeutige Zuordnung zu den Rettungsmitteln und den Zielkliniken ermöglicht. Nach dem Einsatz muss eine vollständige Erfassung aller Behandelten mit eindeutiger namentlicher Zuordnung zum Transportziel vorliegen.

50.3.14 Transport

Die Transportentscheidung stellt einen zusätzlichen Schritt nach erfolgter Zuordnung einer Behandlungspriorität dar. Als Entscheidungsgrundlage soll die Unterscheidung in Patienten mit hoher und niedriger Transportpriorität dienen. Grundlage für die Zuordnung einzelner Patienten zu den Zielkliniken sind neben der Entfernung auch die verfügbaren Transport- und Aufnahmekapazitäten.

Transportpriorität

Ziel bei der Verteilung auf die Krankenhäuser muss es sein, einzelnen Kliniken nur eine bewältigbare Zahl von Patienten zuzuweisen, die sich zusätzlich an der Versorgungsstufe der Einrichtung orientiert. Den Krankenhäusern muss durch frühzeitige Information die Gelegenheit gegeben werden, ihrerseits durch Aktivierung von Notfallplänen zusätzliches Personal zu alarmieren und so die Versorgungskapazitäten zu steigern. Die Katastrophe sollte nicht vom Schadensort ins nächstgelegene Krankenhaus verlagert werden!

Patienten mit hoher Transportpriorität, bei denen eine Behandlung vor Ort keinen entscheidenden Vorteil bietet (Beispiel: abdominelle Blutung), müssen als erste in das nächstgeeignete Krankenhaus transportiert werden. Hier sind i.d.R. Einzelfallentscheidungen notwendig, da mit dem transportierenden Rettungsmittel den anderen Patienten Personal und Material entzogen wird. In diesem Bereich kann es sinnvoll sein, auf eine im Rahmen der Individualmedizin übliche und indizierte ärztliche Begleitung nach Erstversorgung zu verzichten.

Prinzipiell gilt jedoch das Bestreben, möglichst rasch ein individualmedizinisches Versorgungsniveau zu erreichen – dies gelingt nur durch frühzeitige und ausreichende Nachalarmierung.

50.3.15 Transportziele

Ausschlaggebend für die Festlegung eines Transportziels sind die von der ILS ermittelten Operations- und Versorgungskapazitäten der erreichbaren Krankenhäuser. Wie im regulären Notarztdienst gilt auch bei Großschadensfällen: Die Verfügbarkeit eines Intensivbetts ist nicht die Voraussetzung für die Erstversorgung eines Notfallpatienten.

Fachkliniken für spezielle Krankheitsbilder (Beispiel: Verbrennungskliniken) sind bei der Planung der Transportziele zu berücksichtigen, die Entfernung zum Schadensort muss aber berücksichtigt werden.

Grundprinzip ist die Dislokation der Patienten, nicht die Zentrierung aller Betroffenen. Ziel der Zuordnung zu den Krankenhäusern muss es sein, möglichst nur eine bewältigbare Zahl von Patienten zuzuweisen, um umfangreiche Weiterverlegungen zu vermeiden. Allerdings kann die Zahl der Sekundärverlegungen nicht unmittelbar als Kriterium für die Güte der Entscheidungen vor Ort bewertet werden.

Alle Transporte sind unbedingt mit der ILS abzustimmen, sodass im weiteren Verlauf auch hier eine namentliche Zuordnung von Patienten zu Zielkliniken möglich ist. Die aufnehmenden Kliniken müssen über die ankommenden Patienten und deren Zustand frühestmöglich informiert werden. Vorzeitige und unkontrollierte Abtransporte einzelner Patienten sind möglichst zu unterbinden, lassen sich bei großen Schadenslagen aber nicht immer vollständig verhindern, da solche Transporte nicht nur durch Kräfte des RD, sondern auch durch Privatpersonen erfolgen.

50.4 Besonderheiten einzelner Schadensereignisse

Die o.g. Einsatzprinzipien gelten für alle Einsätze mit einer großen Anzahl Verletzter/Betroffener bzw. einem Missverhältnis von Behandlungsbedarf und -angebot. Einzelne Schadenslagen mit typischen Besonderheiten machen eine Adaptation der beschriebenen Vorgehensweise in einzelnen Punkten notwendig, die grundlegenden Prinzipien bleiben aber unberührt. Beispiele für häufigere Einsätze mit größeren Zahlen Verletzter und Betroffener sind:
- Brandeinsätze
- Chemieunfälle
- Intoxikationen
- Epidemien/Infektionen
- Panikreaktionen

In enger Abstimmung mit den beteiligten Fachdiensten gilt es auch hier, frühzeitig das Ausmaß der Schadenslage und des Schadensbereichs zu erkennen, eine adäquate Anzahl von Einsatzkräften (nach) zu alarmieren, Behandlungsprioritäten festzulegen und die Verteilung der

Tab. 50.5: Vorgehen des ersteintreffenden Notarztes beim MANV

1	Nicht mit der Behandlung beginnen! • Versorgung eines Patienten verzögert Hilfe für alle Patienten
2	Kurze Erstrückmeldung • Stichwort MANV • „Lagemeldung folgt"
3	Überblick verschaffen • Anzahl Betroffene • Gefahren an der Einsatzstelle
4	Konkrete Zweitrückmeldung • Patientenzahl (vital bedroht?) • Benötigte Kräfte
5	Einsatzleitung übernehmen • Behandlungsplätze und Übergabestellten definieren
6	Keine Spontanabtransporte! • Transport- und Behandlungskapazitäten freihalten • Katastrophe nicht verlagern
7	Sichtung – Versorgung nach Prioritäten • Behandlung vor Transport!
8	Nachrückende Kräfte einweisen • Konkrete Aufträge
9	Transporte planen • Zuordnung Patient – Transportmittel – Klinik • Abtransport nur nach Anweisung
10	Übergabe an LNA • Schadenslage • Stand der Maßnahmen • Versorgungszustand

Patienten in die geeigneten Kliniken zu organisieren. Die wichtigsten Grundprinzipien sind in Tabelle 50.5 kurz zusammengefasst.

50.5 Ärztlicher Leiter Rettungsdienst

Die Rolle des LNA ist im eigentlichen Sinne auf die Leitungsaufgabe beim MANV beschränkt. Die oben aufgeführten Erweiterungen der Aufgaben um den Bereich der Planung im Vorfeld von Großveranstaltungen, bei Fragen zur Gefährdung von Einsatzpersonal oder bei drohenden Schadenslagen als Ansprechpartner und Berater hinsichtlich medizinischer Belange machen deutlich, dass der zeitliche Umfang zur angemessenen Bewältigung dieser Anforderungen das im Rahmen einer reinen Nebentätigkeit Leistbare übersteigt.

Der ÄLRD soll gemäß der Empfehlungen der BÄK aus dem Jahre 1994, bestätigt durch den Ausschuss „Notfall-/Katastrophenmedizin und Sanitätswesen" der BÄK am 23.11.2006, ein im RD tätiger Arzt sein, der auf regionaler bzw. überregionaler Ebene die medizinische Kontrolle über den RD wahrnimmt und für Effektivität und Effizienz der präklinischen notfallmedizinischen Patientenversorgung und -betreuung verantwortlich ist.

Zu seinen umfangreichen Aufgaben zählen das medizinische Qualitätsmanagement der Patientenversorgung und -betreuung sowie die Einsatzplanung und -bewältigung (rettungsdienstliche Bedarfsanalysen, Koordination der Aktivitäten der Rettungsdienstorganisationen, Konzeption der Fahrzeugstrategie etc.). Der ÄLRD legt neben den medizinischen Behandlungsrichtlinien für das nichtärztliche Personal im RD auch die medizinisch-organisatorischen Versorgungsrichtlinien für arztbesetzte Rettungsmittel, die pharmakologische und medizinisch-technische Ausrüstung sowie Strategien für die Bearbeitung von medizinischen Hilfe-Ersuchen durch die Leitstelle fest. Zusätzlich soll er medizin-taktische Konzepten für die Bewältigung von besonderen Schadenslagen erarbeiten.

Die Aufgaben erstrecken sich des Weiteren auf die Aus-/Fortbildung des Personals, die Arbeitsmedizin und Hygiene, die Gremienarbeit und die notfallmedizinische Forschung.

Zur Durchführung seiner Aufgabe bedarf der ÄLRD einer Stellung, die ihm die Kompetenz zur Durchführung seiner Aufgaben verleiht. Er wird von der für den RD zuständigen Behörde bestellt und ist in allen medizinischen Belangen der Durchführung des RD entscheidungs- und weisungsbefugt.

Tab. 50.6: Qualifikationsanforderungen an den ÄLRD

	Empfehlungen der BÄK aus dem Jahre 1994
1	Eine abgeschlossene Weiterbildung in einem Gebiet mit Bezug zur Notfall- und Intensivmedizin
2	Nachweis des Fachkundenachweises „Rettungsdienst" oder einer anerkannten gleichwertigen Fortbildung
3	Qualifikation als „Leitender Notarzt" entsprechend den Empfehlungen der Bundesärztekammer
4	Eine langjährige und anhaltende Tätigkeit in der präklinischen und klinischen Notfallmedizin
5	Zu erwerbende Kenntnisse in der Systemanalyse, Konzeptentwicklung und Problemlösung im Rettungsdienst
6	Detailkenntnisse der Infrastruktur des Rettungsdienstes und des Gesundheitswesens
7	Teilnahme an einer speziellen Fortbildung zum „Ärztlichen Leiter Rettungsdienst" entsprechend den Empfehlungen der Bundesärztekammer
8	Kontinuierliche Fortbildung in den Fachfragen des Aufgabengebietes

Um die mit dem umfangreichen Aufgabenkatalog und der Bedeutung der Stellung ÄLRD verbundenen Anforderungen erfüllen zu können, ist eine besondere Qualifikation erforderlich, die sowohl medizinische als auch administrative Kenntnisse erfordert (s. Tab. 50.6).

Grundgedanke ist die Implementierung einer ständigen ärztlichen Mitwirkung im Bereich der Notfallmedizin, nicht zuletzt auch im Rahmen der Prävention, die in Anbetracht der an einen modernen Rettungsdienst gestellten Anforderungen unabdingbar ist.

Literatur

http://www.bundesaerztekammer.de

51 Demonstration technischer Rettungsmöglichkeiten

> **Lernziel:**
> Kennenlernen der praktischen Einsatzmöglichkeiten der Ausrüstung und Ausstattung der Feuerwehr sowie der Gefährdungen im Einsatz, um sich im gemeinsamen Einsatz Feuerwehr-Rettungsdienst adäquat verhalten zu können.
>
> 51.1 Fahrzeuge/Ausrüstung, Einsatz der Feuerwehr
> - Fahrzeuge/Gerät, Sicherungsmaßnahmen bei Chemie- und Gefahrgutunfällen, Eigensicherung
> - Einsatzleitwagen
> - Führungs-/Kommunikationsmittel
>
> 51.2 Vorgehen (Einsatzprinzip/Gefährdungen) bei der Rettung Eingeklemmter aus Zwangslage (PKW) Fahrzeugöffnung/Zugangsweg schaffen, Demontage (mögliche Verformungen/Instabilitäten, sonstige Gefährdungen)
>
> 51.3 Rettung aus Höhen und Tiefen, Nutzung der Drehleiter, Nutzung sonstiger Rettungsmittel
>
> 51.4 Schutz des Einsatzpersonals (z.B. Atemschutz, Chemieschutzanzug)

52 Sichtungsübung „Großschadenslage" inkl. Auswertung

> **Lernziel:**
> Die Teilnehmer lernen, bei einem größeren Schadensereignis zügig eine korrekte Sichtung als „ersteintreffender Notarzt" durchzuführen und den „Verletzten" eine prioritätengerechte (Erst-)Versorgung mit zunächst begrenzten Mitteln bis zum Eintreffen des „Leitenden Notarztes" und weiterer Rettungsmittel zukommen zu lassen inkl. der Anordnung erster dringlicher Transporte.
>
> 52.1 Vorbereitung und Durchführung
> In einem gesonderten, ausreichend großen Raum sind mehr als 10 unterschiedlich schwer „Verletzte", gekennzeichnet mit fortlaufender Nummerierung, durch geeignet präparierte Verletzten-Darsteller (z.B. einer anerkannten Hilfsorganisation) zu lagern. Die zu schminkenden „Verletzungen" sind vom Kursleiter rechtzeitig vor Kursbeginn mit dem Leiter des „Mim-Trupps" abzusprechen und festzulegen. Die Verletzten sollen ca. 20% „Schwerstverletzte", 30% „Schwerverletzte" und 50% „Leichtverletzte" sein.
> Die Kursteilnehmer werden in getrennte Gruppen mit maximal 25 Teilnehmern eingeteilt. Direkt vor Beginn des Praktikums sind den Kursteilnehmern der fiktive Einsatzanlass (z.B. Unfall auf der Autobahn, Explosion/Brand in Betrieb) mitzuteilen. Sodann ist allen Teilnehmern die Möglichkeit zu geben, sich rasch einen Überblick über Anzahl, Art und Schwere der „Verletzungen" zu verschaffen. Hierzu ist ein vorbereiteter und mit den Nummern der „Verletzten" versehener Dokumentationsbogen den Gruppenteilnehmern auszuhändigen. Der Zeitbedarf für die „Sichtung" soll 30 Min. pro Gruppe nicht überschreiten.
>
> 52.2 Auswertung
> Direkt nach dem „Sichtungspraktikum" ist den Teilnehmern jeder Gruppe in einem gesonderten Raum Gelegenheit zu geben, ihrem dokumentierten Sichtungsergebnis (Verletzungsart, -schwere und Sichtungskategorie) auf dem Dokumentationsbogen auch
> – Priorität
> – Art/Umfang der rettungsdienstlichen (Erst-)Versorgung und
> – Reihenfolge, Art und Ziel des Transportes zuzuordnen.

Hierzu sind ihnen wiederum Vorgaben über die bereits am fiktiven Einsatzort anwesenden Rettungsmittel (NAW/RTW/NEF/KTW) zu machen. Danach diskutiert und legt ein ärztlicher Gruppenleiter mit den Kursteilnehmern seiner Gruppe fest:
1. das Sichtungsergebnis
2. die Verletzungsart(en) und -schwere
3. die Zuordnung zu Schweregrad-Gruppen
4. Art/Umfang/Notwendigkeit erster lebensrettender Sofortmaßnahmen (unter Einschluss der Reanimationsproblematik)
5. Umfang und Art von Nachforderungen
6. Prioritäten, Umfang und Art
   - erster rettungsdienstlicher Versorgungsmaßnahmen
   - weiterer (späterer) rettungsdienstlicher Versorgungsmaßnahmen
7. Umfang und Art früher/späterer Transportmaßnahmen und -ziele. Hierfür ist je Gruppe ein Zeitbedarf von mind. 45 Min. vorzusehen.

Herausgeber- und Autorenverzeichnis

Herausgeber

Prof. Dr. med. Klaus Ellinger
Klinik für Anästhesie, Intensivmedizin,
Notfallmedizin und Schmerztherapie
Oberschwabenklinik
Krankenhaus St. Elisabeth
Elisabethenstraße 15
88212 Ravensburg

PD Dr. med. Harald Genzwürker
Klinik für Anästhesiologie und
Intensivmedizin
Neckar-Odenwald-Kliniken gGmbH
Standorte Buchen und Mosbach
Dr.-Konrad-Adenauer-Straße 37
74722 Buchen

Autoren

Dr. med. Luc Aniset
Abteilung für Anästhesie, Intensivmedizin,
Notfallmedizin, Schmerztherapie,
Palliativmedizin
Verbundkrankenhaus Bernkastel/Wittlich
Koblenzer Straße 91
54516 Wittlich

Prof. Dr. med. Hans-Richard Arntz
Charité-Universitätsmedizin Berlin
Medizinische Klinik II
Kardiologie und Pulmonologie
Hindenburgdamm 30
12200 Berlin

PD Dr. med. Jasmin Katrin Badawi
Klinik für Urologie
Klinikum Idar-Oberstein
Dr.-Ottmar-Kohler-Straße 2
55743 Idar-Oberstein

Dipl.-Psych. Tina Betschinger
Johanniter-Unfall-Hilfe e.V.
Regionalverband Stuttgart
Kriseninterventionsteam Stuttgart,
Fachliche Leitung
Eschbacher Weg 5
73734 Esslingen

Dr. med. Fred Blaschke
Abteilung Anästhesie, Intensivmedizin und
Schmerztherapie
Ärztlicher Leiter Rettungsdienst
Ludwighafen, Südpfalz
BG-Unfallklinik
Ludwig-Guttmann-Straße 13
67071 Ludwigshafen

Prof. Dr. med. Bernd W. Böttiger
Klinik für Anästhesiologie und Operative
Intensivmedizin
Universitätsklinik Köln
Kerpener Straße 62
50937 Köln

Prof. Dr. med. Michael Daffertshofer
Neurologische Klinik
Klinikum Mittelbaden
Balgerstraße 50
76532 Baden-Baden

Dr. med. Thomas Dengg
Frauenklinik
Oberschwabenklinik
Krankenhaus St. Elisabeth
Elisabethenstraße 15
88212 Ravensburg

Prof. Dr. med. Klaus Ellinger
Klinik für Anästhesie, Intensivmedizin,
Notfallmedizin und Schmerztherapie
Oberschwabenklinik
Krankenhaus St. Elisabeth
Elisabethenstraße 15
88212 Ravensburg

Prof. Dr. med. Fritz Fiedler
Klinik für Anästhesiologie, operative
Intensivmedizin und Schmerztherapie
St. Elisabeth-Krankenhaus
Werthmannstraße 1
50935 Köln

Dr. med. Thorsten Finteis
Klinik für Anästhesie und Intensivmedizin
Kreiskliniken Darmstadt-Dieburg
Krankenhausstraße 11
64823 Groß-Umstadt

Dr. med. Mark D. Frank
Klinikum für Anästhesiologie und
Intensivtherapie
Universitätsklinikum Carl-Gustav-Carus
Fetscherstraße 74
01307 Dresden

PD Dr. med. Harald Genzwürker
Klinik für Anästhesiologie und
Intensivmedizin
Neckar-Odenwald-Kliniken gGmbH
Standorte Buchen und Mosbach
Dr.-Konrad-Adenauer-Straße 37
74722 Buchen

Dr. med. Christian Gernoth
Klinik für Anästhesiologie und
Intensivmedizin
Neckar-Odenwald-Kliniken gGmbH
Standort Mosbach
Knopfweg 1
74821 Mosbach

Dr. med. Joachim Gröschel
Abteilung für Anästhesie, Intensivmedizin
und Schmerztherapie
BG-Unfallklinik
Ludwig-Guttmann-Straße 13
67071 Ludwigshafen

Tobias Grosser
Johanniter-Unfall-Hilfe e.V.
Regionalverband Stuttgart
Regionalgeschäftsstelle
Kriseninterventionsteam Stuttgart, Sprecher
des Teams
Eschbacher Weg 5
73734 Esslingen

Dr. med. Caroline Gurr
Klinik für Anästhesiologie, operative
Intensivmedizin und Schmerztherapie
St. Elisabeth-Krankenhaus
Werthmannstraße 1
50935 Köln

Prof. Dr. med. Walter Hewer
Vinzenz von Paul Hospital
Schwenninger Straße 55
78628 Rottweil

PD Dr. med. Jochen Hinkelbein
Bereichsleitender Oberarzt Notfallmedizin
Klinik für Anästhesiologie und Operative
Intensivmedizin
Universitätsklinik Köln
Kerpener Straße 62
50937 Köln

Dr. med. Uwe Hoppe
Abteilung für Anästhesie, Intensivmedizin
und Schmerztherapie
OP-Management, Qualitätsmanagement
BG-Unfallklinik
Ludwig-Guttmann-Straße 13
67071 Ludwigshafen

PD Dr. med. Armin Kalenka
Klinik für Anästhesiologie und Operative
Intensivmedizin
Universitätsmedizin Mannheim
Theodor-Kutzer-Ufer 1–3
68167 Mannheim

Dr. med. Peter Lessing
Klinik für Anästhesie, Intensivmedizin,
Notfallmedizin und Schmerztherapie
Oberschwabenklinik
Krankenhaus St. Elisabeth
Elisabethenstraße 15
88212 Ravensburg

Dr. med. Thomas Luiz
Institut für Anästhesiologie und
Notfallmedizin 1
Westpfalz-Klinikum GmbH
Hellmut-Hartert-Str. 1
67655 Kaiserslautern

PD Dr. Mathias Mäurer
Klinik für Neurologie
Caritas Krankenhaus Bad Mergentheim
Uhlandstraße 7
97980 Bad Mergentheim

Dr.med. Klaus Mengel
Höferstraße 15
68199 Mannheim

Prof. Dr. med. Erich Miltner
Institut für Rechtsmedizin
Universitätsklinkum Ulm
Prittwitzstraße 6
89075 Ulm

Dr. med. Hans-Christian Mochmann
Charité-Universitätsmedizin Berlin
Medizinische Klinik II
Kardiologie und Pulmonologie
Hindenburgdamm 30
12200 Berlin

Dr. med. Dirk Müller
Kardiologie und Elektrophysiologie
Herz- und Gefäßzentrum Bad Bevensen
Römstedter Straße 25
29549 Bad Bevensen

Jörg Oberkinkhaus
Kreis Bergstraße
Amt für Brand- und Katastrophenschutz
Graben 15
64646 Heppenheim

Prof. Dr. med. Georg Petroianu
College of Medicine
Florida International University
11200 SW 8th Street
Miami, FL 33199

PD Dr. med. Max Ragaller
Klinik und Polklinik für Anästhesie
Universitätsklinikum Car-Gustav-Carus
Fetscherstraße 74
01307 Dresden

Prof. (apl.) Dr. med. Dipl.-Phys.
Alexander Sartorius
Klinik für Psychiatrie und Psychotherapie
Zentralinstitut für Seelische Gesundheit
J5
68159 Mannheim

PD Dr. med. Gangolf Sauder
Carlottenklinik für Augenheilkunde
Falkertstraße 50
70176 Stuttgart

PD Dr. med. Marc D. Schmittner, DESA
Klinik für Anästhesiologie und Operative
Intensivmedizin
Universitätsmedizin Mannheim
Theodor-Kutzer-Ufer 1–3
68167 Mannheim

Dr. med. Ralf Schnelle
Phloxweg 2
70565 Stuttgart

PD Dr. med. Michael Schroth
Klinik für Kinder- und Jugendmedizin
Universitätsklinkum Erlangen
Loschgestraße 15
91054 Erlangen

Dr. med. Joachim Schwalb
HNO-Praxis Eberbach
Belegabteilung am Krankenhaus Eberbach
Friedrich-Ebert-Straße 15
69412 Eberbach

Dr. med. Patricia Siozos
Klinik für Unfallchirurgie und Orthopädie
BG-Unfallklinik
Ludwig-Guttmann-Str. 13
67071 Ludwigshafen

Dr. med. Sebastian Spencker
Klinik für Innere Medizin mit Schwerpunkt
Kardiologie
DRK Kliniken Berlin I Köpenick
Salvador-Allende-Straße 2–8
12559 Berlin

O. Univ.-Prof. Dr. med. Claudius Thomé
Direktor der Universitätsklinik für
Neurochirurgie
Medizinische Universität Innsbruck
Anichstraße 35
6020 Innsbruck
Österreich

Dr. med. Tim Viergutz, D.E.S.A.
Oberarzt
Klinik für Anästhesiologie und Operative
Intensivmedizin
Universitätsmedizin Mannheim
Theodor-Kutzer-Ufer 1–3
68167 Mannheim

Stichwortverzeichnis

12-Kanal-EKG 9, 34, 65, 81, 121, 200, 205, 209, 228, 236, 247, 253, 324, 384
3 R-Regel 499
4-DMAP 626

A

A. carotis externa 700
A. iliaca 546
ABC(DE)-Regel 496, 508, 523
ABCD²-Score 378
ABCDE-Schema 36, 199, 557
ABC-Gefahren 865
ABC-Schema 587, 589, 591, 791
Abdomen 559
 – akutes 276, 300
Abdominaltrauma 283, 489, 500, 734
Abnabeln 760, 786
Abort 750
Abortus
 – completus 750
 – imminens 750
 – incompletus 750
Absaugen 785
Absicherung 874
Absperrmaßnahmen 857
Abstinenz 409
Abwehrspannung 276, 280, 503
Acetylcholinesterase 355
Acetylcholinvergiftung 355
Acetylsalicylsäure s. ASS
ACS 12, 18, 65, 81, 205, 207, 258, 315, 319, 324, 663, 666
ADAC 90
Adams-Stokes-Anfall 256
Addison-Krise 291, 297
Adenosin 233
Adnexitis 747, 751
Adnextorsion 751
Adrenalin 195, 251, 588, 796, 813
Advanced Life Support 187
AED 5, 187, 191, 794
Afterdrop 630, 650
Afterload 580
AGIB 276, 282

Agonisten 666
Agranulozytose 662
Airbag 501, 555, 855
Airbag-Systeme 136
Airway 189, 197, 508
Airway-Management 164, 834
Akrolein 619
Aktivkohle 824
Akutanamnese 112
Akutblutdrucksenkung 207
Akutes Abdomen 276
Akutintervention 434
Alarmierung 4, 20, 89, 884
Albumin 602
Alfentanil 667
Aliphate 358
Alkohol 361, 365, 824
Alkoholentzugssyndrom 409
Alkoholintoxikationen 417
Alkoholkonsum 278, 696
Allergenexposition 591
Allergenkontakt 585
Allergie 8
Allergiepass 8, 585
ÄLRD 28, 69, 888
ALS 187, 195
Alter 829
Alternative, supraglottische 684
Altersdelir 311
Ambulanzflug 16
Ambulanzflugdienst 100
Ambulanzflugzeug 100
American Heart Association (AHA) 185
AMI 209, 220, 225
Amiodaron 196, 796
Ammoniak 619
Ampere 635
Amphetamine 368
AMPLE-Schema 538
Amputat 535
Amputationsverletzungen 535
Analgesie 281, 541, 564, 588
 – Verbrennungen 623

Analgetika 474, 659, 677
- ideale 660
- Intoxikation 343
- Kinder 672
- periphere 660
- zentrale 660

Analgetikatherapie 659
Analgosedierung 818, 822
Anämie 509
Anamnese 7, 114, 116, 485, 538
Anaphylaxiegefahr 601
Anästhesie 564
- dissoziative 670

Aneurysma, rupturiertes 389, 392
Aneurysmaleck 393
Anfälle
- epileptische 396
- fokale 396
- generalisierte 396
- komplex-fokale 396
- tonisch-klonische 396

Angel dust 370
Angina pectoris 204, 323f.
- instabile 205
- stabile 205

Angio-CT 225
Angst 407
Anisokorie 463, 470, 472, 719
Anmeldung 129, 656, 762
Anpassungsstörungen 433
Ansprechpartner 438
Antagonisierung 364, 669
Antagonisten 666
Antidepressiva 339
- trizyklische 340

Antidot 338, 344, 408
Antidottherapie 338, 450
Antihistaminika 591
Antihypertensivum 248
antikonvulsiv 675
Antipsychotika 342, 413, 423
Antischockhose 570
Antituberkulotikum 349
Antrieb 407
Anurie 279, 731
anxiolytisch 675
Aorta, Dissektion 248
Aortendissektion 225, 246, 258, 324, 326
Aortenklappenstenose 247
Aortenruptur 504, 514
Aortenstenose 205
AP 324

Apgar 786
Apgar-Schema 760
Apnoe 666, 673
Applikation
- intranasale 672
- nasale 806
- rektale 806

Arbeitsbereich 858
Arbeitsdiagnose 112
Arbeitsunfälle 480
Arbeitszonen 858
ARDS 517, 553, 648
Area postrema 666
Aromate 358
Arrhythmia absoluta 228
Arrhythmic Storm 242
Arrhythmien 228, 238
- bradykarde 233
- supraventrikuläre 242
- tachykarde 233

Arrosionsblutung 701
Arzneimittelintoxikationen 337
Arzt-Arzt-Gespräch 31, 93, 129
Ärztlicher Leiter Rettungsdienst 23f., 27, 887
Arzt-zu-Arzt-Gespräch 779, 847
Asphyxie 787
Aspiration 51, 319, 647, 651, 694, 811
Aspirationsgefahr 362, 824
Aspirationsschutz 684
Aspirin 345, 663
Aspirin-Asthma 663
ASS 212, 662f., 824
Asthma 264, 319
- allergisches 265
- bronchiale 18, 667, 675, 815
- cardiale 265

Asystolie 193
Ataranalgesie 670
Atelektase 698
Atemdepression 365, 368, 666, 673
- opioidbedingte 669

Atemformen 114
Ateminsuffizienz 330, 632, 820
Atemmechanik 516
Atemmuster 114
Atemnot 118, 224, 265, 270, 692, 809
- akute 318

Atemschutz 621
Atemstillstand 632, 820
Atemwege 165, 189, 197, 564, 587
- supraglottische 178, 684, 785

Atemwegshilfe, supraglottische 176, 566, 706, 796, 803, 840
Atemwegsmanagement 182, 508
Atemwegsobstruktion 515
Atemwegssicherung 10, 115, 508, 677, 699, 821
Atemwegsverlegung 272
Atemwegszugang, chirurgischer 178, 183
Atherothrombose 208
ATLS 496, 564
Atmung 120, 123
Atropin 196, 355
Attacke, transitorisch ischämische 376
Audits 65
Aufnahmepflicht 847
Auge, rotes 713
Augendiagnostik 712
Augendruckmessung 713
Augenheilkunde 711
Augenverletzung, perforierende 718
Ausgangsbefunde 486
Auskultation 115, 118, 175, 206, 319, 506, 514, 557
Auskultationsbefund 620
Ausrüstungsgegenstände 154
Austreibungsperiode 759
Auswurf 270
Autoregulation 459
AV-Block
– I° 230
– II° 230
– Typ Mobitz 1 230
– Typ Mobitz 2 230
– III° 231
AV-Knoten 230
– Überleitungsstörungen 230
Axonschaden, diffuser 462, 467
Azidose 196, 251, 268, 361, 363, 513, 536, 554f., 804
– metabolische 287

B

β_2-Mimetika 815
Baby-NAW 160, 779
β-Adrenozeptorenblocker 346
Bandscheibenvorfall 400
Barbiturate 474, 678
Barotrauma 612, 654
Bartholin-Abszess 752
Barytrauma 497
Basendefizit 553
Basic Life Support 187, 191, 791

Basisanamnese 278
Basis-Check 802, 809, 817, 820
Basismaßnahmen 187f., 284, 671, 858
Bauchaortenaneurysma 285
Bauchtrauma 276, 559
– penetrierendes 502
– perforierendes 284
– stumpfes 283, 501
Baxter-(Parkland-)Formel 623
BE 553
Beatmung 26, 124, 166, 187, 190, 269, 352, 354, 472, 508, 565, 587, 624, 683, 789, 818, 821, 841
– Indikation 684
– manuelle 683
– maschinelle 685
– nichtinvasive 269, 687
Beatmungsbeutel 667
Beatmungsfrequenz 795
Beatmungsgerät 269, 685, 687, 841
Beatmungshilfsmittel, supraglottische 124
Beatmungsmaske 835
Beatmungsmodi 687
Beatmungsprobleme 777
Becken, Kompression 547
Beckendeformierung 504
Beckenendlage 756, 763
Beckenfixierung 547
Beckenfraktur 504
Beckenhochlagerung 764
Beckenhöhle 501
Beckenkompressionsgurt 512
Beckenringfraktur 543, 735
– hintere 543
– vordere 543
Beckenringruptur 543
Beckenringverletzungen 543
Beckenstabilität 506
Beckentrauma 500, 542
Beckenvenenthrombose 224
Beckenverletzungen 500, 512
– penetrierende 546
Beckenzwingen 570
Befund, psychischer 406
Begleitverletzungen 253, 496, 584, 612, 626, 641
Behandlungsbedürftigkeit 875
Behandlungsbereich 882
Behandlungsfehler 50
Behandlungspriorität 561, 874
Behandlungsrichtlinien 888
Behandlungsvertrag 74

Behandlungsverweigerung 141
Beinahe-Ertrinken 644, 828
Beinödeme 247
Beinvenenthrombose 224, 328
Beißschutz 169
BEL 763
Belastungsreaktion, akute 432
Belastungsreaktionen 415
Belastungsstörung, posttraumatische 432
Bellocq-Tamponade 509, 708
Benchmarking 80
Benzin 360
Benzodiazepine 211, 249, 366, 670, 825
– Kontraindikationen 676
Bereitstellungszone 858
Bergunfälle 629
Berstungsfraktur 463
Berufsfeuerwehr 854
Beschwerden, pektanginöse 248
Beschwerdesymptomatik 278
Bestattungsgesetze 41
Betablockade 346
Betablocker 207, 211, 234, 248f., 294
Betäubungsmittelgesetz 666
Betäubungsmittelverschreibungsverordnung 666
Betreuer, gesetzlicher 424
Betriebsfeuerwehr 854
Bewusstlosigkeit 117, 458, 637
Bewusstsein 120
Bewusstseinslage 406
Bewusstseinsstörung 444, 801
– Schlaganfall 379
Bewusstseinstrübung 666
Bewusstseinsverlust 253
Bewusstseinszustand 187
Bezugspersonen 439
BG-Unfälle 530
Bikarbonat 338
Biomarker 209
Blasenentleerungsstörung 725
Blasen-Mastdarm-Funktion 487
Blasenruptur 734
Blasensprung 758
Blasentamponade 736
Blasenverletzung 734
Blausäure 351, 353
Blausäuregas 620
Blitz 635
Block, sinuatrialer 231
Blow-out-Fraktur 702
BLS 187f.

Blue Bloater 267
Blutalkoholspiegel 362
Blutdruck 246, 782
– arterieller 220
Blutdruckabfall 580, 662, 678
Blutdruckentgleisungen 246
Blutdruckkrise 294
Blutdruckmessung 252
Blutdrucksenkung 247
Blut-Hirn-Schranke 461, 473
Blutstillung 535, 538, 564, 570, 593
Blutung 373
– akute 699
– gastrointestinale 276, 282
– gastrointestinale, obere 283
– gastrointestinale, untere 283
– Geburt 765
– intrakranielle 217, 246, 447, 457
– intrazerebrale 386, 801
– Schwangerschaft 765
– unkontrollierte 510
– urethrale 732
– vaginale 742f., 750
Blutungsgefahr 663
Blutungskomplikationen, postpartuale 755
Blutungskontrolle 509, 523, 538
Blutverlust 475, 532, 552, 583, 606, 760, 782
Blutvolumen 580
– intrazerebrales 459
Blutzuckerbestimmung 447
Blutzuckereinstellung 201
Blutzuckerkontrolle 397, 805, 809
Blutzuckermessung 120, 252
Blutzuckerspiegel 288, 290f.
BMI 90
Body check 486
Bolusgeschehen 124
Bolustod 696
Boyle-Mariotte-Gesetz 104
Bradykardie 233, 781, 789
Bradykinin 582
Brandbekämpfung 854
Brände 873
Brandeinsätze 863, 886
Brandgas 353, 618
Brandgefahr 561, 857
Brandmeldealarm 864
Brandopfer 616
Brandrauch 618, 863
Brandschutzgesetze 854
Brandverletztenzentrum 627
Brandwundensets 622

Brandwundenverbandtücher 622
Brandwundenversorgung 622
Breathing 189, 508
Bronchospasmolytika 625
Bronchospasmus 679
Bronchospastik 274, 616, 620
Bronchusverletzungen 522
Brown-Séquard-Syndrom 488
Brustschmerz 224
Brustschmerzsymptomatik 207
BtMG 666
BtMVV 666
Buddenbrook-Syndrom 205
Bülau 525
Bulbusperforation 713
Bulbustrauma 470
Bundesärztekammer 23, 25
BURP-Manöver 174
Butylscopolamin 662, 665
BWS-Verletzung 483
BZ 290

C

Calcium 196
Calciumstoffwechsel 298
Call fast 791
Call first 187, 791
Cannabis 371
Capillary refill 557
Capillary Refill Time 578
Carbamazepin 410
Carbo medicinalis 337
Cauda equina 483
CBRN-Gefahren 865
CEN 150
C-Griff 166, 836
 – doppelter 167
Chaosphase 872
Chemieunfälle 886
Chemikalien 613
Chest Pain Unit 35, 259
Chlorgas 867
Chlorkohlenwasserstoffe 359
Chondromalazie 697
Chvostek-Zeichen 299
Cincinnati Prehospital Stroke Scale 379
Circulation 190, 195, 509
Circulus vitiosus 460, 581
CIRS 67
Clopidogrel 212, 218
CO 351, 616, 620, 624
CO_2 351

CO_2, endtidales 175
CO_2-Intoxikation 620
CO_2-Retention 268
Cocain 369
CO-Hb 351, 616, 620, 684, 864
CO-Intoxikation 864
Colon
 – ascendens 501
 – sigmoideum 501
 – transversum 501
Coma diabeticum 287
Combat Application Tourniquet 534
Combitube 181
Commotio 469
 – spinalis 481
Compressio 469
 – spinalis 482
Computertomographie 476
Contrecoup 466
Contusio 469
 – bulbi 717
 – cordis 514f., 517, 559, 585
 – spinalis 482
COPD 264, 267, 319, 675
Cortisolmangel 291
Cortisolstoffwechsel 678
Cortison 693
Cortisontherapie 705
CO-Vergiftung 626
CPAP 223
CPP 389, 459, 473
CPR 186, 651
CPU 259
Crash-Intubation 566, 625
Credé-Handgriff 768
Crew Resource Management 573
CRM 96
Crush-Intubation 508
Crush-Syndrom 533, 638
Cushing 473
Cushing-Reflex 247
Cyanokit 355, 625
Cyclooxygenase 660

D

Dalton-Gesetz 103
Damage Control Surgery 555
Dammschutz 759
Datenanalyse 80
Datenschutz 74
Dauermedikation 8
DCI 653

DCS
- Typ I 653
- Typ II 653
DDD 238
DDT 355
Deadly dozen 513
Debriefing 146
Decompression
- Illness 653
- Sickness 653
Deeskalation 416
Defibrillation 23, 187, 191f., 194, 794
Defibrillator 192, 794
- biphasischer 194
- implantierter 240
- monophasischer 194
Defizit
- fokales neurobiologisches 470
- neurologisches 117, 485
Dehydratation, hypertone 287, 298
Dekompensation 250
- kardiale 241, 247f.
Dekompression 463, 524
Dekompressionserkrankung 653
Dekompressionskrankheit 653
Dekompressionsmaßnahmen 520
Dekompressionsunfälle 652
Dekontamination 868
Dekontaminationsstelle 868
Delegation 883
Delir 409f.
- akutes 311
- hypoaktives 411
Demenz 311
Depression 273
Detoxikation 408
Detoxikationsmaßnahmen 337
Dextrane 601
Dezelerationstrauma 462, 467, 489, 500, 556
Dezerebration 458
DGAI 496
DGU 496
Diabetes
- insipidus 298
- mellitus 286
   - Typ 1 286
   - Typ 2 287
Diabetiker 287
Dialyse 362
Dialysepatienten 286, 301
Diaphragma 501
Diazepam 675

Differenzialdiagnose 198
Digitalispräparate 348
Digitoxin 349
Digoxin 349
Dilutionseffekte 570
DIN 150
- 13232:2010-03 151
- 13500:2009-02 151
- 75076 159
- 75079 155
- 75079:2009-11 151
- EN 13718-1 101, 156
- EN 13718-1:2008-11 151
- EN 13718-2 156
- EN 1789 153
- EN 1789:2007-06 151
Disability 511
Dish face 702
Disposition 29
Diurese, forcierte 338
DIVI 506, 576, 848
DMAP 354
DMS 538
Dobutamin 588
Dokumentation 7, 12, 20, 58, 69f., 76, 131, 141, 148, 337, 469, 486, 659, 677, 822, 848, 875, 885
Dokumentationsmaterialien 878
Dokumentationspflicht 74
Door to
- balloon-Zeit 214
- CT 382
- needle 382
Dopamin 588
Douglas-Abszess 752
Drainage, Verlegung 525
Drehleiter 147, 861
Drehleitereinsatz 862
Drehstrom 634
Drehung, axiale 485
DRF 90
Drogenabhängigkeit 372
Drogenintoxikationen 417
Drogenmissbrauch 372
Drogennotfälle 336, 363
Druck, intrakranieller 457
Druckkammer 353, 655
Druckkammerbehandlung 655
Druckluftunfälle 652
Druckpunkt 190, 793
Drucksteigerung, intrakranielle 461
Druckverband 535, 710, 822

Dual use 156
Dual-use-Hubschrauber 99
Duchenne-Muskeldystrophie 681
Ductus arteriosus Botalli 781
Duodenum 501
Dura mater 467
Durchfall 804
Dutzend, tödliches 513
Dysfunktion, erektile 738
Dysmenorrhö 747, 752
Dysphagie 693
Dyspnoe 224, 329, 693, 819

E

Easytube 181
Echokardiographie 225
ECMO 633, 652
Ecstasy 368
Eigenanamnese 112, 116
Eigenatmung 189, 670
Eigengefährdung 141, 417, 424, 561, 869
Eigenschutz 141, 144, 620, 856
Eigensicherung 636
Einklemmung
 – transforaminäre 459
 – transtentorielle 458
Einsatzablauf 856, 882
Einsatzabschnitte 882
Einsatzbereich 92
Einsatzdauer 17
Einsatzdisposition 21
Einsatzdokumentation 70
Einsatzindikationen 437
Einsatzleiter 855, 864
Einsatzleitung 879f.
 – technische 562
Einsatzmanagement 855
Einsatzspektrum 17
Einsatztaktik 6, 550, 863
Einweisung 152
Einwilligung 424
 – mutmaßliche 424
Einwilligungsfähigkeit 424
Eiseinbruch 649
Eiweißdenaturierung 616
EKG 121, 209
EKG-Kosmetik 228
EKG-Monitoring 257, 640
Eklampsie 248, 770f.
Elektroden 794
Elektrolytlösungen 598
Elektrounfälle 633

ELW 160
Embolie, kardiogene 374
Emesis 673
EN 13718-1 156
EN 13718-2 156
Endokarditis, akute 224
Endokrinopathie 449
Endotrachealtubus 172, 684
Engwinkelglaukom 715
Entgleisung, hypertensive 246
Entwicklungsraum 856
Entzugsdelir 312, 410
Entzugserscheinungen 366
Entzugssyndrome 409
Enzephalitis 404, 801
EPH-Gestose 246
Epidemie 886
Epididymitis 727
Epiduralhämatom 462
Epiglottis 173, 839
Epiglottitis 695, 812f.
Epilepsie 396f., 446
 – Akutmanagement 397
Episiotomie 759
Erblindung 361
Erbrechen 208, 279, 362, 666, 804, 823
 – induziertes 337
ERC 182, 201, 272, 318, 787, 791
Erfolgsdruck 671
Erfrierung 633
Ergebnisqualität 62, 82
Erkrankungen
 – neurologische 403
 – spinale 400
Eröffnungsperiode 758
Erregungszustände 414
 – manische 415
Erschöpfung, respiratorische 269
Erstbehandlung 30
Erstdiagnostik 858
Erstereignis 255
Ersticken 47
Erstmaßnahmen 776
Erstuntersuchung, orientierende 112
Erstversorgung 122, 858, 880
Erstzugang 858
Ertrinken 644
 – nasses 646
 – sekundäres 646
 – Symptomatik 650
 – Therapie 650
 – trockenes 646

– Ursachen 646
Ertrinkungsopfer 644
Ertrinkungsunfälle 644
Erythem 586
Erythrozyten 571
Erythrozytenkonzentrat 570
Esketamin 669f.
Esmarch-Handgriff 124, 791, 802
ETC 564
etCO$_2$ 557
Ethanol 362
Etomidat 678
– Komplikationen 678
EUG 748
Europäischen Komitee für Normung 150
European Resuscitation Council (ERC) 185
European Trauma Course 496
Exophthalmus 719
Exploration 406
Explosionen 873
Explosionsgefahr 137, 561, 864
Explosionsunfall 612
Explosionsverletzungen 540
Expositionszeit 619
Exposure 511
Exsikkose 250, 292, 295, 299, 313, 804
Extrauteringravidität 747f.
Extremitätenfrakturen 531
Extremitätentrauma 530
Extremitätenverletzungen 560

F

Fab-Antikörper-Fragmente 349
Fachklinik 886
Fachkunde Rettungsdienst 25
Fahrzeughaltebereiche 883
FAST 507
Faustschlag, präkordialer 192
Fehlalarmierung 845
Fehleinsätze 17
Fehlintubation 198
Fentanyl 667, 839
Feuerlöscher 621, 857
Feuerwehr 37, 137, 562, 854, 873, 876
Feuerwehrdienstvorschriften 855
FFP 602
Fibrinmangel 571
Fibrinogenmangel 571
Fieber 270, 451, 806
Fieberkrampf 664, 807
Fiebersenkung 664
Fingerperimetrie 713

FiO$_2$ 685
First Medical Contact 214
First responder 5
Fischgräten 693, 696
Fixierung 175, 840
Flachlagerung 477
Flail chest 516
Flash Over 864
Flugsicherheit 107
Flugzeugabstürze 873
Fluid lung 302
Flumazenil 366
Flüssigkeitsverlust 782
Folge-Einsatz 845
Fondaparinux 212
Fontanelle 804, 817
Foramen
– magnum 459
– ovale 375, 654
Formalin 619
Frakturen 701
– dislozierte 532
– geschlossene 531
– offene 531
Freihalten des Atemwegs 791
Freimachen des Atemwegs 189
Freiwillige Feuerwehr 854
Fremdanamnese 112, 116, 255, 280, 406
Fremdgefährdung 57, 141, 372, 415, 417, 424
Fremdkörper 189, 271, 284, 475, 521, 693f., 696f., 718, 734, 746
Fremdkörperaspiration 271, 810
Fremdkörperentfernung 124
Fruchtwasser 785
Fruchtwasserresorption 789
Frühabort 750
Frühgeborene 777, 784
Frühgeburt 755
Frühschwangerschaft 749
Führungsstab 174
Funkmelde-Empfänger 6
Funktion
– kognitive 406
– linksventrikuläre 221
Funkverkehr 20
Furosemid 248
FwDV 855

G

GABA 350, 367
Galopprhythmus 247
Gamma-Hydroxibutyrat 367

Stichwortverzeichnis

GAMS 868
GAMS-Algorithmus 868
Ganzkörperuntersuchung 119, 486
Gasembolie 654
Gasintoxikation 338
Gasvergiftungen 351
GCS 131, 471, 507, 511, 557, 651, 802
– Kinder 817
Gebrauchsanweisung 152
Geburtshilfe 754
Geburtskanal 754
Geburtsklinik 754
Geburtsmechanismus 754
Geburtsschäden 754
Geburtsstillstand 773
Geburtsverletzungen 768
Geburtszeit 762
Gefährdung 561
– suizidale 418
Gefährdungsbereich 874
Gefährdungspotenzial 135, 857
Gefahrenabwehr 18
Gefahrenbereich 864, 882
Gefahrenlage 135
Gefahrenzone 274
Gefahrguteinsatz 865
Gefahrgutkennzeichnung 866
Gefahrguttransporte 865
Gefahrgutunfall 867
Gefäßdissektion 375
Gefäßendothelzellen 605
Gefäßpermeabilität 582, 616
Gefäßverletzungen 534
Gefäßverschluss 212
Gefäßwiderstand 580
Gefäßzugang, intraossärer 125
Geflügelknochensplitter 693
Gegengift 336
Gehörgang 700, 703
Gehörgangsblutung 700
Gehörgangsverletzung 703
Gelafundin 600
Gelände, unwegsames 135
Gelatine 600
Gelifundol 600
Genitalverletzungen 732
Gerätepass 152
Gerinnungsfähigkeit 554
German Resuscitation Council 201
Gesamteinsatzleiter 855
Gesamteinsatzleitung 142
Gesamtletalität 556

Gesichtsmuskelschwäche 379
Gesichtsschädel 709
Gestose 770
Gesundheitsamt 54
Gewalteinwirkung 456, 745
Gewebehypoxie 582, 593
Gewebeperfusion 249, 593
Gewicht 829
Gewichtsverlust 278
GHB 367
GI-Blutungen 282
Giftelimination, primäre 340, 342
Giftentfernung 823
Giftinformationszentrale 450
Giftinformationszentrum 337
Glasgow Coma Scale (GCS) 66, 113, 444, 468, 507, 817
Glaskörperblutung 712
Glaubersalz 337
Glaukom 713
Glaukomanfall 714
Gleichstrom 634
Glomerulonephritis 246
Glottisödem 619
Glukagon 290, 347
Glukose 290, 809
Glukosegabe 290
Glukoselösungen 598
Glukosestoffwechsel 808f.
Glyceroltrinitrat 206, 223
Glykole 363
Golden hour 526
– of shock 457, 551, 572, 589, 593
GRACE Score 209, 213
GRC 201
Großschadensfälle 561
Großveranstaltungen 140
G-RTW 160
Guedel-Tubus 169, 789, 834
Gurt 501
Gurtprellmarken 503
Gurttrauma 375
Gynäkologie 741

H

Haemaccel 600
Haemophilus influenzae 694, 813
HAES 599
Halsschienengriff 491
Halstrauma 704
Halswirbelsäule 469
Hämatokrit 571

Hämatome
- chronisch subdurale 315
- intrakranielle 461
- retroplanzentare 766

Hämatopneumothorax 559
Hämatothorax 514, 520, 585
Hämaturie 734
Hämodilution 599
Hämoperfusion 338
Hämorrhagie 373, 530
Hämorrhoiden 282
Hämostase 553
Handflächenregel 826
Harnleitersteinkolik 721
Harnröhre 735
Harnröhrenverletzungen 732
Harnverhalt 724, 736
Haschisch 371
Hausgeburten 754
Hausnotruf 4
Hautemphysem 118, 507, 518, 654
Hauttransplantation 615
Hebamme 756
Heimlich-Manöver 651
Heimlichventil 525
HELLP-Syndrom 770, 772
Helmabnahme 491
Hemiparese 463
Hemiplegie 681
HEMS 96
Heparin 212, 225
Hepatotoxizität 343
Herdsymptome, neurologische 468
Herzbeuteltamponade 514, 517
Herzerkrankung, koronare 204
Herzinfarkt 370, 585
Herzinsuffizienz 18, 241, 245, 302, 323, 346, 684
- akute 222
- dekompensierte 245

Herzkatheterlabor 34
Herz-Kreislauf-Stillstand 185, 192, 817
- Ätiologie 186

Herzrhythmusstörungen 228, 299, 323, 621
Herzschrittmacher, implantierter 237
Hidden six 513
Hilfsfrist 14, 20
Hilfsmittel, supraglottische 178
Hilfsorganisationen 19
Hirnblutung 381
Hirndruck 605
Hirndruckanstieg 457

Hirndrucksteigerung 477
Hirndruckzeichen 470
Hirndurchblutung 459, 478
Hirnfunktionsstörung 412
Hirngewebe 376, 457
Hirninfarkt 381
- ischämischer 374

Hirnmasse, Austritt 467
Hirnödem 246, 451, 457, 460f., 598, 818
Hirnparenchym 460, 464
Hirnschaden
- irreversibler 289
- primärer 461
- sekundärer 461, 475

Hirntod 42
Histamin 582
Histaminausschüttung 667
Histaminfreisetzung 591
Histaminliberation 586
Hitze 715
Hitze-Erkrankungen 628
Hitze-Erschöpfung 628
Hitzekollaps 629
Hitzequelle 612
Hitzschlag 628
HLM 633, 652
HNO-Heilkunde 692
Hochdruckenzephalopathie 246
Hochspannung 243, 635
Hochspannungsunfall, Therapie 640
HOCM 222, 247
Hodentorsion 726
Hodentrauma 730
Hodentumor 730
Höhenangst 869
Höhenrettung 861
Höhenrettungsgruppen 861
Hormone 286
Horner-Syndrom 482, 720
Hornhaut 716
Hörschutz 671
HRST 585
Hubschrauber 845
Humanalbuminlösungen 602
Hunt-und-Hess-Klassifikation 391
Husten 270
- bellender 811

HWS 469
HWS-Protektion 508
HWS-Verletzung 475, 483, 491, 566
Hydatidentorsion 728
Hydrocortison 293

Hydroxocobalamin 274, 354, 625
Hydroxyethylstärke 599, 603
Hydrozele 729
Hyperalgesie 660
Hyperämiezone 617
Hyperfibrinolyse 554, 571
Hyperglykämie 286, 449, 598, 808
HyperHAES 601, 604
Hyperkaliämie 303, 349, 680
Hyperkapnie 200, 296, 513
Hyperosmolarität 287
Hyperoxie 321
Hyperparathyreoidismus 303
Hypertensive Krise 245
Hyperthermie 341, 369
Hypertonie 659, 771
 – chronische 222
Hypertonus, arterieller 204
Hyperventilation 197, 273, 349, 472, 478, 566, 646, 818
Hyperventilationssyndrom 273
Hypoglykämie 18, 289, 292, 346, 363, 448, 790, 806, 808, 818
Hypokapnie 273
Hyponatriämie 598
Hypoperfusion 376, 459, 594
Hypopharynxfremdkörper 696
Hypophysen-Apoplexie 297
Hypophysenfunktion 296
Hypotension 221
 – permissive 510, 540, 547, 569, 606
Hypothalamus 587, 630
Hypothermie 480, 511, 536, 554, 557, 572, 621, 629, 656, 827, 829
 – therapeutische 200, 797
Hypothermiebehandlung 633
Hypothyreose 296
 – sekundäre 296
Hypotonie 249, 461, 509, 576
 – permissive 251
Hypovolämie 288, 293, 295, 509, 818
Hypoxämie 171, 461, 648, 680
Hypoxie 200, 250, 270, 513
HZV 580

I

IABP 221
ICB 386, 447
 – Akutmanagement 388
 – Risikofaktoren 386
ICD 240
 – Fehlfunktion 242

ICD-Patienten 242
ICP 389, 457, 459, 670, 818
 – Senkung 477
ILS 876
Immissionspegel 156
Immobilisation 490, 541, 564, 671
Immobilisierung 570
Impressionsfraktur 463
Indextachykardie 235
Indikation 18, 30, 87
Indikationsstellung 676
Individualversorgung 561, 870
Infarktbeteiligung, rechtsventrikuläre 222
Infekt 804
 – bronchialer 265
Infektion 237, 244, 305, 451, 618, 886
Infektionsschutzgesetz 54
Infektkrupp 811f.
Infrastruktur 872
 – regionale 218
Infusionsgeschwindigkeit 595
Infusionslösungen 510
 – hyperonkotische 600
 – hyperosmolare 604
 – hypertone 601
 – kolloidale 593, 599
 – kristalline 593, 598, 622
Infusionstherapie 540, 622, 804, 827
Ingestion 823
Inhalation 265
Inhalationsdrogen 371
Inhalationstrauma 516, 616, 618, 624
Inhalationsvergiftung 620
Injury Severity Score 497
Inotropika 540
Insektenstich 694f.
Insertio velamentosa 767
Inspektion 114, 280, 319, 506, 514, 546
Instabilität, hämodynamische 251
Insuffizienz, respiratorische 264
Insulin 287
Insulte, zerebrale 229
Intensivstation 35
Intensivtherapie 591
Intensivtransport 15
Interferenzen 243
Interhospitaltransfer 94
Interhospitaltransport 15
International Liaison Committee on Resuscitation (ILCOR) 185
Intervall, luzides 463, 476

Intoxikation 18, 43, 199, 336, 407, 449, 469, 471, 587, 616, 646, 801, 886
– Kindesalter 822
Intoxikationszeichen 407
intraossär 672
Intravasalvolumen 606
Intubation 10, 23, 26, 124, 182, 251, 267, 269, 274, 352, 394, 508, 557, 565, 587, 624, 652, 668, 706, 785, 796, 803, 814, 818, 836
– endotracheale 170, 176, 197, 223
– erschwerte 475
– Indikation 472, 490, 523, 565, 616, 803
– schonende 472
– schwierige 176
Intubationsbedingungen 680
Intubationsbereitschaft 667
Intubationsindikation 509
Intubationsprobleme 698
Intubationsschwierigkeiten 170, 698
Intubationsversuch 173, 706
Ischämie 373
– zerebrale 378
Ischämietoleranz 376
Ischämiezeit 215, 536
ISO 58
Isoniazid 349
ISS 497, 550, 578
ITH 84, 97, 106
ITLS 496, 564
ITW 93f.

J

Jackson-Position 172
Jochbogenfraktur 701
Juckreiz 586
Jugularvenen 478
Jugularvenenfüllung 247
Justizvollzugsanstalt (JVA) 138

K

Kalium 680
Kaliumanstieg 680
Kalk 716
Kalkfremdkörper 716
Kalotte 462
Kalottenfraktur 463
Kältediurese 630
Kälte-Exposition 629
Kaltwasserbehandlung 621
Kammerflimmern 186, 193f., 243, 632, 637, 640, 652

Kammerkomplex
– breiter 234
– schmaler 233
Kammertachykardie 194
Kanüle, intraossäre 510
Kapillarfüllungszeit 507, 578
Kapillarpermeabilität 586
Kapillarpuls 557
Kapnographie 9, 175, 198, 337, 507, 515, 523, 684f., 840
Kapnometrie 120, 198, 685, 839
Kardiomyopathie 204, 585
– ischämische 235
Kardiotoxizität 340
Kardioversion 195, 230, 235
Kassenärztliche Vereinigung 22
Katastrophe 872
Katastrophenmedizin 870
Katastrophenschutzgesetze 854
Katecholamin 223, 588
Kathetereinlage 739
KED 822
KED-System 541, 861
Kehlkopf 694
– Kinder 780
Kehlkopfkarzinome 696
Kehlkopftrauma 703
Kendrick Extrication Device 541
Kerntemperatur 631, 649
Ketamin 474, 567, 623, 669, 839
KHK 204, 206, 209, 663
Kiefergelenke 700
Kiefergelenkluxation 710
Kieferklemme 693
Kinder 791
Kindernotfälle 675, 776
Kinderreanimation 791
Kindersicherung 779
Kindesmisshandlung 801
Kindstod, plötzlicher 799
KIT 436
Klebstoffe 371
Klinik, psychiatrische 410
Klinikauswahl 29
Klinikeinweisung 30
Klopfschall
– gedämpfter 521
– hypersonorer 519
Knochensplitter 696
Koagulationsnekrose 613, 715
Koagulopathie 536, 553, 571

Kochsalzlösung 598, 716
- hypertone 479, 599
Kohlendioxid 351
Kohlenmonoxid 351, 620
Koliken 665
Kolikschmerzen 660, 721
Kolliquationsnekrose 613, 705, 715
Kolloide 250, 599, 622
Koma 246, 292, 340, 444, 458, 666, 802
- hyperosmolares 287
- hypoglykämisches 287, 289
- hypophysäres 296
- ketoazidotisches 287
Komastadien 469
Kombinationstrauma, thermomechanisches 623
Kommunikation 6, 111, 143
Kompaktsystem 153
Kompartmentsyndrom 533
Kompensationsmechanismus 580
Komplextraumata 542
Kompression 570, 822
- abdominelle 273, 285
- manuelle 509
Kompressionsfrequenz 793
Kompressionsverband 509
Konflikte 145
Koniotomie 183, 706, 814
Koniotomieset 707
Kontamination 867
Kontraindikationen 606, 662
Kontraktilitätsmodulation, kardiale 243
Kontusionsblutung 462, 466
Konvergenzreaktion 720
Konzessionsmodell 19
Kooperation 562
Kopfhautvenen 831
Kopflagerung 477
Kopfschmerzen 246, 294, 391, 393, 451
Kopfsprung 646
Koronararterie 208
Koronarintervention 213
Koronarspasmen 208
Koronarsyndrom, akutes 12, 204, 207, 324
Körperkerntemperatur 631
Körperkontakt 438
Körperoberfläche 614
Körpertemperatur 554, 630
Korsakow-Syndrom 410
Kortikosteroide 268, 591, 625, 698
Kosten 38, 89
Kräftemangel 858

Krampfanfälle 246, 340, 446, 771, 805
- zerebrale 292
Krampfereignis 808
Krankenhauseinweisung 270
Krankentransport 13, 15, 17, 22
Kreislauf 195
Kreislaufdepression 680, 789
Kreislaufinstabilität 330, 505
Kreislaufstillstand 631f., 637, 640
Kreislaufversagen 576
Kreislaufzentralisation 252
Kreislaufzentren 587
Kreißsaal 35
Krepitation 507, 516
Kriminalpolizei 52
Krise
- hyperkalzämische 298
- hypertensive 245
- hypophysäre 296
- thyreotoxische 295
Krisengespräche 438
Krisenintervention 10, 428, 435, 800
- Medikation 441
Kriseninterventionsteam 428
Krupp-Syndrom 811
KTW 29, 153, 845
Kurzinfusion 662

L

Lageanomalie 756
Lagebeurteilung 7, 872
Lagekontrolle 180
Lagemeldung 7, 858, 873, 879
Lagenanomalien 763
Lagerung 127, 530, 570, 671
- achsengerechte 493
- nach Fritsch 744, 768
Lagerungsmaßnahmen 588
Lagewechsel 632
Lähmungen, psychogene 488
Laienhelfer 3
Laienhilfe 621
Laktat 582
Laktatazidose 553
Landefläche 107
Landeplätze 107
Langzeitintubation 697
Langzeitprognose 250
Lärmpegel 105
Lärmschutz 105
Laryngoskopie 170, 173, 175f., 198, 680, 684
Laryngoskopspatel 173

Laryngospasmus 299, 646, 679, 828
Laryngotracheobronchitis 811
Larynx 692
Larynxfraktur 515
Larynxfremdkörper 696
Larynxmaske 176, 179, 566, 684, 706
Larynxödem 694, 705
Larynxtubus 176, 182, 566, 684, 706
Larynxtumor 696
Lateralsklerose, amyotrophe 404
Laugen 338, 613, 705, 715, 823
Laugenverätzung 715
Lawinenverschüttungen 629
Leber 501
Leberinsuffizienz 664
Leberverletzung 504
LeFort 701
Leichenschau 41, 44, 799
– zweite 55
Leistenhernie 730
Leitender Notarzt 27, 880
Leitlinien 58, 185
Leitstelle 3, 19f., 160, 879
– integrierte 21
Leopold-Handgriffe 756
Letalität 497, 542
Lethal six 513
Lichtbogen 636
Lichtbogenüberschlag 634
Lichtreagibilität 470
Lichtreaktionsprüfung 719
Lidöffnung 719
Lig. cricothyroideum 706
Linksherzinsuffizienz, akute 206
Linksschenkelblock 210
Linksseitenlagerung 773
Liquid Ecstasy 367
Liquor 481
– Austritt 467
Liquorvolumen 457
Lkw-Unfälle 859
LNA 27, 145, 561, 864, 870, 880
LNA-Gruppe 160
Load and go 564, 846
Logistik 626, 656
Löscheinsatz 616
Lösemittel 358
Lösungen
– kolloidale 250, 599
– kristalloide 250
Lösungsmittel 704
Low-cardiac-output-Syndrom 303

LT 182
LTS II 182
Luftkammerschienen 541
Luftnot 224
Luftrettung 16, 84
Lufttransport 16
Lungenembolie 197, 224, 258, 319, 323f., 327, 390, 585
Lungenerkrankung, chronisch obstruktive 267
Lungenkontusion 514, 516, 559
Lungenkrankheit, chronisch obstruktive 264
Lungenödem 222, 245f., 302, 482
– hypotensives 223
– neurogenes 222
– toxisches 273, 617, 828
Lungenstauung 222, 246
Lungenstrombahn 327
Lungenversagen 517, 553, 617, 648
Luxationsfrakturen 532
LWS 483
Lyse 213
Lysekontraindikationen 214
Lysetherapie 197, 374, 385
Lyseversagen 217, 219

M

M. Alzheimer 404
M. Bechterew 485
M. Parkinson 404
M. Rendu-Osler 699
MAD 669, 673
Magen 501
Magenbeatmung 167, 176
Magenblähung 684
Magengeschüre 663
Magensonde 200, 651
Magenspülung 337, 824
Magnesiumsulfat 196, 249
Magnet 242
Magnetauflage 242
Makrohämaturie 736
Makrohämodynamik 594
Makrozirkulation 479, 569, 576, 605
Makrozirkulationsstörung 578, 592f.
Mangelgeborene 784
Manien, akute 416, 421
Mannitol 478
MANV 160, 435, 872
MAP 459
Marihuana 371

Maskenbeatmung 165, 176, 182, 668, 796, 814, 835
- assistierte 684
- kontrollierte 684
Massenanfall 26, 28
- von Verletzten/Erkrankten 870
Massenkarambolagen 873
Maßnahmen, palliative 11
Materialbereich 858
Materialcheck 143
Maximalversorgung 870
McRoberts-Manöver 774
MedEvac 101
Mediastinalshift 519
Mediastinalverlagerung 698
Medical Task Forces 884
Medikamentenabusus 313
Medikamentenapplikation 833
Medikamentendosierungen 677
Medikamentengabe, endotracheale 195
Medikamentennebenwirkungen 315
Medizinprodukte-Betreiberverordnung 152
Medizinproduktegesetz (MPG) 143, 152, 686
Medulla oblongata 459, 587
MEES 66
Meningismus 391, 451
Meningitis 404, 451, 801
Meningoenzephalitis 452
Metabolismus 782
Metamizol 662
Methanol 361
Midazolam 399, 675, 679, 839
Migräne 205, 404
Migränekopfschmerz 663
Mikrozirkulation 479, 569, 576, 605, 659
Mikrozirkulationsstörung 582, 592ff., 617
Milz 501
Milzruptur 503
MIND 76, 848
Minderdurchblutung 576
- zerebrale 461
Minderperfusion 582
- zerebrale 253
Minimaler Notarztdatensatz (MIND) 64
Minithorakotomie 330, 524f.
Miosis 666
Mischintoxikationen 336, 364, 366
Mittelgesicht 701
Mittelgesichtsfrakturen 701
Molekulargewicht 600
Monaldi 525
Monitoring 7f., 337, 631, 844

Morphin 207, 211, 248, 666
Mortalität 469, 583, 606
- SHT 462
MPBetreibV 152
MPG 686
MTF 884
Mucosal Atomisation Device 669
Multiinfarktsyndrom 374
Multimorbidität 8
Multiorganversagen 553, 556, 618
Mundöffnung 170, 178
Muskelnekrose 638
Muskelrelaxans-Antagonisten 681
Muskelrelaxanzien 677, 680, 818
Muskeltonusverlust 253
Muskelzittern 621
Muttermundsweite 758
Mutterpass 755
Mydriasis 471f., 715
Myelon 481
Myelonkompression 482, 488
Myokardinfarkt 222, 230, 323, 590
- akuter 209
Myokarditis 222, 585
Myokardschäden, strominduzierte 638
Myxödemkoma 296

N

N. oculomotorius, Läsion 470
N. vagus 695
Nabelschnur 760, 786
Nabelschnurvorfall 757, 764
Nabelvenenkatheter 789
NACA 66
N-Acetylcystein 664
Nachblutung, atonische 755
Nachforderung 561
Nachgeburtsperiode 760
Nachtflüge 109
Nackenschmerzen 391
Nackensteife 391
Nackensteifigkeit 393
NaCl 0,9% 251, 302, 598
Nadel, intraossäre 568
Nadeldekompression 330, 524
Naloxon 365, 669
NARK 150
Narkose 10, 588, 676
Narkoseaufrechterhaltung 675
Narkose-Einleitung 170, 509, 675f.
Narkosemedikamente 677
Narkotika 365, 677

nasal 672
Nasenatmung 780
Nasenbluten 699
Nasen-CPAP 785, 841
Nasentamponade 708
Natriumbikarbonat 196
Natriumthiosulfat 354, 626
Nausea 673
N-Acetylcystein 344
NAW 29, 93, 153, 846, 884
NBG-Code 237
Nebenniereninsuffizienz 291
NEF 29, 155
Nekrose 617
Nekrosektomie 615
Nephrolithiasis 721
Nephrosklerose 247
Nervus oculomotorius 458
Netzwerk 218
Neugeborene 673, 754, 784
Neugeborenenerstversorgung 760, 784
Neugeborenenreanimation 787
Neunerregel 614, 826
Neuroleptika 342
Neuroprotektion 395
Nichtopioidanalgetika 660
Niederspannung 635
Nieren 501
Niereninsuffizienz 212, 664
– chronische 301
– terminale 303
Nierenkolik, Symptome 722
Nierenschmerzen 721
Nierensteine 721
Nierensteinkolik 721
Nierenstielabriss 737
Nierentrauma 732
Nierenverletzung 733
Nierenversagen 292, 553, 731
– akutes 247
Nikotin 264, 824
Nitrate 302
Nitro 211
Nitropräparate 223
Nitrosegase 619
NIV 223, 269
NMDA 669
Noninvasive Beatmung (NIV) 115
Noradrenalin 251, 569, 588, 591
Normen 101
Normenausschuss Rettungsdienst und Krankenhaus 150

Normokapnie 478, 523
Normoventilation 472, 478
Notarzt 25
Notarzt-Begleitung 845
Notarztdokumentation 79
Notarzteinsatz 17
Notarzteinsatzprotokoll 563
Notarztindikationskatalog 29
Notarztmangel 26
Notarztprotokoll 64, 72, 132, 848f.
Notaufnahme 847
Notfallaufnahme 563
Notfälle
– gastrointestinale 276
– gynäkologische 741
– hypertensive 245
– metabolische 286
– psychiatrische 405
– psychosoziale 428
– respiratorische 264
– spinale 400
Notfallintubation 171, 566
Notfallmanagement 170
Notfallmedikamente 675
Notfallmedikation 26
Notfallnachsorgedienst 428
Notfallort 122
Notfallpatienten 13
Notfallrespiratoren 685
Notfallrettung 13
Notfallseelsorge 428, 800
Notgeburt 758
Nötigung, sexuelle 746
Notkompetenz 23
Notkoniotomie 183, 566
Notruf 3f., 189
Notrufnummer 3
Notsectio 512
Notstand, rechtfertigender 424
Nottracheotomie 706
NSTEMI 207
NSTEMI-ACS 324
NYHA 241

O

O_2, hyperbares 352
O_2-Bindungskurve 620
O_2-Reservoir 835
Obduktion 799
Oberbauchschmerzen 278, 723
Oberkiefer 701
Oberkörperhochlagerung 127, 477

Obidoxim 356
Obstipation 666
Ödem 598
    – glottisches 616
    – hereditäres angioneurotisches 694
    – interstitielles 616
OELM 174
Ohm-Gesetz 634
Ohrmuschelverletzung 703
Opiate 365, 825
Opiatmissbrauch 365
Opioidanalgetika 660, 665
Opioidantagonisten 669
Opioide 567, 623
Opioidrezeptoren 665
Optikuskompression 719
Orchitis 729
Organdurchblutung 582
Organisatorischer Leiter Rettungsdienst 880
Organophosphate 355
OrgL 561, 880
Orientierung 406
Oropharyngealtubus 169
Osmolarität 478
Osmotherapie 390
Ösophagusruptur 514
Ösophagusvarizenblutungen 282
Othämatom 703
Otserom 703
Ovar, stielgedrehtes 751
Ovarialzyste 747, 750
    – rupturierte 750
Oxygenierung 114, 123, 164, 170, 249, 483, 509, 564, 676f., 796, 820
Oxygenierungsstörung 274

P

Palpation 118, 280, 506, 514
Panikreaktionen 886
Panikstörung 273
Pankreas 501
Pankreasverletzung 504
Pankreatitis 278
Para- oder Tetraparese 400
Paracetamol 343, 662, 664, 824
Paraffin 359
Paraparese 482, 488
Paraphimose 739
Paraplegie 681
Parästhesien 273
Parasympatholytika 662
Parenchymschaden 483

Parese 470, 482
Patienten
    – eingeklemmte 855
    – geriatrische 308
    – unkooperative 140
Patientenbefreiung 860
Patientendekontamination 869
Patientengefährdungen 859
Patientenkontakt 111
Patientenposition 172
Patientenunterlagen 844
Patientenverfügung 11
Patientenzugangszeit 6
PCI 212f., 216, 218, 221
    – facilitated 219
    – Vorbereitung 218
PCP 370
PDCA 58
PDCA-Zyklus 63
PEA 193
Pediatric Advanced Life Support 795
PEEP 124, 223, 523, 566, 625, 685, 820
Pelvic Sling 547
Penumbra 376
Perfusion 621
Perfusionsdruck 483
    – zerebraler 251, 459
Perikarderguss 303, 585
Perikarditis 210, 303
Perikardtamponade 225, 253, 303, 585
Perinatalzentrum 775
Peritonealdialyse 338
Peritonealraum 501
Peritonsillarabszess 692
Perkussion 280, 506
Person, eingeklemmte 140
Personalien 71
Personalkosten 39
Personenstandsgesetz (PStG) 761
Pfählungsverletzungen 284, 502, 521
Pfötchenstellung 273
Phäochromozytom 294
Pharmakotherapie 315
Phase, postiktale 396, 447
Phencyclidin 370
Phosgen 619
PHTLS 496, 564
Pink Puffer 267
Piritramid 668
Placenta praevia 765
Plaque, instabile 208
Plasmabestandteile, gerinnungsaktive 571

Plasmaverlust 583
Platzangst 869
Plazenta 760
Plazentalösung 503, 512, 760
– vorzeitige 765
Plazentaretention 755, 768
Pleuradrainage 524
Pleuraerguss 319
Plexusverletzungen 488
Pneumokokken 693
Pneumomediastinum 522
Pneumonie 270, 319, 323
– ambulant erworbene 270
Pneumothorax 104, 271, 319, 323, 329, 514, 518, 578, 612, 626, 654, 656, 820
– offener 521
Polizei 38, 44, 141, 415, 424, 562, 799, 873, 876
Polyneuropathie, urämische 304
Polytrauma 456, 481, 489, 497, 530, 538, 550, 568, 816
– Definition 551
– Kindesalter 820
Polytraumaversorgung 563
Porphyrie 300, 662
– akute intermittierende 300
Postprimäreinsatz 109
Postreanimationsphase 199
PQ-Zeit 230
Prädilektionsalter 807
Präeklampsie 248, 770
Prähospitalzeit 595
Präkurarisierung 474
Präoxygenierung 173, 472, 677, 839
Prasugrel 212, 218
Praxisgeburten 754
Prednisolon 813
Prednison 813, 815
Prellmarken 515
Preload 580
Priapismus 738
Primäreinsatz 15, 86f., 92
Primärschaden 461
Primärtherapie 587
Prinzmetal-Angina 205
Prioritätenkonzept 556
Prodromi 255
Prognose 464, 592
Promit 601
Propofol 474, 680
Prostaglandin 660
Prostatahyperplasie 731

Proteinurie 771
Prozessqualität 61, 82
PSU 428
Psychische Erste Hilfe 436
– Regeln 438
Psychomotorik 407
Psychopharmaka 339
Psychosen 405
– akute 416, 421
– nichtorganische 422
– organische 422
– schizophrene 423
Psychotraumatologie 431
PTC 101
Pufferlösungen 196
Pulsdifferenz 247
Pulsdruck 581
Pulskontrolle 190, 557
Pulsoximetrie 8, 120, 252, 337, 515, 624, 839
Pulsus paradoxus 303
Pupille, lichtstarre 470
Pupillendifferenz 247
Pupillenerweiterung 458, 470
Pupillenform 470
Pupillenfunktion 470
Pupillenreaktion 719
Pupillenstarre, amaurotische 720
Pupillenstatus 511
Pupillomotorik 468
P-Wellen, negative 233
Pyelonephritis 722
Pyrazolderivate 662
Pyruvat 582

Q

QL 763
Qualifikation 23
Qualitätsmanagement 12, 27, 58, 848
Qualitätssicherung 20, 69, 563
Querlage 756, 763
Querschnittslähmung 400, 470
Querschnittsläsion 486
Querschnittssymptomatik, Akutmanagement 402
Querschnittssyndrome 487, 493
Querschnittszentrum 494
Quincke-Ödem 586

R

Rachenfremdkörper 694
Radioaktivität 613
Rapid Sequence Induction 508

Rasselgeräusche 265
Rauchgase 273
Rauchgasexposition 616
Rauchgasinhalation 274, 828
Raumforderung, intrakranielle 471
Raynaud-Phänomen 205
Reaktionen
– anaphylaktische 600f.
– anaphylaktoide 585
Reanimation 10, 316, 651
– kardiopulmonale 185
– Kinder 791
– Neugeborener 787
Reanimationsalgorithmus 640
Reanimationsbereitschaft 844
Reanimationsmaßnahmen 632, 787, 802, 817
Reboundgefahr 365
Rechtsherzbelastung 224
Rechtsherzinsuffizienz 223, 253
Rechts-Links-Shunt 375
Rechtsmedizin 800
Rechtsschenkelblock 210, 224
Recurarisierung 682
Recurrensparese 695
Reevaluierung 560
Reflexstatus 486
Reflextachykardie 248
Regurgitation 167, 651
Reinfarkt 217
Reinigungsmittel 704
Reizgas 619
Rekanalisation 376, 382
Rekanalisierung 590
rektal 672
Relaxierung 475
Rendezvous-System 29, 153, 846
Reperfusionsschaden 618
Reperfusionstherapie 209, 213, 222
Repetitionsdosen 682
Replantatbeutel 535
Replantation 536
Replantationserfolg 536
Reposition 530, 541, 671
Rescue Intervention 219
RescueFlow 601, 604
Rescue-Track 92
Respirationstrakt 619
Retroperitonealraum 501
Retropharyngealabszess 693
RettAss 846, 883
RettSan 883

Rettung, technische 508, 854
Rettungsassistent 23
Rettungsbereich 858
Rettungsdecken 622
Rettungsdienst 22
Rettungsdienstbereiche 19
Rettungsdienstpersonal 846
Rettungsgeräte 856
Rettungskette 2
Rettungsmaßnahmen 650
– technische 140
Rettungsmittel 845
Rettungssanitäter 23f.
Rettungswache 19
Rettungszylinder 860
Rewarming collapse 632
Reye-Syndrom 664
Rhabdomyolyse 681
Rhinoliquorrhö 702
Rhythmusstörungen 221, 637
– maligne 213
– tachykarde 205, 295
Ringer-Laktat 598
Ringer-Lösungen 598
Ringknorpel 704, 706, 780
Rippenfrakturen 515f.
Rippenserienfrakturen 516
Rippenstückfrakturen 516
Risikofaktoren 375
– kardiovaskuläre 205
Risikogruppen 476
Risikomanagement 67
Risikoschwangere 774
Risikostratifizierung 213, 257, 324
Rocuronium 680f., 839
Rollgliss 861
ROSC 199
RSI 508, 523, 566
RTH 84, 97, 106, 563, 846
RTW 29, 153, 563, 845, 884
Rubin-Manöver 774
Rückatmung 273
Rückenmark 481
Rückenmarksbeteiligung 484
Rückenmarksverletzung 558
RUMBA-Regel 64

S

SAB 391, 447, 451
– Akutmanagement 394
– Leitsymptome 391

SA-Block 231
– I° 232
– II° 232
– III° 232
Salicylate 345, 663
Salicylsäure 663
Salivation 670
Salzwasser 648
Sam Splint 541
Sandwich-Technik 492
SAR 101
Sauerstoffangebot 552, 570, 576, 587, 604, 683
Sauerstoffbedarf 204, 552, 587, 683
Sauerstoffgabe 223, 267, 321, 329, 655, 815, 834
Sauerstoffinsufflation 223, 274
Sauerstoffmasken 165
Sauerstoffpartialdruck 103
Sauerstoffreservoir 168
Sauerstofftherapie 270
Sauerstofftransport 683
Sauerstofftransportkapazität 590, 593, 683
Sauerstoffverbrauch 570, 576, 659
Sauerstoffversorgung 604
Säuglinge 673, 784, 791
Säuglingstod 48, 52
Säuren 338, 613, 705, 715, 823
Säureverätzung 715
Schädelfraktur 817
Schädel-Hirn-Trauma 450, 456, 816
Schädelinnenraum 457
Schädellage 757
Schadensbereich 873
Schadenslage 561, 872
Schädigung, thermische 612, 619
Schaufeltrage 492, 561, 860
Schaulustige 874
Scherkräfte 464
Schienung 530
Schiffsunglücke 873
Schilddrüsenfunktion 295
Schilddrüsenoperation 695
Schildknorpel 706
Schlafapnoe-Syndrom 700
Schlaganfall 18, 315, 373, 447
– Blutdruck 385
– ischämischer 378
– Symptome 378
– Ursache 373
Schlaganfallrisiko 378
Schlaganfallstation 378

Schlaganfallsymptome 380
Schlaganfalltherapie 385
Schlaganfallversorgung 376
Schlaganfallzentrum 380
Schleifendiuretika 223, 302
Schleifkorbtrage 861
Schmerz 552
– abdomineller 276
– retrosternaler 204
Schmerzfreiheit 211, 667
Schmerzmanagement 659
Schmerzmittelgabe 659
Schmerzreiz 445, 468, 511
Schmerzsymptomatik 713
Schmerztherapie 211, 281, 623, 659
Schmetterlingsfraktur 543
Schnappatmung 189
Schnelleinsatzgruppen 884
Schnüffelstellung 836
Schock 249, 278, 292, 552, 558, 568, 576, 684
– anaphylaktischer 585, 591, 662
– Definition 576
– dekompensierter 552
– hämorrhagischer 501, 546, 583, 589
– hypovolämer 583, 589
– irreversibler 576
– kardiogener 220, 584, 590
– neurogener 587, 591
– septischer 586, 591, 738
– spinaler 482
– traumatisch-hämorrhagischer 506
Schockabgabe 241
Schockbehandlung 509, 523
Schockformen 506, 578
Schockhose 285
Schockindex 578
Schockkatheter 597
Schockraum 34, 285, 512, 563, 847
Schockraumalgorithmen 563
Schockspirale 552, 581
Schocksymptomatik 517
Schocksymptome 583
Schocktherapie 473, 555, 564
– prähospitale 594
– primäre 593
Schockzustand 576, 621, 677
– hypovolämischer 617
Schrittmacher 197
– externer 347, 349
– Fehlfunktion 240
– implantierter 237
Schrittmacherausfall 237

Schrittmacherausweis 237
Schrittmacherkomplikation 237
Schrittmachersystem 237
Schulterdystokie 773
Schussverletzungen 284, 502, 522
Schusswaffen 546
Schüttelfrost 270
Schutzausrüstung 857
– persönliche 136, 156
Schutzhelm 136
Schutzreflexe 670, 684
Schwäche der Arme 379
Schwangerschaft 248, 267, 503
Schwangerschaftsrisiken 756
Schwangerschaftsverlauf 755
Schweigepflicht 74
Schweißausbruch 208
Schwerbrandverletzte 612
Schwerstverletzte 497, 550
SCIWORA 481
Scoop and run 499, 590
Sectio 763
Sedativa 474, 677
Sedierung 675
SEG 884
Sehstörungen 246
Sehverlust 714
Seitenlage, stabile 115, 127, 188, 806
Sekundäreinsatz 86, 88, 93
Sekundärschaden 456, 482, 490, 530
– zerebraler 461
Sekundärtransport 15, 494
Sekundärverlegung 827
Selbstgefährdung 57, 372, 561, 621
Selbsttötung 50, 56
Senken des Fiebers 807
Sensibilitätsniveau 486
Sensing 237
Sepsis 270, 279, 305, 618
Serumkaliumspiegel 288
Sexualdelikte 745
Shaldonkatheter 510
SHT 251, 450, 456, 469, 510, 569, 583, 591, 626, 670, 801, 816
– Einteilung 467
– Erstmaßnahmen 469
– gedecktes 467
– Hyperventilation 478
– isoliertes 474
– Ketamin 474
– Klinikauswahl 476
– Kortikosteroide 478

– leichtes 468
– mittelschweres 468
– offenes 467
– Richtlinien 471
– schweres 468
Shunt 302, 510
Shuntarm 302
Sicherheitsgurt 502, 555
Sicherung der Atemwege 676, 698
Sicherungskasten 639
Sichtung 874
Sichtungskategorien 876
SIDS 799
Silent lung 265
Sinustachykardie 233
Sinusvenenthrombose 389
$S_I Q_{III}$-Typ 329
SIRS 618
Skalpierungsverletzungen 467
Skrotalhernie 730
Skrotum, akutes 726
Sludge-Phänomen 582
Small-volume Resuscitation 251, 479, 568, 599, 603f.
Somnolenz 444, 802
Sonderrechte 846
Sondersignal 6, 12, 130
Sonographie 121, 507
Sopor 444, 802
Sozialgesetzbuch 150
Spannung 634
Spannungspneumothorax 271, 323f., 329, 514, 518f., 559, 567, 578, 585, 685
Spasmolyse 282
Spasmolytika 721
Spastik 265
– pulmonale 816
Spätabort 750
Sperrung 136
Spinalis-anterior-Syndrom 488
Spinalkanal 481
Spineboard 561, 860
Splitterverletzungen 534
Spontanatmung 164, 680
Spontankreislauf 797
Spontanpneumothorax 271, 329
Sprachdefizite 379
Sprengstoffanschläge 873
SSRI 341
Staatsanwaltschaft 52
Stabilisierung 123, 281
Stammganglienblutung 388

Standesamt 761
Staphylokokken 693
Status
– asthmaticus 265, 671
– epilepticus 396, 806
– Akutmanagement 398
Stauchungstrauma 489
Stay and play 499, 564
Steal-Phänomen 460
STEMI 207, 209, 213, 324
– PCI 217
– Thrombolyse 216
Stents, drug eluting 217
Sternum 190
Steroide 478
– Evidenz 493
Steroidtherapie 483
ST-Hebungen 638
Stichverletzungen 284, 502, 521
Stickoxide 619
Stifneck 561
Stimmbandebene 696
Stimmbänder 694
Stimmbandkarzinome 696
Stimulanzien 368
Stimulation 237, 785
– bipolare 237
– externe 233
– unipolare 237
Stoffwechselstörungen 286, 300
Störungen
– psychische 405
– respiratorische 273, 683
Streckkrämpfe 458
Strecksynergismen 472
Streptokokken 693
Stress 552
Stressabschirmung 140
Stressreaktionen 431
Stresssituation 671
Stridor 692, 810
– inspiratorischer 265, 271, 616, 698
Stroke 373
– Unit 378, 380
Stromdurchflutung 634
Stromeinwirkung 634, 637
Stromkreis 634, 639
Strommarken 48, 635f.
Stromstärke 634

Stromunfall 633
– direkter 636
– indirekter 636
– Therapie 639
Strukturqualität 61, 82
Strumaoperation 695
ST-Streckenhebung 209, 217, 325
ST-Streckenresolution 217, 219
ST-Streckensenkung 209
Stufenschema 266
Stuhlverhalt 279
Sturzfolgen 314
Subarachnoidalblutung 391, 447
Subduralhämatom 457, 462
– akutes 464
Submissionsmodell 19
Subsidiaritätsprinzip 19
Succinylcholin 474, 625, 680
Sudden infant death syndrome 799
Sufentanil 667
Sugammadex 680
Suizid 56
Suizidabsichten 437
Suizidalität 405, 410, 417, 440
Suizidgedanken 417
Suizidrisiko 419
Suizidversuch 56, 375, 405, 417, 704
– Therapie 420
Suppositorium 664, 807
Surfactant 647
Süßwasser 644, 647
Süßwasseraspiration 647
SVR 599, 603
Sympathikolyse, zentrale 666
Sympathikotonus 659
Symptomatik, vegetative 208
Symptombeginn 209, 216
Symptomdauer 213
Symptome, neurologische 246
Syndrome
– katatone 421
– manische 421
– paranoid-halluzinatorische 421
Synkope 18, 224, 253, 314, 450
– 1-Jahres-Mortalität 254
– Differenzialdiagnostik 255
– extrakardial 254
– kardial 254
– neurokardiogene 258
Synkope-Units 259

T

Tachykardie 205, 224, 233, 576, 585, 659
- AV-Reentry 233
- supraventrikuläre 235
- ventrikuläre 186, 193

Tachypnoe 224
Takotsubo-Kardiomyopathie 618
Taucharzt 656
Tauchcomputer 656
Taucheranzug 647
Tauchertod 646
Tauchgang 653
Tauchgerät 656
Tauchreflex 647
Tauchsport 652
Tauchunfall 652
Temperaturabfall 647
Temperaturhöhe 612
Temperaturmessung 252
Temperaturregulation 783
Temporallappen 458
Tentoriumschlitz 458
Terroranschläge 534
Tertiäreinsatz 89
Tetanie 273, 299
- hypokalzämische 299

Tetrachlormethan 360
Tetraparese 482, 488, 646
Theophyllin 268, 347
- Intoxikation 347

Therapiekonzept 602
Therapiestrategie 498
Therapieziele 123
Thiopental 678, 839
Thorakotomie 521
Thorax 558
- instabiler 516

Thoraxdrainage 271, 524, 627, 656, 820
Thoraxexkursionen 166, 175, 189, 789, 836
Thoraxkompressionen 187, 190, 789, 792, 810
- kontinuierliche 197

Thoraxrigidität 668
Thoraxschmerzen 118, 224, 270, 323, 329
Thoraxtrauma 489, 513, 626, 819
- offenes 521
- penetrierendes 606
- stumpfes 515

Thoraxverletzungen
- penetrierende 513
- stumpfe 513

Thrombembolie 374
Thrombembolierisiko 230

Thrombolyse 197, 213, 225, 374
- Ein- und Ausschlusskriterien 380
- Kontraindikationen 215
- prähospitale 214
- STEMI 216

Thrombolytika 216
Thrombozyten 571
Thrombozytenaggregation 212, 663
Thrombozytenaggregationshemmer 212
Thrombozytenaggregationshemmung 663
Thrombozytenaktivierung 212
Thrombusbildung 212
TIA 376
- ABCD^2-Score 378
- Symptomdauer 378

Ticagrelor 212, 218
Time is brain 376
Time is muscle 216
TIMI Risk Score 209, 213
Tissue at risk 384
Tod
- natürlicher 49
- nicht natürlicher 49

Todesart 41, 49
- ungeklärte 49, 51

Todesbescheinigung 54
Todesfall 799
Todesfeststellung 41
Todesnachrichten 440
Todesursache 41, 44f., 553, 799
Todeszeichen 42f.
Todeszeit 41, 53
Tokolyse 756, 774
Toluidinblau 354
Tonsillektomie 699
Tonsillitis 692
Torsotrauma 819
Totenflecke 43
Totenstarre 43
Totraum 780
Totraumventilation 780
Tourniquet 534f.
Toxic Shock Syndrome 586
Toxisches Lungenödem 273
Toxizität 863
- akute 368
- chronische 368

Toxogonin 356
TQM 60
Tracerdiagnosen 81
Trachea 692
Trachealabriss 704

Trachealkanüle 707
Trachealstenose 697
Trachealverletzungen 522
Tracheobronchialfremdkörper 697
Tracheostoma 707
Tracheotomie 703, 707
Training 165
Tramadol 668
Tranexamsäure 571
Transport 130, 146, 547, 562, 572, 589, 656, 671, 725, 761, 778, 819, 822, 827, 843, 885
Transportbegleitung 7, 12
Transportentscheidung 885
Transportfähigkeit 7, 11, 26, 123, 128, 843f.
Transportinkubatoren 777
Transportkapazität 218
Transportlogistik 616
Transportmittel 563, 843, 876
Transportphase 843
Transportpriorität 530, 562, 885
Transporttrauma 131, 563
Transportverbot 876
Transportzeit 563
Transportziel 614, 886
Trauerprozess 442
Trauma 816
 – penetrierendes 500
 – spinales 587
Traumadokumentation 497
Traumapatienten 497, 583
Traumaschwere 486
Traumateam 513
Traumatisierung 432
Traumaversorgung 547
Traumazentrum 494, 499, 530, 536, 547, 626, 846
Treat and transport 499, 526
Trias, letale 536
Trommelfell 700
Troponin 325
 – T 209
Troponinwerte 210
Trousseau-Zeichen 299
Tubarabort 749
Tubarruptur 749
Tuberculum articulare 710
Tuberositas tibiae 597, 832
Tuboovarial-Abszess 752
Tubusdislokation 198, 840
Tubusfixierung 685

Tubuslage 175, 198, 840
 – korrekte 685
 – ösophageale 676
Tubuslagekontrolle 175
Tumorschmerzen 660
Tympanothermometer 631

U

Übelkeit 208, 362, 666, 668
Überblick 561
Überdosierungen 664
Übergabe 7, 12f., 34, 36, 563, 843, 847
Übergabestellen 882
Überleben 250
Ulkuserkrankung 278
Ulkusneigung 663
Unfallanamnese 119, 517
Unfallfahrzeug 857
Unfallhergang 469, 612
Unfallmechanismus 116, 285, 462, 469, 485, 498, 513, 555, 816
Unfallrisiko 846
Unfallsituation 485
Unfallstelle 136
Unfallursache 469
Unfallverhütungsvorschriften 136, 152
Unterbauchschmerzen 723, 749
Unterbringungsgesetze 57, 417, 424
Unterkiefer 701, 710
Unterkühlung 43, 363, 629
Untersuchung 506
 – körperliche 7, 116
Urämie 301
Urapidil 207, 211, 223, 248
Urbason-Schema 493
Urethraverletzung 735
Urogenitaltrauma 732
Urogenitalverletzungen 732
Urosepsis 722, 737
Urtikaria 586
Uterotonika 760
Uterus 501, 760
Uterusruptur 503, 512, 767
Utstein Style 76
Uvulaödem 693
UVV 137

V

V. femoralis 510
V. iliaca 546
V. jugularis externa 125, 510, 831
V. jugularis interna 510

V. subclavia 510
Vakuummatratze 492, 541, 561, 570, 822, 860
Vasodilatation 662
Vasokonstriktion 478
Vasopressoren 304, 473, 511, 540, 591
Vasospasmen 392
Vecuronium 681
Vena-cava-Kompressionssyndrom 772
Venenverweilkanülen 595
Venenverweilkatheter 829
Venenzugang 337
Ventilation 508
Ventilation-Perfusions-Verhältnis 617
Ventilmechanismus 519
Verapamil 234
Verätzungen 613, 704, 715
- präklinische Therapie 705
Verband, steriler 535
Verbrennungen 612, 715
- 1. Grades 615
- 2. Grades 615
- 3. Grades 615
- 4. Grades 615
- chemische 613
- Einteilung 615
- Kindesalter 825
Verbrennungsausmaß 614, 624
Verbrennungsblasen 614
Verbrennungseinheit 627
Verbrennungsklinik 846, 886
Verbrennungskrankheit 618
Verbrennungspatienten 680
Verbrennungsschmerz 623
Verbrennungstiefe 614
Verbrennungstrauma 618
Verbrennungszentrum 614
Verbrühungen 613
- Kindesalter 825
Verdachtsdiagnose 129
Vergewaltigung 746
Vergiftung 46, 50, 336
- orale 338
Vergiftungsnotfälle, Kindesalter 822
Verkehrsunfälle 18, 480, 556
Verlegung 88
- der Atemwege 683
Verletztenanhängekarten 878
Verletzungen
- penetrierende 284, 502, 555
- stumpfe 555
Verletzungsmechanismus 537, 555
Verletzungsmuster 485, 537, 555, 606

Verletzungsschwere 514
Verletzungszeichen 485
Vernichtungsschmerz 326
Versorgungsniveau 885
Versorgungsöffnung 508
Versorgungspriorität 616, 874
Versorgungsqualität 500
Versorgungsstrategie 538
Versorgungszeit 550, 556
Verteilungsvolumen 672
VF 186, 193f.
Vibrationen 105
Vigilanz 444
Visusminderung 714
Visusprüfung 712
Visusverlust 711
Vitalfunktionen 11, 26, 128, 280f., 336, 450, 469, 490, 514, 538, 556, 564, 572
Vitalparameter 112, 761, 849
VKOF 614
Volumenbedarf 641
Volumeneffekt 250, 598
Volumenersatzlösungen 602
Volumenersatzmittel 554
Volumenersatztherapie 564, 568, 589, 592, 606
Volumengabe 222
Volumenmangel 288, 583, 588
- relativer 586
Volumenmangelschock 252, 583
Volumensubstitution 250, 593
Volumentherapie 250, 510, 606, 701
- initiale 605
Volumenzunahme, intrakranielle 457
Voranmeldung 33, 513, 590, 762, 860
Vorderwandinfarkt 215
Vorerkrankung 8
Vorhaltekosten 39
Vorhofflattern 229
Vorhofflimmern 228, 242
Vorhofthromben 229
Vorinformationen 563
Vorsorgeuntersuchung 786
VT 186, 193f.

W

Wadenwickel 808
Wärme-Erhalt 783, 787
Wärme-Erhaltung 621, 632
Wärmehaushalt 783
Wärmeproduktion 629f.
Wärmeverlust 554, 630, 649, 783

Wärmezufuhr 632
Warnfunktion 659
Warnschutzkleidung 136
Warntafeln 866
Wasserunfälle 629
Wechselstrom 634
Weglaufgefährdung 411
Wehenhemmung 756
Wehentätigkeit 762
Weichteilverletzungen 534
Weiterbildungszeit 25
WHO-Stufenschema 660
Wiederbelebungsmaßnahmen 650
Wiedererwärmung 652
Willensäußerung 426
Windrichtung 874
Winkelblock 714
Wirbelkörperfraktur 489
Wirbelsäule, Immobilisation 491
Wirbelsäulentrauma 480
Wirbelsäulenverletzung 470, 475, 558
    – Einteilung 483
Witterungsbedingungen 108
Work and go 565
W-Schema 3
Wundabdeckung, sterile 622
Wundversorgung 475

Z

Zahnextraktion 699
Zahnprothese 696
Zahnreplantation 711
Zahnverletzungen 709

Zentrale Notaufnahme 34
Zentralisation 581, 632
Zentralisierung 250, 552, 557
Zephalgien 391
Zervikalstütze 119, 172, 176, 490f.
Zielklinik 7, 13, 31, 129, 216, 248, 402, 450,
    500, 560, 562, 589f., 762, 885
Zielkrankenhaus 844, 847
ZNS 558
ZNS-Beteiligung 637
ZNS-Symptome 350
Zugang 10
    – intraossärer 10, 125, 195, 250, 588, 597,
      622, 632, 672
    – periphervenöser 125, 195, 250, 588,
      595, 698
    – venöser 588
    – zentralvenöser 126, 195, 250, 597
Zugangsweg, intraossärer 596, 831
Zumutbarkeit 869
Zungengrundabszess 694
Zusatzbezeichnung Notfallmedizin 25
ZVK 588
Zwangseinweisung 424
Zwangsmaßnahmen 145
Zwerchfellruptur 514
Zwölffingerdarmgeschwüre 663
Zyanid 353, 616, 865
Zyanidgas 620
Zyanidintoxikation 625
Zyanose 224, 810
Zytokine 582